P·E·D·I·A·T·R·I·C·S

Third Edition



# 소아과

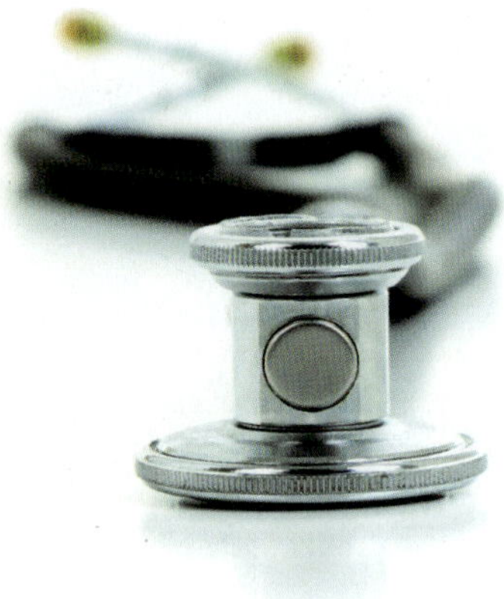

Pacific Books

PACIFIC PEDIATRICS

PACIFIC PEDIATRICS

# 머.리.말

소아과학은 내과학과 더불어 의학의 근간을 이루는 분야로 내용파악을 위해서는 체계적이고 구체적인 접근이 필요합니다. 따라서 교과서를 통해 공부하는 것이 바람직하나 양이 너무 방대하여 시간이 부족한 본과학우들에게는 매뉴얼을 교과서의 대안으로 공부해 왔습니다.

본 매뉴얼은 홍창의 소아과학 9판에서 10판으로 넘어감에 따라 바뀐 내용들을 싣고 기존에 서술형에 다단으로 구성되어있던 형식을 가독성과 내용이해를 돕기 위해 다단을 없애고 단문형식과 서술형식을 병용하여 구성했습니다. 또한 소아과학의 방대한 내용에서 발병빈도가 높고, 국시출제 비중이 높은 부분을 중점적으로 추려내어, 시험대비 뿐만 아니라 실제 임상에서도 적용할 수 있도록 구성하였습니다. 국시원에서 설정한 기본항목의 경우 별표로 표시하여 나타냈기 때문에 국시공부에도 도움이 될 것입니다.

용어의 경우 대한의사협회 의학용어 4집에 따른 우리말 용어를 사용하기 위해 노력하였으며, 우리말이 생소한 학생들을 위해 영어도 같이 제시하였습니다.

소아과학 매뉴얼 개정작업을 열심히 해보았지만 부족한 부분이 보이는 것이 사실입니다. 좀 더 정확한 내용을 쉽고 빠르게 전달한다는 것이 어려운 일임을 느낍니다. 하지만 앞으로도 많은 학우들의 기대를 만족시키는 매뉴얼로 한 발 더 다가설 것을 약속드리겠습니다.

끝으로 원고가 완성되기까지 지원과 내용의 가독성을 높여주신 편집부 직원 여러분께 감사드립니다. 아무쪼록 퍼시픽 소아과 매뉴얼을 통한 학우 여러분들에게 많은 도움이 되었으면 합니다.

퍼시픽 학술국

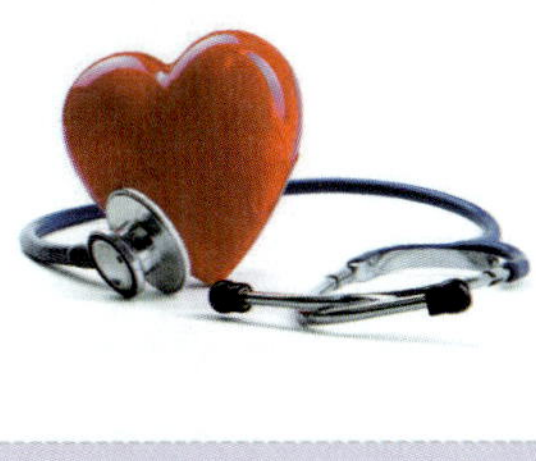

PACIFIC PEDIATRICS

CONTENTS

CONTENTS

CONTENTS

CONTENTS

# 1 서 론 Introduction

## 1 소아과학의 특징

**"소아는 작은 어른이 아니다."**라는 말로부터 알 수 있듯이 항상 **성장**과 **발달**을 계속하고 있는 소아를 이해하기 위해서는 소아의 각 **발육** 단계에 따르는 특징을 이해하고 있어야 한다.

## 2 소아기의 구분

소아기는 출생전기, 신생아기, 영아기, 유아기, 취학연령기, 사춘기로 나눌 수 있다.〈**표 1-1**〉

**참고**하세요

임신의 시기를 정하는 방법에는 수정 시점부터 계산하는 수정연령과 마지막 월경 시작일을 기준으로 하는 월경연령 두 가지가 있습니다. 보통 월경연령을 사용하며 수정연령보다 2주가 깁니다.
예) 배아기 → 수정 후 8주(LMP기준 10주, GA 10주)

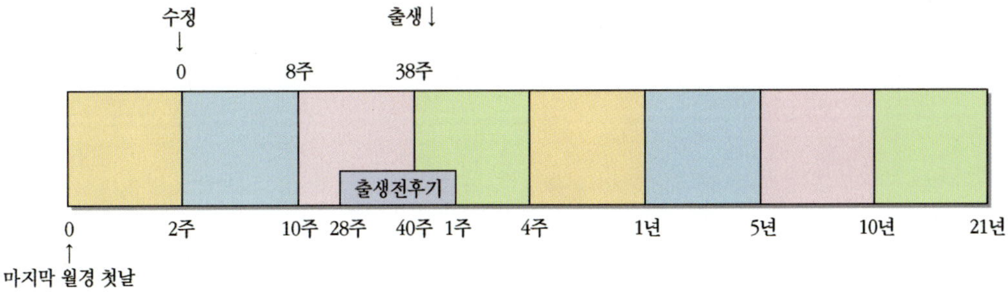


그림 1-1 소아기의 구분

**표 1-1 소아기의 구분**

| 분 류 | 기 간 |
|---|---|
| 출생 전기(prenatal period)<br>배아기(embryonic period)<br>태아기(fetal period) | <br>**수정으로부터 수정연령 8주(임신나이 10주)까지**<br>수정 연령 9주부터 출생까지 |
| 신생아기(neonatal period) | 출생 후 부터 생후 4주까지 |
| 출생전후기(perinatal period), 주산기 | **임신나이 22주～생후 1주까지** |
| 영아기(infancy) | 생후 1개월에서 1년까지 |
| 유아기(preschool period or early childhood) | 2세부터 5세 사이 |
| 취학연령기(prepubertal period or late childhood) | 6세～10세 사이 |
| 사춘기(puberty), 청소년기(adolescence) | 11～20세(남자 : 12～20세, 여자 : 10～18세) |

# 2 성장과 발달
Growth and Development

PACIFIC PEDIATRICS

## 1 성장과 발달의 정의 및 특징

### 1) 정 의

#### (1) 성 장(Growth)

**양적으로 증가해 가는 과정(체중, 키, 몸무게 등)**

#### (2) 발 달(Development)

**성장에 따르는 기능적인 발달 과정.** 신경계통과 심리반응(psychologic reactions)이 성숙함에 따라 인지(cognitive), 운동(motor), 정서(emotional) 발달을 하게 된다.

### 2) 성장과 발달에 영향을 주는 요인

성장, 발달을 포함시켜 **발육**이라고 하는데, 유전과 환경적인 요인에 의하여 결정된다.

#### (1) 유전적 요인

**인종, 민족, 가계, 연령, 성별, 염색체 이상, 선천 대상 이상**

#### (2) 환경적 요인

**영양, 사회경제적 요인, 질병, 계절, 심리적 요인**

## 2 성 장★

### 1) 장기별 성장 유형

Scammon은 신체 조직 또는 장기의 성장을 **〈표 2-1〉**과 같은 4가지 유형으로 분류하였다.

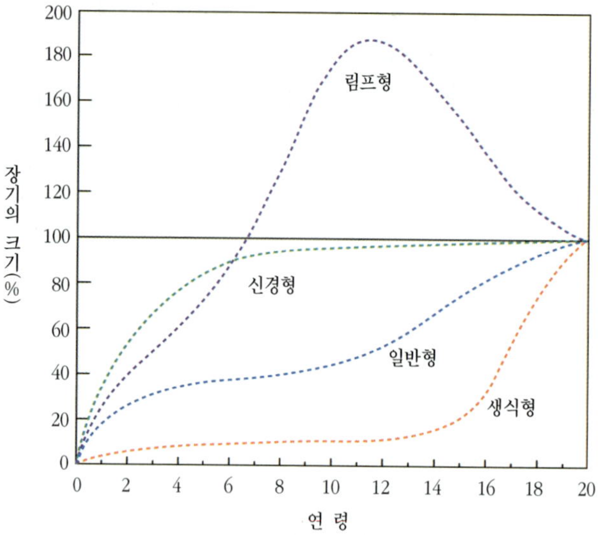


그림 2-1 장기별 성장곡선

**표 2-1 장기별 성장유형**

| | | |
|---|---|---|
| 일반형 (general type) | 대부분의 장기는 S자형으로 성장한다(발육 급진기가 두 번 : 영아기, 사춘기에 급속 성장) | 대부분의 장기(신장, 체중, 대부분의 내부 장기) |
| 신경형 (neural type) | 출생 초기부터 급성장하여 4세경에 성인의 80% 수준 | 뇌, 척수, **시각기, 두위** |
| 림프형 (lymphoid type) | 10~12세경 성인의 2배 ⇒ 18세경 성인수준 | 가슴샘, 림프절, 편도 등의 림프조직 |
| 생식형 (genital type) | 사춘기부터 급속 성장 ⇒ 16~18세경 성인수준 | 생식기, 유선, 음모, 자궁, 전립샘 |

참고하세요

완전 중요한 족보!!, 각각의 특징, 그림을 숙지하고 해당되는 장기에 익숙해 질 것!!

## 2) 키

### (1) 성장 속도

성장 속도는 다음과 같이 4시기로 구분한다.

① **제1성장급증기** : **태아기부터 2세**까지 급속히 성장하는 시기

② 2세부터 사춘기까지 서서히 성장하는 시기

③ **제2성장급증기** : **사춘기부터 15~16세**까지의 빨리 성장하는 시기

④ 15~16세부터 성숙기까지 성장속도가 감소되는 시기

### (2) 신체 비례

성장은 **머리에서 발쪽(cephalo-caudal) 방향**으로 진행 한다. 출생 시 머리와 동체가 상대적으로 크고, 이후로는 성장기 전반에 걸쳐 팔다리의 길이가 길어진다.〈그림 2–2〉

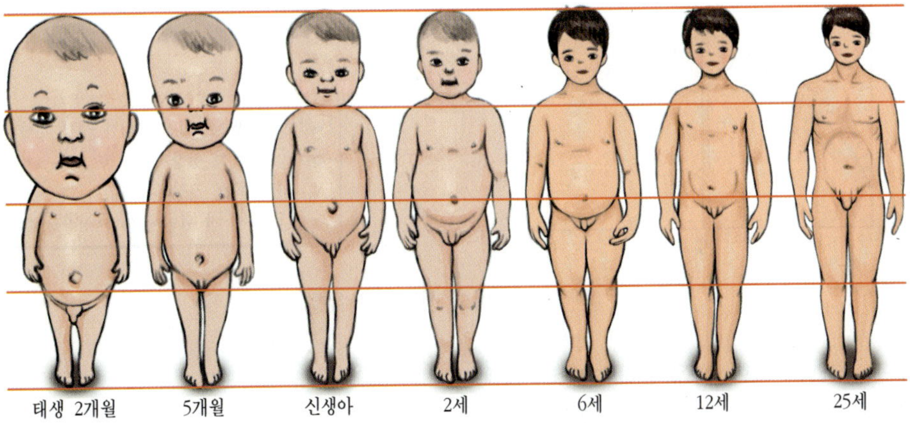


그림 2-2 신체 성장의 비례

하절은 두덩결합부터 발끝까지를, 상절은 키에서 하절을 뺀 값이다. **사지가 짧은 왜소증**이나 구루병과 같은 **뼈질환, 갑상샘저하증** 등에서는 **상절/하절의 비가 크고, 성장 호르몬 결핍**에 의한 왜소증은 **상절/하절비가 정상**이다.

**표 2-2** 나이에 따른 몸의 중앙점과 상절 대 하절의 비

| 연 령 | 출생 시 | 2년 | 12～15년 | 16년 |
|---|---|---|---|---|
| 몸의 중심점 | 배꼽 위 2cm | 배꼽 약간 아래 | | 치골 결합 부근 |
| 상절 / 하절비 | 1.7 | 1.4 | 1.0 | |

### (3) 성장 유형(Growth pattern) 〈그림 2–3〉

**① 출생 후 원인에 의한 성장 장애**(Postnatal onset)

출생 시 체중과 키는 정상, 이후 정상적으로 성장하다가 **영양 결핍**이나 **만성질환** 등에 의해서 성장속도가 저하되는 경우이다.

**② 체질성 성장지연**(Constitutional growth delay)

출생 시 체중과 키는 정상, 1세 말경 성장속도가 저하된 후 성장 곡선의 하단을 따라 성장하다가 **사춘기 말에 급속성장**이 나타나서 정상 크기의 성인이 된다. 대부분 유전적으로 **가족력**이 있다. **2차 성장의 출현이 늦고, 뼈나이는 실제나이(chronologic age)에 비하여 낮다.**

**③ 가족성 저신장**(Familial short stature)

소아와 부모 모두가 작고, 정상 범위의 바로 아래 수준에서 정상 성장곡선에 평행하게 성장한다.

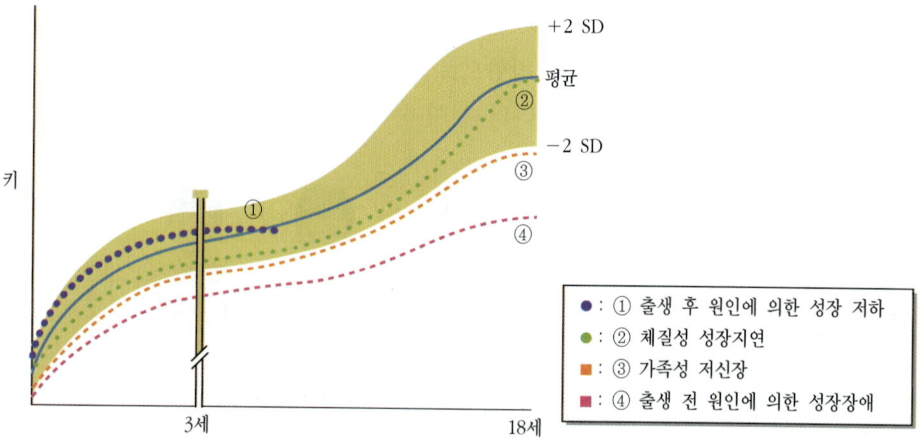


그림 2-3 소아의 성장곡선 유형

**④ 출생 전 원인에 의한 성장 장애(Prenatal onset)**

출생 시 이미 체중과 키가 작으며, 출생 후에도 점차 해당 연령의 평균치보다 더 떨어진다. 터너 증후군이나 다운 증후군 등의 **염색체 이상,** 만성 자궁내 감염(TORCH), **약물 복용(알코올)** 및 **심한 미숙아** 등이 해당된다.

참고하세요

성장 장애가 있는 소아에서 나타나는 네 종류의 특징적인 성장 유형은 꼭 알아두세요!

## 3) 체 중(Weight)

출생 시 3.3kg. 생후 3~4일 동안은 태변 및 소변배설, 수유량 부족으로 5~10%의 체중감소가 있고 대개 7~10일째가 되면 회복된다.

## 4) 머리둘레(Head circumference)

이마융기(전두결절)와 뒤통수뼈융기(후두결절)를 지나는 최대 둘레를 말한다. 작은머리증이나 물뇌증 등의 진단에 도움을 준다. 출생 시 머리둘레는 가슴둘레에 비하여 약간 크다(약 34cm).

**표 2-3 체중 신장 두위의 성장**

| | 태어남 | 3개월 | 1세 | 2 | 4 | 6 | 8 | 10 | 12 | 성인 |
|---|---|---|---|---|---|---|---|---|---|---|
| 체 중 | **3.3kg** | 2배 | **3배** | **4배** | 5배 | 6배 | | 10배 | 12배 | |
| 키 | **50cm** | 1배 | **1.5배** | | **2배** | | 2.5배 | | 3배 | |
| 두 위 | **34cm**<br>**>흉위** | 40cm | **46cm**<br>**=흉위** | | 50cm<br>성인의 90% | | | | | 55cm |

참고하세요

6세 이상의 소아의 체중은 대략 출생체중에 나이를 곱해주면 된다.

### 5) 숫구멍(Fontanel)의 폐쇄시기

(1) 앞숫구멍(anterior fontanel) : 보통 생후 **14~18개월경** 닫히지만 **2년이** 지나서 닫히는 경우도 있다.

(2) 뒤숫구멍(posterior fontanel) : **6~8주에** 닫히지만 **물뇌증**이나 **선천성 갑상샘 저하증**이 있는 경우 숫구멍 폐쇄가 늦어질 수 있다.

(3) 봉합선(suture) : 6~8개월에 닫힌다.

**표 2-4 월령에 따른 앞숫구멍의 크기**

| 월령(개월) | 1~3 | 4~6 | 7~9 | 10~12 | 13~15 |
|---|---|---|---|---|---|
| 앞숫구멍 크기(cm) | 2 | 2.5 | 1.5 | 1 | 0.4 |

### 6) 가슴둘레(Chest circumference)

출생 시 가슴둘레는 머리둘레보다 작으며, 생후 1년이 되면 머리둘레와 가슴둘레가 비슷하게 된다.

### 7) 체표면적(Body surface area)

소아의 **체표면적은 체중에 비하여 성인보다 넓다.** 인체의 여러 생리현상과 대사과정은 체표면적에 비례 한다. 수분 필요량이나 약용량 계산 시 많이 이용하게 된다.

**표 2-5 체표면적을 구하는 방법**

| Nomogram을 사용하는 법 | • Mosteller식 $\text{체표면적}(m^2)=\sqrt{\dfrac{\text{키(cm)}\times\text{체중(kg)}}{3,600}}$ | • 30kg 미만인 경우 $\text{체표면적}(m^2)=0.1+\dfrac{\text{체중(kg)}}{30}$ |
|---|---|---|

### 8) 체질량 지수(Body mass index) 및 피부 두께(Skinfold thickness)

체질량 지수는 **체중(kg) / 키(m²)**를 말하며, 비만을 평가하는데 사용하고 지방도(adiposity)를 나타내는 좋은 지표는 피부두께(triceps, subscapular, and suprailiac skinfold)이다.

### 9) 생 치(Dentition)

유치는 탈락치라고도 하며 모두 20개가 있고 대개 생후 6개월부터 나기 시작하여 2년 반이 되면 전부 나온다. 영구치는 모두 32개가 있다. 영구치 중 **가장 먼저 나오는 제1대구치는 6세 경**에 나며 치주 모형의 기본이 되는 치아이다. 치아의 발육시기와 전신 발육의 시기는 무관하며 인종이나 가족에 따라 차이가 있다.

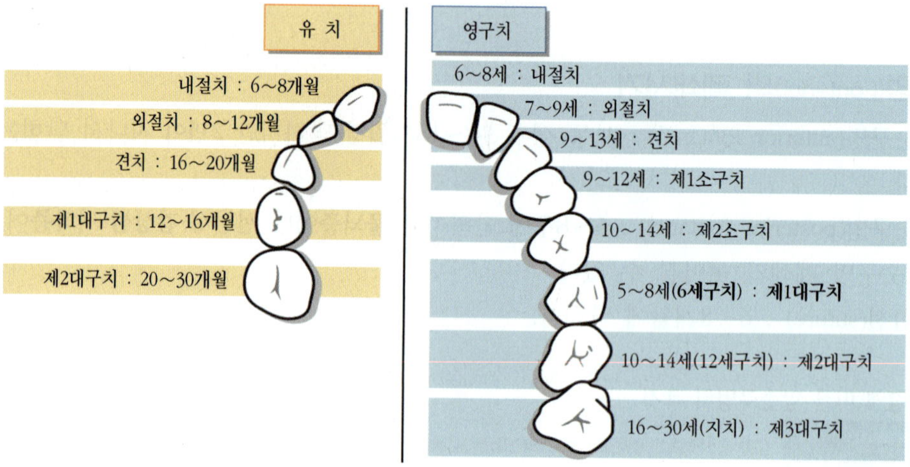


그림 2-4 치아의 출현 시기

### 10) 코곁굴과 꼭지돌기(Paranasal sinuses and mastoids)

**위턱굴(maxillary sinus)과 벌집뼈굴(ethmoid sinus)은 출생 시에 이미 존재**하므로 감염이 생길 수 있다. **유스타키오관(Eustachian tube)**은 성인보다 **더 짧으며, 곧고 넓어서** 인두의 염증이 **쉽게** 중이나 꼭지방(mastoid antrum)으로 **파급될 수** 있다.

### 11) 가슴샘(Thymus)

**세포 면역**에 중요한 가슴샘은 신생아기에 체중에 비하여 상대적으로 가장 크다. 무게는 출생시에 10g(3~12g), 12세에 30g이 되고, 이후 차츰 줄어든다. 가슴샘의 크기를 X선 사진으로 판독할 때 다음의 사항을 고려해야 한다.

(1) 호흡상태 : 숨을 **내쉬었을 때** 커진다.

(2) 위치 : **누워서** 찍었을 때 커진다.

(3) 찍는 방향 : 정면 사진과 측면 사진 둘 다 보고 평가한다.

(4) 건강상태 : 스트레스가 있거나, **감염 또는 스테로이드 치료 시 작아진다.**

참고하세요

가슴샘은 숨을 내쉬거나 누웠을 때 커 보이고, 서서 찍거나 감염 등의 스트레스를 받는 경우 또는 스테로이드 치료시 작아 보인다.

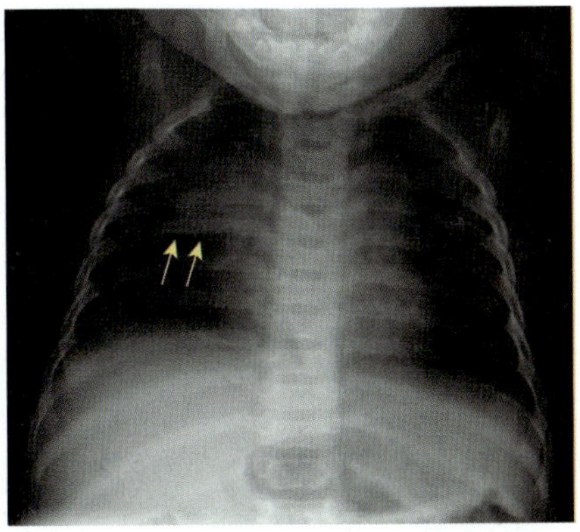

그림 2-5 가슴샘의 X선 사진



## 12) 심장 및 폐(Heart and lungs)

**심장가슴 비(cardiothoracic ratio)**는 **1세까지는 55%**를 정상으로, **1세 이후는 50% 이내**가 정상이다. **가슴벽**은 성인에 비해서 **더 얇고 탄력성**이 있고 **기관지는 상대적으로 크다. 신생아나 영아는 배호흡**을 하지만, 7세가 넘으면 가슴호흡을 주로 한다.

**표 2-6 정상소아의 심박수와 호흡수**

| 연령 | 출생시 | 6개월 | 1세 | 3~4세 | 5~10세 | 10~15세 |
|---|---|---|---|---|---|---|
| 심박수/분 | 140 | 110 | **100** | 95 | 90 | 85 |
| 호흡수/분 | 40 | 30 | **28** | 25 | 24 | 20 |

## 13) 골격계

연령별 뼈 성숙의 표준치를 이용하여 골연령(bone age)을 추정할 수 있다. X선 사진에서 보이는 화골핵의 수, 크기, 모양, 농도, 윤곽의 예리성, 골단의 융합 정도 등으로 뼈 성숙을 판정한다. 여자가 남자보다 2년 가량 빠르다. 골연령은 사춘기 발달 단계와 관계가 깊어 사춘기 골연령을 측정하면 성인 신장을 예측하는데 도움이 된다. **가족성 저신장**에서는 **실제나이와 비교시 뼈나이는 정상**(일치)이지만, **체질성 성장지연, 영양결핍, 내분비 질환에 의한 저신장**인 경우 **뼈나이는 실제나이에 비하여 낮고** 키, 연령과 같은 특징을 보인다.

출생 시~영아초기에는 **무릎**, 6개월~6세에는 non dominant hand(대개 왼쪽 **손목**), 12세 이후에는 **팔꿈치 또는 어깨**에 X선 촬영을 하여 골연령을 측정한다.

## 14) 성장의 평가

성장 도표(growth chart)상의 성장측정치(머리둘레, 키, 몸무게)의 변화 추이를 분석함으로써 성장에 대한 평가를 하게 되는데, 측정치는 백분위수(percentile)로 표시한다. 측정치를 작은 순서부터 큰 순서로 나열했을 때 가장 작은 것을 1 백분위수, 가장 큰 것을 100 백분위수로 하여 측정치가 어느 수준에 해당하는 지를 나타낸다. 만약 키가 60백분위수라면 같은 군의 어린이의 59%는 그보다 작다는 것을 의미한다.

## 3 발 달

### 1) 기능별 발달 과정

#### (1) 감각의 발달(Sensory development)

**① 시 각**

**출생후 4개월까지 급속히 시력이 발달**하기에 매우 중요한 시기이다. 정상 성인 시력에 도달하는 나이는 5~6세 경이고, **생후 수개월 동안**은 일시적으로 **과도수렴(overconvergence, 두 눈동자가 코 쪽으로 모임)**이 있을 수 있다.

**② 후각, 미각 및 촉각**

**후각**은 신생아기에도 잘 발달되어 있어 젖 냄새를 구별할 수 있다. **미각**은 신맛에 대한 감각이 출생 시 이미 존재한다. **촉각**은 출생 시에는 입술과 혀를 제외하고는 그리 발달되어 있지 않다.

**③ 청 각**

출생 시 청각은 발달되어 있으며, 1개월에는 엄마의 목소리를 구분하여 듣고 반응하고, 4개월에는 소리나는 방향으로 고개를 돌릴 수 있다. 청력은 **언어발달 및 사회성 발달에 영향**을 끼치므로 **생후 3개월 이내에 청력 선별 검사**를 해야 한다.

#### (2) 운동발달(Motor development)

운동발달은 소뇌의 발달과 신경의 말이집형성(myelinization)이 증가함에 따라 일어나게 되는데, 수의운동(voluntary movement)은 원시반사(primitive reflex)가 소실된 이후 출현하게 되고, 운동발달에는 일정한 원칙 or 순서대로 발달하게 된다. **머리에서 다리 쪽**으로**(cephalo-caudal)**, **몸쪽에서 말단부(proximal-distal)**의 순서로 발달된다. 조잡한 동작에서 미세한 동작으로 발달하며(coarse-fine), 손의 운동은 **자쪽에서 노쪽**(ulnar-radial)으로, **엎침 운동에서 뒤침 운동**(pronation-supination)의 순서로, 동작의 **수행운동이 먼저 발달**하고 **억제 운동이 나중에 발달**한다.

**① 조대 운동발달(Gross motor development)**

전체적인 몸의 움직임의 발달을 뜻하며 머리 가누기, 엎치기, 앉기, 기기, 서기, 걷기, 뛰기, 층계 올라가기, 세발자전거 타기 등의 순서로 발달한다.〈표 2-7〉

**② 미세 운동발달(Fine motor development)**

미세 운동이란 **손이나 손가락을 움직이는 운동**을 말하는데, 손으로 물건을 쥐는 모습(picking up pellet), 입방체 쌓아올리기(building tower of cubes), 그림 보고 그리기(copying) 등으로 평가할 수 있다. 미세 운동발달은 **지능발달과 관계**가 있다.〈그림 2-6, 그림 2-7, 그림 2-8〉, 〈표 2-8〉

표 2-7 조대 운동발달의 순서

| 종목 | 개월 수 | 종목 | 개월 수 |
|---|---|---|---|
| **목을 가눈다.** | **3~4개월** | **혼자 걷는다.** | **12개월** |
| **뒤집는다**(supine → prone). | **5개월** | **잘 뛴다.** | **2년** |
| **혼자 앉아 있는다.** | **6~7개월** | 혼자 층계를 올라간다. | 2년 |
| 긴다(배밀이). | 7개월 | **세발자전거를 탄다.** | **3년** |
| **긴다(네 발 자세로 긴다).** | **8개월** | 한쪽 발로 뛴다. | 4년 |
| **혼자 서 있는다.** | **11개월** | **줄넘기를 한다.** | **5년** |



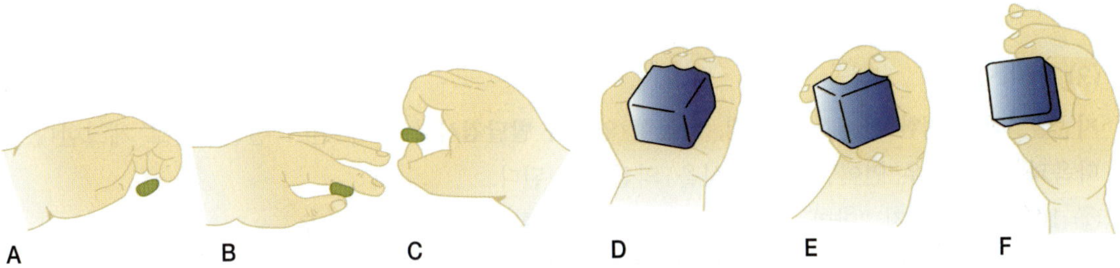


그림 2-6 손으로 붙잡기

**A,** 손가락들로 바닥을 긁어 움켜진다(6~7개월). **B,** 엄지와 집게손가락 또는 다른 손가락의 일부로 잡는다(7~9개월). **C,** 엄지와 집게손가락의 끝 부분으로만 잡는다(9~12개월). **D,** 손바닥과 자뼈 측 손가락을 이용하여 잡는다(4~5개월). **E,** 손바닥과 노뼈 측 손가락을 사용하여 잡는다(6~7개월). **F,** 자뼈 측 손가락들로 잡는다(7~8개월).

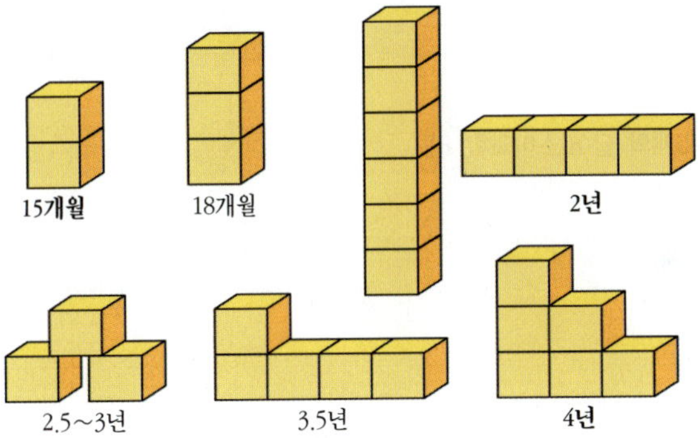


그림 2-7 입방체 쌓아올리기

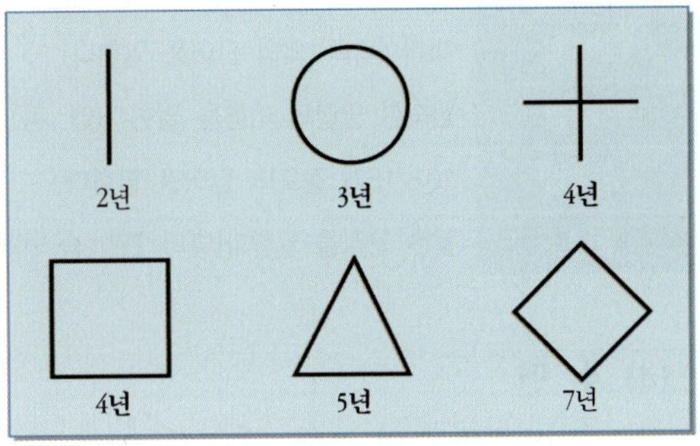


그림 2-8 그림 보고 그리기

표 2-8 미세 운동발달의 순서

| 종목 | 개월 수 | 종목 | 개월 수 |
|---|---|---|---|
| 주먹을 쥐고 있는다. | 출생시 | **손바닥과 자뼈 측 손가락들**로 입방체를 잡는다. | 6~7개월 |
| 손을 펴고 있는다. | 3개월 | **자뼈 측 손가락들**로 입방체를 잡는다. | 7~8개월 |
| **물체를 보면 팔과 손을 뻗는다.** | **4개월** | 작은 알을 엄지와 다른 손가락의 일부분으로 집어든다. | 7~9개월 |
| **손바닥과 노뼈 측 손가락들**로 입방체를 잡는다. | 4~5개월 | 작은 알을 **엄지와 집게손가락의 끝 부분으로만** 집어든다. | **9~10개월** |
| 작은 알을 갈고리 같은 손의 움직임으로 움켜쥔다. | 6~7개월 | **손에 쥐고 있던 물건을 의도적으로 놓아 준다.** | **10~12개월** |

## (3) 언어발달

**지능발달과 밀접한 관계**가 있는데, **한국형 영유아 발달검사**나 조기 언어 선별검사로 체크한다. 다음과 같은 경우 언어발달의 이상을 의심하게 된다.

① 10~12개월까지 "마마, 무무" 같은 음절 소리를 내지 못하는 경우
② 18개월에도 말보다 몸짓으로 의사표현을 하는 경우
③ 24개월에도 두 단어 문장을 만들지 못하는 경우
④ 36개월이 되어도 문장으로 자신의 의사를 표현하지 못하는 경우

표 2-9 언어발달

| | |
|---|---|
| 12주 | 아~ 소리를 낸다. |
| 40주 | '마마' '빠빠'를 말한다. |
| 12개월 | '마마' '빠빠' 외의 단어를 말한다. |
| 15개월 | 친숙한 물건의 이름을 말한다(예, 공). 3~5개의 단어(소아과학 8판) |
| 18개월 | 10~15개 정도의 단어를 말한다. |
| 2년 | 짧은 문장을 말한다(벌써 2년, 숟가락질 할래). |

## (4) 수 면

영아기 이후에 수면 중에 stage I~IV로 진행하는 non-REM 수면 후에 REM(rapid eye movement) 수면이 따라오는 주기가 반복되는데, 소아는 **성인에 비해서 REM 수면의 비율이 높다.**

① **REM 수면** : 빠른 안구 움직임과 함께 몸의 움직임을 보이고, 맥박과 호흡이 빨라진다. **꿈이나 악몽**을 꾸는 시기이다.
② **non-REM 수면** : 조용하고 깊은 수면 상태로 맥박과 호흡이 규칙적이고 몸의 움직임이 적다. stage Ⅲ~Ⅳ에서는 **몽유병이나 밤공포증(night terror)** 등이 일어날 수 있다.

### (5) 대소변 가리기

대부분의 소아에서는 18개월~24개월 사이에 **대소변 가리기 연습을 시작**할 수 있다. 생후 3년 말까지는 대변을 가리게 되는데, 밤에 대변–낮에 대변–낮에 소변–밤에 소변 순으로 가린다. 오줌싸기(bedwetting)는 **여아에서 만 5세 이전** 또는 **남아에서 만 6세 이전**에는 **정상**으로 간주한다.

## 2) 연령별 발달 과정

**표 2-10 소아의 정상 행동 발달표**

| 연령 | 운동 (motor behavior) | 적응 (adaptive behavior) | 언어 (language) | 사회적 행동 (social behavior) |
|---|---|---|---|---|
| 신생아 | • 팔다리를 구부리고 있다.<br>• **Moro 반사, 파악반사가 활발**하다. | • 얼굴이나 불빛을 응시한다. | • 목소리에 반응을 보인다. | • 사람의 얼굴을 선호한다. |
| 1개월 | • 엎어 놓으면 턱을 들고, 머리를 좌우로 돌린다.<br>• **긴장 목반사의 자세**로 누워 있는다. | • 사람을 쳐다본다.<br>• 움직이는 물체를 따라 본다. | • 미소 짓기 시작한다. | • 목소리에 반응하여 몸을 움찔거린다. |
| 2개월 | • **엎어 배를 받쳐 들어 올리면 머리를 몸과 수평이 되도록 든다.**<br>• 긴장 목반사의 자세로 누워 있는다. | • 움직이는 물체를 180° 까지 따라본다. | • 다른 사람의 목소리를 듣고, 자신의 목소리를 낸다. | • **주위의 자극에 반응하여 미소 짓는다(social smile).** |
| 3개월 | • 엎어 놓으면 팔을 뻗어서 머리와 가슴을 든다.<br>• 엎어 배를 받쳐 들어 올리면 머리를 몸 위치보다 위로 든다.<br>• 머리를 약간 가눈다. | • 물체를 보면 접근하지만 잡지는 못한다.<br>• 장난감을 보면 손을 흔든다. | • 음악 소리에 귀 기울인다.<br>• "아~" 소리를 낸다. | • 사회적 반응 시간이 길어진다. |
| 4개월 | • 엎어 놓으면 머리와 가슴을 들어 머리를 수직으로 든다.<br>• 다리를 펴고 있는다.<br>• **머리를 가운데로 하고 대칭 자세로 누워 있는다.**<br>• **바로 누운 자세에서 붙잡아 일으켜 앉히면 머리를 가눈다.** | • **물체에 손을 뻗어잡고,** 입으로 가져간다.<br>• 작은 물체를 보기는 하나 잡으려 하지는 않는다. | • 크게 소리 내어 웃는다. | • 먹을 것을 보면 좋아한다. |
| 7개월 | • **뒤집는다.**<br>• 앉혀 놓으면 혼자 앉아 있는다.<br>• **배밀이 또는 네 발로 긴다.**<br>• 세우면 다리를 뻗어 몸을 지탱한다. | • 다른 손으로 물건을 옮겨 쥔다.<br>• **작은 물체를 보면 갈고리 모양으로 손에 움켜쥔다.** | • **여러 음절의 모음 소리를 낸다.**<br>• 의미 없이 재잘거린다(babbling). | • 엄마를 더 좋아한다.<br>• 거울을 좋아한다.<br>• 상대방의 감정 변화에 반응 한다. |

*(계속)*

| 연령 | 운동 (motor behavior) | 적응 (adaptive behavior) | 언어 (language) | 사회적 행동 (social behavior) |
|---|---|---|---|---|
| 10개월 | • 혼자 일어나 앉는다.<br>• 기어 다닌다.<br>• 붙잡고 일어선다.<br>• 가구 등을 붙잡고 걷는다. | • **엄지손가락과 집게손가락을 사용**한다.<br>• 손수건 밑에 장난감을 감추면 찾아낸다. | • **반복되는 자음 발음**을 한다(**마마, 빠빠**).<br>• 이름을 부르면 반응을 한다. | • **"까꿍", "짝짜꿍", "바이바이"** 놀이를 한다. |
| 12개월 | • **혼자 일어나서 몇 발자국 걷는다.**<br>• 손잡고 걷는다(48주). | • **알약 크기의 작은 물건을 엄지와 집게손가락만으로 집어 든다.**<br>• **손에 쥐고 있던 물건을 달라고 하면 손을 펴서 놔 준다.** | • **"마마", "빠빠" 말고 다른 말을 몇 개** 정도 말한다. | • 간단한 공놀이를 한다.<br>• 옷을 입힐 때 자세를 맞춘다. |
| 15개월 | • 혼자 걷는다.<br>• 층계를 기어 올라간다. | • 종이에 그리는 시늉을 한다.<br>• **입방체를 2개 쌓아올린다.** | • 친숙한 물건의 이름을 말한다(예, 공).<br>• 뜻을 알 수 없는 말을 지껄인다(jargon).<br>• **간단한 것으로 한 가지를 지시하면 맞게 수행한다.** | • 원하는 것을 손가락으로 가리키며 달라고 한다.<br>• **부모를 껴안는다.** |
| 18개월 | • **한 손 잡고 층계를 올라간다.**<br>• 서툴게 뛴다. | • 입방체 3~4개 쌓아올린다.<br>• 휘갈기는 것을 흉내 내어 그린다.<br>• 병을 거꾸로 하여 작은 물체를 꺼낸다. | • 신체 부위를 1개 이상 알고 말한다.<br>• **10개 정도의 단어**를 말한다. | • **혼자 먹는다.**<br>• 소변을 보고 알려준다.<br>• 문제가 있으면 도움을 청한다.<br>• **부모에게 입을 오므려 뽀뽀한다.** |
| 2년 | • **잘 뛴다.**<br>• 층계를 오르내린다. | • **입방체 6~7개 쌓아올린다.**<br>• 직선을 흉내 내어 그린다. | • **간단한 문장**을 말한다. (2~3 words together).<br>• 그림 이야기책을 읽어 주면 귀 기울여 듣는다. | • **숟가락질을 잘한다.**<br>• 옷을 벗을 때 도와준다. |
| 3년 | • **세발자전거를 탄다.**<br>• 한 발로 잠깐 서 있는다. | • 입방체 3개로 다리 모형을 만든다.<br>• **원을 보고 그린다.** | • 이름, **성별, 나이를 말한다.**<br>• **물건 수를 셋까지 맞게 센다.** | • 옷을 입는 때 도와준다(단추를 풀고, 신발을 신는다).<br>• **손을 씻는다.** |
| 4년 | • **한 발로 뛴다.**<br>• **가위질**하여 그림을 오려 낸다. | • **십자형과 사각형을 보고 그린다.**<br>• 머리 외에 몸의 2~4 부분을 그린다. | • 줄거리가 있는 말을 한다.<br>• 반대말을 안다.<br>• 전치사를 안다. | • **혼자 용변을 해결한다.**<br>• 양치질, 세수를 한다.<br>• 다른 아이들과 협조적으로 논다. |
| 5년 | • 한 발씩 번갈아 들고 뛴다.<br>• **줄넘기를 한다.** | • **삼각형**을 보고 그린다.<br>• 둘 중 더 무거운 것을 가려낸다. | • **열까지 센다.**<br>• 4가지 색깔을 알고 말한다.<br>• 단어의 의미를 묻는다. | • **혼자 옷을 입고 벗는다.**<br>• **소꿉놀이를 한다.**<br>• 다른 아이들과 경쟁적 놀이를 한다. |

### 3) 발달의 평가

발달의 평가는 선별 검사 및 감시와 진단 과정으로 이루어지는데, 5가지 항목(조대운동, 미세운동, 언어, 개인–사회성, 인지)에 대하여 평가하게 된다. 선별 검사는 진단 수단이 될 수 없으며, 반드시 추적 관찰, 반복 평가 및 중재가 필요하다.

**표 2-11 소아에서 흔히 보는 발달장애**

| 발달 장애 | 빈도(1,000명당) | 발달 장애 | 빈도(1,000명당) |
|---|---|---|---|
| 주의력 결핍 과다 활동 장애(ADHD) | 150 | 뇌성 마비(Cerebral palsy) | 2~3 |
| 학습 장애(Learning disability) | 75 | 청력 장애(Hearing impairment) | 0.8~2 |
| 정신 지체(Mental retardation) | 25 | 시력 장애(Visual impairment) | 0.3~0.6 |
| 행동 장애(Behavior disorder) | 6~13 | | |

### 4) 청소년기

**청소년기는 신체의 크기, 모양, 생리, 정신 및 사회적인 변화가 일어나는 10세~20세 사이**를 말하며 성인이 되기 전 성장과 발달 과정에서 중요한 시기이다. 청소년기의 특징으로 **급격한 키의 증가 및 2차 성징이 일어나는 사춘기**를 들 수 있다. 청소년기에는 사춘기변화 이외에도 인지의 성숙으로 인해서 **추상적인 사고**를 할 수 있게 되고, 의존적인 소아의 상태에서 독립적인 성인으로 정신사회적 변화가 일어난다.

#### (1) 사춘기(Puberty)

**① 사춘기의 생리**

사춘기는 **실제나이와는 관계없이 뼈나이**가 어느 시점에 다다랐을 때에 시작되는데, **뼈나이**는 **성성숙도(sexual maturity rating, SMR)와 잘 일치**하며, 보통 남자 12~16.5세, 여자 10.5~14세에 사춘기가 온다.

사춘기는 생식샘스테로이드(testosterone, estradiol)에 대한 시상하부의 감수성이 감소하여 생식샘자극호르몬분비호르몬(GnRH)이 박동적으로 분비함에 따라 수면 시 LH의 박동적 분비가 일어나면서 시작한다. **사춘기 초기**에는 **황체형성호르몬(LH)의** 혈중농도가 FSH보다 높다. 사춘기 중기에는 낮시간 동안에도 LH의 박동성 분비를 보이게 된다. 음모(adrenarche)는 DHEA-S와 같은 부신에서 생산된 안드로겐의 영향으로 발생한다.

**② 호르몬의 역할**

**표 2-12 생식샘 자극호르몬의 역할**

| | LH | FSH |
|---|---|---|
| 남자 | 고환의 interstitial cell(Leydig cell)을 자극하여 testosterone생산 자극 | 정자 생산의 마지막 단계 자극 |
| 여자 | 성숙된 난자배란 자극, corpus luteum 형성, progesterone 생산 자극 | 난포의 성숙과 에스트로젠 생산 자극 |

### ③ 사춘기의 변화

사춘기 단계의 평가는 성 성숙도(Sexual Maturity Rating, SMR)를 이용하여 평가하고 각각의 단계는 다음과 같다.

- SMR 1 : 사춘기 전 발달 상태
- SMR 2 : 사춘기 초기 상태(**남자는 고환의 용적이 증가(4ml 이상), 여자는 젖꼭지가 발달)**
- **SMR 3 : 남자 – 사정 / 여자 – PHV**
- **SMR 4 : 남자 – PHV, PWV / 여자 – 초경, PWV**
- SMR 5 : 성인 상태

PHV : Peak Height Velocity / PWV : Peak Weight Velocity

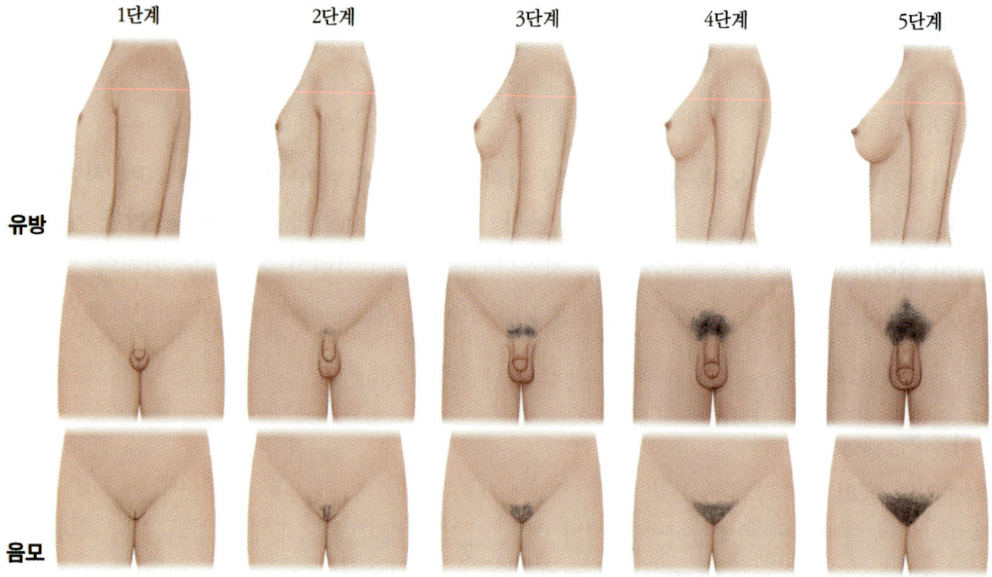


그림 2-9 성 성숙도

사춘기는 남자는 **고환의 부피가 커지는 것(4mL 이상)**, 여자는 **유방이 돌출**되는 것으로 시작된다. **초경은** 유방의 돌출 후 2~2.5년이 지난 뒤에 **키가 급성장한 후**(약 1년후) **SMR 3~4**에 일어난다.

**PHV(peak height velocity)**는 **여자 SMR 3~4, 남자 SMR 4**에서 나타난다. **여자의 PHV는** 남자에 비해 **2cm/년 정도 작고, 남자의 PHV는 PWV(Peak Weight Velocity)와 일치**하나 **여자의 PWV가 PHV보다 6~9개월 늦게 시작된다(여자는 일단 키가 크고 나서 살이 찐다).** 남자, 여자의 사춘기 변화 순서는 〈표 2-13〉과 같다.

**표 2-13 성성숙도에 따른 신체변화**

| | SMR 2 | | SMR 3 | SMR 4 |
|---|---|---|---|---|
| 여 자 | 유 방 | 음 모 | PHV | 초경, PWV |
| 남 자 | 고 환 | 음 모 | 사 정 | PHV, PWV |

④ 사춘기 단계의 평가

**Tanner stage** 또는 **성 성숙도**(Sexual Maturity Rating, SMR)를 사용하여 사춘기 단계를 평가한다. 성 성숙도의 단계는 남자는 **성기**와 **음모**의 변화, 여자는 **유방**과 **음모**의 변화로 구분한다.〈그림 2-9〉

### (2) 청소년기의 흔한 질환

① 여성형 유방증(Gynecomastia)

여성의 유방 발달과 유사한 현상이 나타나는 것을 말하며, **SMR 2~3** 동안에 남자의 40~65%에서 발생한다. 에스트로겐과 안드로겐의 불균형으로 생기는데, **양측성**(77~95%)으로, **대부분 18~24개월 내에 없어진다. 병적 원인**으로는 **클라인펠터 증후군, 간경화증, 약물, 부신과 고환의 종양, 갑상샘 질환** 등이 있다.

② 여성의 월경장애

청소년기 여자의 50%는 **기능장애자궁출혈, 무월경, 월경통, 월경전증후군** 같은 월경장애를 안고 있다. 정상적인 월경이란, 월경주기가 21~45일, 월경기간 2~8일, 평균 손실혈은 25~70mL이다.

③ 피부 질환

안드로겐이 증가됨으로써 피지샘 낭포와 아포크린샘의 분비를 증가시켜 **여드름**이 발생한다.

④ 정형외과적 문제

**척추옆굽음증**은 성장기에 있는 청소년 4~14%에서 관찰 되는데, 대부분(70~85%) 원인을 알 수 없다. 그 밖에 **Osgood-Schlatter병, 넙다리뼈머리끝 분리증, 성장통**과 같은 질환이 나타날 수 있다.

⑤ 10대의 임신

미혼 소녀들의 임신은 가정과 사회 문제, 산모의 위험성과 아기 양육 등의 문제를 일으킨다. 성에 대한 올바른 지식과 책임 있는 행동, 피임법, 성병예방에 대한 교육이 필요하다.

⑥ 자살 행위

청소년 자살은 선진국이나 개발도상국에서 공통적으로 증가하는 추세에 있다.

⑦ 약물 남용

1996년 우리나라 청소년들의 약물 사용은 1989년에 비해 술은 늘었지만, 담배와 본드는 줄어들었다. 자주 사용하는 약물은 술, 담배, 카페인 계통의 각성제, 진통제, 진정제, 흡입제 순이다. 약물 남용의 조기 발견을 위해서는 다음의 사항을 주의 깊게 살핀다.〈표 2-14〉

- **행동장애**가 생겨 정상 교제가 없어지고 쉽게 화를 내고, 거칠어진다.
- **감정의 문제**가 생겨 이기적으로 변하고 잔인해지며 동정심이 없어진다.
- **학교 성적**이 떨어지고 결석이 많아진다.

**표 2-14** 약물 남용, 중독, 탐닉의 정의

| | |
|---|---|
| 약물남용 (substance abuse) | 의학적인 목적이 아닌 **감정적 변화를 목적**으로 약물을 지속적 또는 주기적으로 사용하는 것 의미<br>적어도 1달 이상 약물사용, 시회 및 직업 기능에 손상을 일으키며, 병적인 사용을 나타내는 경우 |
| 약물중독 (drug intoxication) | 약물의 과용으로 **생리적, 정신적 기능의 장애와 인지 과정 등의 변화**가 있는 등 **파괴적인 성향**을 가진 것을 말한다. |
| 약물탐닉 (drug addiction) | 약물의 충동적인 사용으로 인한 신체적, 정신적, 사회적 해를 특징으로 하는 만성 질환으로 정의한다. |

PACIFIC PEDIATRICS

PACIFIC PEDIATRICS

# 3 소아의 영양
Feeding of Infants and Children

## 1 영양필요량★

식이 섭취 기준량(Dietary Reference Intake, DRIs)은 건강한 사람의 식이를 계획하고 평가하는데 사용하기 위하여 추정한 영양소 섭취량의 참고치로, 다음과 같은 수치들을 참고치로 포함한다.

- **영양 권장량**(Recommended Dietary Allowance, **RDA**) : 건강한 사람 대부분(97~98%)의 영양 필요량을 충족시키는 1일 평균 섭취량
- **추정 평균 필요량**(Estimated Average Requirement, **EAR**) : 건강한 사람의 50%가 필요량을 충족할 수 있다고 추정한 영양소의 섭취량
- **적정 섭취량**(Adequate Intake, **AI**) : 관찰 및 실험적으로 결정된 건강한 집단의 영양소 섭취량의 추정치
- **섭취 허용 상한선**(Tolerable Upper Iintake Level, **UL**) : 거의 모든 사람이 건강을 해칠 가능성이 없는 1일 영양소 섭취량의 최고치

### 1) 열 량

소아기에는 성장과 발육을 계속하기에 성인에 비하여 **체중 당 더 많은 열량이 필요**하게 된다. 열량필요량은 **생후 1년간 약 80~120kcal/kg/일**으로, **이후 3년마다 약 10kcal/kg씩 감소**한다.

소아가 적절한 양을 섭취하는지는 성장 모양, 건강 상태, 식후 포만감 등을 보고 판단할 수 있다. 모유, 조제분유, 균형잡힌 식사의 경우 총열량의 9~15%(**10%**)는 단백질, 35~45%(**40%**)는 지방, 45~55%(**50%**)는 탄수화물로 구성되어 있다. 일반적으로 하루에 500kcal의 열량 불균형이 지속되면 1주일에 체중이 450g 정도 변화한다.

### 2) 수 분

영아에서는 수분이 체중의 75~80%를 차지하는데, 성인에 비하여 **영아에서 수분의 비중이 높다.** 콩팥, 폐, 피부를 통한 수분손실이 많고, 기초대사량이 높기에 **영아는 구토 및 설사시 탈수가 오기 쉽다.** 정상 **영아는 하루에 125~150mL/kg의 수분을 섭취(체중의 10~15%)**해야 하는데, 수분소실량은 폐, 피부를 통한 불감수분상실이 섭취량의 40~50%, 소변으로 배출 40~50%, 대변으로 배출 3~10% 정도이다. 참고로 정상적으로 모유나 분유 식이를 하는 영아는 첫 수개월간(~6개월) 수분을 보충해 줄 필요는 없다.

### 3) 단백질

영아는 **체중 당 필요한 단백질의 양이 성인에 비하여 많다.** 단백질은 아미노산으로 분해되어 성장과 조직의 재생, 산-염기 평형, 혈색소, 효소, 호르몬 항체 등과 같은 중요한 기능을 가진 다른 질소 화합물을 합성한다.

많은 아미노산이 체내에서 합성되지만 일부 아미노산은 합성되지 않아 식이를 통해 공급해야 하는데, 이를 필수아미노산이라 한다. **필수아미노산이 부족한 경우 질소의 음성 평형(negative nitrogen balance)**을 초래한다. 단백질은 체내에 저장하는 곳이 없기 때문에, 단백질이 부족한 경우 근육에서 단백질이 분해되어 아미노산이 공급된다.

**표 3-1 필수아미노산**

| 영아 | 저체중출생아 | |
|---|---|---|
| 트레오닌(threonine)<br>발린(valine)<br>류신(leucine)<br>이소류신(isoleucine)<br>리신(lysine)<br>트립토판(tryptophan)<br>페닐알라닌(phenylalanine)<br>메티오닌(methionine)<br>히스티딘(histidine) | 영아에서 필수아미노산(9종) | + **시스테인(cysteine)**<br>**티로신(tyrosine)**<br>아르지닌(arginine) |

**표 3-2 소아에서 필요한 단백질 양**

| 연령 | 0~6개월 | 6개월~1년 | 1~3년 | 4~8년 | 9~13년 | 14~18년 | 19~30년 |
|---|---|---|---|---|---|---|---|
| 하루 필요한 단백질의 양 | 9.1g(AI) | 11g(RDA) | 13g(RDA) | 19g(RDA) | 34g(RDA) | 52g(남자), 46g(여자) (RDA) | 56g(남자), 46g(여자) (RDA) |

### 4) 탄수화물

탄수화물은 음식물에서 가장 많은 양이 섭취되며, 몸에서 필요한 에너지의 대부분을 공급한다. 주로 **간과 근육에 글리코겐으로 저장**되는데, 신생아에서 체내에 저장하고 있는 글리코겐의 양은 매우 적다. 간에서 분해된 글리코겐은 포도당으로 전환되지만, 근육에서는 젖산으로 분해된다. 근육과 같은 조직은 지방산이 주된 에너지원으로 쓰이지만, **뇌는 주된 에너지원으로 포도당**을 이용한다.

### 5) 지 방

지방 및 이들의 대사산물은 세포막을 구성하며, 효율적인 에너지원이다. **필수지방산인 리놀레산(linoleic acid, LA)과 리놀렌산(alpha linolenic acid, ALA)**은 체내에서 합성하지 못해 음식물에서 섭취해야 한다.

**리놀레산(LA)은 오메가-6 지방산**으로, **아라키돈산, 프로스타글란딘, 류코트리엔의 전구 물질**이다.

**오메가-3 지방산인 리놀렌산(ALA)은 DHA, EPA의 전구물질**로 아라키돈산 대사물의 생성을 조절하며 **중추신경계와 신경전달 및 시력발달에 영향**을 미친다. **필수지방산이 결핍되는 경우** 피부염, 건조, 상피벗음, 탈모, 성장장애, 혈소판감소 등의 증상을 보인다.

### 6) 무기질

무기질 중 주요 양이온은 나트륨, 칼륨, 칼슘, 마그네슘이며, 주요 음이온은 염소, 인, 황이다. 철, 요오드, 코발트 등은 주요 생체 성분을 말하며, 미량 원소 중에서 플루오르, 구리, 아연, 크롬, 망간, 셀레늄, 몰리브덴은 체내 대사에 관여한다.

**표 3-3 주요 무기질**

| | |
|---|---|
| 칼슘 | • 골절 예방에 중요, 뼈엉성증 발생과 관련, 주요 공급원은 **우유, 치즈, 녹색잎사귀 채소, 콩류**(beans), 조개 |
| 철 | • 혈색소, 미오글로빈, 호흡 효소 합성에 이용되는데, 만삭아는 출생시 생후 6개월 동안에 필요한 철을 가지고 태어나고 조산아의 경우 생후 2개월 동안에 필요한 철을 가지고 태어나므로 이 시기 이후에는 철을 보충해 주어야 한다.<br>• 주요 공급원은 **간, 고기, 달걀노른자, 콩과류(legumes), 정백하지 않은 곡물(whole grains)**, 녹색 식물, 건포도, 견과류<br>• 대개 **섭취한 양의 10% 정도만이 흡수**되는데, 고기에 있는 헴철(heme iron)이 식물성 음식에 포함된 철보다 흡수율이 좋고, **모유 내 철은 50% 정도, 우유의 철은 5~10%까지 흡수된다.** |
| 요오드 | • 티록신(throxine) 형성에 중요하며, **결핍시 갑상샘저하증, 풍토병갑상샘종**이 생길 수 있다. |
| 아연 | • 여러 효소의 성분으로 작용하며, 단백질 및 RNA의 합성에 관여한다.<br>• **장기간의 정맥영양**, 흡수장애, 신부전, 모유나 우유 내의 아연 결핍 등인 경우 시 아연 결핍증이 올 수 있다.<br>• 아연결핍증상 : 간비종대, 빈혈, 설사, 탈모, 성장장애, 각막혼탁, acrodermatitis enteropathica(설사, 탈모, 발진이 동시에 나타남) |
| 마그네슘 | • 체온조절, 신경전달, 근수축, 단백질 합성 등에 관여한다.<br>• 생후 6개월 된 영아의 적정 섭취량은 30mg/일이다. |

## 2 영아의 영양★

### 1) 모유영양(Breast feeding)

#### (1) 모유영양의 장점

① 영아에 유리한 점

- 모유는 **종 특이적**이기에 어떤 우유 제품(소젖)보다 영양적으로 우수하며 **생후 6개월 까지는 모유만으로 충분한 영양이 된다.**
- 모유는 **신선하고 무균적**이며 적당한 온도를 유지하고 있고, 언제나 쉽게 먹일 수 있으며 **경제적**이다.
- **Secretory IgA**를 포함한 **항세균 및 항바이러스 항체**를 보유하고 있으며 큰포식세포(macrophage), 백혈구, **락토페린**(철 결합 단백으로 대장균 등의 성장을 억제), lysozyme, fibronectin, nucleotide

같은 많은 방어 인자를 함유하고 있어 **위장관 감염 및 하기도 감염에 덜 걸리게** 된다.

- **호르몬과 성장인자**들이 있어서 출생 직후의 미숙한 **장점막의 발달을 촉진**한다.
- 우유 알레르기나 못견딤증(intolerance)으로 인한 증상**(게우기, 장출혈, 설사, 아토피습진 등)이 적다.**
- 모유에는 중추신경계 발달과 망막 기능 유지에 필수적인 **DHA, 오메가-3 지방산 및 오메가-6 지방산 등 여러 LCPUFA**(long chain polyunsaturated fatty acid)가 있다.
- 인공영양아에 비해서 **설사, 호흡기질환, 중이염, 균혈증, 세균수막염, 요로감염, 괴사작은창자큰창자염(NEC), 유아보툴리눔증** 등과 같은 **감염성 질환의 빈도가 줄고 증상이 가볍다. 또한 영아급사증후군, 당뇨병, 알레르기 질환, 림프종, 백혈병, 비만 등과 같은 질환에 방어적**인 영향 보인다.
- 어머니와 어린이간의 정신 심리학적으로 만족스러운 관계 형성에**(애착 증진)** 기여한다.

② 산모에 유리한 점

- Oxytocin을 증가시켜 **산후 출혈을 적게** 한다.
- 수유에 의해 무월경 기간이 길어져 출산 후 월경에 의한 실혈을 줄인다.
- 수유모는 **임신 전 체중으로 빨리 회복**한다.
- 배란이 늦게 오게 함으로써 **다음 임신을 늦춘다**(child spacing).
- **산후 뼈의 재골화를 촉진**시킨다.
- **난소암의 위험성을 감소**시킨다.
- 갱년기 전 **유방암의 위험성을 감소**시킨다.

③ 사회적, 경제적 이득

양육비 감소, 보건 의료비 감소 등 사회 경제적으로 유리한 점이 있다.

### (2) 모유수유를 성공시키기 위한 유의사항

- **출산 후 빨리(30~1시간 이내) 모유수유를 시작**하도록 한다. 특별한 상황을 제외하고는 신생아는 산모와 함께 두고 언제나 모유를 먹일 수 있도록 한다**(24시간 모자동실).**
- 의학적으로 필요하지 않는 한 **모유 이외의 다른 음식물(5% 포도당, 분유)은 주지 않는다. 아기가 원하면 언제든지 수유**를 한다. 첫 몇 주 동안은 **한쪽 유방에 10~15분 이상씩 양쪽 유방을, 24시간 동안 8~12회** 수유한다. 모유수유를 하는 아기에게는 **고무젖꼭지나 우유병을 빨리지 않도록** 한다.
- 제왕절개로 분만한 경우에도 아기와 산모의 상태가 정상이면 곧바로 수유를 시작한다.
- 모유영양을 하는 산모는 충분한 영양소, 수분을 섭취할 수 있는 식사를 공급하고, **평온한 정신 상태를 갖게 안심**시키고 **모유수유를 격려**한다.
- 처음 나오는 젖**(초유, colostrum)의 양이 적다**는 것을 설명해 두어야 한다. 퇴원 후 2~3일이 모유영양 성공에 중요한 시기이므로 **생후 3~5일에 소아청소년과 방문** 후 모유수유를 확인하고 지도한다.
- **산후 첫 수일 동안은 젖이 많이 나오지 않는다**는 것을 산모에게 미리 알려주어서 포기하거나, 다

른 유제품을 보충하지 않게 한다. **규칙적으로 젖을 완전히 비워주는 것**이 젖 분비를 늘리는 가장 좋은 방법이다. **수유 후 아이가 만족하면서 다음 수유 전(2~4시간)까지 자고 체중이 적절하게 증가**하는 경우 모유수유량이 충분하다는 의미이다. 생후 초기에는 아이의 **소변과 대변을 본 기저귀 수**를 세어 보면 도움이 된다.

### (3) 모유수유 시의 문제점

① **유두동통**(Sore nipple)

모유수유를 할 경우 첫 수일 동안 유두통증을 경험하게 된다. **특히 젖 물기와 수유 자세를 잘못 취할 때** 유두 동통이 발생하게 된다.

② **유방울혈**(Breast engorgement)

유즙이 분비되는 초기에 혈류와 림프액이 증가하여 **유방이 커지면서 단단해지고 열과 통증을 동반**하는 것을 말한다. **분만 2~7일째**에 주로 발생한다. **유방을 잘 비워 주지 않았거나 불규칙적으로 수유 하였을 때** 발생하므로 유방 울혈시 손이나 유축기로 **자주(8~12회/일) 효율적으로 젖을 짜 주면 치료**된다.

③ **유방염**(Mastitis)

유방의 엽간 결체조직의 세포염을 유방염이라 하는데 가장 흔한 원인균은 **황색포도알균**이다. **발열, 유방 통증, 근육통**과 피로, 욕지기, 두통 등의 **독감 유사 증상**을 보이고, 유방 진찰시 국소적으로 발적, 온감, 부종과 압통소견을 보인다. **유방염이 있더라도 계속 수유**를 하면서 젖을 자주 완전히 비우고, **10~14일 간의 항생제 치료**를 한다.

④ **모유황달**

신생아 질환(p.192 참고)

### (4) 모유수유의 금기

① 모체측 수유 금기 요인

- **활동성 폐결핵**
- **사람면역결핍바이러스(HIV) 감염**
- **1형인 사람T세포림프친화바이러스**(Human T-cell Lymphotropic Virus type 1) **감염**
- **파종성 헤르페스 감염(유방의 단순 포진 병변이 있는 경우)**
- **거대세포바이러스(CMV) 감염**
- **장티푸스**
- **말라리아**
- **마약 등 물질남용** 중인 경우
- 영양실조
- 심한 만성 질환(**유방암**, 기타)
- 분만과 관련된 심한 합병증(심한 출혈, **패혈증,** 자간증), 그러나 **회복하면 모유수유 한다.**

- 모유를 통하여 영아에게 전달되어 장애를 초래할 수 있는 **약물 복용 중인 경우 일시 중단**

**② 영아측 수유 금기 요인**

- **갈락토오스 혈증(galactosemia)**
- 심한 미숙아(<2000g) : 추가 영양 공급 필요
- 페닐케톤뇨증

**③ 모유수유가 가능한 상황**

- B형 간염 보균자 산모인 경우, **출생 직후 HBIG 와 HBV 백신을 맞은 경우에는 모유수유가 가능**하다. 수유모의 **C형 간염은 모유수유의 금기가 아니다.**
- 활동성 폐결핵인 경우도 **항결핵 치료 2주 후 부터**는 전염성 모체도 **모유수유가 가능**하다.
- 분만 직전에 새로 감염된 경우를 제외하고는 **매독은 모유수유의 금기가 아니다. 유방염이 있는 모체는 모유수유가 가능**하다.
- **개발도상국**에서는 수유모가 HIV에 감염되었을 때 모유수유를 통해 HIV 전파의 위험보다 모유수유를 통한 이득이 더 크다고 하여 세계보건기구(WHO)에서는 **모유영양을 권장**하고 있다.

### (5) 모유수유의 기간

모유수유아는 **생후 6개월 간은 다른 음식을 따로 먹일 필요가 없다.** 그 후로도 적어도 1년 동안은 이유식을 추가하면서 계속 먹이도록 한다. 세계보건기구는 **생후 2년까지 먹일 것을 추천**하고 있다.

### (6) 초유의 특징

초유(colostrum)란? 임신 후반기부터 출산후 2~4일까지 분비되는 짙은 레몬색 및 노란색의 젖 같은 액체로, 성숙유에 비하여 **탄수화물과 지방은 적게 함유**되어 있지만, **단백질(10%), 칼슘 및 기타 무기질이 많이 함유되어 있고, 분비형 IgA, 락토페린, 백혈구 등 면역학적 요소를 많이 포함**하여 신생아 질병 방지에 도움이 된다. 또한 **하제성분이 있어서 태변 배출을 용이하게** 한다.

여기서 잠깐 !!

주의할 점은 초유는 하루에 10~40mL도 안될 정도로(한번 먹일 때 불과 몇 mL 나오기도 합니다.) 젖양이 적게 분비되는데, 양이 아이에게 적다고 생각하여 분유, 설탕물, 보리차 같은 것을 보충해 주지 말아야 합니다. 신생아는 콩팥과 간이 미숙한 상태로 많은 양의 젖(solute load)을 처리하기 곤란하고 이미 체내에 수분이 많은 상태로 태어나서 적은 양의 초유만 먹고도 충분하답니다.

참고하세요

모유보다 초유에 함량이 높은 물질로는 **단백질, 무기물, 면역학적 요소(IgA, lactoferrin, WBC)**가 있고 낮은 물질은 **탄수화물, 지방**이 있습니다.

## 2) 인공영양(Artificial feeding)

인공영양이란 모유에 대신하는 음식물(우유, 콩 또는 육류에서 만든 음식물)을 말한다. 모유영양은 어떤 인공영양보다도 우수하므로 의사로서는 **모유영양을 권장해야** 하지만 모유영양을 할 수 없는 경우 인공영양을 할 수 있도록 한다.

### (1) 모유와 우유의 비교

**모유는** 분유에 비해서 **단백질 양이 적지만 유장단백질의 비율이 높고, 젖당이 더 많다.** 우유는 포화지방이 더 많지만, **모유에는 필수지방산을 포함한 불포화지방산이 많다.** 우유에는 Cu를 제외한 미네랄이 모두 모유보다 많지만 흡수율은 모유가 더 좋다. 칼슘, 인, 철분은 모유에 더 적지만, **철분의 흡수율은 모유가 더 좋다.**〈표 3-4〉

**표 3-4** 모유와 우유의 성분 비교

| 성분(L당) | 모유 | 우유 | 성분(L당) | 모유 | 우유 |
|---|---|---|---|---|---|
| **에너지(kcal)** | 680 | 680 | **철분(ug)** | 300 | 460 |
| **단백질(g)** | 10 | 33 | 비타민 A(IU) | 2230 | 1000 |
| % **유장**/카세인 | 72/28 | 18/82 | 비타민 D(IU) | 22 | 24 |
| 지방(g) | 39 | 33 | 비타민 E(IU) | 2.3 | 0.9 |
| % MCT/LCT | 2/98 | 8/92 | 비타민 K(μg) | 2.1 | 4.9 |
| **탄수화물(g)** | 72 | 47 | 티아민(비타민 $B_1$) (μg) | 210 | 300 |
| % lactose(젖당) | 100 | 100 | 리보플라빈(비타민 $B_2$) (μg) | 350 | 1750 |
| **칼슘(mg)** | 280 | 1200 | 피리독신(비타민 $B_6$) (μg) | 93 | 470 |
| 인(mg) | 140 | 920 | 니아신(mg) | 1.5 | 0.8 |
| 마그네슘(mg) | 35 | 120 | 비오틴(μg) | 4 | 35 |
| 나트륨(mg) | 180 | 480 | 판토데닌산(mg) | 1.8 | 3.5 |
| 칼륨(mg) | 525 | 1570 | 엽산(μg) | 85 | 50 |
| 염소(mg) | 420 | 1020 | 비타민 $B_{12}$(μg) | 1 | 4 |
| 아연(μg) | 1200 | 3500 | 아스코르빈산(mg) | 40 | 17 |
| **구리(μg)** | 250 | 100 | | | |

### (2) 인공영양의 기법 및 주의점

생후 1～2개월까지는 3～4시간 간격으로 하루 6～7회 먹이고, 2~4개월 된 아기는 4시간 간격으로 5～6회, 4～6개월 된 아기는 4～5회 먹이게 된다.〈**표 3-5**〉 모유수유는 아이가 원할 때마다 먹이는 것과 대조적으로 인공영양을 하는 경우는 어느 정도 규칙적인 시간을 정해서 우유를 먹이는 것이 추천되고 있다.

**표 3-5 조제분유처방 계획**

| 월령 | 0~1/2 | 1/2~1 | 1~2 | 2~3 | 3~4 | 4~5 | 5~6 |
|---|---|---|---|---|---|---|---|
| 체중(kg) | 3.3 | 4.2 | 5.0 | 6.0 | 6.9 | 7.4 | 7.8 |
| 1회량(mL) | 80 | 120 | 160 | 160 | 200 | 200 | 200~220 |
| 수유 횟수 | 7~8 | 6~7 | 6 | 6 | 5 | 5 | 4~5 |

- 칼로리 소요량 : 110(110~120)kcal/kg
- 수분 소요량 : 150(130~160)mL/kg
- 우유 100mL=약 70kcal

아기가 만족할 만큼 먹고 나서 젖을 빨지 않을 때에는 그대로 두면 되는데 남은 양의 우유를 다 먹이기 위해서 **강제로 먹여서는 안되고 남은 분유는 반드시 버린다.**

인공영양 후 역류를 감소하고 가스를 제거할 목적으로 **트림(burping)**을 시키게 되는데, **대개 수유 중간과 끝에** 하도록 한다. 인공영양의 총량은 **하루에 1000mL를 넘지 않도록** 하고, 1회 먹이는 최대량은 240mL이다. 하루에 1L 이상의 인공영양을 하는 경우 이득이 없고 다른 필수음식의 섭취를 방해할 수 있다. **생우유를 먹이는 것은 생후 12개월 이후**에 추천된다.

국내 시판용 기본 조제 분유에는 100mL당 67~70kcal의 열량을 가지며 단백질은 1.6~2.2g/dL 철분은 0.7~1.0mg/dL 정도로 조성되는데, 모유와 비슷한 조성을 위해서 우유보다 카세인 함량을 낮추면서 유장 단백질 함량을 높이고 젖당을 추가하였으며 불포화 지방산인 리놀레산이 들어있는 식물성 지방을 추가 하였다. 또한 우유에 비해서 철분을 강화한 제품을 내놓고 있다.

### (3) 특수 조제분유

위창자 장애를 일으키거나 선천성 대사 이상을 가지고 있는 영아를 위한 특수한 조성 및 성분을 가진 제품을 특수 조제분유라 한다.

#### ① 대두단백 분유(Soy formula)

대두에서 분리한 단백을 기초로 제조된 분유이며 일반적인 대두유와는 전혀 다른 제품이다.

지방은 일반 조제분유와 비슷하나 탄수화물은 **젖당을 포함하지 않으며** 설탕, 전분 등으로 구성되어 있다. **젖당분해효소 분해 효소 부족증**이나 **갈락토오스혈증** 등에 사용할 수 있다.

#### ② 저알레르기 분유(유단백 가수분해 분유 : Hypoallergenic formula)

우유단백을 가수분해하여 얻은 단백 가수분해물을 포함하는 분유로 **젖당을 포함하지 않는다. 갈락토오스 혈증 및 우유알레르기** 환아에게 이용하며, **우유알레르기의 예방과 치료에 이용**된다. 지방은 식물성 지방이나 MCT oil위주로 구성되었다. 가격이 비싸며 맛이 없고 삼투압이 높아서 설사를 유발한다는 단점이 있다.

우유단백의 일부분을 가수분해시킨 불완전 가수분해 분유도 있는데, 우유알레르기의 치료에 사용하지는 않지만, 알레르기 가족력을 가진 영아에서 알레르기 질환을 예방하려는 목적으로 사용된다.

#### ③ 미숙아 분유

미숙아는 장점막 락타아제(lactase) 분비량이 낮고 이자 리파아제(lipase) 활성도가 낮으며, 담즙

분비도 적어 미숙아의 신체 환경에 맞는 영양공급이 필요하다.

미숙아 분유는 일반 분유에 비해 단백질과 무기질, 비타민 함량이 많고, 유당을 낮추고 지방은 20~50%가 MCT로 구성되어 있다.

④ **저인산 분유**(Low phosphorus milk)

**저칼슘혈증**을 보이는 신생아를 위한 분유로 **칼슘/인의 비율을 3~4 : 1로 조절**해 놓은 제품이다.

⑤ **선천성 대사이상 질환용 특수 분유**

선천성대사이상은 특정 유전자의 돌연변이로 유전자의 산물인 단백의 변화로 인해서 초래되는 질환을 말하는데, 물질의 대사가 정상적으로 일어나지 못하여 비정상적인 대사 물질이 체내에 축적되거나 최종산물의 생성의 장애로 인하여 여러 장기에(특히 뇌) 기능장애가 나타난다. 선천 대사 질환용 특수 분유는 다양한 유전대사 질환 중에서 **전구물질의 제한**으로 치료 효과를 얻고 병의 진행을 늦출 수 있는 질환에 사용된다.

**표 3-6 선천 대사이상 질환에 사용되는 특수 조제분유**

| 특수 분유 | 적응증 |
|---|---|
| PKU formula | Phenylketonuria |
| UCD formula | Urea cycle disorder |
| Methionine free formula | Homocystinuria |
| MPA formula | Propionic acidemia, Methylmalonic acidemia |
| Leucine free formula | Isovaleric acidemia |
| BCAA free formula | Maple syrup urine disease |
| **MCT formula** | **간질환, 이자염, 담도폐쇄증** |
| Protein free formula | Vitamin independent methylmalonic aciduria, propionic aciduria, hyperlysinemia, argininemia, urea cycle disorder |

참고하세요

유당불내증의 경우에는 무유당 분유를 사용하고, 우유 알레르기의 경우에는 유단백 가수분해 분유를 사용해야 합니다.

## 3) 비타민과 무기질

**모유는 정상만삭아에서 첫 6개월 동안**에 비타민 D와 불화물을 제외한 필요한 모든 영양소들을 제공한다.

### (1) 철(Iron)

정상적으로 **만삭아는 4~6개월, 미숙아는 2개월이면** 모체로부터 받은 **철분이 고갈**되므로 보충해야 한다. 추천량은 1mg/kg(미숙아는 2～4mg/kg)이고, 최고량은 15mg/day이다.

#### (2) 불화물(Fluoride)

식수에 불화물이 함유된 경우에는 보충이 필요 없다. 식수에 불화물이 함유되지 않은 경우(≤0.3 ppm) **6개월～3세 사이에서는 불화물을 하루에 0.25mg 보충**해 준다.

#### (3) 비타민 D

**모든 모유수유아와 비타민 D 강화 분유나 우유 1L 이상 섭취하지 않는 영아, 소아**는 출생 후 수일 이내 부터 **1일 400IU(10μg)를 보충**해 주어야 한다.

#### (4) 비타민 K

모든 신생아는 출생 후 **비타민 $K_1$ 1mg 근육 주사**가 필요하다.

## 3 이유기 영양

### 1) 이유의 정의

이유(weaning)는 젖이나 우유만으로 영양을 받던 영아에게 반고형식을 주기 시작하여 그 경도, 양, 종류를 증가시켜 **고형식으로 이행해 나가는 과정**이다.

### 2) 이유의 필요성

**생후 4～6개월이 되면** 모유만으로는 충분한 영양을 공급할 수가 없다. 그러므로 단백질, 무기질 **(철분)** 및 열량이 농축된 고형식을 주어야 하며, 또한 올바른 식습관을 형성하도록 해야 한다.

### 3) 시작 시기

이유식은 받아 삼키는 능력이 준비된 시기, **생후 4～6개월, 체중 6～7kg이 될 때 시작**한다.

### 4) 이유의 단계

#### (1) 이유 초기

이유 시작 후 1～2개월(**생후 4～6개월**)을 말한다. 단일식품으로 시작하며 **반유동식**의 형태로 **숟가락**으로 주는데, **하루 1회** 쌀미음, 과일 및 야채 퓨레(바나나, 당근, 배), 과일즙 등을 먹인다.

#### (2) 이유 중기

**생후 6～9개월**로 묽은 죽, 으깬 야채나 생선, 곱게 다진 고기, 완숙한 달걀과 같은 **반고형식**을 **하루 2～3회** 준다.

### (3) 이유 후기

**생후 9~12개월**로 죽밥, 잘게 썬 야채, 다진 고기 등 **고형식**을 **하루에 3회** 주도록 한다. 이유식이 영양의 주공급원이 되는 만 1세는 이유 완료시기로 어른과 같이 하루 세 번 밥을 먹이고 오전과 오후에 간식을 준다.

**표 3-7 이유식의 실제**

| | 월령 / 식사종류 | 4~6개월 | 7~9개월 | 10~12개월 |
|---|---|---|---|---|
| 횟수 | 모유나 분유<br>이유식 | 4회<br>1회 | 3회<br>2회 | 2회<br>3회 |
| 시간 | 모유나 분유<br>이유식 | 6, 14, 18, 22시<br>10시 | 6, 14, 22시<br>10, 18시 | 11, 16시<br>8, 13, 18시 |
| 종류 | 곡류<br>야채류<br>달걀<br>생선, 고기류<br>과일류 | 미음<br>거른 것<br>완숙 노른자 1/4개<br>생선가루<br>과즙 | 죽<br>으깬 것<br>완숙 2/3개<br>으깬 것<br>긁은 것 | 죽밥<br>잘게 자른 것<br>완숙 1개<br>잘게 다진 것<br>잘게 다진 것 |

1. 이유 초기에는 이유식을 시도한 다음 모유나 분유로 부족한 양을 보충한다.
2. 유지류(버터, 마가린)는 이유식 중기부터 적당량을 포함시킨다.
3. **소금, 설탕 등의 조미료는 가능한 사용하지 않는다.**
4. 알레르기가 있는 아기의 경우 달걀흰자는 이유 후기부터 주도록 한다.
5. 이유 후기에는 **다섯 가지 기본 식품**(곡류, 야채류, 과일류, 육류(생선), 유제품)**이 골고루 포함**되어야 한다.
6. **생우유는 1세 이후**에 시작한다.

## 5) 이유의 기본 원칙

이유식은 **매일 일정한 시간**을 정해 놓고 주도록 한다. **모유나 분유를 수유하기 전**에 먼저 준다.

이유 초기에는 여러 가지 재료를 섞지 말고 **한 번에 한 가지 음식**을 첨가한다. 작은 한 숟가락에서 시작해서 점차 증량한다. **새로운 음식을 첨가할 때 약 1주일 간격(3~4일 간격)**을 두고 진행하며 설사, 구토, 피부 발진 등이 나타나면 바로 중지시킨다. 이유식은 중탕에 의하여 **체온 정도의 온도로 데우는 것**이 이상적이다.

모유, 분유, 물 이외의 수분은 권장되지 않는데, **과일쥬스는 1일 120mL 이상(4~6oz) 주지 않는다. 소금, 설탕 등의 조미료는 첨가하지 않는다.** 꿀은 보툴리눔독소증 위험으로 돌전에 주지 않는다.

이유식은 **일정한 장소**에서 **일정한 시간**에 주어 올바른 식습관 형성에 도움이 되도록 한다. 이유 후기에 고형식을 주는데, **과일(포도 알갱이)이나 야채 알갱이, 콩 종류 등**은 기도 흡인의 위험이 있기에 **특별히 조심해야** 한다.

# 4 비타민

비타민이란 개체의 성장과 건강의 유지에 필수적인 세포의 대사를 위해서 미량으로 요구되는 유기화합물을 말하며, **수용성 비타민(비타민 B 복합체, 비타민 C)**과 **지용성 비타민(비타민 A, D, E, K)**으로 구별 되는데 대부분 체내에서 합성할 수 없어서 음식을 통해서 또는 보충제를 통해서 공급받아야 한다.

사회경제 상태의 발달로 국내에서는 임상적으로 수용성 비타민의 결핍증을 보기 어렵지만 지용성 비타민의 결핍증은 담즙 정체 간질환, 만성 위장관 질환 등 임상에서 관찰되는 경우가 있다. 과량 복용으로 인한 증상은 비타민 A와 비타민 D에서 주로 볼 수 있다.

## 1) 지용성 비타민

### (1) 비타민 A

#### ① 비타민 A의 대사 및 역할

비타민 A(대개 Vit. A ester, 레티닐 에스테르)나 프로비타민 A 카로티노이드가 장에서 직접 또는 레티놀로 분해되어서 흡수되게 되는데, 간에 retinyl palmitate 형태로 저장된다. 간에 저장된 retinyl palmitate은 필요시 **레티놀**(retinol)로 분해되어 필요한 곳으로 이동하게 되는데, 레티놀의 정상 혈장 농도는 영아는 20～50μg/dL, 연장아나 성인은 30～225μg/dL이다.

- **프로비타민 A 카로티노이드**는 체내에서 비타민 A의 생물학적 작용을 갖는 모든 카로티노이드로 4가지($\alpha$-카로틴, $\beta$-카로틴, $\gamma$-카로틴, $\beta$-cryptoxanthin)가 있다.
- **레티날(retinal)**은 비타민 A의 알데히드 형태로 **시각에 중요한 작용**을 하는데, 망막 내에서 약한 빛을 감지하는 간상체(rod)와 강한 빛을 감지하는 추체(cone)의 색소 형성에 필요하다.
- **레티노산(retinoic acid)**는 핵전사인자의 리간드로 작용하여 여러 유전자를 조절함으로써, 체내 상피막의 각질화, 골대사, 태반발육, 정자형성, 점액합성, 면역 기능 등에 영향을 미친다.

#### ② 비타민 A 결핍증

담즙 정체 간질환과 같이 지방흡수 장애가 있는 경우에 잘 발생한다.

**안증상**

처음에는 **암순응(dark adaptation)이 지연**되다가 **야맹증(night blindness)**을 호소하게 된다. 이후 상피이형성(squamous metaplasia)으로 결막과 각막의 눈마름증(xerophthalmia), 각막연화증(keratomalacia)이 오고, 결막에 **은회색 반점(Bitot spot)**이 나타날 수 있다. 진행하면 궤양이 생겨서 결국은 실명한다.

**피부 증상**

피부가 건조하고 잘 벗겨지며, 어깨, 둔부와 사지에 털집과다각화증(follicular hyperkeratosis)이 생긴다.

**기타 증상**

여성은 질 상피의 각질화가 오고, 요로 상피 형성 이상으로 농뇨, 혈뇨가 생길 수 있다. **뇌압상승**이 일어날 수 있고 드물게 뇌수종이 온다.

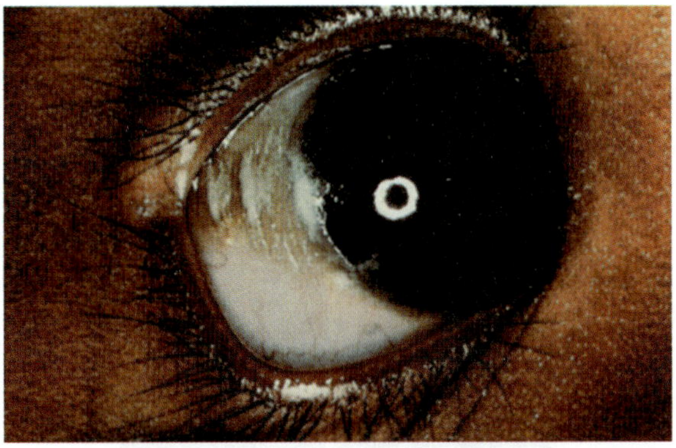

그림 3-1 비타민 A 결핍으로 인한 Bitot spots

**▮ 치 료**

잠재적 비타민 A 결핍증이 의심되는 경우, 하루 1,500μg을 복용한다. 안구건조증의 경우에는 1,500μg/kg/day을 5일간 내복하고, 회복될 때까지 7,500μg/day을 근주한다. 비타민 A의 결핍이 없는 경우에도 매일 비타민 A 1500~3000μg/kg/day를 복용하는 경우 **홍역**(measles) 등 바이러스 감염시 사망률과 이환율을 줄일 수 있다.

**▮ 예 방**

비타민 A의 1일 권장량(레티놀 당량)은 영아에서는 400~500μg, 1~3세 300μg, 4~8세 400μg, 9~13세 600μg, 14~30세 남자 900μg 여자 700μg이다(참고 : 1μg 레티놀 당량=비타민 A 3.3IU =24μg $\beta$-카로틴).

**③ 카로틴혈증(Carotenemia)**

음식물(식물)로 섭취한 카로티노이드는 독성이 없으나 **피부색을 노랗게 보이게** 하는데 이를 카로틴혈증이라고 한다. **간질환, 당뇨, 갑상샘저하증, 선천 $\beta$-카로틴 전환 효소 결핍** 시에도 볼 수 있다. 황달과 유사해 보일 수 있으나 카로틴혈증에서 **공막(sclera)은 노랗지 않다**.

**④ 비타민 A 과잉증**

비타민 A를 과량 섭취하는 경우 급성 중독증과 만성 중독증이 나타날 수 있다.

- 급성 중독증은 **욕지기, 구토, 졸음, 숫구멍 팽창(뇌압상승)**이 나타나며 간혹 복시, 유두부종, 뇌신경 마비 및 거짓뇌종양(pseudotumor cerebri) 증상이 올 수 있다.
- 만성 중독증은 수주 내지 수개월 동안 과량의 비타민 A를 복용하는 경우 발생하는데 식욕부진, 가려움증을 호소하고 체중이 늘지 않으며 뼈의 통증으로 사지를 잘 움직이지 못한다. 이밖에 탈모증, 지루 피부 병터, 입 주위 갈라짐, 뇌압 상승, 간 비대가 나타날 수 있다. 손과 발의 피부의 벗겨짐도 흔하게 관찰된다. 방사선 검사상 자뼈(ulna), 정강뼈(tibia)의 뼈몸통 중간 부위에 **뼈과다증(cortical hyperostosis)** 〈그림 3-2〉이 특징적인데 **영아겉질뼈과다증(infantile cortical hyperostosis, Caffey's disease)과 감별**해야 한다.

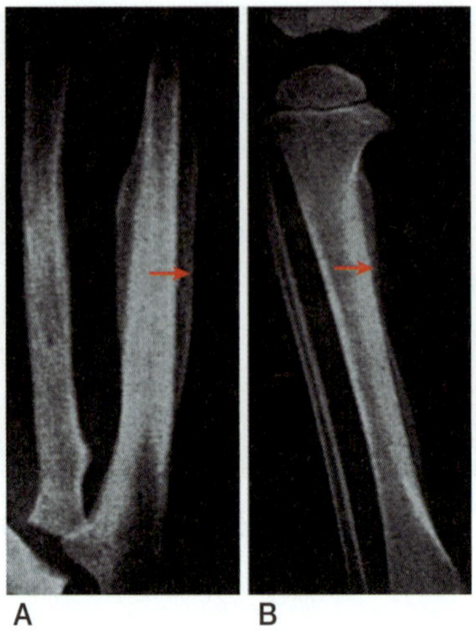

그림 3-2 비타민 A 과잉으로 인한 뼈과다증(hyperostosis). **A,** Long, wavy cortical hyperostosis of the ulna(arrow). **B,** Long, wavy cortical hyperostosis of the right tibia(arrow), with a striking absence of metaphyseal changes(Form Caffey J: Pediatric X-ray Diagnosis, 5th ed. Chicago, Year Book, 1967, p994)

## (2) 비타민 D

### ① 비타민 D의 대사 및 역할

비타민 D는 지용성 비타민으로 우리 몸은 2종류의 비타민 D를 얻게 되는데, 일부 식물을 통해서 섭취하는 비타민 $D_2$(ergocalciferol)와 **피부에서 자외선 B에 의해 합성**되거나 대부분의 음식을 통해서 얻어지는 **비타민 $D_3$**(cholecalciferol)이다.

이들은 **간에서 25-hydroxycholecalciferol(calcidiol)**로 전환되고, 필요시 **콩팥에서 1,25-dihydroxy-cholecalciferol(calcitriol)**로 전환되어 주로 뼈, 콩팥, 창자, 부갑상샘에 작용하여 체내 칼슘과 인의 조절 및 뼈의 흡수 대사에 관여하게 된다.

### ② 비타민 D 결핍증

검은색피부, 선크림 등의 사용, 자외선에 노출 부족으로 인하여 피부에서의 비타민 D 합성이 감소되거나, 비타민 D의 섭취 부족, 비타민 D 흡수의 장애를 초래하는 질환(낭성섬유증, 쓸개길폐쇄증), 또는 비타민 D의 대사 장애를 유발하는 만성간질환이나 항경련제(phenobarbital or phenytoin)과 항결핵제(isoniazid or rifampin) 치료시 비타민 D 결핍이 올 수 있다. 성장판이 열려 있는 소아연령에서는 **구루병(rickets)**이, 성인은 **뼈연화증(osteomalacia)**이 발생하게 된다.

▌구루병의 임상소견

- **머리뼈연화**(craniotabes)

  골질이 얇아지고 물러져서 손가락으로 누르면 탁구공 모양으로 들어갔다가 다시 나오는 현상으로 뒤통수뼈와 마루뼈를 눌러 보면 알 수 있다. **신생아(특히 미숙아)**에서 볼 수도 있지만 대개는 수개월 이내에 사라진다. 숫구멍이 크고 늦게 닫히며 이마뼈, 관자뼈의 중앙부가 튀어나와 머리 전체가 사각형상자 모양을 보인다.

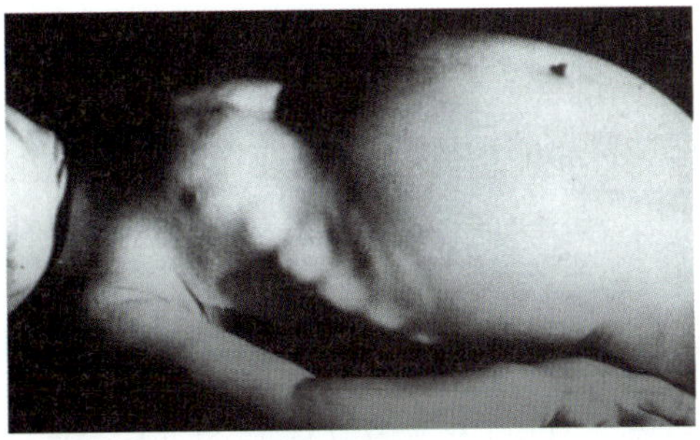

그림 3-3 구루병 염주(harrison groove)

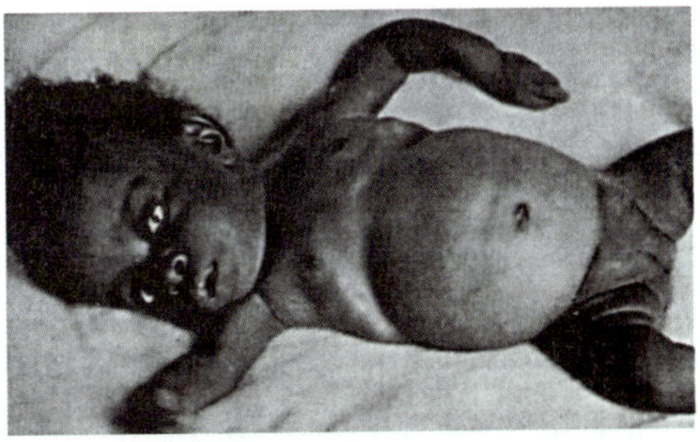

그림 3-4 해리슨고랑(harrison groove)

- **구루병염주**(rachitic rosary)
  갈비연골이음부이 넓어지면서 염주 모양으로 만져지는 **구루병염주〈그림 3-3〉**을 볼 수 있는데, 이런 염주모양은 비타민 C 부족증, 연골발생장애(chondrodystrophy)에서도 볼 수 있다.
- **해리슨고랑**(Harrison groove)
  횡격막 부착부를 따라서 흉벽이 우묵하게 들어가는 해리슨고랑**〈그림 3-4〉**를 볼 수 있는데, 갈비뼈의 연화로 인해서 횡격막에 의해서 갈비뼈가 당겨짐으로써 생기는 현상이다.
- 이 외에 손목, 발목 부위 뼈끝의 확장이 두드러지며, 내반슬(genu varum), 외반슬(genu valgum), 내반고(coxvara)와 같은 하지의 변형을 볼 수 있다. 그리고 척추옆굽음증(scoliosis), 척추앞굽음증(lordosis), 척추뒤굽음증(kyphosis) 등의 허리 변형을 볼 수 있다.

### 진 단

구루병은 대부분 특징적인 방사선소견에 의해서 진단 되는데, 이는 진찰소견에 의해 뒷받침되고, 병력과 검사실 검사로 구루병의 원인을 밝혀내게 된다. 특징적인 방사선 소견은 **손목 X-선(wrist PA)상**의 자뼈와 노뼈의 먼쪽(distal radius and ulna)에서 잘 볼 수 있는데, **뼈끝의 중앙부가 컵 모양으로 들어가고**(cupping) **뼈끝의 가장자리가 불분명해지고 확대된다(widening, fraying, spreading).**

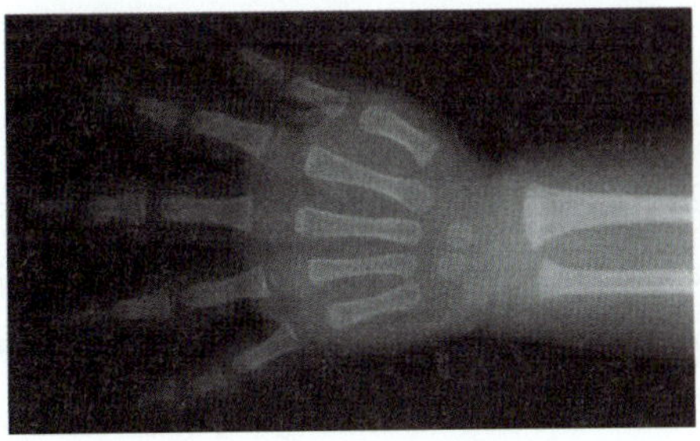

A

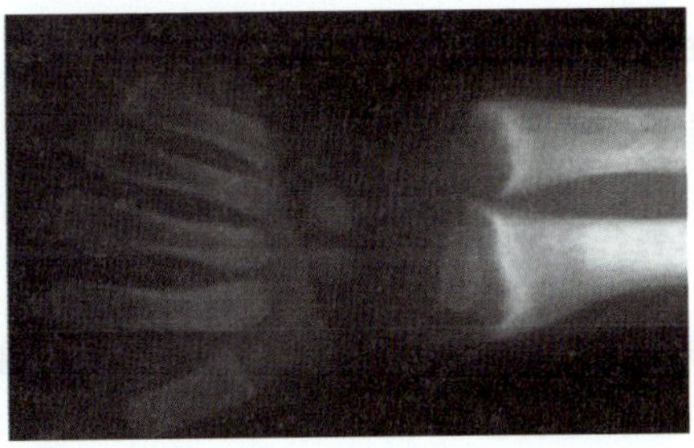

B

그림 3-5 A, 건강한 소아의 손목 X-선. B, 구루병 환자의 손목 X-선.

- 검사실 검사소견
  - **혈청 인의 감소**(대개 4mg/dL 이하)
  - 정상 혹은 다양한 범주의 혈청 칼슘 저하

- **alkaline phosphatase 상승**(대개 500IU/dL 이상)
- **혈중 PTH 농도 상승**
- **25(OH)vitD의 혈중 농도 저하**. (1,25$(OH)_2$vitD을 생성하는 효소가 부갑상샘 호르몬과 저인산혈증에 의해 조절되기 때문에 1,25$(OH)_2$vitD 농도는 비타민 D의 결핍 상태를 제대로 반영하지 못함)

**▮ 치 료**

**비타민 D나 1,25$(OH)_2$D을 경구 투여(비타민 $D_3$를 한번에 15,000ug 1회 투여)**하면 생화학적 검사가 1주 내에 정상으로 돌아오고 방사선상 치유징조는 2~4주 이내에 나타난다. 비타민 D를 투여할 때 뼈바탕질의 재광물화(remineralization of bone matrix; hungry bone syndrome)으로 인한 저칼슘혈증을 방지하기 위해서 **칼슘을 같이 공급**해야 한다.

**▮ 예 방**

일광을 충분히 쬐면 구루병을 방지할 수 있다. 그러나 일광이 부족한 산모의 모유수유아 또는 미숙아는 **비타민 D 400IU(10μg)/일 보충**이 필요하다.

#### ③ 비타민 D 과잉증

- 비타민 D를 과량 복용하여 발생하며 **고칼슘혈증의 증상과 유사**하다.
- 욕지기, 구토, 변비, 복통, 이자염, 근긴장 저하, 보챔, 다뇨, 다갈, 고혈압, QT간격 감소, 부정맥 등이 있고, 고칼슘혈증으로 인해서 급성콩팥기능상실, 콩팥돌증, **콩팥석회화증**이 생길 수 있다.
- 혈청 칼슘 상승, 혈청 인 상승, 25(OH)D의 혈중 농도 상승, 혈중 PTH 농도 감소, 고칼슘뇨를 볼 수 있다.

**▮ 치 료**

햇빛에 노출을 피하고 비타민 D 투여를 중단하며, 칼슘의 섭취를 제한한다. 고칼슘혈증에 대한 치료를 해야 하는데, 적극적인 수분공급이 중요하며 필요시 약물요법(이뇨제, 글루코코르티코이드, 칼시토닌, 비스포스포네이트)을 병용할 수 있다. 비타민 D 장기간 복용의 섭취 상한선(upper limits)은 영아 1000IU, 1~18세 2000IU이다.

### (3) 비타민 E

#### ① 비타민 E의 역할

비타민 E는 **항산화제**로 작용하는데 대부분 세포막내에서 존재하면서, 불포화 지방산의 과산화(peroxidation) 및 자유기형성(formation of free radicals)을 억제한다. ***α*-tocopherol**이 대표적이다. 불포화 지방산을 많이 섭취시켰을 때 용혈이 많이 일어나면 비타민 E의 부족을 의심한다.

#### ② 비타민 E 결핍증

- 미숙아에서 적혈구 용혈, 담즙정체간질환 등에서 신경 손상으로 인한 증상 등이 생길 수 있다.
- **미숙아**에서 생후 1개월 이후에 설명할 수 없는 **용혈로 인한 빈혈**이 생기는 경우 비타민 E 결핍증을 의심 할 수 있는데, **혈소판 증가증을 동반**하는 경우가 많다.
- **담즙정체간질환** 등으로 인한 **지방흡수장애**가 있는 경우 소뇌조화운동불능(cerebellar ataxia), 척수후기둥기능이상(posterior column dysfunction), 색소망막병증(pigmentory retinopathy)이 생길

수 있다. **미숙아, 담도정체간질환 환자는 적절한 비타민 E의 공급이 필요**하다.

- 비타민 E의 1일 권장량은 영아 4~5mg, 1~3세 6mg, 4~8세 7mg, 9~18세 11~15mg이다.

### (4) 비타민 K

#### ① 비타민 K의 종류와 역할

비타민 K는 여러 종류가 있지만, 녹색잎사귀 채소 등 많은 음식을 통해서 얻어지는 **비타민 $K_1$**과 고기, 치즈로부터 얻거나 **세균의 작용에 의하여 장관 내에서 합성되는 비타민 $K_2$**를 들 수 있다.

비타민 K 의존 단백질로는 응고인자들**(factors II, VII, IX, and X)**과 항응고인자인 단백질 C와 **S(proteins C and S)**, 혈액응고에 작용하는 단백질 Z**(protein Z)**를 들 수 있다. 또한 칼슘 대사에 작용하는 **osteocalcin**도 비타민 K 의존 단백질이다.

#### ② 비타민 K 결핍증

비타민 K 결핍이 있는 경우 **위장관 출혈, 점막 및 피부의 출혈, 음경꺼풀절제 부위의 출혈, 탯줄 잘린 부분의 출혈 등**을 주소로 내원하게 된다.

**신생아의 출혈 질환**은 출생 후 비타민 K의 예방적 주사(**비타민 $K_1$ 1mg 근주**)로 현저히 감소하였다. 영아의 비타민 K 결핍증은 주로 **모유수유를 하는 영아에서 생후 1~3개월경**에 잘 오는데, 가장 흔한 출혈 부위는 **두개내 출혈**이다.

연장아 비타민 K 결핍증은 **광범위 항생제 사용**으로 인한 장관에서의 합성장애나 담즙정체간질환 등으로 인한 **지방흡수장애**시 올 수 있는데, 비타민 K 길항제인 **와파린 치료**시에도 출혈이 발생할 수 있다. 특징적 검사실 소견으로는 초기에는 **프로트롬빈시간(PT)이 지연**만 보이다가, **부분트롬보플라스틴시간(PTT)의 지연**도 보인다. 섬유소원(fibrinogen) 및 혈소판 수치는 정상이다.

**치 료**

비타민 K 결핍증으로 인한 출혈시 **비타민 K 주사 치료**하고, 생명의 위험할 정도의 심할 출혈이 있는 경우는 비타민 K 주사 뿐만 아니라 신선냉동혈장(FFP)을 주입한다. 담즙정체간질환, 이자질환, 짧은창자증후군 등으로 인한 흡수장애로 인한 비타민 K 결핍증이 있는 경우 지속적인 고용량의 **비타민 K 경구 보충**이 필요하다.

## 2) 수용성 비타민

**표 3-8 수용성 비타민의 생화학적 작용, 결핍증 및 과잉증**

| 생화학적 작용 | 결핍 증상 | 과잉 중독 증상 | 1일 권장량 및 주요 공급원 |
|---|---|---|---|
| **비타민 $B_1$(thiamine) (항각기병 비타민)** | | | |
| 인과 함께 결합하여 thiamin-e pyrophosphate가 되어 pyruvic acid 등 탄수화물 대사 과정에서 oxidative decarboxylation을 담당 | • **Wet beriberi(각기)** : 울혈심부전, 빠른맥, 사지 부종<br>• **Dry beriberi** : 신경염, 감각신경 이상, 안절부절, 식욕부진, 쉰 목소리 | 없음 | • 영아 : 0.2~0.3mg<br>• 소아 : 0.5~1.2mg<br>• 간, 고기(특히, 돼지고기), 정제되지 않은 곡식 낟알, 콩류, 호두, 밤 등의 견과류 |

*(계속)*

| 생화학적 작용 | 결핍 증상 | 과잉 중독 증상 | 1일 권장량 및 주요 공급원 |
|---|---|---|---|
| **비타민 $B_2$(riboflavin)** | | | |
| flavin mononucleotide(FMN), flavin adenine dinucleotide(FAD)로 되어 활성형이 된다. FMN, FAD는 호흡 효소를 비롯한 여러 가지 산화 효소의 조효소로 필요하다. 광선적응에 필요한 망막 색소와 성장에 필수적 | Ariboflavinosis : photophobia, 시력 감퇴, 눈의 가려움 및 작열감, 각막 혈관 침윤, 설염, 지루피부염, 성장 부진, 구순증 | 없음 | • 영아 : 0.3~0.4mg<br>• 소아 : 0.5~1.3mg<br>• 우유, 치즈, 달걀, 내장, 생선, 녹색 채소, 정제되지 않은 곡식 낟알 |
| **니코틴산(niacin, Vit. $B_3$) (nicotinamide) (항펠라그라 비타민)** | | | |
| 조효소 NAD(nicotinamide adenine dinucleotide)와 NADP(nicotinamide adenine dinucleotide phosphate)의 구성 성분이다. 당원 합성과 지방산 분해에 필요한 탈수소 효소계의 조인자로 작용 | **펠라그라 : 3D(diarrhea, dementia, dermatitis)**, 햇빛에 노출되는 부위의 피부염, 혀의 염증, 치매 등 뇌병증, 점막 위축 설사 | 니코틴산(아마이드는 아니다)은 혈관을 확장시켜 피부 발적, 가려움을 일으킴, 간장애 유발 | • 영아 : 2~4mg NE<br>• 소아 : 6~16mg NE<br>• 고기, 생선, 가금류, 간, 땅콩, 녹색 채소, 곡물, 곡식 낟알 |
| **엽산(folate)** | | | |
| Tetrahydrofolic acid가 활성형이다. Purine, pyrimidine, nucleoprotein 생합성에 필수적, 메틸화반응, 1개 탄소 대사에 관여 | • **거대적혈모구 빈혈**(영아기, 임부)이 흡수 장애로 온다.<br>• 설염, 세포 면역 저하, 인두궤양, 성장장애 | 미상 | • 영아 : 65~80μg<br>• 소아 : 150~400μg<br>• 간, 녹색 채소, 호두, 밤 등 견과류, 곡물, 치즈, 과일(오렌지), 효모, 콩류 |
| **비타민 $B_6$(pyridoxine) (pyridoxal) (pyridoxamine)** | | | |
| Decarboxylation, transamin-ation, transsulfuration의 조효소, 혈색소 합성, 지방산 대사에도 관여 | 피부염, 구순증, 구내염, **말초신경염(isoniazid 치료 환아), 소적혈구 저색소 빈혈, 영아기 경련** | 촉감이상, 통증, 발열과 진행성 조화 운동불능을 동반한 감각신경 병변 | • 영아 : 0.1~0.3mg<br>• 소아 : 0.5~1.3mg<br>• 간, 고기, 가금류, 정제되지 않은 곡식 낟알, 효모, 감자, 옥수수, 바나나, 땅콩 |
| **비타민 $B_{12}$(cyanocobalamin)** | | | |
| 골수에서 적혈구 성숙에 필수적, purine 대상에서 1개 탄소 단위 전달, methylmalonyl CoA mutase 조효소, 신경조직 대사에 관여 | **악성 빈혈**이 식이 결핍이 아닌 흡수장애로 오며, 또 위 절제, Celiac병, 소장 염증, 약물(PAS, neomycin) 장기 복용시 온다. Methylmalonic aciduria, **호모시스틴뇨**, 척수 신경 섬유 말이집 탈락으로 인한 신경 장애 | 미상 | • 영아 : 0.4~0.5μg<br>• 소아 : 0.9~2.4μg<br>• 동물성 식품 : 간, 내장, 고기, 달걀, 치즈, 생선 |
| **비타민 C(ascorbic acid) (항괴혈병 비타민)** | | | |
| 결체조직 intercellular ground substance 형성에 필요, 철 흡수 촉진, tyrosine 대사, 부신겉질 호르몬 합성에 관여 | **괴혈병** : 잇몸, 점막, 관절강, 안구의 출혈, 혈뇨, 경막하 출혈, 골막하 출혈시 통증으로 특정적인 개구리자세, 골절, 괴혈병 염주, 창상 회복 지연, 특징적인 무릎 부위 X선 소견(골간 및 골핵의 ground glass 소견, 골 파손, white line of Frankel 등) | **욕지기, 설사, 심한 복통,** 옥살산뇨증(oxaluria), 신결석 | • 영아 : 40~50mg<br>• 소아 : 15~75mg<br>• 감귤류 과일(오렌지, 레몬), 토마토, 딸기류, 양배추, 브로콜리, 시금치, 감자, 꽃양배추(cauliflower) 음식 조리로 잘 파괴됨 |

## 5 영양실조

단백에너지영양실조증은 주로 단백질과 에너지의 불충분한 섭취로 인해서 생기는 영양장애를 말하는데 거의 대부분에서 다른 영양소들의 결핍을 동반하기 때문에 **중증소아기영양실조**(severe childhoo dmalnutrition, SCU)라는 용어가 더 적합하다.

소모증(marasmus)과 단백열량부족증(kwashiorkor)은 가장 심한 형태의 중증소아기영양실조이다. 두 질환은 이전에는 별개의 질환으로 생각되었으나, 소모증과 단백열량부족증 두질환의 특징을 모두 보이는 소모성 단백열량부족증(marasmic kwashiorkor)도 존재한다.

### 1) 소모증(Marasmus, non–edematous SCU)

소모증은 가장 심한 영양실조로 부족한 칼로리 섭취 또는 부족한 칼로리와 단백질 섭취로 발생한다. 체중증가가 없다가 체중감소가 나타나고 결국 **수척(emacination)**해진다. 피부긴장도가 소실되고 주름이 생기며, 피부밑 지방이 소실된다. 복부가 평평하거나 복부팽만이 있고, 복부 시진시 장관 연동운동이 볼 수도 있다. 근위축 및 근긴장저하를 보이며, 병이 진행하면 체온이 떨어지고 맥박수 감소를 동반한다.〈그림 3–6A〉

### 2) 단백열량부족증(Kwashiokor, edematous SCU)

단백열량부족증은 불충분한 단백질의 섭취로 인해 발생한다.

- 초기에는 기면(lethargy), 무감동(apathy), 자극과민성과 같은 비특이 증상을 보이다가 점차 성장지연, 원기부족, 근육조직의 소실, 구토, 설사, 식욕부진, **감염에 대한 감수성 증가,** 피하조직소실, 부종을 보이게 된다.
- **부종**은 대개 초기부터 발생하는데, 내부기관의 부종도 생길 수 있는데 간비대를 볼 수 있다.
- **피부염**을 흔히 볼 수 있는데, 햇빛에 노출되는 부위의 변색을 보이는 펠라그라(pellagra)와는 반대로 **자극받는 피부 부위가 검어진다.** 표피탈락후에 탈색소(depigmentation)이 올 수 있다.〈그림 3–6B〉
- 의식 변화 : 자극 과민성 → 감정둔마 → 혼미(stupor) → 혼수상태 → 사망

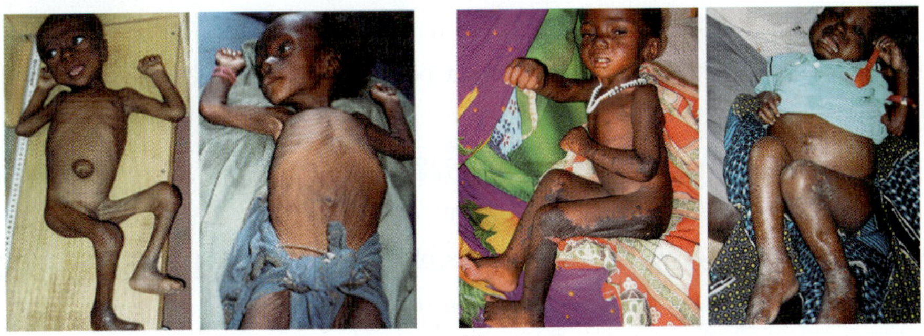

A B

그림 3-6 A, 소모증(marasmus). B, 단백열량부족증(kwashiorkor).

### 3) 중증소아기영양실조의 치료(Treatment of SCU)

중증소아기영양실조의 치료는 3단계(phases)로 구분할 수 있다.

- **1단계 치료(1~7일)**는 안정화 단계로 먼저 **탈수를 교정하고 감염을 조절**하기 위해서 항생제치료를 한다. **경구영양도 시작**하는데, 자주 조금씩 주다가 양을 늘리면서 점차 횟수를 줄인다(1일 12회 → 6회). 혈청 인의 세포내 흡수로 인한 심한 **저인산혈증**을 보이는 **영양재개증후군**(refeeding syndrome)이 발생할 수 있기 때문에 치료하면서 혈청 인에 대한 모니터링이 필요하고, 낮은 경우 인산염을 공급해야 한다.
- **2단계 치료(2~6주)**는 재활 단계로 대개는 4주 정도 치료하게 된다. **철분치료를 시작**하게 된다. 좀 더 고농도의 분유, 음식을 공급하게 된다(75kcal/100mL → 100kcal/100mL).
- **3단계 치료**는 추적 단계로 감정이나 감각에 대한 자극을 주면서 **따라잡기 성장을 위해서 충분한 영양 공급**을 한다.

## 6 비 만

(cf. 퍼시픽 내과 내분비파트 pp.257~264)

비만을 신체 여러조직, 특히 피하조직에 지방이 과도하게 축적되는 것을 말한다. 소아청소년 비만은 **성인 비만으로** 이행할 가능성이 많고 **대사증후군, 심혈관 질환, 위장질환, 폐질환, 골관절 질환, 인슐린저항성 등의 합병증**으로 성인기 건강에도 영향을 미친다. 또한, 신체적인 건강문제 이외에도 친구들 사이에서의 **놀림, 따돌림으로 자신감의 결여, 우울증, 학습성취도 저하** 등 정신사회적 문제도 야기한다. 소아청소년 비만의 예견인자로 **부모가 비만**인 경우, 출생시 과체중, 저체중출생아를 들 수 있다.

### 1) 원 인

비만은 열량섭취와 총열량 소비량의 불균형으로 인해서 발생하게 되는데, 유전적 요인과 환경적 요인의 복잡한 상호작용으로 식욕과 총열량 소비량을 조절하게 된다.

체중이 감소하면 총열량 소비량이 줄고, 체중이 증가하면 반대의 현상이 일어남으로써 일정한 체중을 유지하려고 하는 **체중 세트 포인트(weight set point)**가 있는데, 이는 유전적 요인이 작용하며 종족 간의 차이를 보인다.

쌍둥이 연구에서 신체 크기에 유전적인 요인이 있음을 알 수 있는데, 일란성쌍둥이가 이란성쌍둥이에 비해서 신체 크기에 더 높은 일치율을 보였다.

패스트푸드 및 단음료(sweetened beverage) 섭취의 증가, 비활동적인 생활습관과 운동의 감소, TV 시청, 비디오 게임, 인터넷의 사용증가 등은 비만의 증가와 관련이 있다.

### 2) 병태생리

태생기와 1세 미만의 영아에서 칼로리 섭취가 증가하면 **지방세포수가 증가(hyperplasia) 및 비후(hypertrophy)**하게 되고, 이것이 사춘기까지 지속되면 그 후 체중을 줄여도 **지방세포의 크기는 감소하지만 수는 변하지 않는다.**

비만한 신체는 **혈중 인슐린 농도를 증가**되며 **지방의 합성과 흡수가 증가**되고 **지방분해가 감소**되는 등 지방을 축적하는 방향으로 진행한다. 비만이 지속될 경우 비만한 신체는 **인슐린에 대한 내성**을 갖게 된다.

### 3) 진 단

- **신체질량지수(body mass index; BMI) : 체중/신장$^2$(kg/m$^2$)** ; 비만의 기준은 키와 체중에 의한 여러 방법이 있으나 신체질량 지수(Body Mass Index, BMI)가 6세 이후 피하지방이나 체지방과 유의하게 상관성이 높아서 선별 검사로 가장 적합하다(2세부터 BMI 측정). 비만은 **신체질량지수**가 연령, 성별과 비교하여 **95백분위수 이상**으로 정의한다.
- 소아에서는 성인과 달리 지방증(adiposity)이 생후 1년 동안 증가하다가 이후 감소하기 시작해서 5~6세경 최하점(nadir)이 된 후 지방증은 다시 증가하게 되는데, 이것을 **지방증반동(adiposity rebound)**이라고 한다. 지방증반동이 조기에(5세 미만) 발생하면 비만의 위험도가 높아진다.
- **비만도** : [(실측체중－신장별 표준체중(50백분위수))/실측체중] × 100 ; **비만도**는 학교 검진이나 일반인에서 흔히 사용되고 있는데, **20% 이상(120%)을 비만**으로 정의한다.
- **신장별 체중**을 연령과 성별에 비교하여 **95백분위수 이상**을 비만으로 정의하기도 한다.
- 지방증(adiposity)의 평가는 **피부주름 두께**(skin fold thickness, 체지방과 연관)나 **허리둘레**(내장비만과 연관)의 측정을 통해서도 할 수 있지만, 숙련된 기술이 필요하고 재현성(reproducibility)이 낮다.
- **병적인 비만(pathologic obesity)**은 비만 환자의 5% 미만으로 **키가 작음(short stature), 뼈나이의 지연, 이차성징의 지연, 증후군적 소견**(syndromic features) 등으로 **감별**한다.

**표 3-9 소아청소년 비만과 관련된 질환**

| 내분비 질환 | 유전질환 | 기타 |
|---|---|---|
| • **쿠싱증후군**<br>• **갑상샘저하증**<br>• 고인슐린혈증<br>• 성장호르몬 결핍<br>• 시상하부 기능이상(hypothalamic dysfunction)<br>• Prader-Willi 증후군<br>• Polycystic ovary 증후군<br>• 거짓부갑상샘저하증 1형(pseudohypoparathyroidism) | • Turner 증후군<br>• Bardet-Biedl 증후군<br>• Alström 증후군<br>• **Leptin or Leptin 수용체 유전자 돌연변이**<br>• Melanocortin 4 수용체 유전자 돌연변이<br>• Proopiomelanocortin(POMC) 결핍증<br>• ENPP1 유전자 돌연변이 | • Cohen 증후군<br>• Carpenter 증후군<br>• 근육퇴행위축 |

### 4) 임상증상

- 주로 1세 미만의 영아기, 5~6세, 사춘기에 비만하기 쉽다. **비만아는** 같은 연령에 비해 **키도 크고 뼈나이가 증가**되어 있지만 **사춘기가 일찍 올 수** 있어 최종 성인 키는 작을 수도 있다.
- **초경은 정상적이거나 빨리** 온다. 얼굴은 비교적 뚱뚱하지 않으며, 주로 유방 부위에 지방이 많이 침착되고 팔과 넙다리 부위에 비만이 더 심할 수 있다. 남아의 바깥생식기관은 지방 조직에 파묻혀 **작아 보일 수 있으나 대부분 정상 크기**이다. **하지가 상지보다 길고 가늘며**(상지와 대퇴부가 더 굵다), 손은 작아보이며, **외반슬(genu valgum)**이 흔하다
- 비만아는 놀림, 따돌림을 당할 수 있어 자신감 결여, 우울증 등 **정신적, 심리적 문제가 발생**한다.
- **갑상샘저하증과 쿠싱증후군(고코르티솔증)은 골격근 성장이 늦고 키가 작으며 사춘기가 지연**된다.
- **흑색가시세포증**(acanthosis nigricans)은 **인슐린저항**을 의미하며, 목과 겨드랑이에 과도한 비대 색소 침착이 있는 것을 말한다.

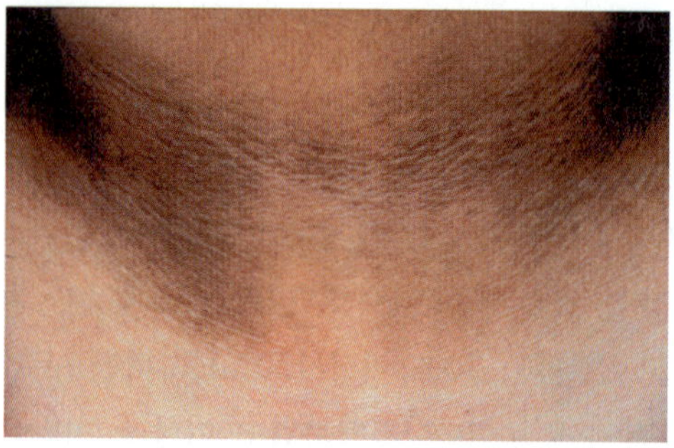

그림 3-7 흑색가시세포증

**표 3-10** 소아청소년 비만의 동반질환(comorbidities)

| | |
|---|---|
| 심혈관계 질환 | **고혈압, 이상지질혈증**(콜레스테롤 증가, TG증가, LDL증가, HDL 감소) |
| 내분비계 질환 | **고인슐린혈증/인슐린 저항, 제2형 당뇨병, 흑색가시세포증, 다낭난소증후군,** 사춘기와 초경이 빠르다. |
| 위장관 질환 | **지방간염(steatohepatitis), 담낭 질환,** 위식도 역류, 복통 |
| 폐질환 질환 | **Obesity hypoventilation syndrome, 수면 무호흡, 천식,** 폐기능 이상 |
| 근골격계 질환 | **Blount 질환, 대퇴골두골단분리증**(slipped capital femoral epiphysis), 골관절염(osteoarthritis) |
| 신경계 질환 | 반복 두통, 가성뇌종양(pseudotumor cerebri) |

TG : triglyceride; LDL : low density lipoprotein; VLDL : very low density lipoprotein; HDL : high density lipoprotein

### 5) 치 료

**생활, 행동 습관 및 음식을 섭취하는 습관을 건강하게 바꾸는데** 있다. 고지방, 고탄수화물 섭취를 줄임으로써 열량 섭취를 줄이고, 유산소 운동과 체력 단련 운동을 병행하면서 체중을 줄일 수 있다는 자신감과 동기를 부여한다.

또한 **가족이 함께 치료에 참여**하도록 한다. 소아청소년은 성장을 하는 시기이므로 체중감량 보다

는 **현재의 체중을 수개월간 그대로 유지**하는 것을 목표로 한다. 키 성장이 끝났다고 판단되는 경우 또는 비만으로 인해서 심한 합병증이 있는 경우에 **우선 10%의 체중감량을 목표**로 한다. 너무 엄격하게 식사를 제한하면 성장에 지장을 주거나 신경성 식욕부진 등의 심인성 질환을 일으킬 수 있으므로 주의한다.

### (1) 식이요법

식이요법은 **균형 잡힌 저열량 식사**(less caloriedense food)를 기본으로 저열량, 저탄수화물, 저지방, 고단백 식이요법이 원칙이다. **극단적인 감량법은 위험**하며 **교통 신호 등 요법을 이용**하여 녹색 음식군(채소, 과일류)은 무제한 먹으며 노란색 음식군(살코기, 곡식류, 유제품 등)은 주의하며 먹고 빨간색 음식군(기름진 고기, 설탕, 튀긴 음식)은 되도록 먹지 않는 방법으로 식사 조절을 할 수 있다.

**지방이 많은 음식과 당분의 섭취를 제한**한다. 케이크, 과자, 청량음료 등 혈당지수가 높은 음식보다는 통곡물 같은 **혈당지수가 낮은 음식**을 선택한다. 일반적으로 성장하고 있는 비만아의 치료에 단백보존 초저열량식이나 초저열량식은 시행하지 않는다. 음식을 상(reward)이나 벌로서 이용하지 않고, 가족과 함께 즐겁게 천천히 균형 잡힌 식사를 한다.

### (2) 운동을 포함한 신체활동

운동은 얼마나 격렬하게 하느냐 보다는 **꾸준히 운동하고, 자주 움직이는 습관**을 길러주는데 중점을 둔다. **좌식생활(sedentary activity)을 줄이는 것은 매우 중요**한데, 2세 미만에는 TV 시청이나 컴퓨터 사용을 금하고, 2~18세의 아이들은 인터넷, TV시청, 비디오게임을 하루 **총 2시간 미만**으로 줄인다. 운동의 강도는 비만도에 따라 다르게 적용시킨다.

**표 3-11** 비만환아의 운동

| 85~95백분위수 | 96~97백분위수 | 97백분위수 이상 |
|---|---|---|
| **체중부하운동** : 경쾌하게 걷기, 계단오르기, 라켓볼, 스키, 롤러블레이드, 줄넘기, 술래잡기, 에어로빅 등 | 천천히(쉬엄쉬엄) **걷기, 자전거**, 팔을 쓰는 에어로빅(체조) 등 | **수영**, 천천히 걷기, 누워서 하는 훈련, 앉아서 하는 에어로빅 등으로 체중이 부하되지 않는 운동부터 시작하여 운동의 강도를 높인다. |

### (3) 행동습관 개선과 가족중심 치료

**부모도 같이 행동습관 개선 및 식이요법에 적극적으로 참여**하는 경우에는 5~10년 후에도 체중감량 상태를 유지하는 경우가 많다고 알려져 있다.

## 6) 예 방

비만은 **수명을 5~20년 가량 단축**시키며, **사망률을 2배 증가**시킨다. 인공영양 보다는 **모유수유**를 하면 비만의 발생이 감소하므로 **생후 6개월간 완전모유수유**를 적극 권장하고 영아기부터 소아청소년기까지 적절한 운동과 영양 섭취를 교육해야 한다.

## 7 완전비경구영양법(Total Parenteral Nutrition; TPN)

### 1) 완전비경구영양법(TPN)의 방법

완전비경구영양법은 **주로 중심정맥을 이용**하지만, 칼로리는 높으나 오스몰농도가 낮은 지방 용액의 사용으로 **말초정맥으로도 영양을 공급**할 수 있게 되었다. 말초정맥영양은 혈전정맥염과 감염의 합병증은 적으나 80kcal/kg/일 이상의 칼로리 공급이 어렵기 때문에 **1~2주 이내의 단기 비경구영양 시**에 쓰게 된다. 장기간의 비경구영양이 필요한 경우 중심정맥 영양을 사용하는데 중심정맥 영양은 20~30% 농도(2,000~3,000mOsm)로 사용하며 카테터 끝을 위대정맥(SVC)이나 오른심방외곽에 위치시킨다.

**완전비경구영양법 시에는 환자에게 필요한 수액량과 칼로리 필요량을 체중과 연령에 따라 결정한 후 에너지를 포도당과 지방으로 공급하고, 이와 함께 필요한 단백질, 비타민, 전해질, 미량 원소를 추가**한다. 필요한 칼로리와 수액량 계산법은 〈표 3-12〉와 같다.

**표 3-12 칼로리 필요량 계산**

| 소아의 체중 | 10kg 이하 | 10~20kg | 20kg 이상 |
|---|---|---|---|
| 필요한 칼로리 | 100kcal/kg | 1,000+(소아체중−10)×50 | 1,500+(소아체중−20)×20 |

**수액 필요량 계산 : 칼로리 필요량 계산식에서 kcal를 ml로 바꾸면 동일**하다.

완전비경구영양법을 받는 환아에서는 혈당, BUN, 중성지방, 칼슘, 인, 마그네슘, 아연, 구리 등 미량원소, 간기능 검사, 온혈구계산 검사(CBC) 등 혈액검사와 소변내 당 검사를 정기적으로 시행하여 영양소의 결핍이나 과잉 투여에 의한 대사 합병증을 예방해야 한다.

### 2) 완전비경구영양법의 적응증

**표 3-13 소아에서 완전비경구영양법의 적응증**

| 구 분 | | |
|---|---|---|
| 괴사작은창자큰창자염 | 염증창자질환 | 골수이식(조혈모세포이식)을 받은 환자 |
| 영아의 난치성 만성 설사 | 만성 가성 장폐색 증후군 | 심장수술 전 영양 상태가 나쁜 경우 |
| 위장관 수술을 받은 신생아 | 급성콩팥기능상실 | 화상 |
| 미숙아 중환자 치료시 | 간이식을 기다리고 있는 급성간부전 | 신경성식욕부진 |
| 위장관샛길(Fistula) | 암죽가슴증(chylothorax) 및 암죽복수(chylous ascites) | 암환자의 영양 관리 |
| 짧은창자증후군 | | 수술 전후의 영양 관리 |

### 3) 완전비경구영양법의 합병증

완전비경구영양법의 합병증은 **카테터 관련 기계적 합병증, 감염 및 패혈증, 대사 합병증**이 나누어 볼 수 있다.〈표 3-14〉 **카테터 관련 기계적 합병증**에는 공기가슴증, 혈액가슴, 심장눌림증, 공기색전증, 카테터 혈전 등이 있다.

**감염, 패혈증**은 소아 완전비경구영양법의 주된 합병증이다. 패혈증을 일으키는 가장 흔한 세균은 **포도알균**(*Staphylococcus epidermidis, Staphylococcus aureus*)이, 곰팡이는 *Candida albicans*가 가장 흔하다. 정맥영양 시 38.5℃ 이상의 고열이 있으면 정맥염, 폐렴, 요로감염과 같은 다른 국소적인 원인이 있는지 자세히 살펴보아야 한다. 원인이 밝혀지지 않으면 카테터를 통해 채취한 혈액, 말초혈관을 통해 채취한 혈액에서 세균은 물론 곰팡이에 대한 혈액 배양을 시행한다. 소변배양, 흉부 방사선 검사, 온혈구계산(CBC), C-반응단백질 검사를 시행한다. **카테터 감염이 의심되는 경우**에는 항생제에 반코마이신을 포함시키고 겐타마이신이나 다른 그람음성균에 듣는 항생제를 추가하고 균배양과 감수성 검사결과가 나올 때까지 기다린다. **48시간 동안 적절한 항생제를 사용한 후에도 혈액배양이 양성이면서 열이 지속되거나, 곰팡이 감염이 있는 경우**에는 **카테터 제거를 고려**한다.

**대사 합병증**은 영양소의 결핍이나 과잉 투여로 인해서 발생하는데, 정맥영양 시작 후 황달 없이 AST/ALT, ALP(alkaline phosphatase)가 5배 이상 상승하는 경우가 있는데 이는 대개 일시적이라 정맥영양을 중단하지 않아도 된다. 지속적 상승 시에는 바이러스간염, 약물유발간염, 지방간염 등을 감별해야 한다. **담즙정체**는 완전비경구영양법의 가장 중요한 대사 합병증의 하나로, 특히 미숙아, 저체중출생아에 많다. 담즙정체 환아에서 정맥영양을 끊고 경구로 영양을 공급하게 되면 대부분 좋아지지만, 담즙정체가 계속되면 간경화증이 올 수 있다.

**표 3-14 완전비경구영양법의 합병증**

| 카테터 관련 기계적 합병증 | 감염 및 패혈증 | 대사 합병증 |
|---|---|---|
| • 공기가슴증<br>• 혈액가슴<br>• 심장눌림증(cardiac tamponade)<br>• 공기색전증<br>• 카테터혈전<br>• 빗장밑동맥 손상<br>• Subclavian hematoma | • 정맥영양 용액 오염<br>• 수액 세트 오염<br>• 카테터 감염<br>• 패혈증 | • 고혈당증, 저혈당증<br>• 전해질장애(e.g., 칼륨, 인, 마그네슘 감소)<br>• 대사산증<br>• 필수지방산 결핍증<br>• 고중성지질혈증<br>• 비타민 결핍증, 미량원소 결핍증<br>• 담즙정체간질환, 담석, 담낭찌꺼기, 지방간<br>• 구루병, 뼈감소증(osteopenia) |

# 4 예방 소아과학
## Preventive Pediatrics

## 1 예방의 개념

### 1) 1차적 예방법(Primary preventive measure)

**어떤 병이나 상황이 일어나기 전에 미리 조치**를 취하는 것을 말하는데, 전체 집단(whole population)을 대상으로 한다. **예방접종** 등이 포함된다.

### 2) 2차적 예방법(Secondary preventive measure)

**어떤 상황을 조기에 발견**하여 더 이상 진전되지 않도록 효과적인 치료나 대책을 강구하는 것을 말하며, 2차적 예방법에는 여러 가지 **정기검진**과 **신생아의 선천대사장애,** 영아의 빈혈, 고혈압, 비만 **등의 선별 검사**가 포함된다.

### 3) 3차적 예방법(Tertiary preventive measure)

**어떤 병이 있거나 특수한 상황이 있는 환아**에서 그 병이 호전되거나 혹은 악화되지 않도록 조치를 취하는 것으로, **심장병을 가진 환자가 심내막염에 대한 예방적 항생제를 복용**하는 것, **류마티스열 환자에게 다시 재발하지 않도록 일정 기간 페니실린 주사 맞는 것** 등이 포함된다.

## 2 정기적 건강검진

정기적 건강검진은 어린이가 출생 후부터 성인에 이르기까지 연령에 따라 진행되는 **정상적인 발육 과정, 일어나기 쉬운 장애의 유무, 예방접종, 영양상태** 등에 대하여 점검하며, 부모와의 상담, 지도를 통하여 **어린이의 건강증진을 도모**하는 것이 목적이다.

### 1) 신생아 선천대사장애 검사

우리나라에서는 1991년부터 모자 보건 사업의 일환으로 시행되고 있다. 검사 대상이 되는 질환은 **페닐케톤뇨증(phenylketonuria), 선천갑상샘저하증, 갈락토오스혈증, 단풍시럽뇨병, 호모시스틴뇨증, 선천부신과다형성** 등이다.

## 2) 시력 및 청력 검사

각막에 깨끗한 영상(image)이 맺히지 못함으로써 시력발달의 장애가 초래되어 생기는 **약시는 조기에 발견하여 치료하는 것이 중요**하다. 영아들은 **아기가 물체가 움직일 때 쫓아서 보는 것**으로 시력검사를 할 수도 있지만 필요한 경우 시운동성안진검사, 시각유발전위 등을 통해서 시력을 측정할 수 있다. **만 3세**가 되면 **시력검사표를 이용한 객관적인 시력 검사**를 한다. 어린이가 협력을 하지 않을 때에는 6개월 이내에 재검사 한다. **난청은 출생시 발생하는 가장 흔한 장애**로 난청을 가지고 출생하는 아이들 중 절반은 위험인자를 가지고 있지 않는다. 청력장애가 있는 경우 말과 언어발달, 학업성취 및 사회감정적 발달에 장애를 초래할 수 있다. **모든 신생아에게** 뇌줄기유발반응청력검사(auditory brainstem response) 또는 귀음향방사(otoacoustic emission)를 이용한 **청력검사가 권장**되고 있다.

## 3) 혈 압

**3세 이상**에서 **1년에 1회 측정**한다.

## 4) 빈혈 검사

**철결핍 빈혈의 유무**를 알아보기 위하여 모든 만기출생아는 **생후 9~12개월**에 혈색소나 적혈구용적률을 검사한다. **미숙아인 경우는 생후 4개월**에 검사를 하고, 월경이 있는 청소년은 매년 검사를 한다.

## 5) 소변 검사

미국소아과학회에서는 만5세에 한차례 소변검사(complete urinalysis)를, 활동적인 성행위를 하는 청소년은 매년 시행할 것을 권장하고 있고, *Bright futures*는 성행위를 하지 않더라도 **청소년기에 한 번은 검사**할 것을 권하고 있다.

## 6) 콜레스테롤

**위험인자가 있는 2세 이상의 소아를 대상**으로 **검사를 시행**한다. **부모의 총콜레스테롤이 240mg/dL 이상**인 경우에는 **총콜레스테롤**을 측정한다. **부모나 조부모가 56세 이전(55세 이하)에 심근경색증, 급성심장사 등 심혈관 질환**을 앓은 가족력이 있는 경우는 **공복지질검사(fasting lipid profiles)**를 시행한다.

# 5 소아의 치료원칙
Principles of Pediatric Therapy

## 1 일반요법

### 1) 안 정

급성 질환을 앓고 있는 어린이는 **안정**을 취해야한다. 일단 급성기가 지나면 어린이가 운동하는 것을 제한하기 힘들고 너무 오래 운동을 제한함으로써 심리적, 육체적으로 어린이에게 부정적인 영향을 줄 수 있으므로 회복기에는 서서히 어린이의 활동을 늘려가도록 한다. 환자가 있는 방의 온도는 22℃, 습도는 65%로 유지하는 것이 좋다.

### 2) 일상 활동

어린이의 나이에 따라 놀이를 하거나, 음악을 듣거나, 독서를 하거나 하는 것 등이 **어린이를 안정**시키는데 도움이 된다. 어린이가 흥미를 가지는 것을 찾아 병상에서 안정을 취하도록 부모가 노력해야 한다.

### 3) 식사 및 수분 섭취

구토와 같은 금기 사항이 없는 경우 급성 질환을 앓고 있는 소아에게 **보통 식사를 주어도** 된다. 단기간 급성 질환을 앓는 경우에는 영양부족이 오지 않으므로 **음식물을 먹기 싫어하면 조금만 먹여도** 된다. 어린이가 병을 앓은 다음에는 식욕이 서서히 정상으로 돌아오므로 이를 미리 알려주는 것이 좋다. 만성 질환을 앓는 소아는 영양소의 필요량을 충족시키도록 주의해야 한다. 특히 단백질, 비타민 및 무기질 등이 부족하지 않게 주의한다.

병을 앓는 동안 영양섭취에 지나치게 신경을 쓰는 것은 주의해야 하는데, **억지로 음식을 강요하지 말아야 한다.** 억지로 음식을 강요하면 신경성식욕부진(psychogenic anorexia)을 유발시킬 수 있다.

### 4) 배변 조절

질병을 앓고 있는 동안 변비가 생기는 것은 **일시적**인 것이고 별로 해로운 것이 아니라는 것을 부모에게 알려주어 부모를 안심시켜야 한다. 만일 **72시간 이상 대변이 나오지 않으면 약한 하제**를 먹이면 된다.

# 2 약물요법

## 1) 소아 약물요법의 일반적인 특징

소아에서 적정한 약물요법은 시행하기 어려운 분야이다. 이는 소아기가 **신체의 성장과 발육을 통하여 생리적으로 급격히 변화하는 시기**여서 연령에 따라 약물의 흡수, 분포, 대사 및 배설을 포함하는 체내의 약물동력학적 변화가 크며, 또한 대부분의 약물이 약력학(pharmacodynamics)의 개체 간 변이가 크기 때문이다. 소아에서 정확한 약물요법을 결정하기 위해서는 소아에서 얻은 임상시험 결과를 근거로 약동·약력학적 정보를 확보해야 하는데, 소아에 대한 임상연구가 극히 적다. 소아의 약물 체내분포가 성인과 다르고 약력학적 지표가 체중에 비례하는 것이 아니기에 바람직하진 않지만, 소아의 약물 투여 용량은 **체중 또는 체표면적**을 **기준**으로 성인 용량에서 외삽(extrapolation)법에 의해 결정된 경우가 많다. 최근 들어 새로운 분석방법과 기술들이 개발되어 소아에 대한 임상연구가 용이해 졌다. FDA를 필두로 소아를 대상으로 한 연구를 적극적으로 권장하고 있어 소아에서의 임상연구자료가 급속히 증가하고 있다.

## 2) 약물의 체내 동력학(Pharmacokinetics)

약물 투여 후 약리 효과가 나타나기까지는 약물이 흡수되어 작용 부위에 도달하는 약동학 과정과 작용 부위에서 수용체와 결합하여 반응을 나타내는 약력학 과정을 거치게 되는데〈**그림 5-1**〉, 약물의 약동학적 특성을 파악하기 위해서는 흡수,·분포, 대사, 배설 등이 고려되어야 한다.

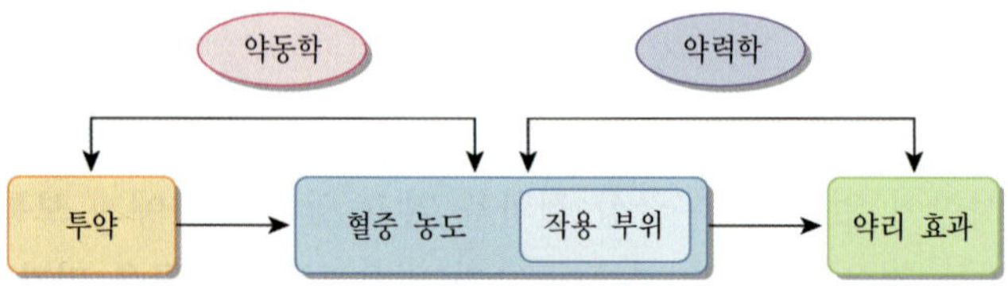


그림 5-1 약물의 효과 발현 과정

### (1) 흡 수(Absorption)

흡수의 속도 및 정도(**생체이용률, bioavailability**)는 약물의 성분, 물리화학적 특성, 환자의 병태생리(eg. 소화기관에서 약물분해 및 흡수 정도) 등에 따라 다르다.

**신생아 및 유아에서 피부를 통한 약물 흡수가 성인에 비하여 크기 때문에** 스테로이드 연고 등 도포 시 주의해야 한다. 소아들은 불충분한 근육 긴장도 및 수축력, 근육으로의 불안정한 혈류 등으로 인해서 근육주사 후의 약물의 흡수 정도는 예측하기 어렵다.

### (2) 분 포(Distribution)

소아는 **체중에서 체내 총수분이 차지하는 비율이 높고, 세포내액에 대한 세포외액의 비율 또한 높은데,** 이 비율들은 생후 1년간 급격하게 이후 점진적으로 감소하여 성인의 비율에 도달하게 된다. 하지만 체지방의 비율은 증가한다. 따라서 약물 자체의 지질 친화성 및 소아 체수분 비율의 변화에 따라 약물의 체내분포가 변화할 수 있다.

약의 체내분포에 영향을 주는 주요 요소로는 **약물의 혈장 단백 결합률,** 세포 내 단백 결합, 장기의 혈류량, 약물의 지질 친화성 등을 들 수 있는데, 지용성 약물의 경우 혈장단백과 결합하여 혈관 내에서 이동하고 혈장단백과 결합하고 남은 약물은 조직에 분포한다. **혈장 단백이 적은 신생아나 영아**에는 theophylline(지용성 약물)이 상대적으로 조직에 더 많이 분포하게 되어 성인과 신생아의 theophylline의 혈장 농도가 동일하게 10μg/mL라 해도 신생아에서 조직 내 theophylline의 농도가 더 높을 수 있다. 약물과 결합하는 중요한 혈장 단백은 **albumin, $\alpha_1$-acid glycoprotein, lipoprotein**을 들 수 있는데, 약물이 단백과 결합하는 정도는 그 약물의 혈장내 분포뿐 아니라 청소율에도 많은 영향을 준다. 약물이 작용부위로 침투 또는 작용부위로부터 분비되는 것 등에 작용을 하는 P-glycoprotein, MDR1, MDR2 등의 약물전달체(drug transporters)도 약물의 체내분포에 중요한 역할을 한다.

#### (3) 소 실(Elimination, body clearance)

소실은 약물이 체내로부터 체외로 비가역적으로 제거되는 것으로, 약물의 대사 및 배설을 통틀어 말한다.

① 대 사(Metabolism)

**주로 간에서** 일어난다. **CYP450 효소계**를 포함한 주요 약물 대사 효소계는 신생아기에 이미 존재하지만 **활성도는 성인에 비하여 낮으며** 이후 성장과 발육에 따라 점차 약물 대사능이 커지게 된다.

② 배 설(Excretion)

약물, 약물의 대사물은 **주로 콩팥**에서 소변으로 배설되는데, 요배설능은 **연령과 밀접한 관계**가 있다. **출생 시 콩팥기능은 성인의 20~40%** 정도로, 사구체여과율과 요세관 기능은 각각 생후 1~3년경, 3년에 성인과 비슷해진다. 이와 같이 신생아 및 영유아에서는 콩팥기능이 저하되어 있기 때문에 aminoglycoside, ampicillin, furosemide 등 콩팥을 통해 배설되는 약물의 소실 시간이 길어진다.

### 3) 치료적 약물 농도 모니터링(Therapeutic drug monitoring)

약물의 **치료범위(therapeutic range)**는 대부분의 환자에서 **독성을 나타내지 않으면서 치료 효과를 나타내는 농도의 범위**를 말한다.

치료범위가 좁은 대표적인 약물은 **테오필린(theophylline)**을 들 수 있는데, 투약직전의 채혈을 통한 약물농도의 모니터링을 통해서 천식 및 미숙아무호흡증에 대한 적절한 치료효과를 얻으면서 위식도역류, 맥박수 증가, 경련 등의 부작용을 줄일 수 있다.

### 4) 약물 상호작용

한 환자에 두 가지 이상의 약을 사용할 때에는 한 약물의 약리작용이 다른 약의 작용에 영향을 끼쳐 그 약의 효과가 감소되거나 효과를 증가시켜 중독 증상이 일어날 수 있다. 이러한 약물 상호

작용은 약동학 과정 또는 약력학 과정에서 일어날 수 있는데, 예로 **리팜핀(rifampin)**은 간에서 다른 약물의 대사능을 증가시켜서 약물농도가 감소될 수 있고 **이소니아지드(isoniazid)**에 대해서는 간독성을 나타내는 대사물로의 변화를 촉진함으로써 이소니아지드에 의한 간독성을 증가시킨다.

## 5) 신생아기의 약물요법

### (1) 약동학적 특징

신생아의 경우 약동학적 변수의 변화가 매우 다양하고 상태에 따라서도 변화하기에 단순계산으로 예측하기 어렵다. 따라서 약물농도 모니터링을 통해서 약물요법을 결정해야할 경우도 있다.

**① 흡 수**

위산분비의 저하, 장운동성 및 위배출시간 지연, 담도기능의 저하 등으로 **경구 약물의 흡수는 저하**되지만, 매우 불규칙하여 예측하기 힘들다. 성인에 비해 **피부를 통한 약물의 흡수는 상대적으로 항진**되어 있어 스테로이드 연고를 사용하는 경우 독성의 위험성이 증가된다.

**② 분 포**

신생아는 **체내 수분의 양이** 체중의 약 70%로 **성인에(60%) 비해 많다.** 따라서 수용성 약물을 사용하는 경우 성인에 비해 체중 당 상대적으로 높은 용량을 사용해야 적정 농도를 얻을 수 있다.

신생아는 **혈장 단백 결합능이 저하**되어 있어 유리 약물 농도는 상대적으로 높다. 알부민 같은 혈장단백에 경쟁적으로 결합하는 약물은 유리형(free form)과 결합형(bound form) 농도를 변화시킬 수 있는데, **술파제(sulfa drugs)**와 같이 혈장 단백과 결합력이 높은 약물은 **고빌리루빈혈증이 있을 경우** 간접 빌리루빈과 경쟁적으로 혈장 단백에 결합함으로써 **간접 빌리루빈을 유리시켜 핵황달의 위험이 증가**하게 할 수 있다.

**③ 대 사**

신생아는 **간에서의 산화효소 및 glucurosyl-transferase의 활성이 저하**되어 있다. 따라서 이러한 대사과정을 통해 불활성화 되는 약물을 사용하는 경우 대사과정 저하로 인하여 체내에 축적되어 독성을 일으킬 수 있다(eg. chloramphenicol).

**④ 배 설**

신생아의 사구체여과율은 성인의 30~40% 정도로 **신장을 통한 약물의 배설 속도가 저하**되어 있다. 신생아의 사구체여과율은 5~6개월이 되면 성인의 90% 정도, 2세가 되면 성인과 비슷한 정도로 증가하므로 약물의 용량을 줄이거나, 약물 투여간격을 증가시키는 방법으로 조절한다.

### (2) 약력학적 특징

신생아기에는 약물에 대한 반응이 다르고, 신기능이 낮기 때문에 비교적 적은용량으로도 높은 혈중 농도에 도달할 수 있으며 약물에 따라서 감수성이 다르게 나타나기에 적정 요법의 결정을 복잡하게 한다.

### 6) 모체의 약물 사용과 수유

수유 중 약물을 사용하는 경우 모유를 통해서 유아에게 전달될 수 있기 때문에 우선 약물 투여가 반드시 필요한 상황인가를 판단해야 한다. 일반적으로 **아세트아미노펜(타이레놀), 페니실린 및 세팔로스포린계 항생제, 제산제, 인슐린 등은 수유 중에도 비교적 안전하게 투여 가능**하다. 수유 중 금기 약물은 거의 없기 때문에, 약물의 사용에 유의하는 것은 필요하지만 수유를 중단해야 한다는 말은 조심해야 한다.

### 7) 소아약용량(Drug dosage)

소아의 약용량은 대부분 **연령, 체중 또는 체표면적**에 따라 적절히 계산, 조정하여 처방하게 된다. 소아에서의 사용에 대한 정보가 없는 약물의 경우, 약동·약리학적 특징을 고려하여 체중이나 체표면적을 기준으로 성인의 용량에서 환산하는 방법도 사용할 수 있으나 주의를 요한다.

#### (1) 연 령

일반적으로 치료범위(therapeutic range)가 넓은 비교적 안전한 약물에 사용되는데, 약물정보에 제시된 **연령에 맞추어 결정**한다. 그러나 같은 나이라도 체중에 따른 체내 약물 농도 차이가 클 수밖에 없다.

#### (2) 체 중

소아 약 용량은 **체중(kg) 당 용량**으로 제시되어 있는 경우가 흔하다. 그러나 아주 어린 아기에서는 실제 필요 용량보다 너무 적을 수 있고, 나이가 많거나 비만아인 경우 용량이 과다하게 투여될 수 있다. 그러므로 쓸 수 있는 최대 약용량을 알고 있어야 한다. 일반적으로 **성인 용량을 초과하지 않는 한도 내에서 약용량을 결정**한다.

#### (3) 체표면적

여러 가지 생리현상은 체중보다는 체표면적에 비례하기 때문에 **약용량을 계산하는데 있어 가장 정확한 지표**이다. 체표면적당 약용량이 알려진 경우 체표면적을 계산하여 약용량을 계산할 수 있다. 그러나 그렇지 않는 경우는 성인 체표면적 1.8m$^2$에 해당하는 성인용량을 소아의 체표면적에 맞게 환산하여 약용량을 결정할 수도 있다(소아 용량=(환자의 체표면적/1.8)×성인 용량).

$$\text{체표면적}(m^2) = 0.1 + \frac{weight(\text{kg})}{30} \quad (\text{30kg까지 적용})$$

### 8) 투약의 경로

약물 투약의 경로는 경구, 직장, 근육, 피하, 정맥, 볼쪽(buccal), 흡입, 비강, 근육, 피하, 안구, 귀, 자궁내 투여 등이 있다.

### (1) 경 구

소아에서는 **경구 투여가 가장 바람직한 방법**이다. 소아에서 음식과 같이 약물을 투여하는 것은 약물의 흡수 속도를 떨어뜨리기는 하지만 전체 흡수량에는 영향을 주지 않는다.

### (2) 주 사

주사는 경구 제제가 없는 약물인 경우, 구토로 인해 경구 투여가 불가능한 경우, 빠른 시간 내에 특정 약물 농도에 도달할 필요가 있는 경우에 사용한다.

근육주사의 경우 둔근, 대퇴 외측 근육, 삼각근에 주사하는데, 아기의 질병, 근육 발달 상태, 혈액순환에 따라 흡수 속도와 정도가 매우 크게 영향을 받는다. 그래서 흡수속도와 혈중농도를 예측하기 쉬운 **정맥주사를 선호**한다.

### (3) 기 타

경구투여가 어려운 경우 좌약을 사용할 수도 있다. 피부를 통한 약물의 흡수는 소아의 피부가 성인에 비해 얇고, 상대적으로 체중 당 체표면적이 크다는 것을 감안하여 약물의 흡수가 항진될 수 있음을 염두에 두어야 한다.

## 3 기타 흔히 사용되는 약

### 1) 해열제(Antipyretics)

**표 5-1 해열제**

| | Acetaminophen | Ibuprofen | Aspirin |
|---|---|---|---|
| 특징 | 가장 흔히 사용되는 해열진통제, **항염증작용은 없다** | 해열, 진통, **항염작용**을 가지고 있다. 6개월 이상의 영아 및 소아청소년에 사용한다. | Reye **증후군**의 발생과 관련한다고 밝혀지면서 해열제용도로 쓰지 않는다. |
| 용법 | 경구, 좌약 | 경구, 좌약 | 경구, 좌약 |
| 용량 | • **10~15mg/kg/dose**<br>• 4~6시간마다 투여 | • 해열제용도 **5~10mg/kg/dose**<br>• 6~8시간마다 투여<br>• 소아류마티스관절염 : 30~40mg/kg/일 | • **가와사키병** : 열이 있는 동안 50mg/kg/일, 하루 4회<br>• **류마티스 열** : 시작용량 60~90mg/kg/일, 유지용량 80~100mg/kg/일 하루 3회 분복 |
| 부작용 | 보통 부작용은 없다. **다량을 복용한 경우 간의 괴사**를 일으킬 수 있다. 이 경우 해독제인 N-acetylcysteine이 사용된다. | 보통 부작용이 적다. 소화불량, **위장출혈**, 발진, **혈소판기능 가역적 억제, 신기능저하**, 루푸스환자에서 **무균수막염** | 위염, **위장출혈**, 발진, 콩팥염, 간장애, 기관지 천식 등을 일으키며 **다량 사용시** 호흡성알칼리증, 대사산증 등 대사 장애를 일으킨다. |

해열제는 진통작용 및 항염증작용(아세트아미노펜 제외)도 한다. 소아에서 흔히 사용되는 해열제로는 **아세트아미노펜(acetaminophen), 이부프로펜(ibuprofen), 아스피린(aspirin)**이다. 이 약은 시상하부의 cyclooxygenase의 억제제로서 PGE2의 합성을 억제함으로써 해열작용을 나타낸다.

### 2) 진통제(Analgesics)

환아의 통증을 완화시키는 것은 소아 치료에서 중요한 부분이다. 특히 수술 후 통증, 악성종양 환자들의 통증에 대해서는 적절한 진통제의 사용으로 통증을 완화시켜야 한다.

경한 통증의 경우에는 ibuprofen, acetaminophen 등의 비스테로이드소염제(NSAID)를 투여하며, 중등도·중증의 통증은 아편유사제(opioids)로 조절하는데, 중등도 통증은 codeine, oxycodone을, 좀 더 심한 통증의 경우 morphine, hydromorphone, fentanyl을 사용한다.

### 3) 부신겉질자극호르몬(ACTH) 및 코르티코스테로이드(Corticosteroids)

#### (1) 적응증

부신겉질자극호르몬과 코르티코스테로이드는 **여러 가지 염증이나 알레르기 질환을 치료할 때**에 증상을 완화시키는 작용을 한다. 적응증은 다음과 같다.

**① 생리적 대치요법(Replacement therapy)**

- 부신피질기능부전증 : 급성원인에 워터하우스－프리데릭센(Waterhouse-Friderichsen) 증후군, 패혈쇼크 등이 있고 만성원인은 애디슨병(Addison disease) 등이 있다. 히드로코르티손(hydrocortisone)을 사용한다.
- 뇌하수체저하증
- 최근 1~2년 내에 부신겉질 호르몬 치료를 받은 사람이 스트레스(acute stress)를 받게 되는 경우

**② 약물학적 사용**

- 항염증 작용(anti-inflammatory effect) : 류마티스열, 피부 질환
- 항체 형성의 억제(면역 억제) : 콩팥증후군, 전신홍반루푸스, 피부근육염
- 혈당 상승효과 : 저혈당증
- 칼슘 배설 : 고칼슘혈증
- 부신기능 억제 : 선천부신과다형성(congenital adrenal hyperplasia)
- 천식, 면역성 저혈소판 자색반(ITP), 용혈빈혈, 궤양잘록창자염(ulcerative colitis)
- 백혈병, 악성종양, 사르코이드증(sarcoidosis), 영아겉질뼈과다증

**③ 진단 목적**

- 부신겉질의 예비력(reserve)을 평가하기 위하여
- 쿠싱 증후군(부신겉질과다형성에 의한)

### (2) 코르티코스테로이드 호르몬 각각의 효능

표 5-2 부신 겉질 스테로이드의 효능 비교

| 약명 | 항염효과(anti-inflammatory effect) | Na 보류효과(sodium-retaining effect) |
|---|---|---|
| Hydrocortisone | 1 | 1 |
| Cortisone | 0.8 | 1 |
| Prednisone | 4~5 | 0.4 |
| Methylperdnisolone | 5~6 | minimal |
| Triamcinolone | 5~6 | minimal |
| Dexamethasone | 25~40 | minimal |
| Betamethasone | 25 | minimal |
| Fludrocortisone | 15~20 | 300~400 |

### (3) 코르티코스테로이드 호르몬의 부작용

다음과 같은 많은 부작용이 나타날 수 있다. 부작용의 정도를 줄이기 위하여 용량이 적은 경우 48일 용량을 격일로 주거나 1주 3일만 쓰는 간결 요법(interrupted dosage)을 사용한다.

① 내분비 대사변화

**고혈당** 및 당뇨, **고혈압, 지방분해 증가**로 유리지방산 증가, **쿠싱증후군,** 고나트륨 혈증, 저칼륨혈증, 저칼슘혈증, 저염소혈성 알칼리증(hypochloremic alkalosis)

② 음성질소평형 및 성장, 뼈 변화

**단백질 이화**(catabolism), 요산, 크레아티닌, 아미노산 배설의 증가, **키성장억제, 뼈엉성증**

③ 위장관 증상

식욕 항진, 위궤양의 발생 또는 악화, **위장관 출혈,** 지방간, 이자염

④ 혈액 변화

**림프구(특히 T-세포), 호산구, 단핵구 감소, 호중구 증가**, 혈소판 및 적혈구 증가

⑤ 면역력 및 감염에 대한 저항 감소

바이러스, 세균, 곰팡이, 기생충 **감염에 대한 감수성 증가, 결핵의 악화 또는 활성화,** 상처회복 지연

⑥ 신경, 정신 변화

식욕 항진, 불면증, 과민성, 쾌감, 흥분, 정신병적 행동, 간질 발작, 뇌압상승

⑦ 기 타

백내장, 녹내장, 심비대, 단백뇨, 쉽게 멍이 듦, 다모증, 여드름

### (4) 글루코코르티코이드(Glucocorticoids)의 사용을 중단할 때

**장기간 고용량의 글루코코르티코이드를 투여**하다가 갑자기 중단하는 경우 **시상하부 – 뇌하수체 – 부신축의 억제**로 인하여 코티솔 합성이 되지 않아서 부신기능부전이 나타날 수 있다. 장기간 또는 대량의 글루코코르티코이드를 사용하다가 중단하는 경우에는 갑자기 중단하지 말고 서서히 줄여나가도록 한다.

참고하세요

glucocorticoid는 corticosteroid의 일종입니다.

### (5) 글루코코르티코이드 사용의 금기

① 고혈압

② 당뇨병

③ 심부전(단, 류마티스열에서 심부전이 동반된 경우는 치료에 사용)

④ 바이러스 감염 : **수두, 단순 포진**

⑤ 위장관의 궤양(궤양잘록창자염 제외)

⑥ **치료를 받지 않고 있는 활동결핵(active tuberculosis)**(결핵수막염인 경우 치료에 사용)

⑦ 뼈엉성증(골다공증)

⑧ 정서적으로 불안한 환자

# 6 수분 및 전해질 평형
# Fluid and Electrolyte Balance

## 1 소아의 생리적 특징

몸의 총체액량(Total Body Water, TBW)은 세포외액과 세포내액으로 구성된다.

### 1) 세포외액(Extracellular Fluid, ECF)

세포외액은 **체중의 20%**(영아에서는 30%)를 차지하고, **혈장액(plama water)과 사이질액(interstitial fluid)**으로 구성되는데, 각각 **체중의 5%, 15%**(영아는 25%)를 차지한다.〈그림 6-1〉

### 2) 세포내액(Intracellular Fluid, ICF)

**체중의 40%**를 차지한다.〈그림 6-1〉 총체액량(TBW), 세포외액(ECF) 및 세포내액(ICF)의 양은 연령 및 성별에 따라 달라지는데, 만기출생아의 총체액량은 체중의 약 75%를 차지하지만, 생후 1년이 되면 약 60%로 감소되고 성인 남성은 체중의 약 60%, 성인 여성은 체중의 50~55%가 된다. 이러한 변화는 **세포외액의 변동에 의한다.** 세포외액과 세포내액의 성분은 서로 매우 다른데 세포외액의 주된 양이온과 음이온은 각각 **$Na^+$, $Cl^-$, $HCO_3^-$**이다. 세포내액은 **$K^+$과 $PO_4^-$, 단백질**이다.〈그림 6-2〉

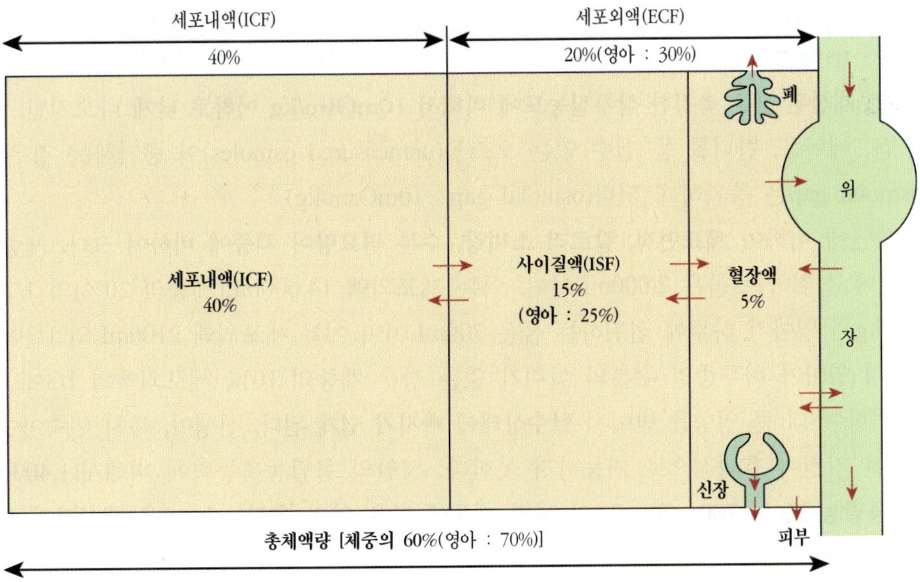


그림 6-1 체액의 분포(체중에 대한 백분율)★

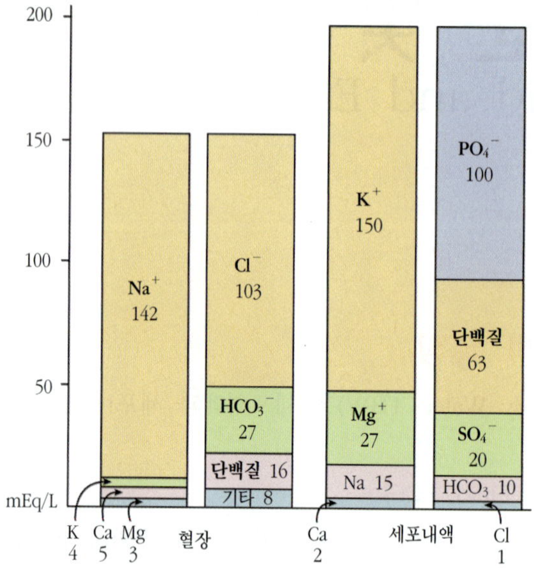


그림 6-2 혈장액, 세포내액의 성분 비교(양이온, 음이온)

사이질액(ISF)은 혈장보다 단백질의 함량이 낮으나 전해질 성분은 혈장과 비슷하다.

세포외액과 세포내액 사이에는 삼투질농도(osmolality)의 평형이 이루어진다. 세포막은 물이 자유롭게 통과할 수 있으므로 **세포외액의 삼투질농도의 변화가 있는 경우** 균형을 유지하기 위해서 삼투질농도가 낮은 곳에서 높은 곳으로 세포외액과 세포내액 간의 수분이 빠르게 이동함으로써 삼투질농도의 평형을 다시 이루게 된다. 혈장 삼투질농도는 285~295mOsm/kg로 유지되는데, 다음과 같은 식으로 계산해서 구할 수 있다.

**혈장삼투질농도 = 2 × [Na$^+$, mEq/L] + [Glucose, mg/dL] / 18 + [BUN, mg/dL] / 2.8**

**정상적으로 계산된 값은 측정한 삼투질농도에 비해서 10mOsm/kg 이하로 낮게** 나오지만, 에틸렌글리콜, 에탄올, 메탄올, 만니톨 등 잴수 없는 오스몰(unmeasured osmoles)이 증가하는 경우 두 값의 차이인 **osmolal gap**은 증가하게 된다(osmolal gap > 10mOsm/kg).

소아는 성인에 비하여 **체표면적, 칼로리 소비량, 수분 필요량이 체중에 비하여 크다.** 체중 70kg인 성인이 하루에 섭취하는 물은 2,000mL이며, 이는 세포외액 14,000mL(체중의 20%)의 1/7이다. 그러나 체중 7kg의 영아가 하루에 섭취하는 물은 700mL이며 이는 세포외액 2100mL의 1/3이나 된다. 따라서 7kg의 영아가 하루종일 수분의 섭취가 없는 경우 체중의 10%, 세포외액의 1/3에 해당하므로 성인에 비하여 더 큰 영향을 받아서 **탈수상태에 빠지기 쉽게 된다.** 신생아, 특히 미숙아에 있어서는 여러 조절 기전이 효과적으로 기능하지 못한다. 성인의 콩팥농축능력에 비해서(1,400mOsm/L) 영아 초기 **콩팥농축능력(700mOsm/L)이 낮기 때문에 같은 양의 용질(solute)을 배설하기 위하여 더 많은 양의 물이 필요**하다.

## 2 산-염기 평형의 조절

**산(acid)**은 용액 중에서 $H^+$를 내놓는 물질, **염기(base)**는 $H^+$와 결합하는 물질을 말한다.

우리 몸은 수소이온의 변화에 민감하게 반응하여 **산-염기의 평형**을 이루려고 하는데, 여러 세포내 효소반응 및 대사과정이 정상 pH에서 최적화되어 있기 때문이다.

혈액 내의 수소이온 농도는 40nmol/L(pH 7.4)로 혈청나트륨 농도 140mEq/L 등과 비교한다면 매우 적은양이 존재하는데 체내에 적은양의 산 또는 알칼리가 생겨도 수소이온의 큰 변화를 초래하기 쉽다. 그러나 우리 몸은 **완충계(buffer system)가 존재**하여 급격한 pH의 변화를 막아준다.

대사 결과 생성되는 산은 휘발성산(volatile acid)과 비휘발성산(nonvolatile acid)의 두 가지로 나눌 수 있다. **휘발성산**은 탄수화물, 지방의 완전 연소에 의해 생성되는 **$CO_2$**를 말하며 **폐로 배설**되고, **비휘발성산**은 단백질 대사에 의해 생성되는 **황산(sulfuric acid), 인산(phosphoric acid), 요산(uric acid)** 등과 탄수화물과 지방의 불완전 연소에 의해 생성되는 **젖산**(lactic acid), **케토산**(ketoacid) 등이 있고 **콩팥을 통해 배설** 된다.

### 1) 폐를 통한 휘발성산의 배설

탄수화물이나 지방은 완전히 연소되면 $CO_2$와 $H_2O$가 생성되지만 수소이온은 발생하지 않는다. 생성된 $CO_2$는 폐환기를 통해서 배설되게 되는데, 폐환기량이 증가하면 혈액 속 $PCO_2$는 감소하고 폐환기량이 감소하면 $PCO_2$는 증가한다.

### 2) 산-염기 평형에 대한 신장의 역할

콩팥은 **중탄산염의 재흡수〈그림 6-3〉와 수소이온의 분비〈그림 6-4〉**를 통하여 콩팥으로의 산의 배설을 조절하게 되는데, 소변내 완충제로는 **중탄산염,** 적정산(titratable acid, 주로 **인산염($HPO_4^{2-}$)**), **암모니아**가 있다.

#### (1) $HCO_3^-$의 재흡수

토리에서 여과된 $HCO_3^-$는 대부분(약85%) 토리쪽세관에서 재흡수되는데, $HCO_3^-$는 세관세포 꼭대기쪽막(apical membrane)의 $Na^+-H^+$ exchanger(또는 $H^+$-ATPase)를 통해 분비된 $H^+$과 결합하여 $H_2CO_3$를 형성한 후 세관내 탄산탈수효소억제제(luminal carbonic anhydrase)에 의해 $CO_2$와 $H_2O$로 되면 $CO_2$는 확산에 의해서 세관세포로 들어오고 세관세포내 탄산탈수효소억제제에 의해 다시 $H^+$와 $HCO_3^-$로 해리된다. 해리된 $H^+$는 세관내로 분비되며 $HCO_3^-$는 기저측막(basolateral membrane)의 $1Na^+-3HCO_3^-$ co-transporter를 통해 혈액으로 흡수된다. 이 과정에서 **$H^+$는 분비될 뿐 배설(excretion)되지는 않고 bicarbonate는 생성되어 채내로 들어온다.**

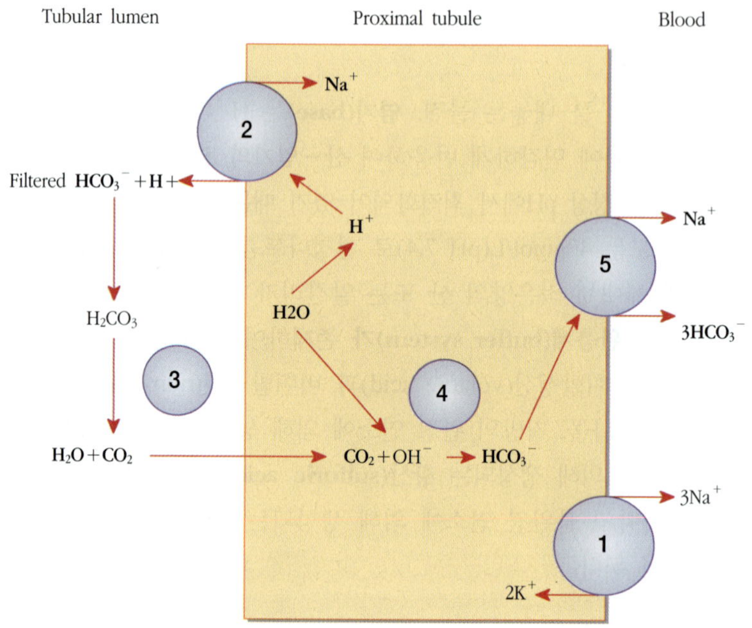


그림 6-3 토리쪽세관에서의 $HCO_3^-$ 재흡수. **1,** $Na^+$, $K^+$ ATPase. **2,** $Na^+$, $H^+$ antiporter. **3,** luminal carbonic anhydrase. **4,** intracellular carnonic anhydrase. **5,** $3HCO_3^-/1Na^+$ co-transporter

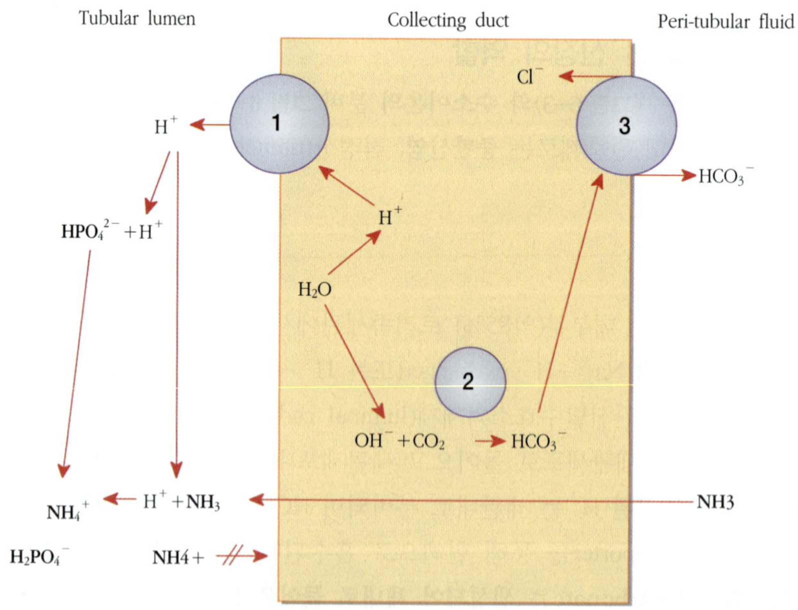


그림 6-4 집합관 내로의 수소이온 분비. **1,** $H^+$ ATPase. **2,** intracellular carbonic anhydrase. **3,** $HCO_3^-$ /Cl exchanger

### (2) 수소이온의 배설

집합관의 A형 사이세포에서 $H^+$ –ATPase 또는 $H^+ - K^+$ ATPase를 통하여 집합관내로 수소이온을 능동적으로 분비하여 소변의 pH 4.5까지 낮추는 **소변의 산성화(urinary acidification)**가 일어나는데, 분비된 $H^+$는 2가 인산염($HPO_4^{2-}$), 암모니아 등의 완충제와 결합하여 소변으로 배출되게 된다.

집합관의 중요한 완충제 2가지는 **인산염($HPO_4^{2-}$)과 암모니아($NH_3$)**다. **인산염은 토리에서 여과**되어서, **암모니아는 토리쪽세관 세포에서 생산**, 분비된 후 요세관고리(loop of Henle)의 두꺼운 상행각(thick ascending limb of the loop of Henle)의 세포에서 흡수되어서 수질사이질(medullary interstitium)에서 고농도의 암모니아를 형성한 후 집합관 내로 분비되서 완충제로서 역할을 하게 된다. $H_2PO_4^-$이 $H^+$과 $HPO_4^{2-}$로 해리되는 반응의 PKa는 6.8이고, $NH_4^+$이 $NH_3$와 $H^+$로 해리되는 반응의 PKa는 9.2이기 때문에 인산염은 소변의 pH가 6.8보다 낮은 경우에만 $HPO_4^{2-}$로 배설되어 완충제로서 역할을 할 수 있지만, 암모니아는 정상적인 소변의 pH 4.5~7.5에서 항상 $NH_4^+$으로 배설되게 된다.

인산염은 인산의 섭취에 의해 토리 여과된 양이 변화하고 소변의 pH가 낮은 경우에만 완충제로 작용하지만, 암모니아는 토리쪽세관 세포에서 생성되므로 산증이 있을 때 생성되는 양이 증가(~10배)되고 소변의 pH에 영향을 받지 않고 완충제로 작용할 수 있다.

**참고하세요**

인산염과 암모니아는 집합관으로 분비된 $H^+$와 결합하여 완충제역할을 하지만 암모니아가 인산염보다 더 좋은 완충제가 된다.

## 3 산-염기 대사이상

우리 몸은 **$[H^+]$ 40nmol/L, $[HCO_3^-]$ 24mmol/L, $[CO_2]$ 1.2mmol/L($PCO_2$ = 40mmHg)**를 유지하려 한다. 체내에서 **$H^+ + HCO_3^- \leftrightharpoons CO_2 + H_2O$는 $H^+$**나 **$HCO_3^-$**가 증가하면 반응은 우측으로 진행되며 $CO_2$가 증가하면 반응은 왼쪽으로 진행하여 변화를 최소화 하면서 새로운 균형을 맞춘다. 체내 $[H^+]$, $[HCO_3^-]$, $[CO_2]$ 중 2가지를 알면 헨더슨–하셀발크방정식(Henderson-Hasselbalch equation)을 응용하여 나머지 변수를 알 수 있다.

$$pH = pKa + \log[base] / [acid]$$

$$pH = 6.1 + \log[HCO_3^-] / [CO_2] = 6.1 + \log[HCO_3^-] / 0.03 \times PCO_2$$

## 1) 음이온 차(Anion Gap)

(1) 음이온차 $= Na^{+} - [Cl^{-} + HCO_3^{-}]$ (정상치 : 12 ± 4mEq/L)

(2) 염소와 중탄산염을 제외한 음이온의 양을 뜻하며, 대사성 산증의 원인을 감별하는데 도움이 된다.

① 증가한 경우 : diabetic ketoacidosis, lactic acidosis, salicylate 중독, 신부전, 탈수증, 기아

② 정상인 경우 : Renal tubular acidosis, 설사, spironolactone

## 2) 호흡성 산증(Respiratory acidosis)

폐렴, 호흡중추 손상 등이 있는 경우 **폐포저환기(alveolar hypoventilation)**로 혈액 중 $PCO_2$가 상승할 수 있는데, 이를 보상하기 위해 체내 반응은 왼쪽으로 진행되어 $H^{+}$와 $HCO_3^{-}$가 증가한다. 그러나 $PCO_2$는 여전히 높은 상태를 호흡성 산증이라 한다.

## 3) 호흡성 알칼리증(Respiratory alkalosis)

**과다호흡(hyperventilation)**을 하게 되면 폐환기량이 증가하여 혈액 중 $PCO_2$가 감소하게 된다. 이를 보상하기 위해 반응은 오른쪽으로 진행하여 $H^{+}$와 $HCO_3^{-}$가 감소하는데 $PCO_2$는 여전히 낮은 상태를 말한다.

## 4) 대사산증(Metabolic acidosis)

### (1) 혈액에 비휘발성산이 증가해서 $H^{+}$가 늘어난 경우

젖산(lactic acid), 케토산(ketoacid), 황산, 인산, 요산 등의 **비휘발성 산의 혈액 내 축적**이 원인이다. 이를 보상하기 위하여 $\mathbf{H^{+} + HCO_3^{-} \leftrightarrows CO_2 + H_2O}$ 반응은 오른쪽으로 진행하여 **$HCO_3^{-}$는 감소**하지만 $H^{+}$는 여전히 높은 상태를 유지한다. 반응이 오른쪽으로 진행되어도 $CO_2$는 호흡이 촉진되어 폐로 배설되므로 오히려 낮은 상태가 된다.

### (2) $HCO_3^{-}$을 소실한 경우

**토리쪽 콩팥요세관산증(proximal renal tubular acidosis)**이나 **설사**가 심한 경우 소변이나 대변을 통한 $HCO_3^{-}$의 일차적 소실이 일어난다. 이 경우 반응이 왼쪽으로 진행하여 이를 보상하는데 혈액 중의 $H^{+}$는 증가하나 $HCO_3^{-}$은 여전히 낮은 상태이며 $PCO_2$는 반응이 왼쪽으로 진행하는 것과 동시에 산증에 의한 과호흡으로 감소한다.

## 5) 대사알칼리증(Metabolic alkalosis)

### (1) $NaHCO_3$를 과도하게 투여한 경우

대사산증의 교정을 위해 $NaHCO_3$를 투여하는 경우 발생할 수 있다. $HCO_3^{-}$가 증가하면 반응이 우측으로 진행하여 $H^{+}$는 감소하지만 $HCO_3^{-}$는 여전히 높은 상태이다.

### (2) 비대날문협착증이나 코위영양관을 통한 위산의 흡입

위벽세포(gastric parietal cell)의 대사결과 생겨난 $CO_2$로 왼쪽으로 진행하여 생긴 1개의 $H^+$는 꼭대기쪽막을 통해 위강으로 분비되고, 1개의 $HCO_3^-$는 기저외측막을 통해 혈액으로 흡수되는데 위산을 구토하거나 위산을 흡입해버리면 혈액은 $HCO_3^-$ 한 개를 얻은 것이 된다.

### (3) 체내 $K^+$의 결핍

**이뇨제의 사용(furosemide, thiazide), Bartter 증후군, Gitelman 증후군**의 경우 재흡수 되지 못한 $Na^+$이 과도하게 배설됨에 따라 체액 감소가 일어나고 **레닌-앤지오텐신-알도스테론 계통이 활성화** 되면서 집합관 으뜸세포(principal cell)를 통해 **$Na^+$은 최대한 재흡수** 되고 대신 **$K^+$가 분비**된다. 배설된 $K^+$의 일부는 배설되고 일부는 A형 사이세포의 $H^+-K^+$ ATPase를 통해 재흡수 되면서 대신 **$H^+$가 분비**된다. 또한 $Na^+$가 다량 재흡수 되어 집합관 강 내는 음전압 상태이므로 $H^+$-ATPase를 통한 $H^+$의 분비가 촉진된다. 집합관 사이세포의 대사 결과 생겨난 $CO_2$가 소변으로 배설된 셈이므로 혈액은 $H^+$를 소실한 것은 아니고 $HCO_3^-$를 얻은 것이다.

## 6) 혼합산염기장애(Mixed acid-base disorder)

산-염기 대사이상이 있는 경우 적절한 생리적 보상이 일어나는데, 이러한 보상이 일어나지 않은 경우 혼합산염기장애를 의심한다.

예로, $[HCO_3^-]$ 12mEq/L인 대사산증 환자는 호흡보상이 일어나면 $PCO_2$는 24~28mmHg가 되는데, 만약 $PCO_2$ 23mmHg라면 호흡성 산증이 혼합된 경우고, $PCO_2$ 29mmHg라면 호흡성 알칼리증이 동반된 경우이다.

**표 6-1 산-염기 대사이상과 생리적 보상**

| 장애 | 1차적변동 | 보상반응 |
|---|---|---|
| 대사 산증★ | $HCO_3^-$ 저하 | **$PCO_2 = 1.5 \times [HCO_3^-] + (8 \pm 2)$**, $[HCO_3^-] + 15 = PCO_2$<br>$[HCO_3^-]$가 10mEq/L 감소함에 따라 $PCO_2$는 10~12mmHg 감소 |
| 대사 알칼리증 | $HCO_3^-$ 상승 | $[HCO_3^-]$가 10mEq/L 증가함에 따라 $PCO_2$는 **7mmHg** 증가, $[HCO_3^-] + 15 = PCO_2$ |
| 호흡성 산증 | $PCO_2$ 상승 | 급성(<12~24hr) : $PCO_2$가 10mmHg 증가함에 따라 $[HCO_3^-]$는 **1mEq/L** 증가 |
| | | 만성(3~5일) : $PCO_2$가 10mmHg 증가함에 따라 $[HCO_3^-]$는 **3.5mEq/L** 증가 |
| 호흡성 알칼리증 | $PCO_2$ 저하 | 급성(<12hr) : $PCO_2$가 10mmHg 감소함에 따라 $[HCO_3^-]$는 **2mEq/L** 감소 |
| | | 만성(1~2일) : $PCO_2$가 10mmHg 감소함에 따라 $[HCO_3^-]$는 **4mEq/L** 감소 |

# 4 수액요법

## 1) 수액량의 산출

수분필요량은 **1일 유지량(maintenance requirement), 이미 소실한 양(antecedent deficit), 계속 소실하는 양(ongoing loss)을 더한 값**이다.

### (1) 유지량(Maintenance fluids)

유지량은 **대사율에 의해 결정**되며 피부와 폐를 통한 불감수분상실(insensible water loss)과, 대소변으로의 수분상실을 보충함으로써 **탈수를 예방**하고, 더 나아가 금식으로 인한 **케토산증(ketoacidosis)과 단백분해를 막기 위한 것**이다. 1일 수분 유지량은 100kcal의 열량을 소비하는데 약 100mL의 수분이 소비되게 된다. 일반적인 수액요법에는 **수분, 나트륨, 칼륨, 포도당**이 포함되는데, 실제 1일 유지량을 계산하기 위해서는 체중이나 체표면적, 칼로리를 이용하여 계산하는 방법이 있다. 이 중 편의상 **체중을 기준**으로 계산하는 법을 주로 이용한다.

- 수분〈표 6-2〉 : 수분 최대량은 2400mL/day(100mL/kg/hr)이다.
- $Na^+$ : 3mEq/kg/day
- $K^+$ : 2mEq/kg/day
- Glucose : 3~5g/kg/day

표 6-2 소아의 수분 유지량 계산

| 소아의 체중 | 1일 수분 유지량(mL/kg) | 시간당 유지량(mL/kg/hr) |
|---|---|---|
| <10kg | **100mL/kg** | **4mL/kg/hr** |
| 10~20kg | 1,000mL+**50mL/kg**×(체중−10kg) | 40mL/hr+**2mL/kg/hr**×(체중−10kg) |
| >20kg | 1,500mL+**20mL/kg**×(체중−20kg) | 60mL/hr+**1mL/kg/hr**×(체중−20kg) |

### (2) 이미 소실한 양(Antecedent deficit)

#### ① 탈수의 정도(Degree of dehydration)

탈수의 정도를 평가하는 가장 정확한 방법은 **환자의 원래의 체중과 현재 체중과의 차이**를 구하는 것이다. 발병 전 환자의 체중을 모르는 경우가 많으므로 **임상 소견을 기초로 탈수의 정도를 판단**한다.〈표 6-3〉

**표 6-3 탈수의 정도와 임상소견(등장성 탈수)**

| 구분 | 경증 탈수 | 중등도 탈수 | 중증 탈수 |
|---|---|---|---|
| **체중감소** | **<5%(영아), <3%(소아, 성인)** | **5~10%, 3~6%** | >10%, >6% |
| **피부긴장도**(turgor) | 정상 | ↓ | ↓↓(tenting) |
| **점막**(mucous membrane) | 정상 또는 약간 건조 | 마른다. | 바싹 마른다. |
| **숫구멍** | 정상 | 함몰 | 현저히 함몰 |
| **안구** | 정상 | 함몰 | 현저히 함몰 |
| **눈물** | 나온다. | 감소 | 안 나온다. |
| **소변량** | **정상 또는 약간 감소** | **현저히 감소** | **안 나온다.** |
| **소변 비중**(specific gravity) | 상승(<1.020) | **>1.020** | 현저히 상승 |
| BUN 증가 | ± | + | ++ |
| 혈압 하강 | − | ±(기립성 혈압감소) | ++(누워있어도 혈압감소) |
| **맥박 증가** | ± | + | ++ |
| **의식** | **정상** | **흥분** 또는 기면 | **기면(lethargy)**, 혼수 |
| **Capillary refill time*** | 정상 | **>1.5초** | **>3초** |

* 엄지손가락 끝을 누른 다음, 다시 붉게 될 때까지의 시간

② **탈수의 형(Type of dehydration)**

혈청 $Na^+$ 농도에 따라 세 가지 형태로 구별한다. **등장성 탈수**는 혈청 $Na^+$ 130~150mEq/L, **저장성 탈수**는 혈청 $Na^+$ <130mEq/L, **고장성 탈수**는 혈청 $Na^+$ >150mEq/L인 경우를 말한다.

각 형에 따라 임상증상에 차이가 있으며 소실된 전해질의 양이 다르므로 수액요법 치료시 주의해야 한다. **저장성 탈수는** 세포외액에서 세포내액으로의 수분의 이동으로 **혈장액의 감소가 탈수정도에 비하여 더 심하게** 나타나지만, **고장성 탈수는** 세포내액에서 세포외액으로의 수분의 이동으로 **혈장액의 감소가 상대적으로 적어서 순환이 유지**되는 경우가 많다.〈**표 6-4, 표 6-5**〉

**표 6-4 탈수의 형(types)에 따른 임상증상 및 소견**

| | | 등장성(isotonic) 탈수 | 저장성(hypotonic) 탈수 | 고장성(hypertonic) 탈수 |
|---|---|---|---|---|
| 혈청 $Na^+$ | | 130~150mEq/L | <130mEq/L | >150mEq/L |
| 병력 | | 설사, 구토, 기아, 장루, 코위흡인 | $Na^+$소실(선천부신과다형성, 대뇌염류 유출 증후군, 만성 설사), 심한 발한 | Salt가 많은 용액 섭취, salt 중독, 신기능 미숙 신생아 |
| 피부 | 온도 | 냉(冷) | 냉(冷) | 냉(冷) 또는 **온(溫)** |
| | Turgor | ↓ | ↓ | 정상 |
| | 감촉 | 건조 | 끈적끈적하다 | **두텁다(doughy)** |
| 일반상태 | | 무욕 상태(apathetic), 활발하지 못하다. | 무욕상태, 활발하지 못하다. 혼수 | 흥분 |
| 맥박 | | 빠르고 약하고 작다. | 빠르고 약하고 작다. | 어느 정도 빠르기는 하나 긴장도는 좋다 |
| 혈압 | | 저하 | 매우 저하 | 정상 또는 약간 저하 |

**표 6-5 영아에서 중증 탈수에 있어서의 수분 및 전해질 소실(체중 kg당)**

| 상태 | | $H_2O$(mL) | $Na^+$(mEq) | $K^+$(mEq) | $Cl^-$(mEq) |
|---|---|---|---|---|---|
| 설사 | **Isonatremic** | 100~120 | **9**(8~10) | **9**(8~10) | 8~10 |
| | Hypernatremic | 100~120 | 2~4 | 0~4 | −2~−6 |
| | **Hyponatremic** | 100~120 | 10~12 | 8~10 | 10~12 |
| 굶었을 때 | | 100~120 | 5~7 | 1~2 | 4~6 |

### (3) 계속 소실하고 있는 양(Ongoing loss)

계속되는 **설사, 구토, 코위흡인(nasogastric suction) 등**으로 수분 및 전해질의 소실이 있는 경우 될 수 있으면 그 양을 측정하여 **소실된 양만큼 보충**하도록 한다.

**표 6-6 여러 전해질 용액의 조성**

| 용액 | | $Na^+$ (mEq/L) | $K^+$ (mEq/L) | $Ca^{2+}$ (mEq/L) | $Cl^-$ (mEq/L) | Lactate (mEq/L) | Glucose (g/L) | Osmolality (mOsm/kg) |
|---|---|---|---|---|---|---|---|---|
| D5 | | | | | | | 50 | 278 |
| D10 | | | | | | | 100 | 555 |
| Normal saline(NS, 0.9%) | | 154 | | | 154 | | | 308 |
| D5 NS | | 154 | | | 154 | | 50 | 586 |
| 0.45% NaCl(1/2NS) | | 77 | | | 77 | | | 154 |
| D5 1/2NS | | 77 | | | 77 | | 50 | 432 |
| 0.2% NaCl(0.2% NS) | | 34 | | | 34 | | | 68 |
| D5 0.2% NS | | 34 | | | 34 | | 50 | 346 |
| D5 NK2 | | 77 | 20 | | 97 | | 50 | 432 |
| SD | 1/3(0.3%) NS | 51.3 | | | 51.3 | | 33.3 | 288 |
| | 1/4(0.225%) NS | 38 | | | 38 | | 37.5 | 284 |
| | 1/5(0.18%) NS | 31 | | | 31 | | 40 | 284 |
| 3% Saline | | 51.3 | | | 513 | | | 1,027 |
| 5% Saline | | 854 | | | 854 | | | 1,708 |
| Ringer lactate (Hartmann solution) | | 130 | 4 | 3 | 109 | 28 | | 273 |
| 8.4% $NaHCO_3$(1mEq/mL) | | 1,000 | | | | | | 1,000 |

- D5 : 5% dextrose wtert
- D10 : 10% dextrose wtert
- SD : dextrose solution(다른 농도의 $Na^+$을 다른 농도의 dextrose solution에 섞어서 혈장 osmolality와 유사하게 만든 용액). 여기에 제시된 용액의 osmolality는 계산에 의해 산출하였으며, 일부 항목은 실제 상품화된 용액의 osmolality와 다소 차이가 있을 수 있다. 유지 용액으로 쓰는 D5 NK2의 조성은 D5 1/2NS와 KCl 20mEq/L(D5W $Na^+$ 77mEq/L+$K^+$ 20mEq/L+$Cl^-$ 97mEq/L)로 구성되어 있다.

## 2) 수액요법의 실제

**경증 또는 중등증의 탈수에서는 대부분 경구수액요법**(oral rehydration solution)으로 탈수의 교정이 가능하나, **중증 탈수에서는 정맥수액요법**을 시행한다.

수액요법을 위한 계산식은 **추정량**이므로, 실제로는 맥박수, 혈압, 소변양, 수분섭취량과 배출량(I/O), 체중, 탈수 또는 체액과부하의 임상소견, 소변비중(specific gravity), 전해질검사, 산염기 검사 결과에 따라서 수액조성의 변경 및 교정속도를 조절하게 된다. 이중 수액요법이 잘 되고 있는지 판단하는 **가장 좋은 지표는 소변량**이다.

### (1) 중증 탈수에서의 수액요법

정맥수액요법을 하는데, 순환부전을 회복시켜주기 위한 1～2시간 동안의 phase I, 24시간 동안의 phase II, 2～3일째 시행하는 phase III 수액요법으로 나누어 볼 수 있다.

① Phase Ⅰ(초기 급속 수액)

순환 부전과 콩팥기능을 빨리 회복시켜 주기 위한 소생수액요법(resuscitation phase)을 말한다. 등장액인 **생리식염수(NS)나 링거젖산용액(LR) 20mL/kg**(400mL/$m^2$)를 **20～30여분에 걸쳐서** 정맥내로 주사 한다. 심박수 감소, 혈압의 정상화, 소변양 증가 등의 임상적 호전이 없는 경우 이를 반복할 수 있다. 혈장량의 회복을 위해서 추가로 등장액 20mL/kg를 다음 2시간에 걸쳐서 주입할 수도 있다.

② Phase Ⅱ

Phase Ⅰ을 통해 순환 상태를 호전시킨 뒤 phase Ⅱ를 시행한다.

▌수액의 양

[(이미 소실한 양+1일 유지량)－phase I에서 투여한 수액량]을 계산하여 24시간 동안에 주사한다. 이뇨가 시작된 후부터 K 20～40mEq/L를 보충해 준다.

▌수액의 속도

탈수와 저장성 탈수의 경우에는 계산한 수액량을 24시간 동안 균등하게 주사한다. 저장성 탈수의 경우에는 첫 8시간 동안 계산한 수액량의 1/2를 주고 이후 16시간 동안 나머지 절반을 공급하기도 한다. **고장성 탈수의 경우** 2일 이상에 걸쳐서 **천천히 교정해야 하며** 빠르게 교정하는 경우 급격한 삼투질농도의 변화로 인해 세포외액이 뇌세포내로 들어가 **뇌부종**을 일으킬 수 있다.

▌수액의 종류

$Na^+$의 유지량과 소실량을 계산하여 수액의 $Na^+$ 농도를 구하여 정할수도 있지만, 환자의 혈청 $Na^+$ 농도에 따라 공급하는 수액의 $Na^+$ 농도를 결정할 수도 있다.

③ Phase Ⅲ(1～2일)

수액치료 시작 후 24시간이 지나면 수분과 전해질은 대개 보충되어 탈수증의 임상증상이 소실되고, 생화학적 검사가 정상적인 수치를 나타내게 된다. 다만 고장성 탈수의 경우에는 제2일에도 소실량의 반을 보충하게 된다. Phase Ⅲ에서 주는 용액은 **유지요법에 쓰는 용액**을 사용한다. 일반적으로 소아에서 유지요법으로 D5 1/2NS+20mEq/L KCl이나 D5 0.2NS+20mEq/L KCl를 주게 된다.

### (2) 수액요법의 실제 예

최근 수액요법의 경향은 저나트륨혈증을 피하는 것이다. 그래서 탈수의 종류에 상관없이 초기에 생리식염수 20mL/kg를 1시간 투여한 후 D5 1/2NS를 23시간 동안 투여하는데, 배뇨 후부터 20 mEq/L KCL을 추가하는 것을 권장한다. **다음 예시들은 참고로 하고 넘겨도 좋다.**

#### ① 중증 등장성 탈수

생후 3개월 여아가 4일간의 설사로 탈수증상을 보여 입원하였다. 입술이 마르고 6시간 동안 소변을 보지 못하였다. 검사소견은 다음과 같다.

- 원래 체중 : 6kg, 입원시 체중 : 5.4kg, 혈압 : 70/40mmHg
- $Na^+$ : 136mEq/L, $Cl^-$ : 105mEq/L, $tCO_2$ : 20 mEq/L, BUN : 25mg/dL, 적혈구용적률 : 46%

영아는 약 10%의 체중감소 $Na^+$136mEq/L으로 중등증~중증의 등장성 탈수이다. 환아에게 필요한 총수분과 Na+의 양은 **〈표 6-7〉**과 같다.

Ⅰ기 초기 수액으로 생리식염수 20mL × 6kg = 120mL를 빠르게 정맥주사 한다. 필요시 반복한다.

Ⅱ기 수액요법에서는 [(이미 소실한 양 + 1일 유지량] − Ⅰ기 수액양)]을 24시간에 걸쳐서 주는데, 환아는 이미 소실한 양 600mL, 1일 유지량은 600mL이고 Ⅰ기 수액요법에서 120mL를 투여했으므로 1080mL를 준다.

영아의 중증 등장형 탈수에서 $Na^+$의 소실량은 체중당 9mEq(**〈표 6-5〉** 참고)이므로, 소실한 $Na^+$의 양은 54mEq, $Na^+$의 유지량은 18mEq이기에 총 72mEq의 $Na^+$를 보충해야 하는데 Ⅰ기 수액요법을 통해 보충한 18mEq(154mEq/L × 0.12L)를 빼고 Ⅱ기 수액요법에서는 54mEq의 $Na^+$를 보충한다.

따라서 54mEq의 $Na^+$를 포함한 1080mL의 수분을 공급해야 하기에 D5 1/2NS(± 20~40mEq KCl)를 24시간에 걸쳐서 주사한다. **$K^+$은 이뇨가 시작되면 첨가**하는데, 소실양은 2~3일에 걸쳐서 보충한다.

만일 환자가 계속 설사를 하고 있는 경우, 소실되는 설사양 만큼 아래의 수액으로 추가로 보충해 준다(D5 0.2NS + 20mEq/L $NaHCO_3$ + 20mEq/L KCl).

요약하면 Ⅱ기 까지 투여해야할 수분의 양 : **600mL**(10% × 6kg) + **600mL**(10mL × 6kg) = 1200mL

Ⅱ기 까지 투여해야할 Na이 양 : 54mEq(9mEq × 6kg) + 18mEq(3mEq × 6kg) = 72mEq

**표 6-7 수액요법의 실제 예**

| 구분 | 수분 | $Na^+$ |
|---|---|---|
| 소실량 | 10% × 6kg = 600mL | 9mEq × 6kg = 54mEq |
| 유지량 | 10mL × 6kg = 600mL | 3mEq × 6kg = 18mEq |
| 계속되는 소실량 | 앞으로 결정 | |

#### ② 중증 저장성 탈수

생후 3개월 여아가 4일간 설사와 열이 있으며 소변양이 감소되어 입원하였다. 설사를 하는 동안 보리차 외에는 먹이지 않았다고 한다.

- 원래 체중 : 6kg, 입원시 체중 : 5.4kg, 혈압 : 70/40mmHg
- $Na^+$ : 125mEq/L, $Cl^-$ : 100mEq/L, $tCO_2$ : 18mEq/L, BUN : 25mg/dL, 적혈구용적률 : 46%

영아는 약 10%의 체중감소와 $Na^+ < 130$mEq/L으로 중등증~중증의 **저장성 탈수**이다.

저장성 탈수의 경우 혈청 $Na^+$ 농도를 급격하게 올릴 경우 **중심 다리뇌 말이집용해(central pontine myelinolysis)가 발생할 수** 있으므로 혈청 $Na^+$의 농도를 서서히 감소시킨다($Na^+$감소 < 0.5mEq/hr).

I기 초기 수액으로 생리식염수 20mL×6kg=120mL를 빠르게 정맥주사 한다. 필요시 반복한다.

II기 수액요법에서 보충해야할 $Na^+$을 구할 때 등장성 탈수에서의 $Na^+$소실량과 **추가 $Na^+$소실량을 더해서** 구한다. 저장성 탈수에서 **추가 $Na^+$ 소실량은 [(원하는 $Na^+$ 농도 − 현재 $Na^+$ 농도) × 0.6 × 체중(kg)]**이다.저장성 탈수에서 $Na^+$의 치료 목표는 대개 135 mEq/L이므로 추가 $Na^+$ 소실량은 (135 − 125) × 0.6 × 6 = 36mEq이므로, 24시간 동안 보충해야 하는 $Na^+$은 54 + 36(소실양) + 18(1일 유지량) − 18( I 기 수액요법시 보충양)으로 90mEq이 된다.

따라서 90mEq의 $Na^+$를 포함한 1080mL의 수분을 공급해야 하므로 아래의 수액을 **24시간에 걸쳐서 공급하거나, 첫 8시간 동안에 수액량의 1/2을, 그 다음 16시간 동안에 나머지 절반을 공급**한다. 즉 D5 + 90mEq/L NaCl(± 20∼40mEq KCl, 이뇨 시작한 후부터 첨가)를 1080mL 공급한 이후 Ⅲ기 수액요법으로 유지요법 용액으로 바꾸어 공급한다.

요약하면 Ⅱ기 까지 투여해야할 수분의 양 : **600mL**(10% × 6kg) + **600mL**(10mL × 6kg) = 1200mL

Ⅱ기 까지 투여해야할 Na이 양 : 54mEq(9mEq × 6kg) + 18mEq(3mEq × 6kg) + 36mEq((135 − 125) × 0.6 × 6) = 108mEq

### ③ 중증 고장성 탈수

3개월 된 여아가 4일간 구토, 설사, 열이 있었으며, 소변량이 감소되어 입원하였다. 보리차에 소금을 타서 먹였다고 한다. 피부는 밀가루 반죽을 만지는 것 같은 느낌이었다.

- 원래 체중 : 6kg, 입원시 체중 : 5.4kg, 혈압 : 75/45mmHg
- $Na^+$ : 155mEq/L, $Cl^-$ : 118mEq/L, $tCO_2$ : 20 mEq/L, BUN : 20mg/dL, 적혈구용적률 : 40%

영아는 약 10%의 체중감소와 $Na^+$ >150mEq/L으로 중등증∼중증의 **고장성 탈수**이다.

고장성 탈수의 경우 혈청 $Na^+$ 농도를 급격하게 낮출 경우 **급성 뇌부종이 발생할 수** 있으므로 혈청 $Na^+$의 농도를 서서히 감소시킨다($Na^+$증가 <0.5 mEq/ hr, **1일 최대 $Na^+$ 증가 <12mEq**). 혈청 $Na^+$ 145 까지 낮추고자 한다면 24시간에 걸쳐서, 140까지 낮추고자 하는 경우 48시간에 걸쳐서 탈수를 교정한다.

**고장성 탈수에서는 I 기 수액용법시** 등장액 중 더 저장성인 링거젖산용액($Na^+$ 130mEq/L)은 사용하지 않고, **생리식염수를 이용**($Na^+$ 154mEq/L)하여 교정한다.

이 환자에서는 I 기 수액요법은 이전 예와 같고, Ⅱ기 수액요법에서는 이미 소실한 양 600mL, 1일 유지량 600mL, I 기 수액요법에서 120mL를 가지고 계산하면 600 + 600 − 120 = 1080mL를 24시간에 걸쳐서 공급한다.

영아의 중증 고장형 탈수에서 $Na^+$의 소실량은 체중당 3mEq(<표 6-5> 참고)이므로, 소실한 $Na^+$의 양은 18mEq, 1일 $Na^+$ 유지량 18mEq, 이미 보충한 $Na^+$ 18mEq이므로 18mEq의 $Na^+$를 보충해 주면 된다. 따라서 $Na^+$ 18mEq, 1080mL의 수분을 공급해야 하므로 D5 20mEq/L NaCl(± 20∼40mEq KCl) 또는 보다 천천히 교정하기 위해서 좀 더 고장성인 D5 0.2NS(± 20∼40mEq KCl)를 24시간에 걸쳐서 주사한다.

고나트륨혈증 치료시 원하는 $Na^+$ 농도를 얻기 위해 필요한 수분의 양을 계산하는데(free water deficit), **free water**는 **water without sodium**을 의미하며 **생리식염수(NS)는 free water가 없고,**

**1/2NS에는 50%의 free water**가, **D5W에는 100%의 free water**가 있다. free water의 결핍량(free water deficit)의 계산은 [0.6×체중×(1−원하는 $Na^+$ 농도/환자 $Na^+$ 농도)]으로 이 환자에게 적용하면 0.6×6×(1−145 /155)=232mL인데, 5% dextrose water(D5W)로는 232mL, 1/2NS(0.45% NS)로는 464mL에 해당한다.

요약하면 Ⅱ기 까지 투여해야할 수분의 양 : **600mL**(10%×6kg)+**600mL**(10mL×6kg)=1200mL

Ⅱ기 까지 투여해야할 Na이 양 : 18mEq(3mEq×6kg)+18mEq(3mEq×6kg)=36mEq

고장성 탈수의 경우 원하는 $Na^+$ 농도를 얻기 위해 수분의 양이 더욱 필요하므로 넣는 수액의 양을 1.25∼1.5배(약 1500mL 정도)로 투여한다.

### 3) 중등도 탈수증 때의 수액요법

**대부분 경구수액요법(oral rehydration solution)으로 탈수의 교정이 가능**하나, 정맥수액요법을 시행하는 경우 순환 부전 증상이 없는 경우에는 phase Ⅰ의 초기 급속 수액요법은 생략하고, phase Ⅱ의 치료부터 시작한다.

### 4) 산증에 대한 치료

탈수증이 있는 경우 산증이 동반될 수 있다. **경한 산증(bicarbonate≥15mEq/L)인 경우**에는 수액요법으로 **탈수를 교정하면 산증이 저절로 교정되는 경우가 많다.** 그러나 산증이 심한 경우 중탄산염나트륨($NaHCO_3$)를 사용한다. 대개 bicarbonate를 5mEq/L 정도 올려 주게 되는데, 필요한 bicarbonate의 양은 [5mEq(올리고자 하는 중탄산염)×**체중(kg)**×**0.5=2.5mEq/kg**]이다.

## 5 전해질대사 장애

### 1) 저나트륨혈증(Hyponatremia)

#### (1) 정 의

혈청 **$Na^+$**<135mEq/L

#### (2) 발병기전

정상적으로 콩팥에서의 나트륨배설 조절에 의해서 **혈청 $Na^+$의 농도는 135∼145mEq/L로 유지**된다. 콩팥을 통한 수분의 배설 능력이 저하된 경우, 수분섭취가 지나치게 많은 경우, **나트륨에 대한 수분의 비율이 증가되는 경우** 저나트륨혈증이 발생한다.

#### (3) 원인질환과 진단

진성 저나트륨혈증은 세포외액량에 따라 혈량저하증인 경우, 정상인 경우, 또는 혈량과다증인 경우의 세 가지로 나누어 볼 수 있다.〈그림 6-5〉

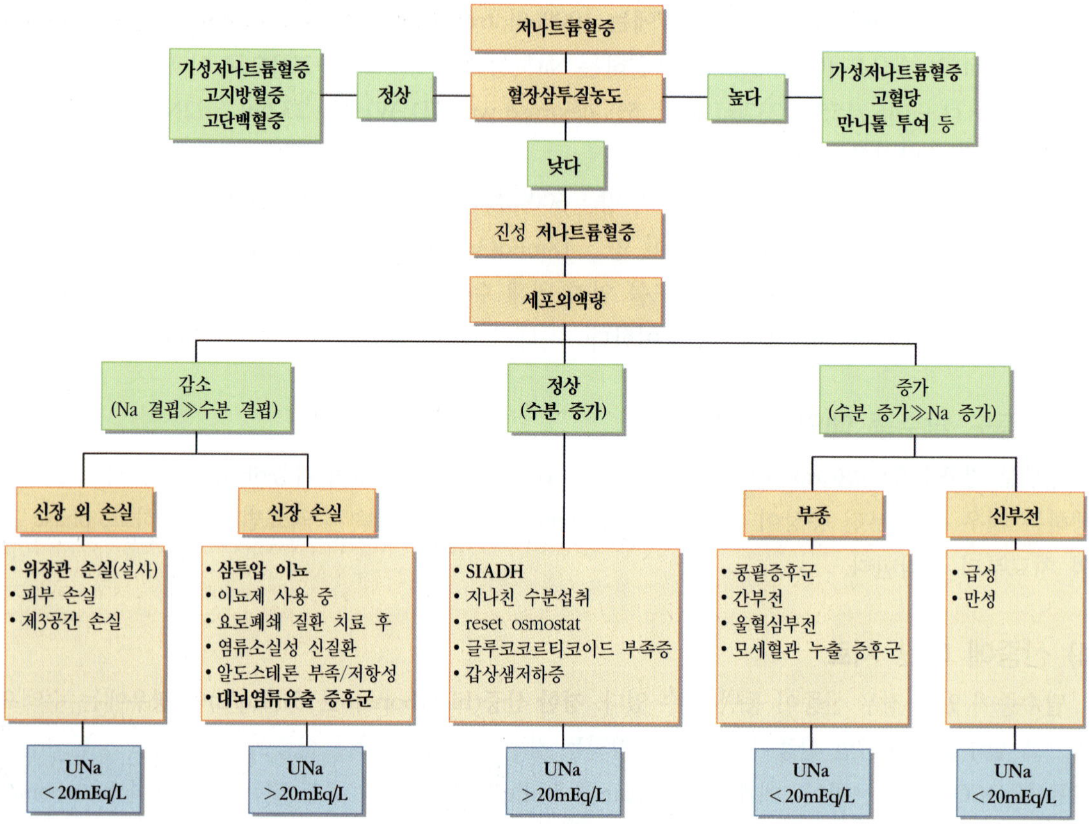


그림 6-5 저나트륨혈증의 감별진단

① 혈량저하증이 동반된 저나트륨혈증은 신장을 통한 또는 신장 외 염류소실이 있는 경우에 발생하는데, 가장 흔한 원인은 위창자염으로 인한 **설사**이다. **신장 외 염류소실이 있는 경우** 콩팥에서는 혈관내 볼륨을 유지하기 위해 $Na^+$를 재흡수 하므로 **소변 $Na^+$ 배설량은 20mEq/L 미만 (<10mEq/L)**이고, **신장 염류소실이 있는 경우**는 **소변 $Na^+$의 배설량은 20mEq/L를 넘는다.**

② 세포외액량이 정상인 경우는 총체액량의 증가 및 약간의 나트륨 감소가 있는 경우인데, 원인으로 지나친 수분섭취, 항이뇨호르몬부적절분비증후군(SIADH, syndrome of inappropriate secretion of antidiuretic hormone) 등을 들 수 있다.

③ 혈량과다증이 있는 저나트륨혈증은 총체액량, 염류 모두 증가되지만 총체액량의 증가가 더 큰 경우로 콩팥증후군, 간기능상실, 심장기능상실, 모세혈관누출증후군, 콩팥기능상실 등의 원인이 있다. 수분섭취 등이 원인이다.

### (4) 증 상

저나트륨혈증의 증상은 혈장삼투질농도의 저하로 인하여 세포내액으로의 수분의 이동됨으로써 나타나게 되는데, 주로 뇌부종에 의한 신경학적 증상이 생긴다. 저나트륨혈증이 경한 경우에는 증상이 없고, **혈청 $Na^+$가 갑자기 감소하거나 120mEq/L 미만으로 떨어지면** 심한 증상이 나타나는데,

두통, 욕지기, 구토, 쇠약 등의 증상과 더 심한 경우 **경련,** 혼수, 천막탈출(tentorial herniation)이 초래될 수 있다.

#### (5) 치 료

원인에 상관 없이 특히 만성저나트륨혈증인 경우 너무 빠른 교정은 **삼투성 탈수초 증후군(osmotic demyelination syndrome)**과 같은 합병증을 유발할 수 있으므로 조심해야 한다.

**① 세포외액량이 저하되어 있는 경우**

저장성탈수를 의미하는 것으로 **저장성탈수 수액요법**을 통해서 수분 및 나트륨결핍을 교정한다.

**② SIADH 등의 경우**

**수분섭취 제한(fluid restriction)**이 치료의 기본이다.

- 급성(48시간 이내)

  혈청 $Na^+$의 농도가 120mEq/L 미만이거나 중추신경계 증상을 보이면 **3% NaCl**을 주입한다. 세포외액의 감소가 없는 경우는 푸로세미드(furosemide)를 같이 사용한다.

- 만성( >48시간 지속)

  빠른 교정은 중심 다리뇌 말이집용해를 초래할 수 있으므로, 혈청나트륨농도를 12mEq/L/일 미만의 속도로 교정해야 한다. 경련 등의 심한 증상이 있는 경우 3% NaCl와 푸로세미드를 주입하지만, 증상이 소실되면 수분섭취를 제한한다.

**③ 세포외액의 증가가 있는 경우**

원인 질환에 따른 치료를 해야 하지만, **수분 및 나트륨 제한**을 해야 한다.

### 2) 고나트륨혈증(Hypernatremia)

#### (1) 정 의

혈청 $Na^+ > 145$mEq/L

#### (2) 발병기전과 원인

혈장삼투질농도가 275~**280**mOsm/kg이 되면 **항이뇨호르몬**이 분비되기 시작되며, **290**~295mOsm/kg이 되면 **갈증기전(thirst)**이 작동되어 수분을 섭취함으로써 혈장삼투질농도를 유지하게 되는데, 고나트륨혈증은 콩팥에서 농축된 소변을 내보낼 수 없는 경우, 갈증기전에 장애가 있는 경우, 갈증을 느끼더라도 수분을 섭취할 수 없는 경우에 **체내 나트륨에 비하여 총체액량이 감소**되어 발생한다. 원인은 〈**표 6-8**〉과 같다.

**표 6-8 고나트륨혈증의 원인**

| | |
|---|---|
| 나트륨 과잉 | 지나친 NaCl 공급(중탄산염나트륨 $NaHCO_3$, 3% NaCl), 고알도스테론증 |
| 수분결핍 | 요붕증(신장기원, 신경성), 수분의 불감상실 증가(미숙아, 광선요법), 수분섭취 부족(어린이학대, 무갈증) |
| 수분과 트륨결핍 | 위장관 손실(설사, 코위흡인), 피부 손실(화상, 다한증), 콩팥 손실(삼투압이뇨, 당뇨병) |

### (3) 증 상

혈장삼투압 증가로 수분이 세포 내에서 세포 외로 이동하게 됨으로써 뇌용량이 줄어들 수 있는데 수막, 두개골로부터 뇌가 멀어짐에 따라 뇌내정맥이나 연결정맥이 찢어져 **뇌출혈**이 생길 수 있다. **경막동 혈전증(dural sinus thrombosis), 경련, 콩팥정맥 혈전증** 등이 초래될 수 있다. 일반적으로 흥분성이 증가하나, 진행되면 축 늘어지고 혼수에 빠지게 된다. 탈수된 경우 열이 날 수 있고, 피부는 **두텁다(doughy)**.

### (4) 치 료

고나트륨혈증이 있는 경우 삼투압을 증가시킴으로써 수분의 손실을 막기 위해서 뇌에서 유기삼투질(idiogenic osmoles)을 생성하여 적응하는데, **혈청 $Na^+$의 농도를 빠르게 낮추게 되면** 혈장삼투질 농도의 감소로 세포내로의 수분이 이동으로 **뇌부종이 발생하여 경련, 혼수를 초래할 수** 있다. 따라서 혈청 $Na^+$을 **시간당 0.5mEq/L 미만의(1일 동안 12mEq/L 미만) 속도로 서서히 교정**해야 한다. 수분결핍량(free water deficit)을 계산하여 유지량+수분결핍량(+소실되는양)을 공급하면서 교정한다.

$$\text{Free Water Deficit} = \text{체중} \times 0.6(1 - 145/[\text{현재 혈청 } Na^+])$$

## 3) 저칼륨혈증(Hypokalemia)

칼륨은 세포내의 주요 양이온으로, 대부분의 칼륨은 근육에 존재하고 **혈장 내 칼륨**은 **전체 칼륨양의 1% 미만**에 불과하므로 칼륨의 혈장농도는 체내 칼륨양(body potassium content)을 반영하지 못한다. 세포내액 구획 또는 세포외액 구획에서의 칼륨의 분포가 변화되는 상황, 즉 **$K^+$의 세포외로 또는 세포내로 이동하는 상황**을 알아야 한다.〈표 6-9〉

**표 6-9 칼륨 체강변화(trasncellular shift)의 요인**

| $K^+$ 세포내로 이동시키는 요인(혈청 $K^+$ 감소) | 세포외로 이동시키는 요인(혈청 $K^+$ 증가) |
|---|---|
| insulin | glucagon |
| $\beta$ adrenergic agonist(e.g., albuterol) | $\alpha$ adrenergic agonist, $\beta$ blocker |
| alkalosis(pH 증가) | acidosis(pH 감소) ($K^+$ 0.6mEq/L ↓ per pH 0.1 ↓) |
| anabolic state | 혈장삼투질농도증가(만니톨주입) ($K^+$ 0.6 mEq/L ↑ per Posm 10 ↑) |

**참고하세요**

$\beta$-adrenergic stimulation시 insulin, renin분비는 증가합니다($\beta$-adrenergic의 $\beta$ → 췌장 $\beta$ cell 자극이라고 외우면 쉽습니다).

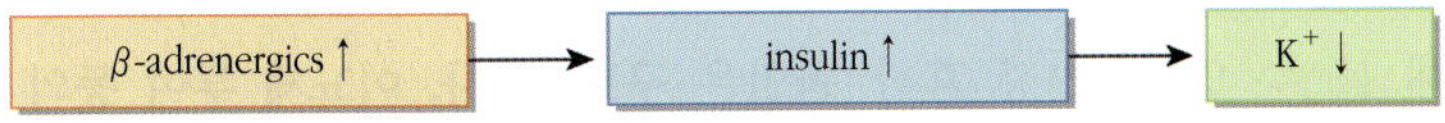


cf. 그렇다면 $\beta$-adrenergic stimulation이 오면 insulin이 나와서 저혈당이 오나 싶지만 glycogenolysis가 증가되어서 혈당이 증가합니다. 그러므로 고혈당 산모의 tocolytics로 $\beta$-agonist는 안 되겠죠?

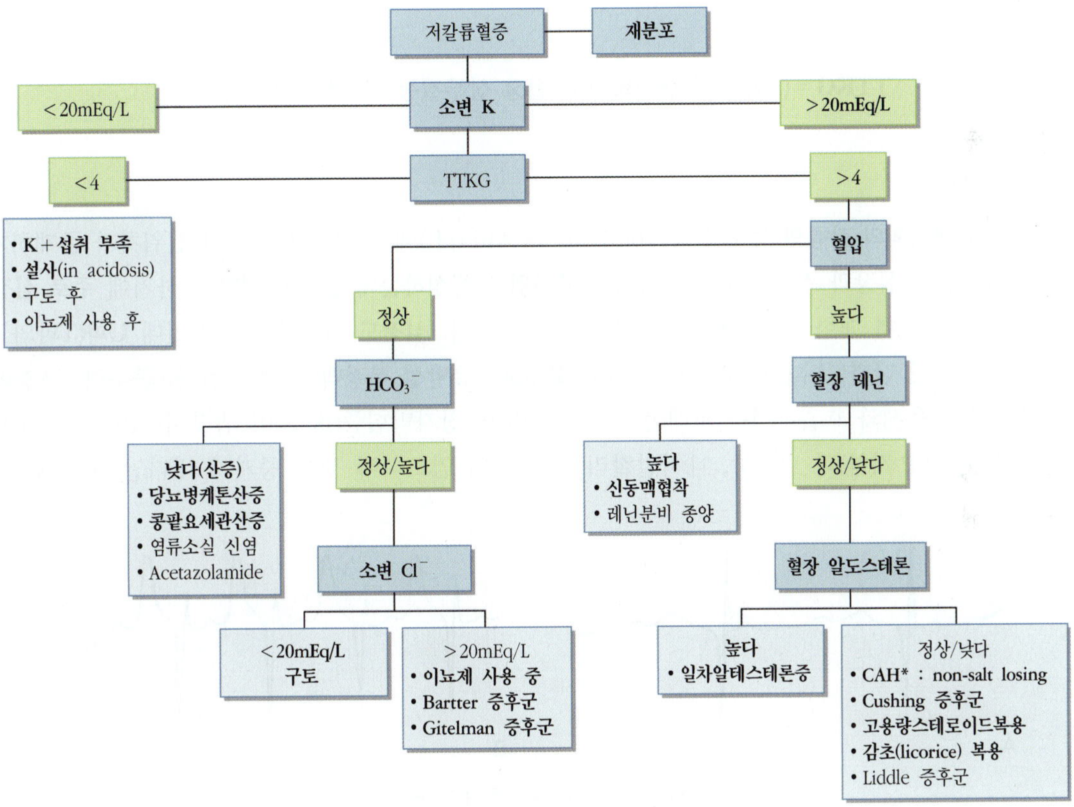


그림 6-6 저칼륨혈증의 감별진단

*CAH : congenital adrenal hyperplasia(선천 부신과다형성)

### (1) 저칼륨혈증의 정의

혈청 $K^{+}$의 농도 $<3\sim3.5$mEq/L

### (2) 진 단

저칼륨혈증의 원인은 크게 3가지 상황, 즉 칼륨의 소실되는 상황, 세포내로의 이동이 되는 상황, 섭취감소를 생각해 볼 수 있다. 가장 흔한 원인은 **구토, 설사, 이뇨제 투여 등의 칼륨의 소실**을 들 수 있는데, 칼륨의 신장 또는 신장외 소실을 구별하기 위해서 소변의 K+을 측정하는 것은 도움이 되는데, 여러 방법 중 transtubular potassium gradient**(TTKG) 측정**을 많이 이용한다. 소변의 삼투질농도가 혈장삼투질농도보다 높은 상태에서 **TTKG가 4 이상**인 경우 **소변으로의 배설**을 의미한다.**〈그림 6-6〉**

**TTKG = (소변 $K^{+}$/혈청$K^{+}$) × (혈장 삼투질농도/소변 삼투질농도)**

### (3) 증 상

**세포내와 세포외의 칼륨의 농도차이**(150mEq/L vs 4mEq/L)에 의해서 세포막의 전위차가 존재하게 되고 세포(특히, 심장과 신경근육세포)의 **안정막전위를 형성하는데 중요한 역할**을 하기에 **주로 심장, 근육,** 민무늬근육에 대한 영향으로 인한 증상이 나타난다. **심전도 변화**가 특징적인데 **U파**(T파와 P파 사이 위치)가 나타난다.**〈그림 6-7A〉** 그리고 **digitalis 유발성 부정맥**이 잘 생긴다. 근무력, 근경련, 심하면 횡문근융해와 호흡부전을 초래할 수 있고, 변비, 창자막힘증(ileus)이 생길 수 있다. 그 외 다뇨증(요농축력의 저하)과 다음증, 대사알칼리증, 콩팥의 암모니아 생산 증가가 나타날 수 있다.

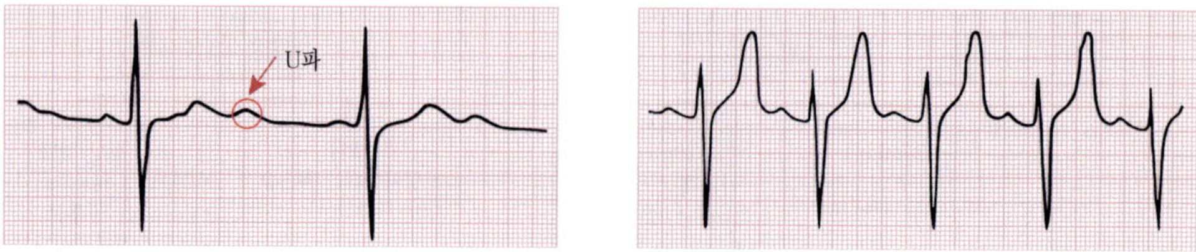


A B

그림 6-7 심전도소견. A, 저칼륨혈증. B, 고칼륨혈증.

### (4) 치 료

증상이 없는 가벼운 저칼륨혈증은 원인 질환에 대한 치료를 하면 된다. 칼륨보충은 주로 경구제제(e.g., 케이콘틴 서방정)로 하며, 심한 저칼륨혈증 환자에서 정맥내 투여를 할 수 있는데 심전도 모니터링을 하면서 조심히 투여해야 한다.

## 4) 고칼륨혈증(Hyperkalemia)

### (1) 정 의

혈청 $K^+$의 농도 > **5~5.5mEq/L**

### (2) 진 단

**혈청 칼륨의 재분포 되는 상황**〈표 6-9〉을 고려하면서 혈청칼륨은 대부분(90%)은 콩팥으로 배설되기에 **콩팥의 기능부전이 있는지를 제일 먼저 확인**하고 〈그림 6-8〉과 같은 방법으로 감별진단 한다. 콩팥기능이 정상인 경우 소변의 $K^+$을 측정하여 **TTKG**(in Uosm > Posm) (저칼륨혈증 참고)를 계산했을 때 고칼륨혈증이 있는 경우 TTKG > 10이면 신장으로 칼륨의 배설이 정상적이라고 할 수 있지만, **TTKG <8은 콩팥 $K^+$배설의 이상**을 의심할 수 있고, 알도스테론 부족이나 알도스테론에 대한 저항성을 생각한다.

### (3) 증 상

고칼륨혈증은 안정막전위의 변화에 영향을 줘서 **세포의 탈분극(depolarization)을 잘 유도**하게 된다. **특징적인 심전도 변화는 높은 T파 → PR 간격 연장 → QRS가 넓어짐 → 심실잔떨림**이다.〈그림 6-7B〉

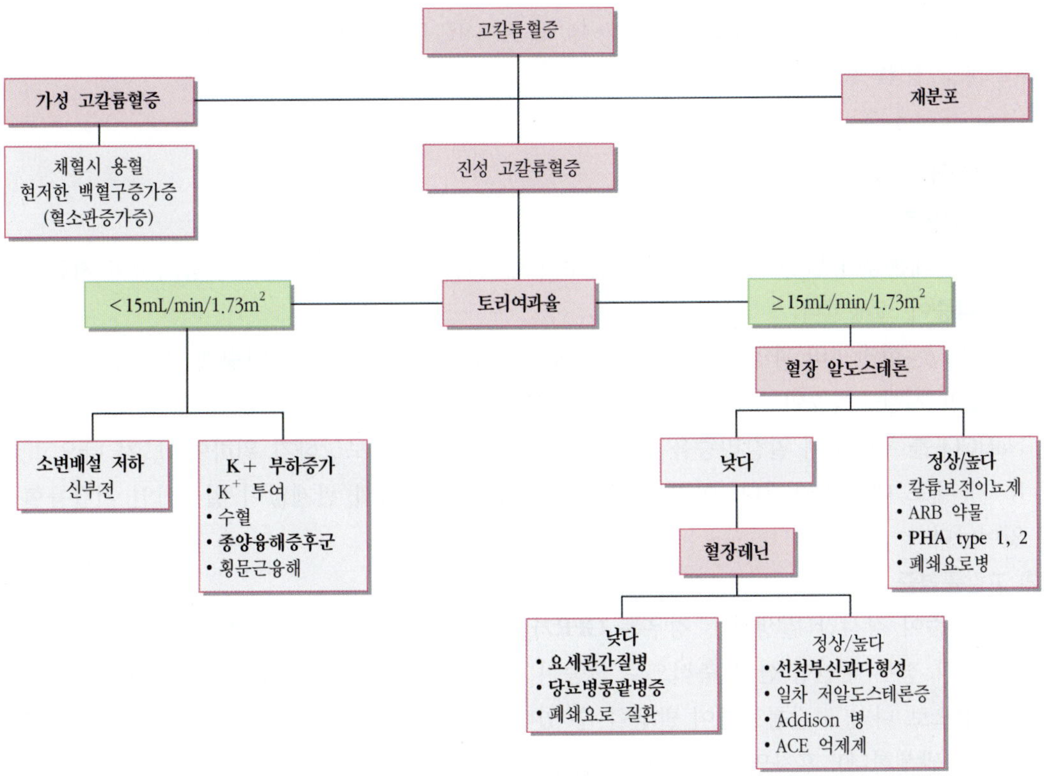


그림 6-8 고칼륨혈증의 감별진단

PHA : pseudohypoaldosteronism; ARB : angiotensin Ⅱ receptor blocker; ACE : angiotensin converting enzyme

**대개 다른 증상 없이 심장 독성이 선행**되기에 심전도 검사로 심장독성에 대한 평가를 한다. 감각이상, 쇠약, 저림 등의 신경근육계 증상이 나타날 수 있고 욕지기, 구토, 장폐색증 등이 동반될 수 있다.

### (4) 치 료

**심전도에 변화가 있다면** 응급치료를 시행하는데, 심장근육의 세포막의 흥분성을 안정화시키기 위하여 **칼슘의 투여**(e.g., **10% calcium gluconate**)로 **칼륨의 세포내 이동**을 유도시킨다. $K^+$을 체외로 배설시키는 치료도 시행한다.〈**표 6-10**〉 음식 또는 약물 등을 통한 칼륨의 섭취를 중단한다.

**표 6-10 고칼륨혈증의 응급치료**

| 약물 | 기전 | 용량 | 최대효과 도달시간 |
|---|---|---|---|
| **클루콘산칼슘**(10%) | 세포막의 안정화 | 0.5~1mL/kg, **심전도 모니터하면서**, 2~5분에 걸쳐 **정맥주사** (digitalis 치료시에는 30분에 걸쳐서) | <5분 |
| **포도당과 인슐린** | $K^+$ 세포내 이동 | 포도당 0.5~1.0g/kg+인슐린 1U/kg, 30분에 걸쳐 **정맥주사** | 30~60분 |
| **살부타몰**($\beta$agonist) | | 5μg/kg, 15분간 정맥주사 또는 2.5~5.0mg **nebulizer** 치료 | <30분 |
| **중탄산염나트륨** | | 산증이 있을 때 1.5~2.0mEq/kg, 5~10분에 걸쳐 **정맥주사** | <30분 |
| **이뇨제**(Furosemide) | $K^+$ 체외로 제거 | 1~2mg/kg 정맥주사 | <30분 |
| **양이온교환수지**(Kalimate) | | 0.5~1g/kg, 4~6시간 마다, 경구 또는 직장 투여 | 2~4시간 |
| **투석**(복막투석, 혈액투석) | | | |

### (5) 혈청 $K^+$ 농도와 산-염기 평형

#### ① 저칼륨혈증

- **고알도스테론증**이 발생하면 $Na^+$의 재흡수가 증가하고 $K^+$, $H^+$의 배설이 증가하여 **저칼륨혈증, 알칼리증**이 발생한다.
- 인슐린, $\beta_2$-항진제의 과잉 사용시 세포 내로 $K^+$이 이동하게 되는데 이렇게 체내 총 $K^+$의 결핍은 없이 저칼륨혈증이 오는 경우 알칼리증은 발생하지 않는다.
- $NaHCO_3$를 투여하여 알칼리증을 만들면 세포 내에서 이를 보상하기 위하여 $H^+$가 나오고 대신 $K^+$가 세포 내로 들어간다. 이러한 경우 체내 총 $K^+$의 양과 관계없이 일시적인 저칼륨혈증이 일어난다.

#### ② 고칼륨혈증

고칼륨혈증이 장시간 발생하는 경우는 **GFR가 감소**한 경우와 **저알도스테론증**의 두 가지 경우가 있다. 전자의 경우 내인성 산의 축적으로 산증이 발생하고 $H^+$가 세포 내로 들어가면서 대신에 $K^+$가 세포 밖으로 나와 고칼륨혈증이 발생할 수 있다(외인성 산으로 인한 경우도 비슷한 기전으로 고칼륨혈증이 발생한다). 후자의 경우 $Na^+$ 재흡수 및 $H^+$, $K^+$ 분비는 감소되므로 저나트륨혈증, 고칼륨증, 산증이 발생한다.

# 7 유 전
# Genetics

인체의 발육은 유전적 요인(genetic factors)과 환경적 요인(environmental factors)의 영향을 받는다. 질병을 초래할 수 있는 유전학적 요인은 **염색체이상(chromosomal abnormality), 단일 돌연변이유전자(single mutant gene),** 환경적 요인과 상호작용을 하는 **다발 돌연변이유전자(multiple mutant gene), 세포질(cytoplasmic) 또는 사립체(mitochondrial) 유전**을 들 수 있다.

**단일 돌연변이유전자는** 멘델유전 방식에 의하여 유전되므로 그 병의 유전 양식을 **보통염색체우성(autosomal dominant), 보통염색체열성(autosomal recessive), X연관유전(X-linked)**으로 나눌 수 있지만, 다유전자질환(polygenic disease)의 유전적인 경향은 쌍둥이 연구 또는 가족조사로 알게 된다.

**세포질 또는 사립체유전(mitochondrial inheritance)은** 흔하지 않은 유전 양식으로 수정 때 정자의 사립체는 난자로 들어갈 수 없어서 수정란은 난자의 사립체 즉, **모성유전(maternal inheritance)**을 따른다.

## 1 염색체

사람의 세포에는 **23쌍, 46개의 염색체**가 있다. 23쌍의 염색체 중에서 22쌍의 염색체는 보통염색체, 1쌍은 XX 또는 XY의 성염색체이다. 1쌍의 염색체의 각 구성원은 유전 가능성이 서로 같고 보충적이며 모양이 서로 비슷한 상동염색체이다(homologous chromosome).

염색체를 관찰하기 위해서는 **세포분열 중기(metaphase)**에 염색을 하여 관찰할 수 있으며, 그 전체 길이와 중심절(centromere)의 위치에 따라 분류한 것을 **핵형(karyotype)**이라고 한다. 중심절은 염색체를 긴팔(long arm, q)과 짧은팔(short arm, p)로 나누고 염색체에서 중심절의 위치에 따라서 중앙중심절(metacentric), 중앙곁매듭(submetacentric) 또는 끝곁매듭(acrocentric)염색체라고 부른다.〈그림 7-1〉

보통염색체는 크기와 구조에 따라 **큰 것부터 순서대로 1에서 22**까지의 번호를 붙이고, A~G까지 7군으로 나눈다. **23번째는 성염색체**로 여자는 XX, 남자는 XY이다.〈그림 7-2〉

**작은림프구,** 골수세포, 양수세포, 섬유모세포, 융모막 융모 등을 이용하여 **핵형 분석**을 할 수 있는데, 최근에는 고해상도 염색체 분염법(high resolution banding technique)으로 세포분열의 전기(prophase) 또는 전중기(prometaphase)의 가늘고 긴 염색체에 Giemsa 또는 Wright 염색으로 염색체의 미세한 구조 이상의 발견이 가능해졌다.〈그림 7-3〉

In situ hybridization은 염색체를 확산하여 특이한 **DNA 염기배열의 존재 유무를 파악**하는데 사용한다. 형광 탐색자(probe)의 염색체에 있는 동종 DNA 염기배열을 인식하여 부착하는 성질을 이용하여 특정 염색체 분절 또는 DNA 염기배열의 존재 유무를 파악하는 것을 **FISH(fluorescent in situ hybridization)**라고 한다.〈그림 7-4〉

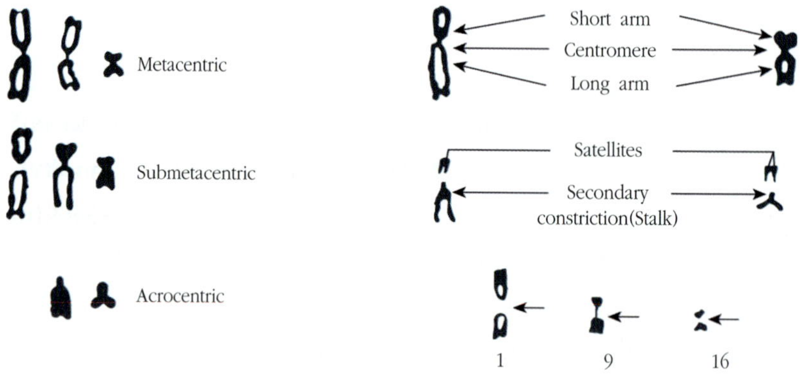


그림 7-1 사람의 염색체 모양

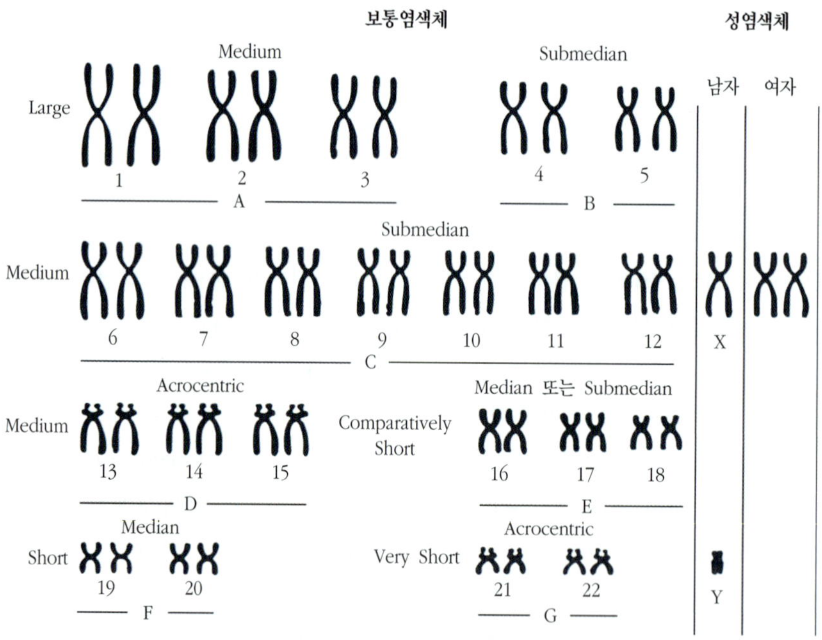


그림 7-2 정상인 염색체의 핵형 분석도(Denver 분류)

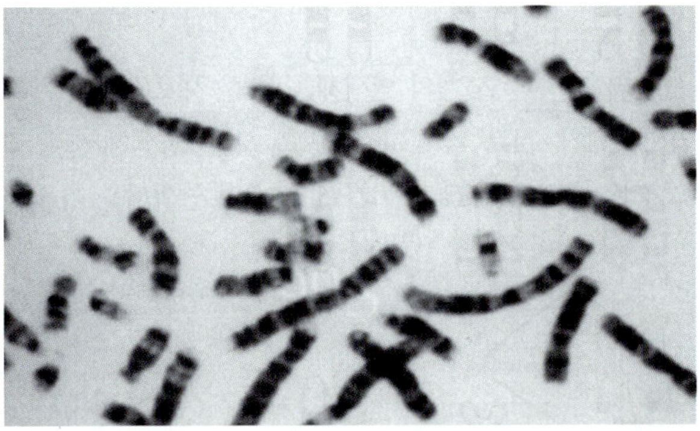

그림 7-3 고해상도 염색체 분염법

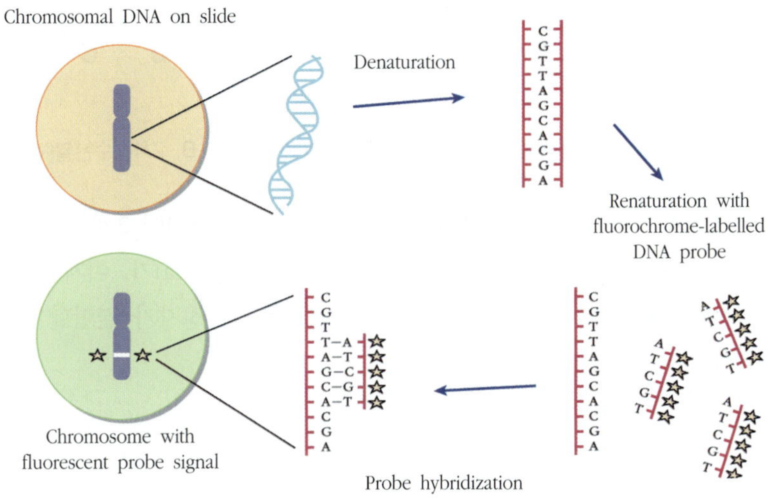


그림 7-4 FISH(Fluorescence In Situ Hybridization) 분석



## 2 유사분열과 감수분열

세포분열에는 2가지 유형이 있는데, 대부분의 체세포에서 일어나는 유사분열(mitosis)과 생식세포에서 일어나는 감수분열(meiosis)이다. 유사분열과 감수분열시 오류(errors)가 발생하는 경우 결국 염색체의 수적 이상이 생기게 된다(aneuploidy).

### 1) 유사분열

유사분열에서는 각 염색체는 DNA복제된 후 자매염색분체(two sister chromatids)로 구성된 염색체 2개(총 46쌍)로 나누어지고, 자매염색분체는 딸염색분체(daughter chromatid)로 분리되어 2개의 딸세포(daughter cell)로 이행하여 다시 하나의 염색체를 구성하므로 결국 **딸세포는 23쌍의 염색체**를 가지게 된다**(diploid)**.

### 2) 감수분열

감수분열은 두 번의 세포분열을 통해 **23개의 염색체**를 가진 세포(홀배수체, **haploid**)가 생성된다. 1차 감수분열에서는 형성된 염색분체가 서로 쪼개지지 않고 상동 염색체끼리 짝을 이루어 **교차(crossing over)**를 일으킨 후 떨어져서 각각의 딸세포로 들어가서 **23개의 염색체**를 가진 **홀배수체**가 된다.〈그림 7-5〉

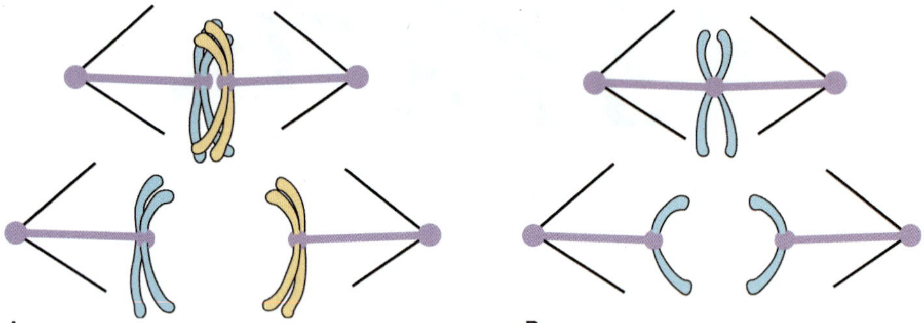


그림 7-5 **감수분열에서 염색체 분리. A,** 1차감수분열(Meiosis I). **B,** 2차감수분열(Meiosis II).

2차 감수분열은 DNA 복제과정 없이 유사분열과 동일하게 진행되어 2개의 생식자(gamete)를 만들게 된다. 감수분열을 통해서 남자는 4개의 정조세포(spermatogonia)가, 여자는 1개의 난세포와 3개의 둘째극체(second polar body)가 만들어지고, 수정시 난자와 정자가 결합할 때 양측의 핵이 합하여 23쌍의 염색체를 형성하게 된다.

## 3 성 결정

난자는 X염색체만을 가지고 있고 정자는 X염색체 또는 Y염색체를 가지고 있는데, 난자가 X염색체의 정자와 수정하면 성염색체 XX인 여성, Y염색체의 정자와 수정하면 성염색체 XY의 남성이 된다. 여성은 배아기 때 각 세포에 있는 **2개의 X염색체 중 하나가 유전적으로 비활성화** 되는데(**Lyon 가설**), 이러한 핵 가장자리에 진하게 염색되는 비활동성의 타원형의 소체를 **바소체(Barr body)** 또는 성염색질(sex chromatin)이라고 한다.〈그림 7-6〉

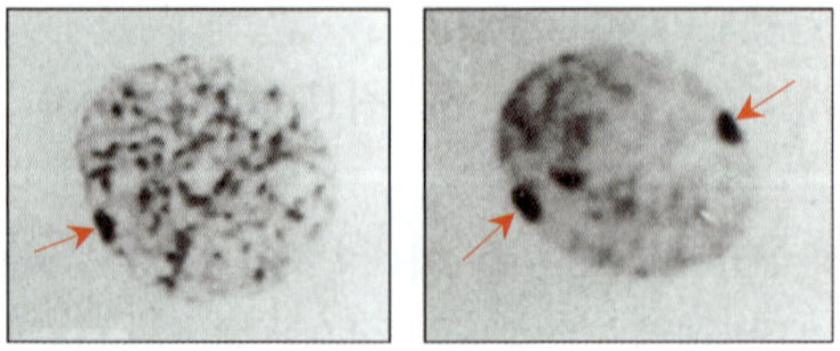


그림 7-6 **성염색질(sex-chromatin). A,** 성염색질 1개로 예는 46 XX, 47 XXY. **B,** 2개로 예는 47 XXX, 48 XXXY

세포핵 안의 바소체 유무에 따라 성염색질 음성(sex chromatin negative)과 성염색질 양성(sex chromatin positive)으로 나누게 되고, **바소체의 개수는 X염색체의 수－1**로 정상 여성에서는 1개이다.

## 4 염색체이상

염색체이상(chromosomal abnormality)은 수이상(numeral aberration)과 구조적 이상으로 나눌 수 있는데, 생존아(live birth) 중 약 1%의 비율로 나타나며, 성염색체 이상과 보통염색체 이상의 비율은 비슷하다.

**임신 제1석달(first trimester)의 자연유산의 50% 이상에서 염색체 이상**이 보인다. 이때 가장 흔한 염색체 이상은 trisomy 16 / 45, XO / 69 triploidy이다.

### 1) 수이상(Numeral aberrations)

염색체 개수가 46개보다 더 많거나 적은 경우를 말하며 **정배수성(euploidy)**과 **비정배수성(aneuploidy)**으로 나뉜다.

#### (1) 정배수성(Euploidy)

정자 또는 난자는 23개의 염색체를 가지고 있어서 홑배수체(haploid, **n**)이고, 체세포는 두배수체(diploidy, **2n**)이다. **홑배수의 정확한 배수의 염색체를 가지는 세포를 정배수체(euploid)**라고 하며 세배수체(triploid, **3n**), 네배수체(tetraploid, **4n**) 등이 있는데 이들을 다배수체(polyploidy)라고 한다.

#### (2) 비정배수성(Aneuploidy)

정배수성(n, 2n, 3n 등)에서 벗어난 상태를 비정배수성(aneuploidy)이라고 하는데 가장 흔한 원인은 감수분열 과정에서 **비분리(non-disjunction)**로 인해서 한쪽은 염색체가 하나 더 들어가고, 다른 쪽은 하나 적게 들어감으로써 생식자가 **세염색체(trisomy)**나 **홑염색체(monosomy)**로 되는 것이다.

비정배수성은 가장 흔하면서 임상적으로 중요한 염색체이상으로 임상적으로 인지되는 모든 임신의 3～4% 이상에서 발생하는데, 대개 세염색체나 홑염색체로 **세염색체가 홑염색체보다 더 흔하다.** 대표적인 세염색체는 다운 증후군(trisomy 21)이 있고, 홑염색체는 터너증후군(45, X)이 있다.

#### (3) 섞임증(Mosaicism)

세포분열 동안에 비분리가 일어나거나 세포분열 후기(anaphase)에 한 염색체가 각 극(pole)으로 도달하지 못하여〈**그림 7-7**〉, 한 수정란에서 유래한 한 개체 내에 서로 다른 두 가지 이상의 계열의 세포가 나타나는 것을 섞임증(mosaisim)이라고 한다.

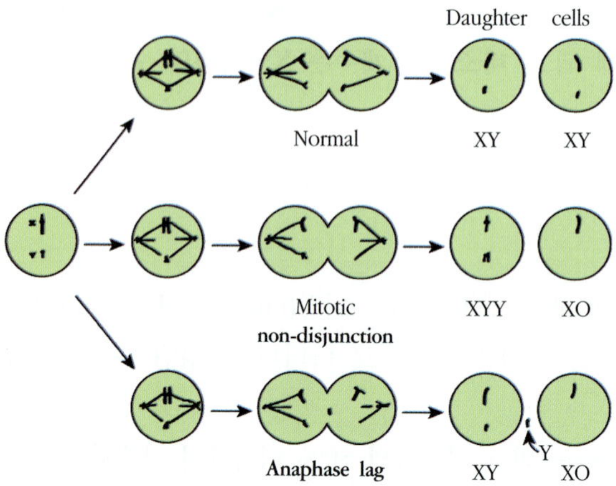


그림 7-7 섞임증의 발생기전

### (4) 염색체 수이상의 좋은 예후

① 성염색체 이상이 보통염색체 이상보다 예후가 좋다.

② 염색체의 수가 1개 더 첨가된 것이 여러 개 첨가된 것보다 예후가 좋다.

③ 염색체의 수가 1개 소실된 것이 여러 개 소실된 것보다 예후가 좋다.

④ 섞임증에서는 정상 세포의 비율이 클수록 예후가 좋다.

## 2) 구조의 이상(Structural aberrations)

염색체 수는 46개로 정상이나 **염색체의 일부가 파손되어 형태 이상**을 일으킨 경우로 **자리옮김, 결손, 삽입, 자리바꿈, 중복, 고리염색체, 같은팔염색체**의 기전으로 나타난다.〈그림 7-8〉

### (1) 자리옮김, 전위(Translocation)

구조 이상 중에서 가장 흔한 형태로 파손되어 떨어져 나온 염색체 부분이 다른 염색체에 융합한 것이다. 출생아 500명당 1명의 비율로 발생한다.

**① 상호전위**(Reciprocal translocation)

2개의 서로 다른 염색체의 일부가 동시에 파열되어 염색체 분절을 바꾼 경우를 말하는데, 이때 유전인자가 소실되지 않은 경우에는 **균형자리옮김(balanced translocation)** 〈그림 7-9〉라 하며 보인자는 정상으로 보이나 **후손에서는 임상증상이 나타난다**. 11번, 21번 염색체의 긴팔끼리 상호전위가 가장 잘 일어난다.

**② 로버트슨 자리옮김**(Robertsonian translocation) **또는 중심 융합형**(Centric fusion type) **자리옮김**

2개의 끝결매듭염색체의 중심절 부위에서 파열되어 융합되어서 염색체의 짧은팔이 소실되고 핵형은 단지 **45개의 염색체**를 갖게 된다.〈그림 7-9〉 이런 **중심융합(centric fusion)**은 끝결매듭염색체 **(13~15번, 21, 22번 염색체)**끼리 서로 친화성이 있어서 잘 일어난다. 로버트슨 자리옮김 보인자는 대개 정상으로 보이지만, 유산의 위험성과 염색체이상 자녀를 가질 가능성이 증가한다.

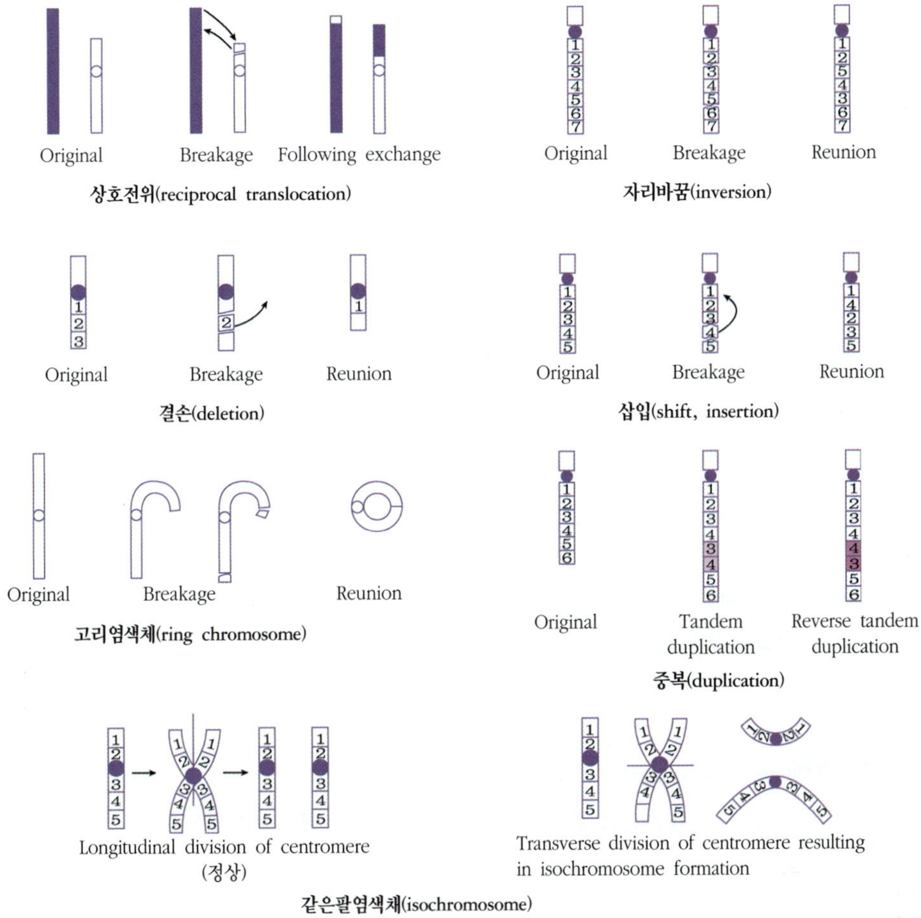


그림 7-8 염색체 구조이상의 발생기전

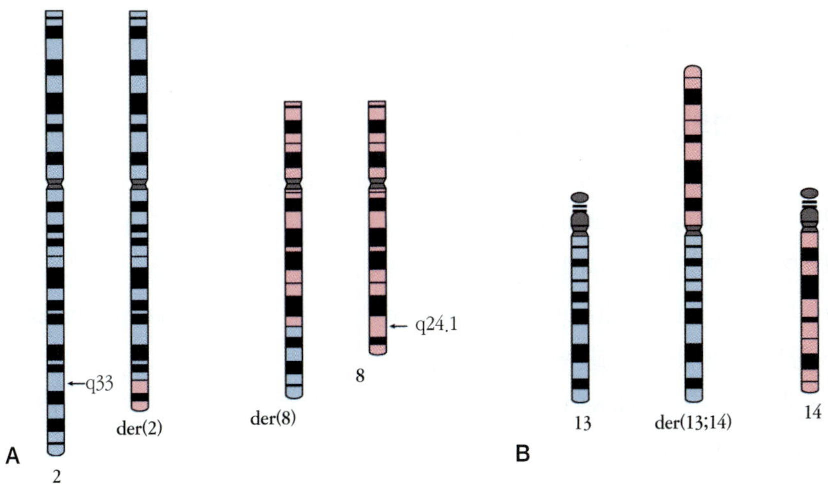


그림 7-9 자리옮김. A, 균형 자리옮김. B, 로버트슨 자리옮김

#### (2) 자리바꿈(Inversion)

1개의 염색체에서 2개의 파열된 부분이 자리바꿈되어 염색체의 순서가 거꾸로 바뀐 것이다. 생존아 100명당 1명에서 발생하며 보인자인 경우는 본인은 정상이나 염색체이상 자녀를 갖거나 유산될 가능성이 증가한다.

#### (3) 결 손(Deletion)

염색체의 짧은팔(p)이나 긴팔(q)로부터 일부분이 파열되어 소실된 것이다. 결손이 있는 경우 정신지체나 기형을 초래하는데, 예로 5번 염색체 짧은팔 소실이 있는 고양이울음증후군을 들 수 있다.

#### (4) 중 복(Duplication)

한 염색체의 일부분이 다른 상동 염색체(homologous chromosome)에 부착되어 여분의 유전자 물질(extra genetic material)을 갖는 경우를 말한다.

#### (5) 삽 입(Insertion or shift)

염색체의 일부가 잘려 다른 염색체에 끼여 들어간 것을 말한다. 동일 염색체에서 발생하는 경우 shift라고 한다.

#### (6) 같은팔염색체(Isochromosome)

염색체 중심절이 가로(transverse)로 분열하여 2개의 짧은팔 또는 긴팔의 같은팔 염색체가 된다.

#### (7) 고리염색체(Ring chromosome)

한염색체의 양 끝이 결손된 후 서로 재융합하여 형성된 결손 증후군의 형태이다.

### 3) 염색체 표기법

핵형 표기의 순서는 **전체 염색체수, 성염색체 구성, 이상 염색체**의 순으로 기재한다.〈표 7-1〉

### 4) 염색체 핵형분석의 임상적 적용

(1) 염색체이상 증후군을 의심하게 하는 생김새, 특히 얼굴, 손, 발
(2) 모호생식기(ambiguous genitalia)
(3) 사망원인이 불분명하거나 다발 기형을 가진 사산아
(4) 2개 이상의 심한 선천기형(major malformation)이나 다발 기형(minor malformation) 가진 유아
(5) 기형을 동반한 신경학적 결손이 있는 경우
(6) 부모, 형제, 다른 가족들(first-degree relatives) 중 염색체의 자리옮김, 중복, 결손이 있는 경우
(7) 35세 이상의 고령 임신부
(8) 염색체이상 아이를 분만했던 임신부

**표 7-1 염색체 핵형 표기법의 예**

| | |
|---|---|
| 46, XY(46, XX) | 정상 남자(정상 여자) |
| 47, XY, +21 | 21 세염색체(다운 증후군) 남자 |
| 47, XX, +18 | 18 세염색체(Edwards 증후군) 여자 |
| 47, XY, +13 | 13 세염색체(Patau 증후군)남자 |
| 45, XX, −14, −21, t(14q21q) | 표현형은 정상이나 14와 21번 염색체의 중심 융합형 전위 보인자 여자 |
| 46, XY, −14, t(14q21q) | 전위형 다운 증후군 남자(14와 21번 장완의 중심 융합형) |
| 46, XX, −21, t(21q21q) | 전위형 다운 증후군 여자(21과 21번 장완의 중심 융합형) |
| 46, XY, del(5p) 또는 5p− | 고양이울음증후군 남자 |
| 46, XY, r(19) | 19 고리염색체를 가진 남자 |
| 45, X | 터너증후군 |
| 46, X, i(Xq) | X 염색체 장완의 같은팔염색체를 가진 여자 |
| 46, XY, fra(X)(q27.3) | 여린X증후군(fragile X syndrome) 남자 |
| 47, XXY | 클라인펠터증후군(표현형 남자) |
| 47, XXX | 삼중X(triple X) 또는 super female 증후군(표현형 여자) |
| 46, XY/47, XXY | XY/XXY mosaic 클라인펠터증후군 |
| 46, XX/47, XXX | XX/XXX mosaic 삼중X증후군 |

p : 짧은팔, q : 긴팔, s : 위성(satellite), t : 자리옮김, del : 결손, r : 고리염색체, i : 같은팔염색체, / : 섞임증
dup : 중복, inv : 자리섞음,
+/− : 염색체 번호 앞에 있을 때는 해당 염색체 수의 증감, 염색체 번호 뒤에 있을 때에는 짧은팔 또는 긴팔의 길이 증감

(9) 원인 없이 3번 이상 자연유산을 경험한 임신부

임신부에서는 임신나이 10~12주에 융모막 융모 채취를, 임신나이 16~18주에 양수천자를 하여 산전 검사를 하게 된다.

## 5 염색체이상에 의한 임상 증후군

모든 염색체이상 증후군의 공통된 특징은 **지능저하, 발육부전, 선천다발기형** 등이다.

### 1) 보통염색체 이상 증후군

#### (1) 다운증후군(21 trisomy)

**생존출생아 600~800명 중 1명**으로 가장 흔한 염색체장애(chromosome disorder)로 **고령의 산모(≥35yr)에서 발생빈도가 증가 한다.**

### ① 염색체 이상의 유형

**21번 세염색체증(21 trisomy)**

환자의 약 95%를 차지하는 핵형(**47, XX, +21** 또는 **47, XY, +21**)으로 전형적인 임상증상을 나타낸다.

**전위형 다운증후군(Translocation Down syndrome)**

환자의 약 4%에서는 **46개의 정상 염색체 수**를 가진 전위형(주로 **로버트슨 전위**)이다. 전위형 다운증후군의 **약 1/2에서는 균형전위(balanced translocation) 부모**(임상소견은 정상)로부터 유전되기 때문에 전위형 다운증후군 환자의 **부모는 반드시 염색체 분석**을 해야 한다. 부모가 t(14q ; 21q) 보인자의 경우 자녀가 다운증후군일 가능성은 보인자가 어머니인 경우 10% 아버지인 경우 2% 미만이지만, **t(21q ; 21q) 보인자인 부모의 자녀는 100% 다운증후군**이 된다.

**Mosaic 다운증후군**

약 1%의 환자에서 나타나며 염색체 수가 46개로 정상인 세포와 47개인 21 세염색체의 세포 집단이 혼합되어 있는데, 정상 세포의 비율이 높을수록 표현형은 정상에 가까워진다.

### ② 다운증후군의 증상

임상증상은 **인지장애**와 **특징적인 얼굴과 손발**이 특징적이다.〈그림 7-10〉

눈꺼풀틈새 외상방경사(upward and slanted pal pebral fissures), 눈구석주름(epicanthal folds), 큰 혀를 가진 넓고 납작한 얼굴과, 폭이 넓고 작은 손에 원숭이손금을 보인다. 손가락이 짧고 새끼손가락의 기형(측만지)을 보이기도 하고, 지문은 ulnar loop이 많다.〈그림 7-10〉

다운증후군 환자는 **방실사이막결손, 심실사이막결손, 심방사이막결손 등의 선천심장병(40%), 위장관 이상(샘창자폐쇄), 백혈병, 알츠하이머병, 갑상샘저하증, 당뇨병, 면역기능이상, 청력 및 시력 문제**가 잘 동반되고, **기대여명(life expectancy)은 50~55세** 정도이다.

성장장애와 발달장애가 동반되어서 저신장을 보이며 2~4세경에 걷기 시작하고 언어 사용은 4~6세경에 시작되나 개인차가 크다.

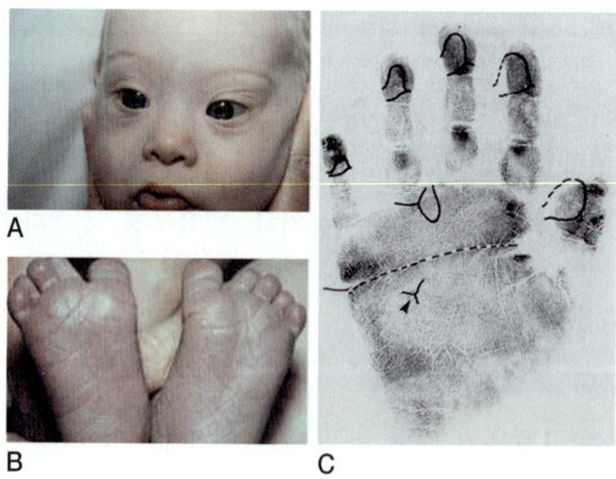

그림 7-10 다운증후군. A, 다운증후군의 전형적인 얼굴. B, 발. C, 원숭이손금(simian crease).

③ 진 단

임상증상을 통해 95% 이상에서 다운 증후군을 의심할 수 있으나 모자이크현상에 의한 경우는 증상을 통해 확진이 어렵다. 이런 경우에는 세포유전검사를 통한 염색체 분석으로 확진할 수 있다.

모든 임산부는 제 2 석달에 혈청 검사(**AFP, uE3, hCG**)를 시행하여 다운증후군의 선별검사를 해야하는데, **알파태아단백 감소, 비결합에스트리올 감소, 사람융모성생식샘자극호르몬 증가**하는 소견을 보인다. 선별검사에서 이상을 보이면 세포유전검사로 확진한다. **고령의(35세 이상) 임산부**에서는 융모막융모표본채취나 양수천자를 통한 **염색체 분석을 권한다.**

④ 치 료

다운 증후군에 대한 특이치료는 없으나 예기지도(anticipatory guidance)를 통해서 내과적 문제들을 빨리 발견하여 교정해 주어야 한다. 아래의 흔한 문제들에 대해서 중점적으로 체크해야 한다.

- **성장** : 성장장애
- **치과검진** : 치아배열불량, 치주질환
- **안과검진** : 굴절이상, 사시, 근시, 백내장
- **귀의 검진(청력검사)** : 만성중이염, 청력소실
- **심장 검진** : 선천심장병
- 호흡기계 검진 : 폐쇄수면무호흡
- **내분비계 검진** : 갑상샘저하증, 당뇨병
- 소화기계 검진 : 변비, 선천 장폐쇄
- 신경계 검진 : 발달지연, 지능장애, 경련, 우울
- **면역질환, 백혈병**

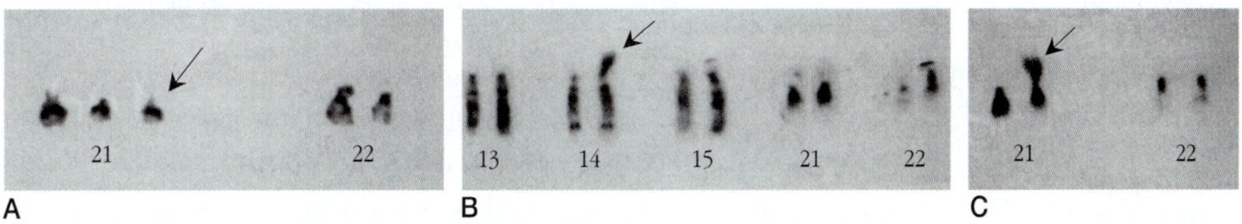


그림 7-11 다운증후군의 여러 가지 핵형. A, 21 세염색체. B, 14/21 전위형. C, 21/21 전위형.

### (2) 에드워즈증후군(Trisomy 18 syndrome)

두 번째로 흔한 보통염색체 세염색체 증후군으로 생존출생아 8,000명 중 1명 정도 발생하며 **어머니 연령이 높을수록 발생 빈도가 높다. 거의 모두가 심기형**을 가지고 있어 **95%에서 1세 이내에 사망**한다.

임상증상은 정신지체, 특징적인 얼굴, 손발을 들 수 있는데**〈그림 7-12〉**, **〈표 7-2〉**, 집게손가락이 셋째손가락 위로, 새끼손가락이 넷째손가락 위로 겹쳐있고, 바닥이 배 밑같이 생긴 흔들의자바닥변형(rocker-bottom feet)을 보인다. **심실사이막결손, 동맥관열림증, 심방사이막결손**이 있고, **말굽콩팥**이 동반될 수 있다.

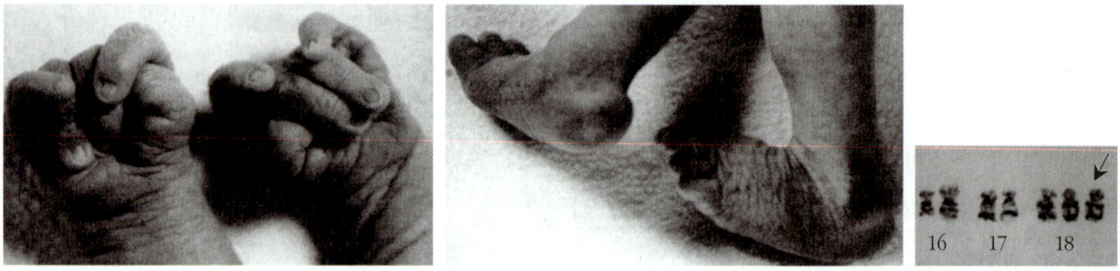


A B C

그림 7-12 에드워즈증후군. **A,** 손 모양. **B,** 발 모양. **C,** 핵형.

**표 7-2 보통염색체 수이상 증후군(Trisomy syndromes)**

| 증후군/핵형 | 빈 도 | 증 상 |
|---|---|---|
| **다운(trisomy 21)**<br>세염색체증 : 95%<br>47,XX(XY),+21<br>전위형 : 4%<br>46,XX(XY),−14,t(14q21q)<br>46,XX(XY),−21,t(21q21q)<br>섞임증 : 1% | 1 : 600∼800<br>남 : 여＝1 : 1 | 근력긴장저하, 둥글고 납작한 얼굴, 납작한 뒤통수, 눈꺼풀틈새 외상방 경사, 두눈먼거리증, 내안각주름, 사시, Brushfield 반점, 혀 내밈, 혀의 유두비대 및 주름진 혀, 변형 귀, 납작코, 넓고 짧은 목의 덧살, 높은 구개궁, **심기형(40%, AVSD, VSD)**, 소화기계 기형(5%, **샘창자폐쇄**, 항문막힘증, 선천거대결장증, 배꼽탈장), **원숭이손금**, 작고 넓은 손, 새끼손가락의 단일 굴곡선, 측만지증, 피문 이상(ulnar loop), 엄지와 둘째 발가락 사이의 큰 틈, **정신지체** |
| **Edwards(trisomy 18)**<br>47,XX(XY),+18<br>46/47 mosaicism | 1 : 6000∼8,000<br>남 : 여＝1 : 4 | 뒤통수 돌출, 작은턱증, 입술입천장갈림증, 낮은 변형 귀, 익상경, **심기형(VSD, PDA)**, 짧은 복장뼈, 단일탯줄동맥, **마제신**, 작은 골반, 잠복고환, 고관절 외전장애, 샅굴탈장 또는 복벽탈장, **손가락의 굴곡변형**, 피문 이상(simple arch), **정신지체, 저체중출생아** |
| **파타우(trisomy 13)**<br>47,XX(XY),+13<br>46/47 mosaicism | 1 : 10,000∼20,000<br>남 : 여＝1 : 1 | 모세혈관종, 작은머리증, **입술입천장갈림증**, 소안구증, 낮은 변형 귀, 작은턱증, **통앞뇌증**(holoprosencephaly), **중앙부 두피 결손**, 난청, 단일 탯줄동맥, **다낭신**, 배꼽탈출(omphalocele), **심기형(VSD, PDA)**, 쌍각자궁(bicornuate uterus), 잠복고환, 다지증, 손톱의 형성부전, 손가락의 굴곡변형, **정신지체** |

#### (3) 파타우증후군(Trisomy 13 syndrome)

생존출생아 약 2만 명당 1명의 빈도로 나타나며 남녀의 비는 비슷한데 **어머니가 고령일수록 발생빈도가 높다. 95%에서 6개월 이내에 사망**한다. 임상증상은 입술입천장갈림증, 통앞뇌증(holopro sencephaly), 다낭신장 등이 동반될 수 있다.〈그림 7-13〉

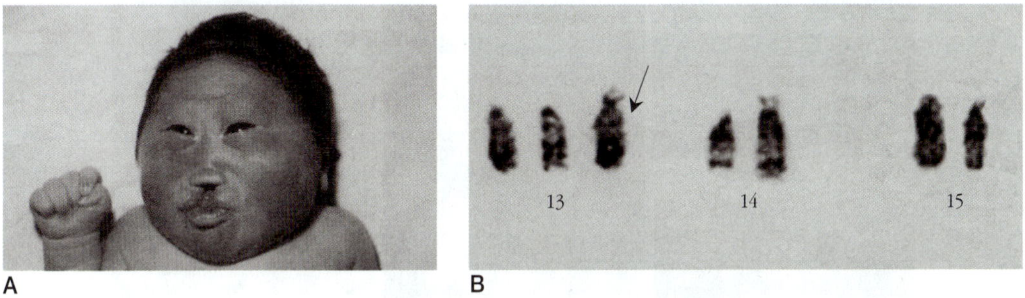


그림 7-13 파타우증후군. A, 얼굴모습. B, 핵형

### 2) 염색체 결손 증후군(Deletion syndrome)

염색체 결손은 단순 결손이거나 다른 염색체 분절의 중복을 동반한 결손으로 발생할 수 있다. 염색체의 결손은 **대개 정신지체와 다발 기형**을 일으키며 고양이울음증후군이 대표적이다.

미세 결손(microdeletion)은 고해상도 염색체 분염법(high resolution banding technique)을 통해서 알 수 있는 작은 염색체 결손으로서 프래더－윌리증후군, 앵겔만증후군, 윌리암스증후군, 구개심장안면증후군(velocardiofacial syndrome) 등이 그 예이다.

#### (1) 고양이울음증후군(Cri-du chat syndrome, 5p－증후군)

생존출생아 약 5만~10만 명당 1명꼴이며 **5번 염색체의 짧은팔의 결손**에 의하여 발생한다. 임상증상은 특징적인 얼굴 생김새와 **고양이 울음소리**가 특징이다.〈그림 7-14〉, 〈표 7-3〉

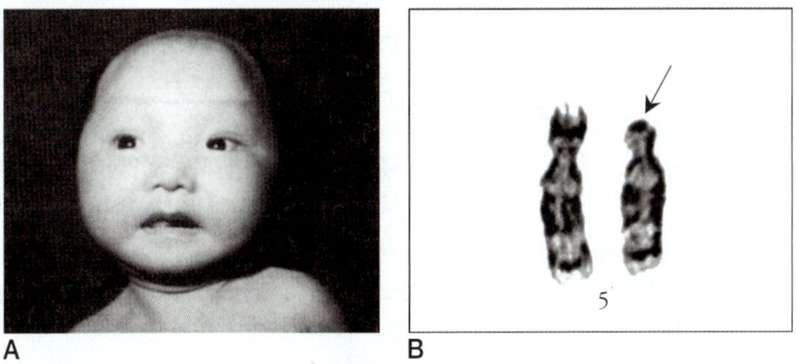


그림 7-14 고양이울음증후군. A, 얼굴모습. B, 핵형.

표 7-3 고양이울음증후군 특징적인 소견

| 증후군/핵형 | 증상 |
|---|---|
| 5p－(Cri-du chat 증후군) 46, XX(XY), del(5)(p14) | 근육긴장저하, 단신, 작은머리증, 돌출된 이마봉합선, 둥근얼굴, 두눈먼거리증, 양측내안각주름, 높은구개궁, 넓고 낮은 콧등, 낮은 변형 귀, 고양이 울음소리, 정신지체 |

### (2) 미세 결손/중복 증후군

여러 인접한 유전자들의 결손, 중복에 의하여 표현형이 나타난다.**〈표 7-4〉** 보통염색체 우성유전 소질을 보이며, 많은 질환에서 각인(imprinting) 효과를 보인다.

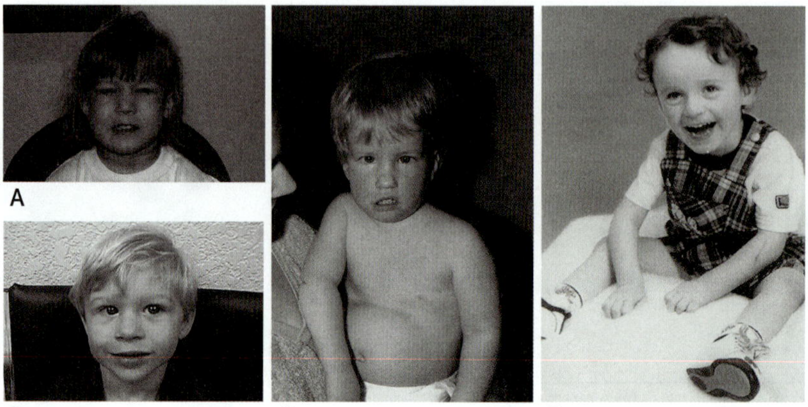

그림 7-15 **미세결손증후군. A,** 구개심장안면증후군. **B,** 윌리암스증후군. **C,** 프래더-윌리증후군. **D,** 앵겔만증후군.

**표 7-4 미세 결손 증후군**

| 결손 | 증후군 | 임상증상 |
|---|---|---|
| del(7q11.23) | Williams | **통통한 볼과 입술의 둥근 얼굴**, 성상 홍채, 사시, **판상부 대동맥협착(supravalvular aortic stenosis)**, **우호적인 성격**, 정신지체, elastin 유전자 결손 |
| del(11p13) | WAGR | **Wilms 종양, 무홍채증**, 긴 얼굴, 눈꺼풀틈새의 외상방 경사, 눈꺼풀처짐, 삐죽한 코, 낮고 잘 형성되지 않은 이개, **남성 성기 발육부전, 생식샘모세포종, 정신지체** |
| del(15q11－q13) (pat) | Prader-Willi | 출생시 심한 근육긴장저하, 비만, 단신, 작은 손과 발, 생식샘저하증, 정신지체, **부계에서 유래된 염색체 부분결손** |
| del(15q11－p13) (mat) | Angelman | 근긴장저하, 가는 머리털, 얼굴가운데 저형성증, 턱나옴증, 경련, 조화운동불능보행, 조절할 수 없는 웃음 발작, 심한 정신지체, **모계에서 유래된 염색체 부분결손** |
| del(20p12) | Alagille | 담즙정체와 담도결핍, 심기형(특히 폐동맥 협착), 안구 이상(후방태생환), 나비형 척추, 긴 코와 넓은 중간코 |
| del(22q11.2) | Velocardiofacial<br>DiGeorge<br>*CATCH 22* | **가슴샘과 부갑상샘의 무형성이나 형성부전**, 이개와 외이도의 형성부전, **뿔줄기 심기형**(conotruncal cardiac anomalies), **입천장갈림증**, 키가작음, 행동장애<br>*CATCH*(Cardiac defect, Abnormal facies, T cell deficit, Cleft palate, Hypocalcemia) *22* |

### 3) 성염색체 이상 증후군

#### (1) 클라인펠터증후군

대부분 핵형은 X염색체가 하나 더 많은 **47, XXY**로 표현형은 남자이다. 가장 흔한 성염색체 비정배수(sex chromosome aneuploidy)고, 남성 생식샘저하증(hypogonadism)의 가장 흔한 원인 중 하나이다.

정신지체 남아의 1%, 불임남자의 3%를 차지한다. 생존출생남아 **500~575명 중 1명** 꼴로 발생하고 **산모의 나이가 많은 경우 더 잘 발생**한다.

① 증 상

대개 마르면서 키가 크고 **여성형 유방증(80%)**을 가지며, **이차성징의 발현**이 지연되거나 **없다.**〈그림 8 –16〉 음경과 고환이 작으며, 무정자증으로 **불임**이다. **X염색체의 수가 많을수록 정신지체 및 형태이상의 정도가 심하다.**

② 진 단

핵형검사상 대부분이 **47, XXY(80%)**이며 일부 48, XXXY 또는 46, XY/47, XXY 등의 섞임증이 있다. **성염색질은 양성**으로, 바소체(Barr body)는 47, XXY인 경우 1개가 보인다. 사춘기 중기 이후 FSH, LH의 농도 증가, estradiol 증가, testosterone 감소, inhibin B의 감소를 보인다.

③ 치 료

장시간작용 **테스토스테론 주사치료**를 11~12세부터 시작한다.

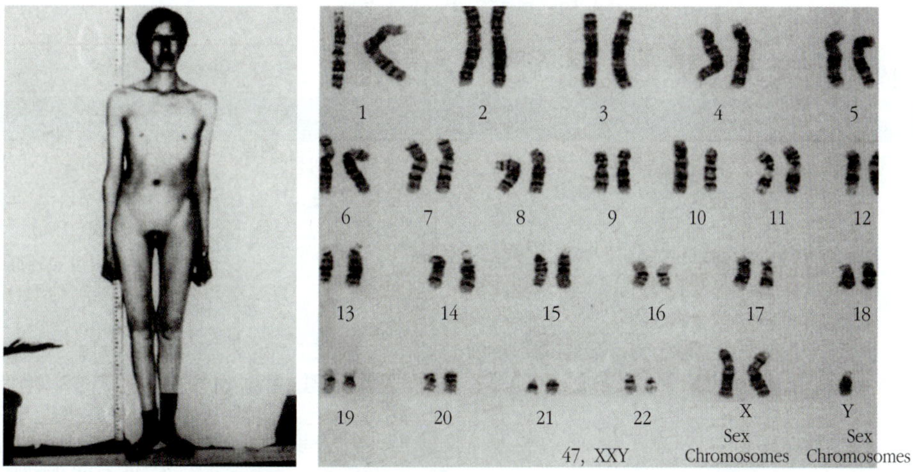


A B

그림 7-16 클라인펠터증후군. A, 전신모습. B, 핵형.

#### (2) 터너증후군(Gonadal dysgenesis)

가장 흔한 홑염색체(monosomy)로 표현형은 여성, 대표적인 핵형은 **45, X**이다. **터너증후군 태아의 95~99%가 자연 유산**되지만, 생존출생여아 1500~2500명 당 1명의 빈도를 보인다. **부모의 나이가 많은 것과 터너 증후군의 발생과는 관계가 없다.**

① 증 상

**키가 작고, 물갈퀴목(webbed neck), 밖굽이팔꿈치, 출생시 손발의 부종** 등이 특징이다.〈그림 8-17〉 이차성징이 나타나지 않고, 원발 무월경이 생기고 대부분은 불임이다. **지능은 대개 정상**이다. **심장기형(bicuspid aortic valve, 대동맥축착)**, 콩팥기형(말굽콩팥), 갑상샘질환, 재발 양측 중이염 등이 흔하다.〈표 7-5〉

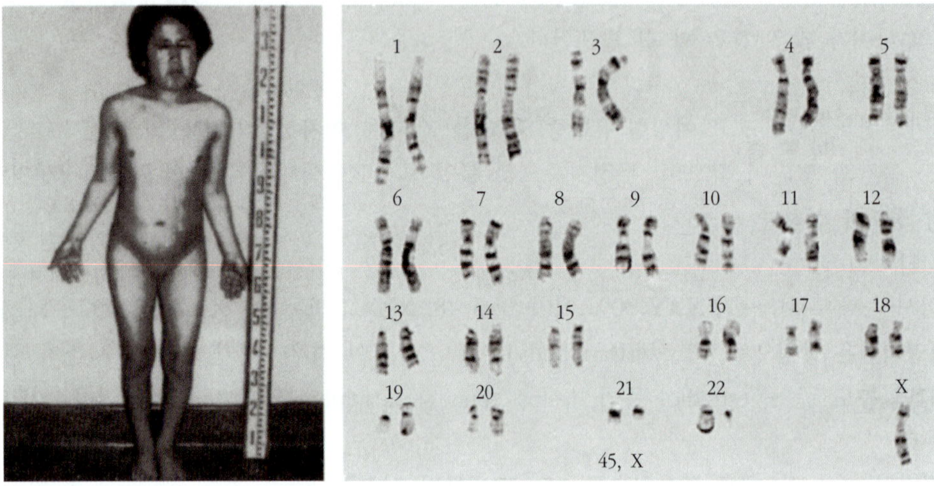


A B

그림 7-17 터너증후군. A, 전신 모습. B, 핵형.

표 7-5 성염색체 이상 증후군

| 증후군/핵형 | 빈도 | 임상증상 |
|---|---|---|
| 클라인펠터증후군<br>47, XXY<br>48, XXXY<br>48, XXYY; 49, XXXXY; 섞임증 | 1 : 575~1,000(남) | **장신**, 고자증, 여성형유방증, **불임**, 체모 발육부전, 무정자증, **작은 음경**, **작은 고환**, 잠복고환, 요도밑열림증, 노뼈－자뼈의 뼈 발생 이상, 낮은 융선 수, **지능저하(10%)** |
| XYY 증후군<br>47, XYY | 1 : 1,000(남) | 표현형은 남자, 장신, 행동 이상(공격적, 반사회적), 심전도상 P－R간격 연장, 노뼈－자뼈의 뼈 발생 이상 |
| 터너증후군(gonadal dysgenesis)<br>45, X<br>섞임증(45, X/46, XX) | 1 : 2,500~5,000(여) | **단신**, **원발무월경**, 불임, 성적 유아증, **지능저하(18%)**, **익상경**, **외반주**, 낮은 두발선, 방패가슴, 색소 반점, 내안각주름, 높은 구개궁, 시력 및 **청력 결손**, 작은턱증, **심기형(대동맥 축착)**, 고혈압, 요로 기형, 마제신, **손·발 등의 부종(신생아)**, **짧은 넷째 중수족골** |
| Trisomy X 증후군<br>47, XXX | 1 : 1,000(여) | 운동과 언어발달 장애, 사람 간의 관계 형성 장애, X염색체 수 증가에 따라 지능 저하와 정신과적 이상 증가 |

② 진 단

핵형분석상 **50%는 45, X**이며 나머지 50%에서 다양한 성염색체 이상을 보인다. **성염색질은 음성**이다. 섞임증 환자 중 5%에서 **Y염색체를 가지는데, 이런 경우 생식샘모세포종(gonadoblastoma)이 발생할 위험이 증가**한다. 모든 45, X 환자에서 Y염색체 유무를 확인하기 위해서 FISH분석 등을 시행해야 한다.

터너증후군이 진단되면 심장, 콩팥, 난소에 대한 초음파 검사를 시행하고, 항갑상선항체 등을 확인한다. X선상 **넷째 중수골 또는 중족골**(4th metatarsal or matacarpal bone)**의 형성저하** 및 짧은 것이 특징이다.

③ 치 료

키성장을 위해서 **성장호르몬 치료**와 적절한 시기가 되면 성발달을 위하여 **여성호르몬치료**를 해야 한다.

#### (3) Noonan 증후군

**정상인 남자(46, XY) 또는 여자(46, XX)의 핵형**과 표현형을 보이면서 **터너증후군의 임상증상**을 나타내는 증후군으로 원인 유전자는 *PPTN11*이다. 지능저하는 터너증후군보다 더 심하며 동반되는 심기형은 주로 **폐동맥협착**이나 **심방사이막결손**이다.

### 4) 취약부위(Fragile site)

취약부위란 **특정한 세포배양 조건에서 염색체가 분리, 파손 또는 약화되는 경향**을 보이는 염색체 부위를 말하며, 인간유전체에는 적어도 120군데 이상의 취약부위가 알려져 있다. 임상적으로 중요한 취약부위 중 하나는 X염색체 긴팔의 말단 부위(Xq27.3)로 여린X증후군(fragile X syndrome)과 연관된다.

#### (1) 여린X증후군(Fragile X syndrome)

여린X증후군은 성염색체 열성 유전을 하며 취약부위는 X염색체 긴팔의 말단 부위(Xq27.3)로 유전되는 정신지체의 가장 흔한 원인으로써 정신지체 남성의 3%에서 발견된다. 주된 임상증상으로 남아에서는 **정신지체,** 자폐적 행동, **큰 고환,** 긴 얼굴, 튀어나온 턱, 크고 뚜렷한 귀 등의 **특징적인 얼굴**을 보이지만 여성에서는 다양한 정도의 지능저하와 학습장애만이 나타난다.

진단은 DNA분석을 해서 삼뉴클레오티드 반복서열이 증가(trinucleotide repeat expansion)되어 있는 DNA의 분절을 확인하면 되는데, 환자에서 **삼뉴클레오티드 CGG의 반복서열의 증가**를 보인다.

삼뉴클레오티드 반복서열은 염색체에 존재하는 염기배열이 삼뉴클레오티드 단위로 반복되어 있는 경우로, 반복서열은 정상, 선변이(premutation), 증상을 보이는 완전변이(full mutation)로 나뉜다.

**대립유전자 확장**(특정 DNA 염기배열의 크기변화)과 관련된 질환에는 **여린X증후군(CGG 반복), 근긴장-디스트로피(CTG 반복), 헌팅톤 병(CAG 반복), 척수소뇌성 실조증**(CAG 반복) 등이 있다. 대립유전자 확장과 관련된 질환에서 보이는 복제의 수는 발병 나이와 증상의 심한 정도와 관련된다.

### 5) 염색체불안정증후군(Chromosomal instability syndrome)

DNA복구, 세포주기조절 및 세포자멸사의 결함이 있어서 염색체 파손과 재배열의 빈도가 많은 질환군으로 이전에는 염색체파손증후군으로 명명되었다. 이 질환군은 **악성종양을 일으키는 경향**이 많은데, **보통염색체열성유전**방식을 따른다. 대표적인 질환으로 **판코니빈혈(fanconi anemia), 모세관확장실조, 베르너증후군, Bloom 증후군, Roberts 증후군, Nijmegen breakage 증후군** 등이 있다. 이 밖에 바이러스 감염(홍역, 수두), 방사선 조사, 약물 등이 염색체 파손을 일으킬 수 있다.

### 6) 한쪽 부모로부터의 이염체성(Uniparental Disomy, UPD)

한 어버이의 이염체성(UPD)은 **염색체 수는 정상이지만 염색체 한 쌍이 모두 한 명의 부모로부터 온 경우**를 말하는데, 한 부모에게서 받은 염색체 한 쌍이 같은 경우를 동종이염체증(uniparental isodisomy), 서로 다른 경우를 이종이염체증(uniparental heterodisomy)이라고 한다.

UPD의 임상형태는 침범된 염색체가 무엇인가, 부모 중 어느 쪽에서 받은 염색체인가, 동종이염체증 또는 이종이염체증인가에 따라서 임상형태가 달라지는데 세 가지 형태의 표현형이 있다.

첫 번째는 **각인된 유전자(imprinted gene)에 발생하는 경우**인데, 유전체각인은 유전자나 염색체 분절이 부모 중 어느 쪽에서 기인했는가에 따라서 표현형의 발현이 달라지는 현상을 말한다. 대표적인 유전체각인 질환은 **15번 염색체와 관련된 프래더-윌리증후군과 앵겔만증후군**을 들 수 있다. 프래더-윌리증후군의 30%는 모친의 UPD를 가지고 있으며, 부친의 15번 염색체는 없다. 앵겔만증후군의 5%에서는 부친의 15번 염색체 UPD가 관찰되고, 모친의 15번 염색체가 없다.**〈표 7-6〉**

두 번째는 **보통염색체열성질환과 관련**된 것으로 보통염색체열성질환 보인자 부모의 자손이 **동종이염체증**이 발생하는 경우 부모 중 한 사람만이 보인자라 하더라도 보통염색체열성질환이 발생할 수 있다.

세 번째, UPD에서 **반드시 표현형 이상이 나타나는 것은 아니다.** 21번, 22번 염색체의 UPD는 아무런 이상을 유발하지 않는다.

**표 7-6 프래더-윌리증후군과 앵겔만증후군의 분자유전학적 발생기전**

| 분자 유전학적 요인 | Prader-Willi 증후군 | Angelman 증후군* |
|---|---|---|
| 15q11~q13 미세결손 | 70%(부계) | 70%(모계) |
| Uniparental disomy | 30%(모계) | 3~5%(부계) |
| 단일 유전자 돌연변이 | 보고 없음 | UBE3A mutation(~11%) |
| 유전체각인 중추(center) 돌연변이 | 1~2% | 3% |
| 기타 | 보고없음 | 10~15% |

*http://www.ncbi.nlm.nih.gov/bookshelf/br.fcgi?book=gene&part=angelman

# 6 분자유전학

분자 유전학의 목적은 유전 질환에서 해당 유전자의 돌연변이를 밝히는 것이다. 돌연변이가 밝혀지면 그 돌연변이가 세포, 조직, 장기, 개체에 미치는 기능적 영향을 이해하고자 한다. 현재로서는 분자 유전학이 치료적 능력보다는 진단적 능력이 훨씬 크지만, 궁극적으로는 분자 수준에서의 치료도 가능해질 전망이다.

## 1) 새로운 질병 유전자의 발견

지금까지 새로운 질병 유전자를 찾기 위하여 이용되는 방법은 대체로 세 가지가 있다.

첫째, 단백질(expression product)을 통해 유전자를 분리하는 방법으로 **전향유전학(forward genetics)**이라 불리는 방법이다.

둘째, **후보유전자 접근법(candidate gene approach)**으로 기존에 알려진 질병과 관련되었을 것으로 추측되는 유전자를 조사하여 질병 특유의 돌연변이를 찾는 방법이다.

셋째, 질병 유전자의 염색체상의 위치에 대한 지식을 기본으로 한 DNA mapping이나 cloning 방법이 있는데, 이를 reverse genetics 또는 **positional cloning**이라 한다.

## 2) 유전 질환의 분자 유전학적 진단

유전 질환의 진단은 **직접(direct mutation analysis)** 또는 **간접(linkage analysis)** 방식으로 시행된다. 직접적인 방법은 원인 유전자의 돌연변이가 알려져 있는 경우, 그 돌연변이의 유무를 직접 검사하는 것으로 최종적인 확진이 가능하다. 간접적인 방법은 원인 유전자의 돌연변이가 알려져 있지 않은 경우 시행하며 환자 가족을 대상으로 유전 가능성이 높게 규명된 염기배열들과의 연관분석을 시행하여 유전 가능성을 확인한다.

# 7 유전형식

## 1) 단일유전자질환(Single gene disorder, mendelian inheritance)

단일 돌연변이 유전자에 의한 질환을 발견하고 진단하기 위해 **가계도(pedigree)**를 그리는 것이 도움이 되는데, 계보발단자의 가족(사산, 유산, 사망한 가족 모두 포함)에 대해서 성별, 나이, 건강상태를 포함한 삼차친족까지의 광범위한 가계도를 작성한다. 가계도에서 사용되는 기호는 **〈그림 7-18〉**과 같다.

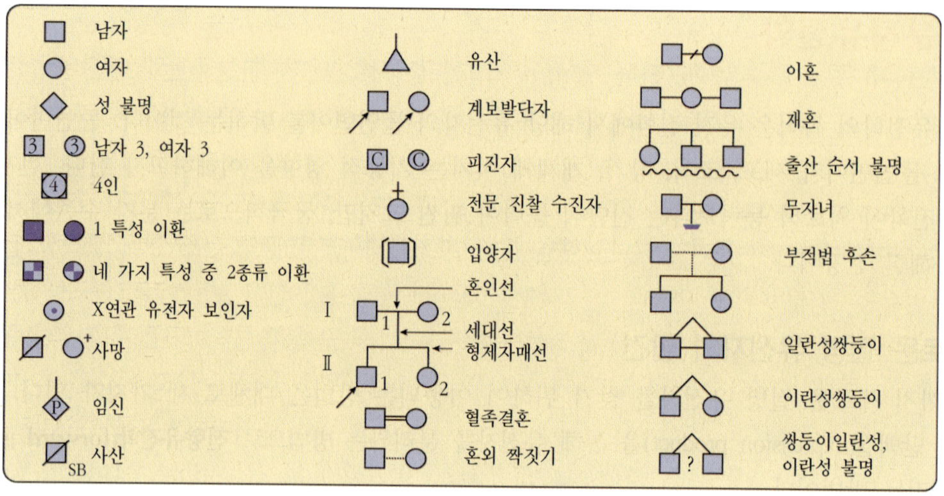


그림 7-18 가계도의 기재법

### (1) 보통염색체 우성으로 유전되는 질환

보통염색체우성질환은 **연골무형성증, 마르팡증후군(Marfan syndrome), 결절경화증, 신경섬유종증, 헌팅톤병, 가족성 고콜레스테롤혈증, 크루종병(Crouzon di sease)** 등이 있으며 가계 특징은 아래와 같다.

① 부모 중 한 명이 환자일 때 자손에게 전달된다.

② **세대를 건너뛰지 않고 모든 세대**에서 나타난다.

③ **남녀 모두**에서 똑같이 나타난다. **아버지에게서 아들로 유전될 수 있다(male-to male transmission).**

④ 환자의 자손에게 **전파될 확률은 50%**이다.

⑤ 자연 돌연변이에 의해서 정상 부모로부터 질환을 가진 자손이 태어날 수 있다.

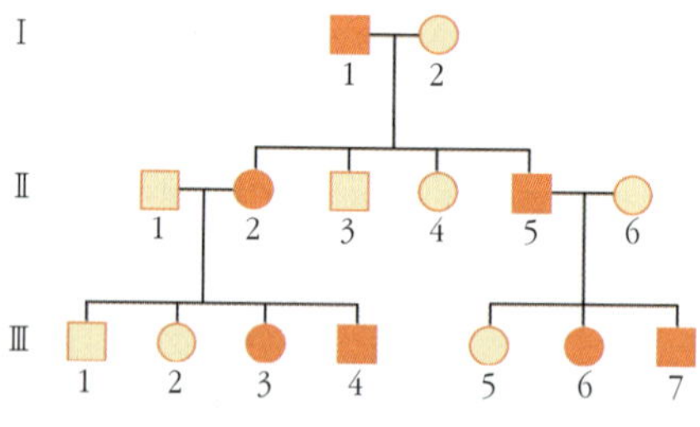


그림 7-19 보통염색체우성소질의 가계도

### (2) 보통염색체 열성으로 유전되는 질환

보통염색체열성질환은 **대부분의 선천성대사이상 질환들**(e.g., **갈락토오스혈증, 당원축적병, 페닐케톤뇨, Gaucher병, 윌슨병**), **낭성섬유증, 판코니빈혈, 낫적혈구빈혈, 모세혈관확장실조, 색조성 건피증, 외배엽 형성이상, 선천부신과다형성** 등이 있는데, 가계 특징은 다음과 같다.

① **세대를 건너뛰어 나타난다.** 환자의 형제에서 동일 질환이 발현되는 경우가 많지만 부모를 포함한 부모의 형제들은 환자가 거의 없다

② **부모 둘 다 보인자**인 경우 **자녀가 환자일 확률은 25%, 자녀가 보인자일 확률은 50%**이다.
③ **남녀 모두**에게 똑같이 나타난다.
④ **근친 결혼**시 발생 빈도가 증가된다.

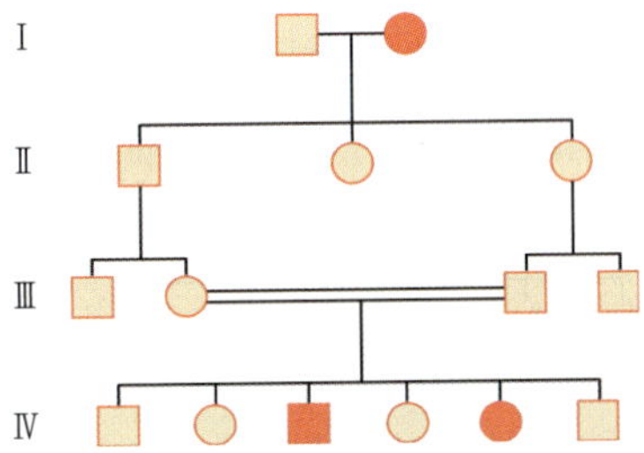


그림 7-20 보통염색체열성소질의 가계도

### (3) X연관(반성)열성유전으로 오는 질환

X연관(반성)열성유전질환은 **혈우병(A, B), 황청색맹, Duchenne 근육퇴행위축, 브루톤형무감마글로불린혈증, G6PD 결핍증, 헌터증후군, 레슈-니한증후군(Lesch-Nyhan syndrome)** 등이 있고, 가계 특징은 아래와 같다.

① **남자에서 주로 증상**이 나타나고, 여자에서는 매우 드물게 증상이 나타난다.
② **남자 환자의 딸은 모두 보인자, 아들은 정상**이다. **아버지에게서 아들로 질환이 유전되지 않는다.**
③ **어머니가 보인자인 경우 아들의 50%는 환자**가 되고, **딸의 50%는 보인자**가 된다. 즉, **보인자가 임신 때마다 이환된 남아를 출생할 확률 25%, 보인자인 딸을 출생할 확률 25%**이다.
④ 보인자인 어머니를 통해서 질환이 전달되므로 **세대를 건너뛰어 환자가 발생될 수** 있다.

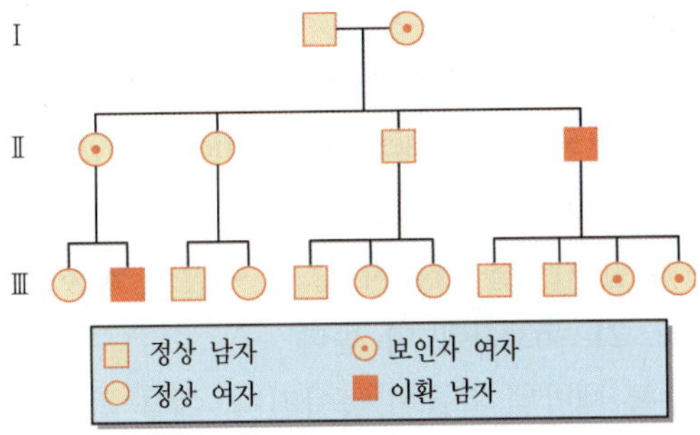


그림 7-21 X연관열성유전의 가계도

### (4) X연관우성유전으로 오는 질환

X연관우성유전질환은 매우 드문 형태로 **저인산혈구루병, 색소실조증**이 있고, 가계 특징은 다음과 같다.

① **남녀 모두에서 질환**이 나타나지만 X염색체를 하나만 가지고 있는 **남자에서 증상이 더 심하고** 여자는 2개의 X염색체 중 하나는 대부분 정상이므로 증상이 경하다.

② **남자 환자의 딸은 모두 이환**되고, **아들은 모두 정상**이다. **아버지에서 아들로 질환이 전달되지 않는다.**

③ 세대를 건너뛰지 않고 **모든 세대에서** 나타난다.

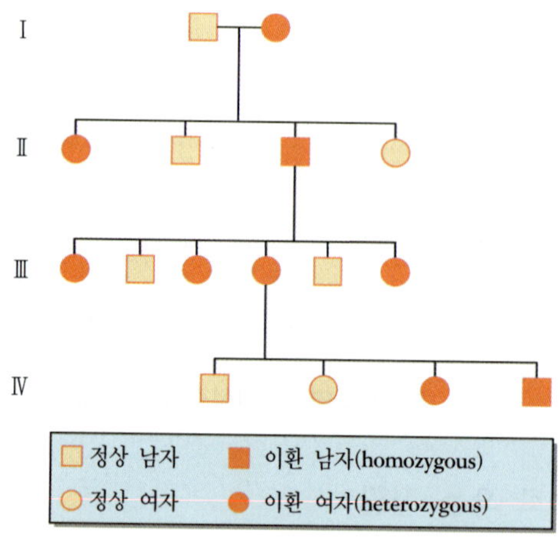


그림 7-22 X연관우성유전의 가계도

## 2) 다인자유전(Multifactorial inheritance)

한 개 또는 두 개 이상의 **유전자와 환경적 요인, 확률인자(stochastic factor)들과의 상호작용**에 의하여 질환이나 이상을 초래하는 유전 양식이다.

**신경관결손, 입천장갈림증, 입술갈림증, 선천성 고관절 탈구, 비대날문협착** 등의 선천성 기형과 **당뇨병, 정신분열병, 심장동맥병, 본태고혈압** 등의 성인기 질환과 **알레르기병** 등이 이에 속한다. 단일 유전자 질환과 대표적으로 다른 특징은 다음과 같다.

(1) 일차친족에서 **재발할 확률은 3~5%**로 단일 유전자 질환보다 빈도가 낮다.

(2) **재발율**은 질환의 **발생빈도(incidence)와 관계** 된다.

(3) 일부 질환은 남녀의 발생 빈도에 차이(sex predilection)가 있는데, **발생 빈도가 낮은 성(sex)에서 발병 한 경우** 다음 세대에 재발할 확률이 더 크다.

(4) 일란성 쌍둥이는 모두 동일 기형을 가지지 않고, 이란성 쌍둥이에서보다 동일 기형을 가지는 일치율(concordance rate, 21~63%)이 더 높다.

(5) **이환된 가족 수가 많을수록** 재발될 확률이 높아진다. 예를 들면, 한쪽입술입천장갈림증을 가진 아이가 1명인경우 다음 아이가 이환될 가능성은 4%이지만, 2명일 때는 9%가 된다.

(6) **기형의 정도가 심할수록** 그 질환이 자손에게 전달될 확률이 크다.

### 3) 미토콘드리아유전(Mitochondrial inheritance)

대부분의 유전자는 핵 안의 염색체에 존재하지만 세포질에 있는 **사립체에도 일부 염색체가 존재**한다. **사립체 유전자는 오직 모체로부터만 유전**되기에 미토콘드리아유전 질환은 **모체에서 아들이나 딸 모두에게 유전**된다.

사립체는 세포호흡의 산화인산화에 관계하여 **세포의 ATP 생성과 관계**되므로 사립체 유전체에 변이가 오면 에너지 소모가 많은 장기인 **뇌, 심장, 골격근, 간, 신경, 눈, 콩팥**의 질환을 초래한다. 한 세포 내에는 수백 개 이상의 사립체가 존재하므로 **질병 유전자를 가지고 있는 사립체의 비율에 따라 질환의 증상이 다양**하게 나타난다.

대표적인 질환을 들면, 레버씨선천성시신경병증, **MERRF(Myoclonic Epilepsy with Ragged Red Fi bers) 증후군, MELAS(Mitochondrial myopathy, Encephalopathy, Lactic Acidosis, and Stroke-like episode) 증후군, 컨스-세이어증후군, Pearson 증후군,** 만성진행성외안근마비 등을 들 수 있다.

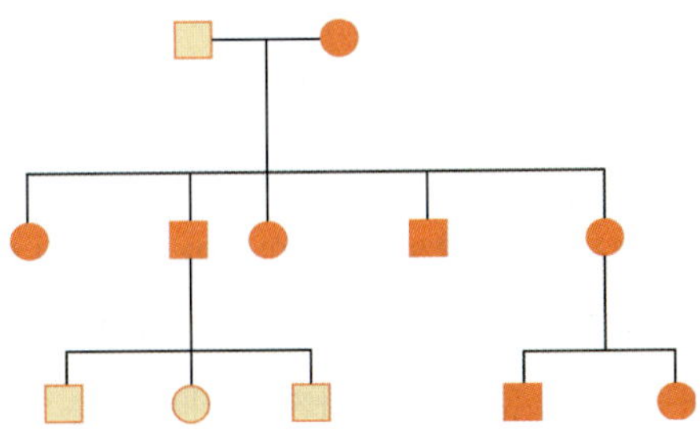

그림 7-23 미토콘드리아유전의 가계도

### 4) 비전형적 유전 형식

멘델유전 양식을 따르지 않는 유전형식을 종종 볼 수 있는데, 예로는 다인자유전, 미토콘드리아 유전 이외에도 유전체각인, 한쪽 부모로부터의 이염체증, 생식샘섞임증, 삼뉴클레오티드 반복서열 확장 등을 들 수 있다.

### 5) 유전 질환에서 임상의 유의사항

(1) 가족력이 없는 경우 : **염색체이상 질환이나 다인자유전질환은 재발율이 상당히 낮아** 한 가족에서 유전질환이나 기형을 가진 아이가 한 명인 경우가 대부분이다. 이에 비해 **단일유전자질환은 재발율이 상당히 높아서** 재발율이 보통염색체열성질환은 25%, 보통염색체우성질환은 50%이다. 보통염색체 유전질환이라도 자연돌연변이, 불완전투과도(incomplete penetrance) 등으로 인해서 가족력이 없을 수 있기 때문에, 가족력이 없더라도 유전질환의 가능성이 있으므로 유의해야 한다.

(2) 환경적 인자 : 가족력이 없는 경우 유전질환이나 기형을 가진 아기를 분만한 부모들은 이를 환경적 인자가 원인이라 생각하는 경우가 많다. 그러나 **환경적 인자는 별로 관계가 없는 경우가 많으므로** 이를 설명해 주는 것이 중요하다.

(3) **유전적 이질성(genetic heterogeneity)** : 한 가지 임상증상은 여러 원인에 의해 유발되기도 한다. 거미가락증(arachnodactyly)은 한 질환으로 나타나기도 또는 Marfan 증후군의 증상으로 나타나기도 한다.

(4) **다형유전증(pleiotropism)** : 한 유전질환에서 여러 임상증상을 보이는 것은 변이 유전자가 여러 조직에서 다양한 증상을 유발하기 때문이다. 신경섬유종증을 예로 들면, 하나의 유전자 변이로 피부반점, 피하결절, 종양, 정신지체 등 여러 증상이 유발된다.

(5) **다양한 표현형** : 동일 유전질환에서 어느 환자는 심한 증상을, 다른 환자는 경미한 증상을 보이기도 한다.

(6) 가족적 경향을 보인다고 하여 모두 유전적인 질환은 아니다.

(7) 정확한 유전 형태를 파악하기 위해서는 광범위한 가계의 정보와 자료가 필요하다.

## 8 유전상담

### 1) 유전상담의 목적

유전상담은 목적은 어떤 기형이나 유전 질환이 발생하였을 때 **다음 아이에서의 재발 위험성을 결정**하고 유전성이 심한 장애를 가지고 태어날 아기의 출생을 **산전 진단을 통해 예방**하고자 하는 것이다. 또한 출생 직후 응급처치가 필요한 유전병을 가지고 태어나는 아기가 예상되는 경우 **적절한 조취를 취하도록 준비**하고자 한다.

그 외에도 가족에 유전적 문제가 있는 부부가 임신을 계획할 때, 헌팅톤병과 유방암 같은 성인 시기에 발병하는 유전질환의 가족이 있는 가계의 다른 가족구성원에서 검사와 진단이 필요한지의 여부를 결정하는 것도 매우 중요하다.

### 2) 유전상담을 위한 정보수집과 상담

유전상담을 하기 위해 정보를 수집하는 경우에는 정확하고 다양한 정보를 얻어야 한다. 상세한 가족력을 수집하고 분만 관련 기록, 환자와 가족들의 정밀한 임상 진찰 등이 필요하다. 이를 통해 현재 가능한 진단적 검사를 이용한 진단을 수행한다.

유전상담은 질환의 자연경과에 대한 지식, 질환의 유전적 측면과 재발율, 산전진단의 가능성과 예방법, 질환의 치료방법, 자조 모임에 관한 정보, 지속적인 추적관찰과 새로운 정보의 제공 등이 반드시 포함되어야 한다.

# 8 유전대사 질환
## Inherited Metabolic Disease, Inborn Errors of Metabolism

## 1 서 론

**선천대사이상(inborn errors of metabolism)**은 **특정 유전자의 돌연변이로** 효소, 수용체, 수송단백, 세포막, 구조단백 등의 기능을 하는 **단백의 변화**가 초래 되고, 이로 인해 여러 가지 전구물질 및 이들의 비정상적인 대사물질이 체내에 축적 되고 최종산물의 생성에 장애를 받음으로써, **유해한 중간 대사산물이 축적되거나 생체에 중요한 물질의 결핍으로 뇌,** 간, 콩팥 **등의 장애를 초래하는 질환**이다.

이러한 선천대사이상 환자들은 **대사산증, 지속적인 구토, 성장장애, 발달지연, 저혈당, 혈액 또는 소변 내 특정대사물질의 증가, 특유의 냄새, 또는 간비대**와 같은 신체적인 변화 등으로 내원하게 된다.

### 1) 유전대사질환

유전대사질환은 아미노산, 유기산, 요소회로 대사이상 등과 같은 'small molecule disease'와 미토콘드리아 질환, 용해소체축적병, 과산화소체 질환과 같은 'organelle disease'로 크게 구별된다.

#### (1) 유전대사질환의 특징

① **연령별로** 발생하는 질환의 **종류가 다르다.**

② **대개**(약 2/3) **보통염색체열성유전** 질환이다.

③ **여러 장기 및 기관(mutisystemic involvement)을 침범**한다. 특히 신경증상이 흔하다.

④ **동일 질환이라도** 유전자형, 잔존 효소 농도 등에 따라 **임상증상이 다양하게** 나타날 수 있다.

⑤ **임상증상이 대개 특징적이지 못하므로** 특정 질환을 의심할만한 단서를 이용하여 진단에 접근한다.

⑥ **대개 기형을 동반하지 않는다.**

⑦ 진단을 위해서는 어떤 검체를 쓸 것인지, 어떤 대사물질을 검사할 것인지, 어떤 검사가 필요한지, 어느 검사실에서 가능한지 고려해야 한다.

## 2) 유전대사질환의 발생기전과 유전적 이질성

한 가지 효소의 이상에 의해 발생하는 선천대사이상이라도 여러 종류의 병형이 있을 수 있는데, 효소 단백과 구성 단백의 기능에 약간에 차이가 생겨서 표현형에 차이가 나타나게 된다. 이것을 **유전성 이질성(genetic heterogeneity)**라고 한다. Gaucher병, 페닐케톤뇨증 등에서 볼 수 있다. 또한 고페닐알라닌혈증, 호모시스틴뇨증처럼 다른 유전자자리에 위치하는 **두 가지 이상의 유전자 이상에 의해 동일한 질환이 발생**하기도 하는데, 이것을 **유전자자리 이질성(locus heterogeneity)**라고 한다.

## 3) 유전대사질환이 의심되는 환자의 병력청취

### (1) 산전병력

이전에 자연유산, 사산, 임신 제1석달의 감염, 약물복용력 등을 확인한다.

### (2) 출생력

분만 당시 뇌손상 유무, 체중, 임신나이, **수유의 진행과 동반된 증상**을 확인한다.

### (3) 가족력

사산아 또는 조기사망한 아이가 있는지, **혈족결혼** 유무와 삼차친족까지의 광범위한 가계도를 작성한다.

### (4) 발달력

**정신지체** 및 **경련**이 있는지 살펴보고, 발달 연령을 조사하여 신경학적 검사를 자세히 한다.

### (5) 증상 및 징후

반복적인 산증이나 저혈당, 수유와 관련된 구토, 의식변화, 경련, 특이한 냄새, 간지라비대, 고암모니아혈증, 백혈구 또는 혈소판 감소 등의 혈액학적 변화가 있는지 확인한다. 신생아의 임상적 접근방식은 **〈그림 8-1〉**과 같다.

## 4) 유전대사질환의 임상증상

### (1) 신생아기

**출생 시에는 정상**이지만, **2~3일 후(이르면 수시간 이내에) 기면, 수유거부, 구토, 경련 등**의 비특이성 증상을 보인다. **대부분의 유전질환은 기형을 동반하지 않으나** 예외도 존재한다.

### (2) 신생아기 이후 아동기

신생아기의 급성증상에서 생존하거나, 잔존 효소가 적은 농도로 있어서 증상이 늦게 나타나는 경우 아래에 기술한 것과 같은 증상들이 **감염, 발열, 금식 등의 스트레스 상황**에서 반복적으로 나타날 수 있다.

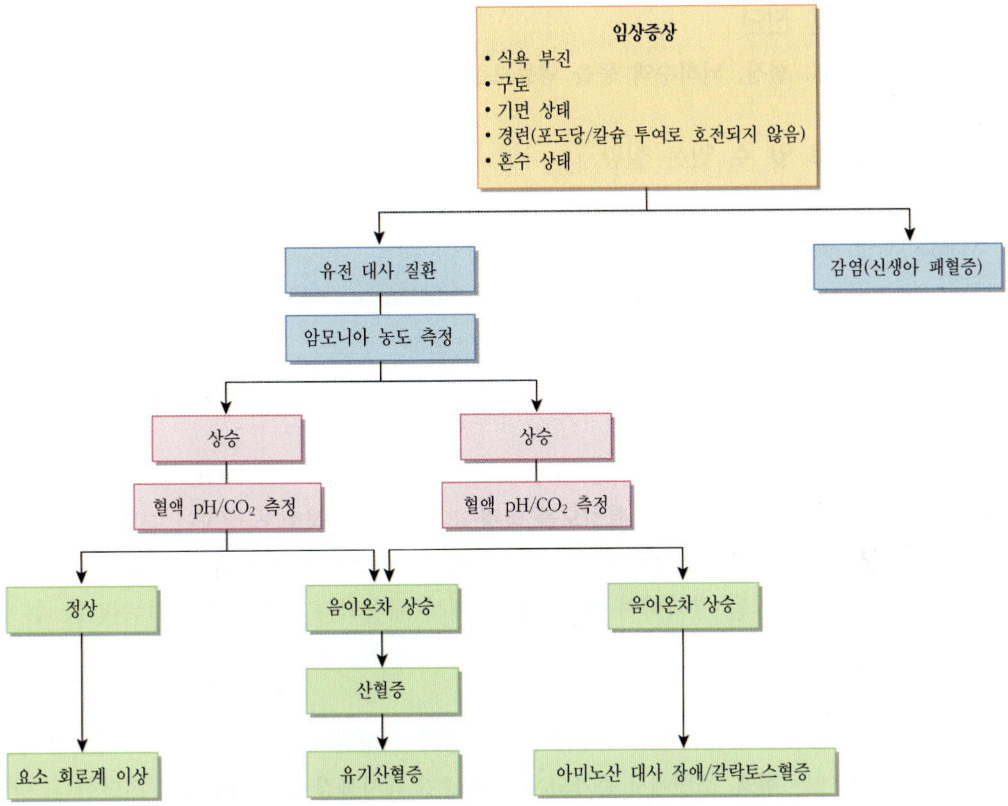


그림 8-1 신생아에서 대사장애 의심되는 경우의 임상적 접근

① 원인불명의 **정신지체, 의식변화, 진행성 기능저하, 발달지연 또는 퇴행, 경련,** 조화운동불능, 정신과적 장애
② **특이한 냄새,** 특히 급성기 동안
③ 원인 불명의 **반복되는 구토, 산증,** 케톤혈증이 없는 저혈당
④ **간비대,** 비비대, 골격계의 변화
⑤ **콩팥돌** 및 요로결석
⑥ **심근병증(cardiomyopathy) 또는 근무력**
⑦ 백내장, 망막색소변성, 청력 장애
⑧ 혈전증
⑨ 선천기형 및 이상한 얼굴 모양

### 5) 유전대사질환의 진단

**치료시작 전에 소변, 혈장, 뇌척수액 등을 냉동보관(critical sample)**한다.

#### (1) 냄새과 색깔로 알 수 있는 질환

① PKU : 땀과 소변에서 쥐오줌 냄새

② Maple syrup urine disease : 소변에서 단 냄새

③ Tyrosinemia : 몸에서 양배추 냄새(대사산물인 Methionine 때문)

④ Isovaleric acidemia : 소변에서 발 고린내 같은 냄새

⑤ Alkaptonuria : 검은색 소변(알칼리 첨가시 더 빠르게 변화)

#### (2) 출생 전 진단

**양수**나 **융모막융모**를 이용하여 **효소 활성도를 측정** 또는 **DNA분석**을 시행하여 진단한다. DNA 진단을 응용하면 착상 전 진단도 가능하며, 메틸말론산증 같은 일부 질환에서는 태아의 체내에 축적된 대사산물의 일부가 태반을 통과하여 모체의 소변에서 배설되는 것을 확인하여 진단할 수 있다.

#### (3) 기 타

심장초음파검사, 뇌파검사, 뇌 MRI, 뇌척수액 검사 등을 시행한다. 아미노산, 탄수화물, 유기산 등이 축적되는 대사장애는 **혈액, 소변에서 증가되어 있는 중간 대사물질 등을 확인**하여 진단한다. 당원병과 용해소체축적병 등 고분자 화합물이 축적되는 대사장애는 **생검이나 조직 내에 축적되어 있는 물질을 분석**하여 진단한다. 또한 **백혈구, 피부섬유모세포 등에서 효소 이상을 증명**하여 진단할 수 있다.

### 6) 유전대사 질환의 치료

#### (1) 급성 대사 장애의 치료원칙

① **원인이 밝혀질 때까지 수유를 중단**한다.

② 젖산혈증이 심한 경우를 제외하고는 분해대사(catabolism)를 예방하기 위해서 **10% 포도당 용액**과 **지방을 투여**하여 **충분한 열량을 공급**한다.

③ Shot-gun therapy로 **복합 수용성 비타민**(e.g., 피리독신, 엽산, 코발라민, 비오틴, 티아민, 리보플라빈 등)**을 대량으로 투여**한다.

④ 동반된 감염의 치료를 위해 **항생제를 투여**한다.

⑤ **고암모니아혈증이나 대사산증**이 있으면 필요한 경우 투석 등 **적극적으로 치료해야** 한다.

⑥ 결손 물질의 보충, 축적되는 물질의 전구물질 섭취 제한, 효소보충요법, 독성대사물의 배설을 촉진하는 약물치료, 발작 유발 약물의 회피, 조효소 보충, 가능한 경우 유전자치료 또는 장기이식 등을 한다.〈표 8-1〉

**표 8-1** 유전대사질환의 치료

| 치료 | 질환 | 치료법 |
|---|---|---|
| I. 전구물질의 제한(식사요법) | **페닐케톤뇨증** | 저페닐알라닌식 |
| | **단풍시럽뇨증** | 류신, 아이소류신, 발린 제한식 |
| | 호모시스틴뇨증 | Cystine 첨가, 저 메티오닌(methionine)식 |
| | 고암모니아혈증 | 단백제한식 |
| | **갈락토오스혈증** | 무젖당, 무갈락토오스식 |
| | 가족성 고콜레스테롤혈증 | 콜레스테롤 제한식 |
| | **Wilson병** | 구리(Cu) 제한 |
| II. 결손 물질의 보충 | 젖당분해효소 결핍 | 젖당분해효소 제제 투여 |
| | 갑상샘호르몬 합성 장애 | L-thyroxine 투여 |
| | **21-hydroxylase 결핍** | Hydrocortisone, mineralocorticoid 투여 |
| | **당원축적병 I형** | 생옥수수 전분 |
| III. 축적 물질의 제거 | **Wilson병** | D-penicillamine 투여 |
| | 가족성 고콜레스테롤혈증 | Chloestyramine 투여 |
| IV. 효소 보충요법 | Gaucher병 | Glucocerebrosidase 정주 |
| | Fabry병 | $\alpha$-Galactosidase A 정주 |
| | Hurler 증후군 | $\alpha$-L-Iduronidase 정주 |
| | Pompe병 | $\alpha$-Glucosidase 정주 |
| V. 조효소 보충요법 | 호모시스틴뇨증 | Pyridoxine 투여 |
| | 메틸말론산증 | Cobalamine($B_{12}$) 투여 |
| | 젖산산증 | Thiamine, riboflavin 투여 |
| VI. 유전자 치료 | Adenosine deaminase 결핍 | 유전자치료 |
| VII. 장기 이식 | Cystinosis | 콩팥이식 |
| | **Wilson병** | 간이식 |
| | 당원축적병 I형 | 간이식 |
| | 요소회로 대사장애 | 간이식 |
| | Tyrosinemia I형 | 간이식 |
| | Adrenoleukodystrophy | 조혈모세포 이식 |
| | Hurler 증후군 | 조혈모세포 이식 |
| | Gaucher병 1형 | 조혈모세포 이식 |

## 7) 신생아 선천대사장애 선별검사

유전대사질환은 많은 경우에서 임상증상으로 조기진단이 어렵고 치료를 하지 않는 경우 중대한 **비가역적 뇌손상을 초래**한다. 비가역적인 **뇌손상 등이 발생하기 전에 조기 발견하여 치료를 시작**해야 가장 효과적이기에 효율적, 경제적인 선별검사가 있는 질환들은 출생 **48시간 후 7일 이내** 선별 검사를 시행한다. **생후 3~7일 경**에 **발꿈치에서 채혈**하여 여과지의 채혈부위에 혈액을 빨아 올려서 묻힌 후 건조시켜 비닐봉투에 넣어 검사실로 보내면 된다. 질환에 따라 다양한 검사법이 있으나 tandem mass spectrometry(MS/MS) 방법에 의해 많은 종류의 아미노산, 유기산, 지방산 대사장애를 매우 예민하게 검사할 수 있다. 우리나라는 현재 **페닐케톤뇨증, 갑상샘저하증, 갈락토오스혈증, 호모시스틴뇨증, 단풍시럽뇨증, 선천부신과다형성**의 6개 질환에 대하여 모든 신생아를 대상으로 신생아 유전대사 질환 선별검사를 시행하고 있다.

## 2 아미노산 대사이상

### 1) 페닐케톤뇨증(Phenylketonuria, PKU)

페닐알라닌을 티로신으로 전환시키는 효소인 **페닐알라닌수산화효소 결핍**으로 **페닐알라닌의 축적**과 그 대사물인 phenylketones(e.g., phenylpyruvate, **phenylacetate**)이 땀과 소변으로 배설됨으로써 **쥐오줌 냄새**를 초래하는 **보통염색체열성질환**으로, 주된 증상은 **정신지체, 담갈색 모발, 피부의 색소결핍**을 들 수 있다. 고페닐알라닌혈증과 페닐케톤뇨증이 있는 경우 **$BH_4$(tetrahydrobiopterin)결핍을 꼭 배제**해야 하는데, **$BH_4$**은 페닐알라닌을 티로신으로 전환시키는 효소인 페닐알라닌수산화효소의 보조인자〈**그림 8-2A**〉로, 이것의 결핍이 있는 경우에 저페닐알라닌식이로 혈장 페닐알라닌의 엄격한 조절함에도 불구하고 정신운동발달 지연과 간대성근경련발작 등의 신경학적 증상이 발생한다.

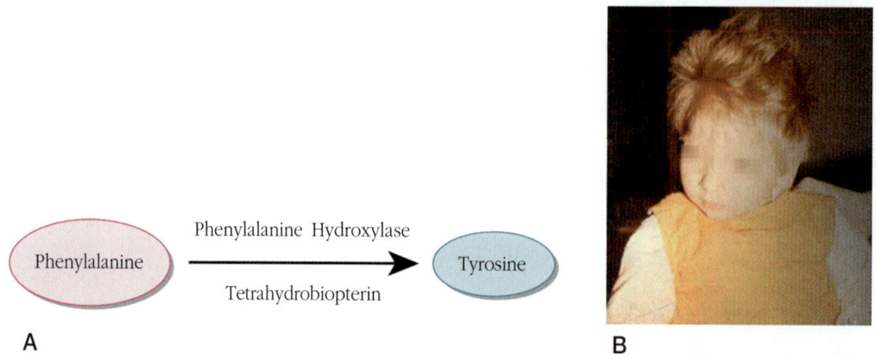


그림 8-2 **페닐케톤뇨증. A,** 페닐알라닌의 티로신으로의 대사. **B,** 멜라닌 합성의 장애로 흰피부와 금발(색소결핍).

#### (1) 증 상

**구토, 습진, 담갈색 모발과 흰 피부색, 쥐오줌 냄새** 등의 특징이 영아기에 나타난다. **정신운동지연**과 일부 경련도 발생한다. 생후 1년까지 치료를 시작하지 않으면 IQ 50 이하의 중등도 정신지체가 되지만, 생후 1개월 이내 치료를 시작하면 이와 같은 증상은 나타나지 않는다.

#### (2) 진 단

**혈장 페닐알라닌을 측정**하는데, 고페닐알라닌혈증 >4mg/dL, 페닐케톤뇨증 >20mg/dL이다.

**소변**으로 phenylpyruvic acid가 배설되어 10% **염화철($FeCl_3$)** 용액에 **녹색 침전**을 형성한다.

적혈구 DHPR(dihydropteridine reductase) 분석, 소변 pterin 분석검사, 등을 통해서 **$BH_4$(tetrahydrobiopterin)결핍을 배제**해야 한다.

신생아기 선별검사에는 효소 비색법(또는 Guthrie test)에 의해서 혈중 페닐알라닌을 측정한다.

#### (3) 치 료

치료의 목표는 체내에서 페닐알라닌을 감소시키는 것으로, 진단 후 가능한 빨리 **페닐알라닌 제한**

**식**을 시작하여 최소한 12세까지는 혈중 페닐알라닌을 2~6mg/dL로 유지한다.

**융모막융모생검**을 통하여 **산전진단과 보인자 발견이 가능**하다.

#### (4) 모성 페닐케톤뇨증(Maternal PKU)

고페닐알라닌혈증 상태에 있는 임신부는 태아의 혈장 페닐알라닌이 상승하여 **자궁내성장지연, 유산**의 위험성이 증가하는데, 임신 기간 동안에 페닐알라닌 제한식을 하지 않는 경우 **아이는 작은머리증, 정신지체, 선천심장병**을 보이므로 페닐케톤뇨증의 여성은 **임신 전부터, 임신기간 내내 저페닐알라닌 식이**를 하여 혈중 페닐알라닌 농도를 2~6mg/dL으로 유지해야 한다.

### 2) 티로신혈증(Tyrosinemias)

티로신은 단백을 섭취를 통해서 또는 체내에서 페닐알라닌으로부터 생성됨으로서 얻게 되는데, 도파민, 노르에피네프린, 에피네프린, 멜라닌, 티록신(thyroxine)의 전구물질(precursor) 이다. 티로신혈증은 3가지 형이 있는데, 각각 fumarylacetoacetate hydrolase(FAH), tyrosine aminotrans ferase, 4-hydroxyphenpyruvate dioxygenase(4-HPPD)의 결핍으로 발생한다. 모두 보통염색체열성질환이다.

발생빈도가 가장 높은 **티로신혈증 I형(간신장형)**은 주로 간, 말초신경, 콩팥에 침범하여, 급성간부전, 간경화증 또는 간암, 판코니유사증후군, 비타민 D 저항 구루병 등을 초래한다.

치료의 TOC는 **NTBC(nitisinone)**으로 저페닐알라닌, 저티로신식사와 간이식이 도움이 된다.

### 3) 단풍시럽뇨증(Maple syrup urine disease, MSUD)

류신, 이소류신, 발린은 미토콘드리아내의 분지쇄 $\alpha$-케토산 탈수소효소(branched-chain $\alpha$-ketoacid dehydrogenase)와 보조효소인 피로인산티아민(thiamine pyrophosphate)에 의해서 탈카복시화(decarboxylation) 되는데, 이의 장애로 인해서 분지쇄아미노산과 $\alpha$-케토산의 축적되어 심한 신경학적 증상을 보이는 **보통염색체열성질환**이다.

#### (1) 증 상

전형적 단풍시럽뇨증은 생후 첫 1주 이내에 수유곤란, 구토, 저혈당, 대사산증 및 기면, 혼수, 경련, 근육긴장항진, 활모양강직 등이 발생되고 치료하지 않으면 생후 수 주~수 개월 이내에 사망한다. 특징적으로 **소변,** 땀에서 당풍 당밀(maple syrup)과 비슷한 **단 냄새(sweet odor)**를 보인다.

#### (2) 진 단

**소변에서의 단 냄새**를 통해서 MSUD를 의심하게 되고, 검사를 통해서 확진하게 된다. 혈장 아미노산 분석에서 류신, 이소류신, 발린의 증가 및 동종이소류신(alloisoleucine)을 볼 수 있고, 소변 유기산 분석에서 분지쇄 $\alpha$-케토산의 과다를 보인다.

#### (3) 치 료

가능한 조기에 **저분지쇄 아미노산(류신, 이소류신, 발린) 식이요법**을 한다. 중증의 증례에서는 **혈액**

**투석** 또는 복막투석을 통해서 분지쇄 아미노산과 그 대사물을 제거하기도 한다. 티아민(비타민 $B_1$) 투여에 반응하는 티아민 반응성 단풍시럽뇨증도 있기 때문에 **티아민**을 투여한다.

### 4) 호모시스틴뇨증(Homocystinuria)

전형적 호모시스틴뇨증은 **시스타티오닌베타 합성효소**의 장애에 의한 **보통염색체열성** 유전질환으로 **피리독신(비타민 $B_6$)** 의존형과 비의존형으로 나뉜다. **수정체탈구,** 시력장애, 녹내장 등의 **눈 증상**이 흔하며, **정신지체,** 정신과질환 및 행동장애, 뼈엉성증, **혈전색전증**으로 혈관의 폐쇄를 유발한다. 거미가락증, 팔다리와 몸통이 길고, 심잡음, **수정체탈구**가 있어서 **Marfan 증후군과 감별**이 필요하다.

신생아 선별검사에서 **혈중 메티오닌의 상승**이 있는 경우 혈장 아미노산 분석과 총 혈장 호모시스틴 분석을 통해서 혈장 메티오닌 상승, 유리 호모시스틴(+), 시스틴 감소, 호모시스테인 상승을 확인한다.

치료는 먼저 **피리독신(비타민 $B_6$)**을 투여하고 효과 없으면 가능한 빨리 **시스틴을 첨가한 저메티오닌식**과 재메틸화 약물인 **베타인(betaine)**을 투여하여 치료한다.

### 5) 요소회로 대사장애

아미노산의 분해대사는 중추신경계에 독성이 있는 암모니아를 생산하는데, 이 암모니아는 요소회로라는 해독과정을 거쳐서 요소(urea)로 변하게 되고, 이는 소변을 통해서 배설된다.

고암모니아혈증을 유발하는 선천대사장애로는 요소회로 대사장애, 메틸말론산증 등과 같은 유기산혈증, 신생아의 일시적 고암모니아혈증 등이 있다. 요소회로 대사장애는 시트룰린 혈증, 아르지니노숙신산뇨, 고아르지닌혈증, Carbamyl phosphate synthetase결핍증, **Ornithine transcarbamylase 결핍증(XD, 소변 orotic acid증가, 가장 흔함)** 등이 있다.

## 3 지질 대사이상

### 1) 사립체 지방산 대사장애(Disorders of mitochondrial fatty acid $\beta$-oxidation)

사립체에서 지방산의 $\beta$-oxidation이 일어나는데 이는 중요한 에너지생산 경로로 **장기간의 금식, 위장관 질환으로 인한 칼로리 섭취의 감소, 열병을 앓고 있는 동안 에너지 소비 증가**시 특히 유용하다. 이때 관여하는 여러 효소, 조효소들의 장애로 acetyl-CoA가 최종산물인 **케톤체($\beta$-hydroxybutyrate, ace toacetate)를 생성되지 못하여 발생**하는 **보통염색체열성**질환이다. 어떤 효소, 조효소에 장애가 있는가에 따라서 18종의 질환이 알려져 있다.

임상양상은 주로 **간, 골격근, 심장근육을 침범**하게 되는데, 가장 흔한 유형은 금식에 의해서 저혈당, 혼수 발작을 보이는데, 급성 발작시 라이 증후군, 영아급사증후군으로 오인될 수 있다. 만성심근병증, 근무력, 운동유발횡문근융해 등을 보일 수 있다. **금식, 감염, 스트레스에 의해서 혼수상태 및 의식변화, 저혈당, 간기능의 변화**를 보이게 된다.

**저혈당이 있으나 소변의 케톤이 음성**인 점이 라이 증후군과의 차이점이며, 간기능 장애, 고요산혈증, 고암모니아혈증, 크레이틴키나아제의 상승 등을 보이고, 혈장 카르니틴이 감소한다. tandem mass spectrometry가 지방산 대사 질환을 진단하는데 매우 유용하나, 확진을 위해서는 근육세포, 피부 섬유모세포 등에서 특정효소의 결핍을 확인하는 것이 필요하다.

**금식을 피하고** 충분한 열량을 공급하며, 대량의 복합 수용성비타민 및 **카르니틴을 투여**한다.

### 2) 초장쇄 지방산 대사 장애(Disorders of very long chain fatty acids)

과산화소체(peroxisome)은 적혈구를 제외한 모든 포유동물의 세포에 존재하는 세포 내 소기관의 하나로 과산화수소의 대사, plasmalogen의 생합성, 장쇄 지방산, 다불포화 지방산, 프로스타글란딘 및 콜레스테롤의 $\beta$-oxidation 등에 관계하고 있다.

**과산화소체의 장애(peroxismal disorders)**는 크게 2가지로 나누는데, **젤베거증후군** 등과 같은 과산화소체가 형성이 안되는 과산화소체 생합성장애(peroxisomal biogenesis disorders)와 **X연관 부신백색질형성장애, 레프숨병** 등의 한가지 과산화소체 효소의 결함(defects of single peroxisomal enzyme)이다.

#### (1) 부신백색질형성장애(Adrenoleukodystrophy, ALD)

유전적으로 **X연관 ALD**와 영아형 ALD(AR 유전) 두 가지가 있는데, **X연관 ALD**는 **초장쇄 지방산의 축적**으로 **말초, 중추신경계의 백색질, 부신의 진행하는 기능장애**를 초래하는 질환으로 소아기형은 4~8세 사이에 신경학적 증상이 부신기능부전보다 먼저 나타나고 계속 악화되는 경과를 밟는다. 과다활동, 주의력산만, 경련, 시력장애, 실조(ataxia) 등의 증상이 나타난 후 구음장애, 삼킴장애, 청력 및 시력소실, 강직 및 마비 등으로 진행되고 결국 식물상태가 되고 10년 내에 사망한다.

10~21세 사이의 청소년기에 신경학적 증상이 시작되는 경우 진행이 소아기 ALD에 비해서 느리다. 혈장, 적혈구 또는 피부 섬유모세포에 **초장쇄 지방산(VLCFA), 특히 hexacosanoic acid가 증가**되어 있다.

### 3) 지질축적질환(Lipidoses)

소아기에 질병을 일으킬 수 있는 sphingolipid storage disease는 매우 다양하며, 이들은 지질대사에 필요한 효소의 결핍으로 야기된다. X연관 파브리병을 제외하고는 보통염색체 열성질환이다. 글리코스핑고리피드(glycosphingolid)의 용해소체내 축적이 중추신경계에서 발생하면 **신경퇴행**이, 내장세포에서 일어나면 **장기비대(organomegaly), 골격 장애,** 폐침윤 등의 증상을 보이게 된다. 비슷하고 다양한 질환들이기 때문에 호발 연령별로 분류하거나 각 장기의 침범정도, 중추신경계 증상, **선홍색반점(cherry red spot)**의 존재 유무 등이 감별진단에 도움이 된다.

#### (1) Gaucher병

리소솜성 가수분해효소(lysosomal hydrolase)의 일종인 acid **$\beta$-glucosidase** 결손에 의하여 **그물내피계통 세포에** 당지질기질(glycolipid substrate), 특히 **글루코실세라마이드**가 축적되어 **골수침윤,** 진행하는 **간지라비대, 골격 합병증**을 보이는 보통염색체 열성질환이다. 발병연령, 중추신경계 침범유무에 따라 1, 2, 3형으로 구분한다.

① 1형 Gaucher병(Adult, non-neuronopathic form)

Gaucher병의 99%를 차지하는 **가장 흔한 지질축적질환**으로 혈소판 감소로 인한 출혈, 빈혈로 인한 만성피로, 간비대, 지라비대, 뼈통증, 또는 경우에 따라 폐침범을 주소로 내원하게 된다. 지라비대가 간비대에 비해서 심하고 차츰 커지고, 대부분 골격계 침범으로 X선 상 먼쪽넙다리뼈에 변형(Erlenmeyer flask deformity)이 생기고 >20% 환자에서 뼈통증과 병적골절을 호소한다.

백혈구, 섬유모세포에서 **β-glucosidase**의 활성도를 생화학적으로 측정함으로써 확진한다. DNA 진단도 가능하여 산전 진단도 가능하다. 그물내피계통(특히 골수)의 **Gaucher세포**의 존재는 중요한 병리소견이다. 치료는 **효소보충요법**(recombinant acid β-glucosidase(imiglucerase)이고, 조혈모세포이식도 가능하다.

② 2형 Gaucher병(Infantile or acute neuronopathic)

광범위한 장기침범(심한 지라비대, 간비대), **빠른 신경퇴행**과 생후 2년 이내 사망을 특징으로 하는데, 영아기에 사시, 성문연축(laryngospasm)으로 인한 그렁거림(stridor), 성장장애, 장기비대를 볼 수 있고, 정신운동 퇴행이 진행하다가 폐렴 등의 호흡기 합병증으로 사망한다.

③ 3형 Gaucher병(Juvenile form)

1형, 2형의 중간으로 소아기에 증상이 나타나서 10~15세에 사망하는데, 신경계 침범은 2형에 비해서 서서히 나타나는데, 진행하는 근긴장증과 치매, 주시마비, 간대성 근경련발작 등을 보인다.

### (2) 니이만-픽병(Niemann-Pick disease)

① A형 니이만-픽병

생후 수개월 이내에 간지라비대와 정신운동지연을 보이고, 신경발달의 퇴행을 보이는데 운동기능의 상실, 지적능력의 악화를 보이다가 강직을 보이며, 3세 이전에 감염으로 사망한다.

백혈구, 섬유모세포, 간조직의 **sphingomyelinase 활성도 측정**으로 확진하는데, 활성도는 크게 저하된다.

② B형 니이만-픽병(Non-neuronopathic form)

**간지라비대가 심하며,** 특히 간비대가 더욱 심하다. X선 상 폐침윤을 보이지만, 폐증상은 대개 성인에서 보인다. 일반적으로 신경계 침범이 없고 지능이 정상이다. 진단은 영아형과 같다.

③ C형 니이만-픽병(Neuronopathic form due to defective cholesterol transport)

신생아 황달이 지연되는 것 이외에 생후 1~2년간은 별 증상이 없을 수 있으며, 이후 서서히 진행하는 신경학적 증상들이 나타난다. 간지라비대는 A, B형에 비해서 심하지 않다. 서서히 진행하는 지능, 운동의 소실, 실조, 근육긴장항진이 특징적으로, sphinogomyelinase 활성도는 약간 감소하는데 이는 콜레스테롤 수송장애로 인한 2차 현상이다.

진단은 안구운동의 마비, 간지라비대, 특징적 골수세포(니이만-픽병 세포) 소견에 근거하여 임상적으로 의심한다.

# 4 탄수화물 대사이상

## 1) 당원축적병(Glycogen storage disease)

글리코겐(당원)을 분해하여 포도당을 만드는 과정에 관여하는 효소결핍에 의하여 발생한다. 글리코겐이 간에 주로 축적되는지 근육에 주로 축적되는지에 따라 간형 글리코겐증과 근육형 글리코겐증으로 나뉜다. 초기 아동기(early childhood)에서 볼 수 있는 가장 흔한 당원축적병은 Ⅰ형, Ⅱ형, Ⅲ형, Ⅸ형이다.

### (1) 간형 글리코겐증(Liver glycogenosis)

주로 간에 글리코겐이 축적되는 질환들로 Ⅰ형, Ⅲ형, Ⅳ형, Ⅵ형, Ⅸ형, 당전달체-2(GLUT-2) 결핍증을 들 수 있는데, 이 질환군의 주된 특징은 **금식시 저혈당**과 **간비대**이다. Ⅲ형, **Ⅳ형,** Ⅸ형에서는 **간경화**가 발생할 수 있다.〈표 8-2〉

**표 8-2 간형 글리코겐증의 분류**

| 장애 (type/common name) | 결핍되는 효소 | 임상양상 | 특징 |
|---|---|---|---|
| Ⅰa/Von Gierke | Glucose-6-phosphatase | 성장지연, **간비대, 저혈당 혈중 젖당, 콜레스테롤, 중성지방, 요산 증가** | 가장 흔하고, 심한 저혈당을 보임. **젖산산증**을 보이는 글리코겐증 |
| Ⅰb | Glucose-6-phosphate translocase | Ⅰa형과 유사한 증상을 보이며, **호중구 감소증, 호중구 기능저하** | type Ⅰa의 10% **호중구 감소와 기능저하**에 의한 반복 감염으로 GM-CSF 사용할 수 있음 |
| Ⅲa/Cori or Forbes | 간, 근육의 가지제거효소 결핍(liver and muscle debrancher deficiency) | 소아기 : 간비대, 성장지연, 근무력, 저혈당, 고지질혈증, 간수치 상승(나이가 들수록 간 증상은 개선) | 국내 보고는 없음. 심근육 침범으로 심실비대 관찰 |
| Ⅲb | 간 가지제거효소 결핍; 근육 효소활성도는 정상 | type Ⅲa와 간 증상은 동일하나 근무력 등 근육증상 없음 | type Ⅲ의 15% 정도 |
| Ⅳ/Andersen | Branching enzyme | 성장장애, 근긴장저하, 간비장비대, **진행성간경화**, 간부전으로 5세 이전 사망. 간수치의 증가 | 국내 보고는 없음 |
| Ⅵ/Hers | 간 인산화효소 | 간비대, 경한 저혈당, 고지질혈증, 케톤증 | 매우 드물고 양성 글리코겐증 |
| Ⅸ/인산화효소 활성효소 결핍증 | 인산화효소 활성효소 | 간비대, 경한 저혈당, 고지질혈증, 케톤증 | 국내 보고는 없음 |
| 글리코겐 합성효소 결핍증 | 글리코겐 합성효소 | 이른 아침 졸음과 피로, 공복저혈당, 케톤증 | 간의 글리코겐 저장이 감소. 우리나라에서 보고된바 없음 |

#### ① 당원축적병 Ⅰ형(Ia, Von Gierke disease and Ib)

**가장 많은 질환**으로 간, 콩팥 및 장점막의 **포도당-6-인산화효소**가 결핍되어 포도당-6-인산을 포도당으로 전환할 수가 없어서 **금식을 했을 때 저혈당**이 잘 발생하는 **보통염색체열성질환**이다.

신생아기에 저혈당, 젖산산증을 보이거나, **3~4개월경 간비대, 저혈당 경련**을 보인다. 볼에 지방이 침착되어 통통한 **인형 같은 얼굴(doll-like face)**이지만, 키가 작고 상대적으로 사지는 마른 체형이지만 **심한 간비대로 배가 볼록** 나와 있는 모습을 보인다. 콩팥도 커진다.

10~20대가 되면 대부분의 환자는 **간샘종이 나타나며, 드물게 악성종양**이 될 수 있다. 그 외 통풍(사춘기 이후), 단백뇨, 콩팥돌 등의 콩팥병, 골감소증 등이 나타날 수 있다.

생화학적 특징은 **저혈당, 젖산산증, 고요산혈증, 고지질혈증**이다. 금식하면 금방 저혈당, 젖산산증이 유발된다. 심한 간비대에도 불구하고 **간기능 검사는 대개 정상**이다. 콜레스테롤, 인지질이 상승하지만, 혈장 중성지방이 현저하게 상승하여 **혈장이 우유빛**을 보인다(고지방단백혈증 IV형과 비슷).

**glucose-6-phosphatase deficiency를 확인하거나 DNA분석을 통해 진단이 가능하다.**

**포도당-6-인산**을 운반하는 translocase의 결핍으로 인해 발생하는 **Ib형**은 Ia형의 임상소견을 보이지만, **호중구 감소(neutropenia)** 및 기능의 감소로 인한 반복적인 감염과, **염증창자질환** 등 구강점막과 장점막의 궤양이 잘 발생하는 차이점을 보인다.

임상소견과 저혈당, **젖산혈증,** 고요산혈증, 고지질혈증의 검사소견으로 이 질환을 의심하게 되고, 요즘은 유전자 돌연변이 분석을 통해서 간생검 없이 진단할 수 있다.

**조리하지 않은 옥수수전분** 또는 코위영양관을 통한 **지속적인 포도당** 투여로 혈당을 유지하는 것이 중요하다. 과당과 갈락토오스는 포도당으로 전환되어 쓰일 수 없으므로 **설탕, 젖당, 과당, 소르비톨은 제한**하여야 한다. 그 외 allopurinol, statins, ACE inhibitor, citrate supplement 등을 하기도 한다. **간이식**이 근본적 치료가 될 수 있다.

### (2) 근육형 글리코겐증(Muscle glycogenosis)

근육형 글리코겐증은 당원축적병 2형(Pompe di sease)과 같이 진행하는 근무력과 위축, 비대심근병증을 특징으로 하는 군과 근육에너지장애(muscle energy disorder)로 근육통, 운동못견딤(exercise intolerance), 미오글로빈뇨, 쉽게 피로해지는 경향을 보이는 군으로 나누어 볼 수 있다.

**표 8-3 근육형 글리코겐증의 분류**

| Type/Common name | 결핍되는 효소 | 임상양상 | 특징 |
|---|---|---|---|
| Ⅱ/Pompe<br>영아형 | acid α-**glucosidase**<br>(acid maltase) | **근긴장저하**, 간비대, 심근병증 등이 생후 6개월 이내 발생 | 심부전와 흡인폐렴 등으로 영아기 사망<br>효소치료법으로 치료 |
| 소아형 | acid α-glucosidase<br>(acid maltase) | 소아기에 시작되는 근육병증과 다양한 정도의 심근병증 | 잔존 효소활성도 |
| 성인형 | acid α-glucosidase<br>(acid maltase) | 성인기에 시작되는 근육병증, 호흡기능부전 | 잔존 효소활성도 심장의 침범은 없다. |
| Ⅴ/McArdle | 근인산분해효소<br>myophosphorylase | 운동시 근육통, 근경련, CK상승<br>격한 운동시 미오글로빈뇨, | 흔하다. 대개 남성에서 발생한다. |
| Ⅶ/Tarui | phosphofructokinase | V형과 비슷, 용혈(hemolysis) | 일본인, Ashkenazi Jews에서 주로 발생 |

## 2) 갈락토오스(Galactose) 대사이상

우유, 유제품 내 **젖당**의 형태로 공급받는 갈락토오스는 포도당-1-인산으로 전환되어서 세포대사의 연료로 사용되거나, 당단백질, 당지질, 글리코사미노글리칸 등의 갈락토사이드의 형성에 중요한 역할을 한다. 갈락토오스혈증은 다음 3가지 효소, **갈락토오스-1-인산우리딜전이효소(galactose-1-phosphate uridyl transferase),** 갈락토키나아제, 우리딘이인산갈락토오스-4-에피메라제, 중 한가지의 결핍이 있는 경우 발생하는데, 가장 흔한 대표적인 질환은 전이효소 결핍증이다.

### (1) 갈락토오스-1-인산 우리딜전이효소(Galactose-1-phosphate uridyl transferase) 결핍증

전이효소의 완전결핍 또는 부분결핍으로 인해서 2가지 형태를 보이는 **보통염색체 열성질환**이다.

**전형적인 갈락토오스혈증**은 전이효소의 완전결핍이 있는 경우 발생하는데, 갈락토오스-1-인산 대사가 되지 못하고 축적되어 **간, 콩팥, 뇌**에 손상을 주게 된다.

생후 첫 4~7일 내에 증상이 발생하게 되는데, **황달, 간비대, 구토, 저혈당, 경련, 기면, 과민성, 수유장애, 체중증가불량, 아미노산뇨, 백내장, 초자체출혈, 간부전, 간경화, 복수, 지라비대 또는 정신지체**를 보이게 된다. *Escherichia coli* **신생아 패혈증**이 잘 동반 되는데, 간부전, 신부전 및 패혈증으로 사망하게 된다.

진단은 **클리니테스트(Clinitest)**로 소변의 환원물질을 증명함으로써 추정하고, 적혈구를 이용한 **직접 효소측정**(direct enzyme assay)으로 확진한다.

치료로 갈락토오스제거식이를 하는데, **카세인 가수분해분유(HA분유)나 대두단백우유**를 먹인다.

## 3) 젖산산증을 일으키는 탄수화물 대사이상

**젖산산증**은 피루브산염으로부터 포도당을 만들어내는 **포도당신합성 과정의 문제** 또는 피루브산염으로 부터 이산화탄소, 물을 만들어내는 **TCA 회로 및 산화인산화 과정의 문제**가 있는 경우 생기게 된다.

가장 흔한 원인인 **저산소혈증** 뿐만 아니라, 지방산 대사장애(defects of fatty acid oxidation), 유기산혈증(organic acidemia), 비오틴 대사이상(biotin utiliza tion disease)이 있는 경우도 젖산산증이 올 수 있다.

원인을 알 수 없는 대사산증(특히 음이온차이 증가)를 보이는 소아환자는 원인 감별을 위해서 혈액 젖산, 피루브산염, 아실카르니틴 검사(acylcarnitine profile), 소변의 유기산분석을 반드시 시행해야 한다. 젖산과 피루브산염의 비율(lactate : pyruvate ratio)이 감별 진단에 도움을 준다.

이 비가 상승되는 경우 저산소혈증, 사립체 호흡연쇄효소의 이상(mitochondrial respiratory chain disorders), pyruvate carboxylase 결핍(type B)을 생각해 볼 수 있고, 포도당신합성 과정의 문제, 피루브산염 탈수소효소 복합체(pyruvate dehydrogenase complex) 결핍증 등에서는 젖산, 피루브산염 둘 다 증가되어서 비가 정상을 보인다.

# 5 금속의 대사이상

## 1) 구리의 대사이상

구리는 필수적인 중금속의 하나로 하루 1~5mg의 구리를 위장관에서 흡수하여 담도를 통하여 배설하는 일정한 상태를 유지하고 있다. 장에서 섭취된 구리는 알부민에 결합하여 간으로 운반되며, ceruloplasmin과 결합하여 필요한 장기로 이동하게 되는데, 혈장 내 구리의 95%는 세룰로플라스민과 결합되어 있다.

구리가 부족한 경우 뼈, 피부, 모발, 혈관, 신경계의 구조 및 기능에 필요한 여러 구리 의존 효소들의 저하로 인해서 다양한 증상들이 발생하게 되고, 반대로 구리가 과다한 경우는 세포 내 지질, 단백질, 핵산 등을 산화시키거나 자유기(free radical) 생성을 증가시키는 등의 독성 작용을 보이게 되는데, 대표적인 질환으로 **윌슨병(소화기편 p.320 참고)**을 들 수 있다.

## 2) 아연의 대사이상

### (1) 창자병증말단피부염(Acrodermatitis enteropathica)

흡수장애로 인한 아연의 결핍 때문에 발생하는 드문 보통염색체 열성질환이다.

생후 수개월 이내에 입, 항문 및 성기 주위, 팔꿈치, 무릎, 뺨에 수포성, 습진성, 건선성 **피부병변**이 발생한다.〈그림 8-3〉 붉은 색의 머리카락과 **원형탈모증**이 특징적이며, 눈부심, 결막염, 눈꺼풀염, 각막혼탁 등의 안과 증상과 **만성설사**, 설염, 구내염, 말단염, 손발톱주위염, 성장장애, 상처치유지연, 2차 감염 등을 동반하기도 한다.

특징적인 임상증상과 혈청 아연 농도가 낮은 것으로 진단하는데, 치료는 경구 아연보충이다. 아연이 포함되지 않은 장기간의 완전비경구영양법 또는 만성 영양실조에 의한 2차 아연결핍증에도 창자병증말단피부염과 유사한 증상을 보인다.

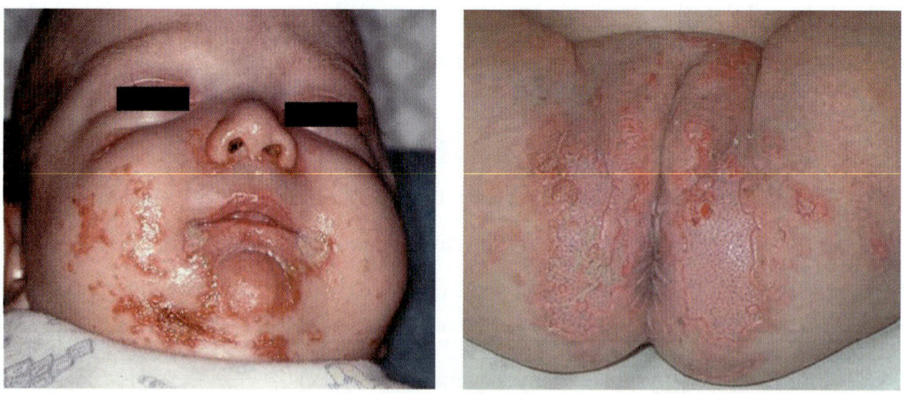

A B

그림 8-3 **창자병증말단피부염 환아.** 입주위(A)와 항문주위(B)에 수포와 습진 병변이 관찰된다.

## 6 포르피린증

포르피린증(porphyria)은 **헴 생합성과정**의 여러 효소들의 부분적 또는 완전 결핍에 의하여 발병된다. 헴(heme)은 혈색소, 미오글로빈, 시트크롬 P-450 효소, 호흡 시토크롬(respiratory cytochromes)과 같은 여러 헴단백질에 필요하다. 헴합성과정에 관여하는 8개의 효소 중 첫 번째 효소(ALA synthase)를 제외한 각 단계의 효소의 결핍은 여러 포르피린증을 유발한다. 헴합성이 주로 일어나는 곳은 골수와 간인데, 특정한 효소 결함으로 포르피린 전구물질과 포르피린의 과도한 생성이 일어나는 주된 부위에 따라 **간** 또는 **골수 포르피린증**으로 분류한다.

신경장애를 동반하는 **급성포르피린증(acute por-phyrias)**과 광선민감도를 특징으로 하는 **피부포르피린증(cutaneous porphyrias)**으로 분류하기도 한다. 사춘기 이후의 **복통**과 같은 신경내장증상(neurovisceral)이 있는데 다른 원인이 없는 경우 급성포르피린증을 의심하게 되는데, 혈장과 소변에서 포르피린 전구물질(ALA ; 델타아미노레불린산, PBG ; 포르포빌리노겐)이 증가되어 있다. 피부포르피린증에서는 신경장애는 나타나지 않고 피부 광과민성이 나타나며 혈장 포르피린이 증가되고, feces에서 isocoproporphyrin이 증가되어있다.

급성간헐포르피린증(AIP), 피부지연포르피린증(PCT), 적혈구조혈포르피린증(EEP)이 가장 흔한 3가지 포르피린증으로 모두 보통염색체 우성질환이다. 주요 특징은 〈표 8-4〉과 같다.

**표 8-4 가장 흔한 3가지 포르피린증의 주요 특징**

| 병명 | 급성간헐 포르피린증 | 피부지연 포르피린증 | 적혈구조혈 포르피린증 |
|---|---|---|---|
| 발현증상 | 신경학적 증상(복통 등) | 피부 수포와 여림(만성) | 피부 통증과 부기(대개는 급성) |
| 악화인자 | 약물(P-450 유발약물), 프로게스테론, 식사제한 | 철(iron), 알코올, 담배, 에스트로겐, HCV, HIV, 할로전화탄화수소 | |
| 가장 중요한 선별검사 | 소변 포르포빌리노겐 | 혈장 포르피린(소변) | 적혈구 포르피린(소변) |
| 치료 | Hemin(hematin), 포도당 | 정맥절개술, chloroquine or hydrochloroquine | $\beta$-carotene |

# 9 면역학
# Immunology

## 1 면역계 발달

### 1) 개 요

인체 내의 면역계는 단핵세포(mononuclear cell)와 다형핵세포(polymorphonuclear cell)로 구성되어 있다.

단핵세포에는 **림프구, 단핵구(monocyte)**가 있으며 다형핵세포로는 **호중구(neutrophil), 호염기구(baso phil), 호산구(eosinophil)**가 있다. 림프구는 B세포, T세포, NK세포가 있고 혈액 내 단핵구는 조직에서 큰포식세포로 분화된다. B세포와 T세포는 항원 특이 면역반응을, 다른 면역세포들은 주로 항원 비특이 면역반응을 한다. 호중구와 단핵구는 주로 포식작용을 하며 림프구에는 포식작용이 없다. T세포, B세포, NK세포 및 면역반응에 관계하는 세포들은 면역계의 여러 세포들의 분화, 증식에 관여하는 시토카인(cytokine)이라는 단백질을 생성, 분비한다.

면역반응은 특이 반응과 비특이 반응이 있는데, 특정 항원에 대해서만 반응하는 면역반응을 특이 반응이라 한다. 특이 반응에는 **체액면역**(humoral immunity)과 **세포면역**(cellular immunity)이 관여한다. **체액면역**에는 **B림프구**에서 생성된 항체가 항원에 반응하며 **세포면역**에는 **T림프구**가 항원과 직접 반응하거나 분비된 시토카인을 통하여 항원과 반응한다. 비특이 반응에는 **포식작용**과 보체가 관여한다. 대부분의 경우, 특이 반응과 비특이 반응은 조화 속에서 진행된다.

**선천(자연)면역**과 **후천면역**으로 나누어 보면, 선천면역은 이전의 항원에 노출이 없음에도 불구하고 감염에 반응하는 것으로 다형핵백혈구, 수지상세포, 단핵구 등의 세포와 보체계가 담당하고, 후천면역은 항원 특이반응으로 T세포, B세포, NK세포가 담당한다.

면역계를 구성하는 모든 세포들은 **조혈모세포(he matopoietic stem cell)**에서 유래하는데, 이 세포는 임신나이 2.5~3주에 처음으로 난황주머니(yolk sac)에 보이고, 5주에는 태아 간으로, 이후 골수로 이동한다. 조혈모세포가 위치하는 조직이나 장기에 따라 T세포, B세포, NK세포 등으로 분화한다.

**골수, 가슴샘**과 같은 1차 림프기관은 태생 초기에 형성되고 곧이어 2차 림프기관인 **지라, 림프절, 편도, 파이어판(Peyer's patch), 고유판(lamina propria)** 등이 발달된다. 이 세포들이 분화됨에 따라 세포 표면에 특정 항원이 발현되는데 이 항원들에 번호를 부여하여 세포의 분화정도 및 분류에 이용하고 있다. 이를 cluster of differentiation(CD)라고 한다.〈표 9-1〉

**표 9-1 사람 림프구 표면의 CD(cluster of differentiation) 종류**

| CD number | 다른 명칭 | 분포 조직 | 기능 |
|---|---|---|---|
| CD1 | T6 | 겉질가슴샘세포; Langerhans 세포 | TCR$\gamma/\delta$ 세포에 항원제공 |
| **CD2** | SRBC 수용체 | **T 및 NK 세포** | LFA-3(CD 58)과 결합; T세포 활성화 |
| **CD3** | T3, Leu 4 | **T세포** | TCR와 결합; TCR로부터 신호 전달 |
| **CD4** | T4, Leu 3a | **Helper T cell subset** | HLA class Ⅱ 항원에 대한 수용체; p56 lck tyrosine kinase와 관련 |
| CD7 | 3AI, Leu 9 | T와 NK세포 및 전구세포 | T림프구에 대한 co-mitogenic |
| **CD8** | T8, Leu 2a | **Cytotoxic T cell subset** : 또한 NK세포의 30% | HLA class Ⅰ 항원에 대한 수용체; p56 lck tyrosine kinase와 관련 |
| **CD10** | **cALLA** | **B cell progenitors** | Peptide 분해 |
| CD11a | LFA-la $\alpha$ chain | T, B 및 NK세포 | CD18과 함께 ICAM 1, 2, 3에 대한 ligand |
| CD11b,c | MAC-1, CR3; CR4 | NK세포 | CD18과 함께 C3bi에 대한 수용체 |
| **CD16** | FcR$\gamma$ Ⅲ | **NK세포** | IgG에 대한 FcR |
| **CD19** | B4 | **B세포** | B세포 활성화를 조절 |
| **CD20** | B1 | **B세포** | B세포 활성화를 매개 |
| CD21 | B2 | B세포 | C3d/EBV 수용체; CR2 |
| **CD34** | My10 | **전구세포** | L-selectin에 결합 |
| CD45 | 백혈구 공동 항원 T200 | 모든 백혈구 | 림프구 활성화를 조절하는 tyrosine phosphatase; memory T세포에는 CD45RO isoform, native T세포에는 CD45RA isoform |
| **CD56** | N-CAM; NKH-1 | **NK세포** | NK homotypic adhesion을 조정 |
| CD154 | CD40 ligand | activated CD4 T세포 | B세포의 CD40과 결합하여 isotype switching을 유발 |

LFA : lymphocyte function-associated antigen, MAC : membrane attack complex, MHC : major histocompatibility complex, NK : natural killer, EBV : Epstein-Barr virus, CR : complement receptor, FCR : Fc receptor, cALLA : common acute lymphoblastic leukemia antigen, SRBC : sheep red blood cell, TCR : T cell receptor, N-CAM : neural cell adhesion molecule

## 2) 림프기관의 발달

출생 시 림프기관의 크기는 작지만 잘 발달되어 있고 출생 후 빠른 속도로 성숙하여 1세경에는 조직학적으로 성숙된다. **가슴샘**은 태아기에는 신체 크기에 비하여 최대이며 **사춘기 직전에 최대 크기**에 도달하고 그 이후에 점차 퇴화한다.

**말초 림프조직**의 크기는 영아기에 점차 커지기 시작하여 6세경 성인 크기에 도달하며, 이후 **사춘기 직전까지 커지다가 사춘기 후 퇴화**한다. **지라는 성인 때까지** 지속적으로 **커진다.**

### 3) T세포의 성숙

T세포는 **가슴샘**에서 성숙하여 생성된다. 가슴샘은 임신나이 4주에 제 3 아가미 주머니(brachial pouch)에서 유래하는데, 임신나이 **8주에는 가슴샘에 T세포 전구 세포(pro-T)**가 처음으로 운집한다.

T세포는 T세포 수용체 유전지(V, D, J segments)의 재배열에 의하여 항원특이성이 결정되는데, T세포 수용체 유전자가 재배열됨으로써 **pro-T세포가 pre-T세포**로 분화되고, T세포의 다양성은 생후 8～10주에 나타나기 시작한다. 미성숙 겉질가슴샘세포에서 TCR(T-cell receptor)가 발현되면 **양성선택**(positive selection)과 **음성선택**(negative selection) 과정이 진행되는데, 양성선택은 자신의 주조직적합복합체(Major Histocom patibility Complex, MHC)와 반응하는 가슴샘세포만 활성화되어 성숙되는 것을 말하고, 양성선택에서 생존한 세포는 음성선택 과정을 거친다.

음성선택은 HLA class Ⅰ 또는 class Ⅱ 항원에 의하여 제공되는 자신의 항원과 반응한 가슴샘세포가 세포자멸사로 제거되는 과정이다. 이러한 과정을 거친 성숙한 가슴샘세포들은 CD4와 CD8 중 하나만을 발현하고 가슴샘겉질에서 심부로 이동한다. 가슴샘을 떠날 때에는 T세포의 완전한 기능을 가지게 되는데, **T세포는 생후 11～12주에 지라, 림프절, 막창자꼬리**로 **14～15주에는 편도**로 이동한다.

T도움(helper)세포는 시토카인 생성양상에 따라 TH1세포와 TH2세포로 분류되는데 **TH1세포**는 주로 **IL-2, IFN-$\gamma$** 를 생성하며 **세포독성 T세포와 지연과민반응을 유발**시키고, **TH2세포는 IL-4, IL-5, IL-6, IL-13, IL-21**을 생성하며 **B세포 반응과 알레르기 감작을 유발**시킨다.

탯줄혈액 T세포는 식물적혈구응집소(phytohemag glutinin)과 콘카나발린 A(concanavalin A, ConA)에 대한 반응과 혼합 림프구 반응을 정상적으로 수행할 수 있기 때문에, 이러한 기능을 보이지 않는 경우 T세포기능저하를 의심하게 된다.

출생시 T세포는 항원 특이 면역반응의 능력이 있어서, 생후 첫날 BCG 접종을 해도 수주 후에 투베르쿨린 반응이 강하게 나타난다. **T세포 결함은 탯줄혈액의 절대림프구수를 측정하면 출생 첫날부터 쉽게 알 수** 있는데, T세포는 림프구의 70%를 차지하기 때문에 림프구감소를 보이게 된다.

### 4) B세포의 성숙

B세포는 7주 이전에 태아 간에서 생성되기 시작하여, 태아 간의 조혈모세포는 8주경 빗장뼈의 골수로, 10주까지는 긴뼈의 골수로 이동한다. B세포의 발달 과정은 항원의 자극 없이 일어나는 **항원 비의존 과정과 항원의 자극**에 의하여 성숙 B세포(Mature B cell)가 기억세포나 형질세포로 되는 과정으로 구분할 수 있는데, 항원 비의존 과정에서 면역글로불린 유전자의 재배열과 세포표면 단백의 발현이 일어난다.

이후, 항원의 자극에 의해서 형질세포로 분화되면 다섯가지 형의 면역글로불린(**IgM, IgG, IgA, IgD, IgE**)이 생성되는데, IgG와 IgM은 가장 중요한 항체로 보체를 활성화 시킬 수 있는데, IgM은 분자량이 커서 주로 혈관 내 존재하고 IgG는 모든 체액 내 존재한다. IgA는 위장관, 호흡기, 비뇨생식기의 분비물과 같은 체외 분비물 내의 주요 면역글로불린이고, 체내와 체외 분비물에 존재하는 IgE는 기생충에 대한 방어역할 뿐 아니라 알레르기를 유발시키기도 한다. IgG는 4개의 아형(IgG1,

IgG2, IgG3, IgG4)을 가지고 있는데, **다당체항원(polysaccharide antigen)에 대한 항체는 주로 IgG2**이다. 임신 기간 중에 B세포가 면역글로불린을 생성, 분비할 수 있는 능력이 있으나 **태아의 림프기관에 형질세포는 대개 임신나이 20주 이후**에 보인다.

파이어판에는 임신나이 20주, 고유판에는 25주에 형질세포가 나타난다. 출생 전 림프절에는 1차 여포(primary follicle)만이 형성되어 있다.

모체의 항체 중에서 분자량이 작은 **IgG는 임신나이 12주부터 태반을 통하여 태아로 이행**되고, 이후 점차 증가하여 **출생 시 태아의 IgG 농도는 모체와 비슷하거나 약간 높은 정도**가 된다. 5가지 아형 중에서 IgG만 태반을 통과할 수 있어서 탯줄혈액 내 소량의 IgM 등은 태아에서 생성된 것으로, **출생시 IgM이 증가되어 있으면 선천감염을 의미**한다.

IgM 항체는 분자량이 커서 태반을 통과 못하기에 **신생아는 그람음성균 감염이 잘** 일어날 수 있다. 산모로부터 받은 IgG로 인해 신생아는 **그람양성균과 바이러스에 대한 저항**력을 가지는데, IgG 항체의 4가지 아형 중 IgG2가 태반을 덜 통과하여 **다당체항원에 대한 저항력은 저하**되어 있다. 미숙아는 산모로부터 IgG를 적게 받아서 모든 병원체에 대한 저항력이 낮다.

탯줄혈액 내 B 림프구의 비율과 수는 소아, 성인에 비해서 증가되어 있다. 신생아는 태어난 직후 **IgM 항체**를 생성하기 시작하며 **1세경**에 성인 항체가에 도달하고 **IgA**는 **6~7세**까지는 성인 항체가에 도달한다.

**모체로부터 받은 IgG는 생후 6~8개월에 모두 소실**되지만 신생아에서 생성된 **IgG**는 **7~8세경**에 성인 항체가에 도달하는데, IgG1과 IgG4가 먼저, IgG3는 10세, IgG2는 12세에 성인치에 도달한다. IgE의 생성은 IgA의 생성을 뒤따른다. 면역글로불린의 최저치는 3~4개월경 도달한다.

단백질항원에 대한 특이 항체 생성력은 출생시에 이미 가지고 있으나 **다당체항원(polysaccharide antigen)에 대한 항체 생성은 2세 이후에 가능**하다. 따라서 **다당체항원인 B형 인플루엔자균, 폐렴사슬알균 백신**을 2세 이하 영아들에게 사용하려면 항원을 인식할 수 있도록 **단백질 수송체에 부착된 것**을 사용해야 한다.

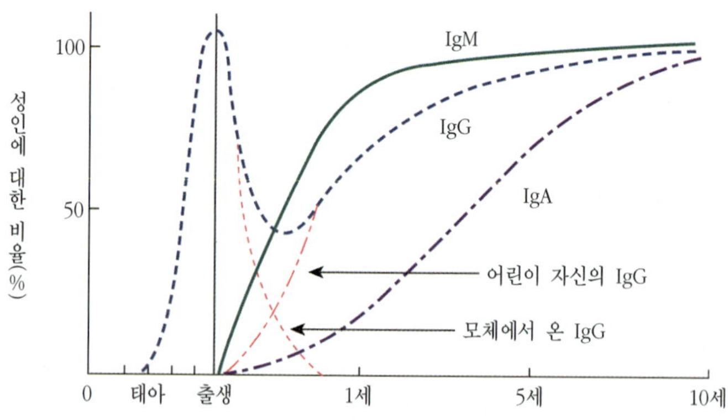


그림 9-1 태아 및 영아의 면역글로불린

### 5) NK세포

NK세포는 임신나이 8~11주에 태아 간에 나타난다. NK세포가 가슴샘에서 발견되나 **가슴샘은 NK세포의 발달에 필수적인 곳은 아니며** NK세포는 수용체 유전자의 재배열이 일어나지 않고 MHC 비제한적 세포 독성 작용을 가진다.

모든 세포표면에서 CD56이 발현되고, 대부분(>90%)에서 CD16이 발현된다. NK세포는 골수에서 나와 혈류로 들어가거나 비장으로 이동하며 림프절에는 극히 적은 수만 존재한다. 정상인에서 NK세포는 림프구의 10%를 차지한다. 탯줄 혈액내 NK세포 비율은 소아, 성인에 비해서 저하되어 있으나 림프구의 수가 많기 때문에 절대수는 비슷하다.

### 6) 큰포식세포

혈액 내에서는 단핵구(monocyte), 조직 내에서는 조직구(histiocyte)라 불린다. 큰포식세포는 **포식작용** 외 항원을 흡수하여 변형시켜 **T세포나 B세포에 소개(presentation)**함으로써 림프구들을 감작시키며 면역계의 **다른 면역세포들을 활성화시키는 물질**(e.g., **IL-1, IFN-$\alpha/\beta$, TNF)을 분비**하는 역할도 한다.

## 2 면역결핍증의 진단

### 1) 면역결핍증 선별검사의 적응증

소아에서 반복적인 감염은 어린이집에서 감염체에 자주 노출되는 등의 주로 환경적인 요인에 의한 것이지만, 일부 아이들에서는 면역결핍(immunodeficiency)이 원인이다. 조기 진단으로 후유증을 방지하기 위해서는 다음과 같은 아이들은 면역결핍을 의심하여 면역기능에 대한 검사를 해야 한다.

- 2번 이상의 패혈증, 골수염, 수막염 같은 전신세균감염
- 1년에 3번 이상의 심한 호흡기 또는 다른 부위의 세균감염(연조직염, 폐렴, 림프절염, 삼출중이염)
- 비전형적 부위의 심한 감염(간고름집, 뇌고름집)
- 비전형적 병원균에 의한 감염(Aspergillus, No cardia, Serratia marcescens, Burkholderia cepacia)
- 소아에서 흔한 병원균에 의한 감염이지만 증상이 비정상적으로 심한 경우
- 1년에 8회 이상 귀감염(ear infection)
- 1년에 2회 이상 심한 코곁굴염(sinus infection)
- 성장장애±만성설사
- 경구항생제 치료에 대개 반응하는 감염을 치료하는데 주사항생제 치료를 해야 하는 경우

1차 면역결핍(선천적 면역결핍)의 발생빈도는 10000명 중 1명으로, B세포계 결함이 55%, T세포계 결함은 25%, 식세포계 결함은 18%를 차지한다.

### 2) 주된 증상

잦은 감염, 특히 호흡기감염이 반복되는 경우가 많은데, 심한 세균감염을 반복하여 성장장애 등을 보이며, 호흡기감염은 폐렴, 기관지확장증 등으로 진행하여 많은 환자가 호흡기능상실로 사망하게 된다.

### 3) 감염 종류

① 항체 결핍 시 : **그람양성균(폐렴사슬알균, 사슬알균) 감염**

② 세포면역 결핍 시 : **바이러스, 곰팡이, 원충, 미코박테리아, 기회 감염**

③ 호중구 결핍 시 : 비전형적인 균에 의한 감염이 호발

④ C6, C7, C8 결핍 시 : *Neisseria* **감염**

### 4) 발생연령

**항체 결핍은 모체의 항체가 남아있는 기간인 생후 6개월(5~7개월) 이후**에 반복되는 기도감염 등의 증상이 나타나는데 **목림프절, 편도가 만져지지 않는다.** T세포 결함은 6개월 이내(2~6개월)에 만성설사, 성장장애, 점막피부칸디다증 등의 증상을 보이게 된다. IgA결핍증과 분류 불능형 면역 결핍증은 18개월 이전에는 증상이 발생하지 않는다.

### 5) 검 사

면역결핍증이 의심되는 경우 시행하는 검사는 〈표 9-2〉와 같다.

① 체액 면역기능 검사

- 혈청 면역글로불린의 정량 검사 : **IgG, IgM, IgA,** IgD, IgE의 혈청 농도를 측정하는 검사이다.
- **동종적혈구응집소(Isohemagglutinin)** 측정 : A, B형의 혈액에 대한 IgM 항체로 3세 이후에는 1 : 16 이상이어야 정상이다. 혈액형이 AB형인 사람에서는 정상적으로 동종적혈구응집소가 없다.
- **Schick test** : **Diphtheria 항원에 대한 IgG** 항체 검사로 피부반응을 통해 측정한다. 항체형성 안 될시 Schick test 양성으로 간주한다.
- B세포 측정(flow cytometry)
  - 말초혈액 림프구의 10%는 B 림프구로 **CD19, CD20 항체**를 이용하여 측정한다.
  - X연관 무감마글로불린혈증은 B세포가 없지만, 면역글로불린 A결핍, 고면역글로불린 M증후군 등은 있다.
- 측면 인두 방사선촬영 : 아데노이드 유무를 확인한다.

② 세포면역 검사

- **말초혈액 림프구수 및 형태** : 말초혈액 림프구의 70%는 $CD_3^+$ T세포이므로, 림프구감소가 있는 경우 T세포 결함을 의심할 수 있다. 정상 시 1,500/ul 이상이다.
- **지연 피부반응 검사** : 항원(PPD, tetanus toxoid, **Candida,** mumps, Trihophyton 등)을 피부에 접종하고 48시간 후에 홍반과 경화(induration)를 관찰한다.
- 가슴X선 사진에 의한 가슴샘의 크기〈그림 9-2〉; 영아에서 유용

**표 9-2 면역결핍시 시행하는 검사법**

| 기본검사 | 정밀검사 | 특수검사 |
|---|---|---|
| **B cell deficiency** | | |
| IgG, IgM, IgA 농도<br>Isohemagglutinin치<br>**Schick test**<br>기존항체치(예, polio, rubella, tetanus, diphtheria) | B cell 산정(flow cytometry)<br>IgD, IgE 농도<br>특정항체 생성능(예, typhoid, pneumococcal polysaccharide)<br>측면 인두 방사선촬영 | 림프절 생검, IgG 아형농도<br>Ig생존율, 분비성 Ig 농도<br>시험관 내 항체 생성 검사<br>특정 항체에 대한 항체 생성능 : ØX, KLH |
| **T cell deficiency** | | |
| 림프구수 및 형태<br>가슴샘 크기(X선 사진)<br>**지연성 피부 반응 검사** :<br>Trichophyton, mumps, candida, tetanus toxoid | T cell 산정(flow cytometry)<br>림프구 증식 반응 : mitogens, antigens, allogeneic cells<br>T cell subset 산정(예, Th/Ts ratio) | Lymphokine 측정(예, MIF, IFN)<br>Enzyme 측정(예, ADA, NP)<br>Cytotoxic cell 측정(예, NK, ADCC, CTL)<br>Thymic hormone측정<br>기타 T cell surface antigen 분석(예, T6 DR 등) |
| **Phagocytic cell deficiency** | | |
| 백혈구수 및 형태(ANC)<br>**NBT test**(nitroblue tetrazolium)<br>DHR test<br>IgE 농도 | 특수형태<br>부착인자검사<br>Rebuck skin window<br>Random mobility 및 chemotactlc assay<br>Quantitative intracellular killing assay | Epinephrine, steroids, polysaccharide에 대한 백혈구 반응<br>화학발광<br>효소측정 : MPO, G6P<br>Surface glycoproteln 측정(monoclonal antibodies를 가지고) |
| **Complement deficiency** | | |
| **CH50 활성**<br>C3 농도<br>C4 농도 | Complement activity 측정<br>Classical 및 alternative<br>Component 측정 immunochemical 또는 functional<br>Inhibitor 측정 : immunochemical 또는 functional | Serum opsonic 또는 chemotactic 활성<br>Complement breakdown product 분석 |

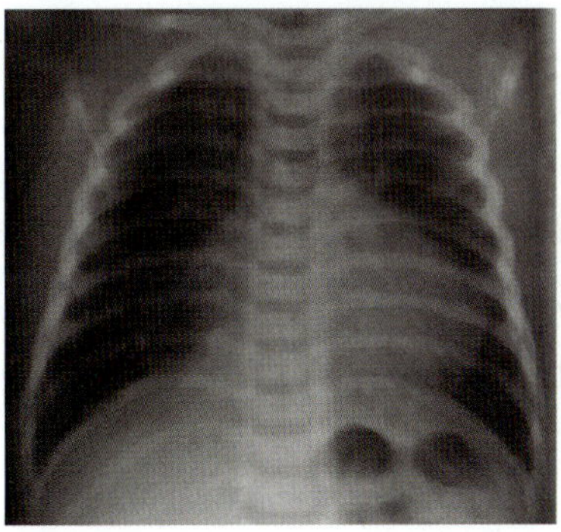

A

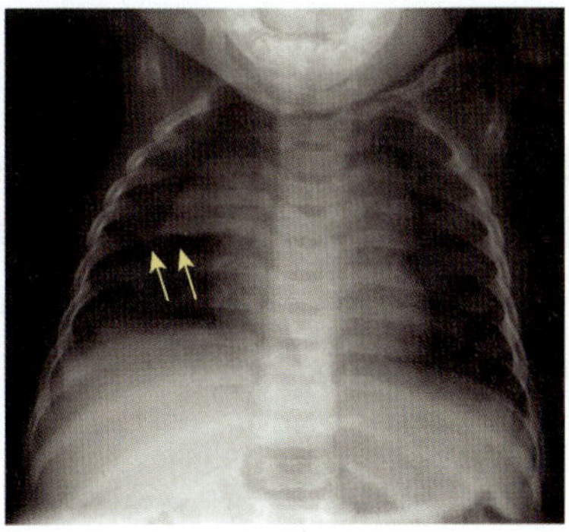

B

그림 9-2 흉부 X선. A, 세포면역결핍 환자; 가슴샘 음염을 볼 수 없다. B, 정상 영아.

- T세포 측정 및 subset 산정(flow cytometry) : 단클론항체(CD2, CD3, CD4, CD8)를 이용하여 측정하는데, 정상아의 CD4/CD8 비율은 1.5～2:1이다.
- 림프구 증식반응 : 억새풀 분열제(pokeweed mitogen, PWM), 식물적혈구응집소(PHA), 콘카나발린 A(Con A) 등의 Mitogen, allogeneic cells, 항원(e.g., *Candida,* tetanus toxoid)을 이용하여 T 림프구를 자극하여 증식반응을 측정

③ 포식세포계 검사

- **말초혈액 백혈구수 및 형태** : 감염의 징후가 없음에도 지속적으로 호중구증가가 있는 경우 백혈구부착결핍(leukocyte adhesion deficiency, LAD)을 의심할 수 있고, 호중구의 수가 정상인 경우 호중구감소 또는 백혈구부착결핍을 배제한다.
- 부착 인자에 대한 검사 : 항 CD18, CD11(LAD1), CD15(LAD2) 항체를 이용하여 백혈구부착결핍을 진단할 수 있다.
- **DHR(dihydrorhodamine) 검사** : 포식세포를 phorbol ester로 활성화시킨 후에 rhodamine을 투여하여 respiratory burst의 정도를 측정한다. 만성육아종(chronic granulomatous disease) 진단에 이용한다.
- NBT(nitroblue tetrazolium) 검사 : 만성육아종 진단에 이용, NBT가 푸르게 변하면 정상. 요즘은 DHR 검사로 대체되었다.
- **혈청 IgE 농도** : Chemotactic disorder에서 증가된다.

④ 보체계 검사

- **CH50 activity** : 항체로 감작시킨 양적혈구(sheep)에 환자의 혈청을 첨가하여 적혈구 용혈 정도를 관찰함으로써 혈청 내의 보체 활성 능력을 측정한다.

## 3 면역결핍증

### 1) 체액면역 결핍증(B cell deficiency, humoral immunodeficiency)

**B세포에서 항체의 생성 또는 분비 장애**로 인하여 항체가 결핍되어 있는 상태로 결핍 항체의 종류 및 정도에 따라 여러 가지 증후군들이 있다. **반복되는 피막세균에 의한 반복되는 감염** 또는 **항생제 치료에 반응을 보이지 않는 것**을 주소로 내원하게 되는데, 가장 흔한 것은 **면역글로불린 A의 선택적 결핍증**으로 인종에 따라서 333～18000명 중 1명의 빈도를 보인다(cf. 무감마글로불린혈증 1/10000～50000).

#### (1) 무감마글로불린혈증(Congenital agammaglobulinemia)

IgG, IgA, IgM 항체가 모두 선천적으로 생성되지 않는 질환

① 유 전

- **대부분 반성 유전(X-linked agammaglobulinemia)**으로 나타나는데, 이 경우 B 림프구의 X염

색체의 긴팔에 존재하는 **Bruton tyrosin kinase(*btk*) 유전자**의 돌연변이에 의하여 pre-B cell이 B lymphocyte로 분화하는데 장애가 생겨 발병한다.

- 보통염색체 열성 결합을 보이기도 한다. 이 경우 μ heavy chain 유전자 등의 결합에 의한다.

② 증 상

- 대부분 남아에서 모체로부터 물려받은 항체가 소멸되는 **생후 6~9개월부터** *S. pneumoniae, H. influenzae* 포도상 구균 등과 같은 화농균에 의한 감염이 잘 일어나는데 **주로 중이염, 폐렴, 부비동염**이 나타나며, **패혈증, 수막염**도 보인다. 나아가 반복되는 기도감염으로 인해 기관지확장증, 폐섬유증, 폐심장증 등이 합병되어 이로 인하여 사망하기도 한다.
- XLA환자에서 급성감염 시 호중구감소를 보이기도 하는데, 호중구감소가 동반되면 *Pneumocystis jiroveci*에 의한 감염이 일어날 수 있다.
- 바이러스 감염에 대한 저항력은 정상이지만 **간염 바이러스, 엔테로바이러스(echovirus, coxackievirus, poliovirus 등)**에 대한 저항력은 약하다. 또한 비전형적 폐렴균으로 유명한 미코플라스마(mycoplasma)에 의한 감염도 빈발한다.
- 자가면역질환(류마티스관절염), 종양(특히 림프종)의 발생빈도가 높다.

③ 진 단

- 전신의 림프절, 특히 **편도, 아데노이드, 말초 림프절의 결여**
- **혈청 IgG, IgA, IgM, IgE가 표준치의 95% 이하,** 총 면역글로불린<100mg/dL인 경우 XLA를 의심
- 혈액형 A, B에 대한 **동종적혈구응집소(isohemagglutinin)가 없다.**
- **혈액 내 림프구와 형질세포가 없고,** 림프절의 germinal center가 결여 되어있다.
- 가슴샘과 T림프구의 수 등의 세포 면역 검사는 정상 소견을 보인다.

④ 치 료

- 근본적인 치료는 어려우며, 3~4주마다 **면역글로불린을 정맥 주사**하여 공급한다.
- 감염시 적절한 항생제를 투여한다. 경우에 따라 Bactrim을 예방적으로 투여한다.
- 만성폐질환이 환자의 예후에 중요한 영향을 끼치므로 10세 이상의 환자는 매년 폐기능검사를 시행한다.

### (2) 공통 가변성 면역결핍증(Common variable immunodeficiency, CVID)

**무감마글로불린혈증과 임상증상이 매우 비슷하지만 발병연령이 늦어 주로 10대, 20대에 발병**하고, 성별에 관계 없이 **남녀에서 균등하게 발생**하며, **덜 심한 감염**을 보이고 **echovirus 수막뇌염이 드물다.** T cell의 수는 정상이지만 기능은 저하되어 있다.

① 증 상

반복되는 화농 세균감염으로 인한 만성코결굴염, 폐렴, 기관지 확장증이 나타난다. **자가면역질환과 림프종의 발병률이 높다. 혈액에서 B세포는 관찰**되나 형질세포로 분화가 안되거나, 형질세포가 항체를 생성하지 못하거나, 생성된 항체가 분비되지 못하기 때문에 **림프절과 편도의 크기가 정상이거**

**나 커져 있고** 비비대가 25%에서 관찰된다.

② 유 전

**IgA 결핍증 환자의 가족 중에서 관찰**되며, **일부 IgA 결핍증 환자는 후에 CVID가 동반**되기도 하고, 두 질환 모두에서 **자가항체, 자가면역질환, 악성종양의 발생빈도가 높아서** 같은 유전적 배경이 의심된다. 유전적 감수성을 가진 사람에서 **phenytoin, D-penicillamine, gold, sulfsalazine**과 같은 약물이 질병발현에 방아쇠(trigger) 역할을 할 수도 있다.

③ 치 료

무감마글로불린혈증처럼 면역글로불린 정기적 정맥주사로 감염을 예방한다.

### (3) 영아의 일과성 저감마글로불린혈증(Transient hypogammaglobulinemia of infancy)

**B세포의 수가 정상**인 영아에서 일시적으로 나타나는 항체 결핍증으로 성별에 관계없이 남녀에서 같이 나타나는데, **생후 3~6개월부터 나타나서 6~18개월 동안 지속**된다. **B세포의 항체 생산이 지연되어 발생**하며 미숙아에서 더 잘 생긴다. 기관지염 등 감염이 빈발하는 경우가 많으나 치명적이지는 않다. 항체 생산이 정상으로 돌아오면서 **대개 2~3세경 증상이 모두 없어진다.**

### (4) 면역글로불린A의 선택적 결핍증(Selective IgA deficiency)

혈청의 IgA가 10mg/dL 이하로 감소(분비형 IgA도 감소)되는 체액 면역결핍증으로 다른 면역글로불린과 세포면역은 정상이다. **보통염색체 유전**을 하며 **가장 흔히 보는 면역결핍(333명 중 1)질환이다**. CVID를 유발하는 것으로 알려진 약물**(phenytoin, D-penic-illamine, gold, sulfasalazine)**을 사용한 사람에서 IgA 결핍증이 관찰된다.

호흡기, 위창자길, 비뇨기에 빈번한 감염이 발생하고 **자가면역질환, 악성종양의 발생률이 높다.** 환자의 44%에서 **IgA에 대한 자가 항체가 존재**하는데 IgA가 포함된 혈액제제 수혈 시 **아나필락시스가 유발될 수** 있어서 **5회 이상 세척한 정상 적혈구**나 **IgA 결핍 환자의 혈액제제를 투여**해야 한다.

선택적 IgA 결핍증 환자에게는 **면역글로불린을 투여할 필요는 없다.** 혈청 내 충분한 IgG가 있어 심각한 감염이 발생할 위험은 낮으며 면역글로불린 제제에 포함된 소량의 IgA에 대한 아나필락시스 위험이 크기 때문이다.

**표 9-3 체액성 면역결핍증**

| 구분 | 범저감마글로불린혈증 | 분류 불능형 면역 부전증 | 선택적 IgA 결핍증 |
|---|---|---|---|
| Ig | IgG, IgA, IgM 모두 감소 | IgG, IgA, IgM 모두 감소 | IgA 감소, IgG 정상 |
| 증상 | 생후 6~9개월부터 세균성 감염<br>(중이염, 폐렴) | 10~20대 발병<br>범저감마글로불린혈증과 유사 | 위장관, 호흡기, 비뇨기 감염 |
| P/E | 전신 림프절 결여 | 림프절 크기 정상 / 증가 | |
| 치료 | IVIG(4주 간격) 감염시 항생제 | IVIG | 감염시 항생제(IVIG 주지 않음) |

## 2) 세포면역 결핍증(T cell deficiency, cell mediated immunodeficiency)

일반적으로 세포면역결핍의 임상적 증상이 항체면역결핍증보다 더 심하고, **바이러스, 곰팡이, 원충, 미코박테리아, 그람음성균에 의한 감염이 자주 발생**하며 비교적 병원성이 약한 바이러스에 의해서도 치명적이거나 심한 감염이 발생한다. **증상의 발현시기는** 대체로 항체면역결핍보다 **빠르며,** 영아기 또는 소아기까지 생존하기 어렵다. 홍역 또는 BCG와 같이 약독화된 **생백신 접종시 전신 또는 침범 감염**이 일어날 수 있고, 자궁 내 이식편대숙주병 또는 수혈 후 **이식편대숙주병**이나 **점막피부칸디다증도 흔히** 관찰된다.

### (1) 가슴샘 무형성(Congenital thymic aplasia, DiGeorge syndrome)

DiGeorge 증후군은 배아형성 초기에 3, 4 아가미 주머니의 형성이상에 의하여 가슴샘과 부갑상샘의 무형성 또는 형성 저하증이 나타나는 질환이다.

#### ① 유 전

유전적 경향은 없지만 환자의 95% 이상에서 **22번 염색체의 미세결손(microdeletion of 22q11.2)**을 보이는데, **염색체 10p13의 결손**을 보이기도 한다. 입천장심장얼굴증후군(velocardiofacial syndrome), conotruncal anomaly face 증후군(CTAFS)에서도 22q 결손을 보이는데, 특히 *CATCH 22* **증후군** (Cardiac, Abnormal facies, Thymic hypoplasia, Cleft palate, Hypocalcemia)은 22q11.2 결손과 광범위한 임상양상을 보이는 질환이다.

#### ② 증 상

가장 흔히 나타나는 증상은 생후 24시간 이내에 나타나는 **저칼슘혈증에 의한 경련 또는 테타니**이다. 신생아기에 저칼슘혈증이 나타나면 이 질환을 의심해야 한다.

가슴샘과 부갑상샘은 무형성 보다는 형성저하증이 흔하며 형성저하증의 정도는 다양하다. 형성저하증인 경우 부분형(partial) DiGeorge 증후군이라 하며, 이 환자들은 감염이 문제가 되지 않아 정상적인 성장을 한다. 그러나 무형성인 완전형(complete) DiGeorge 증후군 환자는 중증복합면역결핍증 환자와 비슷하게 **곰팡이, 바이러스,** *Pneumocystis jiroveci*와 **같은 기회감염병원체에 의한 감염**과 **방사선조사를 하지 않은 혈액의 수혈 후에 이식편대숙주병(GVHD)**이 빈발한다.

가슴샘과 부삽상샘과 비슷한 시기에 생성되는 다른장기에도 이상이 동반된다. 대혈관의 이상(오른 대동맥활), 선천심장병(ASD, VSD, 뿔줄기결함), 식도폐쇄, 목젖갈림증, 짧은 인중, 두눈먼거리증, 아래턱형성저하증, 처진귀 등이 동반될 수 있다.

#### ③ 검사소견

**혈청 Ca의 감소, 혈청 P의 증가, 부갑상샘호르몬의 저하**가 관찰된다. 말초혈액의 **림프구 절대수가 감소(CD4 cell <400)**되어 있으며 B세포는 상대적으로 증가되어 있다. 혈청 면역글로불린은 대개 정상이지만, IgA 저하, IgE 증가를 보이기도 한다. 가슴 X선 촬영에서 가슴샘 음영을 볼 수 없다. 지연피부반응과 mitogen에 의한 림프구 증식 반응은 가슴샘 결핍 정도에 따라 저하되어 있다.

#### ④ 치 료

저칼슘혈증은 10% calcium gluconate를 정맥 주사하고 점차 경구용으로 바꾼다. 칼슘의 보충만으로는 치료되지 않는 경우가 많아 비타민 D, 부갑상샘호르몬의 투여가 필요하다.

면역결핍은 **가슴샘 이식 또는 조혈모세포 이식**으로 교정한다. 수혈을 하는 경우 반드시 방사선조사 혈액제제를 주고, 생백신 예방접종은 피한다.

#### (2) 고 IgM 증후군(CD40 ligand 유전자 변이)

혈청 내 IgM의 농도는 증가 또는 정상이면서 IgG, IgA, IgE는 현저히 저하되어 있는 질환이다. T 세포의 문제로 Isotype switching failure가 발생하여 생기는 질환이다. 현재 밝혀진 변이 유전자는 4개가 있지만 그 중 CD40 ligand(CD154) 유전자 변이가 흔하다.

이 유전자는 T세포에서 발현되는 것으로 B세포와 접촉할 때 작용한다. X염색체에 있어 남아에서 발생하는데, 증상은 무감마글로불린 혈증과 비슷한 양상이고, T 세포까지 문제가 있어 예후는 더 나쁘다. 환아는 대개 편도가 매우 작으며 림프절이 만져지지 않고, 심한 중성구 결핍증이 동반된다. 또한 T 세포에 결함이 있어 Pneumocystis jirovecii에 의한 폐렴과 심한 verruca vulgaris병변이 잘 생긴다. 생후 6개월~24개월 사이에 중이염, 부비동염, 폐렴, 편도샘염과 같은 세균감염이 반복하여 발생한다.

치료는 IVIG를 정기적으로 투여하고 중성구 결핍증이 있는 경우 G-CSF를 투여한다.

### 3) 복합 면역결핍 질환(Combined B and T cell diseases)

T림프구와 B림프구의 기능이 동시에 결여되어 있는 면역결핍증으로 각종 균에 의한 감염이 영아 초기부터 빈발하며, **조혈모세포이식을 하지 않으면 영아기나 소아기 초기에 사망**한다.

#### (1) 중증 복합 면역결핍증(Severe combined immunodeficiency, SCID)

SCID는 림프계세포 발달에 중요한 면역체계의 성분을 부호화하는 12개의 유전자 중 어느 한 유전자의 돌연변이에 의한 가장 심한 면역결핍질환으로 **모든 획득면역(adaptive immunity) 기능이 없으며**, NK세포 결여를 보이기도 한다.

환자는 **출생 후 수개월 내 설사, 폐렴, 중이염, 패혈증, 피부감염 등**으로 내원하는데, 초기에는 정상 성장을 보이나, **반복되는 감염과 설사로 극도의 수척(extreme wasting)**을 보이게 된다.

***Candida albicans, Pneumocystis jiroveci***, *varicella-zoster virus, measles virus, parainfluenza 3 virus,* ***cytomegalovirus***, *Epstein-Barr virus, adenovirus*, BCG에 의한 지속적인 감염으로 사망하게 된다.

출생 시 **림프구감소증**을 보이는데 T 림프구의 수가 현저히 저하 또는 결여되어 있고, mitogen 등에 대한 **림프구 증식반응과 지연 피부반응이 결여**되어 있다. 이동하지 못한 가슴샘이 대개 목에 작게($<1g$) 위치하여 가슴 X선 촬영에서 가슴샘이 보이지 않는다.

**혈청 면역글로불린의 저하 또는 결여**되어 있고 예방접종 후 항체생성은 없다. 림프절, 편도, 아데노이드, 파이어판의 결여를 보인다. **조혈모세포이식**으로 치료하지 않는 경우 대개 영아기에 사망하게 된다.

### (2) 복합 면역결핍증(Combined Immunode dificiency, CID)

복합 면역결핍증은 T세포 기능이 저하되어 있지만 존재한다는 점에서 SCID와 구별되는데, 여러 유전자의 이상으로 발생한다. 영아기에 반복되거나 만성 기도감염, 성장장애, 입안 및 피부칸디다증, 만성설사, 반복되는 피부감염, 그람음성균 패혈증, 요로감염, 심한 수두감염 증상이 나타난다.

림프구감소 및 T세포의 현저한 감소를 보이고 중성구감소와 호산구증가가 흔히 동반된다. 지연피부반응은 저하되어 있고 림프구 증식반응도 현저히 저하되어 있으나 완전히 없는 것은 아니다.

혈청 면역글로불린 농도는 정상이거나 증가 되어 있고 일부 환자는 IgA 저하, IgE 현저한 증가 또는 IgD 증가를 보인다. 항체생성 능력은 있지만 저하된다. 가슴샘은 매우 작고, 가슴샘세포도 드물다. 영아기에 사망하는 SCID 환자보다는 오래 생존하지만 소아기 초기에 사망한다.

① Wiskott-Aldrich 증후군(Immunodeficiency with thrombocytopenia and eczema)

- 유전 : X염색체에 있는 림프구와 거대핵세포에서 발현되는 **WASP(Wiskott-Aldrich syndrome protein) 유전자**의 이상이 원인으로 **X연관열성**질환이다.
- 증상 : **아토피피부염, 혈소판감소자색반, 혈소판 감소증을 주요 증상으로 가진다.** 영아기에 포경수술 부위의 지속되는 출혈이나 혈성 설사가 초기 증상이고, 대개 1세 이전에 아토피피부염과 재발성 감염을 보인다. 폐렴사슬알균, 다른 polysaccharide capsule(다당체항원)을 가진 세균에 의한 중이염, 폐렴, 수막염, 패혈증을 보이고, 나중에는 사람폐포자충, herpesviruses 감염이 주로 나타나는데 10대 이후까지 생존하는 경우는 드물다. 사망의 주된 원인은 감염, 출혈, EBV 연관 악성종양이다.
- 검사소견 : **다당체항원에 대한 항체면역반응이 저하**되고, 동종적혈구응집소와 다당류 백신접종 후 항체 생성의 현저한 저하 또는 결여를 보인다. **혈청 IgM 농도는 감소**되고 **IgA, IgE는 증가**되며, **IgG는 정상이거나 약간 저하, $IgG_2$ 농도는 정상**이다. T세포의 비율은 감소되어 있고 mitogen에 대한 림프구 증식 반응도 다양하게 감소되어 있다.
- 치료 : 골수이식, 비장적출술(골수이식이 불가능할 때 혈소판 감소를 막기 위함)

② 모세관확장실조(ataxia-telangiectasia)

- 유전 : 상염색체 열성유전양식을 띠며, 11q22～23에 이상이 생겨서 발생한다.
- 증상 : 진행성 운동실조(ataxia)가 걷기 시작한 직후에 나타나 점점 심해진다. 모세혈관 확장(telangiectasia)이 3～6세경에 결막, 콧등, 귀 등에 나타난다. 부비동염과 폐렴이 반복적으로 생기며 악성 종양이 발생할 수 있다. 흉선은 형성부전으로 매우 작다.
- 검사소견 : IgA, IgE, IgG가 저하되어있으며, T세포와 B세포의 증식반응이 저하되어있다.
- 치료 : 태아 흉선 이식, 골수이식, 흉선 호르몬 투여를 시도해볼 수 있다.

③ 고면역글로불린E증후군(hyper-IgE syndrome)

- 상염색체 우성으로 유전되며 **staphylococcal aureus abscess와 증가된 IgE를 특징**으로 하는 질환이다.
- 증상 : 전형적인 아토피 피부염, *S. aureus*에 의한 피부, 폐, 관절에 농양형성, 골절 반복, 척추측만 등을 보인다.

- 검사소견 : IgE와 IgD가 상승되어있고 IgA, IgG, IgM은 정상소견을 보인다. 혈액이나 객담 내 eosinophil증가를 보인다.
- 치료 : penicillinase-resistant Pc를 장기간 투여하거나 항진균제, IVIG를 투여해 볼 수 있다.

## 4) 포식세포 이상증

### (1) 만성육아종병(Chronic granulomatous disease, CGD)

중성구와 단핵구의 **catalase-positive 미생물**을 포식할 수는 있지만 **살해기능의 결함**으로 **폐렴, 림프절염, 간고름집, 여러 부위의 뼈속질염, 피부감염, 황색포도알균 등의 catalase 양성세균에 의한 비전형적이고 반복적인 감염과 반복적인 감염의 가족력**을 보이는 질환이다. 환자의 약 65%는 X연관 유전, 약 35%는 보통염색체열성 유전을 보이는데 남자환자는 대부분 X연관질환, 여자환자는 보통염색체열성질환이다.

중성구의 살균작용을 위해서는 NADPH-의존성 산화효소의 활성화를 필요로 하는데, 세포질과 세포막에 있는 subunit(e.g., gp91phox)의 결함으로 발생한다.

**황색포도알균 감염**이 가장 흔하나 *Serratia mar cescens*, *Burkholderia cepacia*, *Nocardia*, *Salmonella*, *Aspergillus*, *Candida*, *Mycobacterium tuberculosis*에 의한 감염도 흔히 일어난다.

선별검사로 니트로블루테트라졸륨 검사(NBT test)가 널리 사용되지만, dihydrorhodamine 123(DHR)을 이용한 흐름세포측정(flow cytometry)으로 대체되고 있다.

**조혈모세포이식이 유일한 치료법**이고 감염을 예방하기 위하여 IFN-$\gamma$나 TMP-SMX를 투여한다. 향후 유전자치료가 결핍된 포식세포 oxidase 기능을 회복시키는데 이용될 것이다.

### (2) 백혈구부착결핍(Leukocyte adhesion deficiency, LAD)

**보통염색체열성**으로 유전되는 **백혈구 기능장애 질환**으로, LAD-1과 LAD-2의 두 가지 형이 있다.

LAD-1은 염색체 21q22.3에 위치하는 백혈구 인테그린 아형인 CD18 유전자의 돌연변이로, LAD-2는 골지기관의 특정 GDP-L-fructose 전달체의 결함으로 인해 중성구가 내피세포에 부착 후 내피세포를 통과하지 못하므로 염증부위로 이동하지 못하게 된다. 그로 인해 반복되는 세균 및 곰팡이 감염과 중성구증가증에도 불구하고 염증반응이 저하되는 것이 특징이다.

심한 중성구감소증 환자와 비슷하게 **황색포도알균과 대장균 등 장내 그람음성균**에 의한 감염과 **칸디다, 아스페르길루스**와 같은 곰팡이감염이 잘 발생한다. 중성구감소증처럼 **염증 징후인 부기, 홍반, 열감이 나타나지 않고 고름도 형성되지 않는다.** 조직 내 중성구는 거의 없으나 혈액 내 **중성구 증가(>30000/μl)를 보인다.**

CD11b에 대한 단클론항체로 중성구 표면의 CD11b를 유세포로 측정함으로써 LAD-1을 진단하고 중성구의 탄수화물 구조인 sialyl Lewis X의 결여를 확인함으로써 LAD-2를 진단한다.

LAD-1에 대한 치료는 CD11/CD18 integrin의 발현 정도에 따라 결정되며 CD11/CD18 integrin이 거의 없는 경우에는 조기 **조혈모세포이식**이 주 치료법이다. 예방적으로 TMP-SMX(trimethoprim-sulfamethoxazole)을 투여하며 감염 발생시 광범위 항생제를 투여한다.

### (3) Chediak−Higashi 증후군

**보통염색체열성**으로 유전하는 드문 질환으로 **중성구의 탈과립 장애**로 인해 감염의 감수성 증가, 출혈체질, 눈피부백색증, 진행하는 말초신경병증, 림프종 유사 증후군의 발생을 특징으로 한다.

CHS의 원인 유전자인 *LYST*(for lysosomal traffic regulator)는 염색체 1q42-q44에 위치하는데, 유전자의 단백질은 vesicle의 이동과 관련되어 있으며, 단백질−단백질의 상호작용과 단백질−세포막의 결합을 조정에 관계한다고 추정된다. **중성구의 화학주성, 탈과립, 살균작용의 장애**에 의해 감염이 빈발한다. 감염은 점막, 피부, 호흡기에서 발생하며 그람음성균과 양성균, 곰팡이, 특히 **황색포도알균**에 의한 감염이 빈발한다. 멜라닌소체의 병적인 응집에 의하여 모발, 피부, 안저의 색소가 희석되어 **피부색이 옅고 은빛깔 털**을 가진다. 신경병증은 10대에 나타나기 시작하며 운동신경이나 감각신경의 이상증을 보이며 실조(ataxia)가 가장 흔한 증상이다.

가장 치명적인 합병증은 범혈구감소증, 고열, 간지라 및 림프절에 림프조직구의 침윤 등이 나타나는 림프종유사 증후군(accelerated phase)의 발생이다.

진단은 대부분 세포에서 거대하고 lysosome 형성 이상, 과립, vesicular structure를 가지고 있기에, 라이트염색이나 peroxidase 염색을 통해서 모든 유핵세포에서 거대 과립을 관찰함으로써 가능하다.

치료로 **다량의 아스코르빈산**(영아 : 200mg/day, 성인 : 2,000mg/day)를 투여하고, 림프종 유사 증후군이 발생한 경우는 **조혈모세포이식**이 유일한 치료법이다.

## 4 보체계와 보체결핍 질환

보체계는 인체의 항원−항체 면역반응을 조절하는 체액 물질로서 선천면역의 중요한 성분이다. 활성화된 보체는 생체 내의 병원체용해, 염증반응 유발, 체액 및 세포면역 작용조절, 큰포식세포의 이동유도(chemotatic activity)와 포식을 돕는 작용(opso nization) 등의 기능을 한다. 보체계의 활성화 경로는 전형적, Lectin, 대체경로로 구성되는데, 결국 세포막공격복합체(membrane attack complex)를 형성함으로서 바이러스에 감염된 세포, 암세포, 병원체 등을 용해시킨다.〈그림 9-3〉

전형적 경로는 C1q가 **IgG 또는 IgM 항체**와 항원이 결합한 것과 반응하여 활성화 반응이 이루어지고, 대체경로는 전형적 경로 과정이나 백혈구의 단백 효소 및 혈청 응혈 인자들의 작용에 의해서 생성된 C3b 또는 hydrolyzed C3가 다른 세포나 factor B와 결합 반응하여 활성화된다.

감염에 대한 면역 작용에서 C1, C4, C3b는 바이러스 감염 초기에 항체의 중화 작용을 증가시키고, C3b와 C3d는 항원과 결합 작용하여 면역세포를 활성화시켜 1차 항체 반응을 증가시킨다. 항체 생성은 C3a에 의하여 억제되며 C5a와 C1q에 의해서 증가된다.

**C4a, C3a, C5a는 anaphylactoxin**으로 비만세포와 호염기구에 작용하여 히스타민과 화학물질들을 유리시켜 혈관 확장과 염증 부위 부기와 홍반을 일으킨다. **C5a**는 단핵구에서 TNF와 IL-1분비를 유도하여 중성구, 단핵구, 호산구를 염증부위로 이동하는 것을 유도(chemotaxis)하여 C3b가 부착(opsonization)된 병원체를 포식하도록 작용한다.

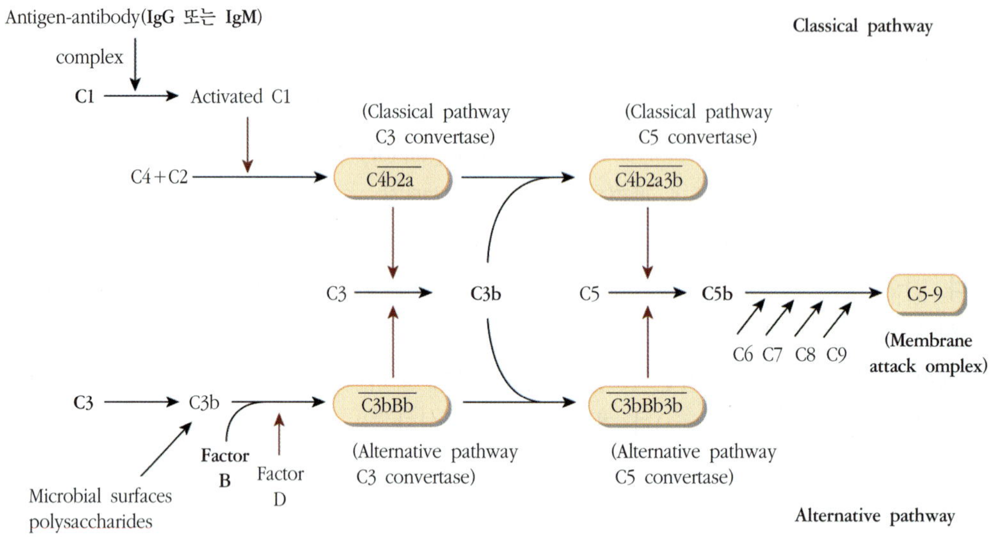


그림 9-3 보체계의 활성화 경로

보체계 기능을 1차적 평가 방법으로 활용되는 **총 용혈 보체 활성(CH50)**은 선천 C1~C8 결핍 질환에서 0이고, 보체계와 관계있는 후천 질환에서는 질병 증상 정도에 따라 다르게 나타난다. 보체계와 질환과의 관계에서 **C4, C3 모두 감소**한 질환은 **전형적 보체경로가 활성화**된 것이고 **C4 정상이고 C3가 감소**된 질환은 **대체 보체경로가 활성화**된 것이다.

**반복되는 혈관부종, 자가면역질환, 만성콩팥염, 부분 지방이상증**을 보이거나 **반복되는 화농감염, 파종성 임균감염이나 수막알균감염**을 보이는 환자들에서 보체기능의 결함을 의심해야 한다.

선천적으로 **전반부 보체(C1~C3)가 결핍**되면 전신홍반루푸스와 같은 **자가면역질환이 주로 발생**하고, **후반부 보체(C5~C8)가 결핍**되면 **수막알균수막염 또는 파종성 임균감염**이 주로 발생한다.

보체 조절 인자의 기능이상을 보이는 **유전성 혈관부종(hereditary angioedema)**는 **C1 inhibitor(C1 INH)**의 **생성 결핍(85%)과 기능 이상 생성**(15%)에 의해서 발생하는 **보통염색체우성질환**이다. 특징적인 임상 증상으로 **얼굴, 팔다리, 기도, 위창자길 등의 혈관부종**이 반복해서 발생하는데, 부종은 nonpitting하며, 가끔 통증이 있지만 두드러기, 가려움, 발적은 보이지 않는다. 위장관 부종으로 심한 복통을 호소하고 구토, 설사를 동반하기도 한다. 후두부종으로 치명적일 수 있다. 외상, 특히 치아 외상, 격렬한 운동, 생리, 열, 정서적 스트레스로 발작이 유발될 수 있고, 증상은 2~3일 지속되다가 서서히 호전된다.

여기서 잠깐 !!

**치료요약** : 체액성 면역결핍증의 경우 기본적인 치료는 IVIG(단, 선택성 IgA결핍증은 제외), 체액성 면역결핍증 이외의 경우 골수이식

# 10 신생아 질환
## Disease of the Newborn

## 1 출생 전 관리

### 1) 고위험 임신(High risk pregnancy)

고위험 임신은 **유산, 태아사망, 미숙아분만, 자궁내성장지연, 태아 또는 신생아 질환, 선천기형, 정신지체 및 기타 장애를 발생시킬 수 있는 요인을 가진 임신**을 말한다. 출생전후기 사망률과 이환율의 절반 가량이 고위험 임신과 관계가 있다.

#### (1) 모체의 인자

**산모의 연령이 증가할수록 태아기형의 위험이 증가한다. 조산(preterm birth)**은 고위험 임신에서 흔하다. 양수과다와 양수과소는 고위험 임신을 의미하는데, 정상적으로 임신나이 34주까지 양수는 매일 <10mL씩 증가하고 그 이후는 천천히 감소한다. 제3석달에 양수의 양 >2000mL이면 양수과다, <500mL는 양수과소를 의미하며, 초음파적 기준은 양수지수(amniotic fluid index)>24cm이면 양수과다, <5cm이면 양수과소를 시사한다.

표 10-1 고위험 임신과 연관된 인자

| 인자 | 내용 |
|---|---|
| 경제적 인자 | 빈곤, 실업, 의료보험 미가입, **산전관리 불이행** |
| 문화-행동적 인자 | **교육수준이 낮은 층**, 건강관리의 소홀, 산전관리의 부적절 또는 부재, **흡연, 음주, 불법약물 사용, 20세 미만 또는 35세 이상의 임신부, 미혼**, 짧은 기간 동안의 빈번한 임신,주위의 도움을 받을 수 없는 임신부, 신체적 또는 정신적 스트레스 상태 |
| 생물학적-유전적 인자 | **저체중출생아 또는 미숙아 분만의 과거력**, 신장 대비 저체중, **임신 중 체중증가 불량**, 너무 작은 키, **영양실조**, 근친결혼(상염색체 열성), 세대 간의 영향, **저체중출생아임신부**, 유전 질환(선천대사장애) |
| 산과적 인자 | **제왕절개의 과거력, 불임의 과거력**, 불임시술에 의한 임신, 임신나이 지연, 분만 지연, 분만의 **과거력(뇌성마비, 정신지체, 분만 손상, 선천기형)**, 태아의 위치 이상(**둔위**), **다태임신, 조기양막파열, 감염**(전신, 양수, 양수 외, 자궁목), **자간전증 또는 자간, 태아질환, 자궁출혈**(태반조기박리, 전치태반), **임신력(초산 또는 5회 초과** 경산부), **태아성장이상, 특발조숙산통, 자궁 또는 자궁목 기형**, 의인미숙, **모체, 혈청 $\alpha$-fetoprotein이 높거나 낮은 경우** |
| 내과적 질환 | **당뇨병, 고혈압**, 선천심장병, **자가면역질환**, 낫적혈구빈혈, TORCH 감염, **성병, 임신 중 수술 또는 손상**, 모체의 과응고상태 |

**제2석달(15～18주)에 모체 혈청 α-fetoprotein(MSAFP)의 측정**은 고위험 임신을 확인하는데 도움이 된다. **MSAFP의 증가**는 **신경관결손**의 90%를 진단할 수 있고, **배벽갈림증, 배꼽내장탈장, 선천콩팥증, 쌍둥이, 낭림프관종, 요로폐쇄, 장폐쇄, 선천피부결손** 등을 발견할 수 있다. **MSAFP가 낮은 경우**는 부적절한 임신나이 산출, **세염색체증(18, 21), 자궁내성장지연**과 관계가 있다.

## 2) 모체의 질환과 태아

### (1) 비감염 질환

산모의 **당뇨병**은 **태아의 장기비대, 이자의 β-세포의 증식과 비대**를 초래할 수 있고, 신생아의 **대사이상**(e.g. **저혈당, 저칼슘혈증**)을 일으킬 수 있으며, 당뇨병 조절을 하지 않는 산모에서는 임신나이 36주 이상의 태아사망의 빈도가 증가한다. 또한 산모의 당뇨병은 **심혈관계 및 기타 기형의 위험요인**이다. 그 외 태아나 신생아에게 영향을 미치는 모체의 질환은 **〈표 10-2〉**와 같다.

**표 10-2 태아나 신생아에게 영향을 끼치는 모체의 질환**

| 모체의 질환 | 태아 및 신생아에게 미치는 영향 | 기전 |
|---|---|---|
| 쓸개즙정체 | 조산 | 원인 불명 : E형 간염의 가능성 |
| 청색성심장질환 | 자궁내성장지연 | 태아로의 산소운반 저하 |
| **당뇨병** 경증<br>중증 | **임신나이에 비해 큰체중(LGA), 저혈당증**<br>**자궁내성장지연** | 태아 고혈당증-고인슐린혈증 초래 : 인슐린의 성장촉진<br>혈관 질환, 자궁태반기능부전증 |
| 약물 중독 | 자궁내성장지연, 신생아 금단 증상 | 약물의 직접적 효과, 식사 불량 |
| 풍토병갑상샘종 | 갑상샘저하증 | 요오드 결핍 |
| **Graves병** | **일과성 신생아 갑상샘중독증** | 갑상샘 자극 항체의 태반 통과 |
| **부갑상샘항진증** | **신생아 저칼슘혈증** | 모체 칼슘이 태아로 유입되어 태아의 부갑상샘을 억제 |
| **고혈압** | **자궁내성장지연, 자궁내 태아사망** | 자궁태반기능부전증, 태아저산소증 |
| **특발저혈소판자색반병** | **저혈소판증** | 모체의 비특이적 혈소판 항체의 태반 통과 |
| 동종면역 중성구감소증 또는 저혈소판증 | 중성구감소증 또는 저혈소판증 | 모체감작 후 특이 항태아 호중구 또는 혈소판 항체의 태반 통과 |
| **중증근무력증** | **일과성 신생아 근무력증** | 아세틸콜린 수용체의 면역글로불린의 태반 통과 |
| 근긴장디스트로피 | 신생아 근긴장디스트로피, 선천 구축, 호흡기능부전 | 유전 |
| **비만증** | **큰몸증(macrosomia), 저혈당증** | 원인 불명 |
| **페닐케톤뇨증** | **작은머리증, 정신지체** | phenylalanine치 상승 |
| 자간, 자간전증 | 자궁내성장지연, 태아사망,<br>중성구감소증 또는 저혈소판증 | 자궁태반기능부전, 태아저산소증, 혈관 수축 |
| Rh 면역 | 태아빈혈, 저알부민혈증, 태아수종, 신생아 황달 | 태아의 항원에 대한 항체의 태반 통과 |
| 전신홍반루푸스 | 선천 심장차단, 발진, 빈혈, 중성구감소증, 저혈소판증 | 태아 심장, 적혈구, 백혈구 및 혈소판에 대한 항체 |

### 3) 산모의 약물 사용과 태아

#### (1) 임신 중 태아에게 미치는 약물의 위험도

임신 중 산모가 복용한 약물이 태아에게 미치는 영향은 매우 다양한데, 약물을 복용한 시기와 약물대사 효소에 대한 태아의 유전적 소인이 밀접한 관계가 있다. 기형유발약물을 기관발생 시기에 복용하면 유산이나 선천기형을 초래하며, 임신후반기에 약물복용 또는 분만 중 산모에게 투여한 약물은 특정기관이나 효소계의 기능에 영향을 끼치며, 태아보다는 신생아에 영향을 끼친다.〈표 10-3〉

표 10-3 모체에 투여시 태아와 신생아의 구조나 기능에 해로운 영향을 끼칠 수 있는 약물

| 약물 | 영향 |
|---|---|
| Accutane(isotretinoin) | 얼굴 및 귀의 기형(facial-ear anomalies), 심질환 |
| Alcohol | **태아알코올증후군(기형, 자궁내성장지연, 발달지연, 자폐)** |
| Amphetamine | 선천심장병, 자궁내성장지연, 금단 증상 |
| Azathioprine | 유산 |
| Busulfan(myleran) | 성장지연, 각막혼탁, 입천장갈림증, 난소와 갑상샘 및 부갑상샘의 형성저하증 |
| Carbamazepine | 척추갈림증(spina bifida), 신경 발달지연 |
| 흡연 | **저체중출생아** |
| Cocaine/crack | 작은머리증, 저체중출생아, 자궁내성장지연, 행동장애 |
| Cyclophosphamide | 다발기형 |
| Danazol | 남성화 |
| Lithium | 청색증형 심질환(**Ebstein 기형**), 큰몸증 |
| 6-Mercaptopurine | 유산 |
| Methyl mercury | Minamata병, 작은머리증, 난청, 실명, 정신지체 |
| Methyltestosterone | 남성화 |
| Penicillamine | 이완 피부 증후군(cutis laxa syndrome) |
| Phenytoin | 기형, 자궁내성장지연, 신경모세포종, 출혈(비타민 K 결핍) |
| Progesterone | 남성화 |
| 17-$\alpha$-ethinyl testosterone(progestoral) | 남성화 |
| Stilbestrol | 질 샘암종(vaginal adenocarcinoma) |
| Streptomycin | **난청** |
| Tetracycline | 골 성장지연, 치아착색 및 사기질의 형성저하증, 백내장, 사지기형 |
| Thalidomide | 바다표범손발증(phocomelia), 난청, 기타 기형 |
| Valproate | 척추갈림증, 신경기능장애 |
| 비타민 D | **판막위 대동맥협착증(supravalvular aortic stenosis), 고칼슘혈증** |

FDA 임신부 약품 분류는 다음과 같다.

A : 사람에게 실험한 결과 **위험이 없는 것**으로 판정(예, multivitamin)

B : 동물실험 결과 위험이 없거나 약간의 위험이 있는 것으로 판단되었지만 사람에서는 적절한 연구나 확증이 안 된 약품(e.g., **페니실린**)

C : 동물실험에서 결정적인 위험이 있는 것으로 판명되었지만 사람에서는 적절한 연구가 안 된 약품, 또는 동물이나 사람에서 아직 유효한 결과를 얻지 못한 약품(e.g., **푸로세미드**)

D : 위험이 있지만, **생명을 위협하는 상황**에서 약제를 투여하여 얻는 장점이 약물 투여의 위험보다 큰 약품(예, 결핵치료 시 스트렙토마이신)

X : 동물과 사람에게 실험한 결과 장점보다 위험이 더 많은 것으로 증명되어 **임신 중 사용이 금지**된 약품(e.g., 이소트레티노인)

## 2 정상 신생아

### 1) 신생아의 생리

- **신생아기는 출생 후 첫 4주**를 말하는데, 출생 후 **자궁 외 환경에서 생존하기 위한 여러 생리적 적응 현상이 완성되는 기간이므로 매우 불안정하고 취약한 시기**이다. 전체 영아사망의 2/3는 신생아기에 일어나는데, 신생아사망률은 생후 24시간 이내 가장 높다.
- **출생전후기** 사망 : **임신나이 28주~생후 7일까지**의 사망
- 신생아가 자궁 외 환경에서 성공적인 적응을 위해서 심혈관계, 호흡기계, 간, 콩팥, 내분비계, 면역계 등에서 여러 생리적, 생화학적 변화가 따라야 하는데, 많은 신생아 질환에서 질식(asphyxia), 미숙아, 심한선천기형 등으로 이러한 적응과정에 문제가 발생하게 된다.

#### (1) 체온 조절

① 신생아에서 **열손실이 쉬운 이유(성인에 비해 4배)**

- **체중에 비하여 체표면적이 넓고**(성인의 3배)
- 절연체로 작용하는 **피부밑지방조직의 축적이 적다**
- 출생 후 **양수에 젖어 있을 때 많은 열이 손실**된다.

② 신생아의 열손실 보상기전

- **기초대사량 증가**
- **비오한 열생산(non-shivering thermogenesis) 증가** : **노르에피네프린**을 분비하여 지방, 특히 **갈색지방**에서 중성지방을 지방산으로 산화시켜서 **산소를 소모**하며 열을 생산한다. 따라서 환경온도가 몇 ℃만 떨어져도 신생아 산소소비량은 급증한다.

③ **중성온도환경**(neutral thermal environment) : 정상 중심체온(36.5~37.0℃)을 유지하면서 열생산이 최소, 즉 산소소비량이 최소가 되는 환경온도(신생아의 체중이 작을수록, 생후 경과 일수가

적을수록 높다). 만삭아가 **출생 후 추운 환경에 노출되면 대사산증, 저산소증, 저혈당이 초래**되며, **신장을 통한 수분과 용질의 배설이 증가**한다. 이미 저혈당 또는 저산소증 상태인 신생아는 추운 환경에 노출되었을 때 산소소비량을 증가시킬 수 없어서 중심체온이 하강하게 된다.

### (2) 피 부

① 양성 피부 소견 → p.707 참고

② 두피나 얼굴의 산발적인 출혈점(petechiae)은 난산으로 태어난 신생아에서 볼 수 있다.

③ 청색증 : 국소적 청색증은 손가락으로 눌러보아 반상출혈(ecchymosis)과 감별해야 하며, 같은 방법으로 혈색소가 높은 피부 때문에 발견되지 않은 황달을 나타나게 할 수도 있다.

④ 창백 : 질식(asphyxia), 빈혈, 쇼크나 부종

⑤ 빈혈이 없더라도 **과숙아는** 미숙아나 만삭아보다 더 창백하고 더 두터운 피부를 가지고 있는데, **벗겨지는 양피지 같은(parchment-like) 피부**를 보인다.

⑥ **태변착색** : 신생아의 피부나 태지, 특히 탯줄이 황갈색으로 물든 경우(meconium staining)를 말하며 **자궁내 저산소증**을 의미한다.

⑦ **배냇솜털(lanugo)** : 가늘고 부드러운 미숙한 머리털, 두피, 눈썹을 대부분 덮고 있으며, **미숙아**에서는 얼굴에도 덮여 있다. 대부분 없어지거나 솜털(vellus hair)로 대체된다.

⑧ **허리엉치척추 위를 덮고 있는 털은 숨은척추갈림증(occult spina bifida), 동로(sinus tract), 종양 등이 있음을 시사**한다.

### (3) 순환기계

p.373 참고

### (4) 혈액상

**① 혈색소의 농도**(p.441 참고)

임신나이에 비례하여 증가하고 만삭아의 탯줄혈액 혈색소는 평균 16.5g/dL, 미숙아는 1～2g/dL 가량 더 낮다.

**② 혈액량**

출생 시 약 85mL/kg이며, 생후 1개월이 지나면 약 75mL/kg으로 떨어진다.

**③ 프로트롬빈시간(PT)**

- 출생 시 정상, 생후 2～3일에 연장되었다가 생후 6～7일에 다시 정상으로 회복
- factor II, VII, IX, X, XI, XII 농도는 소아나 성인에 비하여 매우 낮다.
- 신생아 출혈성 질환을 방지하기 위해 출생 직후 **비타민 K 1mg을 근육주사**한다.

**④ 혈 당**

- 출생 시 평균 55～60mg/dL, 출생후 1～3시간까지 감소하여 가장 낮은 값을 보이다가, 이후 상승한다.

• 정상 만삭아에서 **출생 1～3시간 35mg/dL, 3～24시간 40mg/dL, 생후 24시간 45mg/dL**의 이하로 감소하는 경우는 드물고, 일반적으로 소아에서 **혈당이 50mg/dL 미만을 저혈당**으로 정의한다.

⑤ T세포

• CD3 **T세포-비율은 소아, 성인에 비해 저하** 되어 있으나, 림프구의 수가 많아서 영아에 비하여 **절대수는 많고, CD4/CD8 비는** 탯줄혈액(3.5～4:1)이 소아, 성인(1.5～2:1)에 비하여 **높다.**

⑥ B세포

• 탯줄혈액 내의 **B 림프구의 비율과 수**는 소아나 성인에 비하여 증가되어 있다.

• 태아의 림프 기관에 면역글로불린을 생산하는 형질세포가 나타나는 것은 임신나이 20주 이후이며, 태아는 자궁내 감염에 반응하여 IgM, IgA 항체를 만들어낼 수 있다. **출생 시 신생아의 IgM 상승은 선천감염을 의미**한다.

⑦ 항 체

• **IgG** : 임신나이 12주부터 태반을 통하여 태아로 이행되는데, 출생 시 태아의 IgG 농도는 모체와 비슷하거나 약간 높은 정도가 된다. 출생 후 6～8개월 동안 모체로부터 받은 IgG는 소실되지만, 신생아에서 생성되어 7～8세경 성인치에 도달한다.

• **IgM** : 출생 직후 생산하기 시작하여 생후 1세경 성인치에 도달한다.

• **IgA** : 생후 13일경 처음으로 나타나고 점차 증가하여 6～7세경 성인치에 도달한다.

• 단백질 항원에 대한 특이 항체 생성력은 출생 시 이미 가지고 있으나, **다당체항원에 대한 항체 생성은 2세 이후에 가능**하다.

### (5) 호흡기계

자궁외 호흡의 시작은 감각적 자극, 즉 환경온도의 변화, 기계적 또는 화학적 자극(e.g., $PaCO_2$ 증가, $PaO_2$ 감소, pH 감소)에 의하여 일어나는 것으로 생각된다. 처음 호흡을 시작할 때 폐 표면의 부착력을 이겨 내기 위하여 음압 15～20cm$H_2O$의 압력이 필요하다.

모체의 순환과 태반 기능에 의존하던 태아호흡이 신생아기에 독자적인 가스교환이 가능하게 되려면 폐의 적응과정이 필요한데, **표면활성제가 생산**되어야 하고, **폐는 가스교환 기관으로 변형**되어야 하고, 전신 순환과 병행하는 **폐순환이 확립**되어야 한다.

꼭 알아둡시다!!

**신생아의 호흡 양상**

① 호흡수 : 정상 만삭아의 안정시 호흡수는 **분당 30～40회**이며, 미숙아는 만삭아보다 호흡이 빠르고 변화폭도 더 크다. 규칙적인 호흡을 하는 동안에 **지속적으로 분당 호흡수가 60회 이상이면 심폐질환이나 대사장애를 의심**한다. **미숙아는** 체인－스토크스(Cheyne-Stokes)호흡처럼 **주기변동호흡(periodic breathing)**을 할 수 있으며 때로는 완전히 불규칙한 호흡을 할 수 있다.

② 신생아의 호흡은 **복식(가로막)호흡**이다. **흡기시** 복벽이 돌출되는 동안에 부드러운 **가슴 전면부는 대개 함몰**되는 양상을 보이는데 **신생아가 안정되고 편하게 보이며 피부색이 양호하면 환기장애를 의미하지 않는다.**

③ 호흡음은 **기관지폐포성**(bronchovesicular)이다.

① **표면활성제(surfactant)** : 과립허파꽈리세포(pneumocyte type II)에서 분비되는 인지질, 단백질의 복합체이다. 신생아가 첫 호흡으로 공기를 마시게 되는 순간, 폐 내부에는 공기/액체 접촉면이 생기게 되는데 표면활성제는 바로 이 공기/액체 접촉면에서 폐포를 덮고 있는 액체막에 hydrophobic lipid monolayer를 형성함으로써 **표면장력을 낮추는 작용**을 한다.

② **태아기에 폐는 분비기관**으로 작용하여 **$Cl^-$**, $K^+$, $H^+$이 풍부한 액체를 분비한다. 이 액체는 전 임신기간에 걸쳐 폐발육에 중요한 역할을 하지만, 공기호흡에는 적절하지 않으므로 임신 말기가 되면 생산이 감소되고 폐 세포를 통한 액체의 흡수가 일어나게 된다. 출생 후에도 폐에 남아 있는 액체는 수 시간에 걸쳐 폐혈관이나 림프계를 통하여 흡수된다.

③ **출생과 동시에 폐순환은 고저항 상태에서 저저항 체계로 바뀌어 폐혈류량이 증가**된다. 곧이어 타원구멍과 동맥관의 폐쇄가 일어나면 온몸순환과 폐순환이 분리된다. 동맥혈 산소분압이 급격히 상승하고, 폐혈관 저항은 생후 첫 수주에 걸쳐서 혈관근육조직의 구조가 변하면서 서서히 감소한다.

### (6) 소화기계

① 임신나이 12주부터 양수를 삼킬 수 있지만, 실제적인 **빨기운동(nutritive sucking)은 임신나이 34주경 처음으로 발달**한다.

② 해부학적으로 장의 흡수면적이 비교적 넓고 분비샘도 발달되어 있어 소화, 흡수도 가능하다. 그러나 장의 근육은 약하므로 장이 팽창하기 쉽다. 음식물은 상부 위장관을 서서히, 하부 위장관에서는 비교적 빠르게 통과한다.

③ **생후 첫 수주 간**은 장점막을 통하여 **항원성을 띤 단백질이 흡수될 수** 있다. 담즙염의 합성 감소, 이자의 분비기능 저하 등으로 지방의 흡수는 큰 소아에 비하여 감소되어 있으며, 미숙아인 경우 더욱 감소되어 있다.

④ 공기는 출생 후 위에 들어가서 2～3시간이면 돌창자, 생후 3시간까지는 잘록창자까지 공기를 복부 X-선에서 볼 수 있다. **생후 24시간까지 직장 내 공기음영이 보이지 않으면 비정상**이다.

⑤ 태변(meconium) : 주성분은 점액다당류이고, 그 외 세포, 태아의 솜털, 태지, 장의 분비액 등이 섞여 있다. 보통 생후 12시간 내 나오는데, **생후 24시간까지 태변이 나오지 않는 경우 장폐쇄를 의심**한다.

### (7) 비뇨기계

① 출생시 콩팥단위(nephron)는 완전히 형성된 상태이지만, 기능적인 성숙은 출생 후에 이루어진다. 출생 후에는 새로 콩팥단위가 생기지 않기에 콩팥단위의 소실이 지속되면 신부전에 빠지게 된다.

② 태아에서 토리 여과는 임신나이 9주경부터 시작되지만 주로 태반이 신체 항상성 유지 기능을 수행한다. 사구체여과율은 만삭아에서 $25mL/min/1.73m^2$로 감소되어 있는데, 만 2세가 지나야 성인 수준에 이르게 된다. 요세관의 기능은 출생 후 수개월간 성인에 비하여 떨어져 있다.

③ 건강한 만삭아에서 **소변의 최대 농축능력은** 600～700mOsm/kg로 큰 소아나 성인의 농축능력(>1,000mOsm/kg)에 비하여 **떨어진다.** 같은 양의 용질을 배설하는데 더 많은 물의 배설이 필요하게 된다.

④ 신생아의 소변을 희석하는 능력은 성인과 비슷하지만, **사구체여과율이 낮기** 때문에 과다한 수분을 배설하는 기능은 제한되어 있다.

⑤ 소변은 임신 3～4개월부터 만들어지기 시작하며, 생후 첫 날 소변양은 약 15mL이다. 신생아의 95% 정도는 생후 24시간 이내에 소변을 보는데, **생후 2일(48시간)이 경과하여도 소변을 보지 않는 경우 철저한 조사가 필요**하다.

⑥ 세포파괴로 인하여 **요산의 배설**이 많아 **기저귀를 붉게** 물들 수도 있으며, 때로는 요산에 의한 콩팥의 경색(infarction)이 일어날 수도 있다.

### (8) 생식기계

① 생식기와 젖샘은 남아나 여아 모두 태반을 통하여 넘어온 모체의 호르몬에 반응을 보여 **젖샘의 비대와 분비가 나타날 수** 있는데, 일과성이므로 치료 없이 관찰하고 **젖을 짜주면 안 된다.**

② 출생 시 약 4.5%의 남아에서 고환이 음낭 속으로 하강되지 않은 상태이며, 고환하강은 임신 말기에 일어나므로 미숙아는 남아의 30%가 출생 시 고환이 음낭 속으로 내려와 있지 않다.

### (9) 신경계

만삭아의 뇌 무게는 325～435g으로 출생시 체중의 1/10에 해당하며 성인 뇌 무게의 1/4에 해당한다. 신생아기는 신경계에서 신경아교세포가 급격히 많아지며, 신경세포 간 시냅스가 진행되고 대뇌 겉질의 신경세포가 자리 잡는 시기로 뇌조직의 빠른 성장은 생후 1년까지 지속된다.

참고하세요

**원시반사(primitive reflexes)**

① **모로반사**(moro reflex) : 바로 누운 아이를 30° 정도 머리를 들어 순간적으로 뒤로 떨어뜨린 후 바로 검사자의 손으로 받쳐 주면 아이는 양 팔을 벌리면서 쭉 펴고, 엄지손가락은 구부리는 동작에 이어서 양 팔을 구부려 모으는 양상을 보인다.
이 반사는 **대칭적**이며, **생후 5～6개월 간 지속**될 수 있다. 임신나이 28～32주경 나타날 수 있으며, 임신나이 37주면 완전히 발달한다. 이 반사가 **비대칭적인 경우는 빗장뼈골절(clavicle fracture), 팔신경얼기 손상(brachial plexus injury), 반신불완전마비(hemiparesis) 등**을 의심하며, 만삭아에서 **소실된 경우는 중추신경계의 심각한 장애**를 의미한다.

② **비대칭 긴장목반사**(asymmetric tonic neck reflex) : 바로 누워 있는 아이의 머리를 잡아 한쪽으로 돌리면 얼굴이 향하는 쪽 굽힘근육의 긴장이 사라져 팔과 다리를 펴게 되고, 반대쪽의 사지는 굴곡 된다.
임신나이 35주에 나타나고 **출생 후 1개월에 가장 발달**되며, **생후 6～7개월 간 보일 수 있다.** 머리를 한쪽으로 돌렸을 때의 자세에서 그대로 멈춰서 변화를 보이지 않는 경우**(obligatory tonic neck response)는 항상 비정상으로 중추신경계의 이상을 의미**하고, **영아기 후기에도 반사가 지속될 때는 비정상**으로 본다.

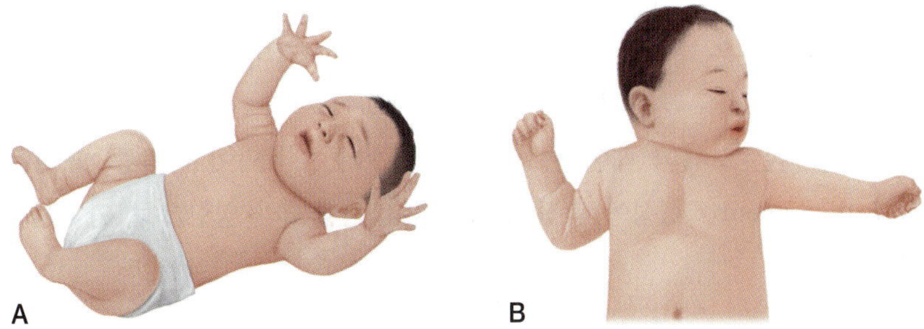

그림 10-1 **A,** 모로반사. **B,** 비대칭 긴장목반사.



③ **움켜잡기반사**(grasp reflex) : 아기의 손바닥에 검사자의 손가락이나 물건을 놓으면 움켜쥐며, 빼려고 하면 더 욱 세게 쥔다(palmar grasp). 검사자의 엄지손가락으로 아이의 엄지발가락 바로 아래 부위의 발바닥을 누르면 발가락과 발 앞쪽을 오므린다(plantar grasp). **Palmar grasp reflex**는 임신기간 28주에 나타나기 시작하여 32주에 완전히 발달하며 **출생 후 2~3개월 간** 나타난다. **Plantar grasp reflex는 생후 9개월경**에 소실된다.

④ **깊은힘줄반사**(deep tendon reflex) : 이 반사는 존재하지만 곧 피로하게 된다. **Ankle clonus는 10회까지** 나타날 수 있다.

⑤ **바빈스키반사 : 발가락이 벌어지는 양상**을 보인다. **생후 1~2년간 정상적으로 나타난다.**

⑥ **먹이찾기반사, 빨기반사, 삼킴반사**(Rooting reflex, sucking reflex, swallowing reflex) : 신생아가 **젖을 빠는데 중요한 반사**들이다. **먹이찾기반사는** 뺨이나 입술의 한쪽에 부드러운 자극을 주면 고개를 그 쪽으로 돌리는 반응으로 생후 1개월 이후로는 뚜렷하게 나타나지 않고 **생후 3개월에 소실**된다.

⑦ **보행반사**(Stepping and walking reflex) : 아기를 바로 세워 들고 발바닥을 닿게 하면, 체중을 약간 지탱하면서 몇 걸음 걷는 양상을 보인다. **생후 2~4개월에 소실**된다.

⑧ **Placing reflex** : 아기를 세운 자세로 들고 발등을 책상 모서리에 닿게 하면 그 다리를 구부려 발을 책상 위로 올려놓는 듯한 반응을 보인다. **생후 2개월에 소실**된다.

⑨ **Positive support** : 아이의 겨드랑이 부위를 붙잡아 세워 바닥에 발이 닿도록 하면 아이가 체중을 지탱하려고 다리는 펴는 반응을 보인다. **생후 1~2개월에 소실**된다.

⑩ **Crossed extension** : 바로 누운 아이의 한쪽다리는 펴 붙잡아 고정시키고 발바닥에 아픈 자극을 주면 반대쪽 다리를 구부렸다 펴면서 내전하여 마치 아픈 자극을 제거하려는 것처럼 보이는 반응이 나타난다. **생후 1~2개월에 소실**된다.

⑪ **Landau reflex** : 아이를 수평으로 엎드리 자세로 매달았을 때 머리, 팔은 신전하고 하지는 굴곡하게 되는 반사로 **생후 1~2년 이후 소실**된다

⑫ **parachute reflex** : 아이를 높은곳에서 떨어뜨리려고 하면 머리를 보호하기 위해 팔을 앞으로 뻗치는 반응을 보인다. **생후 9개월에 시작**하여 평생 지속된다.

### (10) 내분비계

뇌하수체의 trophic hormone들은 태반을 통과하지 못하지만, **갑상샘호르몬은 태반을 통과**한다.

**선천 갑상샘저하증**은 5%에서만 출생 시 임상증상을 보인다. **생후 초기(6주 이내)부터 치료를 시작**해야 성장과 발달에 대한 예후가 나쁘지 않기 때문에 신생아기의 선별검사가 반드시 필요하다.

**부갑상샘은 출생 시 일시적인 기능 저하로 저칼슘혈증, 고인산혈증이 나타날 수** 있다. 모체의 부갑상샘 호르몬은 태반을 통과하지 못한다.

출생 시 부신의 크기는 콩팥의 1/3 정도이며 체중에 대비하여 환산하면 성인보다 20~30배나 더 크다. **모체의 부신겉질호르몬은 태반을 통과하여** 태아에게 넘어간다. 임신 중에 다량의 부신겉질호르몬을 투여 받은 모체의 아기는 부신기능부전증이 발생하는 경우가 있다.

**당뇨병 관리를 하지 않은 모체**의 태아는 고인슐린혈증이 초래되어 **큰몸증, 표면활성제 형성억제, 적혈구형성인자(erythropoietin) 형성이 촉진**된다. 고인슐린혈증의 영향으로 아기는 **출생 후 저혈당증**이 나타날 수 있다.

#### (11) 초기 신생아기의 변화

만삭아의 체중은 **생후 2~4일을** 지나는 동안 **출생 체중의 10% 이내에서 감소**한다.

탯줄혈관은 기능적으로는 출생 직후부터 막히지만 해부학적으로는 출생 후 10~20일간은 열려 있기 때문에 세균의 침입로가 될 위험성이 있다. 알코올 면봉으로 탯줄과 피부 연결 부위를 닦아준 다음, 살균제인 triple dye 또는 bacitracin 같은 항생제 연고를 발라준다. **탯줄은 대부분 생후 2주 이내에 떨어지게** 된다.

**생리적 황달**은 **만삭아에서 생후 2~3일경 출현하여 2~4일에 최고치에 오른 후 5~7일경 소실**된다. 혈청 빌리루빈 농도가 높아질수록 얼굴에서 복부로, 다시 발쪽으로 황달이 진행된다. **미숙아의** 생리적 황달은 만삭아와 비슷하거나 **약간 늦게 진행**되는데, **최고치(생후 4~7일)**에 오른 후 더 오래 지속되어 **생후 10일경에 소실**된다.

### 2) 신생아의 진찰

- 신생아의 초진 : 가능한 빨리, 고위험 신생아의 경우 분만실에서 시행한다.
- 출생 후 2시간 또는 안정될 때까지 30분마다 체온, 맥박, 호흡수, 호흡 양상, 피부 색깔, 근긴장도, 활동성, 의식 상태를 감시해야 한다.
- 신생아실에서 안정화 된 후 늦어도 24시간 이내에 두 번째 진찰을 시행하고 퇴원하기 전에도 반드시 마지막 진찰을 받아야 한다.

#### (1) 진찰방법

신생아 진찰시 인내, 부드러움, 수기의 유연성이 필요한데, **아기가 조용하고 안정되어 있을 때 복부촉진과 심장의 청진을** 먼저 하고, 아기를 귀찮게 하는 다른 진찰은 후에 하도록 한다.

① 전신모습

- 능동적 및 수동적 근긴장도와 특별한 자세를 기록
- **발목 또는 턱의 간대성근경련(myoclonus)** : 신생아기에 흔하며 별 의미 없으며, 아기가 활발히 움직일 때 더 잘 나타나는 경향이 있다(cf. 경련 연축(convulsive twitching)은 대개 조용히 있을 때 한다).
- 전신부종 : 미숙아, 중증 태아적혈모구증, 비면역 태아수종, 선천콩팥증, Hurler 증후군 또는 원인불명

- **국소부종** : 림프계의 선천기형, 특히 여자에서 하나 또는 그 이상의 사지에 부종이 있는 경우 **터너증후군을 의심**한다.

② 머리뼈

- **변형(mold)** : 첫째 아기, 머리가 오랫동안 산도에 진입되어 있었던 경우에 심하다. 제왕절개로 태어나거나 둔위로 태어난 신생아의 머리는 특징적으로 둥글다.
- 봉합선의 조기봉합(두개골유합증 : cranial synostosis) : 딱딱하고 움직이지 않는 능선과 비정상적인 모양의 두개골로 나타난다.
- **앞숫구멍**(anterior fontanel) : 열려져 있으며 연하고 편평하게 만져지며 **평균 지름 2.0 ± 1.0cm** 정도이다. 팽창되어 있을 때에는 머리속압력이 상승되어 있음을 시사한다.
- 머리뼈연화(craniostabes) : 시상봉합 근처에 말랑말랑한 부분. 미숙아나 자궁압박이 있었던 아기에서 더 흔하며 대부분 별 의미 없지만 지속되는 경우 병적 원인을 찾아야 한다.
- 어두운 방에서 투과조명법 후 뇌초음파나 뇌 CT검사로 물무뇌증이나 물뇌증을 감별할 수 있다.
- 큰머리증 : 물뇌증, 축적증(storage disease), 연골무형성증, 거대뇌증, 신경피부증후군(neurocutaneous syndrome), 선천대사장애을 의심

③ 얼 굴

- 선천 증후군과 연관있는 **형태이상증 관찰** : 눈구석주름(epicanthal folds), 양안격리증(widely spaced eyes), 작은안구증(microphthalmia), 긴 인중, 처진귀 등
- 비대칭 얼굴마비 : 얼굴신경 마비, 입의 한쪽 입꼬리내림근(depressor anguli oris muscle)의 형성저하증 또는 비정상적인 태아자세
- 대칭적 얼굴마비 : 7번 뇌신경핵의 무형성 또는 형성저하증을 시사(Mobius 증후군)

④ 눈

- **아기를 안고 머리를 앞뒤로 기울이면 미로반사 및 목반사에 의하여 자연적으로 눈을 자주 뜨게 되는데 이를 이용하여 진찰**한다.
- **결막 및 망막출혈은 대개 양성소견**으로, 망막출혈은 생후 2～4주까지는 소실된다.
- 동공반사는 임신나이 28～30주 후에 나타난다.
- 만삭아에서 **지름 1cm 이상의 각막은 선천 녹내장을 의심**하여 안과에 의뢰해야 한다.
- 양안 **적색반사 : 정상**
- **백색동공(leukocoria)** : 백내장, 종양, 맥락망막염, 미숙아망막병증 또는 지속 증식 일차유리체증(persistent hyperplastic primary vitreous)을 의심

⑤ 귀

- 영아의 귀를 들여다볼 때에는 귀를 후하방으로 잡아당기고, 큰아이의 경우 후상방으로 잡아당기며 보는 것이 좋다.

⑥ 입

- 왕성한 침 분비는 없으며, 혀는 비교적 크다. **혀주름띠가 짧은 경우(혀유착증) 주름띠절단이 필요한 경우는 드문데** 수유 문제가 생기는 경우 필요시 수술할 수 있다.

⑦ 목

- 드물지만 갑상샘종, 낭림프관종, 아가미틈새낭(branchial cleft cyst), 선천기운목 등이 있을 수 있다.
- **선천기운목(congenital torticollis) : 머리는 손상 받은 부분 쪽으로, 얼굴은 손상 받은 부분의 반대쪽**으로 돌아가는데, **자궁 내 손상 또는 고정된 자세 때문에 목빗근 내 혈종이나 섬유화로 인해서 발생**한다. 치료하지 않으면 **쏠린머리증, 얼굴비대칭, 반쪽 형성저하증**이 될 수 있다.
- **여아에서 과잉피부나 물갈퀴목(webbed neck)**은 자궁내 림프부종이나 **터너증후군**을 시사한다.
- 양측 빗장뼈 부위를 촉진해서 골절 여부를 확인해야 한다.

⑧ 흉 부

- 유방비대가 흔하며, 젖이 나오기도 한다. **가슴이 방패 모양을 하고 유두 사이가 멀리 떨어져 있는 경우 터너증후군을 의심**해야 한다.

⑨ 심 장

- **출생시 심장잡음이 들리는 아기 12명 중 1명에서만 선천심장병**이다. 심잡음은 일시적으로 있기도 하고, 선천심장병에서 출생 시 심잡음이 없다가 후에 나타나기도 하다. 심장병변이 의심될 때 심전도검사, 심장초음파검사, X-선 검사로 심장을 평가하는 것은 중요하다.
- 맥박은 잠자는 동안 90회/분, 활동 중에는 180회/분까지 정상적으로 변한다. 대동맥축착(coarctation of aorta)를 찾기 위해 신생아실 **입원과 퇴원시 팔, 다리 모두에서 맥박을 촉진해야** 한다.
- 혈압 : 아파 보이는 신생아나 심잡음이 들리는 경우 혈압을 측정하는데, 진동계 방법(oscillo metric method)을 많이 이용한다.

⑩ 복 부

- **간은 보통 만져지는데(갈비밑 ~2cm), 지라의 끝부분**은 자주 만져지지는 않는다. 양쪽 콩팥의 크기와 위치는 보통 깊숙이 촉진해야 알 수 있다.
- 정상적으로 **생후 24시간까지는 복부 X선 검사에서 직장 내 가스**가 보여야 한다. 비정상적인 **복부종괴**는 초음파로 곧 조사해야 한다. **콩팥의 병변**이 신생아기 복부종괴의 가장 흔한 원인이다.
- 태어나자마자 또는 얼마 있다가 보이는 **복부팽만**은 위장관의 폐쇄나 천공을 의심해야 한다. 신생아의 **홀쭉배는 가로막탈장을 시사**한다.
- 복벽결손이 탯줄을 통하여 생기면 배꼽내장탈출(omphalocele)이고, 복벽 중앙선 옆으로 나오면 배벽갈림증(gastroschisis)을 의미한다. **배꼽내장탈출은 다른 기형 및 증후군과 관련**이 있다.
- 탯줄은 1개의 정맥과 2개의 동맥이 있어야 하는데, **배꼽동맥이 하나인 경우 잠재콩팥기형을 암시**한다.

### 3) 신생아의 관리

원칙 : **최대한 주의깊은 관찰(Maximum obserrvation)과 최소한의 손을 대는 것(Minimal handling)**

### (1) 분만실에서의 관리

출생 직후 분만실에서 돌봄의 가장 중요한 원칙은 **호흡의 확립, 적절한 영양공급, 정상체온의 유지, 감염의 방지와 생명을 위협하는 질환의 발견이**며, **산모와 신생아 간 떨어져 있는 시간을 최소화**하는 것이다.

#### ① 호흡의 확립

저위험 신생아는 **출생 직후 머리를 약간 낮춘 자세**로 눕히고 점액, 혈액, 양수조직 파편 등이 **구강, 인두, 코**로부터 중력에 의하여 흘러나오게 하거나 망울주입기(bulb syringe)나 부드러운 고무카테터로 부드럽게 흡인해 준다.

구개나 인두를 거즈로 닦아내는 것은 상처를 내거나 아구창이 생기게 하고, 감염을 유발할 수 있으므로 하지 않는 것이 좋다.

발뒤꿈치를 가볍게 치거나 비강 카테터를 넣어서 자극하면 심호흡을 하게 되고 뒤따라 울기 시작한다. 신생아질식으로 생각되면 즉시 소생술을 시행하야 하는데, **아프가점수**는 출생 직후 소생술이 필요한 신생아를 식별하고 신생아 생존을 예측하는데 도움을 주는 실제적인 방법인데, 채점기준은 **〈표 10-4〉**와 같다. 낮은 아프가점수가 반드시 태아 저산소증, 산증을 의미하지는 않기에 해석에 주의를 요한다. 아프가점수에 영향을 끼치는 요인은 **〈표 10-5〉**와 같다.

**아프가점수**는 소생술의 필요성(1분 점수)과 소생될 가능성 및 효과(5분, 10분, 15분, 20분)를 의미하지만, **뇌성마비와 같은 신경학적 결과를 예측하지는 못한다.** 1분 점수가 3점 이하면 심각한 asphyxia, 7점 이상이면 정상이다. 아프가점수와 제대동맥 pH는 신생아 사망을 예견할 수 있다.

**표 10-4** 아프가 채점 기준

| | 0 | 1 | 2 |
|---|---|---|---|
| 심박수 | 없다. | <100/분 | >100/분 |
| 호흡 | 없다. | 느리거나 불규칙 | 좋다. 잘 운다. |
| 근긴장 | 늘어져 있다. | 사지를 약간 굴곡 | 활발히 움직인다. |
| 자극에 대한 반응 (카테터를 콧속에 넣어 반응을 봄) | 반응 없다. | 얼굴을 찡그린다. | 기침 또는 재채기 |
| 피부 색깔 | 청색 또는 창백 | 손발이 청색, 몸통은 홍색 | 전신이 분홍색 |

**표 10-5** 아프가점수에 영향을 끼치는 요인

| | |
|---|---|
| 거짓양성 (태아산증, 저산소증 없음) (낮은 아프가 점수) | 미숙, 약물(진통제, 마취제, 진정제, 마그네슘황산염), 급성 뇌손상, 난산, 선천근육병증, 선천신경병증, 척수 손상, 중추신경계 기형, 폐기형(가로막탈장), 기도폐쇄(뒤콧구멍폐쇄), 선천 폐렴 및 패혈증, 이전에 회복된 태아질식의 삽화, 출혈-혈량저하증 |
| 거짓음성 (산증있음, 정상 아프가 점수) | 산모산증, 태아 높은 catecholamine 농도, 소수 만삭아 |

② 보 온

체온의 저하는 출생 직후에 가장 급속하므로 **체온 저하를 조금이라도 막기 위하여 최선을 다해야** 한다. 즉, 아기가 나오면 마른 수건으로 몸을 말린 다음 산모와 피부 접촉을 가진 후에 미리 따뜻하게 해 놓은 담요로 싸 놓거나 복사 온열기(radiant warmer) 아래에 뉘어 놓는다. 산모와 **피부접촉(skin-toskin contact)**을 하고 있는 것이 안정된 신생아에서 체온을 유지하기 최적의 방법이다.

③ 생명을 위협하는 질환의 발견

신생아의 **피부색깔**은 심폐기능을 알 수 있는 가장 중요한 지표이므로 **청색증 및 창백**의 정도를 잘 관찰하여야 하고, **황달**의 심한 정도도 주의 깊게 관찰해야 한다. 호흡수와 호흡형태, 심박수 및 심첨박동의 촉진, 심장과 폐의 청진으로 심폐의 이상 유무를 우선적으로 파악해야 한다.

머리와 등을 진찰하여 중추신경계 기형(e.g., **무뇌증, 수막척수탈출증**)의 유무를 카테터를 코, 항문으로 삽입하여 **뒤콧구멍폐쇄, 식도폐쇄, 기관식도샛길, 항문막힘 등**을 확인 한다.

**선천 가로막탈장(diaphragmatic hernia), 선천 배벽갈림증(gastroschisis), 배꼽내장탈출(omphalocele)은 응급 수술을 요하는 질환**이므로, 조기진단을 위한 세심한 주의를 요한다.

### (2) 신생아실에서의 관리

① 신생아실의 환경

- 온도 : 24℃(75℉), 습도 : 50～60%, 밝기 : 60 foot candle, 소음 : 80dB 이하
- 감염 방지를 위해서 **무균기술(aseptic technique)의 사용**해야 한다.

② 신체의 계측

- 활력징후, 체중, 키, 머리둘레, 가슴둘레, 배둘레 등을 측정, 이후 매일 체중 측정한다. 체온은 **겨드랑체온**을 측정한다(정상 36.4～37.0℃).

③ 눈의 관리(신생아 안염의 예방)

- 임균감염 방지 위해서 **1% 질산은용액** 2 방울을 아래결막주머니(lower conjunctival sac)로 점안한다.
- 클라미디아 결막염 예방위해서 **0.5% 에리트로마이신** 또는 **1.0% 테트라사이클린 안연고**를 점안한다.
- **점안 후 씻어 내지 않는다**(1% 질산은용액은 생리식염수로 닦으면 염화은염(AgCl) 침착이 생기기 때문).

④ 탯줄의 관리

- 분만실에서 **배꼽동맥의 수**를 기록 : 하나 밖에 없는 아기는 **선천기형(요로기형, 위장관폐쇄)**이나 **염색체이상(18trisomy)**의 빈도가 높으며, **저체중출생아**이거나 **사망률이 높다.**
- 신생아실에서는 배꼽염을 예방하기 위하여 매일 **triple dye**나 바시트라신 연고, **70% 알코올**을 발라준다.

⑤ 피부의 관리

- 출생 직후의 목욕은 체온저하와 피부감염증의 위험을 높이므로 하지 않는 편이 좋고, 체온이

안정화된 후 체온 정도의 따뜻한 물이나 약한 비눗물로 씻어준다.

- 신생아실에 근무하는 의료인은 **chlorohexidine이나 iodophor를 포함하고 있는 소독비누**를 통상적으로 사용하여 **신생아를 돌보기 전에 반드시 손을 씻어야** 한다.
- 신생아실에 들어가는 의료인이나 방문객들도 **처음 손씻기로 2분간 손에서 팔목**까지 엄격히 씻게 하고, **다음 15～30초간 두 번째 손씻기**를 하는 것이 추천되며, 신생아를 다루는 사이사이에 짧지만 똑같이 철저하게 손씻기를 하도록 한다.
- 배꼽이 떨어져 나가면(보통 1～2주) 욕조에서 목욕을 시켜도 된다.

⑥ 영양법

- 모유수유는 산모와 아기가 모두 안정된 후, 젖을 빨려고 하면 되도록 일찍(출생 1시간 이내) 시작한다. **한쪽 젖당 적어도** 5분간**(10～15분) 수유**하면 모유 내용물의 대부분을 섭취할 수 있고, 모유생산을 증가시키기 위한 효과적인 자극을 준다. 모유수유 횟수는 엄마와 아기가 편안해하고 원함에 따라 늘려가야 한다.
- 인공영양은 4시간 이내에 우유를 먹이기 시작하는데, 한번에 15mL 정도에서 시작하여 점차 증량한다.

⑦ 비타민

- 신생아는 간에서 응고인자들의 생성이 미숙하므로 **신생아출혈질환을 방지하기 위하여** 출생 직후 수용성 비타민인 **비타민 $K_1$**(phytonadione) **1mg를 근육 주사**한다.

### (3) 조기퇴원(Early discharge)

조기퇴원(<48hr) 또는 더 이른 조기퇴원(<24hr)은 **고빌리루빈혈증, 패혈증, 성장장애, 탈수, 발견되지 않았던 선천기형으로 인한 재입원의 위험성이 증가**할 수 있는데, 조기 퇴원 후 **48시간 내**에 외래추적이나 가정방문을 통한 **추적관찰이 필요**하다.

### (4) 부모-신생아 결속(Parent-infant bonding)

**애착(attachment)**의 과정은 엄마가 신생아기 및 소아기에 아기를 사랑으로 양육할 수 있도록 하는데 매우 중요한 과정이다. 엄마와 아기 사이의 첫 접촉은 분만실에서 해야 하고, 생후 1시간 내에 계속적으로 밀접한 접촉이 있어야 하는데, 지연되거나 **비정상적인 산모-신생아의 결속은 미숙아, 신생아나 산모의 질병, 선천기형, 가족 내 갈등**에 의하여 유발된다.

### (5) 모자동실

모자동실이란 24시간 동안 신생아와 산모가 같이 있는 것을 말하는데, **장점은** 아버지, 어머니, 아기 사이의 정신적 결합을 더 좋게 만들고, 아기를 양육하는데 있어 부모를 함께 교육시킬 수 있으며, 모유수유를 하기 쉽고, 신생아 사이의 상호 감염을 줄일 수 있다는 점이다. **단점은** 외부 방문객에 의한 감염이 발생하거나 의료인에 의한 관찰이 잘 되지 않아 병의 조기발견이 늦어질 수도 있다는 점이다.

# 3 신생아 질환

## 1) 저체중출생아(Low birth weight infant) 및 미숙아

### (1) 정 의

미숙아와 저체중출생아에 대한 정의는 〈표 10-6〉과 같다.

표 10-6 저체중출생아의 정의 기준

| 출생체중 기준 | 임신나이 기준 | 임신나이에 대한 몸무게 기준 |
|---|---|---|
| 저체중출생아(LBW) : <2,500g | 미숙아(preterm) : ~36주+6일 | LGA : >90percentile |
| 극소저체중출생아(VLBW) : <1,500g | 만삭아(term) : 37주+0일~41주+6일 | 적정체중아(AGA) : 10~90percentile |
| 초극소저체중출생아(ELBW) : <1,000g | 과숙아(postterm) : 42주+0일~ | SGA : <10percentile |

* 저체중출생아의 약 2/3는 미숙아이고, 나머지 1/3은 임신나이보다 작은 영아(SGA)이다.
LBW : low birth weight, VLBW : very LBW, ELBW : extremely LBW, LGA : large for gestational age
AGA : appropriate for gestational age, SGA : small for gestational age

### (2) 빈 도

**미숙아 빈도**는 사회, 경제적 여건과 출생 전 관리 등에 따라 다르지만 대개 **4~8%** 정도이다.

### (3) 임신나이의 추정

출생 후에는 신체검사 및 신경학적검사를 통해서 임신나이를 추정하는데, **새로운 Ballard법**이 많이 사용 되는데 임신나이 ±2주 정도로 정확한 방법으로, 6개의 신경학적 검사와 6개의 신체검사로 구성된다. 출생 12시간 이내 시행할 경우 가장 정확하다.〈그림 10-2〉

### (4) 미숙아의 불리한 점

① 체온조절

- **저체온** : **상대적으로 큰 체표면적, 갈색지방 부족으로 인한 열생산 부족, 피부밑지방 부족으로 인한 열복사의 증가, 불충분한 영양공급으로 인한 영양부족, 폐질환에 의한 산소공급 부족** 등으로 저체온이 쉽게 오는데, 저체온은 **산증, 무호흡 및 사망을 초래**할 수 있다.
- 고체온 : 발한기전이 미숙하므로 열을 잘 발산할 수 없어서 환경온도가 높으면 고체온이 올 수 있다.

② 심장-호흡계

미숙아는 갈비뼈가 연하고, 갈비사이근이나 가로막의 힘이 약하는 등의 폐 탄력조직이 잘 발달되지 않아서 폐포의 정상적인 확장이 이루어지지 않고, 표면활성제를 분비하는 과립허파꽈리세포의 기능이 불충분하여 **호흡곤란증후군(RDS)**이 잘 생긴다.

**신경근육 성숙도**

| | −1 | 0 | 1 | 2 | 3 | 4 | 5 |
|---|---|---|---|---|---|---|---|
| 자세 | | | | | | | |
| 각창 : 손목각도 | >90 | 90 | 60 | 45 | 30 | 0° | |
| 팔의 되돌아 오기 반응 | | 180° | 140∼180° | 110∼140° | 90∼110° | <90° | |
| 오금각도 | 180° | 160° | 140° | 120° | 100° | 90° | <90° |
| 스카프 징후 | | | | | | | |
| 발뒤꿈치 → 귀 시행 | | | | | | | |

**육체적 성숙도**

| | −1 | 0 | 1 | 2 | 3 | 4 | 5 |
|---|---|---|---|---|---|---|---|
| 피부 | 끈끈하고, 손상 받기 쉬우며, 투명하다. | 빨갛고 젤리 같으며, 반투명하다. | 매끄럽고 분홍색이며, 세정맥이 잘 보인다. | 표면의 박리, 정맥이 약간 보인다. | 갈라지고 창백하며, 정맥이 거의 안 보인다. | 양피지 같고 깊은 금이 있으며, 정맥은 안 보인다. | 가죽 같고 금이 있으며, 주름이 잡힌다. |
| 배냇솜털 | 없다. | 드문드문 있다. | 많다. | 점차 줄어든다. | 없어진 부위 있다. | 대부분 없다. | |
| 발바닥(발금) | 발뒤꿈치−발가락 사이의 거리 40∼50mm : −1 <40mm : −2 | >50mm 발금이 없다. | 빨간 흔적만 관찰된다. | 앞부분에 횡선만 관찰된다. | 앞 2/3 부분에 주름들이 관찰된다. | 발바닥 전체에서 주름이 관찰된다. | |
| 유방 | 없다. | 거의 없다. | 편평한 젖꽃판, 젖꼭지(−) | 융기되기 시작, 젖꼭지 : 1∼2mm | 융기된 젖꽃판, 젖꼭지 : 3∼4mm | 정상 젖꽃판, 젖꼭지 : 5∼10mm | |
| 눈/귀 | 안검−융합 살짝 붙음(−1) 꽉 붙음(−2) | 안검 열려있다. 편평한 귓바퀴, 접힌 상태의 귀 | 귓바퀴에 약간 굴곡이 생기며 부드럽다. 귀를 접으면 서서히 원상으로 돌아간다. | 굴곡이 확실하게 있고 부드럽다. 접으면 쉽게 펴진다. | 딱딱하고 형태가 뚜렷하다. 접은 즉시 펴진다. | 연골이 두꺼워지고, 귀가 딱딱해 진다. | |
| 생식기(남) | 음낭이 편평하고 표면이 매끈하다. | 음낭이 비어 있고 주름이 거의 없다. | 고환은 샅굴에 있고, 주름이 거의 없다. | 고환이 내려오며 주름이 약간 생긴다. | 고환이 완전히 내려오고, 주름이 확실히 생긴다. | 고환이 음낭 아랫부분에 있고, 주름이 깊게 생긴다. | |
| 생식기(여) | 음핵이 크며, 소음순은 편평하다. | 음핵이 크며, 작은 소음순이 관찰된다. | 음핵이 크며, 소음순이 커진다. | 소음순 및 대음순이 모두 관찰된다. | 대음순이 더 크고 소음순은 작게 보인다. | 음핵과 소음순은 대음순에 가려진다. | |

**성숙도**

| 점수 | 주 |
|---|---|
| −10 | 20 |
| −5 | 22 |
| 0 | 24 |
| 5 | 26 |
| 10 | 28 |
| 15 | 30 |
| 20 | 32 |
| 25 | 34 |
| 30 | 36 |
| 35 | 38 |
| 40 | 40 |
| 45 | 42 |
| 50 | 44 |

그림 10-2 임신나이 추정, 신Ballad법

만삭아에 비하여 **동맥관이 늦게 닫히는**데, 유리질막병이 호전될 때 동맥관을 통한 좌우 션트(left to right shunt)가 생겨서 심부전이 일어나서 이로 인한 출혈 폐부종이 발생하기도 한다.

이 밖에 주기적 호흡 및 무호흡이 잘 나타난다.

**③ 뇌실내−두개내 출혈**(Intraventricular−intra cranial hemorrhage)

출혈의 빈도는 출생 시 체중과 반비례 하는데, 출생 당시 나타나는 경우는 드물지만 50%가 첫째날, 75% 정도에서 **생후 3일 이내** 발생한다. 뇌실 내 출혈의 위험요소는 미숙아, 호흡곤란증후군, 저산소뇌손상, 손상된 혈관의 재관류손상, 갑작스런 뇌혈류의 증감, 혈관벽의 약화, 정맥압의 증가, 공기가슴증, 혈량과다증, 고혈압 등이 있다.

미세혈관이 많이 분포되어 있고 주위조직이 치밀하지 않은 특성을 지닌 **germinal matrix의 혈관들이 미숙**하여 출혈이 잘 발생하는 것으로 추정되고 있다.

뇌실 내 출혈 환자의 대부분은 증상이 없지만, **무호흡, 창백, 청색증, 고음의 날카로운 울음, 경련, 근긴장도 감소, 대사산증, 쇼크, 혈색소의 감소, 숫구멍의 팽창** 등의 증상을 보일 수 있다.

모든 1500g 미만의 미숙아는 **생후 3~7일 내에 머리 초음파촬영술**을 기본적으로 시행한다. 두개 내 출혈의 신경학적 예후는 출혈의 정도와 위치에 따라 결정된다.

뇌의 혈류감소로 인하여 뇌실주위 백질에 괴사가 생기는 **백질연화증(leukomalacia)**이 뇌실 내 출혈, 뇌실확장증 등으로 인해서 잘 일어날 수 있는데, 영아 후기에 **강직하반신마비**로 나타날 수 있다.

**④ 고빌리루빈혈증**

**혈액뇌장벽(BBB)이 미숙**하여 비교적 낮은 빌리루빈치에도 **핵황달**이 올 수 있어서 **광선요법**을 일찍 시작한다.

**⑤ 위장관**

**빨기반사와 삼킴반사의 조화**가 완전하지 않아서 임신나이 **34주** 미만의 미숙아는 튜브로 영양을 시작하는 것이 안전하다.

하부식도괄약근의 발달이 미숙하여 위식도 역류가 많이 일어나고, 위의 크기가 작고 위배출시간이 길며 장 근육층이 잘 발달되지 않아서 복부팽만이 쉽게 온다.

임신나이 32주 이내의 미숙아는 **괴사작은창자큰창자염**(necrotizing enterocolitis)이 잘 일어난다.

**⑥ 비뇨기계**

태아기는 콩팥의 기능을 태반이 담당하기에 미숙아는 토리 및 요세관 기능은 현저하게 떨어져 있다. $H^+$을 잘 배설하지 못하며, 아미노산, 인, 포도당의 재흡수가 잘 이루어지지 않는다.

**⑦ 미숙아 망막병증(Retinopathy of prematurity)**

기전은 확실하지 않으나, **망막 미숙**(retinal immaturity)이 주요 요인으로 고농도의 산소, 쇼크, 질식, 저체온, 비타민 E 결핍, 빛에 대한 노출과 같은 초기 손상 후 망막 혈관 조직이 증식 되면서 부종, 출혈, 유리체액과 망막의 혼탁, 망막박리로 진행하여 결국 시력상실 된다.

- 예방법 : **산소의 조심스러운 투여, 비타민 E의 투여, 스테로이드 투여,** 빛에 대한 노출 방지 등이 시도된다. 조기진단을 위하여 **1500g 미만,** 임신나이 31주 미만의 미숙아, **산소치료**를 필요로 하는 불안정한 임상 과정을 겪은 **1500~2000g**는 **생후 4~6주**에 망막검사를 하고 필요한 경우 2주마다 추적관찰한다.
- 치료 : 중증의 망막증에 대하여 냉동요법이나 **레이저 광응고 치료**를 시행하고 망막박리 시 수술한다.

**⑧ 그 밖에 미숙아의 특징**

- Apgar 점수가 만삭아에 비해 더 낮다

- 피하조직이 적고 솜털이 많으며 다리에 부종이 있기도 한다.
- 두위와 흉위의 차이가 크다(두위 > 흉위).
- 2~3일간의 체중감소가 만삭아보다 심하며(10~15%) 회복 또한 느리다.

**표 10-7 미숙아와 관련된 신생아기 문제**

| 구분 | 문제 | 구분 | 문제 |
|---|---|---|---|
| 호흡계 | **호흡 곤란 증후군(유리질막병)***<br>**기관지폐 형성 이상**<br>기흉, 기종결, 간질성 폐기종<br>선천 폐렴<br>**무호흡*** | 대사내분비계 | **저칼슘혈증***<br>**저혈당증***<br>고혈당증*<br>후기 대사 산증<br>**저체온증***<br>정상 갑상샘 상태이나 저thyroxin 상태 |
| 심혈관계 | **동맥관열림증***<br>저혈압<br>느린맥(무호흡 동반) | 혈액계 | **빈혈**(조발형 또는 지발형) |
| 중추신경계 | **뇌실 내 출혈***<br>뇌실 주변 백질 연화증<br>경련<br>미숙아 망막증<br>귀먹음(deafness)<br>저긴장증* | 신장계 | 저나트륨혈증*<br>고나트륨혈증*<br>고칼륨혈증*<br>신세뇨관 산증<br>신성 당뇨(renal glyosuria)<br>부종 |
| 위장관계 | 위장관 기능저하-장운동 저하*<br>**괴사 장염**<br>고빌리루빈혈증-직접 및 간접*<br>자연적 위장관 단독 천공 | 기타 | **감염***(선천성, 출생 전후기, 병원성 : 세균, 바이러스, 진균, 원충) |

### (5) 저체중출생아의 관리

저체중출생아의 간호는 기도의 확보와 위 내용물의 흡인 방지에 각별한 주의가 필요하고, 보육기 간호와 심폐기능의 감시, 산소치료, 영양공급에 대한 특별한 배려가 요구된다. **감염 방지**에 유의하며, 기본적이고 **일상적인 간호처치로도 저산소증을 유발**할 수 있으므로 주의한다.

#### ① 보육기 관리

- 저체중출생아는 **중성온도환경**에서 간호를 받을 때 생존가능성이 향상된다. 옷을 입지 않은 미숙아에게 최소의 열손실과 산소소비로 중심체온 36.5~37℃로 유지하도록 **보육기** 온도를 조정하는데, 작고 미숙한 아기일수록 더 높은 온도환경을 필요로 하게 된다. 보육기만으로 체온유지가 힘든 **초극소저체중출생아**에서는 **Plexiglas heat shield를 사용**하거나 **모자와 옷**을 입혀서 체온유지에 도움을 줄 수 있다.
- **상대습도 40~60% 유지**하는데, 낮은 환경온도에서 열손실을 감소시켜 체온유지에 도움을 주고 기도의 건조와 자극을 예방하며, 분비물의 점도를 묽게 하고 폐로부터 불감수분상실을 감소시킨다.
- **산소투여**는 저산소증과 순환부전으로 인한 위험을 감소시키지만, 반대로 고산소혈증으로 인한 **미숙아 망막병증**과 폐손상으로 인한 **기관지폐형성이상**의 위험을 항상 염두에 두어야 한다. 산소

는 **head hood, 코삽입관, 지속기도양압 장치, 기관내관**을 이용하여 공급하는데, **청색증, 무호흡발작** 등으로 산소투여시 **증상을 없애는 최소한의 산소를 투여**하는데, 동맥혈산소분압($PaO_2$) 결과나 맥박산소측정(pulse oximetry)을 통해서 흡입산소농도를 조정한다.

② 영 양(Feeding)

- 호흡곤란, 저산소증, 순환부전, 과량의 분비물, 패혈증, 욕지기, 심한 미숙 등에서는 경구영양을 해서는 안 되고 **비경구영양**(parenteral nutri tion)이나 **튜브영양**이 필요하다.
- **경구영양**은 호흡, 젖빨기와 삼키는 동작의 조화가 필요한데, 이러한 조화는 **임신나이 34주는 되어야** 이루어 진다. 좀 더 미숙하고 덜 활동적이 아기는 **튜브영양**을 하는데 관은 코를 통해서 위까지 넣으며, 2.5cm가 위 내에 위치하도록 하는데 관의 다른 쪽은 주사기에 연결하여 중력에 의하여 모유나 미숙아분유가 천천히 흘러들어가도록 한다.
- 위창냄(Gastrostomy) 영양 : 위장관 수술이나 신경 손상으로 수유가 불가능한 경우가 아니라면 하지 않는다.

③ 수유의 시작

- 미숙아 수유의 원칙은 **조심스럽게 점진적으로 양을 증가**하는 것으로, 아기가 빨려는 모양을 하고 힘들어 하지 않으면 경구영양을 시작한다.
- **극소저체중출생아에서는** 미숙한 위장관의 발달을 자극하기 위하여 매우 적은 양의 경구영양을 하는 **trophic feeding을 시행**한다. **활동적인 장음, 태변의 배출**이 있으면서 **복부팽만, 담즙구토 또는 위내용물에 담즙이 없는 경우** 경구영양을 위한 위장관 준비로 충분하다.
- VLBW 또는 ELBW 영아의 **장관영양 진행 시 역류, 구토, 복부팽만, 위 내 잔류물(residuals)**이 있는 경우 **패혈증, 괴사작은창자큰창자염, 장폐쇄를 의심**하고, 영양 진행을 늦추거나 필요시 검사를 한다.
- 임신나이 28주 이상 미숙아는 단백질, 탄수화물 소화 및 흡수는 좋지만, 담즙산염의 부족 등으로 지방의 흡수는 저하되어 있다(MCT 공급이 도움된다).
- VLBW 영아 포함한 모든 신생아는 **모유가 권장**된다. 미숙아는 ~120mL/kg/일의 모유를 섭취하게 되면 단백질, 칼슘, 인을 포함한 **모유강화제**(breast milk fortifier)를 보충한다. 모유를 이용할 수 없는 경우 **미숙아분유**를 주는데, 임신나이 34~36주경에는 고칼슘혈증의 위험 때문에 일반분유로 바꾼다.
- 저체중출생아는 생후 수주 간 비타민 요구량을 충족시킬 정도로 충분한 수유량에 도달하지 못하는 수가 있어서 **비타민 보충**을 받아야 한다. 비타민 C, 엽산, 지용성 비타민(e.g., 비타민 E, K, A, D) 등의 보충이 필요하다.
- 저체중출생아에서 **생리적 빈혈은** 조혈작용의 억제, **적은 철 저장량, 급격한 성장**으로 인한 혈액량의 증가 등으로 **조기에 나타나고 더 낮은 혈색소치**를 보인다. 철저장은 출생체중의 2배에 될 때까지는 충분하므로 **철분보충**(2mg/kg/일)은 그 이후 시작한다(**미숙아의 경우 2개월**).

④ 수액 요구

- 미숙아(특히 ELBW 영아)는 피부가 얇고 피부밑조직이 거의 없고 노출부위가 넓어서 **불감수분**

**상실(insensible water loss)이 많다.** 불감수분상실은 복사 온열기 사용, 광선요법, 열이 있을 때는 더욱 증가하고, 옷을 입거나, 열보호막의 사용, humidified air을 공급, 생후 일 수가 증가할수록 감소한다.

- 적정한 수액섭취는 콩팥용질부하(요소, 전해질, 인)를 배설하기 위해서 필수적인데, 신생아 특히 LBW 영아는 소변농축능력이 저하되어 있어 **용질배설을 위해서는 더 많은 수분을 필요**로 하게 된다.
- 미숙아는 **매일 체중, 소변양 및 소변비중, 혈액요소질소, 전해질(나트륨)을 측정**하면서 탈수 또는 체액과부하의 징후도 잘 관찰해야 한다. **체액과부하는** 심부전, 부종, **동맥관열림증, 기관지폐형성이상을 초래**할 수 있다.

⑤ 완전비경구영양

- 경구영양이 장기간 불가능하게 되면 LBW 영아의 성장을 유지하기 위해서는 **수분과 전해질,** 열량공급을 위한 **단백질, 포도당, 지방** 및 **비타민, 무기질**을 정맥을 통해서 투여해야 한다.
- 완전비경구영양의 목적은 섭취한 단백질의 대부분이 성장에 사용될 수 있도록 충분한 비단백질 열량을 공급하는 것이다. 비단백질 열량을 100~120kcal/kg/일을 공급하기 위해서는 포도당만으로는 힘들고, 고농도 포도당 사용으로 인한 삼투압 증가의 감소 및 필수지방산 결핍의 예방하기 위해서 지방(20% Intralipid)을 투여한다(완전비경구영양의 합병증은 p.51 참고).

⑥ 감염예방

- 미숙아는 감염에 취약하므로 **철저한 손씻기, 카테터 오염의 최소화, 세심한 피부관리, 이른 적정한 장관영양의 진행, 병원내감염 관리** 등을 통해 감염예방에 철저한 주의가 요구된다. 또한 **기본예방접종**은 정해진 양을 정해진 시기에 투여(생백신은 제외)해야 하고, 미숙아실에서 **감염의 유행이 시작되면 개별적인 간호와 격리실을 사용**해야 한다.

⑦ 퇴원과 가정간호

- **체중이 1800~2100g이 되면 퇴원**을 하게 되는데, 필요사항으로는 젖꼭지나 우유병으로 모든 영양의 공급, 체중의 지속적인 증가(10~30g/일), 실온에서의 체온유지, 최근의 무호흡이나 느린맥 삽화의 결여, 비경구 투약중인 약물중단이나 경구 투약으로 변경이다.
- 출생체중 1500g 미만 또는 1,500~2,000g으로 산소 투여가 필요했던 아기는 미숙아 망막병증의 유무를 확인하기 위해서 **안과검사**를 받아야 한다. 또한 모든 미숙아는 퇴원 전 **청력검사**를 받아야 하고, **빈혈 유무도 체크**하며, 배꼽동맥 카테터 삽입을 한 경우 신혈관 고혈압 확인을 위해서 혈압체크를 한다.

### (6) 예후 및 사망원인

- 일반적으로 **생존율은 출생체중과 임신나이에 정비례**하며, 의료진의 특수훈련 정도, 산과와 신생아실의 설비, 출생전후기센터의 지역화, 그리고 인력에 따라 많이 좌우된다.
- **미숙의 정도와 출생체중이 작을수록 지능과 신경학적 결손의 위험이 크다.** 미숙아와 자궁내성장지연아 모두 **성인에서의** 대사장애(**비만, 2형 당뇨병**)와 심장혈관 장애(**고혈압, 허혈심장병)의 위**

**험이 증가**한다.

- 미숙아는 신생아사망의 주요 원인으로 사망은 대부분 출생 24시간 내에 일어나는데, 주된 원인은 심한 미숙, 호흡곤란증후군, 뇌실내 출혈, 선천기형, 감염, 괴사작은창자큰창자염, 기관지폐 형성이상이다.

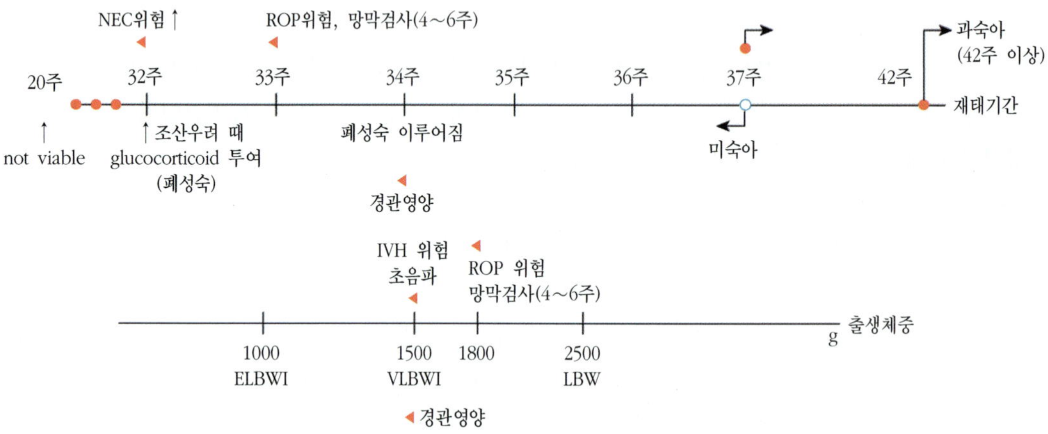


그림 10-3 **미숙아의 성장단계별 체크포인트**

## 2) 자궁내성장지연(Intrauterine growth retardation, IUGR)

**임신나이에 대한 출생체중이 10 백분위수 미만**인 경우를 말한다(SGA와 정의가 같다).

### (1) 원 인

미숙아와 자궁내성장지연은 모두 낮은 사회경제상태와 높은 관련성을 보이는데, 이런 가정은 임신부가 영양부족인 경우가 많고, 빈혈, 질병, 불충분한 산전관리, 이전의 좋지 않은 임신력 등의 빈도가 높다.〈표 10-8〉

**표 10-8 자궁내성장지연과 관련된 요인**

| 태아측 | 태반측 | 산모측 |
|---|---|---|
| • **염색체 이상**(보통염색체세염색체증)<br>• **만성 태아감염**(선천 거대세포바이러스 감염, 선천풍진증후군, 매독)<br>• **선천기형－증후군** 복합체<br>• 방사선 조사<br>• **다태 임신**<br>• 이자 형성저하증<br>• 인슐린 결핍<br>• 인슐린유사성장인자－I 결핍 | • 태반 무게나 세포충실성의 감소 또는 둘다<br>• 표면적의 감소<br>• 융모 태반염(세균, 바이러스, 기생충)<br>• 경색<br>• 종양(융모막 혈관종, 포상기태)<br>• 태반분리<br>• **쌍둥이 수혈 증후군** | • **임신중독증**<br>• **고혈압**이나 **콩팥질환** 또는 겸한 경우<br>• 저산소증(고지대, 청색증형 심장병 또는 폐질환)<br>• **영양결핍** 또는 만성질환<br>• **낫적혈구 빈혈**<br>• 약물(마약, 알코올, 흡연, 코카인, 대사길항제) |

### (2) 분 류

머리둘레, 키, 체중이 모두 작은 **대칭형**과 체구에 비하여 머리가 상당히 큰 **비대칭형**으로 분류한다.

표 10-9 자궁내성장지연의 분류

| | Symmetric(early) | Asymmetric(late) |
|---|---|---|
| 특 징 | • 두위, 키, 체중 all↓<br>• low profile BPD<br>• ↓ growth potential<br>• ponderal index >2.0<br>• 임신초기시작<br>• 체질적 | • **체중만↓**<br>• late flattening BPD<br>• growth arrest → 후에 catch-up growth 가능<br>• ponderal index <2.0<br>• 임신후기시작<br>• 환경적 |
| 원 인 | • 유전, TORCH, 염색체 이상<br>• 임신 초기의 insult, 기형유발물질 | • HTN, DM(D-F), 영양결핍<br>• 임신 후기의 insult |
| 경 과 | • 출생 후에도 비정상적으로 자람 | • 출생 후에 적절한 영양을 공급해 주면 빠른 체중 증가와 성장을 보이며 좋은 결과를 나타냄 |

### (3) 자궁내성장지연의 문제점 및 처치

① 임신나이 산정 및 약물복용의 자세한 병력청취

• 새로운 Ballard법〈그림 10-2〉

• **Ponderal index = 체중(g) / [키(cm)]3 × 100** : 2.32 미만이면 야윈 것으로 보고, 2.32~2.85이면 정상, 2.85가 넘으면 비만으로 본다. 태반기능부전의 결과로 초래되는 **임신 후기의 영양부족이 있었던 아기**를 **감별**하는데 중요하다.

② **자궁내 태아 사망**

③ **출생전후기 질식** : 즉시 소생술을 시행하고 기도확보, 호흡의 유지 및 산소투여를 한다.

④ **태변흡인증후군** : 기도유지와 첫 호흡이 시작하기 전에 기도 내의 태변을 제거(태변흡인기)해 준다.

⑤ **저혈당** : 생후 1시간 이내에 혈당을 체크하여 조기발견 후 신속한 치료를 한다.

⑥ **저체온** : 출생 후 아프가 점수를 매긴 후 잘 닦고 따뜻하게 해주어서 저체온을 예방해 준다.

⑦ **적혈구증가증** : 자궁내 저산소증으로 인한 erythropoietin의 증가로 발생하는데, 과다점도로 인해서 정맥혈전, 중추신경계 손상을 초래하고 저혈당을 유발한다. 정맥혈액의 적혈구용적률이 65% 이상이면 부분교환수혈을 해준다.

⑧ **신생아 폐동맥고혈압 지속증(지속성 태아순환)** : 만성 자궁내 저산소증으로 인하여 폐 세동맥의 평활근이 두꺼워짐으로써 폐동맥압의 상승으로 폐혈류가 감소하여 심방 또는 동맥관을 통한 우좌 션트가 증가하여 온몸순환 혈액의 산소화가 잘 이루어지지 않는다.

⑨ **감염** : 세포면역, 체액면역 모두가 저하되는데, 선천 감염 여부를 평가한다.

⑩ **신경학적 이상 소견** : 경련, 저산소 허혈 뇌병증의 소견을 보일 수 있다.

⑪ **선천기형**은 IUGR의 10~20%에서 나타난다.

#### (4) 예 후

임신나이보다 작은 영아(SGA)에 대한 전향적 조사에서 **적정 체중아(AGA)에 비하여** 미소 뇌기능 장애(**과다활동, 주의력결핍, 학습장애**), **뇌파이상, 언어장애** 등 **주요 신경학적 결손의 발생빈도가 높은** 것으로 나타났다.

미숙아와 자궁내성장지연 영아 모두 **성인에서의** 대사장애(**비만, 2형 당뇨병**)와 심장혈관 장애(**고혈압, 허혈심장병)의 위험이 증가**한다.

### 3) 과숙아(Postterm infants)

출생체중과 관계 없이 **임신나이 42주 이상**에 태어난 아이를 말한다. 어느 한쪽 부모가 큰 경우, 다임신부, 당뇨병 산모인 경우 과숙아의 발생 빈도가 높다.

#### (1) 증 상

① **배냇솜털이 없고 태지(vernix caseosa)가 감소 또는 없다.**
② **손발톱이 길고 두발이 많다.**
③ **피부는 창백하고 양피지(parchment) 같으며 약간은 벗겨지기도 한다.**
④ **아기가 또렷또렷 하다.**
⑤ 태반기능부전이 동반되는 경우 양수와 태아는 태변으로 착색되고 비정상적인 태아심박수를 보이며 성장 지연을 동반한다.

#### (2) 치 료

세심한 산과적인 모니터링을 통하여 nonintervention, 유도분만, 제왕절개를 선택한다.

#### (3) 예 후

분만예정일보다 3주 이상 지연되면 **사망률**이 상당히 높아져서, 만삭아보다 3배 가량 높다.

### 4) 과체중아(Large for Ges tational Age, LGA)

**출생체중이 4kg을 초과하는 신생아를 말한다. 모체의 당뇨병, 비만**이 선행요인이다. 팔신경얼기의 손상, 빗장뼈골절 등의 **분만 손상의 빈도가 증가**하고 정상체중의 만삭아에 비해서 **선천기형, 특히 선천심장병의 빈도가 높다.**

만삭 또는 조산의 LGA는 적정체중아(AGA) 보다 **지능 및 발달지연이 더 많이 관찰**된다.

### 5) 분만손상

큰몸증, 미숙아, 이상태위, 난산일 때 정상분만에 비해서 빈도가 증가한다.

### (1) 머리 손상

#### ① 두개외 손상

- 산류와 머리혈종 자체는 치료하지 않아도 되나, **황달**로 광선요법이 필요하거나 **빈혈**이 생기는 경우가 있다. **머리혈종의 절개나 배혈(drain)**은 감염의 위험이 크므로 **금기**이다.
- 머리덮개널힘줄밑 출혈(subgaleal hemorrhage) : **대량 출혈**이 일어날 가능성이 있으며 이로 인한 사망률이 높아 저혈압과 황달의 발생에 대한 모니터링을 해야 한다.
- 결막밑 출혈, 망막출혈, 머리와 목부위의 출혈점은 흔히 볼 수 있는 일시적 소견으로 2주 이내 소실된다.



**표 10-10 산류와 머리혈종의 비교**

| 산류 (caput succedaneum) | 머리혈종 (cephalhematoma) | 머리덮개널힘줄출혈 (subgaleal hemorrhage) |
|---|---|---|
| • 머리덮개 연조직의 출혈성 부종<br>• soft, pitting, poorly defined<br>• 크기 증가 없다, 대량 출혈 없다.<br>• **중간선, 봉합선 통과한다.**<br>• 마루점분만시 선진부에 잘 생긴다.<br>• **수일 이내 소실** | • 머리뼈막밑 출혈<br>• 경계가 명확하며 **봉합선 통과안함**<br>• 크기증가 있다, 대량 출혈 없다.<br>• **선골절**(linear fracture)을 동반(10~25%)<br>• 마루뼈에 잘 생긴다.<br>• **2주~3개월 후 소실** | • 선골절, 봉합선분리, 이끌정맥의 파열로 생김<br>• 출혈이 안와~목까지 광범위하게 발생할 수<br>• 크기증가 있다, **대량 출혈가능**<br>• **소모성응고병증, 저혈량쇼크**<br>• **2~3주 후 소실** |

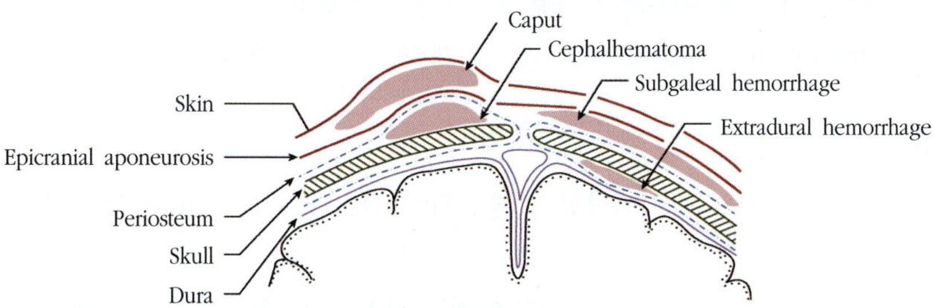


그림 10-4 신생아 두개외 출혈

#### ② 두개내-뇌실내 출혈

- 두개내 출혈은 주로 외상이나 질식에 의해 일어나며, 드물게 출혈 질환, 혈관 기형(e.g., 동정맥 기형)에 의해서도 일어난다.
- **경질막바깥 출혈** : 극히 드물며, 중간뇌막동맥(middle meningeal artery)의 손상에 의해 일어난다. 대개 수술적 배혈을 한다.
- **경질막밑 출혈** : 분만손상에 의한 두개내출혈 중 가장 흔한 형태이며 소뇌천막이나 대뇌낫의 째짐이 있는 경우 대량 경질막밑 출혈이 있는 경우 급격히 증상이 악화되어서 사망할 수도 있다. 증상있는 경질막밑 출혈이 있는 만삭아는 앞숫구멍의 가쪽모서리를 통해서 spinal needle로 고여있는 피를 흡인한다.

- **거미막밑 출혈** : 건강한 신생아에서 경련을 보이기도 하지만, 대개 증상이 없고 예후는 대부분 양호
- 뇌실내 출혈 : **주로 미숙아**에서 일어나며 뇌 실질 출혈은 대부분 이와 동반되어 일어난다.

③ 머리뼈골절

- 집게나 골반에 의한 압박에 의해 일어나는데, **선골절이 가장 흔하다.**
- 선골절 : 2~3개월 내에 방사선 촬영으로 골절 치유 상태 및 연수막낭 유무를 확인하는 것이 좋다.
- 함몰골절 : CT 촬영으로 두개내 손상과 대뇌 안의 뼈조각 유무를 확인하고, 심한 함몰은 교정한다.

## (2) 말초신경 손상

표 10-11 말초신경마비의 종류

| | Brachial palsy | | phrenic | facial |
|---|---|---|---|---|
| | Erb–Duchenne | Klumpke | | |
| 손상신경 / 기전 | C5~6 | C7~T1 | | forcep 때, 분만 중 압박 |
| 임상상 | moro(−)<br>grasp(+) | moro/grasp(−/−)<br>T1시 Horner 동반 | 동측 brachial 동반<br>tachypnea/apnea/cyanosis | 말초형 안면신경 마비 |
| 진 단 | MRI/EMG | | 방사선 : 마비측거상, 시소 | |
| 치 료 | 3개월 후에도 없어지지 않으면 수술 | | 산소 / 인공환기기 | 인공누액, eyelid taping |
| 예 후 | good(특히 Erb's Palsy) | | 대부분 1~3개월 후 회복 | 수주내 회복, 예후양호 |

① 위팔신경마비(Brachial palsy)

- 팔신경얼기 손상의 약 45%는 **어깨난산**과 관련되어 있는데, 위팔마비나 팔전체의 마비 등을 보인다.
- **Erb-Duchenne 마비** : **C5~6**의 손상으로 **어깨는 모음, 안쪽돌림되고, 아래팔은 엎침**되어 있다. 〈그림 10-5〉 손상쪽 **모로반사, 두갈래근반사는 소실**되지만, **움켜잡기반사는 남아**있다. 가로막신경마비(C3~5)가 동반되기도 한다.

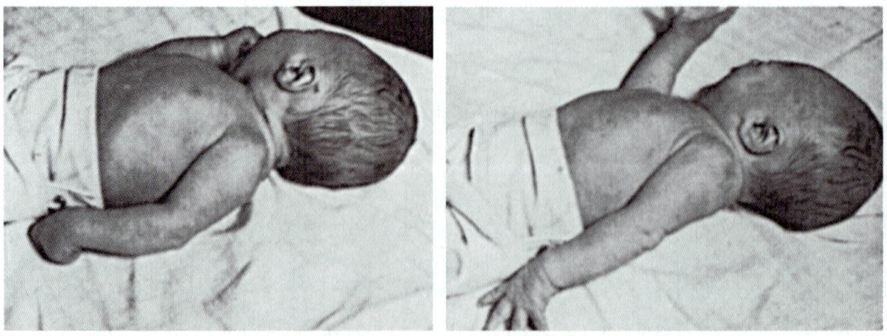

그림 10-5 좌측위팔신경마비(Erb-Duchenne, 비대칭적 Moro 반사)

- Klumpke 마비 : **C7, 8,** T1의 손상으로 손의 마비로 주먹을 쥐지 못하고 **움켜잡기반사가 소실**된다. T1의 교감신경섬유의 손상이 있으면 동공수축, 눈꺼풀처짐을 동반한다(Horner 증후군).
- 위팔뼈의 탈구, 뼈끝분리이나 골절, 빗장뼈골절, 대뇌손상을 감별해야 하고, 마비로 인한 근육의 수축을 예방하기 하기 위하여 적절한 **자세잡기(positioning)와 부분고정(partial immobilization)**을 한다.
- 대부분(75% 정도) Erb-Duchenne palsy로 생리적신경차단이나 축삭절단으로 인한 손상으로 자연회복을 한다. 3～6개월이 자나도 마비가 지속되면 수술적 치료를 고려한다.

② **가로막신경마비**(Paralysis of phrenic nerve)

대부분 같은쪽 위팔신경마비와 동반되고 청색증, 불규칙한 호흡 등을 호흡곤란 증세를 보인다. 방사선 소견상 마비측 횡격막 상승을 관찰할 수 있으며, 대개 1～3개월까지는 자연회복한다.

③ **얼굴신경마비**(Facial nerve palsy)

골반이나 집게(forceps)에 눌려서 발생하는데, 주로 **말초마비**로 이마까지 침범하며, 얼굴근육이 이완되어 마비쪽 이마의 주름이 잡히지 않고 눈은 완전히 감을 수 없으며 코입술주름이 없고 입은 처진다. 아이가 **울 때 입이 마비되지 않은 쪽(nonparalyzed side)으로 당겨진다.**〈그림 10-6〉

대부분 몇 주 이내 회복되는데, 마비로 노출되는 눈을 인공누액 사용과 눈을 덮어줌으로서 돌보는 것이 중요하다.

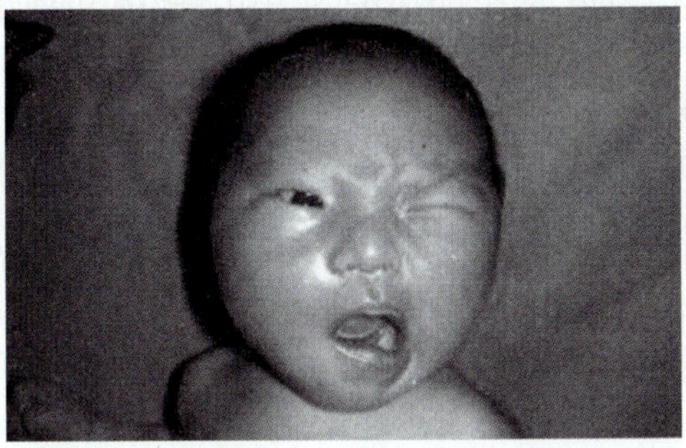

그림 10-6 오른쪽 얼굴 신경마비

### (3) 쇄골 골절

**골절 쪽 팔을 움직이지 않고 모로반사가 나타나지 않으며,** 목빗근연축(spasm)으로 빗장뼈상부오목이 소실한다. **위팔뼈골절, 위팔신경마비와 감별**이 필요하다. 증상이 없으면 치료하지 않고, 팔움직임의 감소나 통증 등 증상이 있는 경우는 **팔을 2주 정도 고정**한다.

### (4) 기운목(Torticollis)

가장 흔한 원인은 근육 기운목으로 볼기태위(breech presentation), 집게분만시 빈도가 증가한다. **목빗근 내 출혈이나 허혈 후 일어난 섬유화와 구축에 의하여** 생기는 것으로 추정하는데 **엉덩뼈 형성 이상**(develop mental dysplasia of the hip) 등의 다른 근육뼈대계통 이상을 **동반**(～20%)하기도 한다.

**머리는 침범된 근육 쪽으로 얼굴(턱)은 손상받은 부분의 반대쪽**으로 돌아가며 운동제한이 있다. 치료하지 않으면 쏠린머리증, 얼굴비대칭, 반쪽형성저하증이 발생할 수 있는데, 치료는 **침범된 근육을 수동적, 능동적으로 신장**시키는 것이다. **변형이 1년 이상 지속되는 경우 수술**적 치료를 고려한다.

## 6) 선천기형

선천기형은 우리나라에서 영아 사망 원인에서 출생전후기 질환 다음으로 흔하고, 영아의 신생아 후기 사망 원인으로 가장 흔한 원인이다. 기능장애(손가락없음)를 야기하거나 수술적 교정이 필요(가락과다증)한 주기형과 그렇지 않은 소기형으로 구분한다.

### (1) 원 인

약 50%는 유전적요인, 10% 정도는 환경적요인, 약 40%는 아직 원인을 모른다.〈표 10–12〉

**표 10-12 선천기형의 원인**

| 원인 | 비율(%) | 예 |
|---|---|---|
| **유전적 요인** | **50** | |
| 염색체 이상 | 5~10 | **다운증후군** |
| 단일 돌연변이 유전자 | 3~8 | 여러가락붙음증(polysyndactyly), 연골무형성증 |
| 가족성(비정형적 유전) | 13~18 | 콩팥무발생 |
| 다인자 유전 | 20~30 | **입술갈림증**, 입천장갈림증, 선천심장병(**심실사이막결손**), 신경관결손; 단일기형의 대부분 |
| **환경적 요인** | **10** | |
| 자궁내 감염 | 2~3 | **TORCH 감염** |
| 모체의 질환 | 3~4 | **당뇨병**, 페닐케톤뇨증, 내분비질환, 만성 **알코올**중독, 흡연, 영양결핍(**엽산**) |
| 기계적 요인 | | 둔위, 양막띠, 양수과소증 |
| 약물, 화학물질 | | 와파린, 페니토인, 이소트레티노인, diethylbestrol, 수은, 탈리도미드(thalidomide) |
| 방사선 조사, 고체온 | | |
| **원인 불명** | **40** | 배꼽내장탈출 |

### (2) 분 류

**① 단일 원발 결함**(Single primary defect)

- 주기형의 대부분은 단일 기형으로 대개 다인자유전형식을 나타내는데, **재발율은 3~5%**이다.
- **기형(malformation)** : **형태발생 과정에서 내인적 오류(error)**에 의해 발생한 하나의 장기 또는 신체 일부분의 단일 결손(e.g., **입술갈림증,** 심실사이막 결손, 비대날문협착)
- **변형(deformation)** : 정상 발달을 하고 있던 태아에 **기계적 힘(양수과소, 둔위, 신경근육질환** 등)이 가해져서 발생된 신체 일부분의 비정상적인 형태, 모양 또는 위치(e.g., **선천고관절탈구,** 내반첨족)
- **파열(disruption)** : 정상적이던 발달 과정이 **외인자(양막띠, 허혈괴사)**에 의해 붕괴되어 나타나는 장기 또는 신체 일부분의 형태적 결손(e.g., 짧은가락증, **양막띠증후군,** 배벽갈림증)
- **형성이상(dysplasia)** : 세포의 **비정상 조직화**에 의해서 발생한 형태학적 결과(e.g, 혈관종)

② 다발 기형 증후군(Multiple malformation syndrome)

- 하나의 원인에 의해서 2개 이상의 계통에 결손을 나타내는 것을 말한다(다운증후군, XXY증후군).
- **연쇄(sequence)** : 형태발생의 초기에 나타난 단일 원발 기형에 의하여 제2, 3의 결손이 이어서 발생되어 나타난 다발기형(e.g., 포터 증후군 ; 콩팥무발생－양수과소－골격계이상, 폐형성저하증, Potter facies)
- **연합(association)** : 발생기전이나 원인적으로 관련이 없는 결손들이 일정한 양식으로 둘 또는 그 이상의 개체들에서 발생하는 다발 기형의 한 양식

  예) **VATER 연합**(Vertebral defect, Anal atresia, TracheoEsophageal fistula, Radial and Renal defect)

### (3) 소기형(Minor malformation)

의학적으로나 미관상 심각한 영향을 주지 않는 사소한 결손으로 호발부위는 얼굴, 귀, 손, 발 등이다(e.g., 두눈먼거리증, 혀유착증, 배꼽탈장, 원숭이손금 등).

임상적 의의는 기형 자체보다는 **주기형의 특징적인 소견의 한 부분으로서 주기형의 진단에 도움**이 되고, **더 심한 기형을 동반하고 있음을 시사**하는데 있다.

### (4) 주기형(Major malformation)

① 신경관결손(Neural tube defect)

- 임신나이 3～4주에 닫혀야 할 신경관이 닫히지 못하여 발생하며 정확한 원인은 밝혀져 있지 않다. **잠재이분척추(spina vifida occulta), 수막탈출증(meningocele), 척수수막탈출증(myelomeningocele), 뇌류(encephalocele), 무뇌증(anencephaly), 피부 굴(dermal sinus), 계류척수(tethered cord), 척수구멍증(syringomyelia), 선천 척수척추 갈림증(diastematomyelia), 척수원뿔(cornus medullaris)을 동반한 지방종** 등이 여기에 속한다. **엽산**의 복용으로 발생빈도가 감소한다.
- **척추갈림증(spina bifida)** : 척추뼈고리가 완전히 닫히지 못한 기형으로 뒤 신경구멍(posterior neuropore)의 폐쇄 결함에 의해 발생하는데 **아래허리 부위와 천골부**에서 가장 흔히 볼 수 있다. 낭성 이분 척추와 잠재이분척추로 분류한다.
  - 잠재이분척추 : vertebral arch 융합의 결손만 있는 경우로 발생빈도 5～10%로 흔하다. **허리 중앙에 털이 나 있거나, 지방종, 피부변색 또는 dermal sinus**가 존재한다.
  - 낭성이분척추 : 수막탈출증과 척수 수막탈출증이 있다. 척수수막탈출증의 경우 **결손된 부위로 수막만 탈출하는 수막탈출증과 달리 수막과 함께 신경조직이 탈출**하여 결손부위의 척수와 신경근에 이상을 나타내는 가장 심각한 형태의 봉합선폐쇄장애(dysraphism)이다. 80% 이상에서 **제2형 Chiari 기형에 연관된 물뇌증**을 동반한다.

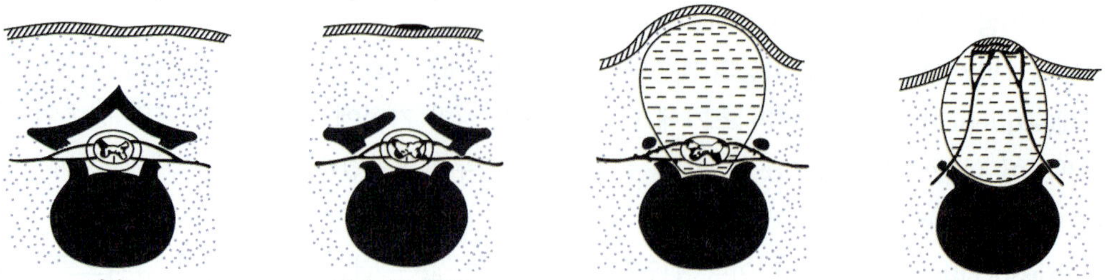


그림 10-7 척추갈림증의 분류

② **선천 코눈물관 막힘**(Congenital nasolacrimal duct obstruction)

- **눈물의 고임이나 눈물흘림, 안쪽눈구석의 점액 또는 고름 분비물**을 보이는데, **상기도 감염 또는 추위나 바람에 노출될 때에 증상이 악화**된다.〈그림 10-8A〉 2차 세균감염으로 인해 눈물주머니염이 발생하면 눈물주머니 부위가 붉게 종창되고, 압통이 있고, 발열, 보챔 등의 전신 증상이 나타날 수 있다.
- 치료 : **마사지(1일 2～3회), 눈꺼풀세척,** 점액고름 분비물이 있을 때 국소용 항생제 점안한다. **1세까지** 낫지 않거나 또는 1세 이전이라고 증상이 심한 경우에는 **코눈물관 더듬자검사(probing)** 시행

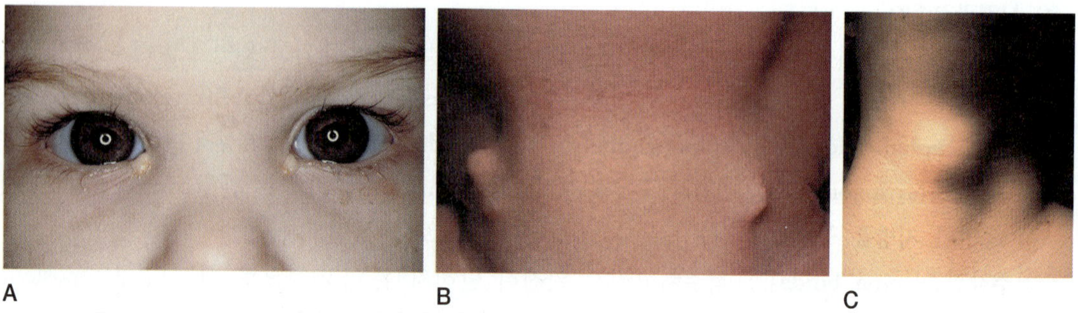


그림 10-8 A, 선천코눈물관 막힘증. B, 아가미틈새낭. C, 갑상혀관낭.

③ **아가미 틈새 낭**(Branchial cleft cyst)

- **태생기에 불완전한 융합**으로 **1～4번째 아가미틈새**의 경로를 따라 **귓바퀴 앞과 경부의 측면에 굴(sinus), 샛길(fistula), 물혹(cyst)이 발생**할 수 있다. 2번째 아가미틈새낭이 가장 흔히 발생한다.〈그림 10-8B〉

④ **갑상혀관낭**(Thyroglossal duct cyst)

- **태생기에 인두굽이(pharyngeal arch)의 융합 장애**로 인해 발생되는데, 혀의 기저부에 있는 **막구멍(foramen cecum)에서부터 갑상샘이 마지막으로 정착되는 경로를 따라 목의 중앙선에 발생**하는데, 목뿔뼈(hyoid bone) 부위에 가장 흔히 발생한다. 음식을 삼키거나 혀를 내밀 때 낭종이 수직으로 움직인다. 혀의 기저부에 낭종이 있는 경우 방사성핵종 스캔으로 **혀갑상샘과 감별**할 수

있다.〈그림 10-8C〉

- 치료 : 낭종과 샛길을 완전절제

⑤ 입술갈림증 및 입천장갈림증

- **입술갈림증** : 체중증가가 정상적이고 구강, 호흡기 또는 전신감염이 없는 상태인 경우 **생후 3개월까지는** 1차 봉합수술을 하며, 생후 4~5세경에 교정 수술을 한다.
- **입천장갈림증** : 해부학적 결손 정도에 따라 시기가 다르지만, 정상적 언어발달을 위해서 **대개 1세 이전** 수술적 교정을 하는데, 3세 지나서 수술을 해야 하는 경우 특수한 speech bulb를 결손 부위에 부착한다.
- 입술입천장갈림증은 **반복되는 중이염과 청력장애, 입천장인두기능부전으로 언어장애, 치아의 위치이상**이 발생할 수 있기 때문에 이비인후과, 치과, 성형외과 의사들과 협력이 필요하고 언어치료가 필요하다.

⑥ 배꼽의 선천기형

- **단일 배꼽 동맥 : 1000명의 출생 중 약 5~10명** 정도 발생하는데, **1/3(25~50%)에서 다발 기형(항문막힘**과 같은 위장관폐쇄, **요로기형**)이 발견되고, **18번 세염색체증**이 흔히 동반되는 염색체 이상 증후군이다.
- **배꼽육아종** 및 **배꼽폴립** : 탯줄의 치유과정 중 **경한 부패성 잡균감염**이 발생되어 점액농이 분비물을 보이는 육아조직을 육아종이라고 하는데, **알코올로 하루에 수차례 소독**하여도 효과가 없는 경우 10% **질산은(sliver nitrate) 지짐술**을 배꼽 기저부에서 분비물이 없어질 때까지 수일에 한 번씩 반복 치료한다. 질산은 지짐술에 반응 없는 경우 배꼽창자간막관 또는 요막관의 잔유물인 **배꼽폴립과 감별**을 요한다. 배꼽폴립은 omphalomesenteric duct와 urachus가 남아 형성되는 것이다.
- **배꼽탈장(umbilical hernia)** : **배꼽고리의 불완전 폐쇄(쇠약)**로 생기며, **미숙아**와 흑인에서 흔히 발생한다. **대부분 1세까지는 자연히 막히지만 배꼽탈장이 4~5세까지 지속**되거나 장폐색 등의 증상이 있거나 **1~2세 이후에 크기가 커지는 경우**에는 **외과적 수술**을 한다.

## 7) 신생아의 호흡기 질환

### (1) 신생아가사(Neonatal asphyxia)

① 가사의 정의

산소공급 부족으로 **저산소증**, 여러 장기에 혈액 관류의 부족으로 **허혈증**이 발생하여 초래되는 일련의 장애 현상을 말한다. **대산산증**과 환기가 잘되지 않는 경우 **고탄산혈증**이 동반된다.

② 신생아가사의 진단

다음 항목들을 **모두** 보여야 진단한다.

- 배꼽동맥 혈액가스검사 pH < 7.0
- 생후 5분이 지나도 지속적으로 아프가점수 0~3점
- 경련, 혼수, 근긴장저하 등의 신경학적 후유증(neurologic sequelae)

• 한 개 이상의 다른 기관(심장혈관, 위장관, 폐, 콩팥, 혈액 등) 부전증

**＊ Apgar score가 낮으면 신생아 가사일 확률이 높은 것이지 진단기준은 될 수 없습니다.**

참고하세요

**Fetal distress(태아곤란, 태아기 가사)가 의심되는 상황**

① 산모의 태동 인지 감소
② 태아 심박수 이상 : 지속 태아 느린맥(<120/분), 또는 빠른맥(>160/분), 늦은심장박동감소, 태아심박수의 반응 소실
③ 수축자극검사 양성
④ 생물리학계수(biophysical profiles) 점수의 감소
⑤ 도플러초음파 검사상 배꼽동맥 혈류 속도의 감소, 특히 이완기 혈류의 역전
⑥ 태아 두피 모세혈관 혈액 pH<7.25
⑦ 양수의 **태변착색**

＊ 태아기 가사와 신생아 가사를 합쳐 주산기 가사라고도 합니다.

### ③ 발생원인

90%는 출생 전 또는 출생과정 시 동반되는 원인에 의하여, 10%는 출생 후 원인에 의하여 발생한다.

**표 10-13 신생아 가사를 일으키는 요인**

| | |
|---|---|
| 출생 전 | 자궁태반기능부전증, 산모의 호흡기 질환이나 심장병, 태아의 선천기형, 조산 |
| 출생 과정 | 태아위치 회전조종, 분만손상, 비정상적 태위, 태반조기박리, 탯줄탈출, 산모의 저혈압, 감염증 |
| 출생 후 | 중증 폐질환, 중증 반복 무호흡증, 선천심장병, 지속성 태아순환, 패혈증, 심혈관허탈(collapse) |

### ④ 질식의 병태생리 및 결과

• 심혈관계 : **초기에는** 심장에서 공급되는 **혈류의 재분배**가 일어나서 **뇌, 심장, 부신**으로 혈액 공급이 우선적으로 이루어지게 된다. 질식이 진행되어 **심한 저산소증과 산혈증**이 동반되면 심박수, 심박출량 및 **혈압이 감소**하고 뇌혈류량도 감소하게 되어 **뇌손상이 발생**할 수 있다.

• 호흡기계 : 원발성 과호흡 → 1분가량 지속되는 원발성 무호흡 → 헐떡 호흡(gasp) → 2차 무호흡
**– 자궁내 저산소증**에 오래 노출되면 **폐의 세동맥 평활근의 증식**으로 **폐동맥고혈압**이 생기기 쉽다.
– 헐떡임(gasping)이 유발되면 **태변**, 태지 및 양수가 호흡 기도로 **흡입**된다.

• 중추신경계 : **분수계뇌경색증(Water-shed infar ction)** ; 중증 허혈증 시 뇌혈관 사이의 혈류 공급의 경계 및 끝 지역(border and end zone)은 쉽게 뇌경색이 일어나는데, 이러한 지역이 **미숙아는 뇌실주위 백색질, 만삭아는 대뇌겉질 및 겉질밑 백색질** 부위이다. 이 지역들의 손상으로 미숙아는 **뇌실주위 백색연화증**으로 강직양측마비(spastic diplegia)이 발생하고, 만삭아는 **낭종 뇌연화증**으로 뇌위축과 작은머리증, 강직사지불완전마비(spastic quadriparesis)가 발생한다.

• 콩팥 및 위장관계, 대사계 등**〈표 10-14〉**

**표 10-14 신생아 가사의 영향**

| 기관계 | 영 향 |
|---|---|
| 중추신경계 | **저산소 허혈 뇌병증**, 경색, 두개내 출혈, 경련, 뇌부종, 근육긴장저하 또는 항진 |
| 심장혈관계 | **심근허혈**, **수축력 저하**, 심장근육기절(stun), 삼첨판 폐쇄부전, **저혈압** |
| 호흡계 | **지속성 태아순환**, 폐출혈, 폐부종, **호흡곤란 증후군**, **태변흡인 증후군** |
| 콩팥 | **급성요세관 또는 겉질 괴사** |
| 부신 | **부신출혈** |
| 위장관계 | 괴사 장염, 출혈, 천공, 궤양 |
| 대사 | 항이뇨호르몬부적절분비증후군, **저혈당증**, **저체온증**, **대사산증(젖당증가)**, 저칼슘혈증, 미오글로빈뇨 |
| 혈액계 | **파종혈관내 응고(DIC)** |

⑤ **초기 분만실에서의 처치 : 신생아 소생술**

출생 직후 **만기 분만인지? 울거나 숨쉬는지? 근육긴장도가 좋은지?**를 빠르게 평가한 후 정상이 아니라 신생아 가사로 의심되는 경우 초기단계, 양압환기, 가슴압박, 약물(epinephrine)과 수액요법의 단계로 소생술을 하게 된다.〈그림 10-9〉

- 기초 단계 : 체온조절, 필요시 기도 청소, 건조, 자극을 해주면서 호흡과 심박수를 체크한다.
  - **보온** : 복사 온열기에 신생아를 놓고 젖은 신생아를 빠르게 닦아 주고, 아기를 따뜻한 포로 감싸준다.
  - **기도 청소** : 분비물로 인한 폐쇄로 자발호흡을 할 수 없을 때나 양압환기가 필요한 신생아에서 **구강, 후두인두, 비강(mouth first) 순서**로 분비물을 제거한다.
  - 기도에서의 태변 제거 : **양수가 태변에 착색**되고, 신생아가 **무호흡 또는 호흡감소, 근육긴장도 감소, 또는 심박수가 분당 100회 미만(not vigorous)**을 보일 경우 즉시 기관내 삽관후 태변 흡인기(meconium aspirator)를 이용하여 **태변을 흡인**한다.
  - **자극** : 젖은 피부를 닦아 주고 구강의 양수를 흡인한 후 자발적이고 효과적인 호흡이 없는 경우 **부드럽게 등을 문질러 주거나 발바닥을 손가락으로 톡톡** 쳐준다. **반응이 없는 경우** 즉각적인 **양압환기**가 필요하다.
  - **산소공급** : 느린맥(HR$<$100), 호흡곤란, 청색증이 있는 경우 **oxygen blender**를 이용하여 산소를 공급하는데, 맥박산소측정을 하여 targeted $SpO_2$ 범위에 있도록 산소농도를 조정한다.oxygen blender가 없는 경우 **실내공기(room air)**로 산소를 공급해 준다. 90초간의 소생술 후에도 심박수가 60회/분 미만인 경우에 100%의 산소로 공급한다.
- 양압환기 : 앰부주머니(ambu bag) – **안면마스크**(face mask) 또는 앰부주머니 – **기관내삽관** 환기
  - 적응증 : **무호흡, 헐떡임, 또는 심박수 <100회/분**이면 코, 입과 턱을 덮는 마스크와 앰부주머니로 환기를 해준다.
  - 양압환기는 **분당 40~60회** 실행, 적절한 환기 여부는 **가슴의 움직임**이 좋고, **심박수**가 호전되는 것으로서 확인할 수 있다.

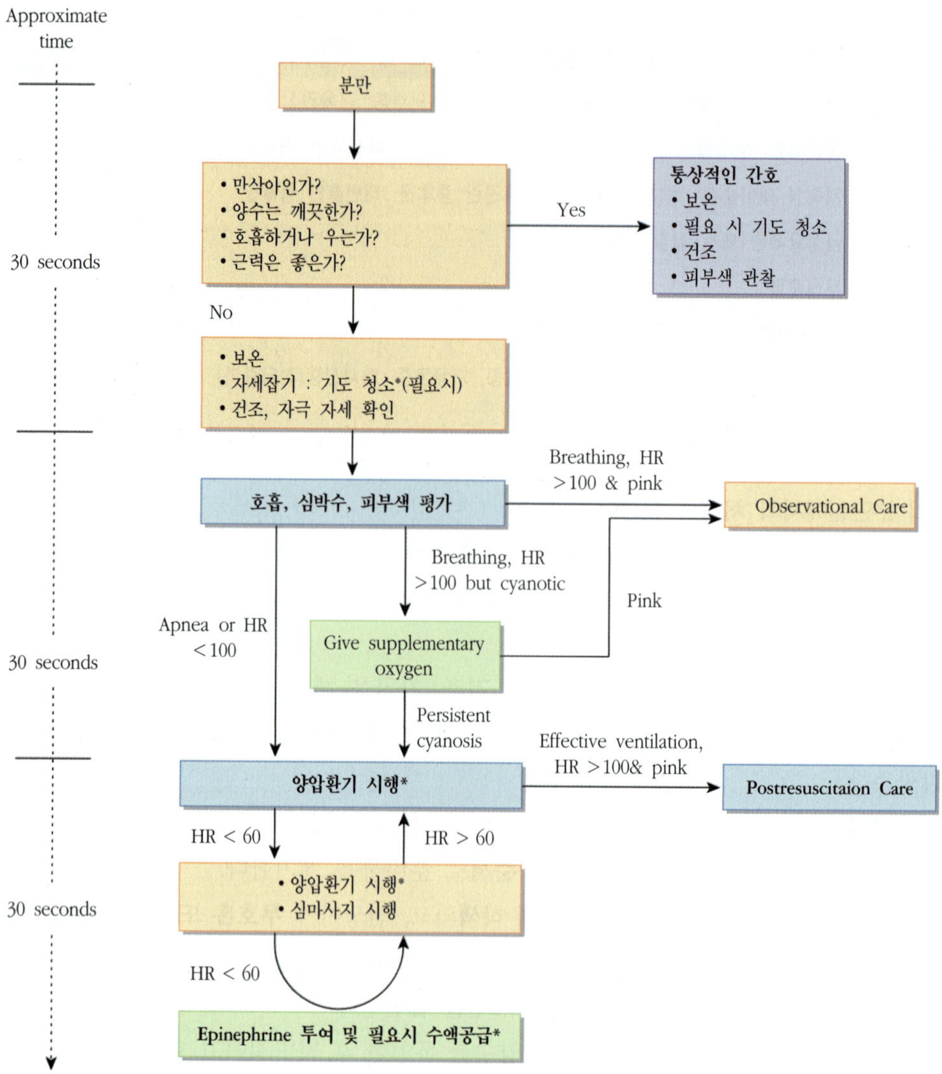


그림 10-9 신생아심폐소생술 그림

- **30초간** 적절한 **환기(양압환기)를 시행**한 후에도 **심박수 60회/분 미만**이면 **가슴압박**을 시작한다.
- 백-마스크로 적절한 환기가 이루어지지 않으면, 즉 **가슴의 움직임(chest rise)이 없는 경우 기관내 삽관**을 실시한다.

• 가슴압박(chest compressions)
  - **양쪽 엄지손가락** 또는 두 개의 손가락으로 **복장뼈 아래 1/3** 부위에서 **가슴 전후경 약 1/3의 깊이**로 압박하고 **압박과 환기 수의 비율**은 **3 : 1(원**-앤-**투**-앤-**쓰리**-앤-**브리드**-**원**...)로 한다. **30초 마다 재평가**하여 심박수 60회/분 이상이면 심장압박을 중단한다.

• 약물 또는 수액요법
  - 100% 산소로 양압환기, 심장압박을 30초간 함에도 심박수 **60회/분 미만**일 때 약물투여를 하

는데, 정맥통로 확보 후에 투여하게 된다. 혈관통로 확보하는 중에 기관내관 내 투여를 고려할 수 있다.

- **Epinephrine** : $\alpha$, $\beta$ 교감신경을 자극함으로써 혈관수축, 심장수축력 강화, 심박수 증가 등의 작용을 한다. 성인에 비해서 10배 희석액인 **1 : 10,000액 0.1~0.3mL/kg(정맥)**, 0.5~1mL/kg(기도내)를 3~5분 간격으로 투여한다.
- 수액요법 : 창백, 순환허탈, 약한 맥박 또는 소생술에 제대로 반응하지 않아 혈액량 감소를 의심되는 경우 등장결정질용액(isotonic crysta lloid solution, **생리식염수**나 링거젖산용액)을 준다. 많은 양의 출혈이 의심되면 **Rh 음성 O형 적혈구**를 산모 혈액과 교차반응 후 수혈한다.

• 적절한 소생술 시행 후 10분 이상 심장박동이 없는 경우 소생술의 중단을 고려한다.

**⑥ 저산소 허혈 뇌손상의 처치**

적절한 산소화와 **환기상태 및 정상적인 혈압과 뇌 관류압을 유지**하고, **산염기평형 상태, 대사상태**(혈당 및 칼슘)**도 정상적으로 유지**하며, **적극적인 경련조절** 등의 지지요법이 중요하다. 중등도~중증 저산소 허혈 뇌병증을 보이는 임신나이 36주 이상 신생아에서 저체온요법(33.5~34.5℃)이 도움이 된다.

**⑦ 예 후**

예후는 저산소증, 저혈당, 쇼크 등의 대사와 심폐 합병증의 치료 성공 여부, 임신나이, 뇌병증의 중증도에 따라서 달라지는데, 저산소허혈 뇌병증은 3단계로 분류(Sarnat 단계)한다. 근이완상태, 혼수, 무호흡, 눈-머리반사(oculocephalic reflex)의 소실, 대뇌제거경축(decerebrate rigidity) 등을 보이는 **중증(3단계)의 뇌병증은 예후가 안좋아서 50%가 사망**하고, **생존한 환자는** 뇌성마비, 정신지체, 간질 및 작은머리증 등의 **중증 신경학적 후유증**을 보인다. 나쁜 신경학적 예후와 관련 있는 요인은 <표 10-15>와 같다.

**표 10-15 신생아 가사시 나쁜 신경학적 예후를 보이는 출생 초기 징후**

| | |
|---|---|
| 1 | 지속되는 중증의 질식 |
| 2 | 중증 저산소 허혈 뇌병증(**Sarnat 단계 3**) |
| 3 | 조절되지 않는 경련발작 및 다기관 기능부전증의 동반 |
| 4 | 뇌압상승(>10mmHg) |
| 5 | 퇴원 시에도 계속되는(보통 1~**2주일 이상) 비정상적 신경학적 증상** |
| 6 | 적어도 뇌손상 4주일 후 뇌 CT 검사 상 광범위한 지속적 뇌음영 감소(뇌 백색연화증) |
| 7 | 지속적 소변감소(생후 첫 36시간 동안 소변양 <1mL/kg/hr) |
| 8 | 출생 10분 이후에도 지속적 낮은 아프가점수(**출생 20분에 낮은 아프가점수, 자발호흡의 결여**) |
| 9 | 낮은 아프가점수로 심폐소생술을 실시 받고, 뇌병증 증상으로 경련이 동반된 경우 |
| 10 | **나쁜 배경 활동 뇌파 소견**(burst suppression, low voltage, **electrocerebral silence**) |
| 11 | 출생 3~4일 이내에 뇌 MRI 검사 상 뇌손상 소견 |
| 12 | 지속적 뇌줄기(brain stem) 기능 이상 소견 |
| 13 | 생후 3개월 시 작은머리증 소견 |

### (2) 무호흡(Apnea)

#### ① 정 의

- **미숙아**에서 중한 **무호흡(serious apnea)**은 호흡이 **20초 이상 정지**하거나 호흡정지의 지속시간과 관계없이 **호흡정지에 동반되어 청색증과 느린맥**이 있는 경우로 정의한다.
- **주기호흡** : 5~10초간의 호흡 휴지기(apneic pause) 후 10~15초 동안 분당 50~60회의 빠른호흡이 뒤따라오는 반복적인 호흡 양상으로 미숙아에서 매우 흔하여 정상으로 간주하여 산소투여는 하지 않는다.

#### ② 원 인

무호흡은 신생아의 **많은 원발 질환에 의하여 발생**하는데, **중추신경계의 호흡조절을 직접적으로 억제**하거나(저혈당, 수막염, 약물, 뇌실내 출혈, 경련), **산소전달의 장애**(쇼크, 패혈증, 빈혈) 또는 **환기 장애**(폐렴, 호흡곤란증후군, 신생아 폐동맥고혈압 지속증, 근쇠약)로 인해서 무호흡이 발생한다.〈표 10-16〉

**특발 미숙아 무호흡**은 선행되는 원인질환이 없이 미숙아에서 발생하는 무호흡으로 중추, 폐쇄, 혼합 무호흡으로 나눈다.

- **폐쇄 무호흡** : 상기도 폐쇄(인두 불안정, 목의 굴곡 및 코막힘)로 발생하며, **공기의 흐름은 없으나 흉벽의 움직임은 지속**되는 것이 특징이다.
- **중추 무호흡** : 뇌줄기 호흡중추의 미숙함으로 발생하며, **공기 흐름과 흉벽의 움직임이 없다.**
- **혼합 무호흡** : 가장 흔한 양상, **대개 폐쇄 무호흡이 선행**하고 중추 무호흡이 뒤따른다.

표 10-16 신생아 무호흡 및 느린맥의 가능한 원인

| | |
|---|---|
| 중추 신경계 | **뇌실내 출혈**, 약물, 경련, **저산소 손상**, 탈출, **신경근육질환**, 뇌줄기경색 |
| 호흡계 | **폐렴**, **폐쇄기도 병변**, 상기도 허탈, **무기폐**, 초극소저체중출생아, 후두반사, 가로막신경마비, 중증 유리질막병, 공기가슴증, **저산소증** |
| 감염 | **패혈증**, 수막염, **호흡기 세포융합 바이러스**, 백일해 |
| 위장관 | 경구영양, 장운동, **괴사작은창자큰창자염**, 식도염, 장천공 |
| 대사 | **저혈당**, **저칼슘혈증**, 저나트륨혈증, 고암모니아혈증, 유기산의 증가, 외부환경온도의 증가, **저체온증** |
| 심혈관 | 저혈압, 고혈압, 심부전, **빈혈**, 혈량저하, **미주신경긴장** |
| 특발성 | 호흡중추의 미숙, 수면 상태(REM 수면) |

#### ③ 증 상

특발 미숙아 무호흡의 빈도는 임신나이가 적을수록 높으며, 생후 2~7일 사이에 발생한다.

#### ④ 치 료

- 경하거나 간헐적인 무호흡은 **피부자극**을 한다.
- 반복적이고 지속적인 무호흡은 **bag and mask 환기**와 **산소** 투여가 필요하다.
- 반복되는 특발 미숙아 무호흡은 **methylxanthine(테오필린**이나 **카페인)**을 투여하는데 가로막 피

로를 예방하고 가로막 수축력을 증가시키고 호흡중추에 작용함으로써 환기를 증가한다. 심한 빈혈이 있는 경우 농축적혈구 수혈하면 무호흡의 빈도가 감소된다.

- 혼합 또는 폐쇄 무호흡에 **코지속기도양압**(nasal CPAP ; 3～5cm$H_2O$)과 코삽입관(1～2.5L/min)을 통한 고유량의 습기있는 산소를 제공한다.

### (3) 신생아 호흡곤란증후군(Respiratory distress syndrome, RDS, 유리질막병(HMD))★

폐의 발달이 미숙하여 폐의 지속적인 팽창을 유지시켜 주는 물질인 폐 표면활성제가 부족하여 무기폐를 초래하는 대표적인 **진행성** 호흡기능상실의 하나이다.

#### ① 발생 빈도

폐의 성숙도가 미숙할수록 잘 발생하므로 **임신나이가 적을수록, 출생체중이 작을수록** 빈도가 높아서, 임신나이 28주 미만 60～80%, 32～36주 15～30%, 37주 이후 5%이다. 전체 출생 중에서는 약 2%이다.

#### ② 발병 위험인자

- ↑ : 분만 진행 전의 **제왕절개술,** 신생아**질식,** 남아, **당뇨병 산모**에서 출생한 아기, **다태아** 중 두번째 출산아, **빠른 진행의 분만, 한랭스트레스, 산모의 과거 RDS 출산력,** 중증의 Rh인자 부적합, 백인
- ↓ : **출산 전 코르티코스테로이드의 투여, 조기양막파열, 산모의 임신중독증, 산모의 고혈압,** 만성 자궁태반기능부전, 자궁내성장지연, 산모의 opiate(헤로인)복용

#### ③ 발생기전 & 병태생리

- **폐의 표면활성제의 생성 및 분비의 부족(surfactant deficiency)이 가장 주된 기전으로 작용한다.**

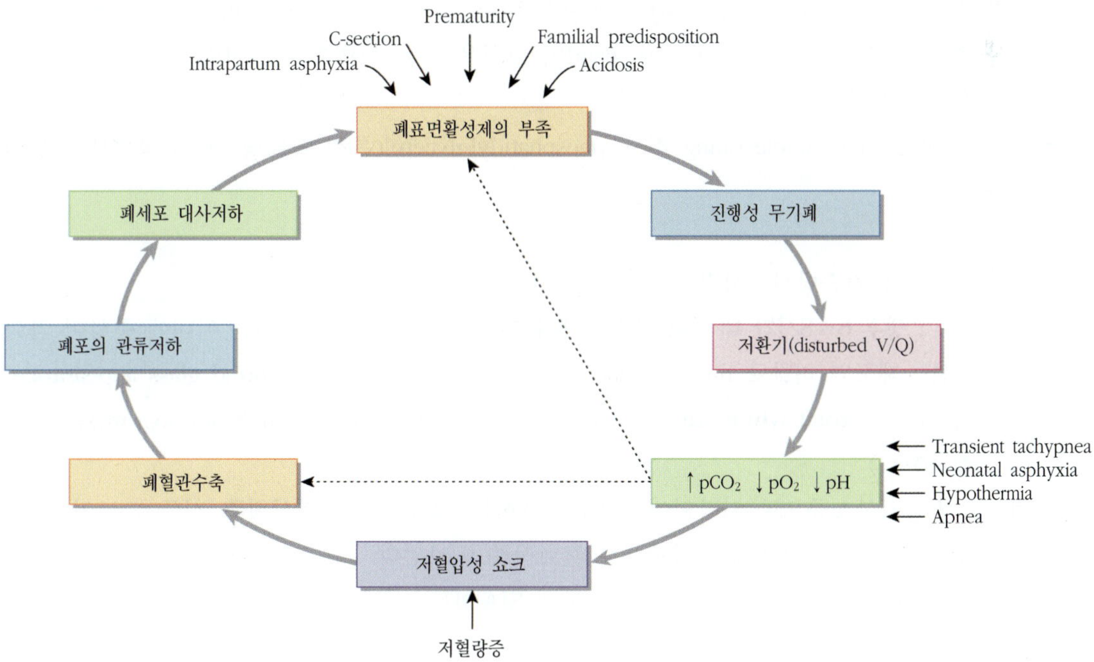


그림 10-10 유리질막병의 병태생리

④ 증 상

• **신생아에서 호흡기능상실의 정의**

– 분당 70회 이상의 빠른호흡, 심한 함몰호흡, 날숨시 그렁거림(grunting), 40% 산소 치료에서의 청색증, 심한 흡기부족, 지속적인 무호흡증 등을 보이게 된다.

– 생리적 기준(ABGA 소견) : **$PaO_2$<50mmHg in $FiO_2$ 0.6, $PaCO_2$>60mmHg, pH<7.25**

• 호흡곤란증후군의 임상증상

– 특징적인 소견은 출생 수분 이내부터 호흡곤란, 청색증이 나타나기 시작해서 점차 증상이 악화되서 **빠른호흡, 날숨에 그렁거림, subcostal & intercostal retractions, 코벌렁임, duskiness**을 보이고 치료를 하지 않으면 **점차 악화되는 청색증과 호흡곤란**을 보인다.

– 급성기 : 3가지 유형

◦ 경증 : 생후 3일경 최고 → 1~2주내 합병증 없이 호전

◦ 중증 : 고농도 산소와 압력 치료에도 불구하고 호흡부전 자체로 2~7일 내에 사망

◦ 여러 장기의 급성 합병증 동반

– 만성기 : 지속적인 산소 의존도를 보이는 **만성폐질환(기관지폐이형성증)**이 발생하기도 한다.

⑤ 진 단

• 출생 전후 폐성숙도의 진단

– **Lecithin/Sphingomyelin(L/S) ratio** : 스핑고미엘린은 임신말기에도 큰 변화가 없지만, 레시틴은 폐가 성숙됨에 따라서 임신나이 30~34주부터 양수 내에서 증가해서 점차 L/S 비가 증가한다. **L/S 비 ≥2.0**이면 **폐성숙을 의미**한다.

– 포말 안정 검사(foam stability test) : 양수나 위흡인물에 동량의 95% ethanol을 섞어서 15초동안 흔든 후 15분을 방치한 다음에 band의 형성을 보는 방법으로 표면활성제가 충분이 있는지 알 수 있다.

– 그 외, stable microbubble rating 검사, phosphatidylglycerol(특히 당뇨병 산모) 정량분석 등이 있다.

• 출생 후 진단

– 임상경과, 단순가슴방사선사진, 혈액가스분석으로 진단하게 된다.

– 임상경과 : **생후 6~8시간 내 호흡곤란 증세가 출현**하고 생후 24~48시간 이내에 증상이 악화

– 가슴 X선 : 폐포의 허탈로 fine reticular granularity이 **젖빛유리모양(ground glass appearance)**으로, 심한 경우 **total white-out양상**으로 보이고 **공기기관지조영상(air bronchogram)**을 보인다.〈그림 10-11〉

– 검사소견 : 저산소증으로 시작되어, 점차 진행하는 **저산소증, 고탄산혈증, 산증**을 보인다. 산증은 초기에 호흡성 산증에서 나중에는 혼합산증을 보인다. 저혈당증, 저나트륨혈증, 고칼륨혈증, 저칼슘혈증, 급성콩팥기능상실, 드물게 SIADH 소견을 보인다.

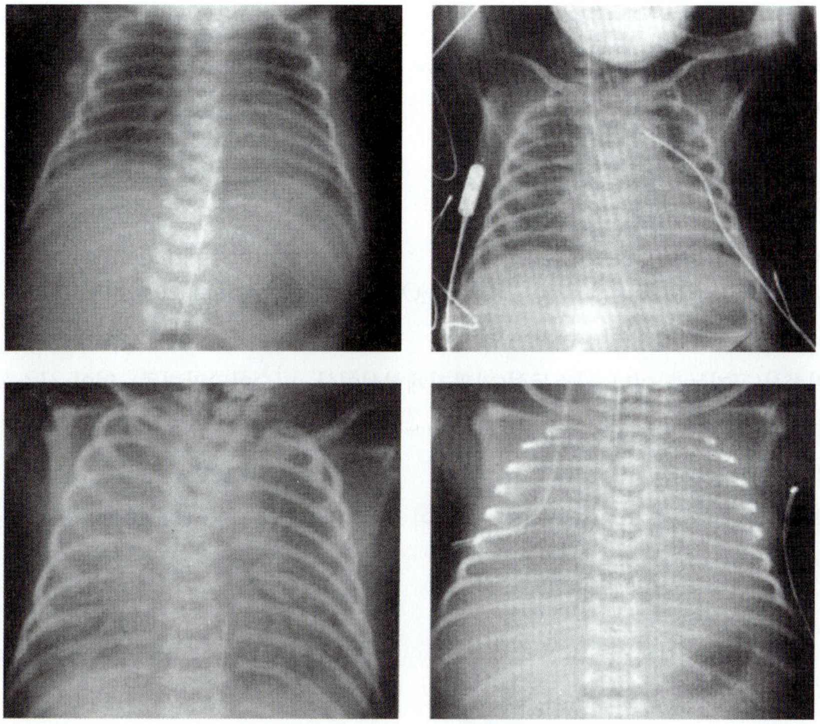

그림 10-11 신생아 호흡곤란증후군의 가슴 X선 사진

⑥ **치 료**

- 신생아집중치료실(NICU)이 있는 의료기관으로 미리 산모를 후송하여 분만하는 것이 좋고, 분만 즉시 필요하면 소생술을 실시하고 NICU에서 치료한다. **gentle handling, minimal 간섭**이 중요하다.
- 저산소증, 저혈압, 대사산증, 저체온증 등에 대한 대증요법을 시행하면서 부적당한 호흡가스교환을 개선시키기 위한 **표면활성제(surfactant)**의 투여, 기도관리 및 호흡보조가 중요하다.
- 수액공급 : 첫 24시간 동안 전해질이 첨가되지 않은 10% 포도당용액 65～75mL/kg/일로 시작 후 전해질을 첨가하면서 점차 수액량을 늘려서 나중에는 120～150mL/kg/일로 공급한다. 생후 1주일까지 10%의 체중감소를 예상하면서 수액량, 소변량, 소변비중, 혈청 전해질 농도를 모니터링하면서 수액량을 조절한다. 산증을 치료하기 위해서 필요시 중탄산염나트륨($NaHCO_3$)을 정맥을 통하여 1～2mEq/kg을 동량의 증류수나 5% 포도당용액에 희석(0.5mEq/mL)하여 20여분에 걸쳐서 주입하거나, 수액에 첨가하여 지속적으로 주입할 수 있다.
- 배꼽혈관 카테터삽입 : 출생 후 신생아소생술 시 약물투여 및 수액공급의 목적으로 또는 심한 호흡곤란증후군으로 자주 혈액가스분석이 필요하거나 장기간의 수액공급이 필요한 경우 탯줄 카테터삽입을 하게 되는데, **삽입 후 그 위치가 적당한 지 방사선촬영**을 해야 한다.
- 호흡관리
  - **$PaO_2$ 50～70mmHg($SaO_2$ 85～95%)를 유지**하기 위해서 습도를 높인 산소(humidified oxy

gen)를 제공하는데 경할 경우 **산소후드**로 산소를 공급하고, $FiO_2$ 0.6에서 $PaO_2$ ≥50mmHg 유지가 안되면 **지속기도양압(continuous positive airway pressure, CPAP)** 치료를 하고, CPAP 치료에도 $PaO_2$ <50mmHg인 경우 기관내삽관 후 **기계적 환기(mechanical ventilation)**를 실시한다.

- 기계적 환기의 기준
  - 동맥혈액 pH <7.2
  - $PaCO_2$ >60mmHg
  - 지속기도양압($FiO_2$ 0.7∼1.0, 6∼10cm$H_2O$)에도 $PaO_2$ <50mmHg
  - 지속적인 무호흡
- **폐 압력손상(공기누출)이나 산소독성(기관지폐형성이상, 미숙아망막병증) 없이 산소화**를 적절히 유지하기 위해서 혈액가스분석 상 **$PaO_2$ 50∼70mmHg, $PaCO_2$ 45∼65mmHg, pH 7.20∼7.35** 유지한다.
- 기계적 환기시 산소화를 좋게 하기 위하여 **평균기도내압(mean airway pressure)을 높여주는 다섯 가지 방법**은 〈그림 10-12〉와 같다.

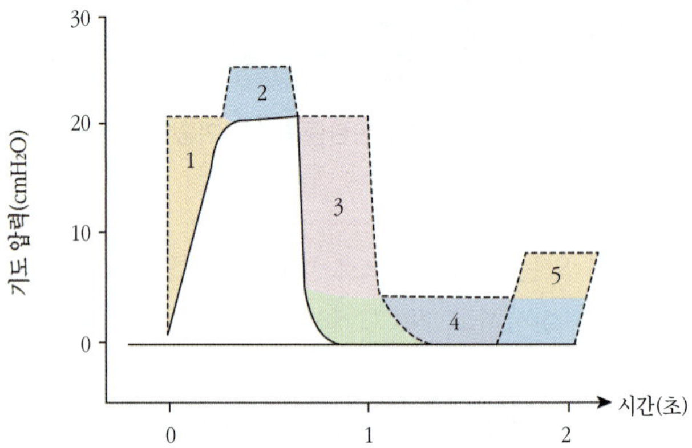


그림 10-12 평균기도내압을 높이기 위한 다섯가지 방법
1. 들숨유속(inspiratory flow rate)의 증가
2. 최고들숨압(peak inspiratory pressure, PIP)의 증가
3. 들숨과 날숨 시간비의 조정(I:E ratio, 들숨 시간의 연장)
4. 날숨끝양압(positve end-expiratory pressure, PEEP)의 증가
5. 호흡수(RR)의 증가

- **폐 표면활성제 보충**요법 : 기관내삽관 후 기관내 점적주입(endotracheal instillation)을 한다.
  - 단기적으로는 **산소화의 개선(폐포동맥간 산소분압차 개선), 기계 환기기의 평균기도내압(MAP)의 감소, 폐 순응도 증가, 가슴 X-선 소견의 개선,** 공기가슴증과 같은 **공기누출의 감소**의 효과를 보인다.
  - 장기적으로는 합병증 및 **생존율을 향상**시킨다. 그러나 **기관지폐형성이상의 발생빈도를 줄이지는 못한다.**

⑦ **합병증**

- 초기 : **압력손상(barotrauma)**으로 인한 공기누출(폐사이질 공기증, 세로칸공기증, 공기가슴증), 두개내 출혈, **동맥관열림증**, 울혈 심장기능상실, 저혈압, 체온조절 부전, 패혈증, 콩팥기능상실, 대사이상 등
- 후기 : **산소독성** 등의 이유로 **기관지폐형성이상 및 미숙아 망막병증,** 신경발달장애, 뇌성마비, 성장장애, 어린이학대, 부모의 스트레스, 성장 후 반복되는 기도 감염과 쌕쌕거림 등

참고하세요

**RDS의 후기 합병증**

① **미숙아 망막병증(ROP)** → p.160 참고

② **기관지 폐형성이상(BPD)** → p.188 참고

- 단순 가슴방사선 사진이 전반적으로 혼탁하고 공기기관지조영상을 나타내다가, 나중에는 방사선투과성이며 크기가 다른 무수한 낭종이 나타나며 **1개월 이상 산소의존도**를 보인다.
- 주원인은 고농도의 산소($FiO_2 > 0.6$)와 압력손상이고 VLBW, ELBW 영아에서 발생률이 높다.

③ **동맥관열림증(patent ductus arteriosus, PDA)**

- 기전 : **저산소증, 산증, 폐동맥압 상승, 저혈압, 미숙아** 등의 이유로 **프로스타글란딘이 분비**되어 발생
- 증상 : ① **RDS에서 회복 중인 영아에서의 설명되지 않는 무호흡,** ② **precordial heaving, 도약맥박, 넓은 맥압 & 연속 또는 수축기잡음,** ③ **이산화탄소의 축적,** ④ **산소의존도의 증가,** ⑤ X선상 심장비대와 폐혈관 음영 증가, ⑥ 간비대 등이 있고, 심장초음파검사로 확진한다.
- 치료 : 수액제한, 이뇨제의 사용, cyclo-oxygenase 억제제(**indomethacin**, ibuprofen), 수술 인도메타신 금기는 혈소판감소(<5만/㎕), 출혈성 질병, 소변감소(<1mL/kg/hr), 괴사작은창자큰창자염, 장천공, 혈액 크레아티닌 >1.8mg/dL이다.

⑧ **감별진단**

- **B군 사슬알균에 의한 폐렴** : 임상양상과 방사선소견이 매우 유사해서 경험적 항생제 치료를 한다.
- **신생아 일과성 빠른호흡**(transient tachypnea of newborn) 〈표 10-17〉
- 호흡곤란을 일으키는 다른 질환 ; 패혈증, 선천심장병(전폐정맥환류이상, total anomalous pulmonary venous return), 태변흡인증후군, 공기누출, 신생아 폐동맥고혈압 지속증, 중추성 호흡기능상실 등

⑨ **예 방**

불필요하거나 안좋은 시기의 제왕절개를 피하고, 고위험 임신과 분만의 적절한 관리, 태아의 폐성숙도를 증가시키기 위한 **산전 글루코코르티코이드**(베타메타손 or 덱사메타손)**의 투여**를 들 수 있다. 임신나이 24~34주의 모든 조기분만을 하는 임신부에게 코르티코스테로이드 투여가 권장된다.

표 10-17 유리질막병과 신생아 일과성 빠른호흡의 비교

| 유리질막병(HMD) | 신생아 일과성 빠른호흡(TTN) |
|---|---|
| **미숙아** | Near term, **만삭아** |
| Perinatal distress | 산모의 과진정, 제왕절개술 |
| **표면활성제 부족**, 미만성 무기폐 | 폐 흡인, **폐액 흡수 지연** |
| **호흡곤란** 증상 : **심하다.** | **경하다.** |
| 방사선 소견 : **망상 과립상**(reticulogranular), **과소통기** | **폐문 주위의 sunburst상, 과도통기** |
| 생후 2~3일에 **고농도 산소필요가 점증**한다. | **저농도 산소에도 증상이 완화**된다. |
| 폐혈관 관류 저하, **우좌션트 형성이 흔하다.** | 관류 정상, **우좌션트 형성이 드물다.** |
| **혈량저하증** : **흔하다.** | 드물다. |
| **보조 환기** : **항상 필요**하다. | 불필요하다. |
| **사망률** : **높다.** | 낮다. |

### (4) 신생아의 일과성 빠른 호흡(TTN)

일시적인 빠른호흡을 주증상으로 하는 양성질환이다. 호흡곤란을 가져오는 **B군 사슬알균 폐렴이나 RDS 등과 감별**에 주의해야 한다.

#### ① 발생기전 및 발생빈도

출생 후 폐포 내에 있는 **폐액의 흡수지연**으로 폐순응도와 일회환기량이 감소하고 폐포사강이 증가함으로써 주로 **만삭아에서 발생**한다.

제왕절개, 다산부의 아기, 산모의 마취에 의한 과진정으로 인한 복압의 감소, 둔위분만, 출생전후기질식, 당뇨병산모에서 발생 빈도가 높다.

#### ② 증상 및 진단

- 전형적인 경우 출생할 때부터 호흡곤란 증상이 나타나지만 **시간 경과에 따른 증상의 진행이 없는** 경우가 일반적이다(다른 질환과의 감별점!). 대개 3일 이내에 빠르게 회복한다.
- 흉부 방사선 소견 : 경한 심비대, **양측 폐문부에서 방사되는 선상 울혈(sunburst pattern), 과도통기(overaeration),** 폐엽간(minor fissure) 또는 폐엽내(intralobar) 삼출액이 발견되기도 한다.〈그림 10-13〉
- RDS와 감별점은 **갑작스런 회복**을 보이는 임상양상과 **과소통기, 망상과립상, 공기기관지조영상 등의 가슴 X선 소견이 없다.**

#### ③ 치 료

비강관을 통한 보조적 산소공급만으로 충분하며 일단 좋아지면 **후유증 없이 회복**되는 것이 일반적이다.

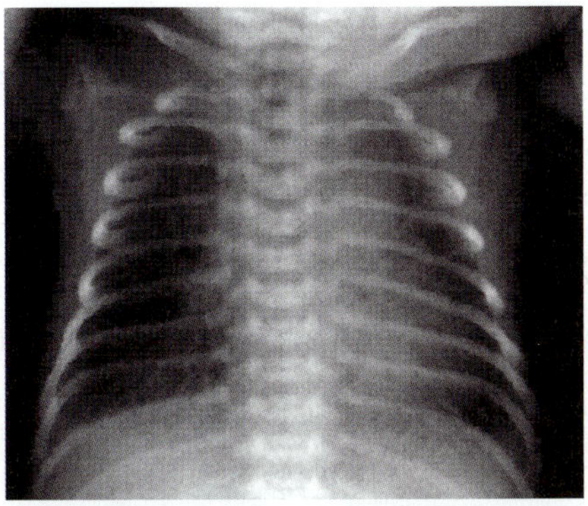

그림 10-13 신생아 일과성 빠른호흡. 양측 폐문 주위에 선명한 선상 울혈이 보인다.

### (5) 태변 흡인 증후군(Meconium aspiration syndrome, MAS)

주로 **만삭아, 과숙아에서 자궁내 또는 분만중 저산소증**에 노출되는 경우 장운동의 항진과 항문조임근의 이완으로 양수 내로 배출된 **태변이** 태아의 **가쁜 호흡(gasping respiration)에 의하여 흡인**되면 **기도폐쇄에 의한 호흡곤란**이 발생한다.〈그림 10–14〉

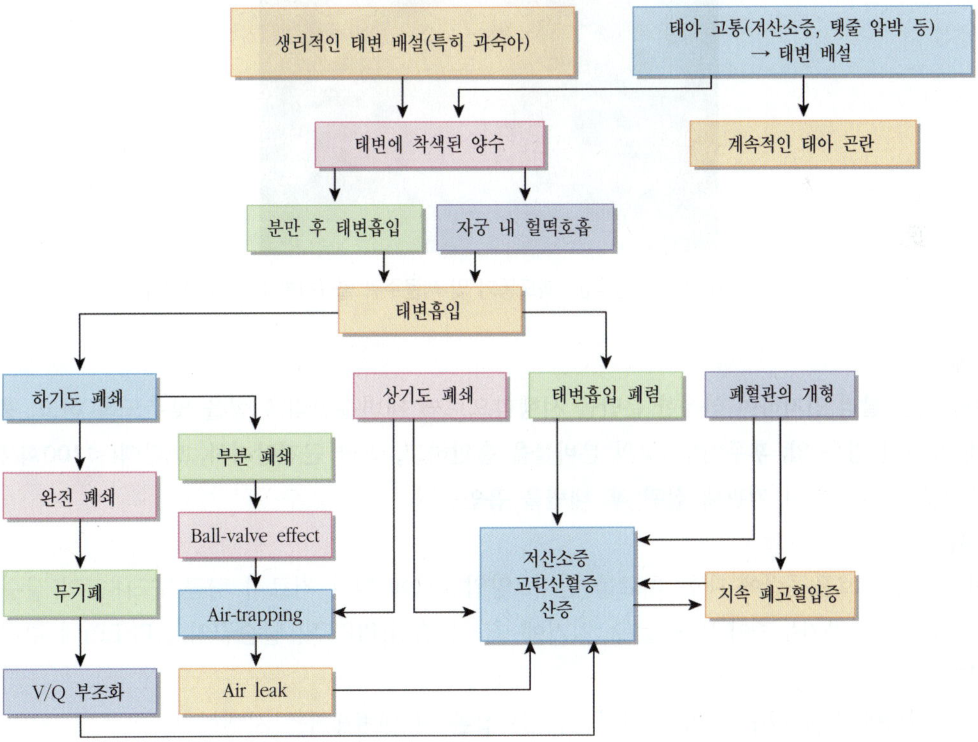


그림 10-14 태변 흡입 증후군의 발생기전

① 빈 도

**출생아의 10~15%에서 태변에 착색된 양수**를 보이며 이 중 5% 정도가 태변 흡입 증후군으로 이행하는데, **대개 만삭아나 과숙아**에서 발생한다.

② 증 상

- 환기장애 및 산소공급 불량으로 빠른호흡, 흉부함몰, 그렁거림, 청색증을 보이는데, 대개는 72 시간 내 호전되나 기계 환기가 필요하거나 지속 폐동맥고혈압이 동반되는 경우 사망률이 높아진다.
- **완전 폐쇄 : 무기폐**
- **부분 폐쇄 : ball-valve 효과 → 흉곽의 팽창, 공기가슴증이나 종격동기종**(pneumomediastinum)
- 가슴방사선사진 : 폐문 주위의 불규칙한 음영증가를 보이는 **반점형 침윤(patchy infiltrate), 양측 폐의 과환기**로 가슴 전후경의 증가(increased anteroposterior diameter), 가로막의 편평화(flattening) 등의 소견을 보인다.〈그림 10-15〉

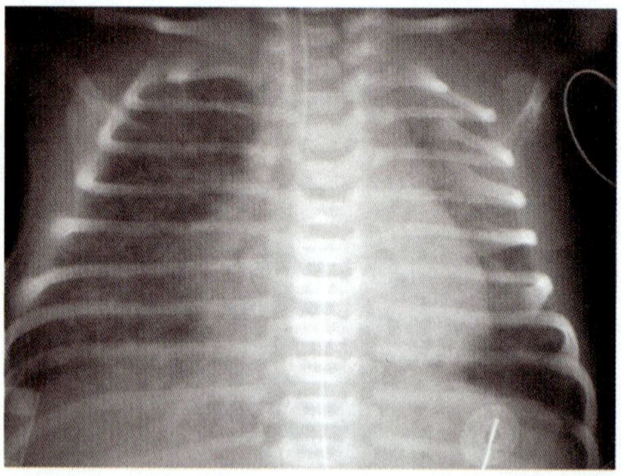

그림 10-15 태변흡인 증후군. 과도통기 및 폐문주위 불규칙한 음영을 보인다.

③ 예 방

**태아곤란을 빨리 인지하여 신속한 분만을 시행**함으로써 태변흡인의 위험을 낮추도록 하고, **출생 후** 태변에 착색된 경우 **입, 후두인두, 코의 분비물을 흡인**하고, 만약 **근긴장저하, 느린맥(<100회/분), 무호흡**을 보일 경우 즉시 **기관내 삽관 후 태변을 흡인**한다.

④ 치 료

- 지지요법과 호흡곤란에 대한 치료를 한다. 양압환기에 의한 치료시 평균기도내압의 상승은 공기가슴증 등 공기누출이 발생할 수 있기에 최고들숨압(PIP) 및 날숨끝양압(PEEP)에 주의를 요한다.
- 심한 **신생아 가사 징후**가 있을 시 즉시 **기도삽관 및 태변제거**를 시행한다.
- **2차적 표면 활성제의 부족**이 태변에 의해 초래되므로 **표면활성제 투여**는 효과적이다.
- **지속 폐동맥고혈압증이 합병**되면 **iNO(흡입산화질소)흡입치료**, 체외막산소공급기(extracorporeal membrane oxygenator, ECMO) 치료를 할 수도 있다.

### (6) 폐외 공기누출(Extrapulmonary extravasation of air)

#### ① 원인 및 발생기전

- 공기가슴증의 가장 흔한 원인은 **과잉팽창에 의한 폐포파열**이다. 공기가 폐사이질 조직으로 들어가 **폐사이질 공기증**을 형성하여 기관지주위와 혈관주위의 결합조직을 따라서 폐문까지 진행한다. 누출된 공기의 양이 많아지면서 축적되는 부위에 따라서 **종격동기종, 공기가슴증, 피부밑공기증, 공기배증, 공기심장막증**이 생기게 된다.
- 포터증후군, 콩팥무발생 등으로 인해서 양수량이 감소하는 질환, 가로막탈장 등으로 인한 폐공간점유병터, 신경근육병 등의 태아호흡운동이 감소되는 질환에 의해서 **폐형성이상(pulmonary hypoplasia)**이 발생하는 경우 폐포표면적 및 폐순응도의 감소 등으로 인해서 **공기가슴증이 흔하다.**
- 기계적 환기요법 : **평균기도내압이 높은 경우**(높은 PIP, PEEP, 들숨시간연장, 환기빈도 증가) 폐외 공기누출의 합병증이 많아지게 된다.
- 태변흡인폐렴에서는 첫 24～36시간 동안에 공기누출이 발생하지만, 신생아호흡곤란증후군에서는 폐순응도가 감소된 상황과 회복기때 호흡기능의 회복되는 상황에서 환기기의 조절(PIP, PEEP)을 적절히 줄이지 못할 때 잘 발생한다.

#### ② 증 상

- 공기가슴증은 증상이 없더라도 신체검진에서 **과다공명과 호흡음의 감소**를 볼 수 있고, 초기에는 흥분성, 안절부절, 무호흡이 있다가 빠른호흡, 심한 호흡곤란, 청색증을 보일 수 있다. 신생아에서 피부밑공기증이 있는 경우 거의 항상 종격동기동이 있음을 의미한다.
- 폐사이질 공기증은 진행되면 공기가슴증, 만성폐질환으로 이행될 수 있는데 기계적 환기시 높은 최고들숨압(PIP) 및 평균기도내압(MAP)을 피하는 **연성환기요법(gentle ventilation)과 고빈도환기(HFV)**는 PIE의 발생을 줄일 수 있다. 선택 삽관(selective ventilation) 후 병변이 없는 기관지 환기를 할 수도 있다.

#### ③ 진 단

- 가슴방사선사진으로 확진〈그림 10–16〉되고, **투과조명기(transilluminator)를** 비추었을 때 불빛이 번지는 경우 확률이 높은데 응급상황에서 진단에 도움이 될 수 있다.

#### ④ 치 료

- 무증상이거나 경한 증상을 보이는 작은 공기가슴증은 **100% 산소 투여**와 **small frequent feeding** 하면서 집중 관찰을 하고, 심한 호흡곤란 및 순환장애가 있는 경우 **응급바늘흡인 후 가슴관 삽입하여 지속흡인배출**(－5～－20cm $H_2O$)을 한다.
- 신생아호흡곤란증후군에서 표면활성제 치료는 공기가슴증의 빈도를 줄인다. 기계적 환기요법 중 공기가슴증이 발생한 경우 고빈도환기가 효과적이다.

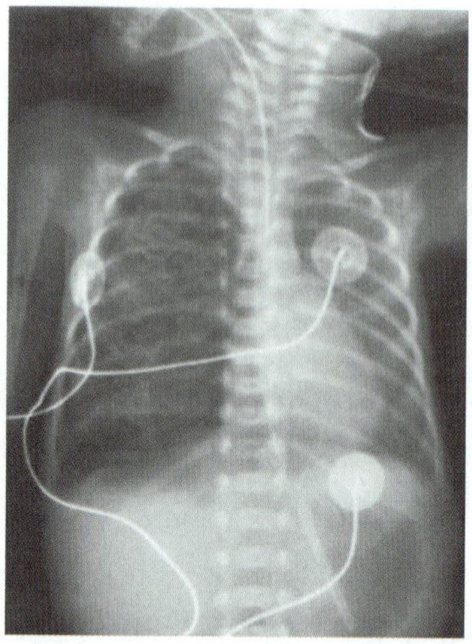

그림 10-16 **공기가슴증.** 오른허파에 PIE 및 공기가슴증을 볼 수 있다.

### (7) 기관지 폐형성이상(Bronchopulmonary dysplasia)

주로 미숙아(특히 ELBW 영아)에서 기계적 환기와 산소 공급을 필요로 하는 영아에서 **폐손상의 결과**로 발생하며, **보통 임신나이 36주를 지나도 산소공급을 필요로 하는 경우로 정의**된다.〈표 10-18〉 유리질막증이 3~4일 후에도 좋아지지 않고 산소를 공급하지 않으면 청색증이 나타난다.

표 10-18 기관지 폐형성이상(RDS)의 진단기준

| 재태 기간 | <32주 | ≥32주 |
|---|---|---|
| 평가 시점 | 월경 후 주령 36주와 퇴원 시점 중 빠른 시기에 21%가 넘는 산소를 적어도 28일 이상 투여 | 생후 28일에서 56일 사이 또는 퇴원 시점 중 빠른시기에 21%가 넘는 산소를 적어도 28일 이상 투여 |
| 경증 BPD | 월경 후 주령 36주와 퇴원 시점 중 빠른 시기에 산소 투여 중단 | 생후 56일 또는 퇴원 시점 중 빠른 시기에 산소 투여 중단 |
| 중등증 BPD | 월경 후 주령 36주와 퇴원 시점 중 빠른 시기에 30% 미만의 산소 투여 필요 | 생후 56일 또는 퇴원 시점 중 빠른 시기에 30% 미만의 산소 투여 필요 |
| 중증 BPD | 월경 후 주령 36주와 퇴원 시점 중 빠른 시기에 30% 이상의 산소나 양압 환기 둘 다 또는 어느 하나가 필요 | 생후 56일 또는 퇴원 시점 중 빠른 시기에 30% 이상의 산소나 양압 환기 둘 다 또는 어느 하나가 필요 |

#### ① 위험요인

- 불충분한 날숨끝양압에 의한 **폐포허탈**과 환기기에 의한 폐 **과잉확장(volutrauma)**은 폐손상을 촉진하고, **산소**는 자유기(free radical)를 생성시켜서 폐손상에 유발하며, 폐의 염증과 proinflammatory 시토카인은 폐손상의 진행에 기여한다. 그 외 **미숙, 융모양막염, 증상을 보이는 동맥관열림증, 영양실조 등**이 폐기관지형성이상의 발생에 기여한다.
- 전형적 기관지폐형성이상의 **위험요인** : 장기간 기계적 환기를 요구하는 **중증의 호흡곤란증후군,** 폐사이질 공기증, **작은 임신나이, 동맥관열림증,** 높은 최고들숨압, 생후 첫 1주내 기도저항의 증가, **폐동맥압의 증가,** 아토피나 천식의 가족력

- 유전다형태(genetic polymorphism)와 첫 수일간(first days of life)의 과다수분공급은 BPD 발생에 기여할 수도 있고, VLBW 영아에서 비타민 A 보충은 BPD 위험을 감소시킨다.

**② 흉부 방사선 소견**

공기기관지조영상, 폐사이질공기증을 보이다가 점차 스펀지 모양의 비균질한 음영을 보인다.

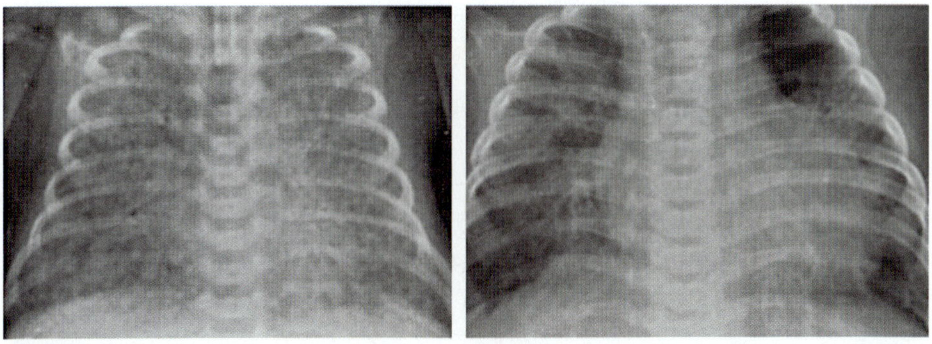

A B

그림 10-17 **기관지폐형성이상.** A, 'bubbly lungs' 양상으로 윌슨-미키티 증후군의 방사선 소견과 비슷. B, 양 폐야에 불규칙한 줄무늬의 비투과성 음영, 과다팽창, 심장비대를 보이는 만성폐질환을 암시.

**③ 치 료**

- 중증 BPD에서는 지속 기계적 환기가 필요하지만 gradual weaning의 시도는 이루어져야 한다. 적절한 혈액가스소견은 **$PaCO_2$ 50~70mmHg(if pH>7.3), $PaO_2$ 55~60mmHg, $SaO_2$≥95%**이다.
- 충분한 **영양공급, 수액제한,** 적절한 산소화의 유지, **감염의 즉각적인 치료**를 하는데, 성장에 대해서도 모니터링 한다.
- **약물 치료 : 이뇨제,** 흡입성 $\beta_2$ 작용제, methylxanthine(테오필린, 카페인), 흡입성 코르티코스테로이드
- 출생후 **덱사메타손** 사용은 관제거(extubation)까지의 시간을 줄이고, BPD의 위험을 감소시킬 수 있지만, 고혈압, 고혈압, 위장관 출혈과 천공, 성장지연 등의 합병증 위험이 있고, 생존률을 향상시키지 못하면서 신경발달 지연과 뇌성마비의 위험도가 증가되기에 BPD의 예방목적으로의 사용은 추천하지 않는다.

## 8) 신생아의 소화기 질환

### (1) 신생아의 황달★

신생아 황달은 생후 첫 1주 내 만삭아의 약 60%, 미숙아의 약 80%에서 관찰되는 흔한 질환으로 대개 양성이지만, **비결합고빌리루빈혈증은 신경독성**을 일으킬 수도 있고, **결합고빌리루빈혈증**은 신경독성은 없지만 **심한 간질환(쓸개길폐쇄증)이나 전신질환(패혈증)이 있음**을 나타낸다.

**① 빌리루빈의 대사**

〈그림 10-18〉 참고

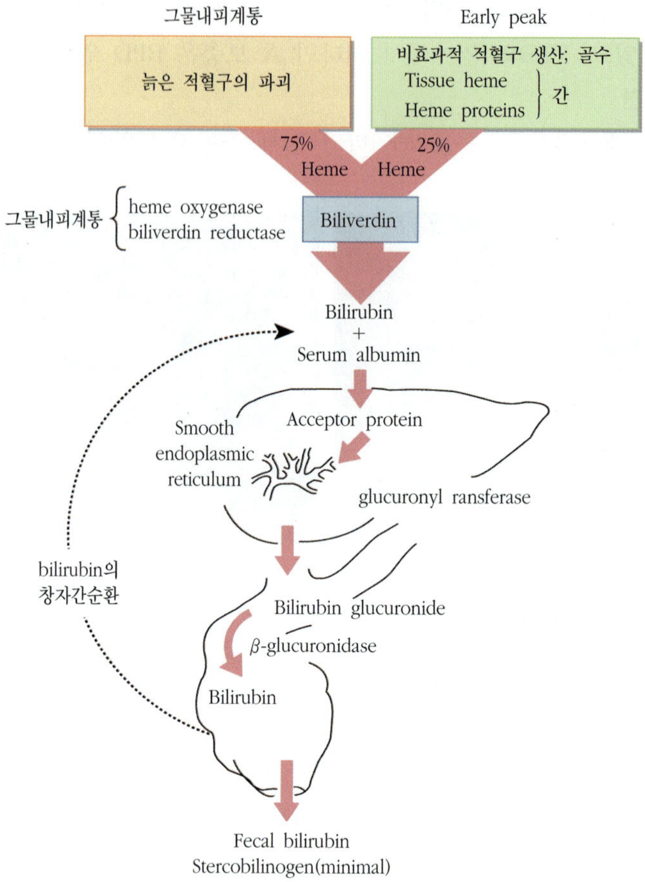


그림 10-18 신생아의 빌리루빈 대사

### ② 원 인

- **간접고빌리루빈혈증의 기전**은 아래와 같다.
  - 간에서 대사되는 빌리루빈의 양(bilirubin load) 증가 : **용혈빈혈, 적혈구증가증,** 미숙 또는 수혈에 의한 적혈구 수명단축, **창자간순환의 증가, 감염**
  - 전이효소(glucurosyl transferase)의 작용 감소 : 유전결핍, **저산소증,** 감염, **갑상샘저하증**
  - 전이효소 경쟁 또는 차단 : 배설에 글루쿠론산 결합(glucuronic acid conjugation)이 필요한 **약물**
  - 전이효소의 결핍이나 간세포에 의한 빌리루빈 섭취의 감소 : 유전적 결함, **미숙아**
- 비결합빌리루빈은 혈액 내에서 알부민과 결합되어 이동하므로 혈액뇌장벽을 통과하지 못하는데, 비결합고빌리루빈혈증에서 **독성효과가 증가**되는 경우는 **저단백혈증, sulfisoxazole**과 같은 약물(알부민 결합부위에서 경쟁적 결합으로 빌리루빈을 전위시킴), **산증, 유리지방산의 증가**(저혈당, 굶주림, 저체온에 의한) 등이다. 또한 **질식, 미숙아, 고삼투질농도, 감염**은 혈액뇌장벽이나 신경세포막의 투과도를 증가시키고 손상에 대한 신경세포의 감수성을 증가시켜서 신경독성이 잘 생기게 된다.

③ 증 상

- 황달 : 빌리루빈 농도가 증가함에 따라 얼굴에서 시작하여 복부, 발까지 진행된다.
  - **간접빌리루빈** : **밝은 황색,** 오렌지색
  - **직접빌리루빈** : 녹색이나 진흙색 같이 **어두운** 빛깔이 섞인 황색

④ 감별진단 : 발생 시기에 따라〈그림 10-19〉

- **출생 시 또는 첫 24시간 내** 나타나는 황달에는 특히 주의를 기울여야 하는데, **용혈에 의한 황달**(태아 적혈모구증)은 24시간 이내에 발생하는 가장 흔한 황달로 혈청 빌리루빈이 시간당 >0.5mg/dL 증가하거나 빈혈, 창백, 그물적혈구증가, 간지라비대, 가족력이 있는 경우 의심해야 한다. 출생 전에도 용혈이 있지만 태반이 빌리루빈을 제거해 주어 황달이 발생하지 않는데 출생 후 간의 담도계가 빌리루빈을 다 배설하지 못해 황달이 급격히 나타나게 된다. 신생아 용혈은 뒷부분에서 다루기로 한다(p.196).

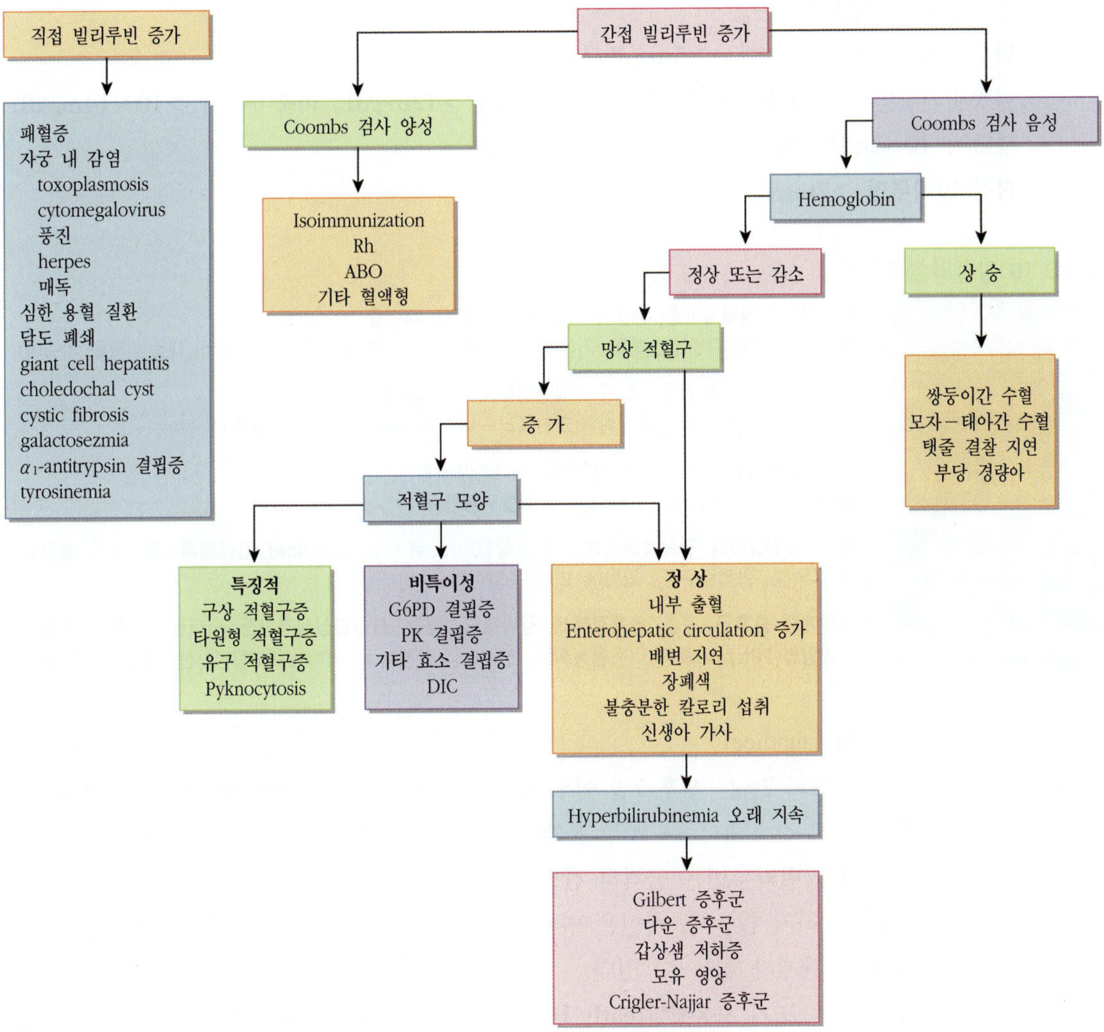


그림 10-19 신생아황달 진단의 체계적 접근

- 생리적 황달(physiologic jaundice)
  - 탯줄혈액 내 간접빌리루빈 1~3mg/dL에서 **하루에 <5mg/dL 증가,** 생후 2~3일에 나타나서 **2~4일에 최고치**(5~6mg/dL)에 도달 후 **5~7일에 감소**(2mg/dL 미만)하는 것을 말하며, 성인 적혈구에 비해서 생존일이 짧은 태아적혈구(**성인 120일, 태아 80일**)로 인한 빌리루빈 생성의 증가, 미숙한 간에서의 빌리루빈 결합의 일과성 제한으로 발생한다. 주로 간접 빌리루빈이 상승한다.
  - 산모의 나이, 당뇨병산모, 미숙아, 적혈구증가증, 남아, 다운증후군, 피부타박상, 머리혈종, 옥시토신 유도분만, 모유수유, 체중감소(탈수 또는 칼로리부족), 배변지연, 생리적황달의 가족력, 인종(한국, 일본), 약물(비타민 $K_3$, 노보비오신) 등의 위험인자가 있으면 간접빌리루빈이 더욱 증가하게 된다.
  - **황달의 원인을 반드시 찾아야 하는 경우(생리적황달이 아닌 경우)**
    - **생후 24~36시간 내** 발생
    - 혈청 빌리루빈이 증가속도 **>5mg/dL/24시간**
    - 혈청빌리루빈이 **만삭아**(특히 위험인자 없는)에서 **>12mg/dL, 미숙아**에서 **>10~14mg/dL**
    - 황달이 **10~14일 이상 지속**
    - **직접 빌리루빈 >2mg/dL**

**표 10-19 황달의 출현시기**

| 시기 | 원인 |
|---|---|
| 생후 24시간 이내 | 흔한 원인 : **적혈모구증**(ABO 부적합, Rh 부적합), **패혈증**<br>드문 원인 : 선천감염(선천매독, 거대세포포함병, 풍진, 선천톡소포자충증), 간염, 내출혈(특히 미숙아) |
| 생후 2~3일 | 흔한 원인 : **생리적 황달**, 조기 모유황달(breastfeeding jaundice)<br>드문 원인 : 가족성 비용혈성황달(**크리글러-나자르(Crigler-Najjar) 증후군**) |
| 3일 이후 1주 내 | **패혈증**, **요로감염**, 기타 감염(선천매독, 거대세포포함병, 선천톡소포자충증)<br>내출혈(광범위한 반상출혈, 머리혈종), 적혈구증가증 |
| 생후 1주 이후 | **패혈증**, **쓸개길폐쇄**, **갈락토오스혈증**, **모유황달**(breast milk jaundice), **갑상샘저하증**, 간염, 선천용혈빈혈(유전구형적혈구증), 약물에 의한 용혈빈혈 |
| 생후 1개월 이상 지속 | **농축쓸개즙 증후군**, 간염, **쓸개길폐쇄**, **갈락토오스혈증**, **선천갑상샘저하증**, **비대날문협착증**, **완전비경구영양법**(TPN), 가족성 비용혈성황달, 선천감염(선천매독, 거대세포포함병, 선천톡소포자충증) |

- 모유황달(breast milk jaundice)
  - 모유수유하는 만삭아의 2%는 **생후 7일 이후 황달이 발생**하여 **2~3주에 최고치(10~30mg/dL)**에 도달한 후 서서히 감소해서 **3~10주 동안** 낮은 농도로 **지속**된다. **1~2일 수유 중단**하면서 분유를 먹이면 혈청 빌리루빈은 **급격히 감소**하며 그 후 다시 모유수유를 하더라도 그 전의 높은 농도까지 도달하지 않는다. 원인은 명확하지 않지만 모유에 함유된 **글루코론산분해효소(glucuronidase)**와 관계가 있을 수 있다.
  - 생후 **첫 주**에 보이는 **조기 모유황달(early brea stfeeding jaundice)과 구별**해야 하는데, **충분하지 않은 모유수유**로 인하여 생긴 탈수, 열량섭취의 감소로 발생하는 것으로, 모유수유를 늘

리는 것이 치료다. 모유수유아에게 포도당용액을 보충하지 말아야 하고(열량이 높은 모유 섭취를 감소시킴), 출생 직후(1시간 이내) 모유수유의 시작, 하루 10회 이상 모유수유, 모자동실 하면서 밤에도 수유하는 것이 중요하다.

- **2주 넘게 지속되는 황달**과 **무담즙변(clay-colored or pale stool), dark urine**을 보이는 경우 **쓸개길폐쇄(biliary atresia)를 꼭 감별**해야 한다.

⑤ 핵황달(Kernicterus, bilirubin encephalopathy)

- 뇌세포 내(바닥핵과 뇌줄기 핵) **비결합빌리루빈이 침착**되어 생기는 신경학적 증후군으로 핵황달의 발생에는 유리형 간접빌리루빈이 혈액뇌 장벽(BBB)을 통과할 수 있으므로, 간접빌리루빈 농도, 고빌리루빈혈증에 노출된 기간, 황달의 원인(용혈), 유리형과 알부민에 결합된 간접빌리루빈 농도, 혈액뇌장벽의 빌리루빈에 대한 투과성 등에 영향을 받는데 **미숙아, 신생아질식, 뇌실내 출혈, 용혈, 알부민으로부터 빌리루빈을 전위시키는 약물**사용은 낮은 빌리루빈 농도에서도 핵황달이 일어난다. 건강한 만삭아가 용혈이 없는 경우 혈청 빌리루빈 <25mg/dL에서는 거의 발생 안한다.
- 증상 : 핵황달의 증상, 징후는 대개 만삭아에서는 생후 2~5일, 미숙아는 ~7일에 보이지만, 1~2주 이후에도 보일 수 있다. **기면, 수유불량, 모로반사 소실**이 흔한 첫 징후로 패혈증, 질식, 저혈당, 두 개내 출혈 등과 감별이 쉽지 않다.
- 예후 : 신경학적 징후가 뚜렷한 경우는 예후가 매우 나빠 **75% 이상이 사망**하고, 생존자의 80%에서 불수의 근연축을 동반한 양측 무도느림비틀림운동(choreoathetosis)이 생긴다. 정신지체, 난청, 강직 사지마비가 흔하다. 위험군에서는 선별 **청력검사가 필요**하다.

⑥ **치 료**

- **목표 : 원인에 관계없이 핵황달의 위험이 있는 혈중 간접빌리루빈 농도에 도달하지 못하도록 하는 것**
- **광선요법(phototherapy)**
  - 피부의 빌리루빈은 **빛에너지**(파장 420~470nm, **청색빛**)**를 흡수**하여 신경독성이 있는 비결합빌리루빈을 이성화(isomerization)시켜서 **비결합상태로** 담즙(4Z, 15E-빌리루빈)으로 또는 콩팥(lumirubin)으로 **배설하게** 한다. 치료 효과는 빛에너지의 파장, 광원과 환아 사이의 거리, 노출된 표면적 등은 물론 용혈속도나 빌리루빈의 대사 및 배설에 따라 달라지지만, **피부색에 따른 차이는 없다.** 황달이 동반된 만삭아와 저체중출생아에서 **교환수혈의 필요성을 감소**시키는 효과가 있다.
  - **광선요법을 시작해야 하는 기준**은 재태 기간 35주 이상 신생아의 경우에는 〈그림 10-20〉, 미숙아의 경우에는 〈표 10-20〉에 의하지만, 초극소 저체중 출생아나 용혈질환이 예상되는 환자에게 예방적으로 시행할 수 있다. 하지만 측정 가능한 효과가 나타나는데 6~12시간이 필요하므로 교환수혈의 적응증이 되는 빌리루빈 수치보다 낮은 수치에서 치료를 시작해야 한다. 간접빌리루빈 최고치의 50~70%에서 광선요법은 시작하는데, 빌리루빈 최고치 농도보다 높거나 **광선요법으로 빌리루빈이 감소하지 않거나 핵황달의 증거**가 보이면 **교환수혈을 시행**한다.

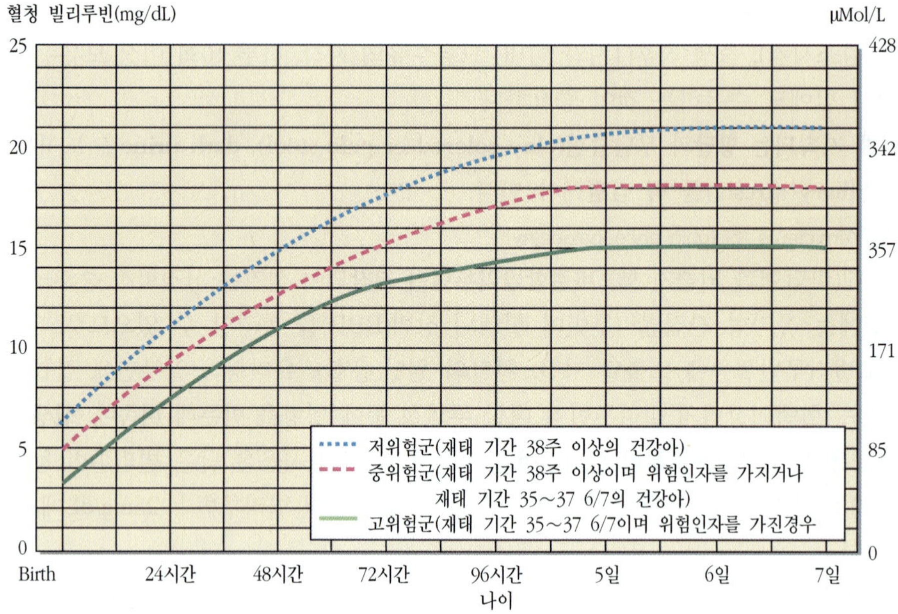


그림 10-20 재태 기간 35주 이상의 신생아에서 광선 치료의 적용 범위

**표 10-20 저체중 출생아에서의 고빌리루빈혈증의 치료**

| 출생 체중(g) | 최대 혈청 간접 빌리루빈 농도(mg/dL) | |
|---|---|---|
| | 건강한 경우 | 병적인 경우* |
| <1,000 | 12~13 | 10~12 |
| 1,000~1,250 | 12~14 | 10~12 |
| 1,251~1,499 | 14~16 | 12~14 |
| 1,500~1,999 | 16~20 | 15~17 |
| 2,000~2,500 | 20~22 | 18~20 |

* 병적인 경우 : 출생 전후기 가사, 산혈증, 저체온, 저산소증, 저알부민혈증, 수막염, 뇌실 내 출혈, 용혈, 저혈당증 또는 핵황달의 징후
위 최대 수치의 50~70%에서 광선 치료를 시작할 수 있다. 이 수치를 크게 초과하거나, 광선 치료로 빌리루빈 감소 효과가 없거나 또는 핵황달의 징후가 보이면 교환 수혈을 할 수 있다.

- 합병증 : 묽은 변**(loose stool)**, 홍반**발진**, 열, **탈수**, 노출로 의한 **체온저하, 청동색아기증후군**(청동색아기증후군(bronze baby syndrome) : 피부가 짙은 회갈색(dark, grayish-brown)으로 변하는 것을 말하는데 필요하다면 청동색아기증후군이 발생하더라도 광선요법을 시행한다.)
- **포르피린증**이 있는 경우 광선요법은 **금기**이다.

• 교환수혈(exchange transfusion)

- 광선치료에 실패하여 **〈그림 10-21〉**에 이르면 제시된 수치 이하로 간접 빌리루빈치를 유지하기 위해 교환수혈을 시행한다.

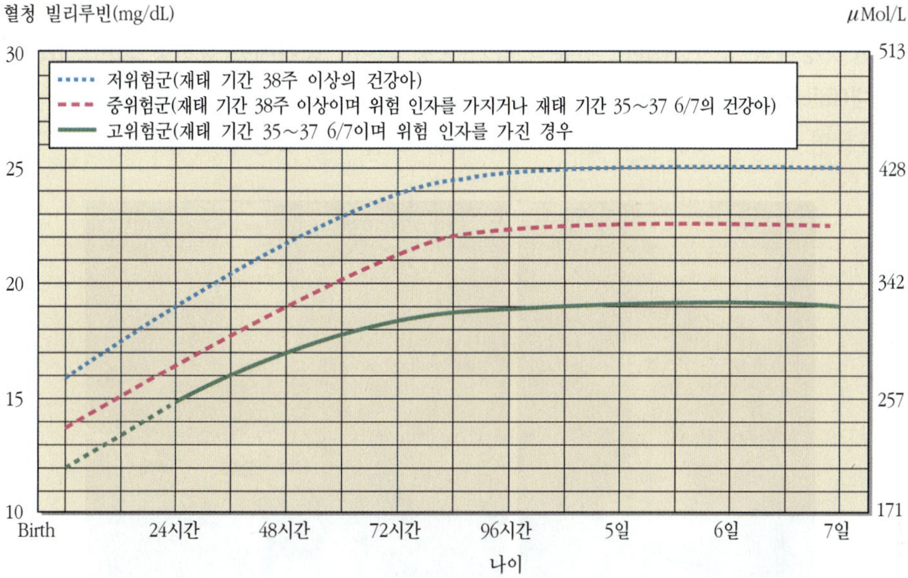


그림 10-21 재태 기간 35주 이상의 신생아에서 교환 수혈의 적응 범위

- 합병증 : 대사산증, 전해질장애, 저혈당, 저칼슘혈증, 용적과부하, 부정맥, 괴사작은창자큰창자염, 감염, 저혈소판증, 이식편대숙주병, 사망

- 금속포르피린(Sn-mesoporphyrin) 투여는 헴산화효소에 의하여 빌리베르딘이 빌리루빈으로 변화되는 것을 경쟁적으로 억제하여 빌리루빈을 감소시킨다.
- 동종면역용혈빈혈에서 집중광선치료에도 불구하고 빌리루빈이 감소하지 않으면 정맥 면역글로불린을 투여할 수 있다.

### (2) 신생아 괴사작은창자큰창자염(Neonatal necrotizing enterocolitis, NEC)

#### ① 병인 및 병리

- 다양한 인자들에 의해 장의 괴사, 창자벽 공기증(pneumatosis intestinalis), 장천공이 발생, 패혈증 및 사망으로 진행하기도 한다. 호발부위는 돌창자의 먼쪽부분(distal), 결장의 몸쪽부분(proximal)이다.
- 위험요인 : **미숙아(m/i), 장허혈(ischemia), 장관영양(enteral feeding), 병원성균(pathogenic organism)**

#### ② 증 상

대부분 출생 후 **첫 2주 이내**에 발병하지만, VLBW 영아에서는 생후 3개월에 발병하기도 한다. 첫 증상은 기면, 체온불안정, **복부팽만**, 위정체 등 비특이적 증상을 보여서 **패혈증으로 의심**하게 된다. 대부분 **장관영양(enteral feeding) 시작 후**에 발생하며, 25%에서 혈변을 보인다.

증상은 잠혈변만 보이는 경증에서부터 장천공, 복막염, 쇼크, 사망 등 중증까지의 여러 양상을 보인다. 72시간 이후에 경증에서 중증으로 진행되는 경우는 드물다.

③ 진 단

- 복부 X선 : **창자벽 공기증(m/i), 간문맥 공기(중증 의미), 공기배증(장천공 의미), free air에 의해서 낫인대(falciform ligament)가 보이는 football sign(장천공의미)** 〈그림 10-22〉
- 간초음파촬영 : 복부 X선에서 정상이라도 간문맥 공기를 찾는데 유용하다.

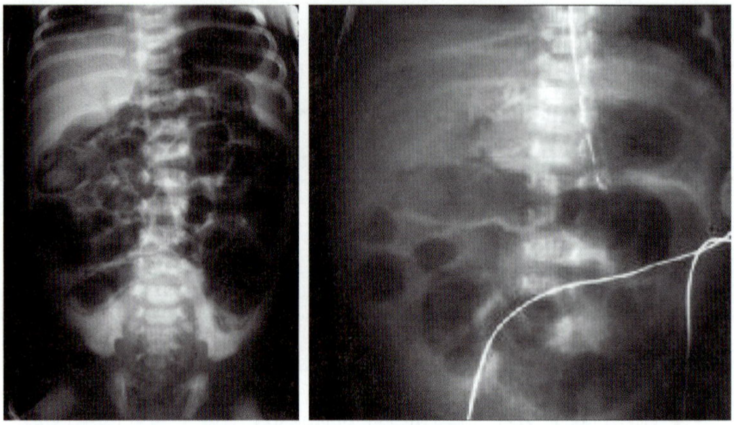

A B

그림 10-22 괴사작은창자큰창자염. A, 창자벽공기증 및 간문맥 공기 볼 수 있다. B, free air에 의해서 낫인대가 보이는 football sign, 장천공을 의미한다.

④ 치 료

- 내과적 치료 : **금식, 코위감압, 수액요법**을 하면서 호흡상태, 산-염기 및 전해질 평형에 주의한다. 혈액배양 검사 후 전신 **항생제 치료**를 한다. 치료 중 cross-table lateral 및 전후 복부방사선 추적검사를 하면서 장천공 여부를 확인한다.
- 외과적 치료 : **장천공의 증거**(공기배증, 복부천자액에서 그람염색에서 세균발견)이 있으면 수술(장절제술)을 시행한다. **내과적 치료에 호전이 없거나, 연속된 복부 X선 검사에서 하나의 고정된 장루프(single fixed loop)**이 보이거나, **배벽 홍반(abdominal wall erythema)**이 나타나거나 **종괴가 만져지면** 탐색 개복술을 시행할 수 있다. 수술을 받을 수 없을 정도의 심한 복막염이 있는 환아는 복막배액술을 할 수 있다.

⑤ 예 후

- 합병증 : 창자협착(약 10%), 짧은창자증후군, 중심정맥카테터 관련 합병증(패혈증, 혈전증), 담즙정체황달

## 9) 신생아 용혈병(Hemolytic disease of the newborn)★

신생아 용혈병의 기전은 다음과 같다.

- 적혈구 **항원에 대한 항체**가 생겼을 때(동종면역 용혈병)
- **적혈구막의 구조적 이상**인 경우(적혈구 형태학적 이상증)
- 적혈구 **효소 이상**인 경우(적혈구 효소결핍증)

• **혈색소 구조 이상**인 경우(혈색소병증)

신생아 빈혈 환자에서 원인 질환의 감별을 위해서 시행해야 할 필수검사는 **혈색소, 그물적혈구, Coombs 검사, 말초혈액펴파른표본**(peripheral blood smear) **검사**이다.

태아적혈모구증(erythroblastosis fetalis)은 영아의 적혈구의 항원(부계)에 대한 산모의 항체가 태반을 통과하여 적혈구를 파괴함으로써 생기는 용혈병으로 60개 이상의 적혈구 항원에 대한 항체반응이 가능하지만, 용혈병은 **주로 Rh군의 D항원** 및 **ABO군의 부적합**과 관련이 있다.

### (1) Rh 부적합(Rh incompatibility)

Rh 항원결정인자는 Rh type을 결정하고 C, c, D, d, E, e 같은 혈액형인자의 생산을 결정한다. 각 인자들은 적절한 조건에서 항체반응을 일으키는데, 용혈의 90%가 **D 항원**에 기인한다(e.g. DD, Dd, dd).

#### ① 발생기전

어떤 원인(**자연유산, 인공유산 또는 출산**)에 의해 Rh 양성인 태아의 혈액이 Rh 음성인 산모로 들어가면 임신동안 D 항원에 대한 항체가 형성되는데, 초기에는 IgM 항체가 만들어지고 나중에는 IgG 항체로 대치되어 태반을 통과하여 용혈병을 일으키게 된다. 태아에서 산모로의 수혈이 대개는 출산에 임박하여 일어나므로 IgM 항체가 태반을 통과하지 못하므로 **첫 임신에는 용혈병이 드물게** 일어난다. Rh 부적합은 임신횟수가 많아질수록 빈도가 증가하게 된다.

#### ② 임상증상 및 검사소견

검사만으로 알 수 있는 경증 용혈(15%), 심한 빈혈과 골수 외 조혈로 간지라비대를 보일 수 있다. 조혈계의 보상능력을 벗어난 심한 빈혈에서는 창백, 심부전(심장비대, 호흡곤란), 심한 전신부종 및 순환허탈을 보인다. 태아의 두 구획 이상(피부, 가슴막, 심장막, 태반, 복막, 양수)에 수액이 지나치게 축적되는 질환인 **태아수종**(hydrops fetalis)이 발생하면 자궁내 또는 출생 직후에 빈번히 사망한다.

**황달은 대개 출생 첫날** 보이고, 간접빌리루빈이 급상승하여 빌리루빈 뇌병증과 이로 인한 **핵황달 발생의 위험**이 있다. 심한 용혈병인 경우 저혈당이 흔한데, 고인슐린증과 이자 섬세포비대와 관련있다. 빈혈이 있고 **직접쿰즈검사는 대개 양성**소견을 보이며 말초혈액펴바른표본에서 다염성과 증가된 유핵 적혈구를 볼 수 있다.

#### ③ 진 단

- Rh 음성 여성에서 **수혈, 유산, 임신의 과거력**이 있으면 **감작의 가능성**이 있다. 부모의 혈액형을 검사하고, 산모의 D 항원에 대한 IgG 항체가를 12~16주, 28~32주 및 36주에 측정한다. 태아의 Rh 상태는 산모의 혈액에서 태아의 적혈구나 혈장 DNA를 분리함으로써 알 수 있다.
- **임신 초기에 항체**가 있다든지, **항체가가 급상승**하는 경우 또는 **항체가가 1 : 64 이상**이면 심한 용혈병의 가능성을 제시한다.
- 태아에 대한 평가는 **초음파검사와 피부경유 탯줄혈액 채취(PUBS)**를 통해서 하게 되는데, 초음파검사에서 용혈(간지라비대), 수종, 태아곤란의 증거가 있으면 양수천자나 PUBS를 시행해야 한다.
- **양수천자**(임신나이 18~20주) : 용혈병이 있으면 혈청빌리루빈이 상승하여 상당부분 양수로 유입된다. 분광광도법으로 빌리루빈을 측정하는데, 450nm에서의 흡광도 편위(optical density deviation)

에 의하여 태아 빌리루빈을 측정하여 빈혈의 정도 및 자궁내 사망의 위험을 알 수 있다. 흡광도가 중증 구역에 있는 경우 **PUBS를 시행**하여 태아 혈색소를 측정하고, 적혈구용적률이 25~30%이면 농축적혈구를 수혈한다.

④ **치 료**

• 태아의 치료 : 폐의 미성숙이 있는 태아에서 수종이나 적혈구용적률 <30%에서 **탯줄정맥을 통하여 농축적혈구를 수혈**한다. 수혈 후 적혈구용적률은 45~55%이 되도록 하고 3~5주 간격으로 반복할 수 있다. 분만의 적응증은 폐성숙, 태아곤란, PUBS의 합병증, 또는 임신나이 35~37주이다.

• 출생 후 치료 : **fresh, low titer, leukoreducted, irradiated Rh 음성 O형**인 혈액을 이용한다(교환수혈).

• 후기 합병증의 치료 : 용혈병이 있거나 수혈을 받은 영아는 빈혈과 쓸개즙정체 발생을 주의 깊게 관찰해야 한다. **후기 빈혈**의 치료는 철분보충, 적혈구형성인자(erythropoietin)이나 수혈이 적응된다.

– **농축쓸개즙 증후군(inspissated bile syndrome)** : 원인 불명이지만 용혈병 영아에서 간접빌리루빈과 직접빌리루빈이 증가하여 발생한다. 황달은 수주에서 수개월 지나면 자연소실된다.

– **문맥혈전증**(portal vein thrombosis) 및 **문맥고혈압(portal hypertension)**은 신생아기에 교환수혈을 시행했던 경우에 발생할 수 있는데, 배꼽정맥 카테터의 장기간 사용, 외상, 또는 감염과 관련이 있다.

• Rh 감작의 예방 : **human anti-D globulin(RhoGAM) 1mL**(300μg)를 Rh 양성 영아의 **분만, 딴곳임신의 분만, 임신 중 복부외상, 양수천자, 융모막융모생검, 또는 유산** 후 **72시간 이내 근육주사** 한다. 산모에게 **임신나이 28~32주와 출생시 2회 투여**하는 것이 1회 투여보다 더 효과적이다.

### (2) ABO 부적합

Rh 부적합보다 경한 질환이며 태아적혈모구증에서 ABO 부적합의 발생빈도가 가장 높다.

① **발생기전**

ABO 부적합은 A2에 비해서 항원성이 큰 A1형에서 흔히 생긴다. A형 B형에 대한 자연항체는 대개 IgM으로 태반을 통과하지 못한다. 그러나 1가의 **A항원에 대한** 불완전 항체가 7S 분획**(IgG 항체)**으로 **존재하기도 하는데,** 이것이 태반을 통과하여 **첫 아이에서** A-O 동종면역 용혈병을 일으킬 수 있다. 이전의 부적합한 임신으로부터 A 또는 B 인자에 대한 면역반응이 생긴 산모도 IgG를 가지고 있을 수 있다.

② **임상양상 및 검사소견**

유일한 증상이 **황달**(첫 24시간 내)이다. 창백은 없고 태아수종은 극히 드물다.

③ **검사소견**

다음의 소견을 보이면 진단할 수 있다.

• **첫 24시간 동안에 황달**이 출현, **간접고빌리루빈혈증**

• ABO 부적합 : **엄마는 O형이고 아이는 A형 또는 B형**

**표 10-21 Rh 및 ABO 부적합의 임상 및 검사소견**

| 구분 | | Rh 부적합증 | ABO 부적합증 |
|---|---|---|---|
| 임상소견 | • 안면 창백 | 심함 | 경함 |
| | • **황달** | **심함** | **경함** |
| | • 태아수종 | 흔히 동반 | 거의 없음 |
| | • 간지라비대 | 심함 | 경함 |
| 검사소견 | • 혈액형 | | |
| | – 산모 | Rh(–) | 0 |
| | – 태아 | Rh(+) | A 또는 B |
| | • 빈혈 | 중증 | 경증 |
| | • **직접 Coombs 검사** | **강양성** | 흔히 음성(**약하거나 중등도의 양성**) |
| | • 간접 Coombs 검사 | 양성 | 양성 |
| | • 고빌리루빈혈증 | 중증 | 일정치 않음 |
| | • 적혈구 형태 | 유핵 적혈구 | **구형 적혈구** |

- 말초혈액펴바른표본 검사 : **구형적혈구(spherocyte),** 다염성, 유핵 적혈구의 증가
- **그물적혈구 증가**(~10~15%)

**④ 치 료**

광선요법, 드물지만 심한 빈혈이나 고빌리루빈혈증시 교환수혈(영아와 같은 Rh형의 O형 혈액)을 한다.

### (3) 비타민 E 결핍에 의한 용혈

비타민 E는 항산화제로서 적혈구막의 조직과 모양을 정상으로 유지하는데 중요하며, 비타민 E 결핍이 심하면 **용혈, 혈소판증가** 및 **전신부종**이 생기고, 말초혈액펴바른표본에 **가시적혈구(acanthocyte)**가 보인다. 원인은 불확실하지만 병태생리는 <그림 10-23>과 같다.

**용혈 빈혈**은 주로 **미숙아(출생체중 1,500g 이하)**에서 생후 6~10주 사이(**생후 2개월째**)에 나타날 수 있다. 출생체중 **1,500g 미만인 미숙아**에게 용혈 빈혈 예방 목적으로 **비타민 E를 보충**해준다.

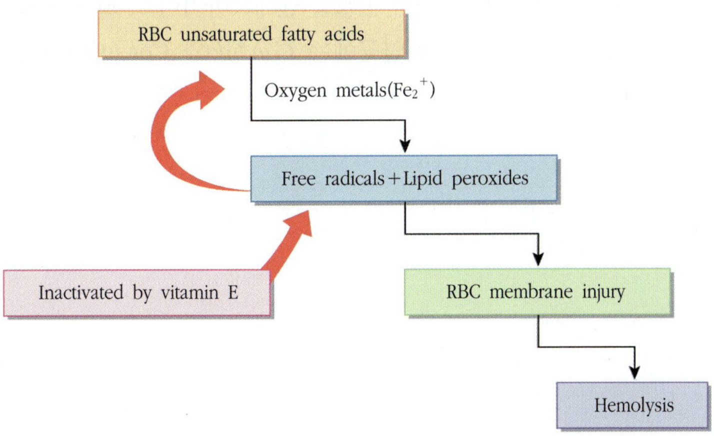


그림 10-23 비타민 E 결핍에 의한 용혈의 병태생리

### 10) 신생아 감염

**감염원의 전파 경로가 다양**하여 출생 전 태아감염, 분만 중 감염, 출생 후 감염 등으로 나눌 수 있다. 감염에 대한 면역력(그물내피계, 보체계, 다형 핵백혈구, 시토카인, 항체, 세포면역 등)의 부족으로 **감염에 대한 반응 능력이 떨어진다. 타 질환이 공존**하는 경우에는 **진단과 치료가 용이하지 않다.**

**신생아 감염의 임상증상이 다양**한데, 감염원의 노출시기 및 균력(virulence), inoculum size, 면역상태는 병의 발현에 영향을 준다.

태반경유 태아감염의 근원이 되는 **산모의 감염이** 비특이적인 증상 또는 무증상으로 인해서 **종종 진단이 안된다. 다양한 원인체**(세균, 바이러스, 곰팡이, 미코플라스마, 원생동물)**에 의해서 감염**된다.

#### (1) 신생아 패혈증

임상적으로 아파보이면서 혈액균 배양이 양성인 경우를 말하며, 건강한 신생아에서 관찰되는 일과성 세균혈증(transient bacteremia)과는 구별되어야 한다. 신생아 감염은 발병시기에 따라서 세 가지 형(조기발병, 후기발병, 병원내)으로 구분한다.〈표 10-22〉

① 신생아 감염의 위험요인

- **양막파열(＞18시간),** 산모의 출생전후기발열(＞37.5), 산모의 백혈구증가증(＞18000/μl), **융모양막염** 등
- 숙주 위험요소 : **저체중출생아(미숙아),** 선천면역결핍, **갈락토오스혈증**(*E. coli*), **선천기형(요로기형, 지라없음증)** 등
- 병원내 감염의 위험요인 : 미숙아(저출생체중아), 입원기간, 침습시술, 유치혈관 카테터(indwelling vascular catheter), 지방유탁액을 포함한 비경구영양법, 기관내 삽관, 광범위 항생제의 빈번한 사용, 피부나 점막장벽의 손상, ventricular shunt(e.g., 뇌실복강지름술)

② 원 인

- 조기발병(early onset) : 우리나라는 *S. aureus, S. epidermidis*가 가장 흔하고, 미국과 유럽은 **Group B streptococcus(GBS)**와 산모의 생식기로부터 온 **장내세균**(*E. coli*)이 주요 원인이다.
- 후기발병(late onset) : GBS, 단순헤르페스바이러스, 엔테로바이러스, *E. coli* $K_1$ 등이 있다. VLBW 영아의 후기발병 패혈증의 가장 흔한 원인균에는 *Candida*와 Coagulase negative staphylococci (CNS) 등이 있다.

**표 10-22 신생아 감염의 구분**

| 양상 | 조기발병(early Onset) | 후기발병(late Onset) | 병원 내(nosocomial) |
|---|---|---|---|
| 발병 | 출생 후 72시간 이내(또는 **7일 이내**) | 출생 후 3~4일 이후(또는 **7~30일**) | 생후 30일에서 퇴원 때까지 |
| **산과적 위험** | 집락형성, **조기양막파열, 융모양막염, 미숙아** | **드물다.** | 미숙아 : NICU 치료, 장 절제 |
| 발현 증상 | 호흡곤란, 폐렴, 쇼크 | 발열, CNS 또는 국소 증상 | 무호흡, 느린맥, 기면, 체온 불안정 |
| **수막염** | 30% | **75%** | 10~20% |
| 기타 기관 | 드물다. | 신우신염, 골수염, 관절염, 연조직염 | 폐렴, 신우신염, 눈속염, 패혈 혈전증, 정맥염, 피부감염, central line 패혈증, 괴사작은창자큰창자염 |
| **병원균*** | 우리나라 : **S. aureus, S. epidermidis** 및 *E. coli*와 같은 그람음성균<br>미국, 유럽 : **Group B Streptococci** types Ⅰa, Ⅰb, Ⅰa/c, Ⅱ, Ⅲ<br>그 외 **E. coli, L. monocytogenes,** Enterococci, nontypable *Haemophilus influenzae,* Streptococcus pneumoniae | *S. aureus, S. epidermidis*<br>**Group B Streptococci** type Ⅲ, **E. coli, L.** *monocytogenes,* herpes simplex | **Staphylococcus epidermidis,** *S. aureus,* **Candida albicans,** *P. aeruginosa, E. coli,* herpes simplex, *Klebsiella, Serratia* |
| 치료 | **Ampicillin + gentamicin or cefotaxime**<br>항생제선택은 지역에 따른 균의 감수성에 따른다. | **Ampicillin + gentamicin or cefotaxime**<br>항생제 선택은 지역에 따른 균의 감수성에 따른다. | **Vancomycin** or nafcillin + gentamicin or **amikacin**<br>신생아실에 있는 원내 감염균에 따라 다르다. |
| 보조 요법 | Mechanical ventilation, vasoactive agents, fluid resuscitation, ECMO | Mechanical ventilation, vasoactive agents, fluid resuscitation | Mechanical ventilation, vasoactive agents, fluid resuscitation |
| 치명률** | **10~30%** | 10~20% | 5~10% |

* Herpes simplex, enterovirus, CMV는 심한 세균감염과 구별하기 어려운 배양 음성 후기발병 패혈증 같은 양상으로 나타날 수 있다.

** 치명률은 출생시 발병할 때 미숙아(<1,500g)에서 가장 높다.

- CNS : central nervous system
- ECMO : extracorporeal membrane oxygenation
- NICU : neonatal intensive care unit
- NEC : necrotizing enterocolitis

### ③ 증 상

- 초기 증상〈표 10-23〉

**표 10-23 기관별 신생아 패혈증의 조기 증상**

| | |
|---|---|
| 일반적 | **발열**, **체온불안정**, 식욕부진, **부종**, **"어딘지 이상하다. not doing well"** |
| 위창자계통 | **복부팽만**, 구토, 설사, 간비대 |
| 호흡계통 | **무호흡**, **호흡곤란**, 빠른호흡, 흉부함몰, 그렁거림, 벌렁임, 청색증 |
| 콩팥계통 | 소변감뇨 |
| 심장혈관계통 | **창백**, **얼룩형성**(mottling), 냉습피부, 빠른맥, **저혈압**, 느린맥 |
| 중추신경계통 | **과민성**, **기면**, 떨림, 발작, 반사저하, 근긴장저하, 비정상적 모로반사 |
| 불규칙 호흡 | 숫구멍팽창, 고음의 울음 |
| 혈액계통 | **황달**, 비비대, 창백, **출혈점**, **자색반**, 출혈 |

### ④ 진 단

- 정상적으로 무균부위(혈액, 뇌척수액, 소변, 관절액)에서 미생물(세균, 곰팡이)이 검출되면 진단하지만, 패혈증이 의심되지만 혈액배양 검사가 음성인 경우는 C-반응단백질(CRP), 총백혈구수와 감별검사, 총중성구 수에 대한 미성숙 중성구의 비 등이 진단에 도움이 된다.
- **C-반응단백질(CRP)** : 염증반응 시작 4~6시간이면 간에서 분비되기 시작하는 급성기반응물질로 패혈증의 진단과 치료효과에 대한 지표로 유용하다.
- **총중성구 수에 대한 미성숙 중성구의 비(imma ture-to-total neutrophil ratio) ≥0.2**는 세균감염을 시사하고, 중증의 신생아 패혈증에서는 **중성구감소증**을 보일 수도 있는데 미숙아(특히 VLBW, ELBW)에서는 중성구증가에 비해서 나쁜 예후를 암시하지만, 산모의 고혈압, 자간전증 등에서도 중성구감소증은 나타날 수 있다. 저혈소판증은 감염의 비특이적 지표이다.

### ⑤ 치료 : 항생제와 지지요법

- 초기 증상이 비특이적이고, 감염이 있는 경우 진행이 급격하여 수시간~수일 내 사망할 수 있으므로 배양검사가 시행된 즉시 **경험적인 항생제 투여를 시작**한다.
  - 조기발현 패혈증 : ampicillin+aminoglycoside or 3세대 cephalosporin
  - 병원내 감염 : *S. aureus*, *S. epidermidis* 등을 치료할 수 있는 vancomycin과 *Klebsiella* 등 그람음성균을 커버하는 aminoglycoside
  - 초기 경험적 항생제를 병용요법을 한 후 항균제감수성이 밝혀지면 가장 적합한 항생제를 선택한다.
  - 대부분 치료기간은 총 7~10일이지만 임상적 호전이 나타난 후 최소 5~7일간 투여한다. 치료 시작 24~48시간 후 시행한 혈액배양검사 결과가 양성인 경우 감염된 유치카테터, 심내막염, 감염 혈전증, 잠재농양, 부적절한 항생제용량, 내성균을 의심해야 하고, 항생제의 변경, 치료기간연장, 카테터제거 등을 고려한다.

- 지지요법 : 호흡기, 심장혈관 상태에 대한 주의깊은 모니터링과 유지가 필요하고, 저혈당, 저칼슘혈증 등 여러 대사장애를 교정한다. **파종혈관내응고(DIC)** 발생여부에 대해서 검사(혈소판, 혈색소, 혈액응고검사)를 확인하고, 출혈이 동반되는 경우 신선냉동혈장(FFP), 혈소판 등 수혈을 시행한다. 중성구감소증이 동반되는 경우 불량한 예후를 보이기에 과립구수혈이나 **정맥 면역글로불린(IVIG)** 등이 시도되기도 한다.

### (2) 신생아 수막염

#### ① 원 인

- 가장 흔한 원인균 3가지 : **Group B streptococci,** *E. coli*, *Listeria monocytogenes*

#### ② 증 상

- 기면, 수유곤란, 체온불안정, 호흡곤란, 복부팽만 등을 보이며 **다른 감염병이나 비감염병과 구별 힘들다.** 숫구멍팽창, 경련, 목경직 등의 **신경증상을 보일 수** 있다.

#### ③ 진 단

- **뇌척수액으로 배양, 항원, PCR 검사**를 통해서 세균, 바이러스, 곰팡이를 확인함으로서 확진한다.
- 혈액배양검사, 소변배양검사를 시행한다.
- 정상 **신생아 뇌척수액** : **백혈구**↑(11±10/μl), **단백질**↑(84±45mg/dL), **포도당**↓(46±10mg/dL) ; 세균수막염은 백혈구↑(>1000/μl, 호중구감소 또는 병의 초기 <100/μl), 중성구우위(>70~90%) 관찰
- 배양검사 음성 수막염은 진단 전 항생제 치료력, 뇌고름집, 또는 *Mycoplasma hominis*, *U. urealyticum*, *Bacteroides fragilis*, 엔테로바이러스 또는 단순헤르페스바이러스 감염을 의심할 수 있다.
- 머리 초음파촬영, 컴퓨터단층촬영(조영증강)은 뇌고름집, 뇌실염 등 진단에 도움을 준다.

#### ④ 치 료

- 배양검사 시행 후 경험적 항생제를 투여하고, 항균제감수성이 나오면 적절한 항생제로 변경한다.
- 경험적 항생제 : **ampicillin+cefotaxime** 또는 aminoglycoside 병용요법
  - *L. monocytogenes*, enterococcus는 세팔로스포린에 저항성을 보이기에 세팔로스포린 단독투여는 금지
- 치료기간 : 뇌척수액 멸균된 후 최소 2주 이상 투여하며, GBS 수막염은 14~21일, 그람음성막대균은 최소한 21일간(뇌척수액 멸균된 후 최소한 14일 이상)은 투여한다.
- 칸디다 수막염에 대한 치료는 amphotericin B와 flucytosine의 병합 투여를 3~6주 동안 시행, 헤르페스 수막염인 경우에는 acyclovir를 투여하며, 특히 뇌척수액 검사상 단핵구증가를 보이면 경험적 투여를 고려해야 한다.

#### ⑤ 예후 및 합병증

- 신생아 세균 수막염의 치명률은 20~25%이다. 초기합병증은 경질막밑 삼출, 뇌실염, 뇌염, 뇌고름집, 뇌경색 등이 있고 후기합병증은 청력소실, 발달지연, 뇌성마비, 국소운동장애, 발작장애, 물뇌증 등이 있다.

### (3) 리스테리아 감염(Listeria infection)

*Listeria monocytogenes*은 그람양성의 작은 막대균으로 감염은 주로 면역억제자(장기이식 후, 악성종양), 임신부, 신생아, 노인에서 발생한다.

신생아 리스테리아증(listeriosis)는 조기발현형과 후기발현형으로 나누다. **조기발현형**은 5일 이내 발병하고 조산이나 산과적 합병증과 관계가 있어서 주로 저출생체중아에게 **패혈증**의 형태로 발생하여 사망률이 30% 정도로 높고 산모의 리스테리아 배양검사는 양성을 보이는데, **후기발현형**은 5~30일(평균 2주)에 발병하고 만삭아에서 **주로 수막염**으로 나타나고 사망률은 <10%이다.

### (4) 만성 자궁내 감염(TORCH, toxoplasmosis, syphilis, rubella, CMV, herpes simplex)

#### ① 거대세포바이러스(Cytomegalovirus, CMV) 감염

**원인, 역학 및 병인**

- 산모가 임신 중 일차감염이 되거나, **재활성화되는 경우 선천 CMV 감염**을 일으킬 수 있다(30%, <1%). 감염경로는 **태반을 통하거나 분만 중 산도 주위의 분비물 흡입**에 의해서 초래되며 출생 후에는 **모유수유나 항체양성인 혈액의 수혈**(백혈구 수혈)에 의하여 감염될 수 있다.

**증 상**

- 선천적으로 감염된 환아의 **90%는 무증상**의 만성 CMV 감염을 일으킨다. 임신 중 CMV에 일차 감염된 산모의 신생아는 더 특징적인 증상이 나타나고, **초기에 증상이 없더라도 나중에 감각신경 난청**을 일으킬 수 있다.
- 선천 CMV 감염은 전신을 침범하며, 특징적인 소견으로 **자궁내 성장지연,** 조기분만, **간지라비대, 황달, 저혈소판증**과 출혈점, **맥락망막염, 청력장애, 대뇌석회화 및 작은머리증** 등을 들 수 있다. 특히 피부적혈구생성(dermal erythropoiesis)으로 피부에 자(주)색을 띠는 반구진병변인 **'blueberrymuffin' 발진**을 보이는데, 감염된 신생아의 10% 미만에서 나타난다.

**진 단**

- **뇌실 주위의 석회화,** 간효소 상승, **빌리루빈 증가**(주로 **직접형**), 빈혈, **혈소판 감소** 및 신생아 혈청에서의 **CMV 특이항체**(IgG, IgM) 발견이 진단에 도움이 된다.
- 확진은 바이러스를 분리하거나 PCR로 DNA를 검출하는 것으로, 가장 좋은 검체는 **소변과 침**이다.

**치료와 예방**

- **Ganciclovir** 치료 : 중추신경계를 침범한 증상 있는 선천감염시 고려해 볼 수 있다(청력악화 예방).
- 미숙아에서 수혈시 CMV 항체 음성인 혈액을 사용하고, CMV 항체 양성인 모유는 수유하지 않는다. CMV 감염 환아는 격리시키고, 간호하는 사람들은 손을 자주 씻는다.

**예 후**

- **증상이 없는 경우에도 청력장애(5~10%), 맥락망막염(3~5%),** 학습장애 등이 나중에 나타날 수 있다. 증상 있는 선천 CMV 감염의 거의 90%는 중추신경계 증상과 청력장애를 보인다.

② **풍진**(Rubella)

산모가 풍진에 1차 감염된 경우 풍진바이러스가 **태반을 통해서** 태아의 감염을 일으킬 수 있는데, 임신나이 **16주 이내** 산모의 풍진 감염시 태아는 **선천결함**을 보이게 되고, 16주 이후에 감염되면 태아의 감염이 발생하더라도 선천결함은 드물다(선천풍진증후군).

**증 상**

- 조기에 감염될수록 여러 기관이 침범되고 심한 합병증을 남긴다.
- 증상으로는 자궁내 성장지연, **난청(신경)**, 눈의 이상(망막병증(**salt-and-pepper retinopathy**), **백내장**, 소안구증), 심장이상(**동맥관열림증, 폐동맥협착**, 폐동맥판협착), 간지라비대, 황달, 자색반, 사이질폐렴, 수막뇌염(10~20%) 등을 보인다. 후기발현 임상양상으로 당뇨, 갑상샘이상, 녹내장 등이 있을 수 있다.

**진 단**

- 혈청에서 풍진 특이항체가 발견되거나 코인두, 소변(**1년 이상 검출 가능**), 결막, 뇌척수액에서 바이러스가 배양되면 진단 가능하다. 산전 진단은 양수에서 바이러스를 배양하거나 탯줄혈액에서 풍진 특이 IgM 항체를 발견함으로써 가능하다.

**치료와 예방**

- 모든 가임기 여성은 풍진에 대한 항체가 있어야 하는데, 없는 경우 예방접종을 실시하고 **접종 후 적어도 4주간은 임신을 하지 말아야** 한다. 풍진항체가 없는 임신부에서 **임신초기에 풍진에 노출되어** 태아감염이 확실한 경우 잠재적인 위험을 설명해 주고 **치료유산을 고려**한다. 유산을 원하지 않는 임신부에게는 효과는 검증되지 않았지만 **면역글로불린(근육, 0.55mL/kg)을 투여를 고려**해 볼 수 있다.

③ **단순헤르페스바이러스**(Herpes simplex virus, HSV) **감염**

**원 인**

- **HSV-2(75%)** : **분만 중** 산도를 통과하는 동안 감염, 산모의 1차 생식기헤르페스가 재발 병변이 비해 신생아의 발병률이 높다(33~50% vs. 1~3%)
- HSV-1(20~25%) : 출생후 주로 입주위나 손가락 병변이 있는 부모, 가족들의 입맞춤에 의해서, 병원내 전파에 의하여 감염될 수 있다.

**증 상**

- 자궁내 감염은 5% 미만으로 매우 드물고 사산되거나 미숙아로 출산될 수 있다.
- **주로 분만시 감염**되므로 증상은 대개 생후 1개월 전후로 나타나며, **피부, 눈, 입의 국소감염**과 **파종감염**은 평균 5~11일에, **중추신경계의 국소감염**은 8~17일에 발병한다.
- **국소감염**은 기면, 수유곤란, 과민성, 발작 등을 보이면서 뇌척수액 검사에서 뇌염을 보이는 경우와 피부(수포, 궤양), 눈에만 병변이 있고 중추신경계와 다른 장기에는 침범되지 않는 **두가지 양상**으로 나타나고, **파종감염**은 간염, 폐렴, 파종혈관내응고 등을 일으킨다. 국소감염을 가진 환아의 70%가 치료하지 않으면 중추신경계 감염이나 파종감염으로 진행하여 높은 사망률과 심각한 후유증을 초래한다.

▌진 단

- **생식기 헤르페스 기왕력이 있는 부모, 항생제에 반응하지 않는 패혈증,** 특히 혈소판 감소, 간기능 이상, 파종혈관내응고 및 조기발현 폐렴, 설명되지 않는 림프구 수막염이나 간염 또는 **수포나 궤양** 피부병변 등이 있으면 반드시 신생아 헤르페스 감염을 의심한다.
- 조직(피부와 점막의 작은 수포 및 뇌척수액) 배양에서 바이러스 검출함으로써 확진이 가능한데 HSV 특이항체 검사가 도움이 될 수 있다.

▌치료와 예방

- **분만시 생식기 헤르페스**가 있는 경우 양막파열 전 또는 파열 후 4~6시간 이내에 **제왕절개로 분만**함로써 예방 가능하다. **재발 생식기헤르페스 병력이 있는 산모**는 분만예정일 **4주 전부터 매일 acyclovir** 또는 valacyclovir **복용**하면 제왕절개의 필요성이 감소되고, 분만직전 바이러스배양검사에서 음성이고 분만시 병변이 없는 경우 질분만을 해도 된다.
- **고농도 acyclovir 치료**(60mg/kg/day, IV)를 한다. 피부, 눈, 입의 국소감염은 14일, 중추신경계 감염이나 파종감염은 21일간 치료한다.
- 산모에 생식기 헤르페스가 있는 경우 산모를 격리할 필요는 없으나 **신생아는 반드시 격리**시키고, 감염 여부를 확인하기 위해 바이러스 배양을 실시한다. **유방에 병변이 있는 경우 모유수유는 금지**한다.

## 11) 신생아의 대사 장애

### (1) 저혈당증(Hypoglycemia)

#### ① 정의 및 빈도

- 신생아 저혈당증은 나이별 정상 혈당의 범주보다 현저히 낮은 경우, 포도당 주입에 반응하는 신경학적 증상(기면, 혼수, 무호흡, 경련)이나 교감신경계 증상(창백, 빠른맥, 땀남) 등이 있을 경우를 말한다.
- **정상 신생아에서의 혈청 포도당 농도 : 생후 1~3시간 사이에 35mg/dL, 3~24시간 사이 40mg/dL, 생후 24시간 이후에 45mg/dL** 미만으로 감소하는 경우는 드물다.
- 빈도 : **조기수유시 감소**되나, **미숙아, 저체온, 저산소증, 모체 당뇨병, 자궁내 성장지연**과 분만 중 모체의 포도당 주입시 **빈도가 증가**된다.
- 증상이 있는 저혈당은 출생아 1,000명당 1~3명 정도(**자궁내 성장지연아는 5~15%**) 발생한다.

#### ② 저혈당증의 고위험군

- **인슐린 분비증가 : 당뇨병 또는 임신당뇨병 모체**의 아기, **태아적혈모구증,** 인슐린종, 가족성 고인슐린혈증(islet $\beta$ cell KATP channel의 결함), 산발 고인슐린혈증, Beckwith 증후군 및 **범뇌하수체저하증** 등
- **태내 영양불량**으로 인한 간 글리코겐 저장 및 총 신체지방의 감소 : **자궁내 성장지연, 미숙아,** 쌍둥이 중에서 작은 신생아(특히, 체중＜2kg, 체중 차이가 25% 이상일 때), **적혈구증가증, 자간전증 산모**의 아기, 태반 이상이 있는 산모의 아기 등

- gluconeogenesis의 장애, 유리 자방산 산화의 감소, cortisol 생성률 저하 및 인슐린치 증가, 저혈당에 대한 반응으로 분비되는 epinephrine의 감소 등

- **극소미숙아 또는 중한 질환을 앓는 신생아에서 기질저장과 열량공급에 비하여 불균형적인 대사요구량의 증가** : 호흡곤란증이 있는 저체중출생아, 출생전후기질식, 적혈구증가증, 저체온증, 전신감염, 청색증형 선천심장병에 동반된 심부전이 있는 환아 등이 위험도 높다.
- **유전 또는 선천대사장애 : 갈락토오스혈증, 글리코겐증,** 과당 불내성, 티로신혈증, 단풍시럽뇨증, 메틸말론산증, 프로피온산증, 긴사슬 또는 중사슬 acyl-CoA 탈수소효소 결핍

③ 증 상

**흔들림(jitteriness) 또는 떨림(tremor)**, 무감동(apathy), **청색증, 경련, 간헐적인 무호흡이나 빠른호흡, 약하거나 날카로운 울음소리, 졸음증, 수유곤란, 눈동자를 굴리는 증상(eye rolling)** 등을 보인다. **땀남, 갑작스런 창백, 체온저하,** 심장정지 및 심장기능상실도 나타날 수 있다. 다른 질환과의 감별을 위해서 혈당과 이러한 증상이 포도당 주입으로 소실되는지 확인해야 한다.

④ 치 료

- **경련 이외**의 증상 : **10% 포도당용액 2mL/kg**(200mg/kg) 정맥내 대량주입
- **경련 : 10% 포도당용액 4mL/kg**(400mg/kg) 정맥내 대량주입
- **초기치료 후 8mg/kg/분의 속도**로 포도당 주입하며, 재발하는 경우 주입속도와 농도를 증가시킨다.
- 20% 포도당용액 주입으로 조절이 안되면 **고인슐린혈증을 의심하여 diazoxide** 투여, 반응 없으면 **octreotide** 투여한다. 심한 지속 고인슐린혈증 저혈당이 있는 신생아에서 **대부분 이자절제술** (subtotal pancreatectomy)을 할 수도 있다.
- **고위험 신생아는 출생 후 1시간 이내 혈당 측정,** 그 후는 첫 6~8시간 동안 1~2시간마다, 그리고 첫 24시간까지는 4~6시간마다 측정해야 한다. 정상 혈당을 보이는 고위험 신생아는 **출생 1~3시간부터 조기 경구수유**를 시작하고 첫 24~48시간 동안 2~3시간 간격으로 수유한다.
- 경구수유가 원활하지 않거나 또는 무증상적 일과성 신생아 저혈당증이 발생한 경우에는 포도당 정맥 주사를 4~6mg/kg/분의 속도로 주입한다.

⑤ 예 후

- 짧은 기간 동안의 무증상 저혈당증의 예후는 양호하다. 적절한 치료 후 **10~15%에서는 재발**한다. 케톤 저혈당증이 발생한 소아들은 신생아 저혈당증의 과거력이 많다.
- **중증**의 증상이 있는 저혈당증이 **반복적으로 오래 지속**된 경우 **신경학적 후유증**과 연관된다. 저체중출생아, 지속 고인슐린 저혈당증, 당뇨병 산모의 아기에서 증상이 동반된 경우 증상이 없던 신생아 보다 정상적인 지능발달의 예후가 더 불량하다.

### (2) 저칼슘혈증(Hypocalcemia)

① 정 의

- 혈청칼슘 농도 <7mg/dL(미숙아), <8mg/dL(만삭아), <8.5mg/dL(소아), 이온화 칼슘 농도 <4.0mg/dL
- 신생아 저칼슘혈증은 조기저칼슘혈증과 후기저칼슘혈증으로 구분한다.

② 원인과 병태생리

- 원인으로 **일과성 부갑상샘저하증, 표적세포(뼈, 콩팥)의 부분적인 불응,** 미숙아에서 특히 무산소증 스트레스 받은 경우, 칼시토닌의 과도한 분비지속, 비타민 D 결핍, 저마그네슘혈증, 고인산혈증 등이 있다.
- 일과성 생리적 부갑상샘저하증(신생아 저칼슘혈증) : **생후 72시간 동안 경구수유가 제대로 이루어지기 전에 발생**하는 **조기 저칼슘혈증**과 수일 동안 분유수유 후 **인의 과부하로 발생**하는 **후기 저칼슘혈증**이 있다.

③ 조기 신생아 저칼슘혈증

- 조기 신생아 저칼슘혈증은 **생후 수일 내(<4일)** 발생한다. 출생 후 태반을 통한 칼슘 이동 중단됨에 따라 혈청칼슘 농도는 생리적으로 **생후 24시간에 최저치**에 도달되고, 생후 24~**48시간 후**에는 만삭아에서 **정상화**(>8mg/dL) 되는데, 조기 저칼슘혈증은 이러한 생리적 감소가 과장되어 나타나는 것으로 부갑상샘에서 저칼슘혈증에 대한 정상적인 반응이 일어나지 않거나 칼슘섭취의 부족으로 생긴다.
- 고위험요인으로 **저출생체중아(특히 IUGR), 당뇨병 모체의 아기, 출생전후기 질식** 등이 있다.

④ 후기 신생아 저칼슘혈증

- 후기 신생아 저칼슘혈증은 **대개 생후 5~10일(>4일)**에 보이는데, 비교적 건강한 **분유수유 하는 만삭아**에서 **인의 과부하**로 발생한다. 분유에는 모유에 비해 상대적으로 인의 함유량이 많고, 신생아는 콩팥 기능이 미숙하기 때문에 인의 효율적인 배설이 이루어지지 못한다.
- 혈청 인이 증가하면 뼈 등에 칼슘과 함께 침착되기 때문에 저칼슘혈증이 발생하고 이에 대한 반응으로 부갑상샘호르몬의 분비가 증가하여 뼈로부터 칼슘이 혈액 내로 유리되고, 소변으로 인의 배설을 증가시킴으로써 정상적인 혈청 칼슘과 인의 농도를 회복시키는데, 부갑상샘의 미숙이나 부갑상샘호르몬에 대한 표적세포의 불응이 있을 수 있다.

⑤ 증 상

- 신생아 초기에 **과민성(irritability), 흔들림(신경과민, jittering), 떨림, 근연축, 전신 경련** 등을 보인다. 유아기 저칼슘혈증은 **경련**(짧게, 의식소실 없이, 전신발작), 날카로운 울음소리(high-pitched cry), 크보스테크(Chvostek) 징후〈그림 10-24A〉, 트루소(Trousseau) 징후〈그림 10-24B〉 등을 보일 수 있다. 성문연축(laryngospasm)과 무호흡을 보일 수 있고, 비특이적 증상은 기면, 수유 곤란, 구토 등이 있다.

⑥ 진 단

- 저칼슘혈증은 증상이 없는 경우도 있어 **미숙아, 당뇨병모체의 아기, 출생전후기 질식** 등의 고위험군은 반드시 혈청 칼슘 농도를 측정하여야 한다. 조기 신생아 저칼슘혈증은 흔하며, **일반적 치료에 반응하지 않거나 지연되는 경우** 외에는 대부분 원인에 대한 **진단적 검사가 필요**하지 않다.
- **콩팥기능이 정상인 것을 확인**해서 콩팥기능상실로 인한 저칼슘혈증, 고인산혈증을 구별한다. 심전도상 **QT 간격 지연(QTc >0.4초)**을 보이지만 심장차단이 동반된 느린맥은 드물다.

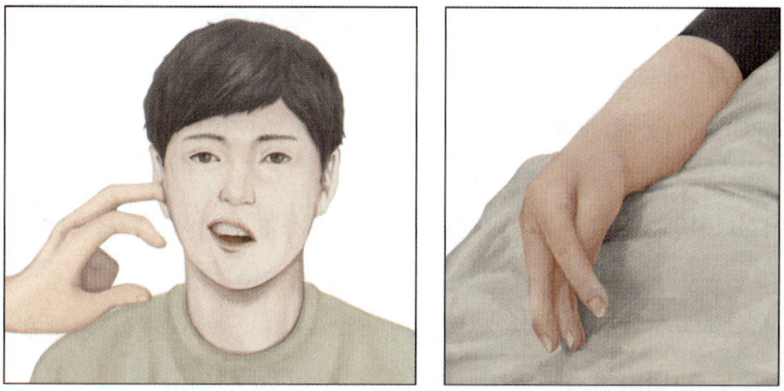

A B

그림 10-24 **저칼슘혈증의 징후.** **A,** Chvostek sign. **B,** Trousseau sign.



- 경련시 칼슘은 비특이적으로 작용할 수 있으므로 칼슘투여에 대한 반응여부로 저칼슘혈증에 의한 경련을 진단하지 않는다. 지속적인 저칼슘혈증을 보이는 경우, 산모 혈청 칼슘 검사로 산모의 부갑상샘항진증에 대한 확인이 필요하다.

**⑦ 치 료**

- 조기 신생아 저칼슘혈증의 치료
  - 증상(경련, 무호흡, 테타니)이 있는 경우 **10% 글루콘산 칼슘 1~2mL/kg**(100~200mg/kg)**를 10분 이상**에 걸쳐서 정맥 내 주사, **반드시 심전도와 심박수를 감시**하면서 주입한다(**느린맥**, 심장마비 가능). 주입 중 칼슘이 혈관 밖으로 유출되거나 칼슘을 근육 주사로 주게 되면, 조직괴사 및 석회화가 초래되므로 주입을 즉시 중지해야 하고, 칼슘의 동맥 내 투여, 근육주사는 금기이다.
  - **조기 저칼슘혈증은 대개 1~3일 후 회복**되는데 가능하다면 경구제제로 바꾸어 투여할 수 있고, 경구 칼슘투여는 대략 1주일 정도 지속되는데 분유 수유시 함께 섞어서 먹일 수 있다.
- 후기 신생아 저칼슘혈증의 치료
  - 경련의 초기 치료는 **10% 글루콘산 칼슘 2mL/kg**(200mg/kg)를 정맥 내 주사함으로써 증상의 호전을 유도한 것이고, 이후의 치료는 **혈청 인 농도를 감소시키는 치료**를 한다. 대표적으로 **모유수유**(분유에 비해서 인의 함량이 낮다)나 **저인분유**를 수유하면서 위장관 내에서 인의 흡수를 줄이기 위해서(칼슘과 인은 인산칼슘 침전물을 형성) 경구 **칼슘보충**을 한다.
  - 치료 후 혈청 인 농도가 감소됨에 따라 혈청 칼슘 농도는 정상으로 회복되며 때로는 고칼슘혈증까지 증가되기도 하는데 이런 경우 칼슘 보충을 단계적으로 감량해야 한다. 대부분의 환아에서 1~2주 내로 정상적인 칼슘 항상성과 정상적인 부갑상샘 반응이 일어난다.
  - 반응이 불량한 경우 충분한 칼슘이 추가되고 있는지 확인하고, 분유에 첨가한 calcium lactate나 calcium gluconate가 완전히 용해되어 있는지 점검해 보아야 한다. 이 외에 흡수 장애나 선천 부갑상샘 저하증, 비타민 D 결핍 또는 비타민 D 대사이상 등을 생각해야 한다.

### (3) 신생아 고체온(Hyperthermia), 신생아 일과성열, 탈수열

① 건강한 신생아에서 **생후 2~3일에 38~39℃의 체온상승**이 특히 모유수유가 부족한 **모유수유아**나 **주위온도가 높은 곳에 노출(보육기, 방열기, 햇빛)**되거나 **옷을 너무 많이 입은** 영아에게 나타난다.

② 소변량과 소변횟수의 감소, 숫구멍의 함몰 및 체중감소를 보이나, 수분을 열심히 섭취하고 **활발한 모습**은 감염있을 때 아파보이는 모습과는 대조적이다.

③ 감염의 가능성을 배제해야 하고 분유 또는 모유수유를 늘림으로써 **경구로 또는 주사로 수분을 보충**하며 **환경온도를 내리면** 곧 열이 내리고 증상이 호전된다.

④ 중증 신생아 고체온

- 추운 기후에 따뜻하게 옷을 입히고 난로 가까이 두거나, 난방이 잘 된 자동차 안에서 여행을 하거나, 밀폐된 방이나 차 안에 햇빛이 직접 신생아에게 비치도록 두었을 때 발생하는데, 신생아의 **땀남능력 부족**과 관련이 있다.
- 41~44℃까지 증가, 피부는 뜨겁고 건조해지며, 홍조를 띠고 무관심해 보인다. 빠른호흡과 과민성을 보일 수 있지만 이후 혼미, 창백, 혼수, 고나트륨혈증에 의한 경련 등을 보인다. 고체온은 **영아급사증후군, 출혈쇼크, 뇌병증 증후군**과 관련되어 있다.
- 예방을 위해서 **신생아의 옷을 주위 온도에 맞추어 적절하게** 입히는 것이 좋다.

⑤ 치료 : 실내 온도에 두거나 **미지근한 물(tepid water)**에 담그는 것으로 충분하나, 큰 아이들은 반복하여 물에 담그거나 저체온을 유발하기 위한 기구로 냉수 매트의 사용 등으로 오랫동안 냉각이 필요하다. 수분과 전해질 장애에 대한 주의가 필요하다.

⑥ **고체온과 감염 등에 의한 고열을 구별**하는 것은 중요한데, **고체온**에 의한 경우 **손발이 따뜻**하고 피부혈관이 확장되어 **분홍빛**이며 **아파보이지 않고** 복부피부온도가 손의 피부온도보다 2℃ 이상 차이가 나지 않으며 **직장체온이 피부체온과 같거나 낮다.** 그러나 감염에 의한 고열은 손발이 차고 피부는 창백하며, 환아는 쳐져 보이고 아파 보인다. 직장체온이 피부체온보다 높고 복부피부온도가 손의 피부온도보다 3℃ 이상 높다.

# 11 감염병
## Infectious Disease

## 1 총 론

### 1) 발 열

- **시상하부의 온도조절 set-point가 높게 설정**되어 나타나는 것으로 내인발열원(IL-6, TNF-$\alpha$ 등의 시토카인, prostaglandin E2), 외인발열원(미생물, 내독소 등) 등에 의해 온도조절에 영향을 받게 된다.
- 원인으로 **감염**, 백신 및 생물학적 제제(GM-CSF, INF-$\beta$) 투여, 조직손상(경색, 색전, 외상, 화상), **종양**, **류마티스병**, 염증질환, 육아종병, 선천대사장애 등이 있다.
- 발열의 영향 : 산소소모량, 이산화탄소 발생 및 심장박출량을 증가 시켜 심장질환 및 만성 빈혈을 가진 환자에서 심부전을 악화시키며, 만성폐질환, 대사이상을 가진 환자에서 폐부전을 악화시킨다. 6개월~5세 소아에서 **열성경련**을 유발할 수 있으며, 특발간질 환자에서 발작의 빈도가 증가할 수 있다.
- 발열 양상 : 체온이 정상으로 내려오는 것에는 체온의 하루변이가 과장된 **intermittent fever**(간헐열), 더욱 과장된 **septic 또는 hectic fever**(패혈열 또는 소모열)가 있고, 발열이 지속적이어서 체온이 정상으로 내려오지 않는 것에는 **sustained fever**(지속열, 발열의 높낮이 차 <0.5℃)와 **remittent fever**(오르내림열, 발열의 높낮이 차 >0.5℃)가 있다. relapsing fever는 정상체온 간격에 의해서 **tertian fever**(삼일열, *P. vivax*)와 **quartan fever**(사일열, *P. malariae*)로 구별된다. **이상성 발열(biphasic fever)**은 1주일 이상의 기간 동안에 2번에 걸친 발열 기간을 갖는 형태로 **회색질척수염(polio)**에서 특징적이고, 그 외 **렙토스피라병,** 황열병, 뎅기열 등에서 본다. **주기성 발열(periodic fever)**은 **주기중성구감소증,** PFAPA(주기열, 아프타궤양, 인두염, 샘병증), hyper-IgD 증후군 등에서 볼 수 있다.
- 발열의 심한 정도에 비해서 심박수가 낮은 경우(**relative bradycardia**)는 **장티푸스, 약물열,** 렙토스피라병, **급성류마티스열, 바이러스성 심근염,** 감염성 심근염, 라임병에서 볼 수 있다.

### (1) 치 료

건강한 소아에서 39℃(직장체온) 미만의 발열은 대개 치료를 필요로 하지 않는다. **41℃ 넘는 발열**은 심한 발열, 시상하부질환, 중추신경계 출혈과 관련이 있어서 반드시 해열제를 투여한다.

① 해열제

- 시상하부의 cyclooxygenase, 즉 PGE 생산을 억제하여 해열작용을 하는데, acetaminophen, ibuprofen을 사용하고, **aspirin은 라이증후군(reye syndrome)을 일으킬 수 있다**는 연관성으로 사용에서 해열 목적으로 사용하지 않는다.

② **미지근한 물**(32℃ 정도)**을 스펀지로 닦아 주어** 해열시키기도 한다.

## 2) 무병소 발열(Fever without a focus)

무병소 발열은 다른 증상 없이 발열만 나타나는 것을 말한다. 국소 증상 없는 발열과 불명열이 이에 속한다.

### (1) 국소 증상 없는 발열(Fever without localizing sign)

생후 36개월 미만의 영유아에서 1주일 미만의 급성 열이 있으면서 국소화 징후가 없는 경우 **심한 세균 감염에 인한 열**인지 아니면 바이러스 감염 등에 의한 열인지 진단에 어려움을 겪는다. 원인과 평가방법은 연령에 따라 다르다.

① 생후 3개월 미만의 영아

- 38℃ 이상의 열이 있는 경우 **10~15%는 심한세균감염**(패혈증, 수막염, 요로감염, 장염, 뼈속질염, 화농관절염)**이 원인**이기에 **항상 심한세균감염의 가능성을 염두**에 두어야 한다.
- **많이 아파보이는 영아(toxic appearance)**는 입원 후 혈액, 소변, 뇌척수액 등의 배양검사를 시행한 후 비경구적 항생제 투여를 한다.
- 아파보이지 않는 영아는 **이전에 건강**하였고, **국소 감염(피부, 연조직, 뼈, 관절, 귀)의 소견**이 없고, **백혈구 수** 5,000~15,000/μl, **띠중성구** <1,500/μl이며, **소변검사**가 정상, **배양검사** 음성이면 심한세균감염과 균혈증이 없을 가능성이 각각 98%, 99% 이상이다.

② 생후 3개월~3세 소아의 잠재세균혈증(Occult bacteremia)

- 대부분의 발열의 원인은 바이러스 감염이고 드물게 세균감염이 발생할 수 있다.
- 잠재 세균혈증의 원인 : **90%가 폐렴사슬알균,** *Salmonella*, 수막염, b형 *H. influenzae* 등
- **39℃ 이상,** 백혈구수 **≥15,000/μl** , 절대중성구수 또는 띠중성구 증가, ESR, **CRP 상승**이 있으면 잠재 세균혈증의 가능성이 증가하지만, 이를 예측할 수 있는 정확한 지표가 없다.
- 치료
  - 감염의 국소징후 없이 **아파보이면서 열**이 있는 경우 **입원**하여 배양(혈액, 소변, 뇌척수액) 검사 후 **항생제 치료**를 시작한다.
  - 아파보이지 않는데 39℃ 미만이면 검사나 항생제 치료 없이 외래에서 관찰할 수 있다.
  - **아파보이지 않으면서 39℃ 이상**이면 ① 혈액배양 후 항생제 치료 ② 백혈구수 ≥15000/μl인

경우 혈액배양시행 후 항생제 치료 ③ **혈액배양 검사 후 24시간 이내 외래 추적관찰**(Hib, PCV7 백신 둘다 접종한 경우)

③ 출혈점이 동반된 발열

**아파보이는 영아에게 출혈점을 동반한 열**이 있는 경우 나이와 상관없이 세균혈증, 패혈증 및 수막염 등의 생명을 위협하는 심한 세균감염의 위험이 높다.

### (2) 불명열(Fever of Unknown Origin, FUO)

① 정 의

병원에서 확인된 열이 **외래에서 3주** 또는 **입원하여 1주간 평가 후에도** 원인이 밝혀지지 않은 경우

② 소아 원인불명열의 원인

- **감염, 교원성 질환** : 감염단핵구증, 살모넬라증, 결핵, 말라리아, 소아류마티스관절염, 전신홍반루푸스, 가와사키병, 류마티스열 ; **일부 종양**

③ 원인불명열 환아에 대한 접근

**철저한 병력청취와 진찰,** 적절한 실험실 검사 및 방사선검사를 시행한다.

- **병력**
  - **나이** : 6세 미만의 원인불명열 소아는 호흡기나 요로감염, 국소감염, 소아류마티스관절염, 드물게 백혈병이 원인일 수 있지만, 청소년 환자는 결핵, 염증창자질환, 자가면역질환이나 림프종이 원인일 가능성이 더 많아진다.
  - 야생동물 또는 애완동물의 접촉여부, 이식증 여부(*Toxoplasma gondii*, *Toxocara*)
  - 최근 야외 또는 산 등 국내외로의 여행력, 여행중 오염된 음식물의 섭취 여부(말라리아 등)
  - 출생력, 백신접종력, 약물 복용력, 가족력(가족성자율신경이상 등)
- 진찰소견
  - 열나는데 **땀이 나지 않는 경우** : 구토, 설사, 요붕증 등에 의한 탈수, 가족성자율신경이상, 아트로핀
  - **눈의 진찰**
    - **충혈되고 눈물**이 나는 경우 결절다발동맥염 등의 교원성 질환
    - **눈꺼풀결막염**은 홍역, 감염단핵구증, 콕사키바이러스 감염 등
    - **안구결막염**은 가와사키병이나 렙토스피라증
    - **눈꺼풀처짐**은 갑상샘항진증, 신경모세포종 전이, 눈확감염(orbital infection) 등
  - **호흡기 철저한 진찰** : 인두충혈이나 삼출물(감염단핵구증, 거대세포포함병, 가와사키병 등), 고막(만성중이염), 고름코분비물 유무, 굴(sinus) 이나 상악치아 윗부분의 압통, 청진상 국소 천명 유무 등
  - 심장 : 새로운 **심잡음**은 류마티스열 또는 감염심내막염
  - **림프절검사** : 특히 전신 림프절병증인 경우 감염단핵구증, 거대세포포함병, 톡소포자충증 등
  - 피부진찰 : **발진**(바이러스병 또는 소아류마티스관절염), 열성수포(폐렴사슬알균, 사슬알균, 말

라리아 등의 감염 및 수막알균수막염)

- **근육, 뼈** 진찰 : 점압통(point tendernss)은 잠재뼈속질염 등, 전신근육압통은 피부근염, 가와사키병 등
- **직장검사** : 직장주위 림프절병증 또는 압통은 깊은골반고름집, 골반뼈속질염 등

• 전체혈구계산(백혈구 감별)과 소변검사, ESR or CRP, 혈액배양, 소변배양, 망투검사(mantoux test) 등 시행하고 의심되는 질환에 따라 방사선검사, 혈청학적검사, 심장초음파검사, 방사선핵종검사, 조직검사 등을 시행한다.

④ **치료 및 예후**

**경험적 항생제 사용은 좋지 않다**(심내막염, 수막염, 뼈속질염 등의 발현이 늦어서 위험 초래할 수도). 소아원인불명열의 예후는 성인보다 좋다. 많은 경우에서 원인 밝혀낼 수 없고 저절로 좋아진다.

## 3) 패혈증 및 쇼크(Sepsis and shock)

### (1) 정의 및 병인

① **세균혈증**(Bacteremia)

**혈액배양에서 균이 검출**되는 것으로 질병과 관계없이 일과성으로 오거나, 다른 침습 세균감염과 동반 되어 발생한다.

② **전신염증반응 증후군**(SIRS)

소아에서 전신염증반응 증후군의 기준은 〈표 11-1〉과 같다.

**표 11-1 전신염증반응 증후군**

| | |
|---|---|
| SIRS<br>다음 4가지 중 2가지 이상인 경우를 말하며<br>그 중 하나는 온도와 백혈구 수 기준이어야 한다. | 1. 중심체온 >38℃ 또는 <36℃(직장, 방광, 구강, 중심도관) |
| | 2. pulse rate >90/min |
| | 3. Respiratory rate >20/min 또는 $PaCO_2$ <32mmHg |
| | 4. Leukocyte count >12000/$mm^3$ 또는 <4000/$mm^3$ |

③ **패혈증**(Sepsis)

**감염(suspected or proven)에 의해서 전신염증반응 증후군이 발생**한 경우를 말한다.

④ **패혈쇼크**(Septic shock)

쇼크는 심장박출량의 감소와 국소혈류의 이상분포 또는 조직내 적절한 산소공급에도 대사요구량이 증가됨으로써 발생하는 순환기능장애를 의미하는데, 패혈쇼크는 모세혈관누출로 인한 **혈량저하,** 패혈증에 의한 심장억제효과에 의한 **심장성쇼크,** 전신혈관저항의 감소로 인한 **분포쇼크**(distributive shock)의 세 형태의 쇼크의 조합으로 발생된다.

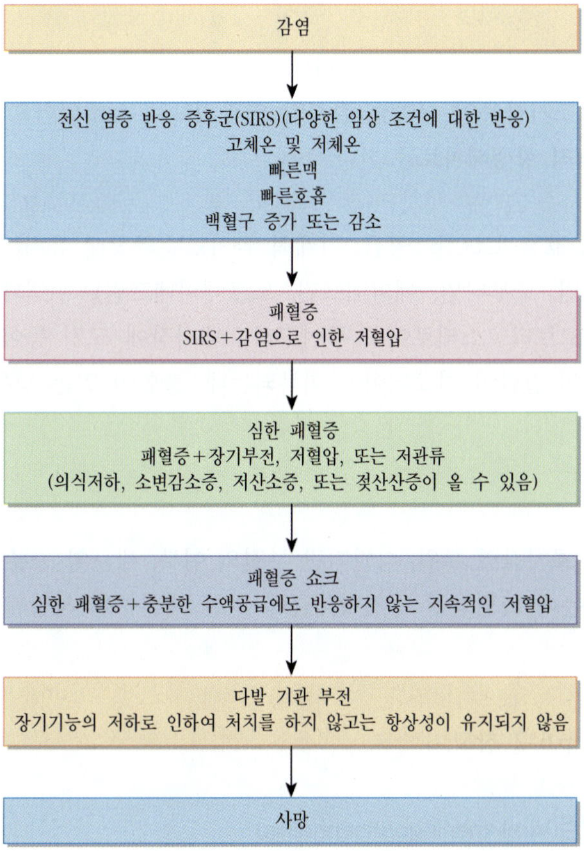


그림 11-1 패혈증, 전신염 반응 증후군 및 패혈쇼크

### (2) 증상 및 검사소견

#### ① 증 상

패혈증 초기 증상은 **고체온이나 저체온, 빠른호흡과 빠른맥**을 보인다. 패혈증 초기에는 전신혈관저항과 전부하의 감소로 **빠른맥,** 심장박출량 및 **맥박압의 증가**를 보인다. 초기에는 임상적으로 피부가 따뜻해지고, **도약맥박**이 나타난다. 패혈증이 진행함에 따라 심장박출량의 감소 및 **저혈압(후기소견)**을 보이고, **차가운 팔다리, 약한 말초 및 중심 맥박, 소변양의 감소, 의식변화** 등을 보이게 된다. 조직 대사요구량이 산소공급량을 초과해서 **조직 저산소증** 및 **젖산산증**이 나타난다.

#### ② 검사소견

**호중구와 띠 백혈구 증가(세균 감염의미), 호중구의 공포화, 독성과립, Dohle body(세균 감염의미), 저혈소판증, 프로트롬빈시간(PT)과 부분트롬보플라스틴시간(PTT)의 지연, 혈청 섬유소원(fibrinogen)의 감소 및 섬유소원 분해산물(FDP)의 증가, 뇌척수액에 호중구와 세균, 혈액배양검사 양성을 보인다.**

고혈당 또는 저혈당, 저칼슘혈증, 저알부민혈증, 대사산증(젖산산증) 등을 보이고, 호흡곤란으로 있는 경우 $PaO_2$ 감소, $PaCO_2$ 증가를 보인다. 중성구감소증은 전격 패혈쇼크의 불길한 예후를 시사한다.

### (3) 치 료

중심정맥압 및 지속적으로 동맥압 등을 모니터링하고 심장박출량을 측정할 수 있는 **중환자실**에서 치료한다. 항생제의 조기사용이 사망률 감소와 연관되므로 선행위험요인과 임상상황에 맞추어 항생제를 선택하여 **경험적 항생제치료**를 한다.

#### ① 지지요법

기도 및 호흡의 안정, 호흡보조(산소공급, 기계적 환기), 순환상태 유지[적극적인 수액공급, 수축촉진제/혈압상승제(도파민, 도부타민, 에피네프린, 노르에피네프린), 수액과 약물에 반응하지 않는 경우 스트레스 용량의 코르티코스테로이드 투여고려], 대사장애 교정 등이 필요하다.

파종혈관내응고는 원인 질환이 치료되어야 회복되는데, 출혈이 있는 경우 신선냉동혈장, 혈소판 등을 수혈한다.

### (4) 예 후

패혈쇼크의 사망률은 초기감염 부위, 다발기관 부전의 여부, 세균의 종류 등에 따라 다르다. 사망률은 10% 정도를 보이는데 그람음성 창자막대균에 의한 패혈증은 사망률이 높다(40～60%)

## 4) 세균 수막염

20. 중추신경계 질환 p.622 참고

## 5) 바이러스 수막뇌염(Viral meningoencephalitis)

### (1) 원 인

① **엔테로바이러스**가 바이러스 수막뇌염의 80% 이상을 차지하며, **아르보바이러스**(일본뇌염바이러스), **단순헤르페스바이러스**(주로 HSV-1), **멈프스바이러스** 등이 있다.

② **엔테로바이러스** : RNA virus, 대략 80개의 혈청형, 잠복기는 4～6일, **주로 여름과 가을**에 발생하고 다양한 임상 경과를 갖는다.

③ 아르보바이러스(arbovirus) : 주로 **일본뇌염바이러스**로 최근에는 현저히 감소하였지만, 예방접종률이 저하되어 재창궐할 수 있는 위험이 있다.

④ **제1형 단순헤르페스바이러스** : 산발뇌염의 중요한 원인, 뇌병터가 국소적(**관자엽**)이며, 치료하지 않으면 70% 정도가 혼수 및 사망에 이르게 된다.

⑤ 제2형 단순헤르페스바이러스 : 출생 당시 산모에서 신생아로 전염되어 미만(diffuse) 뇌손상을 초래할 수 있고, 생식기헤르페스를 앓고 있는 사춘기 소아에서 경미한 일과성 뇌수막염이 동반될 수 있다.

⑥ **수두대상포진바이러스** : 중추신경계 침범시 소뇌실조가 가장 흔하고, 급성뇌염이 가장 심한형태이다.

⑦ **볼거리수막뇌염**은 경미하나 8번 뇌신경의 손상으로 난청이 생길 수 있다.

### (2) 발병기전

신경계 손상은 증식하는 바이러스가 뇌조직으로 직접 침투하여 파괴하거나, 바이러스 항원에 대한 숙주 반응의 결과로 말이집탈락이나 혈관 및 혈관주위 조직파괴를 일으킨다.

대뇌겉질, 특히 관자엽은 HSV에 의하여 심하게 영향을 받고, arbovirus는 뇌 전체, 광견병바이러스는 기저 구조를 선호한다.

### (3) 증 상

영아에서는 흥분성, 졸음증을 보이고, 더 큰 소아에서는 두통(이마엽부위, 전반적), 감각과민을 보이며 사춘기 환아는 눈뒤통증을 호소한다. 열, 욕지기, 구토, 목(의식 장애 및 경련이 올 수 있다)과 등·다리의 통증, 눈부심이 흔하다. 국소 신경학징후, 배변 및 배뇨 조절 상실, 이완마비 등이 올 수도 있다.

① 피진(exanthem)이 동반되거나 선행될 수 있는데, 에코바이러스, 콕사키바이러스, VZV, 홍역바이러스, 풍진바이러스가 원인이 될 수 있다.

② 합병증 : 길랭-바레 증후군, 횡단척수염, 반마비(hemiplegia) 및 소뇌실조 등이 있다.

### (4) 검사소견 및 진단

① **뇌척수액검사**

- 정상소견 : 백혈구 <5(>75% 림프구), 단백질 20~45mg/dL, 포도당 >50mg/dL(혈청혈당 75%)
- **뇌척수액세포증가증** : 초기 다형핵에서 시간이 지나면(8~24시간) **단핵세포 우위**
- **단백질 농도 : 정상 또는 약간 증가**(HSV 뇌염처럼 뇌 파괴가 심하면 상당히 증가)
- **포도당 : 대부분 정상**(볼거리 수막염에서는 감소할 수 있다.)
- **배양검사** : 바이러스, 세균, 곰팡이, 미코박테리아, 특수한 경우 기생충, 미코플라스마 등 검사시행

② 미생물학적 진단을 높이기 위하여(특히 엔터로바이러스) 목구멍, 대변, 소변 바이러스 배양검사 실시

③ 혈청학적 진단(초기와 회복기 혈청을 검사), PCR(e.g. 엔테로바이러스, 단순헤르페스바이러스)

④ 뇌파검사나 뇌영상 검사 : 특히 국소신경징후를 보인 경우 도움(e.g. HSV)

### (5) 치 료

**단순헤르페스 뇌염에서 acyclovir로 치료**하는 것 외에 다른 바이러스에 의한 수막뇌염은 **대증요법**을 한다. 경련, 뇌부종, 심한 고열, 불충분한 호흡, 수분-전해질 균형의 이상(SIADH 발생), 흡인 및 질식, 심장호흡 정지가 발생한 가능성에 대처할 수 있도록 준비하는 것이 필요하다.

### (6) 예 후

**대부분 완전히 회복**되는데 뇌실질이 관여되어 심한 임상경과를 밟는 경우에는 예후가 상당히 나쁘고 HSV에 의한 뇌염의 경우에는 중증 신경손상이 올 수 있다. **엔테로바이러스**에 의한 수막뇌염에 걸린 2세 미만의 환아 중 **약 10%는 경련, 뇌압상승, 혼수 등**의 급성 합병증을 겪지만, 신경학적 예후는 좋다.

## 6) 뼈속질염 및 화농관절염(Osteomyelitis and suppurative arthritis)

뼈속질염의 호발연령은 3~13세의 소아로, 발생 부위는 주로 긴뼈(long bone)이며 신생아를 제외하면 한 군데(only single site)를 침범한다. 대부분 **혈행감염**(hematogenous infection)에 의해서 발생한다.

### (1) 원인균

#### ① 급성 혈행 뼈속질염

가장 흔한 원인균은 *S. aureus*이고 A군 사슬알균, *Kingella kingae* 또한 원인균

- 신생아 : *S. aureus* 외에 B군 사슬알균, 그람음성 창자막대균(*E. coli*)도 흔하다
- 6세 이후 : 대부분 황색포도알균, 사슬알균, 녹농균
- 낫적혈구 빈혈 환자 : *Salmonella*, *S. aureus*

#### ② 화농관절염

*S. aureus*가 가장 흔하다. A군 사슬알균, 폐렴사슬알균, *H. influenzae*(Hib 백신 도입전 흔했음), *Kingella kingae*, 신생아나 청소년(sexually active)는 *N. gonorrhoeae*

### (2) 병리기전

뼈몸통끝의 혈관분포는 뼈끝과 분리되어 있고, 생후 1세가 지나면 성장판을 통과하지 않는다. 뼈성장은 성장판에서 일어나는데, 성장판 주위 뼈몸통끝에는 작은 모세혈관이 풍부하고 혈류량이 많고 혈류의 속도가 완만하지만 모세혈관망은 해부학적 연결이 적어서 **뼈몸통끝 혈관은 세균의 증식에 좋은 장소**가 된다.

뼈속질염이 화농관절염으로 이어질 수 있는데, **신생아와 영아**들은 뼈몸통끝과 뼈 끝에 분포하는 **transphyseal blood vessel을 통하여** 관절로 감염이 유입되어 발생하거나, 성장판이 형성된 후에는 **뼈몸통끝이 관절 내에 위치하는 관절**(엉덩이, 발목, 어깨, 팔꿈치)에서 발생할 수 있다. 청소년 후기에 성장판 닫힌 후에는 뼈몸통에 더 흔히 생기게 된다.

### (3) 임상양상 및 검사소견

① 고열, 심한 중독증상(toxic), 통증, 거짓마비(움직일 때 통증으로), 다리침범 시 절름발이 증상을 보인다.

② 진찰소견 : 국소압통, 종창, 홍반, 발적, 따뜻함

③ 다형핵백혈구, ESR 또는 CRP 증가를 보인다. 모든 환자에서 혈액배양검사를 시행한다.

④ X선 검사 : 발병 72시간 내에는 뼈몸통끝 병소 부위에 인접한 근육층이 부종에 의해서 전위된 것을 볼 수 있고, 감염 후 7~14일이 지나면 뼈용해로 인한 음영감소나 뼈막분리를 볼 수 있다.

⑤ 초음파검사는 화농관절염의 진단, 흡인시 유용하며, 방사성핵종스캔($^{99}$mTc methylene diphosphonate)로 증상 발현 24~48시간 내 진단이 가능하다. MRI 등은 뼈속질염 등 병터 확인에 도움이 된다.

### (4) 치 료

**경험적 항생제**를 시작 후 원인균이 확인되면 항균제감수성검사 결과에 따라서 적절한 항생제로 바꾸어서 치료를 한다. A군 사슬알균, 폐렴사슬알균, b형 인플루엔자균 감염은 10~14일 이상 투여하며, 황색포도알균이나 **그람음성 창자막대균 감염시는 최소 28일,** 진찰소견 및 ESR, CRP 정상화될 때까지 4~6주간 치료한다.

① 신생아기(주로 *S. aureus*, GBS, G(−) bacilli) : nafcillin+cefotaxime

② 4~5세까지 소아(*S. aureus, B형 H. influenzae, streptococci) : cefuroxime+cefotaxime*

③ 5세 이후 소아(*S. aureus*, *Streptococcus*) : cefazolin or nafcillin

④ **수술** : 뼈막밑 또는 뼈몸통끝 흡인시 고름이 나오는 경우, 관통상, **엉덩관절 침범한 넙다리뼈머리 뼈속질염**(osteomyelitis of the femoral head with hip joint involvement)

### (5) 예 후

1주일 내에 치료가 시작되면 대체적으로 예후가 좋고, 재발이나 만성 감염으로의 이행은 10% 미만이다.

## 7) 피부 및 연조직 감염

### (1) 고름딱지증과 고름피부증(Impetigo, pyoderma)

모든 표재 피부감염증을 지칭하고 주 원인균은 *S. aureus*, **A군 β-용혈성 사슬알균**(GABHS)이다. bullous impetigo와 nonbullous impetigo 두 형태가 있고 **얼굴, 팔다리,** 엉덩이, 몸통에 병변이 잘생긴다.〈그림 11-2〉, 〈표 11-2〉

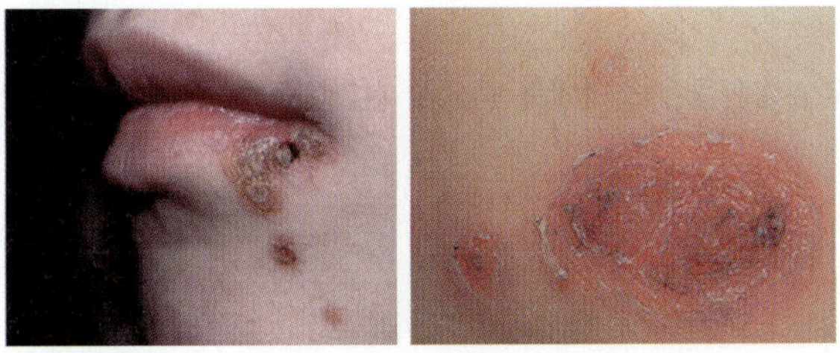

A B

그림 11-2 고름딱지증. A, 비수포성. B, 수포성.

표 11-2 원인에 따른 양상의 차이

| | |
|---|---|
| GABHS | 화농성, 국소 림프절병증 동반, 농포가 나타났다가 터져서 **honey-colored crusted plaque**형성(얼굴, 팔다리), **2세이전 드물다.** |
| *S. aureus* | **영아나 어린소아, 물집고름딱지증은 항상 황색포도알균 감염**(nonbullous형의 가장 흔한 원인이기도), 투명한 물집, thin, white crust 형성(얼굴, 엉덩이, 몸통, 회음부) |

① **합병증**

GABHS 감염 18~21일 후 **사슬알균 감염후 토리콩팥염**(poststreptococcal glomerulonephritis), 그러나 **고름딱지증 후에는 급성류마티스열은 발생되지 않는다.**

② **치 료**

**국소항생제**(mupirocin) 또는 병변이 광범위하거나 입 근처에 있거나 연조직염, 화농림프절염 등의 동반시 전신항생제 치료(erythromycin, dicloxacillin, or amoxicillin-clavulanate, or cephalexin)

### (2) 연조직염(Cellulitis)

피부 및 피부밑 조직의 감염증을 의미하는데, 가장 흔한 원인균은 *S. pyogenes*, *S. aureus*이다.

① **원 인**

- 신생아 : *S. pyogenes*, *S. aureus*, **group B streptococci, 드물게** *E. coli* 치료는 베타락탐계 항생제와 aminoglycoside 또는 cephalosporin를 정맥주사
- **3개월~3.5세의 영유아**에서 **뺨주위, 눈주위 연조직염 시**(특히 Hib 백신접종 안한 경우) **b형 인플루엔자균 감염**을 고려하고, 황색포도알균, A군 사슬알균도 원인이 될 수 있다. cefotaxime이나 ceftriaxone 등 전신항생제 치료를 한다.

② **단독, 얕은연조직염(Erysipelas)**

**A군 사슬알균**에 의한 연조직염으로 **경계가 명확**하고 약간 융기된 **통증이 있는 홍반성 경결**. 영아에서는 배꼽이나 생식기 부위에 소아는 얼굴에 호발한다.

# 2 그람양성균 감염

**앞으로 나열될 감염질환들은 소아에서 중요한 감염질환들이므로 주의해서 보도록 합시다.**

## 1) 포도알균 감염(Staphylococcal infection)

### (1) 원인 및 발병기전

- Coagulase 양성 : *Staphylococcus aureus* ; 침습감염 및 독소매개질환(e.g TSS, 4S을 유발)
- Coagulase 음성 *Staphylococcus*(CoNS) : *S. epidermidis*, *S. saprophyticus* 등 ; 체내 이물질(유치카테터 등)이 존재하지 않는 경우 대부분의 경우 병원성이 약하다.

① **독 소**

- **enterotoxins**(A, B, $C_{1\sim3}$, D, E, F) : vagal stimulator로 작용, **식중독**을 일으킨다.
- **toxic shock syndrome toxin-1(TSST-1)** : 월경관련 **독성쇼크증후군** 및 국소포도알균 감염을 유발한다.
- **exfoliative toxins** A and B : 피부의 과립층을 분리시켜 국소적(물집고름딱지증) 또는 전신적

(**포도알균 화상피부증후군,** 성홍열양 발진) 피부병변을 일으킨다.

② **포도알균 벽에 존재하는 물질**

- teichoic acid : 세균을 점막세포에 부착
- peptidoglycan : IL-1 생성, 다형핵 백혈구 유인, 보체활성, 옵소닌 항체 생성 등을 자극
- 그 외, capsule, protein A, **PBP2a(methicillin 내성**과 연관), clumping factor 등이 있다.
- slime layer : CoNS에 의해 생산되는 exopolysaccharide protective biofilm으로 opsonophagocytosis 방해

### (2) 황색포도알균 감염

① **증 상**

- 피부 및 연조직 : 접촉전염 **고름딱지증,** 고름궤양증, 물집 고름딱지증, 털집염, **종기,** 큰종기, **배꼽염, 포도알균성 열상피부증후군,** 성홍열양 발진이 생길 수 있다.
- 호흡기 : **괴사성 폐렴**으로 가슴고름집, 공기낭종, 고름공기가슴증과 기관지가슴맥샛길을 야기한다.〈그림 12-3A〉 상기도의 감염은 매우 드물다.
- **패혈증** : 모든 국소 감염으로부터 균이 침투하여 발생 가능하다.
- 독소매개질환 ; **식중독, 화상피부증후군, 독성쇼크증후군**이 있다.
  - **식중독 : 섭취 후 2~7시간 내에 갑작스런 구토로 시작, 물설사 동반. 발열은 없으며 24시간 내 회복**
  - **포도알균 화상피부증후군(SSSS)** : 신생아의 경우 증상이 매우 심하며, 특징적으로 통증을 동반하는 피부 발적 소견과 니콜스키징후 양성 반응을 보인다.〈그림 11-3B, C〉
- **이물질 감염** : 치료목적으로 몸속에 넣는 카테터는 *S. aureus*나 **CoNS**에 의해 감염되어 질병을 유발한다. 이때 도관을 제거하지 않으면 치료가 힘들다.
- 기타 : 고름근육염, **뼈속질염, 화농관절염,** 수막염, **감염심내막염,** 콩팥 및 콩팥주위 고름집, 귀밑샘염 등

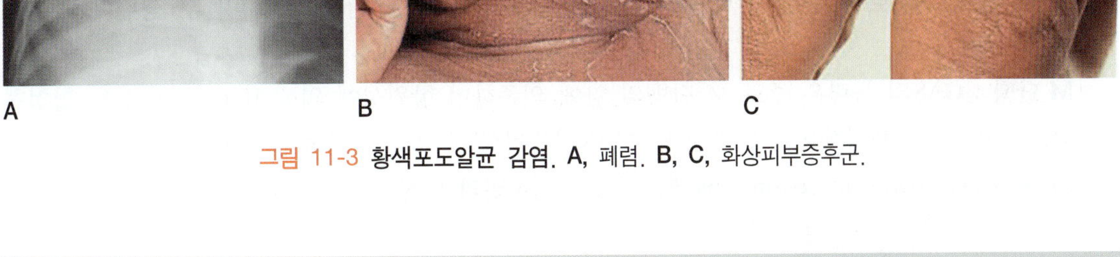

A B C

그림 11-3 황색포도알균 감염. A, 폐렴. B, C, 화상피부증후군.

② 치 료

- **항생제 치료**와 필요시 감염된 이물질 제거, 고름 배농
- 항생제 치료 : 중증감염은 비경구 투여, 피부 및 연조직 등의 감염에는 경구 투여
  - MSSA strains : nafcillin, dicloxacillin, cephalexin, cefuroxime, amoxicillin/clavulanate, clindamycin 등
  - **MRSA**(methicillin-resistant) strains : **vancomycin,** teicoplanin(심내막염 등 중증감염 치료시 **gentamicin, rifampin의 병용**치료는 상승작용에 도움)
- 포도알균은 일반적으로 직접접촉으로 의하여 전파되기 때문에 **철저한 손 세척**은 중요하다.

#### (3) Coagulase 음성 포도알균 감염(CoNS)

CoNS는 slime을 분비하여 여러 장치에 잘 들러붙고, 숙주의 포식작용에 저항하며, 항생제 침투력을 감소시키는데, 황색포도알균에 비하여 병원성은 낮지만 몸 안에 삽입하는 **장치와 연관된 감염**을 잘 일으킨다. *S. epidermidis*이 대표적이다.

치료시 대부분의 **CoNS는 methicillin 저항**을 보여서 vancomycin을 투여한다. 필요시 rifampin, gentamicin의 병용요법은 항균력이 증가될 수 있다. 될 수 있는대로 감염된 카테터, 인공판막, shunt 등은 제거한다.

### 2) 사슬알균 감염(Streptococcal infections)

세포벽의 성분 중 탄수화물(다당류)의 차이에 의해서 20가지의 혈청학적 그룹으로 나눈다(Lancefield grouping). 대표적으로 group A streptococcus나 group B streptococcus 등을 들 수 있다.

#### (1) A군 사슬알균(Group A streptococcus, GAS)

A군 사슬알균(*Streptococcus pyogenes*)는 혈액한천배지에 배양하면 적혈구의 완전용혈(β-용혈)을 일으키는 균주로 상기도(**인두염**)와 피부(고름딱지증, 고름피부증) 감염의 흔한 원인이고, **성홍열, 얕은연조직염(단독),** 독성쇼크증후군, 괴사근막염의 원인이기도 하다.

GAS 감염은 **류마티스열**이나 **급성토리콩팥염** 같은 비화농 **합병증**을 일으킬 수 있다.

① 역 학

- 기도 분비물, 피부병변의 직접 접촉이나 음식물을 통해서 전파되고, 적절한 항생제 **치료 24시간 후 전염력은 거의 없어진다.**
  - 인두염 : **3**～15세(**특히 취학연령**)에 흔하고, **겨울과 초봄**에 잘 발생하며 잠복기는 2～5일이다.
  - 피부감염 : **주로 여름**에 발생하고, 피부에 GAS 감염 후 병변은 7～10일 후 생긴다.

② 발병기전

- **M 단백** : GAS의 독력은 주로 M 단백의 양에 의존하며 항원성에 의해 100가지 이상의 혈청형으로 분류된다. 포식작용을 방해하며, 항체(형특이성)가 있으면 질병을 예방할 수 있다.
- streptococcal pyrogenic **exotoxins** A, B, C : **성홍열의 발진**을 일으킨다.

- **Streptolysin O, deoxyribonuclease,** streptolysin S, streptokinase, hyaluronidase 및 proteinase 등 : 항원성이 있고 **항체**를 형성하지만 면역과는 무관하며 **최근 감염의 지표**(ASO, anti-DNase)로 이용된다.

③ 증 상

- 호흡기 감염 : **인두염**과 폐렴의 중요한 원인균이다.
- 성홍열(Scarlet fever) : **pyrogenic exotoxin** 의해서 발생하는 **특징적인 발진과 인두염**을 동반하는 질환
  - **갑작스런 고열(39~40℃)**과 두통, **인두염** 등으로 시작되고, 24~48시간 내 특징적인 **발진**을 보인다. **구토 증상**도 특징적으로 나타난다.
  - **발진** : 증상 발현 24~48시간 이내에 나타나는데 목에서 시작해서 몸통과 팔다리를 펴지고, 3~4일 후 소실되기 시작하고 표피탈락(얼굴에서 시작 몸통, 손과 발로 진행)이 따라온다. **광범위한** 선홍색의 작은 구진이 나타나며, 손가락으로 누루면 퇴색된다. 햇빛에 탄 **피부에 소름이 끼친 것 같이 보이기도 한다**(confluent erythematous sandpaper-like rash).〈그림 11-4〉 대개 얼굴에는 발진이 없지만 빰은 홍조를 띠어서 **입주위 창백**을 볼 수 있다. 발진은 겨드랑이, 팔꿈치, 샅굴부위의 주름에 보다 명확하다(Pastia line).
  - **입안 및 인두 소견 ; 딸기혀**(초기 회백색으로 덮힌 유두가 현저 → 덮힌 것이 벗겨져 붉은 유두가 현저), 편도의 **점액고름 삼출물,** 인두 및 편도의 **충혈,** 물렁입천장의 **출혈점, 목림프절병증** 등을 보인다.
  - 감별질환 : **풍진, 홍역, 가와사키병, 포도알균 감염(성홍열양 발진),** 약물발진 등
- 피부 및 연조직 감염 : **고름딱지증,** 피부고름증, 연조직염, **얕은연조직염(단독)**
- 중증 침습 질환(severe invasive disease) : 정상적으로 무균 부위에서 GAS가 분리된 경우
  - 사슬알균 독소충격증후군(streptococcal toxic shock syndrome)
  - 괴사근막염(necrotizing fasciitis)
  - 이외 : 세균혈증, 수막염, 폐렴, 복막염, 뼈속질염, 화농관절염, 근염, 수술상처감염, 산후패혈증 등

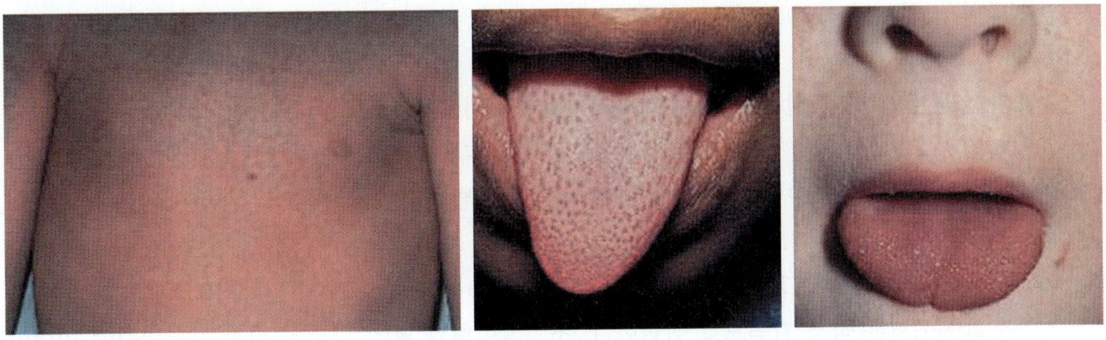

A B C

그림 11-4 성홍열. A, 피부발진. B, 흰 딸기. C, 붉은 딸기.

④ **진 단**

- 인후배양검사로 확진, 신속항원시험(rapid antigen detection test)은 특이도가 높아서 조기진단 가능
- **사슬알균항체 역가(ASO, anti-DNase)의 상승을 증명**함으로써 후향적으로 진단 가능
  - **Antistreptolysin O** : **인두염** 감염 후 3～6주 이내 상승, 피부감염에서는 항체반응이 낮거나 없다.
  - **Anti-DNase B** : **인두염, 피부감염 모두**에서 상승

⑤ **치 료**

- 화농합병증 및 **급성 류마티스열의 예방, 임상경과 단축, 균 전파 감소를 목적으로 항생제 치료**
- **페니실린에 감수성**이 있으므로 경구 penicillin V 또는 amoxicillin 10일간 또는 penicillin G benzathine 1회 근주
  - 페니실린 알레르기 환자는 1세대 cephalosporin, erythromycin, clindamycin을 사용

⑥ **예 방**

치료 시작 24시간 후 전염력 소실되므로, **치료시작 최소한 24시간까지 격리(어린이집, 학교 결석)**

**류마티스열과 류마티스심장병**의 병력을 가진 환자는 2차예방으로 **지속항생제 예방**이 필요(3～4주마다 benzathine penicillin 근육주사 또는 penicillin V 등의 경구항생제 복용)

⑦ **예 후**

**초기에(9일 이내)** 적절하게 치료하면 **급성 류마티스열을 예방**할 수 있지만, 신장염유발 사슬알균에 의한 인두염 또는 피부감염 후 **급성 토리콩팥염 발생을 예방할 수 있다는 증거는 없다.**

### (2) B군 사슬알균(Group B streptococcus, GBS)

GBS(*Streptococcus agalactiae*)피막 다당질의 구조에 따라 9가지(Ia, Ib～Ⅷ)의 혈청형으로 나누는데, III형은 후기발현 패혈증과 GBS 수막염의 80～90% 원인이 된다.

① **발병기전**

- 조기발현 질환 : 산모의 질이나 직장의 집락화로 출생시 노출, 상행성 감염 또는 감염된 양수 흡인
- 후기발현 질환 : 수직전파, 출생 후에 모체 또는 다른 사람으로부터 획득

② **증 상**

- **조기발현 질환** : **생후 7일 이내**(대부분 출생 24시간 내 증상을 보임) 발현하고 **산과적 합병증**(융모양막염, 조기분만, 조기양막파열 등)과 연관이 많다. 가장 흔한 형태는 **패혈증(50%),** 폐렴(30%), 수막염(15%) 등이다. **조기발현형이 폐렴**으로 발현하면 임상증상 및 방사선검사상 **RDS와 감별이 어렵다.**
- **후기발현 질환** : **출생** ≥7일에 발현하며, 세균혈증(45～60%)과 수막염(25～35%)이 가장 흔하다. 약 20%에서는 국소 감염으로 발현한다. 조기발현형과 달리 산모의 산과적 합병증이 위험인자가 되지 않는다.

③ 진 단

혈액, 소변, 뇌척수액 등에서 균을 분리(확진)하거나 B군 다당질 특이항체 라텍스응집검사도 이용한다.

④ 치료 및 예후

- GBS가 확인된 경우 **penicillin G**가 가장 좋은 항생제이다.
- 국소감염이 없는 세균혈증은 10일간, 수막염은 2~3주간 치료한다. 수막염 치료시 24~48시간 후에 뇌척수액 재검사를 하기도 한다.
- 조기발현 GBS 병과 후기발현 병의 치명률은 각각 4.7%, 2.8%이다.

⑤ 예 방

질이나 직장에 GBS가 집락화된 **임신부에게 분만 중 항생제(intrapartum prophylaxis)를 투여**함으로써 신생아에게 집락화되는 것을 방지하여 **신생아 GBS 질환을 예방**할 수 있다. 아직 사용되고 있는 백신은 없다.

## 3) 폐렴사슬알균 감염(Pneumococcal infection)

폐렴사슬알균은 소아에서 **세균혈증, 세균폐렴, 중이염**의 가장 흔한 원인균이면서 **수막염**의 2번째 흔한 원인균이다.

### (1) 병인과 역학

피막 다당질의 항원성에 따라 90가지의 혈청형이 있고, 피막은 포식작용(phagocytic function)을 방해하는 등 독력(virulence)과 관련이 있으며, 피막에 대한 항체가 있으면 예방력이 있다.

**폐렴사슬알균의 보균율은 생후 2세**까지 최고에 달한 후 점차 감소하는데, **6개월~5세 사이**에 언젠가는 **소아의 >90%**에서 코인두에서 폐렴사슬알균이 분리된다.

**2세 이하**의 소아에서는 피막 다당질에 대한 항체 반응이 낮고, 집락율이 높기 때문에 폐렴사슬알균 감염의 위험이 높은 것으로 생각되고 있다.

낫적혈구병, 지라없음증, 선천면역결핍(B세포, 보체 등), AIDS, 악성종양(백혈병, 림프종), 와우이식, 뇌척수액 누출 증후군 등에서 폐렴사슬알균 감염의 중증도가 심하고 빈도가 높다.

### (2) 증 상

폐렴, 중이염, 코곁굴염, 인두염, 잠재세균혈증, 패혈증, 원발복막염(콩팥증후군, 복수) 등 감염부위에 따라 다르다. 감염이 국소적으로 전파되어 가슴고름집, 수막염 등이 발생하거나 세균혈증에 의해서 수막염, 뼈속질염, 화농관절염, 심내막염 등이 발생할 수 있다. 드물게 **용혈요독증후군(HUS)** 등이 발생할 수 있다.

### (3) 진 단

감염 부위 또는 혈액에서 균 분리하여 확진한다. 그람염색상 lancet 모양의 그람양성 쌍알균을 보인다.

#### (4) 치 료

우리나라에서 폐렴사슬알균의 페니실린 내성은 70~80% 이상이다. 페니실린 **감수성 균주는 penicillin을 투여**한다. Penicillin 내성균에 의한 감염인 경우는 수막염 이외의 감염에는 **cefotaxime 또는 ceftriaxone** 등으로 치료할 수 있다. 그러나 **고도내성인 경우 vancomycin을** 투여한다. 내성균에 의한 중이염 치료에는 고용량의 amoxicillin(경구)으로 치료한다.

#### (5) 예 방

7가 백신(PCV7, 프리베나®)은 단백과 결합시킨 백신(conjugate vaccine)으로 2, 4, 6개월 기본접종과 12~25개월 추가접종을 한다. 최근 혈청형 종류를 추가시킨 10가 백신(신플로릭스®)과 13가 백신(프리베나13®)이 출시되었다. 23가 백신(PPV23, 뉴모23® or 프로디악스23®)은 다당질백신으로 2세 이상의 고위험군에게 단백 결합 백신과 함께 접종한다.

### 4) 디프테리아(Diphtheria)

*Corynebacterium diphtheriae*에 의한 급성 독성감염병으로 주로 **겨울철**에 유행하며, 잠복기는 2~6일이다. 환자나 보균자의 기도 분비물이나 피부감염의 삼출물에 직접접촉 하거나 비말감염에 의하여 전파되며 잠복기는 2~6일이다.

공기에 부유된 호흡기 **비말에 의하거나** 기도분비물 또는 피부감염의 삼출물과의 **직접접촉**에 의하여 전파되며, **무증상 호흡기 보균자에 의한 전파가 중요**하다.

#### (1) 임상양상

**기도 디프테리아** ; 코, 인두, 편도, 후두 및 그 주위 조직에 **거짓막(pseudomembrane)**이 특징적이다. 대부분 편도와 인후에서 발생하고 (94%) 회백색막이 있는 피부궤양(ecthymic nonhealing ulcer)을 보이는 **피부 디프테리아**나 외이도, 결막, 질내 디프테리아 감염이 올 수 있다. 합병증으로 디프테리아 독소에 의해서 무서운 합병증인 **심근염과 신경병증**이 올 수 있다.

#### (2) 진 단

인후나 코와 병변이 있는 피부나 점막에서 채취하여 특수배지를 이용하여 검체 배양한다.

#### (3) 치 료

① **디프테리아 항독소**(Diphtheria antitoxin) : 말혈청(horse serum)이므로 투여 전 반드시 과민반응 검사를 하고 과민반응이 나타나면 탈감작 후 투여한다.

② 항생제 : **erythromycin**이나 페니실린을 14일간 투여한다.

③ 지지요법 : 최소한 2주간 침상안정을 해야 한다.

# 3 그람음성균 감염

## 1) 인플루엔자균 감염(Haemophilus influenzae infections)

### (1) 원 인

**그람음성 짧은막대균**으로 피막다당류(polysaccharide capsule)를 지닌 피막형과 비피막형이 있다. 피막형은 피막의 항원성에 따라서 a~f까지 6가지로 분류되는데, 주로 **b형 인플루엔자균에 의해서 수막염, 후두 덮개염** 등의 중증감염이 발생되고, **비피막형(nontypable) 인플루엔자균은 중이염, 굴염** 등의 원인이 된다.

### (2) 역 학

기도분비물의 직접전파 또는 흡입에 의해서 전파되는데, 미국 등 선진국에서 Hib 단백결합 백신이 영아에서 필수접종으로 도입된 후로 중증감염은 현저히 감소하였고 최근 중증감염의 절반 가량은 백신을 기본접종을 완료하지 못한 6개월 미만에서 발생한다. Hib 중증감염은 백신도입 전 **2개월~4세(<5세), 특히 2세 미만**에서 흔히 발생했으며, 낫적혈구빈혈, 지라없음증, 면역결핍, 악성종양 등 환자에서 발병위험이 높다.

### (3) 진 단

**그람염색**에서 균을 관찰되면 추정진단이 가능, 배양 분리되면 확진할 수 있다. 역면역 전기영동법이나 라텍스응집검사를 이용하여 Hib의 다당류 PRP(polyribosylribotol phosphate)를 검출함으로써 Hib 감염을 조기 진단할 수 있다(항생제 투여 후에도 가능).

### (4) 증 상

① Hib감염은 **폐렴, 잠재세균혈증, 수막염, 후두덮개염,** 화농관절염, 연조직염, 중이염 등을 일으킨다.

② **수막염 후**에 6%에서 **청력장애**가 남을 수 있다.

③ **연조직염** : 대개 선행되는 상기도 감염의 병력이 있지만, 외상의 병력은 없다. **머리목부위, 특히 뺨과 안구주위(preseptal, orbital)**가 잘 침범되며 혈행전파로 생각된다.

④ **후두덮개염** : Hib 결합백신 도입 전에 **2~4세**의 유아에서 호발했다. **갑작스러운 기도폐쇄**★가 가능하므로 내과적 응급질환으로 진단되면 빨리 기관내삽관 또는 기관절개술로 기도를 확보해야 한다.

### (5) 치 료

① 항생제요법

**중증감염은** 3세대 세팔로스포린**(cefotaxime, ceftriaxone)** 비경구 투여로 시작, 항균제감수성결과에서 ampicillin에 감수성을 보이면 **ampicillin**, 저항성을 보이면 cefotaxime이나 ceftriaxone으로 치료한다. 비경구 투여에서 경구로 변경할 때 ampicillin에 감수성이면 amoxicillin, 저항성이면 경구 3

세대 세팔로스포린(cefixime, cefdinir), amoxicillin/clavulanate을 사용한다.

② Dexamethasone

수막염시 cochlea, labyrinth의 염증으로 생기는 **청력장애를 줄이기 위해서** 항생제 치료 직전 또는 동시에 투여하기도 한다.

#### (6) 예 방

① Hib 예방접종

PRP 다당류와 운반체 단백을 결합시킨 conjugate vaccine을 **2, 4, 6개월, 12~15개월**에 **접종**한다.

② 예방화학요법

환자와 밀접한 접촉을 한 가족 내 Hib 예방접종을 충분히 받지 않은 **4세 미만의 소아**가 있는 경우 모든 가족이 **rifampin**(20mg/kg/일) **1일 1회씩 4일간** 복용한다. 또한 접촉자 중 **면역기능저하 소아**가 있는 경우도 전 가족이 예방요법을 한다.

### 2) 수막알균 감염(Meningococcal infections)

#### (1) 원인 및 역학

① *Neisseria meningitidis* : 그람음성 쌍알균으로 피막다당류의 항원에 따라서 13가지 혈청군이 있다.

② 일차 또는 이차(전신홍반루푸스, 콩팥증후군, 간부전) **보체결핍**이 있으면 감염의 위험이 높다.

#### (2) 증 상

① 잠재세균혈증

② **급성 수막알균혈증** : 종종 갑작스런 열, 오한, 근육통, 권태, 팔다리통증, 탈진, 피부발진을 보일 수 있다. 발진은 반점, 반구진, 출혈점, 자색반 양상으로 올 수 있다.

③ **수막알균수막염** : 가장 흔한 임상양상

④ 만성 수막알균혈증, 폐렴, 심내막염, 고름심장막염, 화농관절염, 눈속염, 뼈속질염, 눈주위 연조직염 등

⑤ **합병증** : 급성합병증은 **혈관염, 파종혈관내응고, 저혈압**이 관계되는데 **팔다리의 괴저**(절단술 필요할 수도), **부신출혈**(Waterhouse-Fride richsen 증후군), 심내막염, 심근염, 눈속염, 뼈끝무혈관괴사 등이 발생할 수 있다. 신경학적 후유증으로 **귀먹음(m/c),** 뇌경색으로 인한 신경장애 등이 있다

#### (3) 진 단

① **혈액, 뇌척수액,** 피부 및 감염 부위에서 **균 분리시 확진**

② 라텍스응집검사로 피막 다당체 항원의 조기 검출

### (4) 치 료

혈압유지, 호흡유지, 파종혈관내응고 교정 등 지지요법과 함께 항생제치료를 한다.

**베타락탐계 항생제(특히 penicillin G)**가 치료약제이나 페니실린 내성 균주를 고려하여 vancomycin을 정맥으로 주입한다. ciprofloxacin을 사용할 수도 있다. 치료는 5~6일 동안 사용하나 경과에 따라 더 오래 사용할 수 있다.

### (5) 예 방

① 예방화학요법 : **rifampin**(10mg/kg, 12시간마다 2일간 총 4회) 또는 **ceftriaxone** 1회 근육주사

- 환자 증상 발생 1주일 이내에 ; **입안분비물 접촉**(키스, 숟가락이나 칫솔 공유 등)한 경우, **밀접한 접촉을 한 의료인**(입대입소생술, 기관내삽관, su ctioning), **환자의 가족, 어린이집 내 접촉자** 등에게 시행

② 예방접종 : 다당체항원으로 구성된 MPSV4(2~10세, >55세)과 단백결합백신인 MCV4(11~55세)가 있지만 국내에는 도입되지 않았다.

## 3) 백일해(Pertussis, whooping cough)

주로 *Bordetella pertussis*(그람음성 다형태 막대균)에 감염되어 발생하는 전염력이 매우 강한 질환이다. 예방접종 받았거나 감염되었다고 하더라도 **지속면역(lifelong immunity)을 형성하지 못하는데** 감염자와 밀접한 접촉(close contact)시 ~100%에서 감염되고, 가족 내 접촉한 경우도 예방접종을 완료하거나 감염을 앓았던 사람이라도 ~80%에서 무증상감염을 일으킨다. 백일해에 감염되었지만 기침 이외에 특징적인 **백일해 소견이 없는 청소년과 성인이 주요 감염원 역할**을 한다. **비말을 통한 호흡기 전파**한다.

### (1) 임상양상

① **카타르기**(Catarrhal stage; 1~2주)

- 전염력이 가장 강한 시기
  - 3~12일(7~10일)의 잠복기 후에 가벼운 감기증세를 보인다. 기침이 심해져서 발작기로 이어진다.

② **발작기**(Paroxysmal stage; 2~6주)

- 열은 대개 없다.
  - 특징적 백일기침(whooping) : 짧은 날숨 기침이 연발되다가 '흡' 하고 길게 숨을 들이쉬기를 반복하는 발작기침을 보이고, 기침 끝에 구토가 흔하게 동반된다.
  - **12개월 미만(특히 3개월 미만)**은 짧은 카타르기, 헐떡임, **무호흡을 보이고, whoop이 없고**, 연장된 회복기 등 비전형적인 임상양상을 보인다.

③ **회복기**(Convalescent stage; 발작기 후 2주)

④ **합병증**

**무호흡**, 사망, 이차감염(중이염, 폐렴), 격한 기침으로 인한 후유증(두개내 출혈, **경련**, 코피, 결막 출혈, 배꼽탈장, 샅굴탈장 등)

### (2) 진 단

① 접촉 병력, 특징적인 발작기침 양상

② 검사소견 : 백혈구 증가, **절대림프구증가증**(카타르기)

③ 균 배양 : 발작성 기침을 할 때 코인두검체 균배양(Regan-Lowe 배지)

④ 그 외 직접형광항체법, 중합효소연쇄반응(PCR)검사, 혈청검사(급성기, 회복기 항체역가)

### (3) 감별질환

**adenovirus,** *Bordetella parapertussis*, *Mycoplas ma pneumoniae*, *Chlamydia trachomatis*(영아), *Chlamydophila pneumoniae*

### (4) 치 료

① **환자 격리**

**항생제 치료 후 5일**까지, 치료하지 않으면 기침 발생 후 3주까지(학교, 어린이집 금지)

② **항생제 치료**

**erythromycin**(신생아는 **비대날문협착증(HPS) 발생 위험** 증가로 azithromycin 투여)

### (5) 예 방

① 능동면역 : 2, 4, 6, 15~18개월에 4차 기본접종, 4~6세에 **DTaP** 추가접종한다. 11~12세 **Td(Tdap**으로 권장) 접종

② 환자와의 접촉시 예방 : macrolide 항생제 치료와 예방접종

- 환자와 **접촉한 가족, 어린이집 내 접촉자** 등은 연령, 예방접종력, 증상 발현 관계없이 erythromycin, azithromycin 등 **환자와 동일한 macrolide 항생제 치료**를 한다.
- **7세 미만 밀접한 접촉자**는 접종력 확인 후 **DTaP를 접종**한다. 3차접종을 시행한지 6개월이 지났거나, 4차접종을 한지 3년 이상이 된 경우 DTaP 접종한다.

## 4) 살모넬라증(Salmonellosis)

**위창자염**과 **장티푸스**의 2가지 임상형을 보인다.

### (1) 비장티푸스 살모넬라증(Nontyphoidal salmonellosis)

① **역 학**

- 살모넬라 위창자염은 세균 설사의 m/c 원인으로, *S. enterica* serova Enteritidis는 m/c 원인균이다.

- **여름**과 가을에 호발, 집단적 또는 산발적으로 발생하며 발병률은 1~4세에 가장 높고, **침습감염과 사망은 영아, 노인, 면역결핍, 낫적혈구병, 백혈병 등**에서 높다.
- **식품 매개성**(감염된 가금류와 육류제품, 계란, 유제품), 오염된 물보다 음식이 주된 감염원이다.

**② 증 상**

- 무증상 보균자, 급성장염, 세균혈증, 장외 국소감염을 일으킨다.
- 급성장염이 가장 흔하고, 대개 12~36시간(6~72시간)의 잠복기 후에 갑작스런 욕지기, 구토, **복부경련통**이 있다가 물**설사**를 보인다(간혹 대변에 점액, 혈액이 있기도).
- **대부분 열**이 동반된다.
- **일과성 세균혈증**은 약 1~5%에서 발생하고, 장기나 조직에 국소적으로 침투하면 **뼈속질염과 수막염** 등의 국소감염을 일으킨다.

**③ 진 단**

- 대변이나 체액 배양검사에서 균확인, 대변검사에서는 다형핵백혈구, 적혈구가 보일 수 있다.

**④ 치 료**

- 탈수 및 전해질 장애 교정 등의 지지요법이 중요하다. **일반적으로 항생제 치료는 하지 않는다**(임상경과를 줄이지 않고, 정상 집락 균을 억제하고 살모네라 균 배설을 연장시킨다). 단, **세균혈증의 위험이 높은 환아**(3개월 미만 영아, 악성종양, 낫적혈구병, 면역결핍아 등)는 **항생제 치료**를 한다.

**⑤ 예 후**

- 건강한 소아에서의 예후는 양호하다. 감염 12주 후에 5세 미만의 영유아는 45%, 소아와 성인은 5%에서 대변으로 균을 배설한다. 성인의 약 1%는 1년 이상 균을 배설하는 만성보균자가 된다.

### (2) 장티푸스(Typhoid fever)

대부분 *Salmonella enterica* **serovar Typhi**에 의해 발생한다. S. ser. Paratyphi A,(B, C)도 원인이 된다. *S. typhi*는 사람에게만 감염을 일으키며, 감염된 사람(환자나 만성보균자)와 직간접 접촉에 의해서 감염된다. 대변에 오염된 음식물 또는 물 섭취가 가장 흔한 전파 방식이다.

**① 발병기전**

**돌창자말단**의 점막을 침입 후 창자간막림프계를 경유하여 혈류로 침입하여 일차 세균혈증으로 그물내피계(간, 지라, 담낭, 골수)로 파급된 후 증식과정을 거쳐서 이차 세균혈증을 일으키며 증상을 유발한다.〈그림 11-5〉

**② 증 상**

- 잠복기는 7~14일(3~30일)로, 임상양상은 나이에 따라 차이가 있다.
- 대개는 **고열**과 함께 **위약감, 식욕부진, 전신근육통, 간지라비대, 복통, 장미반점(rose spot)**를 보인다. 증상 1주일 이내에 체온이 오르면서 unremitting 형으로 지속된다(~40℃).
  - **장미반점** : 제 7~10병일에 반점이나 반구진 발진이 아래가슴과 복부에 보이고 2~3일간 지속된다.

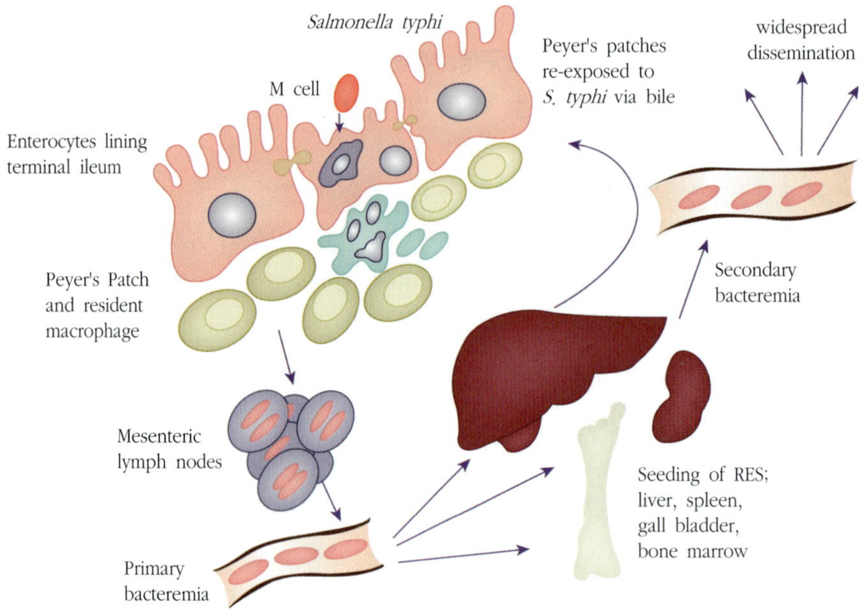


그림 11-5 장티푸스의 발병기전

- 영아에서는 설사, 독성모습, 파종혈관내응고 같은 합병증이 더 흔하지만 성인에서 보는 상대적 느린맥(relative bradycardia), 신경학적 소견과 위창자 출혈은 드물다.

③ 진 단

- **배양 검사** : 혈액, 소변, 대변, 감염부위로부터 *Salmonella*균 분리
  - **병의 초기(＜1주일)** : **혈액배양 양성**(40～60%), 1주일 이후 소변, 대변배양 검사 양성소견 보인다.
  - 골수배양 : 검사의 민감도가 가장 높고(85～90%), 항생제 사용에 영향을 받지 않는다.
- 위달검사(Widal test) : S. Typhi의 O 및 H항원에 대한 항체를 검사하는 것으로, 위음성과 위양성이 높아 위달검사 하나로 진단은 하지 않는다.

④ 치 료

- 항생제 치료는 합병증을 최소화하기 위해서 중요하다.
  - 전통적으로 chloramphenicol이나 amoxicillin이 사용되었으나 내성균의 증가, 높은 재발율로 요즘은 소아에서는 **3세대 cephalosporin(cefixime, ceftriaxone)성인은 fluoroquinolone**을 사용하는 것이 더 높은 치료율을 보인다.
- 스테로이드(dexamethasone) : 쇼크, 둔감, 혼미, 혼수 등 중증의 환자에서 사용해 볼 수 있다.
- 지지요법 : 안정, 수분공급, 전해질장애 교정, 해열(acetaminophen) 등

⑤ 합병증

**창자출혈(＜1%)과 창자천공(0.5～1%)**은 소아에서 드물다. 천공은 주로 돌창자말단에 많다. 간염, 쓸개염 등도 올 수 있다.

드물게 **중독성 심근염(toxic myocarditis)**, **신경계 합병증**(머리속 압력 상승, 급성 소뇌실조, 난청, 길랭-바레 증후군 등)이 올 수 있다.

⑥ **예 후**

신속한 치료, 나이, 발병 전 건강상태, 합병증의 출현 등에 따라서 예후가 달라지는데, 적절한 치료를 하더라도 감염된 소아의 2～4%에서 재발할 수 있다. S. Typhi를 3개월 이상 배설하면 만성보균자(chronic carrier)로 간주되는데, 나이가 증가할수록 위험이 증가한다. 일반적으로 소아는 2% 미만이다.

## 5) 세균이질(Shigellosis, bacillary dysentery)

### (1) 원인, 역학

① *Shigella* 감염은 **1세～3세 이전**(2nd and 3rd year of life)에 가장 흔하고, **대부분**(약 70%) **5세 미만**이다.

② 사람-사람 접촉, 오염된 음식물과 물, 성접촉으로 균의 전파가 이루어지는데, *Shigella* 균의 특징은 콜레라균과 달리 **작은 수의 세균(very small inocula)으로 쉽게 병을 야기** 시킨다는 점이다.

③ 분류 : 4가지 혈청군으로 나눈다.

- serogroup A : *S. dysenteriae* ; 많은 exotoxin을 만들어 가장 중한 경과, **대유행**을 일으킨다.
- serogroup B : *S. flexneri* ; **미개발국**에서 가장 흔한 균
- serogroup C : *S. boydii*
- serogroup D : *S. sonnei* ; 선진국형, 점차 빈도가 증가한다. **가장 흔한 형태**

### (2) 발병기전

① 몇몇 시겔라는 독소를 분비하는데, **Shiga toxin**과 enterotoxins ShET-1, ShET-2이다.

- **Shiga toxin** : *S. dysenteriae* **serotype 1**과 **Shiga toxin-producing** *E. coli*(E. coli O157 : H7 등)에 의해 분비되는 강력한 단백질 합성억제 장독소로, **용혈요독증후군**을 일으킨다.

② 주된 병소는 **결장**, 특히 **먼쪽결장**이며 **호발연령은 2～3세이다**.

### (3) 증 상

전형적으로 1～3일(1～7일)의 잠복기 후 심한 복통, 고열, 구토, 식욕부진, 독성, 절박 및 배변시 통증을 보인다. 설사는 **물설사**(손네이 이질균은 대개 물설사) 또는 혈액을 섞인 점액변을 자주 보기도 한다. **경련, 두통, 혼동, 목경직, 환각 등의 신경계 소견**은 **가장 흔한 장외소견**이다. 원인은 모른다.

① 합병증 : **탈수(m/c),** 항이뇨호르몬부적절분비 증후군(SIADH), 저혈당, 단백질소실장병증 등이 올 수 있고, **용혈요독증후군**은 *S. dysenteriae* serotype 1 감염시 Shiga toxin 매개 내피손상으로 올 수 있는데, *E. coli* O157:H7, *E. coli* O111:NM, *E. coli* O26:H11와 같은 Shiga toxin 생산 대장균에 의해서도 발생한다.

### (4) 진 단

① 대변배양검사 : 확진, 신선한 대변과 직장면봉채취 검체

② 대변검사에서 백혈구와 적혈구를 보인다.

### (5) 치료 및 예방

① 수분과 전해질 교정이 중요하고, **장운동을 지연시키는 약제(loperamide)는 금기**이다. 영양결핍인 아이는 **비타민 A 투여**(200,000IU)와 아연보충(20mg/일, 2주간)을 해주고, 회복기에 고단백 식이를 해준다.

② 항생제 치료 : ampicillin, TMP-SMX에 대한 내성균이 증가해서 경험적 항생제로 **ceftriaxone**, azithromycin 또는 nalidixic acid를 준다. **5일간** 투여한다.

③ 영유아에게 **모유수유** 하는 것이 세균이질의 발생빈도 및 증상의 중증도를 줄인다. **손씻기**도 중요하다.

## 6) 설사 대장균 감염(Infections due to diarrheagenic Escherichia coli)

*E. coli*는 조건무산소성 그람음성막대균으로 장염, 요로감염, 신생아 패혈증 및 수막염 등을 일으킨다. 설사를 일으키는 대장균은 enterotoxigenic *E. coli*(ETEC), enteroinvasive *E. coli*(EIEC), enteropathogenic *E. coli*(EPEC), Shiga toxin-producing *E. coli*(STEC), enteroaggregative *E. coli*(EAEC)로 구분된다. 5가지의 중요한 특징은 〈표 11-3〉과 같다.

**표 11-3 설사를 유발하는 대장균의 종류와 특징**

| | 역학 | 임상양상 | 발병기전 | 치료 |
|---|---|---|---|---|
| ETEC | **여행자**, 개발도상국 영아설사 | **폭발적 물설사**, 복통, 열거의 없다. | 열민감/열저항 장독소, 작은창자 | TMP-SMX(여행자설사, 증상이 심한 경우) |
| EIEC | 전연령(열을 동반한 설사) | 대개 물설사, 일부 **세균이질 양상** | 큰창자 점막침입, 염증유발, Shigella enterotoxins | 세균이질 등 의심하에 경험적 항생제 치료 |
| EPEC | **<2세(특히<6개월)** 개발도상국은 **어린이집 유행** | 급성(만성) 설사(물설사), 구토, 미열 | 샘창자~결장, 창자점막에 특이한 형태로 부착 | TMP-SMX(증상이 심한 경우) |
| STEC | **6개월~10세**(HUS), 노인 **사람-사람 접촉으로도 발생** | 심한 **복통**, 초기 물설사가 수 일내 **혈변**으로 바뀐다. 열(<1/3) | **Shiga toxin**(Stx 1, 2), 큰창자 | **항생제 치료 안한다(용혈요독증후군** 위험). |
| EAEC | 전연령(선진국, 개발도상국), 여행자, AIDS환자(만성설사) | 급성(**만성**) 설사(물설사, 분비성), 혈변 보기도 한다. | *Shigella* enterotoxin 1, 열저항장독소(EAST1) | ciprofloxacin, rifaximin(여행자설사, 소아제한적) |

## 7) 콜레라(Cholera)

*Vibrio cholerae* 혈청형 O1과 O139에 의하여 분비되는 창자독소에 의한 급성 창자염이다.

오염된 물과 음식물(특히 어패류) 등을 통하여 전염되고, 오염된 음식으로 집단 발생이 일어나기로 한다. **임상 질환이 발생하기 위해서 많은 양의 세균**(large inoculum, $>10^8$)이 필요하다.

### (1) 발병기전

① **상부 작은창자(빈창자)**에 집락화 후 **창자독소를 분비**하여 장관 내로 물과 전해질의 분비를 촉진한다.

• 창자독소는 상피세포로 들어가서 adenylate cyclase 활성화 → **cyclic AMP**↑→ 미세융모에 의한 NaCl 흡수↓, 창자샘세포에서 물, chloride 분비↑→ 수분과 전해질 소실**(상피세포 침입하지 않음)**

② **설사** : **등장성**(비교적 다량의 중탄산염, 칼륨), 소아는 성인에 비해 고칼륨, 저나트륨, 저염화물, 저중탄산염을 가진다.

③ 빈창자에서 이당분해효소 활성도는 저하되지만, **포도당 흡수(sodium glucose cotransporter)는 유지**된다.

### (2) 증 상

감염되면 대부분 무증상이나 경미한 증상을 보이지만, 전형적인 콜레라는 대개 1~3일(수시간~5일)의 잠복기 후 급성으로 **복통과 열이 없이 과량의 물설사**를 보인다.

무색의 **쌀뜨물 같은 설사**로, 생선냄새가 나기도 한다. 뒤무직은 동반되지 않는다.

4~12시간 내 탈수, 저칼륨혈증, 대사산증이 오고, 심하면 저혈량쇼크, 저혈당, 경련, 혼수를 보이고 사망할 수 있다.

### (3) 진 단

**TCBS(thiosulfate-citrate-bile salts-sucrose) 배지**를 이용하여 대변에서 균 분리한다. 염증반응이 없으므로 대변에 백혈구는 없다.

### (4) 치료와 예방

① 탈수를 평가하여 탈수와 전해질불균형 교정 및 수분과 전해질 공급(ORS나 수액) 등 **지지요법이 중요!!**

② **항생제** : 병의 기간, 균 배설 및 수분 소실을 감소시키는데, **중등도~중증의 환아**에게 투여한다.

• 9세 이상 환아는 **doxycycline(1회) 또는 tetra-cycline(3일),** 9세 미만의 환자는 TMP-SMX, erythromycin, chloramphenicol을 경구복용한다.

③ 백신은 효과가 제한적으로 추천하지 않는다. 안전한 음식물과 물을 섭취하고 위생에 주의한다.

④ 가족 내 접촉자에게 예방화학요법을 고려할 수 있으나 WHO에 의해서 추천되지는 않는다.

### 8) 녹농균 감염(Infections due to Pseudomonas aeruginosa)

- *P. aeruginosa* : 절대산소성 그람음성막대균으로 **병원감염에 중요**한 원인균이다.

#### (1) 증 상

① 피부, 인후, 대변, 코점막에 집락화 된 균이 **피부나 창자점막의 손상**의 있는 경우 감염을 일으키게 되는데, 대부분 **기회감염**이나 **카테터 감염**을 일으킨다.

② 건강한 소아의 **경미한 상처**에 감염되어 연조직염과 국소고름집 형성 가능 ; **ecthyma gangrenosum (괴저성 농창)** : 붉은반점 → 출혈결절 → 진홍의 경계로 둘러쌓인 **괴사딱지**〈그림 11-6〉

③ **국소, 전신 숙주 방어기전이 저하**(특히 **화상, 낭성섬유증, 백혈병 및 악성종양**)된 경우 **패혈증,** 폐렴, 요로감염, 심내막염, 수막염, 꼭지돌기염 등이 생긴다.

④ 병원 감염, 특히 **기계적환기와 연관된 감염(폐렴)**의 중요한 원인균이다.

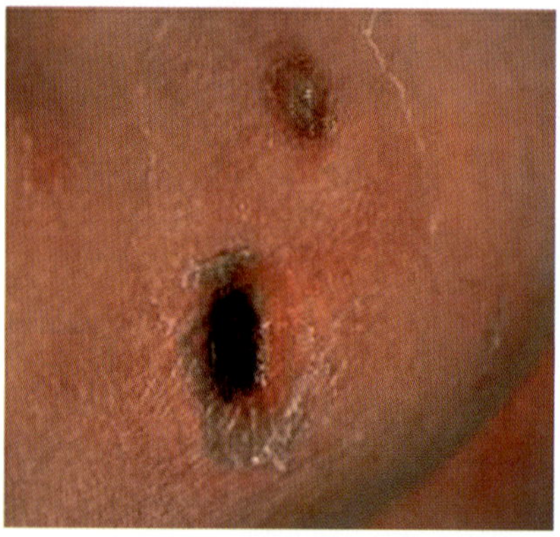

그림 11-6 괴저성 농창의 괴사딱지

#### (2) 치 료

① 패혈증과 심한 감염증에는 1∼2개의 살균성 항생제를 사용하는데, 면역기능의 장애나 균의 감수성을 알 수 없는 경우 두 가지 약물을 사용한다.

- 단독요법 : **ceftazidime**, piperacillin-tazobactam, ticarcillin-clavulanate, imipenem 등
- 병용요법 : 위의 약물+aminoglycoside(gentami cin, amikacin 등) ; 상승작용을 위해 투여

② 면역기능의 장애가 있거나 균의 감수성을 알 수 없을 경우에는 두 가지 약제를 사용한다.

## 4 무산소성균 감염

### 1) 파상풍(Tetanus)

절대무산소성 그람양성막대균인 *Clostridium tetani*에 의해서 생산된 **tetanospasmin**(tetanus toxin)으로 인해서 **급성 강직마비(spastic paralysis)**가 발생하는 병을 말하며, 이전에 lock jaw라고 불리어

졌다. 국내에서는 **DTaP 백신의 높은 접종률에 의하여 신생아 파상풍 발생은 거의 없는** 역학적 변화를 보이고 있고(개발도상국에서 신생아 파상풍이 가장 흔한 형), 성인에서는 **외상 후 파상풍 발생은** 현저히 감소했으나 지속적으로 발생하고 있고, **50세 이후(미국 >60세)에 집중**되어 있다.

### (1) 임상증상

**오염된 상처**(특히 **괴사조직** 있거나 **깊은 관통상**)로 침입한 균은 2~14일(주로 8일 이내)의 잠복기 후 **독소(tetanospamin)**에 의해서 증세를 보이는데, 상처 주위의 동통성 근육연축을 보이는 국소파상풍 보다는 전신파상풍이 더 흔하다.

**입벌림장애(trismus)로 발현**해서(약 50%), 더 진행하면 얼굴과 볼근육의 연축으로 인해서 입이 바깥쪽으로 끌려서 비웃는 듯한 표정인 **경련미소(risus sardonicus)**를 보인다. **사소한 자극(빛, 소리, 접촉)에도 경련**이 일어나며, 환자의 목과 등이 경직되어 활모양으로 휘는 **활모양강직(opisthotonus)**을 보이기도 한다. 감각신경은 손상되지 않아서 **의식이 있는 상태에서 심한 통증**을 호소한다. **출생 시 소독하지 않은 기구로 탯줄을 절단하거나 배꼽의 처치를 비위생적으로 한 경우** 신생아 파상풍이 일어날 수 있다.

### (2) 예 방

예방접종력을 확인 후, **파상풍 면역글로불린**을 투여한다(human tetanus immunoglobulin, **HyperTET®**). 능동면역화를 위해서 **반드시 파상풍예방주사(DTaP 또는 Td(≥7세)를 다른부위에 접종**한다. 〈표 11-4〉

① 능동면역 : **2, 4, 6개월, 15~18개월**에 4차례 기본접종과 **4~6세**에 DTaP 추가접종을 한다. **11~12세 Td(Tdap 권장)을 접종 후 10년 마다** 추가접종을 한다.

**표 11-4 상처치유에서의 파상풍 예방지침**

| 파상풍 백신 접종력 | 작은(깨끗한) 상처 | | 이외의 모든 상처[1] | |
|---|---|---|---|---|
| | T[2] | TIG[3] | T[2] | TIG[3] |
| **모르거나 3회 미만** | 투여함 | 투여 안함 | **투여함** | **투여함** |
| 3회 이상 | 투여 안함[4] | 투여 안함 | **투여 안함[5]** | **투여 안함** |

1 **오물, 대변, 침에 오염된 상처; 찔린상처; 박리(avulsion); 화상, 동상, 총상, 압궤 등에 의한 상처**가 포함된다.
2 T : tatanus vaccine, 접종을 실시할 경우, 7세 미만의 소아에서는 DTaP 또는 DT 백신(백일해 접종이 금기인 경우)을 접종하고, 7세 이상 소아에서는 T 또는 Td를 접종한다.
3 TIG : tetanus human immunoglobulin(HyperTET®), TIG가 없을 경우에는 tetanus antitoxin(TAT)을 주사한다.
4 마지막 파상풍 접종을 시행한 시기가 10년 이상 된 경우에는 접종한다.
5 **마지막 접종 후 5년 이상** 된 경우에는 **접종**한다.

### (3) 치 료

치료원칙은 신경조직에 결합된 tetanospasmin이 대사되어 없어질 때까지 대증요법을 시행하는 것이다.

① 상처부위 소독 철저히 하고, 괴사조직이나 이물질 제거하고 **상처 부위는 열어놓는다.**
② 환자는 어둡고 조용한 방에 있게 하며 경련을 유발하므로 불필요한 자극은 주지 않는다.
③ 진정제 및 근육이완제(diazepam 등) 투여하고, 수분 및 전해질 유지, 기도 유지 등 지지요법을 한다.
④ 항생제 치료 : **metronidazole 또는 penicillin G** 10～14일간 투여

#### (4) 합병증 및 예후

전신파상풍의 치명률은 5～35%, 신생아파상풍은 <10%(집중치료실 치료 못하는 경우 >75%)이다. 대개 1주일 이내에 사망하며, 잠복기가 짧을수록 예후가 나쁘다. 회복되면 후유증은 없다.

전신파상풍의 합병증으로 **분비물 흡인, 무기폐, 폐렴** 등이 있다. 회복 후에도 면역이 획득되지 않으므로 능동 면역이 꼭 필요하다.

## 5 미코박테륨 감염

### 1) 결핵(Tuberculosis)★

*Mycobacterium tuberculosis* complex에 의해 발생하는데, **잠복결핵감염**은 투베르쿨린 피부검사에 양성반응을 보이나 임상증상이나 방사선소견은 동반되지 않는 것(또는 폐병변, 폐문림프절 석회화된 상태)으로 결핵균을 지닌 **비말을 흡인**하여 발생한다. 임상증상이나 방사선소견이 뚜렷해지면 '결핵질환'을 의미하는데, **잠복결핵을 치료하지 않으면 영유아에서는 40%에서 결핵질환**이 발생한다(성인은 5～10%).

**표 11-5** 소아 폐결핵과 성인 폐결핵의 비교

| | 소아 결핵 | 성인 결핵 |
|---|---|---|
| 초기의 폐병변 | **폐 하부**(주로 가슴막밑)에 위치 | **폐꼭대기(Simon foci) 혹은 빗장위**, 원발병터 |
| 부위림프절 침범 | **흔하다** | 없다 |
| 치유 양상 | **석회화(calcification)**로 치유 | **섬유화(fibrosis)**로 치유 |
| 진행 양상 | **혈행(림프성) 파종(좁쌀결핵 혹은 결핵수막염** 발생) | **기관지성** 파종(치즈괴사(caseous), **공동**을 초래) |
| 감염 방법 | **원발결핵**(원발복합체, Gohn complex) | 재감염 또는 **재활성화 결핵** |
| 폐외 결핵의 빈도 | **25～35%** | **10～15%** |

#### (1) 역학 및 발병기전

결핵균(*M. tuberculosis*)의 전파는 주로 **공기매개**로 이루어지며, 가래펴바른표본 양성, 공동의 존재, 심한 상엽침윤, 심한 기침과 많은 양의 가래배출 등에 의해서 전파가 쉽게 이루어지는데, **소아 결핵은** 그렇지 않은 경우가 대부분이어서 **전염성은 거의 없다.** 대부분 **가족 내 성인환자로부터 감염**

되며, 학교, 유치원, 어린이집 등에서도 전염된다. 소결핵균(*M. bovis*)은 주로 유제품(unpasteurized)을 통하여 전파된다.

잠복결핵감염에서 결핵질환으로 진행될 위험이 높은 경우는 **4세 이하**(특히 <2세), **청소년 및 젊은 성인(5~14세의 연령군이 결핵질환의 위험이 가장 낮다), 최근 1~2년 내 투베르쿨린 피부검사 양성전환,** 영양결핍, 규폐증 등이 있다.

① 원발복합체(Primary complex, Gohn complex)

결핵균이 호흡기로 침입하여 **원발병소(primary focus) 형성한 것으로, 부위림프절**(주로 폐문림프절)**의 염증, 기관 주위림프절염, 폐조직병변을 말한다.** 이곳에서의 **조직 반응은 감염 후 2~12주**에 최고조에 이른다.

② 재감염 결핵(Reinfection tuberculosis)

체내 결핵 병소의 재활성화 또는 원발결핵으로 감작된 상태에서 체외의 결핵균에 재감염 되는 경우로 흔히 산소와 혈류가 많은 상엽꼭대기에 침윤이나 동공의 형태로 생긴다. 소아는 드물다.

### (2) 좁쌀결핵(Miliary tuberculosis)

파종결핵 중 임상적으로 가장 중요한 것으로 **원발 병소에서 다량의 결핵균이 혈행으로 파종**되어 **2개 이상의 장기**(주로 폐, 간, 지라, 뇌 등)에서 질환을 일으키는 것을 말한다. 원발 감염 후 2~6개월 내에 발병하며 **영유아,** 영양결핍 또는 면역결핍 환아에서 흔하다. 흥분성, 식욕부진, 체중감소, 미열 등의 증상이 서서히 또는 갑자기 나타나고, 절반의 환자에서 수 주 내에 **림프절병증, 간지라비대**를 보인다. 몇 주가 더 지나면 호흡곤란, 기침, 거품소리, 쌕쌕거림이 있으면서 특징적인 가슴 X선 소견인 **snow flake appearance**〈그림 11-7C〉을 보인다. 20~40%의 환자에서 **수막염**이나 **복막염**을 보이고, 13~87%환자에서는 **맥락막결절**(choroid tubercle)을 보인다. **구진괴사 결핵발진** 등의 피부병변을 보일 수 있다. 진단이 쉽지 않기 때문에, 결핵 환자와의 접촉력이 중요하다. **투베르쿨린 검사는 약 40%에서 음성**을 보이고, 객담 등의 배양검사는 민감도가 낮으며, 간 및 골수 조직의 세균학적 및 조직학적 검사로 진단할 수 있다.

① 선천결핵

생후 1~2주 지나서 증상(호흡곤란, 열, 간지라비대, 식욕부진, 졸음증이나 흥분성, 림프절병증, 성장장애, 복부팽만, 귓물, 피부병터 등)이 시작되며, 많은 경우에서 가슴 X선 사진에서 좁쌀결핵 양상을 보인다. 전신림프절병증과 수막염이 30~50%에서 나타난다. 투베르쿨린 검사는 처음에는 음성이지만 1~3개월이 지나면 양성을 보인다.

### (3) 결핵수막염(Tuberculous meningitis)

원발감염 후 2~6개월 내 **6개월~4세**의 영유아에게 잘 발생하고 치료하지 않으면 약 20일 이내 사망하는 중한 질환으로 **뇌바닥수막염, 물뇌증, 뇌신경마비** 및 설명할 수 없는 **뇌졸중**을 보이는 영유아는 **결핵수막염 의심** 하에 항결핵치료를 고려하는 것이 꼭 필요하다.

① **임상 경과**

- 흔히 몇 주에 걸쳐서 3단계의 경과를 취한다.
  - 1기 : 1~2주간 비특이증상(열, 두통, 구토, 흥분성, 졸음, 병 등)을 보이며 국소신경증상은 없다.
  - 2기 : 뇌신경마비(III, VI, VII)와 수막자극증상을 보인다.
  - 3기 : 혼수, 반신마비, 하반신마비, 고혈압, 대뇌제거자세, 활력징후 악화를 보이다가 결국 사망한다.

② **진 단**

- 투베르쿨린 검사 50% 양성
- 가슴 X선 검사 50~80%에서 이상소견(폐문 또는 세로칸 림프절병증, 폐침윤, 좁쌀결핵 소견 등)
- **뇌척수액 검사**
  - 뇌압 증가; **백혈구수 증가** : 10~500/mm$^3$; 초기에 다형핵구 → **대부분 림프구 우위**
  - **포도당 감소**(20~40mg/dL); **단백질 증가**(50~5000mg/dL)
  - 항산막대균 펴바른표본검사 ~30% 양성, 배양검사 50~70% 양성(뇌척수액 5~10mL로 검사)
- 위흡인물, 소변 등의 배양검사
- CT, MRI : 초기에는 정상, 진행되면 **뇌바닥증강(basilar enhancement), 교통물뇌증,** 뇌부종, 국소허혈

### (4) 진 단

**검체에서 결핵균을 배양, 분리**하면 확진할 수 있지만, 배양 검사 결과가 음성이라도 결핵이 아니라고 단정할 수는 없으며 대부분 소아는 **투베르쿨린 검사가 양성, 결핵에 합당한 방사선소견, 결핵환자에 노출력**이 있으면 결핵을 진단 할 수 있다.

① **병 력**

결핵 환자와 **접촉력**

② **세균 배양**

- 가래, 위흡인물(gastric aspirate), 가슴막삼출액, 뇌척수액, 생검검체 등
  - **영·유아** : 아침에 일어나기 전 **위흡인물** 배양(3일 연속)
  - **>5세** : **가래유도**(aerolized hypertonic saline 이용)

③ **증 상**

**아무 증상이 없는 경우가 많고,** 열, 기침, 식욕부진, 체중증가불량, 인플루엔자 유사증상, 야간땀 등

④ **방사선촬영**

- 원발결핵 : 원발복합체 변화(주로 **폐문 림프절비대, 원발병소**)〈그림 12-7A〉
- 재감염결핵 : 상엽에 두꺼운 벽으로 둘러싸인 **공동**이나 **심한 침윤**을 보인다.〈그림 12-7B〉
- 좁쌀결핵 : 2~3mm 미만의 음영이 **눈송이처럼 전 폐야**에 나타나다.〈그림 12-7C〉

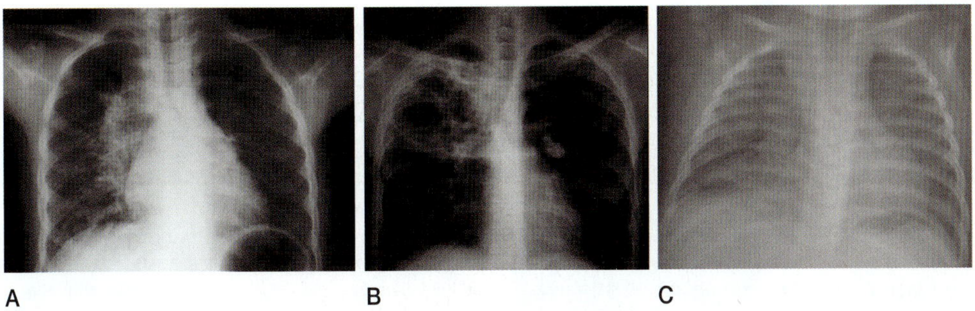


그림 11-7 결핵. A, 원발결핵. B, 재감염결핵. C, 좁쌀결핵.

⑤ **투베르쿨린 검사**

- **망투검사(Mantoux test)** : PPD 0.1mL 아래팔 앞쪽(volar surface)에 **피부내 주사**하여 **48~72시간 후 경화(induration)**의 크기 판독한다. 우리나라에서는 **PPD 2 TU**(tuberculin unit)를 사용하고 있다.
- 결핵균 **흡입 3주~3개월(보통 4~8주) 후 검사에 과민반응**을 보인다. **투베르쿨린 반응을 저하시키는 요인**은 다음과 같다.
  - **매우 어린 나이,** 영양결핍, 면역결핍**(HIV 감염), 바이러스 감염(홍역, 볼거리, 수두, 인플루엔자), 생백신 접종(홍역 등), 결핵수막염이나 좁쌀결핵 같은 중증의 결핵,** 코르티코스테로이드 치료.
- 검사의 판독 : ≤5mm 음성 ; **6~14mm 양성** ; ≥15mm 강양성; **5세 미만은 10mm 이상 양성** ; 일반적으로 **BCG 접종한 소아나 성인 ≥10mm**은 *M. tuberculosis* 감염 의미 ; **위양성은 비결핵 미코박테륨 감염 시, BCG 접종**(영아접종 시 2~3년 이내, 연장아, 성인접종 시 5~10년 이내)

### (5) 치 료

결핵치료에 흔히 사용되는 항결핵제는 **〈표 11-6〉**과 같다.

**표 11-6 결핵치료에 흔히 사용되는 항결핵제**

| 항결핵제 | 용량(mg/kg/일) | 투여경로 | 부작용 및 기타 |
|---|---|---|---|
| INH | 10~15 | 경구 | **간염**, **말초신경염**, 과민반응 |
| RIF | 10~20 | 경구 | **소변과 눈물이 주황색**, **간염**, 위장관장애, 인플루엔자양 증상, 저혈소판증 |
| PZA | 30~40 | 경구 | 간독성, 고요산혈증, 관절통, 위장관장애 |
| EMB | 20~25 | 경구 | **시각신경염**, **황청색맹**, 위장관장애, 과민반응; **정균작용**(20mg/kg) |
| SM | 20~40 | 근육주사 | **속귀신경(CN VIII) 장애(청각, 전정)**, 피부발진, 콩팥장애 |

INH, isoniazid; RIF, rifampin; PZA, pyrazinamide; EMB, ethambutol; SM, streptomycin

① **활동성 결핵환자와 접촉한 후 치료방침〈그림 11-8〉**

② 폐결핵과 폐외결핵(뼈와 관절결핵 제외) : **6개월 요법(INH, RIF, PZA, EMB 2개월+INH, RIF 4개월)**

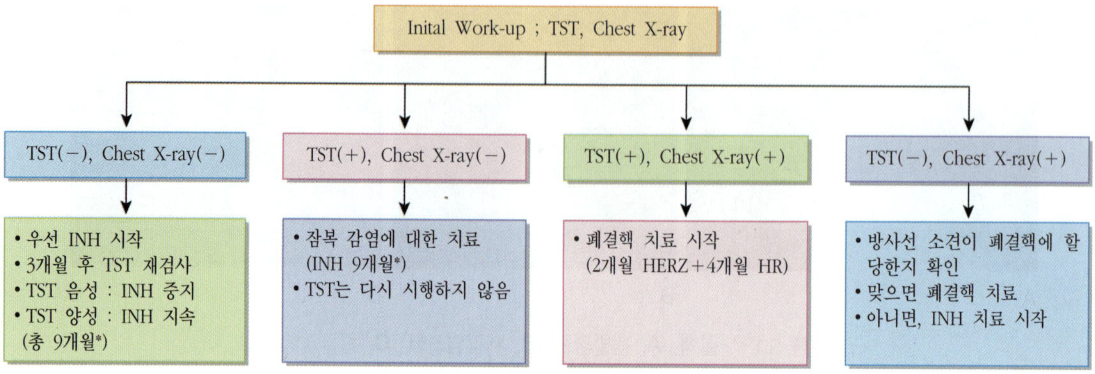


그림 11-8 활동성 결핵환자와 접촉후 치료방침

③ 수막염 : **9～12개월 투여**(ref. Red book 2009 688쪽)(4제요법(INH, RIF, PZA+ETM, ETH or aminoglycoside) 2개월+INH, RIF 7～10개월)

④ 스테로이드 치료 : 적응증으로 **결핵수막염**을 들 수 있고, 그 외에 **기관지내 결핵, 중증의 좁쌀 결핵, 심장막삼출액, 심한 가슴막삼출액**에서 고려할 수 있다.

### (6) 예 방

① BCG 예방접종 : 소아에서 결핵수막염, 좁쌀결핵을 ～80%까지 예방할 수 있다. **생후 4주 이내** 접종.

② 산모가 잠복결핵감염 또는 폐결핵일 때의 신생아치료는 아래와 같다.

- 산모가 잠복결핵감염(증상 없고 투베르쿨린 검사 양성) : **신생아와 격리하지 않는다.** 산모는 잠복결핵감염 치료하고 다른 가족들은 결핵에 대한 평가를 한다.
- **산모가 폐결핵인 경우**(증상 있거나 가슴 X선 소견이 폐결핵에 합당) : **신생아는 산모와 격리**하고, 선천결핵에 대해서 평가를 한다.

## 6 스피로헤타병(Spirochetal infection)

### 1) 매독(Syphilis)

운동 스피로헤타인 *Treponema pallidum* 감염에 의한 성매개병으로 선천매독과 후천매독이 있다.

#### (1) 선천 매독(Congenital syphilis)

**① 전 파**

주로 **태반경유 전파**를 하고, 임신 중 **어느 시기 때나** 전파가 가능하다.

**② 증 상**

매독이 걸린 임신부가 치료하지 않으면 ～100% 태아에게 전파되는데, ～40%는 태아기나 출생

전후기 사망하고, 출생 시 약 2/3에서 증상이 없다. 치료하지 않는 경우 수 주~수 개월 내 증상을 보이는데, 첫 2년 동안을 조기선천매독, 그 이후를 후기 선천매독이라고 한다.

- 조기선천매독 : 제 2기 후천매독 증상과 유사하다(출생 후 첫 2년 이내).
  - **간지라비대, 황달,** 간효소상승, **코카타르(코염, snuffles)**, 림프절병증, **용혈빈혈(쿰즈검사 음성)**, 저혈소판증, **뼈연골염(osteochondritis)와 거짓마비**(통증으로 안움직임), **뼈막염(periostitis), 점막피부 병변**(피부 발진, 편평콘딜로마) 등을 출생시 또는 첫 4~8주 내에 보인다.
- 후기선천매독 : 서서히 20여년에 걸쳐서 증상을 나타내는데, **주로 뼈, 이빨, 중추신경계 증상**을 보인다.

**③ 진 단**

- 피부병변, 태반, 탯줄의 검체를 암시야현미경 검사 또는 직접형광항체 검사로 매독균 확인
- 뼈 X선 검사(긴뼈, long bone)
- **혈청검사**(serologic test for syphilis, STS) : 매독 진단의 주된 방법으로 **nontreponemal test**와 **treponemal test**가 있다.
  - non-treponemal test(**VDRL, RPR** tests) : **선별**검사에 좋다. 매독의 **활동성과 상관**관계를 보여서 치료실패나 재감염, 활동병(active disease)에서 항체역가가 증가하고, 적절한 치료후에는 감소한다. 선천감염 시에는 적절한 치료 수개월 이내 음성(nonreactive)을 보인다.
  - treponemal test(**FTA-ABS, TPHA, TPPA** tests) : VDRL 등에서 양성일 때 **확진**검사로 이용한다. 감염되면 치료에도 불구하고 대개 **평생동안 검사에 양성**을 보인다.
  - **신생아** nontreponemal test와 treponemal test가 양성일 때 모체 항체역가 보다 4배 미만으로 높은 경우 **모체로부터 받은 IgG 항체**일 가능성이 높으며 3~6개월이 지나면 소실된다.
- 그 외 안과검사, 뇌줄기유발반응 청력검사(ABR), 혈액검사(전체혈구계산, 간기능검사 등)

**④ 치 료**

- 선천매독이 의심되거나 가능성이 높은 경우 **penicillin G**(aqueous crystalline, 정맥주사) 치료를 한다.
  - 신체, 검사실, 또는 방사선 소견이 **매독의 증거**가 있을 때
  - 태반 또는 탯줄에서 매독균 확인(암시야현미경검사 또는 직접형광항체검사)
  - **뇌척수액 VDRL 양성**
  - 신생아 혈청 nontreponemal 항체 역가가 **산모 항체역가의 4배 이상** 높을 때
  - 신생아 혈청 nontreponemal 항체역가가 산모 항체역가의 4배 미만이고 정상 신체소견을 보이는 경우는 다음과 같을 때 치료한다.
    - 산모가 부적절하게 치료 받았거나 치료 받았다는 확인을 할 수 없을 때
    - 산모가 **페니실린 이외의 약물로 치료** 받은 경우(erythromycin 등)
    - 산모 치료가 **분만 4주 이내에 시작**된 경우
- 페니실린 치료 시 15~20%에서 병변이 악화되면서 열을 동반할 수 있는데(Jarisch-Herxheimer reaction, 야리슈-헤르크스하이머 반응) 치료를 중단할 필요 없다.

**⑤ 예 방**

모든 임산부는 임신 초기와 분만시 VDRL이나 RPR 검사를 한다.

### (2) 후천 매독(Acquired syphilis)

① 주로 청소년기에 발생되며 거의 항상 성접촉으로 인해 전파되며 임상양상은 아래와 같다.

- 1기(primary syphilis) : 대개 **생식기에** 균 접종 3주(2~6주) 후 구진을 보이고, 곧 접촉전염성이 높은 **무통 굳은궤양(chancre)**이 나타나고 4~6주 이내 자연 치유된다. 부위림프절 비대를 동반한다.
- 2기(secondary syphilis) : 굳은궤양의 치유 2~10주 후 전신에 **반구진발진(특히 손바닥, 발바닥)**, 항문주위와 질의 **편평콘딜로마(condyloma lata)**, 인플루엔자유사 병이 나타나다. 발진 발현 1~2달 내에 **잠복매독(latent syphilis)**이 된다.
- 잠복매독(latent syphilis) : 증상없이 **매독혈청검사만 양성** 반응을 보인다. 조기(첫 1년), 후기잠복매독(late latent syphilis)으로 나눈다.
- 3기(tertiary syphilis) : 15~30년 후 **심장혈관**(대동맥염), **고무종 병변**(피부, 근육뼈대계통)을 보인다.
- 신경매독(neurosyphilis) : *T. pallidum*에 의한 중추신경계 감염으로 어느 시기나 발생 가능하다.

② 치료 : **benzathine penicillin G**

## 2) 렙토스피라병(Leptospirosis)

*Leptospira interrogans*에 **주로 가을철(9~10월(8~11월))**에 발생하는 급성열성질환이다. **주로 쥐**, 설취류, 개 등의 소변으로 배설된 균이 흙이나 물 속에서 생존하다가 **피부상처**, **결막**, **코**, **입 점막 등**을 통하여 침입하여 **작은 혈관 내피세포의 손상**을 입혀서 **간**, **콩팥**, **수막**, **근육**에 허혈 손상을 일으킨다.

### (1) 증 상

7~12일의 잠복기 후 대부분 무증상감염 또는 매우 경한 임상증상을 보인다. 무황달 렙토스피라병과 황달 렙토스피라병의 두 종류 임상증상을 보이고, 초기의 패혈기(septicemic phase)와 면역기(immune phase)의 이상성 경과(biphasic)를 취한다.〈그림 11-9〉

### (2) 진 단

① 미생물의 분리 : 혈액, 뇌척수액 10일 이내 ; 소변 2~4주

② 혈청학적 검사

- **슬라이드 응집검사(slide agglutination test)** : 항체역가 4배 이상 증가시
- Indirect hemagglutination test, ELISA, dot ELISA 등을 사용할 수 있다.

### (3) 치 료

항생제 치료 : **penicillin G** 또는 doxycycline이나 tetracycline(8세 이상)

| 형 | 무황달 렙토스피라병(**대부분** 90%) | | 황달 렙토스피라병(Weil병) | |
|---|---|---|---|---|
| 시기 | 제1기<br>3~7일<br>(septicemic) | 제2기<br>0일~1개월<br>(immune) | 제1기<br>3~7일<br>(septicemic) | 제2기<br>10~30일<br>(immune) |
| 열 | | | | |
| 주요 임상증상 | **근육통**, 두통<br>복통, 구토<br>**결막충혈, 열** | 수막염<br>포도막염<br>발진<br>열 | **황달**<br>출혈(**폐출혈**)<br>**콩팥기능상실**<br>심근염 | |
| *Leptospira* 존재 | **혈액**<br>**뇌척수액** | **소변** | 혈액<br>뇌척수액 | 소변 |

그림 11-9 무황달 렙토스피라병과 황달 렙토스피라병의 임상 경과

## 7 미코플라스마 감염

바이러스와 달리 **일반 배지**(cell free media)**에서 자라는 가장 작은 병원체**로, 생물학적 성상은 박테리아와 같으나, **세포벽(cell wall)을 가지고 있지 않아서 β-lactam 항생제에 저항**을 가진다.

- *Mycoplasma pneumoniae* : 기도 감염
- *Ureaplasma urealyticum*, *Mycoplasma hominis* : 융모양막염, 출생전후기 감염 등
- *Mycoplasma genitalium* : nongonococcal urethritis(NGU)

### 1) 호흡기 감염

**비말(large droplet) 감염**을 통하여 섬모원주상피세포를 침범하여 **주로 기관지폐렴**을 일으키고, 그 외에 상기도감염, 인두염, 코곁굴염, 크루프, 세기관지염 등을 일으키고, 천식의 흔한 유발인자이다. 취학연령 소아 **3~15세** 어린이에서 지역사회획득 폐렴의 7~30%를 차지한다.

#### (1) 발병기전

세포내, 바닥막을 침범하지 않지만 면역반응이 다양하여 **특이 및 비특이 항체가 생성**된다.

① **저온적혈구응집소(cold hemagglutinin)** : 비특이 **IgM** 자가항체로 적혈구의 당단백질(I 항원)과 반응하며 일반적으로 질병의 심한 정도와 비례하여 증가한다(1~2주 생성, 3주에 최고치, **6주경 소실**). 폐렴환자의 약 50%가 양성이고, **adenovirus, Epstein-Barr virus, measles virus 등의 감염** 시에도 증가한다.

② **항미코프라스마 항체** : 감염 초기에 증가, **수개월 또는 수년 간 지속**된다.

### (2) 임상증상

잠복기는 1~3주(대개 2~3주)로 **서서히 시작하는 두통, 병감, 열, 인두통 후에 쉰소리와 기침** 등 하기도 증상을 보인다. **코감기(coryza)는 드물고,** 대개 바이러스감염임을 암시한다. 치료하지 않는 경우 임상경과는 다양한데, 대개 첫 1주 동안 **기침과 열은 점차 심해지지만, 3~4주(2주) 이내에 회복**된다.

① 진찰소견 : **거품소리(widespread rales)**나 쌕쌕거림이 들리고, **진찰소견에 비하여 임상증상이 심하다.**

② 가슴 X-선 : 대개 사이질폐렴이나 기관지폐렴 양상으로 **하엽**(한쪽)을 가장 많이 침범한다.

③ 합병증 : 주로 피부, 중추신경계, 혈액질환을 일으킨다. **다형홍반, Stevens-Johnson 증후군, 용혈빈혈(쿰즈검사 양성), 수막뇌염, 소뇌실조** 등이 올 수 있고, 드물게 간염, 이자염, 심근염 등이 온다.

### (3) 진 단

**취학연령 소아, 젊은 성인에서 폐렴(기침이 주증상)**을 보일 때 꼭! 미코플라스마 감염을 의심해야 한다. 배양검사는 시행하기 어렵고, 요즘은 코인두검체에서 PCR 검사 등으로 *M. pneumoniae* 확인한다.

① *M. pneumoniae* 특이 IgM, IgG : IgM 항체는 감염 1주일 후 나타나고, 3~6주경 최고치, 2~3개월 동안 지속(6~12개월 지속될 수도)되므로 최근감염을 의미하지만, 현재감염은 아닐 수 있다. **IgG 항체역가가 4배 이상 증가**(10일~3주)한 경우 진단할 수 있다.

② 저온응집소역가 : 환자의 약 50%에서 항체역가 >1 : 64를 보인다.

### (4) 치 료

대증요법과 항생제치료를 한다. **erythromycin, clarithromycin(10일), azithromycin(5일)** 등을 사용한다.

# 8 곰팡이 감염

## 1) 칸디다증(Candidiasis)

칸디다증은 가장 흔한 곰팡이 감염으로, 사람감염의 가장 흔한 원인균은 *Candida albicans*이다.

### (1) 신생아 감염

신생아에서 입안점막감염(**아구창, thrush**)과 살피부감염(**칸디다 기저귀피부염**)의 흔한 원인이다.

#### ① 침습칸디다증 위험인자

**극소저체중출생아(VLBW infant), 광범위 항생제 치료,** 장기간 환기보조, 장기간 정맥내 카테터의

사용, 비경구영양법, 복부수술 등

② **임상증상**

전신 신생아 칸디다증의 임상 양상은 다양해서 피부병변(약 50%, 미만 홍색피부증, 잔고름물집 등), 콩팥침범(약 50%, 옆구리종괴, 고혈압, 콩팥고름집, 곰팡이덩이 등), 중추신경계 침범(~1/3, 수막, 뇌실, 또는 대뇌겉질에 고름집), 눈속염(~45%, endophthalmitis), 폐렴(80%), 뼈관절염(20%), 심내막염 등이 생길 수 있다.

선천 칸디다증은 드물게 정상적인 신생아에서 상행감염으로 발생하는데, 출생 시 광범위 피부침범(특히 접힘부위)를 보인다. 국소 항진균제로 치료 가능하며, 미숙아의 경우 전신질환으로 진행될 수 있다.

③ **진 단**

조직 검체에서 곰팡이를 확인하거나 체액에서 균을 분리

④ **치 료**

- **Amphotericin B** : 콩팥기능장애, 다른 콩팥독성 약물과 병용시 amphotericin B lipid complex 투여
- Fluconazole : 신생아침습 칸디다감염에 매우유용, *C. krusei* 또는 *C. glabrata*의 20%에서 효과가 없다.
- 그 외, voriconazole, ketoconazole, itraconazole, caspofungin
- 일과성 곰팜이혈증과 파종감염과 연관된 혈관카테터는 제거해야 하고, 정맥 항곰팡이치료 2~3주 한다.

### (2) 정상 소아 및 청소년에서의 감염

① **입안 칸디다증**(Oral candidiasis)

- **입술, 볼, 혀, 입천장 점막**에 진주 빛깔의 **흰 거짓막으로 나타나며 막을 제거하면 출혈점**(punctate area of bleeding)을 볼 수 있다.〈그림 11-10A〉 증상이 없거나 통증으로 인해 경구섭취량이 감소할 수 있다.

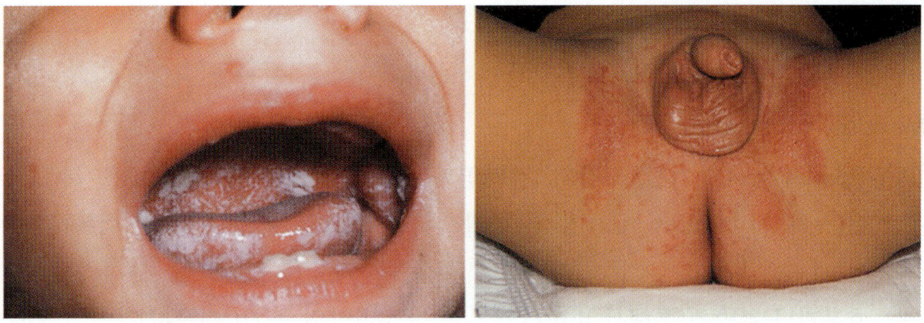

A B

그림 11-10 칸디다증. A, 아구창. B, 기저귀피부염.

- **1세 이후에는 흔하지 않으며, 항생제 치료**를 받는 경우에 생길 수 있다. **항생제 치료 없이 지속적, 반복적으로 생기는 경우 당뇨병, 면역결핍증**(특히 HIV 수직감염) 등의 유무에 대해 조사한다.
- 치료 : **nystatin**, miconazole, amphotericin B 용액, gentian violet, clotrimazole 등이 사용된다. 치료저항성을 보이거나 감염이 반복되는 경우 fluconazole(경구, 1~2주)을 줄 수 있다.

② **기저귀피부염**(Diaper dermatitis)

- *Candida* 감염 중 가장 흔하고, 주로 **살(peri neum) 접힘부위(intertriginous area)에 위성 구진홍반을 가진 융합성 구진홍반(with satellite papules)**으로 나타난다.〈그림 11-10B〉
- nystatin 연고, 분말, **clotrimazole 1% 연고(카네스텐®)**, miconazole 2% 연고 등을 도포하고, 염증이 심한 경우 첫 1~2일간 hydrocortisone 연고가 도움이 될 수 있다. 기저귀를 자주 갈아주고, 잠깐씩 기저귀를 벗은 상태로 잘 말려준다.

③ **음문질염**(Vulvovaginitis)

- 75%의 여자가 한번 이상은 경험할 정도로 흔한 감염이다. 사춘기 전 여아에서 발생하는 경우 대개 당뇨병이나 장기간의 항생제 요법 등의 선행 요인이 있다.
- 통증, 가려움증, 배뇨통, 음문(vulva) 및 질의 발적, 흰색 또는 치즈 같은 삼출물, 아구창 같은 점막판 등
- nystatin, clotrimazole, miconazole의 질 크림이나 트로키 요법 또는 fluconazole 1회 경구요법으로 치료

### (3) 면역기능억제 환자에서의 감염

영아 및 소아기의 곰팡이 기회 감염 중 가장 흔하고, **대부분** *Candida albicans*에 의한다.

① HIV 감염 : 아구창, 기저귀피부염이 가장 흔하고, 위축칸디다증, 만성증식칸디다증, 구석입술염, 칸디다식도염(삼킴곤란 증상시) 등이 발생할 수 있다.

② 악성종양, 이식환자 : 항암치료로 **중성구감소증**인 상태는 곰팡이감염 위험이 커져서 표재 및 침습 칸디다 감염이 증가한다.

## 9 바이러스 감염

### 1) 홍역(Measles, rubeola)★

**고열, 점막진(koplik spot), 기침, 코감기, 결막염과 두드러진 피진(exanthem)**을 특징으로 하는 **전염력이 매우 높은**(~90%) measles virus에 의해 발생하는 병으로 한번 걸린 후 회복하면 평생면역을 얻게 된다.

바이러스는 **호흡기나 결막을 통해서 비말감염**이나 작은비말의 **공기(aerosol)감염**이 일어나는데, **발진 생기기 3일 전**(노출 후 1주일)**부터 발진 발현 4~6일**까지 전염력이 있다. 격리기간은 발진 전 4일부터 발진 후 4일까지 한다.

### (1) 증 상

① **잠복기**

- 8~12일

② **전구기**

- **전염성이 가장 강한 시기**로 미열로 시작 후 **결막염, 코감기, 기침, 심해지는 열**을 보인다.
  - **Koplik spot** : pathognomonic 징후로 발진 발현 1~4일 전에 나타난다. 아래 작은어금니 맞은편 볼점막에 충혈된 점막으로 둘러싸인 회백색의 모래알 크기의 작은 반점으로 12~18시간내 사라진다.〈그림 11-11A〉

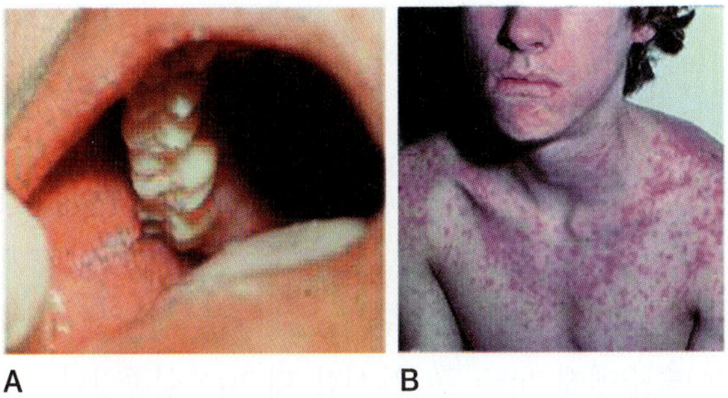

그림 11-11 홍역. A, Koplik spot. B, 홍역발진.

③ **발진기**

- Koplik spot 1~4일 후(호흡기 증상이 최고조일 때) **이마와 귀 뒤, 목의 뒤상부(posterior occipital area)에서 시작**되어 **3일 내 몸통과 팔다리로** 퍼지는 **반구진 발진(maculopapular)**을 보인다(50%에서 손바닥, 발바닥 침범). **얼굴과 상부몸통의 발진은 융합**되기도 한다.
- **발진이 가장 심할 때(발진 출현 후 2~3일째) 콧물, 기침, 결막염, 열(~40℃)은 최고조**에 달한다. 목림프절(cervical, occipital) 비대 및 복통, 구토, 설사 등의 소화기 증상을 보이기도 한다.

④ **회복기**

- 발진은 나타났던 순서대로(머리부터 다리 방향) **갈색을 띠게 되고 작은 겨 껍질모양으로 벗겨지면서** 7~10일 내 소실되는데, **손과 발은 벗겨지지 않으며 이 시기에 합병증**이 잘 생긴다.

### (2) 합병증

① **호흡기계 합병증**(M/C)

- **중이염**(가장 흔함), **폐렴**(사망의 가장 중요한 원인), 세기관지염, 기관염, 크루프, 코곁굴염, 꼭지돌기염
- **투베르쿨린 검사 반응성을 억제**하고, 결핵균 감염된 환아에서 **폐결핵의 활성화**를 증가시킨다★.

② **신경계 합병증**

- **열성 경련**(<3%), 뇌염(0.1~0.3%, 발진기 동안에 나타나고, 경련, 졸음증, 혼수, 흥분성 등을 보인다.)

- **아급성 경화 범뇌염(subacute sclerosing panencephalitis, SSPE)**
  - 드물고, 매우 천천히(7~13년 후) 발병하는 'slow virus infection'으로 **신경변성 질환**이다.
  - 행동변화, 학교수업 능력 저하, 근육간대경련, 심각한 기이한 행동을 보이다가 치매상태, 혼수에 이르게 되면 대부분 1~3년 내 죽는다. 지지요법 이외에 특별한 치료가 없다.
  - SSPE의 예방은 **백신접종**을 통해서 원발 홍역감염을 예방하는 것이다.
- 임신 중 홍역감염은 높은 산모의 이환률, 태아소모 및 사산, 선천기형(출생아 3%)와 연관된다.

#### (3) 진 단

특징적인 임상양상으로 진단이 가능하지만, 혈청검사(홍역 특이 IgM, IgG 4배 상승)로도 진단할 수 있다.

#### (4) 예 방

① 능동면역 : **생백신**인 **MMR(홍역, 볼거리, 풍진) 백신**을 **12~15개월** 1차 접종, **4~6세** 2차 접종한다.

- 노출후 예방접종 : 학교와 어린이집에서 집단발생시 조절 위해서 12개월 이후 2차례 홍역 백신 접종 하지 않은 감수성숙주에게 노출 후 **72시간 내** 백신접종한다.

② 수동면역**(postexposure prophylaxis)** : 감수성이 있는 사람에게 홍역노출 후 **면역글로불린의 투여(근육)** 또는 **홍역백신(MMR)을 접종**한다.

- 적응증 : **6개월 미만의 영아(모체가 홍역에 면역력이 없을 경우만 면역글로불린), 6~12개월 영아와 면역약화 환자(접촉한지 6일 이내 면역글로불린), 12개월 미만 영아(3일 이내 백신만 접종)**

#### (5) 치 료

① 합병증이 없는 한 안정, 충분한 수분공급 등 **대증요법**을 한다.

② **비타민 A 투여**

- **6개월~2세 영아**가 홍역 치료를 위해서 **입원**을 한 경우
- 6개월 이상의 소아에서 **면역결핍,** 비타민 A 임상소견(야맹증 등), **창자흡수저하** 등이 있는 경우

### 2) 풍진(Rubella, German measles, 3일 홍역)★

**전신홍반 반구진발진, 림프절병증, 미열**을 특징으로 하는 병으로 주로 비말감염으로 전파되는데 **소아에서 경증(mild)의 경과,** 성인에서 더 중증의 경과와 합병증을 보인다. **임신부에서**(특히 임신나이 16주 이내) 감염시 **태반경유 전파**로 **선천풍진증후군**을 가진 신생아를 출생할 수 있다.

**발진 발현 5일전부터 6~7일 후**까지가 전염성이 가장 강한 시기로, **발진 전 7일부터 반진시작 8일 후까지 격리**한다.

감수성숙주에서 집단 내 발생률(75~90%)이 높고 집안 접촉(household contact)은 ~100% 감염될 수 있을 정도로 전염력이 강하다.

감수성숙주에서 노출되면 **대부분(~90%) 증상을 보이는 홍역과는 달리 풍진감염은 25~50%에서 무증상**이다. 임상증상이 발현되지 않아도 전염력은 있다.

### (1) 증 상

① 대개 16~18일(14~21일)의 잠복기 후 미열, 목앓이, 빨간눈(± 통증), 두통, 병감 등의 가벼운 전구증상과 림프절병이 발생하는데, **영아와 어린 소아에서는 전구증상이 흔하지 않고 경하다.**

② 특징적인 임상양상으로 **발진과 림프절병증**(뒤통수밑, 귓바퀴뒤 림프절병)이다.

- **발진**〈그림 11-12A〉 : 연분홍색 홍반 반구진 발진 양상으로 얼굴과 목에서 시작해서 머리꼬리 방향으로 24시간 내 온몸으로 퍼지고, 2~3일에 걸쳐서 보통 표피탈락(desquamation)이나 색소침착 없이 소실된다. 홍역(confluent, deep red)과는 달리 발진이 융합되지 않는 경향을 보인다(discrete, pink).
- 첫째날 : 홍역과 비슷(morbilliform) → 둘째날 : 성홍열과 비슷(scarlatiniform) → **셋째날 : 없어진다**.

③ 물렁입천장에 점 출혈 또는 반점(Forchheimer spots)을 볼 수 있다.〈그림 11-12B〉

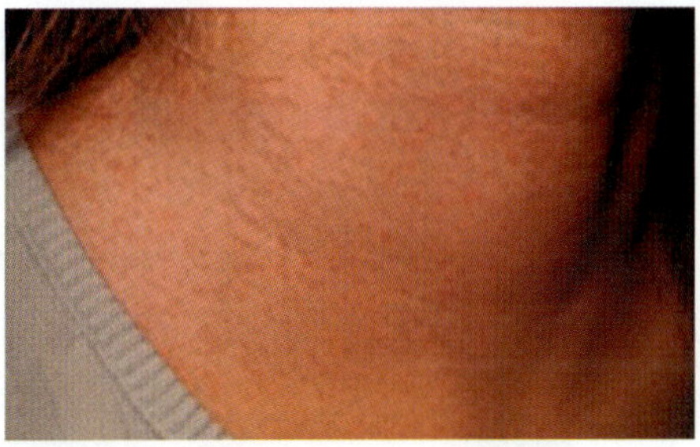
A

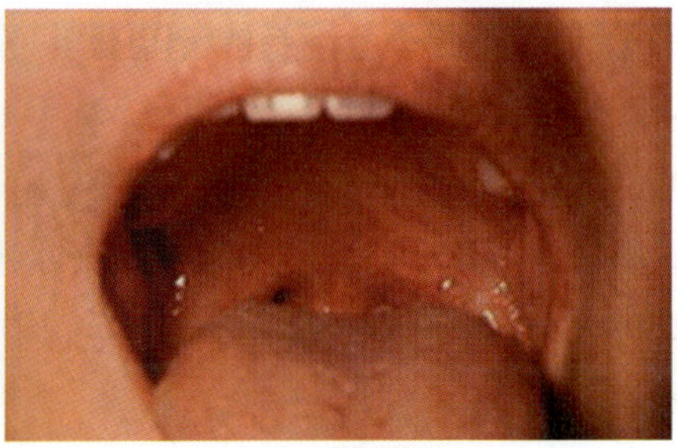
B

그림 11-12 풍진. A, 연분홍색의 반구진발진. B, Forchheimer spot.

### (2) 합병증 및 예후

**저혈소판증**(코피, 출혈점, 위창자출혈, 혈뇨), **관절염**(사춘기나 성인기, 특히 여성), **뇌염, 진행 풍진범뇌염**(progressive rubella panencephalitis, PRP ; SSPE와 비슷한 임상양상, slow virus 신경변성질환) 소아에서의 풍진의 예후는 좋으며, 영구적인 면역상태를 남기거나 **재감염이 발생**할 수도 있다.

### (3) 진 단

① 혈청검사 : 풍진 IgM 항체(효소면역측정법, 라텍스응집검사 등), IgG 항체역가 4배 이상 증가

② 바이러스 검출 : 배양검사(목구멍, 코검체 등), rt-PCR 검사

### (4) 치료 및 예방

**대증요법**을 한다. 감수성이 있는 면역기능이 정상이고 임신하지 않은 사람에서 풍진 **노출 후 72**

**시간 내** 풍진 백신(MMR) 접종하면 도움이 된다. **제1석달에 풍진에 노출된 임신부**에서 치료유산을 원하지 않는 경우 면역글로불린 근육주사(0.55mL/kg)를 고려해 볼 수 있다.

### 3) 볼거리(유행 귀밑샘염, Mumps)

볼거리는 **열, 귀밑샘종창 및 누름통증**과 **수막뇌염과 고환염**의 빈번한 발생을 특징으로 하는 급성 자기한정성(self-limited) 병으로 **호흡기 비말**을 통해서 감염된다.

백신접종 전에는 주로 5~9세의 어린 소아에서 겨울, 봄에 호발 하였으나, MMR 백신이 도입된 후 현저히 줄어들어서 **예방접종을 받지 않은 소아와 젊은 성인에서 주로 발생**하고 있다.

전염성이 가장 높은 시기는 **귀밑샘종창 1~2일 전부터 5일 후까지**로, **귀밑샘종창 후 5일까지 격리**를 한다. 귀밑샘종창 7일전부터 7일 후까지 침에서 바이러스가 검출된다.

#### (1) 증 상

① 보통 16~18일(12~25일)의 잠복기 후 1~2일 간의 전구증상(열, 두통, 구토, 식욕부진 등)을 보인 후 침샘의 종창〈그림 11-13〉을 보인다.
**약 1/3에서는 침샘의 종창이 없이** 경증의 호흡기질환 양상을 보인다.

- **침샘 종창 및 누름통증** : 대부분 **귀밑샘**의 종창을 보인다. 한쪽에서 종창이 시작되지만 **양쪽**이 붓는다(70%). **종창은 3일째 최고**에 달하며 **1주일에 걸쳐서 소실**된다. 턱밑샘의 종창을 보일 때도 있다.

② 열을 포함한 전신증상은 대개 3~5일 내에 호전되고, 드물게 홍역 양상(mobilliform)의 발진을 보인다.

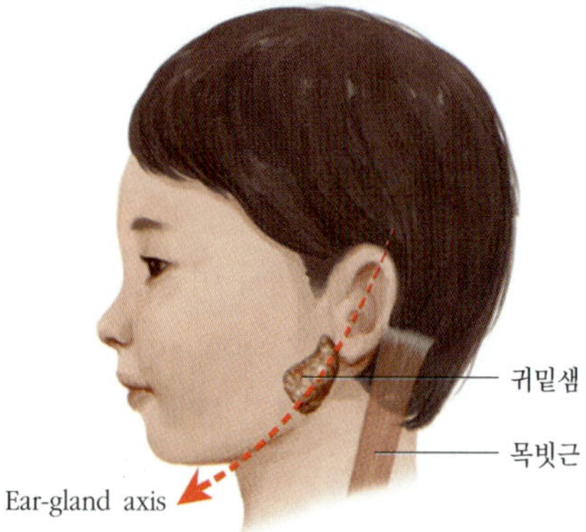


A

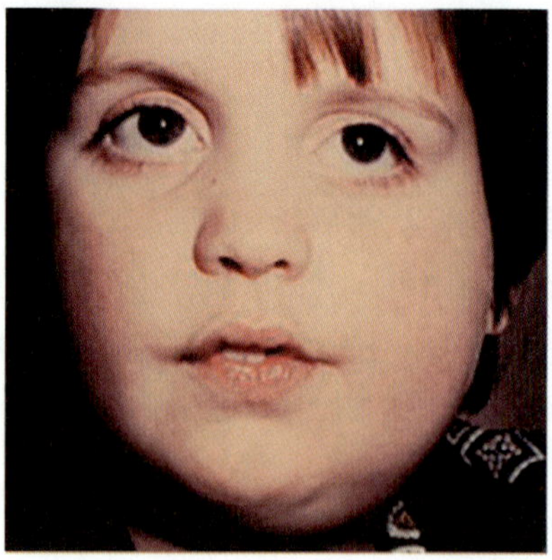

B

그림 11-13 A, 볼거리 환자의 귀밑샘 비대. B, 귀 앞쪽, 아래쪽으로 종창이 있다. 목림프절병증은 대개 이 선보다 뒤쪽이다.

#### (2) 진 단

① 임상소견 : 다른 원인이 없는 2일 이상 지속되는 급성 침샘종창, 아밀라아제 상승

② 바이러스 배양 분리(상기도 분비물, 소변, 뇌척수액) 또는 rt-PCR 검사로 검출
③ 혈청검사 : 볼거리 특이 IgM 및 IgG 항체의 유의한 상승
④ 혈청 amylase상승

### (3) 귀밑샘을 초래하는 감별질환

다른 바이러스 감염(**parainfluenza virus**(1형, 3형), **influenza A virus**, CMV, **coxsackievirus** 및 엔테로바이러스, HIV 등), **목림프절병증**, **고름귀밑샘염**(*S. aureus*), **비결핵 미코박테륨 감염**, **귀밑샘관(Stensen duct) 결석**, Sjogren syndrome, 종양 등

### (4) 치 료

대증요법

### (5) 합병증

가장 흔한 합병증은 **수막염(± 뇌염)과 생식샘침범(부고환고환염)**이다.

① **수막뇌염**(Mumps meningoencephalitis)

대부분 귀밑샘염 5일(3~10일) 후에 증상(고열, 두통, 졸음증, 수막징후 등)을 보이다가 7~10일 후 호전된다. 뇌척수액세포증가증은 환자의 50% 이상에서 나타나지만, 임상증상은 10% 정도에서 보인다.

② **고환염, 부고환염**(Orchitis, epididymitis)

사춘기 이후의 남자(30~40%)에서는 침샘종창에 이어서 두 번째로 흔한 소견으로 고열, 오한, 고환의 심한 통증과 종창을 보인다. 대부분(2/3) 한쪽만 침범하고, 불임이 되는 경우는 드물다.

③ **이자염**(Pancreatitis)

귀밑샘 침범이 없이도 올 수 있는데, 열, 명치통증, 구토 등의 증상이 있는 경우 의심해야 하고 amylase와 함께 혈청 lipase도 확인한다.

## 4) 엔테로바이러스(Enterovirus)

엔테로바이러스는 Picornaviridae과(family), *Enterovirus* 속(genus)으로 **사람이 유일한 보유숙주**로 **〈표 11-7〉**로 분류되었으나 요즘은 poliovirus와 human enterovirus A, B, C, D의 5가지로 분류한다.

**표 11-7 사람 엔테로바이러스의 분류**

| | |
|---|---|
| Poliovirus | 1~3형 |
| Coxsackievirus A | 1~24형(A23은 echovirus 9로 재분류) |
| Coxsackievirus B | 1~6형 |
| Echovirus | 1~33형(이 중 10형은 reovirus 1형, 28형은 rhinovirus 1A로 재분류되어 빠짐) |
| Enterovirus | 68~71형(72형은 A형 간염 바이러스로 재분류, 73형이 최근 새로 포함되도록 신청됨) |

### (1) Poliovirus

예방접종 시행으로 발생 예가 거의 없고, 우리나라는 2000년 폴리오 박멸 지역으로 선언되었다. **무증상 감염(90~95%), 부전(abortive) 회색질척수염(5%), 비마비 회색질척수염(1%)** 및 **마비 회색질척수염(0.1%)**의 네 가지 형태로 발생한다.

마비는 이완마비(flaccid paralysis)로, 1형 poliovirus가 회색질 척수염을 잘 일으킨다. 치료는 대증요법이다.

### (2) Poliovirus 외의 엔테로바이러스

대변-경구 또는 호흡기 경로를 통해서 전파되고, 출생전후기에 수직감염 되기도 한다. **잠복기는 3~6일**(급성출혈결막염 1~3일)이며 **모유수유는 감염 위험을 감소**시킨다. **여름과 가을**에 호발한다. 가족 내 접촉한 경우 감수성이 있는 어린 소아의 >50%가 감염되고, 기저귀교환이 전파의 위험인자다. 감염되면 **호흡기로는 1~3주(대개 1~2주)**까지, **대변으로는 8주(7~11주)**까지 바이러스가 분비된다. 대부분의 감염이 무증상이거나 매우 경증의 병을 앓게 되고, 병의 양상은 매우 다양하다. 대증요법을 하며 심근염과 마비질환 등의 신경병증 등에서 면역글로불린 정맥주사를 고려할 수 있다.

#### ① 비특이 열병(Nonspecific febrile illness)

가장 흔한 형태로 **주로 영유아**에서 많이 보는데, **대개 갑자기 고열(38.5~40℃)**, 병감, 흥분성을 보이고, 졸림증, 식욕부진, 설사, 구토, 복부불편, **피부발진**, 목앓이, **호흡기 증상** 등을 보인다.

열은 평균 3일을 보이고, **질병의 기간은 대개 4~7일**이다. 피부발진은 반, 반구진, 수포, 출혈점 등의 다양한 양상으로 나타날 수 있어서 수막알균 세균혈증, 홍역, 풍진 등과 감별해야 한다.

#### ② 손발입병(Hand, foot and mouth disease)

- Coxsackievirus A16(주원인), **enterovirus 71(무균수막염, 뇌염 등 초래)**
- **미열, 입인두 병변, 피부발진(주로 손, 발**, 엉덩이, 샅부위) 〈그림 11-14〉를 보이는 병으로 coxsackievirus A16이 주 원인으로, 최근 enterovirus 71이 무균수막염, 뇌줄기뇌척수염, 폐부종/출혈 등을 동반한 심한 병의 원인이 되고 있다.
  - 입인두 병변 : 혀, 볼점막, 뒤인두, 입천장, 잇몸, 입술에 나타나며, 주위 발적이 있는 4~8 mm의 궤양
  - 손, 발의 발진 : 손에 더 흔하며 3~7mm 크기의 반구진, 잔물집, 고름물집 양상으로 바닥보다는 등쪽에 많다. 대개 1주일 이내에 호전된다.

#### ③ 헤르페스 목구멍염(Herpangina)

- **급작스런 열, 목앓이, 삼킴곤란과 뒤인두의 병변**〈그림 11-14D〉을 특징으로 하고, **열은 ~41℃**까지 보일 수 있다. **피부발진은 없다.**
- 대부분 coxsackie A virus가 원인으로, enterovirus 71의 outbreak이 최근 보고되었다.
  - **뒤인두** 병변 : 열이 있는 동안 **앞편도기둥,** 물렁입천장, 목젖, 뒤인두벽, 가끔 뒤 볼점막에 1~2mm 크기의 구진에서 3~4mm의 잔물집, 궤양으로 진행하는데, 잔물집과 궤양은 홍반으로 둘러 쌓인다.

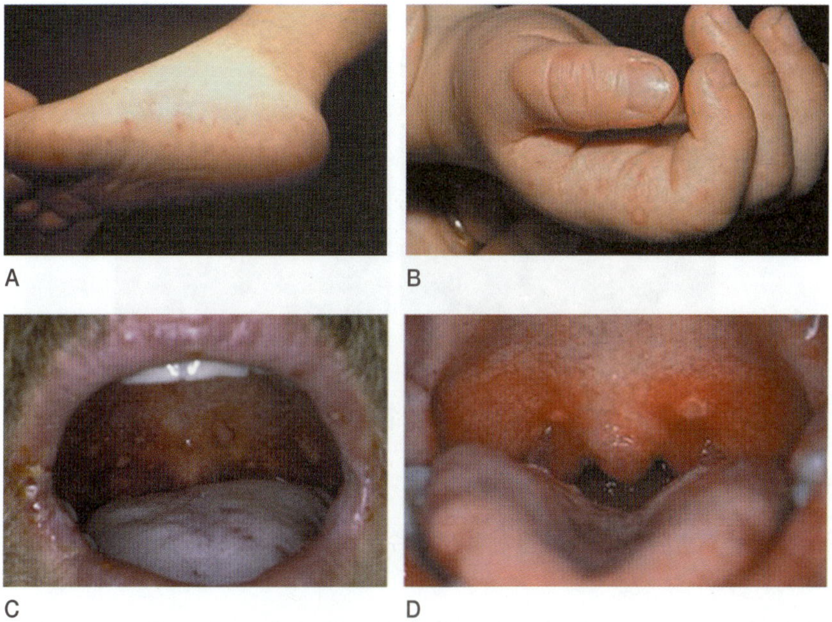

그림 11-14 손발입병(A, B, C)과 헤르페스목구멍염(D).

- **간혹 무균수막염 등이 동반**된다. 열은 대개 1~4일 지속되고, 증상은 대개 3~7일 지나면 회복한다.

## 5) 파르보바이러스 B19 감염(Parvovirus B19 infection)

파르보바이러스 B19 감염은 **사람에게만 발생**하며 **감염홍반,** 다발관절병증(특히 성인여자), **용혈빈혈 환자**(낫적혈구병, 자가면역용혈빈혈, 유전 공모양 적혈구증 등)**에서 일과성 골수무형성위기,** 면역약화 환자(HIV 감염, 항암치료, 체액면역결핍 등)에서 만성빈혈, **임신부에서 감염시 비면역 태아수종 및 태아사망** 등을 일으킨다. 주로 비말감염으로, 그 외 혈액 및 혈액제제, 태반을 통하여 전파될 수 있다. 취학연령 소아에서 주로 발생하며(70%가 5~15세), 늦겨울~봄에 호발한다.

### (1) 증 상

#### ① 감염홍반(Erythema infectiosum, fifth disease)

가장 흔한 임상양상으로 전구증상은 경미해서 미열, 두통, 근육통, 상기도증상 등이 있을 수 있다. 7~10일 후 특징적인 발진을 보인다.

- 홍반 **얼굴 홍조로 뺨을 맞은 것 같은 모양(slapped cheek)** 〈그림 11-15A〉를 보이고, 몸통과 몸쪽팔다리로 미만 반점홍반으로 퍼진다. 이후 홍반 반점의 중앙이 소실되면서 **레이스 그물 모양(lacy reticulated)** 〈그림 11-15B〉를 보인다. 이후 표피탈락없이 저절로 소실되나 **1~3주에 걸쳐서 발진이 나타났다 사라지는 양상**을 보이고, 햇빛, 열, 운동, 스트레스에 의해서 발진이 재발할 수 있다.
- **발진 있는 동안 열이 동반되지 않고,** 아파보이지 않는다.

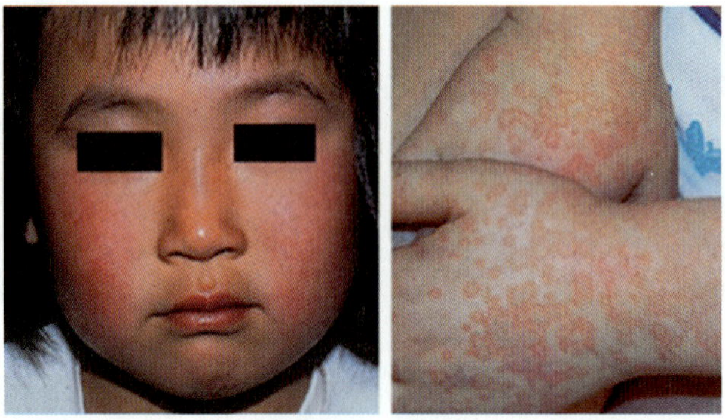

A B

그림 11-15 감염홍반

### (2) 진단과 치료

① 감염홍반이나 용혈빈혈환자에서 전형적인 골수무형성 위기는 임상양상에 기초로 진단을 하게 된다.

② 혈청검사(**특이 IgM,** IgG) : 면역약화 환자에서는 바이러스 DNA 검출(PCR검사, 핵산부합법)이 유용

③ 대증요법을 하고, 면역결핍 환자의 골수부전과 만성빈혈의 치료에 면역글로불린(정맥)이 도움이 된다.

## 6) 단순헤르페스바이러스(Herpes simplex virus, HSV)

단순헤르페스바이러스는 DNA바이러스로 주로 피부, 눈, 입안점막, 생식기의 감염을 일으킨다. HSV-1와 HSV-2가 있는데, **제1형**은 **입술, 입안,** 피부감염(허리 위쪽)을 **제2형은 생식기 감염,** 피부감염(허리 아래), **신생아감염**을 잘 일으킨다.

### (1) 역학 및 감염 양식

점막피부간의 직접접촉으로 전파되며 잠복기는 2일~2주이고 감염 후에는 부위 감각신경절 신경세포 내에 바이러스가 잠복한다. 감염 후 대부분 무증상이지만, 일차감염, 비일차감염, 재발감염 형태를 보인다.

① **일차감염** : HSV 항체가 음성이면서 감수성숙주에서 처음 발생하는 감염으로 **대부분 무증상감염**을 보인다. 일부에서(10~30%) 전신증상을 동반한 국소 표재성 병터를 보인다.

② **비일차 초감염**(nonprimary first infection) : HSV-1 또는 HSV-2 항체가 있는 숙주에서 **다른형에 의하여 감염**되는 것으로 일차감염에 비해서 증상이 경하다.

③ **재발감염** : 감염후 잠재상태(latent state)인 숙주에서 추위, 열, 자외선조사, 외상, 월경, 정서적 스트레스, 위장장애 등의 **유발인자에 의하여 재활성화되어 국소병변**을 일으키는 것을 말한다. 무증상 재발감염은 매우 흔하다.

### (2) 증 상

HSV 감염은 **피부 잔물집과 얕은궤양**이 특징이다. 홍반으로 둘러싸인 2~4mm의 작은 잔물집을 보이다가 얕은궤양을 보이는데, 6~10일 후 상처를 남기지 않고 소실된다. 습진, 화상 등 피부병터에 HSV 감염이 되면 진행하여 사망할 수도 있는 포진상습진(eczema herpeticum)이 올 수 있고, 면역약화 환자는 점막염, 식도염 같은 점막피부감염이 흔하지만 간, 폐, 부신, 중추신경계에 병발하는 파종감염이 올 수 있다.

① 급성 헤르페스 잇몸입안염(Herpetic gingivostomatitis)

- 대부분 6개월~5세 소아에서 **갑자기 매우 심한 입안통증, 먹으려 하지 않음, 고열**(~40.6℃), 압통이 있는 **아래턱밑, 목 림프절병증**과 종종 입주위 잔물집 병터를 보인다. 1~2주 뒤 자연 치유된다.
- 잔물집 → 얕은궤양 → 궤양 위에 노란회색(yellow-gray)의 막→ 막이 떨어져서 궤양을 보이는 입안병터는 **잇몸, 입술, 혀,** 입천장, 편도, 인두 등 어디서든 발생할 수 있다.〈그림 11-16〉

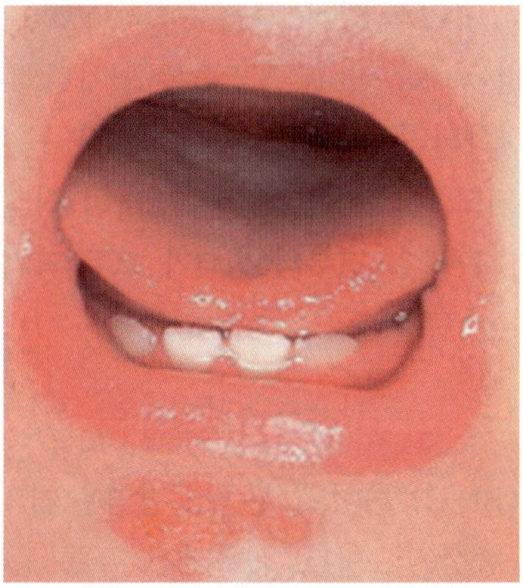

그림 11-16 헤르페스 입안잇몸염

② 입술 헤르페스(Herpetic labialis)

- 재발 HSV-1 감염의 가장 흔한 형태로 입술의 피부점막 경계에 호발한다.
- 코, 턱, 볼 또는 입안점막에서 발생하기도 하는데 대개 6~10일 이내 상처 없이 소실한다.

③ 생식기 헤르페스(Genital herpes)

- 성접촉에 의하여 전파되어 주로 HSV-2이 원인이고, 청소년과 젊은 성인에서 흔하다.

④ 중추신경계 감염

- HSV 뇌염은 소아와 성인의 산발뇌염의 가장 흔한 원인으로 신생아를 제외하면 **주로 HSV-1 감염**에 의한다. 이마엽, **관자엽**과 변연계(limbic system)을 주로 침범하고 치료하지 않으면 75%에서 사망한다.

⑤ 결막염 및 각막결막염

⑥ 출생전후기 감염

- 대개 **분만시 감염**이 되고, 간혹 태반을 통해서 상행감염되거나 출생 후 점막피부 접촉으로 감염된다.
- **파종감염, 중추신경계 국소감염과 피부, 눈, 입의 국소감염 양상**으로 나타난다.

#### (3) 진 단

임상진단은 바이러스분리, 바이러스항원 발견, HSV DNA 검출(PCR 검사)로 확인한다. HSV 특이 IgG 항체역가 4배 이상 상승은 진단에 도움이 된다.

#### (4) 치 료

① 항바이러스제 : **acyclovir**, valacyclovir, famciclovir

② 지지요법

### 7) 수두(Chickenpox, varicella), 대상포진(Herpes zoster)

수두대상포진 바이러스(varicella-zoster virus, VZV)은 일차감염시 **수두**를 일으키고, 지각신경절 신경세포에 잠복해 있다가 재활성화되면 **대상포진**이 발생한다. 수두는 **직접접촉, 공기감염(airborne spread), 비말감염**에 의해서 전파되고, 대상포진은 피부병터의 직접접촉에 의해서 전파된다. 전염성이 있는 시기는 발진이 나타나기 **1~2일 전부터 병터가 모두 딱지가 될 때까지**(3~7일 후)이다.

#### (1) 증 상

① 수 두

- 수두 잠복기는 대개 14~16일(10~21일)이고, 무증상 감염은 거의 없다. 가을과 겨울철에 호발한다.
- 주로 연장아와 성인에서 전구증상(열, 병감, 식욕부진, 두통 등)이 피부발진 생기기 1~2일전에 나타날 수 있는데, 증상은 발진이 시작된 후 2~4일까지 지속된다.
- **수두발진**〈그림 11-17〉 : 얼굴, 몸통에서 시작하여 팔다리로 퍼진다.

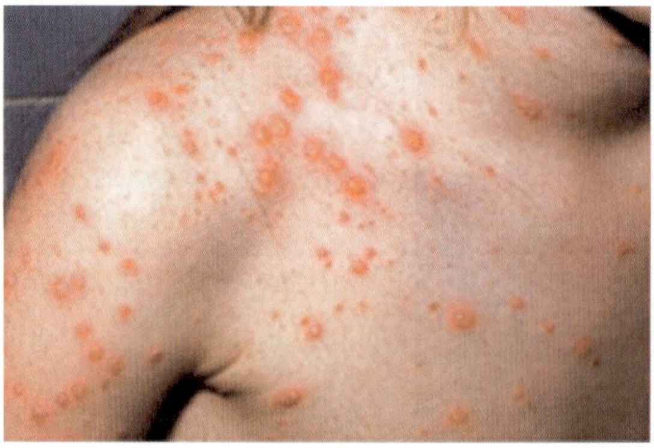

그림 11-17 수두발진

- **심한 가려움을 동반하는 홍반반점으로 시작**하여 **구진**을 거쳐 **눈물 방울 모양의 잔물집**으로 되고, 1～2일 내에 **혼탁해지며 중심함몰**을 보인고 **결국 딱지**로 덮힌다(홍반－구진－수포－농포－가피). 처음 병변이 딱지를 형성하는 동안, 새로운 병터가 몸통, 나중에는 팔다리에서 생겨서 결국 **반, 구진, 잔물집, 고름물집, 딱지 등의 모든 발진을 볼 수** 있다.
- 가족전파로 연장아에게 발생시 더 많은 병터를 보이고 증상이 더 오랜기간 지속될 수 있다.

• **청소년과 성인, 면역약화 소아(세포매개면역결핍, 악성종양, 장기이식), 임신부, 신생아**에서는 지속피부발진과 고열, 폐렴, 뇌염, 간염 등의 발생, 응고병증, 심한출혈 등을 보이는 **진행수두를 보일 수** 있다.

② 선천 수두 증후군

임신 첫 20주에 산모가 수두에 걸리면 2%에서 VZV 배아병증(피부, 팔다리, 눈, 뇌 침범)이 발생한다.

③ 대상포진(Herpes zoster)

**뒤뿌리신경절(dorsal root ganglia)에 잠복해 있던 VZV이 재활성화**되서 1～2개의 **피부분절에 국한된 통증과 군집성 잔물집(grouped vesicles)**을 보이는 병으로 소아에서는 드물다.

### (2) 진 단

① 전형적인 임상증상으로 진단하기는 수월하며, 검사에 의한 확진이 필요한 경우는 드물다.

② 피부 병터 검체물에서 직접형광항체 분석 및 PCR 검사

### (3) 감별질환

① 다른 감염질환(HSV, enterovirus, rickettsial pox 등), 마마(smallpox), 고름딱지증(S. aureus)

② 약물발진, 접촉피부염, 곤충물림

### (4) 합병증

건강한 소아에서 **가벼운 간염**은 상대적으로 흔하고, *S. aureus*와 A군 사슬알균에 의한 **피부 이차세균감염**(～5%)이 발생한다. 수두는 **A군 사슬알균에 의한 중증감염의 위험인자**로 수두괴저, 패혈증, 폐렴, 괴사근막염 등을 초래할 수 있다. **저혈소판증**(1～2%), 드물게 자색반, 출혈잔물집, 혈뇨 및 위창자출혈을 초래할 수 있다. **소뇌실조**(4,000명당 1명), **뇌염, 폐렴(주로 성인)**, 콩팥염, 콩팥증후군, 용혈요독증후군, 관절염, 심근염, 이자염, 고환염 등과 수두감염에 salicylate 사용후 **라이증후군**(Reye syndrome)이 발생할 수 있다.

### (5) 예 방

① 능동면역 : 면역기능정상인 소아에서 **12～15개월**에 수두백신을 접종한다.

• 노출후 예방접종 : 감수성숙주(≥12개월)에게 **3일 내(～5일까지)** 백신접종(병을 약화시키거나 예방)

② 수동면역

- VZIG : **면역약화 환자, 임신부, 분만 5일전**부터 출생 **2일 내** 수두에 걸린 산모에게서 출생한 **신생아**에게 **VZIG**(125U/10kg, 최대 625U)을 접촉 **96시간 이내**에 근육주사한다.

### (6) 치 료

① 합병증이 없는 경우, 특별한 치료법은 필요하지 않고 대증요법을 한다.

② 항바이러스제 적응증 : **acyclovir**(20mg/kg/회, 4회/일, 5일간 경구), **증상 시작 24시간 이내**(늦어도 72시간)

- 13세 이상(>12세)의 비임신 환자
- 13개월(>12개월) 이상 환자 중 만성피부질환, 만성폐질환, 아스피린 장기요법, 전신 또는 흡입 코르티코스테로이드치료
- 가족 내 전파로 발생한 수두
  - **폐렴,** 심한 간염, 저혈소판증, 뇌염 등 파종감염이거나 면역약화 환자는 acyclovir 정맥주사한다.
- 면역결핍 환아의 경우 정맥투여

③ 성인 대상포진에서는 acyclovir, famciclovir, valacyclovir를 사용(발병기간, 대상포진후 신경통 ↓)한다.

## 8) 엡스타인-바 바이러스(Epstein-Barr virus, EBV)

- **감염단핵구증(infectious mononucleosis)**을 주로 일으키는 DNA 바이러스로 여러 종양성 질환과 관련되어 있는데, **Burkitt 림프종, 코인두암종, 위 림프상피종, Hodgkin병, X연관 림프구증식증후군** 등이다.
- EBV는 1형과 2형(또는 A형과 B형)으로 분류되는데, 우리나라의 주된 감염형은 1형이고 대부분 5세전에 항체를 가지고 있는데 **소아의 일차감염은 대부분 증상이 없거나 가볍게 경과**하기에 전형적인 세징후(피로, 인두염, 전신림프절병증)를 보이는 감염단핵구증 환자는 드물다.
- 청소년이나 젊은 성인은 일차 EBV 감염의 >50%에서 전형적인 세징후를 보인다.
- 감염경로 : 침분비물과의 밀접한 접촉**(deep kissing)**나 **성교(sexual intercourse)**를 통해서 전파되고, 드물게 수혈에 의해서도 가능하다.

### (1) 증 상

① **감염단핵구증** : 잠복기(30~50일) 후 **열, 삼출인두염, 림프절병증, 간지라비대, 비정형림프구**를 보인다.

- 병감, 피로, 열, 두통, 목앓이, 욕지기, 복통, 근육통 등의 전구증상이 1~2주정도 지속되는데, 점차 심해지는 열과 목앓이를 주소로 내원하게 된다. 진찰소견은 아래와 같다.
- **전신림프절병증**(90% 주로 목림프절); **지라비대**(50%) ; **간비대**(10%) ; **인두염, 삼출물**동반 ; **피부발진**(3~15%), **amoxicillin이나 ampicillin 복용시 발진**(~80%) ; 눈꺼풀 부종

### (2) 진 단

임상증상과 말초혈액펴바른표본상 **비정형림프구**로 추정진단을 하고, **이종친화항체(heterophile antibody)나 EBV 특이항체 검사**로 **확진**한다. 그 외 EBV 분리, PCR 검사도 할 수 있다.

① 말초혈액펴바른표본(PBS) : **atypical lymphocyte(CD8+T림프구)**〈그림 11-18〉

- >90%에서 림프구증가증을 보이는데, 약 2/3는 림프구이고, 그 중 20~40%는 비정형 T림프구이다.
- atypical lymphocytosis 연관 다른증후군 : CMV, viral hepatitis, 풍진, 장미진, 볼거리, 톡소포자충증, 결핵, 말라리아, 장티푸스, 미코플라스마 감염, 약물반응

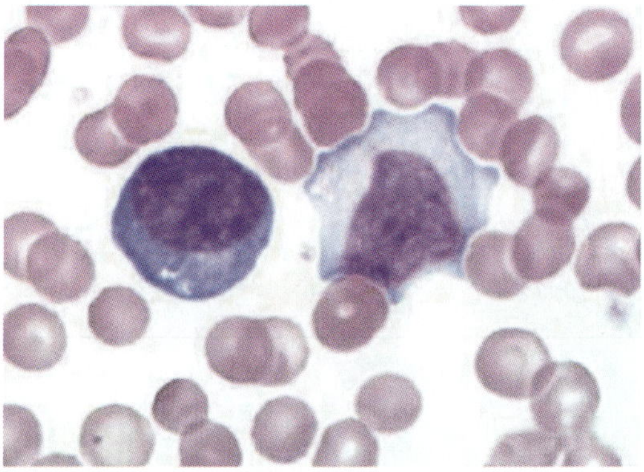

그림 11-18 비정형 림프구(T cell)

② **이종친화항체 검사**(heterophile antibody test)

- 양(또는 말)의 적혈구를 응집시키는 이종친화항체(IgM)를 검사한다. 항체는 발병 첫 2주 이내에 나타나서 수개월(6개월)에 걸쳐서 사라진다.
- 청소년, 성인에서는 EBV 감염단핵구증의 ~90%까지 양성으로 나오지만, 4세 미만은 ~50%에서 양성
- 임상적으로 EBV 감염이 의심되나 이종친화항체검사 음성인 경우 EBV 특이항체 검사로 진단한다.

③ **EBV 특이 항체검사**〈표 11-8〉, 〈그림 11-19〉

- VCA(viral capsid antigen), EA(early antigen), EBNA(Epstein-Barr nuclear antigen)항원에 대한 항체
  - **VCA에 대한 IgM** : **급성감염 진단**에 매우 유용, 지속기간 1달 이상(~3달)
  - VCA에 대한 IgG : 발병초 나타나서 평생 지속
  - **EBNA에 대한 IgG** : 감염후 3~4개월뒤 나타나서 평생 지속, **EBNA 항체 양성시 최근감염 배제**할 수 있으며, **VCA IgM 항체 양성이면서 EBNA 항체 음성인 경우 최근 급성 감염**을 의미한다.

**표 11-8 질병의 여러 시기에 있어서의 EB 바이러스 항체의 분포**

| 시기 \ 항체 | Anti-VCA-IgM | Anti-VCA-IgG | Anti-EA(D) | Anti-EBNA |
|---|---|---|---|---|
| 감염받은 일이 없는 경우 | − | − | − | − |
| **급성 감염(acute)** | **+** | + | +/− | **−** |
| 최근 감염(recent) | +/− | + | +/− | +/− |
| **과거의 감염(past)** | − | **+** | − | **+** |

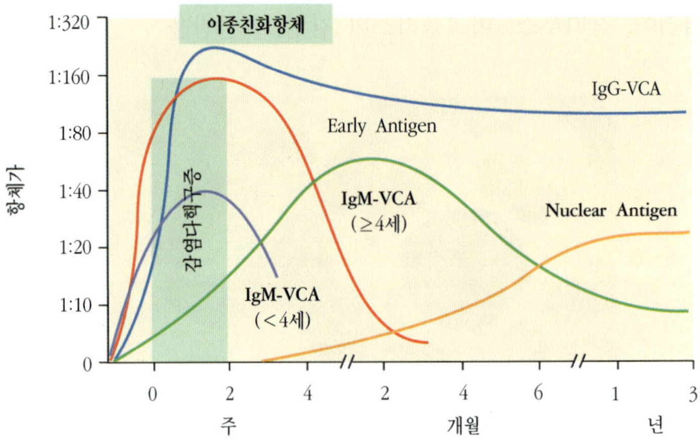


그림 11-19 **엡스타인-바 바이러스 감염 때 항체반응**

- EA에 대한 항체 : 바이러스 증식과 관련한 것으로 감염초기에 나타나 6개월 정도 후에 서서히 사라진다. D(diffuse)와 R(restricted)의 두 성분으로 따로 측정하기도 하는데, EA-D 항체는 급성기에 80%환자에서 일과성으로 보이고, 코인두암종에서 높은 역가를 보인다. EA-R 항체는 회복기에 일과성으로 나타나고, Burkitt림프종에서 높은 역가를 보인다.

### (3) 합병증

① **지라 파열**, 지라 피막밑 출혈(<0.5%) : 가장 중한 합병증, 발병 2주째 가장 흔하다.

② **기도폐쇄**(<5%) : 극심한 편도비대, 입인두 림프조직 종창 등으로 발생한다.

③ 혈액학적 합병증 : **용혈빈혈**(쿰즈검사 양성, 저온응집소병, 3%), **저혈소판증,** 재생불량빈혈, 호중구감소

④ 신경계 합병증 : 수막염, 뇌염, 길랭-바레 증후군, Alice in Wonderland syndrome(변시증), 횡단척수염

⑤ 심근염, 사이질폐렴, 이자염, 귀밑샘염, 고환염, 라이증후군

⑥ 지속 중증 또는 치명적인 감염

### (4) 치 료

① 휴식과 대증요법을 하고, **격렬한 운동 및 접촉 스포츠는** 지라비대 호전되거나 완전히 회복할 때 **하지 말아야 하며(지라파열 위험),** ampicillin이나 amoxicillin 투여하지 않는다. (ampicillin rash발생 위험)

② 전신 코르티코스테로이드 : 기도폐쇄, 출혈이 있는 저혈소판증, 자가면역용혈빈혈, 경련, 수막염 등에서 단기간 치료는 도움이 될 수도, 고용량의 acyclovir를 같이 투여하면 효과적일 수 있다.

## 9) 장미진, 돌발피진(Rroseola, exanthem subitum, sixth disease)

장미진은 대부분 **human herpes virus-6(HHV-6),** HHV-7에 의해 발생하고, 드물게 echovirus 16도 연관이 있다. HHV-6 일차감염의 호발 연령은 6~9개월이다. 2세까지 95%의 어린이가 감염된다. HHV-7은 더 늦은 나이에 감염된다.

### (1) 증 상

HHV-6 일차감염은 **돌발피진**(약 1/4), **비특이 열성질환,** 다른 급성열성질환(열성경련, 뇌염, 단핵구증 유사 증후군) 등을 유발한다.

① 돌발피진

- 발열기 : 갑자기 **체온이 37.9~40℃(평균 39℃)까지 상승**하지만 **설명할 진찰소견이 없는 것**이 특징이다.
  - 콧물 등의 경미한 호흡기증상이나 목앓이, 복통 등의 증상이 동반될 수 있다.
  - 15% 정도의 환자에서 열성경련을 일으킨다.
- 발진기 : 고열이 3~5일간 지속되다가 **갑자기**(또는 24~36시간에 걸쳐서 서서히) **내린 후** 12~24시간 이내에 **몸통에 빨간 장밋빛의 반점 또는 반구진발진**이 나타난다.〈그림 11-20〉★

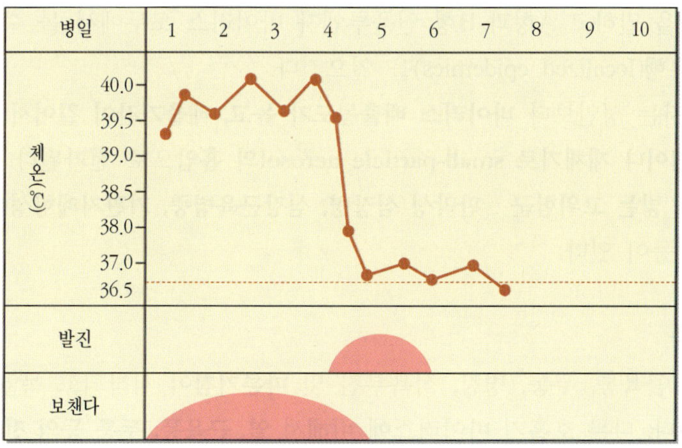


그림 11-20 돌발피진의 임상경과

- 발진은 몸통에서 목, 얼굴, 몸쪽팔다리에 퍼지고 1∼3일 후 소실된다.
- 가려움이 없고, 잔물집이나 고름물집을 형성하지 않는다.

• 입안진찰시 미만인두발적, 물렁입천장과 목젖에 점막진(반구진이나 궤양, **Nagayama spot**)을 볼 수 있다.
• 경증의 목과 뒤통수밑 림프절병증이 동반할 수 있다.

### (2) 진단 및 감별진단

환자의 연령, 병력, 임상소견을 기초로 진단한다. 혈청검사, 바이러스배양, PCR검사 등이 도움이 된다.

• 감별질환 : **풍진, 홍역, 감염홍반,** 엔테로바이러스 감염(여름과 가을), 성홍열, 약물과민

### (3) 치 료

대증요법이 기본이지만, 면역약화 환자의 중증 감염에서 ganciclovir 등 도움이 될 수도 있다.

## 10) 인플루엔자 바이러스(Influenza virus)

인플루엔자 바이러스는 A, B, C형 세 가지가 있는데, A형과 B형이 인플루엔자의 주요 병원체로 유행병을 일으킨다. 혈청형을 결정하는 표면단백인 hemagglutinin(HA)와 neuraminidase(NA)를 가진다.

A형은 여러 조류와 포유류가 보유숙주로, 바이러스의 유전자가 분절로 되어서 동물의 바이러스와 사람의 바이러스의 동시감염이 일어나면 바이러스간의 유전자의 재편성이 가능하다.

• **항원변위(antigenic shift)** : **유전자의 재편성**으로 HA 또는 NA의 아형의 변화 등에 의해서 **혈청형이 크게 변하는 것**을 말하고, A형 인플루엔자 바이러스에서 볼 수 있는데, 새로운 아형의 HA 또는 NA를 가진 A형이 출현하면 **세계적 유행(pandemic)이 발생**할 수 있다.
• **항원변이(antigenic drift)** : 같은 혈청형 안에서 점돌연변이의 축적으로 표면단백의 항원성이 약간 변하는 것을 말하고 A형과 B형 인플루엔자 바이러스 모두에서 볼 수 있는데, 거의 매년 일어나서 **국소유행**(localized epidemics)을 일으킨다.

**소아**의 인플루엔자는 성인보다 **바이러스 배출농도가 높고, 배출기간이 길어서 전파에 매우 중요한 역할**을 하는데, **기침이나 재채기로 small-particle aerosol의 흡입**으로 전파된다.

• **심한 임상경과를 밟는 고위험군** : **판막성 심장병, 심장근육병증, 기관지폐형성이상, 천식, 낭성섬유증, 신경근육병** 등이 있다.

### (1) 증상, 합병증

갑자기 **열,** 오한, 근육통, 두통, 병감, 식욕부진 및 **마른기침**이 시작되고 목앓이, 코막힘과 콧물, 기침이 점점 심해진다. 다른 호흡기 바이러스에 비해서 **열, 근육통, 두통 등의 전신질환이 더 잘 동반**된다.

**영아와 어린 소아**에서는 성인에 비해서 **비특이 질환**을 일으키며, 크루프, 세기관지염, 폐렴 등 **호흡기 어느 부위에나 국소병변**을 일으킬 수 있다. RSV, parainfluenza, adenovirus 등의 감염과 감별이 힘들 수 있고, 또한 특히 신생아는 고열과 독성모양(toxic appearance)을 보이면서 **패혈증과 유사 증세**를 보인다.

① 합병증 : **중이염**과 **폐렴**이 흔하다. 급성근육염(B형 인플루엔자바이러스), 급성심근염 등이 올 수 있다.

#### (2) 진 단

코인두 검체에서 바이러스 분리, PCR검사, ELISA 검사, 혈청검사(적혈구응집억제검사)로 진단한다.

#### (3) 치료 및 예방

① 대증요법 : **라이증후군의 위험**으로 해열제로 **aspirin이나 salicylate을 포함된 약은 사용하지 않는다.**

② 항바이러스제 : 합병증의 발생의 고위험군(면역약화 환자, 만성폐질환 등)에서 증상의 기간 및 중증도의 감소를 목적으로 **증상 발생 48시간 내**에 투여할 수 있다. neuraminidase 억제제(**oseltamivir,** zanamivir)와 adamantane(amantadine, rimantadine)이 있다.

③ 인플루엔자 백신 : 불활성화 백신 및 약독화 생백신이 있다. 불활성화 백신은 6개월 이상의 소아, 생백신은 건강한 2～49세의 소아 및 성인에게 투여한다.

### 11) 파라인플루엔자 바이러스(Parainfluenza virus)

**영아 및 어린 소아** 기도 감염의 흔한 원인으로, **후두기관염, 기관염, 크루프**를 잘 일으킨다.

코인두 분비물의 직접접촉 및 흡입으로 전파되며, 3～5세 이전에 거의 모든 소아가 1형, 2형, 3형에 감염된다. **1형과 2형은** 여름, **가을에 주로 발생**하고, **3형은 연중 발생**하지만, **특히 봄과 여름**에 호발한다. **3형** 파라인플루엔자바이러스는 **영아(6개월 이내)에서 하기도 감염**의 중요한 원인으로 **면역약화 환자에서는 중증의 질환**을 일으킬 수 있다.

**영아는 주로 3형에 의한 하기도 감염(세기관지염, 폐렴)**이 많지만, **1～5세에는 대부분 1형과 2형**(주로 1형)에 의한 감염이 많고, **크루프**를 주로 일으킨다. 대개 고열은 흔하지 않고, **미열 이외의 다른 전신증상을 동반하지 않는다.** 드물게 귀밑샘염을 일으킨다. 치료는 대증요법이 기본이다.

### 12) 호흡기 세포융합 바이러스(Respiratory syncytial virus)

RSV는 **영아의 세기관지염과 폐렴**의 중요한 원인으로 영유아의 가장 중요한 기도 병원체이다.

RSV 감염의 유행은 **매년 주로 겨울**에 4～5개월간 발생하며, 생후 첫 3～4개월 내의 영아기에 발병률이 높은데, 모든 RSV 하기도 질환은 생후 2～7개월에 발생빈도가 가장 높고, 그 이후 점차 줄어든다.

생후 첫 4~6주는 **모체에게서 받은 항체가 고농도로 있으면 어느 정도 예방효과**(partial but incomplete protection)로 조산아가 아닌 경우에는 심한 감염증이 흔하지 않다. 2세까지는 거의 모든 소아가 감염되는데, 소아는 각 유행시 마다 10~20%가 재감염된다.

일차 감염시 **무증상 감염은 드물고 대부분 열을 동반한 코감기와 인두염**의 증상을 보이고 가끔 중이염이 동반한다. **10~40%에서 하기도를 침범**해서 기관지염, 세기관지염, 폐렴을 일으킨다. 감염된 큰비말의 직접접촉 또는 근거리(<91.4cm) 노출이나 손을 통해서 감염된다.

### (1) 증 상

① 영아 : **콧물과 인두염**으로 시작하고, **기침**은 동시에 시작되거나 더 흔하게는 1~3일 후 시작한다. **기침 발생 직후 쌕쌕거림**이 들리기 시작한다. **미열**이 동반될 수 있고 **맑은 콧물이 지속**된다. 청진시 흔히 **광범위 rhonchi, fine crackles, wheezing**을 들을 수 있고, 가슴 X선 검사는 대개 정상이다. 병이 더 진행되면, **기침과 쌕쌕거림이 증가**하고, **호흡곤란 징후(빠른호흡, 갈비사이 및 갈비밑 함몰, 안절부절, 말초청색증)**가 나타나고, 결국 **호흡수 >70회/분, 중심청색증, 무호흡 발작** 등을 보이게 된다.

② **어린 영아(특히 미숙아)**에서 가벼운 세기관지염에도 **주기호흡과 무호흡발작**을 보일 수 있다.

### (2) 치료와 예방

① 지지요법 : 가습된 산소 공급, 적절한 수분공급, 기도확보 및 환기유지 등을 한다.

② 쌕쌕거림이 있는 경우 관례적으로 치료하면 안되지만, 흡입 기관지확장제(에피네프린, 베타2 작용제)에 호전이 있는 경우 사용해 볼 수 있고, 천식환자가 아니면 코르티코스테로이드 치료는 하지 않는다.

③ 대부분 세기관지염에서 항생제 치료는 필요 없지만, 1~4개월 영아에서 *C. trachomatis*에 의한 폐렴이 의심되는 경우 erythromycin이나 clarithromycin을 투여할 수 있다.

④ RSV에 효과를 보이는 항바이러스제는 **ribavirin**으로, 분무요법은 면역결핍 환자 등에서 생명을 위협하는 RSV 감염에서 고려해 볼 수 있다.

⑤ RSV 하기도감염으로 입원한 영아의 **사망률은 1%**인데, **사망은** 거의 모두 **어린 미숙아, 신경근육계통, 호흡기계통, 심장혈관계통, 면역체계의 선행질환**이 있는 환아에서 발생한다.

⑥ **RSV 유행기**에(11월~3월) **청색성심장병 환자, 조산아**(<35주, **특히 <32주**), **만성폐질환을 가진 영아와 미숙아** 등 고위험군에서 예방 목적으로 RSV에 대한 단클론항체인 **palivizumab**★을 투여할 수 있다.

## 13) 아데노바이러스(Adenovirus)

아데노바이러스는 영아의 급성 기도 질환의 5~11%에서 원인이 되고, **인두결막염, 소포결막염, 유행각막결막염, 심근염, 출혈방광염, 급성설사, 창자겹침증, 뇌척수염** 등 여러 질환의 원인이 된다. 아데노바이러스 감염은 **연중 발생**하나 **봄 또는 초여름 및 한겨울**에 더 많이 발생한다. 기도 질환을 주로 일으키는 아데노바이러스는 **기도분비물의 접촉, 공기감염, 매개물**을 통하여 전파되고, 창자 혈청형(enteric strain)은 **대변－경구** 경로로 전파된다. 바이러스 검출(배양), PCR검사, 항원 검출(ELISA 등), 특이항체 역가의 상승 등으로 진단할 수 있다.

### (1) 증 상

① 호흡기질환

- 소아와 성인에서 **가장 흔한 임상양상**으로 호흡기질환에서 **설사가 동반**되는 경우가 많다.
- **인두염, 백일해유사 증후군, 인두결막염, 폐렴**이 발생할 수 있다.
  - **폐렴** : 종종 엽폐렴(lobar), 고열, 부폐렴삼출액(parapneumonic) 등 **세균폐렴 양상**으로 오고, 설사, 복통, 응고장애 등의 다른 전신 징후가 자주 동반된다. 3형, 7형, 21형에 의해서 **중증 폐렴이** 올 수 있는데 **기관지확장증, 폐쇄세기관지염 등의 후유증**을 남길 수 있다.

② 위장관감염

급성설사를 보이는 소아의 5～9%에서 아데노바이러스가 분리되고, 절반은 창자형인 40, 41형이다. 창자겹침증과 막창자꼬리염과 연관되기도 한다.

③ (소포)결막염 및 각막결막염, 심근염, 출혈방광염, 라이증후군 또는 유사 라이증후군

④ 면역약화 환자에서 감염

B세포 면역결핍에서는 엔테로바이러스와 같이 만성수막뇌염을 일으키고, T세포 면역결핍에서는 만성설사가 흔하고 치명적인 전격간염과 폐렴을 일으킬 수 있다.

## 14) 리노바이러스(Rhinovirus)

감염된 사람의 호흡기 분비물의 접촉이나 비말을 통하여 감염되는데, 리노바이러스 감염은 연중 발생하지만 **가을(9월)과 봄(4～5월)에 호발**한다.

리노바이러스는 소아와 성인 모두에서 감기의 가장 흔한 원인이고, 인두염, 중이염, 코곁굴염을 일으킬 수 있다. **소아에서 천식발작**을 유발하고, **어린영아에서는 세기관지염과 폐렴**의 원인이 되기도 한다. **주의해서 손을 씻고, 코와 눈을 만지지 않는 것**이 예방에 좋다.

## 15) 로타바이러스, 기타 위창자염을 일으키는 바이러스

**Rotavirus, astrovirus, human calicivirus(HuCV), enteric adenovirus**이 사람에게 위창자염을 일으키는 중요한 바이러스이다. 바이러스가 **작은창자 융모 끝 세포를 파괴**시켜 **수분과 염(water and salt)의 흡수장애**를 일으키고, 젖당과 같은 복합탄수화물(∵이당분해효소 활성도 감소)의 흡수에 장애를 받는다. 상품화 ELISA 키트로 group A rotavirus와 enteric adenovirus를 검출할 수 있다(민감도, 특이성 >90%).

**탈수를 예방하고 치료**하는 것이 가장 중요하며, **경구수액요법**(페디라산®)을 하고 중증탈수나 구토가 심한 경우 비경구 수액요법을 한다. **4～6시간에 걸쳐서 탈수교정 후 나이에 맞는 정상식이**를 시작한다.

(1) **Rotavirus** : 7가지의 group(A~G)으로 분류되는데, 그 중 A군이 사람 감염의 가장 중요한 원인이다. A군 로타바이러스는 **outer capsid protein**[VP7(G), VP4(P)]에 따라서 혈청형이 구분된다.

① 잠복기(1~3일) 후 **경증~중등도의 열과 구토**가 시작되고, **이어서(1~2일 후) 물설사**를 보인다. 구토와 열은 2일째 호전되나 설사는 흔히 5~7일 동안 지속된다.

② **추운 계절(특히 1~2월)**에 호발하고, **생후 첫 2년(3~24개월)** 동안 가장 흔히 발생하고, 입원을 요하는 가장 중증 감염의 대부분(~75%)를 차지한다. **5세까지는 모든 소아가 감염**된다.

③ 예방 : **모유수유**는 질병의 중증도를 감소시키고, 발생빈도도 낮추기에 모든 영아에서 권장되고, **로타바이러스 백신**(로타텍®, 로타릭스®)접종이 권장된다.

(2) **astrovirus** : 영유아의 경증, 중등증 물설사의 중요한 원인이다.

(3) enteric **adenoviruses** : 위창자염은 **혈청형 40, 41**이 일으키고, 설사가 10~14일까지 지속되기도 한다.

(4) human **caliciviruses** : noroviruses와 sapoviruses로 두 가지 속(genera)구분되는데, 연장아와 성인에서 위창자염 폭발적 유행의 가장 흔한 원인으로, 다른 바이러스들과 달리(주로 대변-경구 경로) **오염된 물과 음식(조개 등)에 의해서도 전파될 수 있**다.

**표 11-9 바이러스 위창자염의 특징**

| Feature | Rotavirus | Noroviruses | Sapoviruses | Astroviruses | Adenoviruses |
|---|---|---|---|---|---|
| Age of illness | <5years | All ages | <5years | <2years | <2years |
| Mode of transmission | Person-to-person via fecal-oral route, fomites | Person-to-person via fecal-oral route, fomites, food/water | Person-to-person via fecal-oral route | Person-to-person via fecal-oral route | Person-to-person via fecal-oral route |
| Incubation period | 1~3days | 12~48hours | 12~48hours | 1~4days | 3~10days |
| SYMPTOMS | | | | | |
| Diarrhea | Explosive, watery (5~10episodes/day) | Watery with acute onset | Watery; milder than rotavirus | Watery; milder than rotavirus | Watery; milder than rotavirus; can be prolonged |
| Vomiting | 80~90% | >50%; often dominant symptom | Less common than rotavirus | Less common than rotavirus | Less common than rotavirus |
| Fever | Frequent | Less common, usually mild | Less common usually mild | Less common usually mild | Less common usually mild |
| Illness duration | 2~8days | 1~5days | 1~4days | 1~5days | 3~10days |

## 16) 일본뇌염 바이러스(Japanese encephalitis virus, JE virus)

**작은빨간집모기**(*Culex tritaeniorhynchus*)에 의해서 바이러스가 전파되는데, JE virus는 돼지, 닭 등의 가축의 체내에서 번식하고 작은빨간집모기는 이러한 중간숙주의 혈액을 흡혈한 후 밤에 사람을 물어서 전파한다. 대부분 **15세 미만, 특히 5~8세**의 연령에서 호발하고, 여름철인 8~9월에 많이 발생한다.

바이러스 감염되면 **대부분 무증상 감염**이고 25~1000명당 1명 정도에서 질병을 보이는데, 일단 **뇌염이 발생하면 치명률(24~42%)**이 높고 후유증의 발생도 높다.

### (1) 증 상

잠복기(4~14일) 후 전형적으로 4단계의 임상양상(전구기, 급성기, 아급성기, 회복기)을 보인다.

① 전구기(2~3일) : **갑자기 고열, 두통,** 호흡 증상, 구토, 욕지기, 감각이상, 이상행동 등을 보인다.

② 급성기(3~4일) : **반사항진에서 반사저하로의 변화** 등 **빠르게 변화하는 중추신경계통 징후**가 특징적으로 **병이 진행하면 혼동,** 지남력장애, 섬망, 혼수를 보이게 된다. **대발작**(10~24%)을 보일 수 있고 드물게 비활동떨림 등 파킨슨병 유사 증상을 보인다.

③ 아급성기(7~10일) : 신경장애가 지속되어 **강직마비, 소모, 중추신경계 이상** 등을 보인다.

④ 회복기(4~7주) : **쇠약, 졸림증, 떨림, 실조** 등이 오랫동안 지속된다.

### (2) 진 단

① 혈청검사 : 질병초기 바이러스 **특이 IgM 항체 양성, IgG 항체역가 4배 이상** 증가

② rt-PCR검사(RNA 검출), 면역형광법(항원 검출), 뇌조직 바이러스 분리

### (3) 치 료

① 지지요법 및 대증요법을 하며 특별한 항바이러스제는 없다.

② 뇌부종, 경련, 고열, 호흡기능상실 등에 대한 치료와 수분과 전해질평형에 주의한다.

## 17) 광견병(Rabies)

광견병바이러스는 다양한 동물(개, 고양이, 박쥐, 여우, 스컹크, 코요테 등)에 감염을 일으키는 인수공통감염증으로 근절시키기 어렵다. 광견병에 걸린 동물(특히 **박쥐, 개,** 고양이)에게 **물리거나** 발톱에 의해 **긁히는 피부손상**을 받았을 때 동물의 **침 속에 있는 바이러스가 상처를 통하여 감염**된다. 광견병 개에 물리더라도 타액에 존재하는 바이러스의 양이 일정치 안하 50% 미만에서만 발병한다.

광견병에 걸린 사람은 거의 다 사망하므로 광견병 감염을 막기 위해서 **노출후 예방**을 시행해야 한다.

### (1) 증 상

1~3개월의 잠복기 후 뇌염형 광견병과 마비형 광견병의 두 가지 임상형을 보인다.

① **뇌염형**(Furious) **광견병**

열, 목앓이, 병감, 두통, 욕지기, 구토, 쇠약 등의 비특이 증상으로 시작하고, **상처 부위의 감각이상 및 가려움**이 동반되고, 이환된 팔다리로 퍼진다. 이후 초조, 의식저하, 불안, 경련 등의 뇌염증상을 보이다가 결국 혼수를 거쳐서 사망한다. 신경 증상을 보일 때 특징적인 **공기공포증**과 **물공포증**을 보인다.

**공기공포증, 물공포증**은 물이나 침을 삼킬때나 얼굴에 바람이 부딪히면 초조와 불안을 보이다가 후두, 목, 가슴벽의 연축으로 질식 및 흡인이 일어날 수 있다.

② **마비형**(Dumb) **광견병**

약 20%에서 팔다리마비와 뇌신경마비를 일으키는 **상행 근무력증**을 보인다.

### (2) 예 방

① 빨리 비누를 이용하여 철저히 씻고, 포비돈－요오드 용액 등 소독제가 있는 경우 10분간 세척한다.

② 항생제 투여와 파상풍예방을 한다.

③ 노출을 판단해서 노출후 예방을 할지 결정하는데, 사람을 문 개, 고양이 등은 구금하여 **10일간 광견병 발병 여부를 관찰**하여 동물이 건강하면 치료하지 않는다. **야생 동물은 즉시 죽여서** 형광항체검사로 **뇌조직에 바이러스 항원이 있는지 확인**한다.

④ 노출후 예방(postexposure prophylaxis, PEP)

- 박쥐, 여우, 너구리 등 야생동물에 의해 물린 경우, 동물이 어떤 상태인지 알 수 없거나, 광견병에 걸린 것으로 의심되는 개나 고양이, 물린 부위가 머리나 목일 때, 물린 상처가 심하고 여러 곳인 경우 시행
- **사람광견병 면역글로불린(HRIG,** 캄랍주®**)와 광견병백신**(베로랍주®)을 **근육주사**한다.

### (3) 치 료

일단 발병시 백신은 효과가 없다. 환아는 진정제를 주며 어둡고 조용한 방에 두어 안정을 취할 수 있게 한다.

## 18) 후천면역결핍 증후군(Acquired immunodeficiency syndrome, AIDS)

역전사 효소를 가지고 있는 **HIV-1**과 HIV-2 감염에 의하여 발생하는 증후군으로 소아에서는 주로 HIV-1 수직감염(그 외 성접촉, 오염된 혈액제제)에 의하여 발생한다.

- **수직감염** : 30～40%가 자궁내, 60～70%가 출생 당시와 출생 후(모유수유) 일어나게 된다.
- 위험인자 : **양막파열 >4시간, 저출생체중아(<2.5kg)**, 임신나이 34주 미만, 모체의 낮은 CD4 수 등

증상을 보이는 소아 HIV 감염은 치료하지 않으면 3가지의 임상양상을 보인다. 제왕 절개술은 수진감염의 위험을 낮춘다.

- Rapid progressor : 15~20% 환자로 자궁내 감염으로 생각되고, 생후 몇 개월 내 증상을 보이고 평균 수명이 6~9개월(4세 이전 죽는다)으로 빠르게 진행하는 임상경과를 보인다.
- Slow progressor : 60~80%의 환자로 출산 중에 감염되는 것으로 추정되는데, 바이러스 농도는 생후 2~3개월까지 최고역가를 보이다가 감소하며 평균수명은 6세이다.
- long-term survivor : 5% 미만으로 바이러스 농도를 8년 이상 낮게 유지한다. 성인에 비해서 상대적으로 CD4세포의 고갈이 덜하고, 중추신경계 손상은 성인에서 보다 크다.

### (1) 증 상

① 초기 : 림프절병증, 간지라비대, 성장장애, 만성 반복설사, 사이질폐렴, 지속 입안 칸디다증과 기저귀피부염 등을 들 수 있고, 성인에 비해서 소아에서는 반복세균감염, 만성 귀밑샘종창, 림프구 사이질폐렴(lymphocytic interstitial pneumonitis, LIP)이 흔하고 조기에 진행 중추신경계 악화를 보인다.

② HIV감염은 임상상태에 따라서 경증상(category A), 중등도 증상(category B), 중증 증상(category C)로 분류하고, 면역장애 정도(CD4+count)에 따라서 〈표 11-10〉과 같이 분류하다.

- 경증상 : 림프절병증, 귀밑샘염, 간비대, 지라비대, 피부염 및 지속 코곁굴염 또는 중이염 등
- 중등도 증상 : LIP, 2개월 넘게 지속되는 아구창, 반복 또는 만성 설사, 1개월 넘게 나는 열, 간염, HSV에 의한 입안염, 식도염이나 폐렴, 파종 수두, 심비대, 콩팥병 중 두 가지 이상이 있는 경우
- 중증 증상 : 2년 동안 두 가지의 중증 세균감염(패혈증, 수막염, 폐렴 등), 식도나 하기도의 칸디다증, 크립토코쿠스증, 1개월 넘는 와포자충증, 뇌병증, 종양, 파종 미코박테륨 감염, *P. jiroveci* 폐렴, 뇌 톡소포자충증 및 심한 체중감소 등이 있다.

③ *S. pneumoniae*나 *Salmonella* 등 피막세균에 의한 반복세균감염이 흔하고, **CD4+ 수가 상당히 감소한 경우** *P. jiroveci* **폐렴** 등의 기회감염과 비정형미코박테륨(*Mycobacterium avium-intracellulae* complex, MAC) 감염, 원충 감염 등이 생길 수 있다. HSV, VZV, RSV 등의 지속적이고 심한 감염증을 보인다.

④ 악성종양 발생 빈도는 약 2%로 성인에 비하여 흔하지 않으며, EBV 감염과 연관성이 있다.

**표 11-10** CD4 수 및 림프구에 대한 비율에 따른 소아 HIV 감염 분류

| 면역결핍 정도 | <12개월 | | 1~5세 | | ≥6세 | |
|---|---|---|---|---|---|---|
| | CD4 cells/μl | %* | CD4 cells/μl | %* | CD4 cells/μl | %* |
| 정상 | ≥1500 | ≥25 | ≥1000 | ≥25 | ≥500 | ≥25 |
| 중증도 감소 | 750~1499 | 15~24 | 500~999 | 15~24 | 200~499 | 15~24 |
| 심한 감소 | <750 | **<15** | <500 | **<15** | <200 | **<15** |

* CD4 세포의 림프구 수에 대한 백분율

### (2) 진 단

HIV 산모에게 태어난 영아는 모체에게서 받은 HIV 항체를 보유하기에, 18개월까지는 혈청검사로 진단을 하지 않는다. **18개월 이상의 연령**에서는 두 번의 효소면역분석(EIA)에 의해서 항체확인 후 웨스턴블롯분석으로 항체(단백)의 존재를 확인하면 HIV 감염을 진단한다.

**18개월 미만**의 영유아는 **6개월 이전**에는 말초단핵구의 HIV-1 DNA 존재를 **PCR 검사**를 통해서 확인하고, **6개월 이후 HIV-1 항체검사**를 시행한다.

HIV-1 DNA or RNA 검사는 생후 14～21일, 1～2개월, 4～6개월 3차례 검사를 추천한다. 1개월 이후(예, 1개월과 4개월)에 두 차례 PCR검사 음성이거나 6개월 이후에 두 차례(1개월 이상 간격)의 HIV 항체 검사에서 음성이면서 HIV 감염의 임상소견과 검사소견이 없는 경우 HIV 감염이 없다고 확정할 수 있다.

### (3) 치 료

- 항바이러스제 치료를 HIV감염된 영아(＜1세)와 1세 이후는 면역결핍이 있고 대부분 중등도 이상의 증상이 있는 경우 하게 된다. 역전사효소 억제제와 단백질분해효소 억제제를 이용하고, 적어도 **3가지 이상의 약물**을 병용한다. 대부분 두 가지 NTRI 제제와 함께 한 가지 단백질분해효소 억제제 또는 NNTRI 제제를 병용한다.
- *P. jiroveci* **폐렴 예방을 위해서 TMP/SMZ를 투여**하는데, HIV감염된 모든 영아에서 4～6주 이후에 시작하고 1세 이후의 소아는 CD4＋T 림프구수(＜15%)에 따라서 결정한다.
- IVIG 투여 : 저감마글로불린혈증이 있으면 투여하고, 반복되는 중증 세균감염시에도 투여할 수 있다.
- CD4＋수가 심하게 감소하면 M. avium complex 예방을 위한 Clarithromycin

### (4) 예 후

가장 좋은 예후인자는 혈장 바이러스 농도(viral load)와 CD4＋T 림프구수인데, 높은 바이러스 농도(＞$10^5$ copies/mL)인 경우나 CD4＋림프구 백분율＜15%는 사망률이 높다.

### (5) 예방과 예방접종

① **항레트로바이러스제 예방요법(zidovudine)**과 진통 시작과 양막파열 전에 **제왕절개,** 그리고 모유수유를 하지 않는 경우 수직감염을 줄일 수 있다. 성접촉에 의한 전파를 막기 위해서는 청소년들에게 제대로된 성교육이 필요하다.

- **Zidovudine** : HIV감염 임신부는 GA 14주 이후부터 분만할 때까지, **신생아는 출생 6주까지 투여**하면 수직전파율이 8% 미만으로 감소하고, HAART 치료하는 임신부는 2% 미만까지 감소한다.

② 예방접종 : 기본 접종은 연령에 맞게 시행하지만, **생백신 접종은 주의**해야 한다.

- **BCG접종은 금기**이고, 소아마비 경구생백신도 금기이다. 수두와 MMR 백신은 면역결핍이 심하지 않은 경우(CD4＋백분율 ＞15%) 접종한다.

# 10 예방 소아과학

## 1) 예방접종★

### (1) 예방접종의 개요

① **능동면역화** : 백신이나 변성독소(toxoid)를 투여하여 **항체생성 및 세포면역 반응을 유도**

② **수동면역화** : 이미 만들어진 항체를 투여하여 일시적으로 방어 효력을 제공

③ 생백신과 사백신〈**표 11-11**〉 참고

④ 여러 가지 백신을 되도록 **동시에 접종**하도록 하고, **다른 주사기로 다른 부위에 접종**한다.

⑤ **두 가지 이상의 생백신을 투여하는 경우 동시에 접종**하거나, 그렇지 못하는 경우는 **4주 이상의 간격**을 두고 접종해야 한다. **사백신과 생백신, 사백신과 사백신 간에는 시간 간격의 제약은 없다.**

⑥ 같은 질병을 예방하기 위한 서로 다른 회사에서 생산한 백신들은 대개 **교차접종이 가능**하다. DTaP의 경우 아직 교차접종에 대한 자료가 불충분하므로 가능하면 같은 회사 제품을 사용한다.

⑦ 같은 백신을 2회 이상 접종하는 경우 되도록 권장하는 접종시기에 맞추어야 하지만, 불가피한 경우 **접종간격이 길어져도 백신 효과에는 지장이 없고 접종 횟수를 증가시킬 필요는 없다.** 그러나 **최소 접종간격**과 **최소 접종연령은 지켜야** 한다.

**표 11-11** 사백신과 생백신의 비교

| | 불활성화 사백신 | 약독화 생백신 |
|---|---|---|
| 면역효과 | • 접종 후 증식이 일어나지 않으므로 **충분한 양을 접종**해야 하고, 예방력을 얻기 위해서는 **수 차례의 반복 투여**를 요한다.<br>• 혈청항체 및 세포매개면역은 형성되나 **국소면역(IgA) 유발은 미미**하다.<br>• **면역의 지속기간이 짧아서** 정기적인 추가접종이 필요할 수 있다. | • 접종 후 증식이 일어나고 자연감염시와 같은 면역효과를 보인다(혈청항체, 세포매개면역 및 **국소면역이 만들어진다**).<br>• **면역효과가 장기간 지속**된다. |
| 백신의 종류 | • 바이러스 : 인플루엔자(TIV), A형간염, B형간염, **소아마비**, 일본뇌염, 광견병<br>• 세균 : **개량 백일해**, Hib, **폐렴사슬알균**, 장티푸스(ViCPS)<br>• 변성독소 : 디프테리아, 파상풍 | • 바이러스 : **홍역, 풍진, 볼거리(MMR), 수두, 로타바이러스**, 인플루엔자(LAIV), 일본뇌염, **소아마비**<br>• 세균 : BCG, 장티푸스(Ty21a) |

## (2) 기본 및 특수 접종

**표 11-12 소아의 예방접종**

| Vaccine | Type | Route | Schedule | Efficacy | Adverse events |
|---|---|---|---|---|---|
| BCG | Live attenuated | Intraderma l | ~1mo. | 50% | Regional lymphadenitis, disseminated disease(in immunocompromised) |
| HBV | Recombinat | IM | 0, 1, 6mo. | 80~95% | Fever, anaphylaxis |
| DTaP | DTa : Toxoid<br>P : acellular SU | IM/SC | 2, 4, 6mo.(15~18mo., 4~6yr.추가) | 80~90% | Local reation, arthus-like recation<br>Fever |
| Polio OPV | Live attenuated | PO | 2, 4, 6mo.(4~6yr.추가) | 95% | VAPP[2], hypersensitivity |
| Polio IPV | Whole cell | IM/SC | 2, 4, 6mo.(4~6yr.추가) | 95% | Hypersensitivity, local reactions |
| MMR | Live attenuated | SC | 12~15mo.(4~6yr.추가) | M : 95%<br>M : 90%<br>E : 95% | M : Acute encephalophathy<br>M : Parotitis, orchitis(rare)<br>R : Arthralgia<br>MMR : Fever, rash, thrombocytopenia |
| Japanese encephalitis | Inactivated | SC | 12~24mo.에 1~2wk. 간격 2회, 2차 12mo. 후 3차<br>(6, 12yr.에 1회씩 추가) | 80~90% | Fever, local ration, ADEM, anaphylaxis, delated allergic reaction |
| | Live attenuated | SC | 12~24mo.에 1회,<br>12mo. 후 2차, 6yr. 3차 | 80~90% | Fever, cough, rash |
| Influena | SU, split | IM | 6mo. 이후 매년 유행 2wk. 전(9세 미만은 첫 접종은 4wk. 간격으로 2회) | 40~60% | Fever, myalgia, headache, allergy (egg-allergy), Guillain-Barré syndrome |
| Chickenpox | Live attenuated | SC | 12mo. 이후 1회(13yr. 이상은 4~8wk. 간격으로 2회) | 86~100% | Local reaction, varicella-like rash |
| Typhoid[1] | Ty21a : Live attenuated | PO | 6yr. 이상 격일 3회<br>(5년마다 추가) | 51% | Rare(abdominal pain, N/V) |
| | VICPS : SU | IM | 2yrs 이상 1회(3년마다 추가) | 55% | Fever, headache, local reaction |
| HFRS[1,3] | Inactivated | IM/SC | 1mo. 이내에 2회, 12mo. 후 1회 | ? | Local reaction, fever |
| Hib | Conjugated | IM | 2mo. 이후 2mo. 간격 2~3회 | 90% | (Rare, mild) local reaction, fever |
| HAV | Inactivated | IM | 1~2yr. 이후 6~12mo. 간격 2회 | 94% | Local reaction |
| Pneumococcus | 23-valent polysaccharide | IM | 2yr. 이후 1회(3~5yr. 마다 추가) | 60~80% | Local reaction, anaphylaxis(rare) |
| | 10-, 13-valent conjugated | IM/SC | 2mo. 이후 2mo. 간격 3회<br>(12~15mo. 추가) | 73~94% | Rare |

1) 고위험군만 투여, 2) vaccine-associated paralytic poliomyeltis, 3) hemorrhagic fever with renal synd.

표 11-13 소아청소년 예방접종

| | 2, 4, 6개월(3번) | 12~15개월 | 18개월 | 4~16세 |
|---|---|---|---|---|
| Hib | ● | ● | | |
| 폴리오 | ● | | | ● |
| DTaP | ● | | ● | ● |
| 수두(VZV) | | ● | | |
| MMR | | ● | | ● |

① B형간염

- 만성 보균자의 50% 정도가 출생전후기 수직감염이 원인으로 B형간염백신(HepB)의 가장 중요한 접종 대상은 HBsAg 양성 모체에서 태어난 신생아이다. **모든 임신부는 출산전 HBsAg를 검사해서 결과에 따라 B형간염백신과 HBIG을 접종**한다.〈표 11-14〉
- 근육주사가 원칙 : **연장아나 성인은 어깨세모근(deltoid m.), 영유아는 앞가쪽(anterolateral) 넓적다리근육**
- **엉덩이 주사는 하지 않는다**(면역효과가 떨어진다!).
- 유해반응으로 통증, 발적, 부종 등이 있고 드물게 열이 동반된다.

② 결핵(BCG)

- **생후 1개월 이내 접종**하는 것을 원칙으로 하며, 생후 2개월까지는 투베르쿨린 검사 없이 접종하고, 그 이후는 **투베르쿨린 검사에서 음성인 경우**에만 접종한다.
- 접종 방법 : 0.05mL(1세 이상 0.1mL)를 어깨세모근(deltoid m.) 부위에 피내 주사한다.
- 국소부작용(1~2%) : 국소궤양형성, 고름림프절염 등이 발생할 수 있고, 영유아에서 뼈염(osteitis), 전신 BCGiosis 및 비치명적 파종감염이 보고된바 있다.
- 금기 : **면역결핍증(HIV 감염 포함), 면역억제제 투여(고용량 코르티코스테로이드 등), 임신부,** 심한 피부질환, 화상환자 등

③ 디프테리아, 파상풍, 백일해(Diphtheria, tetanus, acellular pertussis, DTaP)

- 7세 이전 5회의 예방접종을 하게 되는데, **4차례 기초접종(2, 4, 6, 15~18개월)과 1차례의 추가접종(4~6세)**를 하게 되고, 11~12세에 Td(Tdap 권장) 접종 후 **10년마다 Td 추가접종**을 한다.
  - 디프테리아와 파상풍은 외독소에 의한 질환으로 자연감염 되더라도 면역획득이 회복되지 않고, 파상풍 역시 자연감염 되거나 예방접종하더라도 면역력이 장기간 지속되지 않아서 **주기적인 접종이 중요!**
  - 7세 이상에서는 백일해 접종을 하지 않으므로 정제 백일해 항원을 제외하고 성인용량의 디프테리아 변성독소를 포함한 Td를 접종한다(Tdap 접종 제외).
- **DTaP(또는 DTP) 백신의 금기 및 조심해서 투여**할 경우
  - 절대금기 : **접종 후 7일 이내에 뇌병증** 또는 **즉시 아나필락시스 반응**이 발생한 경우

표 11-14 대한소아과학회 추천 소아 및 청소년 정기 예방접종표

| 연령 | 예방접종 | 연령 | 예방접종 |
|---|---|---|---|
| 출생시 | B형 간염[1] | 12～23개월 | 일본 뇌염[9], A형 간염[10] |
| 0～4주 | BCG | 15～18개월 | DTaP |
| 1개월 | B형 간염 | 4～6세 | DTaP, 폴리오, MMR |
| 2개월 | DTaP, 폴리오, Hib[2], PCV7, Rotavirus[3] | 6세 | 일본 뇌염 |
| 4개월 | DTaP, 폴리오, Hib, PCV7, Rotavirus | 11～12세 | 성인용 Td[11], HPV[12] |
| 6개월 | B형 간염, DTaP, 폴리오[4], Hib, 인플루엔자[5], PCV7[6], Rotavirus | 12세 | 일본 뇌염 |
| 12～15개월 | MMR[7], 수두[8], Hib, PCV7 | | |

1) **0, 1, 6개월** 방법으로 접종하고 **모체의 HBsAg 상태**에 따라 다음과 같이 접종한다.
   a. **HBsAg 양성** : B형간염백신을 가능한 출생 직후(12시간 이내)에 HBIG(0.5mL)와 **함께 다른 부위에 접종**한다.
   b. **HBsAg 상태 모를 때** : 가능한 출생 직후(12시간 이내) 백신접종하고, **모체의 HBsAg를 검사하여 양성**이면 **HBIG을 가능한 빨리(늦어도 7일 이내)** 근육주사한다.
   c. HBsAg 음성 : 가능한 신생아실에서 퇴원 전 접종을 시작하고, 초회 접종을 2개월 이내에 접종하면 된다.

2) 제품에 따라 2～3회 기초접종과 1회의 추가접종이 필요하다.

3) 생후 6주부터 접종 가능하고, 제품에 따라 2회(로타릭스®) 또는 3회(로타텍®) 접종한다. 생후 15주 이후에는 접종을 시작하지 않으며, 마지막 접종은 생후 8개월 0일까지 완료한다. 최소 접종간격은 4주이다.

4) 세 번째 접종은 6～18개월에 접종할 수 있다.

5) **매년 6～23개월의 소아**와, **0～23개월의 소아를 돌보는(동거중 사람 포함) 모든 사람**에게 접종한다. 또한 **인플루엔자 감염 위험요인을 가진 2세 이상의 소아, 고위험군과 가까이 접촉하는 사람, 접종을 원하는 모든 사람**에게 접종한다. 연령이 6～35개월이면 0.25mL, 3세 이상이면 0.5mL를 접종한다. 처음 접종하거나 또는 첫해에 한번만 접종하고 다음 해에 다시 온 **9세 미만의 소아는 4주 이상의 간격으로 두 번** 접종한다.

6) 7개월 이후에 접종을 시작하는 경우 접종 시작 연령에 따라 1～3회 접종한다.

7) MMR은 4～6세 이전이라도 1차 접종 후 4주 이상이 경과하면 접종할 수 있다. 홍역의 유행이 있는 경우 6개월부터 홍역 단독백신(없으면 MMR)을 접종한다.

8) 수두가 유행하는 기관에 다니는 소아에게 유행관리를 목적으로 2회 접종할 수 있다.

9) 사백신과 생백신 중 한가지를 선택하여 12～23개월에 접종하는데, 사백신의 경우 기초접종은 1～2주 간격으로 2회 접종하고, 다음 해에 1회 접종하며 추가접종은 6세, 12세에 한다. 3세 미만은 0.5mL, 3시 이상은 1.0mL를 접종한다. 생백신은 기초접종은 처음 방문하여 1회만 접종하고 다음 해에 1회 접종하며 추가접종은 6세에 한다.

10) 12개월 이상부터 최소한 6개월의 간격을 두고 2회 접종한다.

11) 성인형 파상풍, 디프테리아 백신을 말하는데, DTaP 백신 기초접종을 완료한 후 **11～12세에 접종하고 그 후 10년마다** 계속 접종한다.

12) 11～12세 여성을 대상으로 1차 접종하고, 1차 접종 후 1개월(서바릭스®) 또는 2개월(가다실®)에 2차 접종, 1차 후 6개월에 3차 접종한다.

- 조심해서 투여할 경우
  - 접종 후 3일 이내 경련(±열)
  - 접종 48시간 이내 3시간 이상 달래지지 않는 지속적으로 심하게 우는 경우
  - 접종 48시간 이내 허탈(collapse) 또는 쇼크양 반응(저긴장 저반응 삽화)을 보이는 경우
  - 접종 48시간 이내 다른 이유로 설명되지 않는 40.5℃ 이상의 열이 발생하는 경우
- **뇌성마비, 경련의 병력** 등 안정 신경계 질환은 **DTaP 접종의 금기사항은 아니다**.

④ 소아마비

- 초등학교 입학 전까지 **4회 접종**한다**(2, 4, 6개월, 4～6세)**. 생백신(OPV)과 사백신(IPV)이 있으나 우리나라에서는 2004년부터 주사용 사백신만 사용하고 있다.
- 사백신의 장점과 단점 : 최근 개량된 사백신은 **백신과 관련된 마비가 발생하지 않고** 경구용 생백신보다 훨씬 안전하며 **면역약화 환자에게 접종할 수** 있다. 그러나 위창자길 **국소 면역(분비 IgA)을 유발하지 못한다**.

⑤ MMR(Measles, mumps, rubella) 백신

- 홍역, 볼거리, 풍진은 사람이 유일한 숙주로, 예방접종을 시행 후 발생빈도가 현저히 줄었다. MMR 백신은 **생백신**으로 **12～15개월, 4～6세 두 차례 접종**을 원칙으로 한다.
- 홍역 유행 시에는 1세 미만(6개월 이상)의 영아에게 홍역백신을 투여(없으면 MMR) 할 수 있는데, 접종 후(4주 이상 간격) 12～15개월, 4～6세 두 차례 접종을 더 해야 한다.
- **홍역감염은 결핵을 악화**시킬 수 있지만, 백신은 악화시킨다는 증거는 없다. 결핵 감염이나 결핵 질환 환자는 **MMR 백신접종 전에 치료를 시작**해야 한다. 홍역백신은 투베르쿨린 반응을 억제할 수 있다.
  - 투베르쿨린 검사는 MMR 백신 접종하는 날 같이 시행하거나 백신접종 4～6주 후 시행한다.
- 면역글로불린과 혈액성분을 투여하면 MMR 백신 후 면역반응을 저해할 수 있어서 투여량에 따라 혈액성분이나 **면역글로불린 투여와 백신접종 간의 적절한 간격**을 두어야 한다.〈표 11-15〉
- **홍역백신 접종 금기**
  - **면역결핍**(HIV 감염 예외), **항암치료 중,** 이전 MMR 백신접종 후 **즉시 아나필락시스 반응**
  - **임신부** : 태아감염의 위험으로 **임신 중 생백신 접종은 금기**이고, MMR 백신 접종 후 선천풍진 증후군이 발생되었다는 보고는 없으나 태아의 기형 발생 위험으로 접종 후 28일간은 임신을 피해야 한다.
  - 백신 성분(gelatin or neomycin)의 알레르기가 있는 경우 주의해서 접종하고, 아나필락시스와 같은 심한 과민이 있는 경우는 접종을 피한다.
  - **달걀에 대한 알레르기는 절대 금기 사항은 아니다**.

⑥ 일본뇌염

- **12～23개월**에 해당하는 모든 소아에서 **기초접종**과 **6세와 12세**(사백신인 경우만)에 **추가접종**을 한다.
  - 기초접종 : **사백신**은 **1～2주 간격으로 2회** 접종 후 **1년 뒤 접종(총 3회)**하고, 생백신은 1년 간격으로 2회 접종한다.

⑦ 인플루엔자

- 접종대상 : **6개월～23개월 연령의 모든 소아**
  - 24개월 이상의 **고위험 소아(천식** 등 만성 폐질환, **당뇨병** 등 대사질환, **울혈심장기능상실** 등 혈류역학적으로 의미있는 심장질환, **HIV 감염, 면역결핍, 신경근육질환, 아스피린 장기 복용자** 등)
  - 인플루엔자 유행 시기에 **임신하였거나 임신을 계획하는 여성**

**표 11-15 면역글로불린 및 혈액성분 투여 후 MMR 또는 홍역 백신의 적정 접종 간격**

| 구분 | | | 용량(투여 방법) | 접종 간격 |
|---|---|---|---|---|
| 면역글로불린 | A형 간염 | 접촉후예방, 국제여행(<3개월) | 0.02mL/kg(근육주사) | 3개월 |
| | | 국제여행(≥3개월) | 0.06mL/kg(근육주사) | 3개월 |
| | 홍역 | 면역정상 | 0.25mL/kg(근육주사) | 5개월 |
| | | 면역약화 | 0.50mL/kg(근육주사) | 6개월 |
| | 면역성 저혈소판 자색반(ITP) | | 400mg/kg(정맥주사) | 8개월 |
| | | | 1,000mg/kg(정맥주사) | 10개월 |
| | | | 1,600~2,000mg/kg(정맥주사) | 11개월 |
| | **가와사키병** | | 1,600~2,000mg/kg(정맥주사) | **11개월** |
| | 면역결핍 치료 | | 300~400mg/kg(정맥주사) | 8개월 |
| 특이 면역글로불린 | 파상풍(TIG) | | 250U(근육주사) | 3개월 |
| | B형간염(HBIG) | | 0.06mL/kg(근육주사) | 3개월 |
| | 수두(VariZIG) | | 125U/10kg(근육주사) | 5개월 |
| | 광견병(RIG) | | 20IU/kg(근육주사) | 4개월 |
| 수혈 | RBCs, washed | | 10mL/kg(정맥주사) | 0개월 |
| | RBCs, adenine-saline 첨가 | | 10mL/kg(정맥주사) | 3개월 |
| | **Packed RBCs** | | 10mL/kg(정맥주사) | **5개월** |
| | 전혈 | | 10mL/kg(정맥주사) | 6개월 |
| | **혈장/혈소판** 제품 | | 10mL/kg(정맥주사) | **7개월** |

- 고위험 환자와 긴밀한 접촉을 하는 사람(**2세 미만 소아를 돌보는 사람,** 의료인 등)
- 참고로, 2010~2011년 유행기의 인플루엔자 예방접종은 질병관리본부에서는 6~59개월, 50세 이상 등을 대상으로 하였고, 미국 CDC ACIP는 6개월 이상의 모든 연령에서 접종을 권장하였습니다.

• 접종방법 : 인플루엔자 계절 동안(9~10월 초부터 3~4월까지) 해마다 **근육주사**를 하며, 6개월~**8세**의 소아는 처음 접종하는 해에는 **4주 이상의 간격으로 2회** 접종을 하고, **9세 이상에서는 1회** 접종을 한다.

⑧ 수 두

2005년부터 기본접종에 포함되어 **생후 12~15개월에 1회 접종**한다. **수두를 앓은 적이 없는 경우** 12세 이하 소아는 1회, **13세 이상 소아**는 **4주 간격으로 2회** 접종한다.

**수두에 노출 시 백신접종**은 감염을 예방하거나 증상을 경미하게 하므로 **노출 3~5일 내 수두백신을 접종**한다. 어린이집이나 학교 등에서 유행 시 유행관리 목적으로 2회 접종할 수 있다.

⑨ B형 인플루엔자균(Haemophilus influenzae type B)

다당체항원은 T-림프구 비의존 항원으로서 영아에게는 면역원성이 약하여 주로 IgM 항체가 소량 생산되며 재접종해도 항체가가 증가하지 않는다. 이를 운반단백질(carrier protein)과 결합시키면 T-림프구 의존항원으로 작용하여 영아에서도 충분한 양의 IgG 항체를 생산하고 재접종 시 항체반응이 증가한다. 이러한 특성을 이용한 대표적인 백신은 b형 인플루엔자균(Hib) 백신과 폐렴사슬알균(PCV7) 등이 있다.

**2~59개월의 소아**와 예방접종을 받지 않는 5세 이상의 고위험 환아(면역글로불린 결핍증, 지라없음증, 조혈모세포이식, HIV감염, 낫적혈구빈혈 등)에게 접종한다. 생후 2, 4,(6) 개월, 12~15개월 총 3(4)회 접종한다.

#### ⑩ 폐렴 사슬알균

- 23가 **다당질 백신**(PPV23)과 **단백결합 백신**(PCV7)이 있다.
- 접종대상
  - 7가 백신 : 생후 2~23개월까지의 모든 소아 24~59개월의 소아는 지라없음증, 낫적혈구 빈혈, HIV 감염, 선천면역결핍, 만성질환(청색성 심장병, 콩팥증후군, 당뇨병 등), 면역억제요법이나 방사선요법으로 치료하는 질환 등 **침습 폐렴알균 감염의 위험이 높은 소아**와 어린이집 다니는 소아 등
  - 23가 백신 : 2세 이상에서 침습 폐렴알균 질환의 위험이 높은 소아에서 추천
- 접종방법
  - PCV7 백신은 2, 4, 6개월에 기초접종과 12~15개월에 추가접종(총 4회) 한다.
  - 침습 폐렴알균 감염의 위험이 높은 소아는 PCV7 백신접종하고 2세 이후에 PPV23 백신을 만성질환은 1회, 면역약화환자, 낫적혈구빈혈 또는 지라없음증은 2회 접종(5년 간격)을 한다.

#### ⑪ 접종방법

- 피내주사 : BCG
- 피하주사 : MMR, 수두, 일본뇌염
- 근육주사 : B형간염, DTaP, Td, 인플루엔자, A형간염, Hib, PCV7, 사람유두종바이러스 등
- 경구복용 : 로타바이러스 등

### (3) 대상별로 본 특수 상황

#### ① 미숙아

- **출생후 연령**(chronologic age)에 따라서 접종하고 접종량을 줄이지 않는다!
- 출생체중 2kg 미만의 미숙아에서 B형간염 예방접종은 다음과 같다.
  - **모체 HBsAg 양성 : 출생 12시간 내** 서로 다른 부위에 HBIG+HepB **접종**하고, **생후 1개월**부터 HepB 백신을 **총 3회 더 접종**한다(출생직후 투여한 것은 기초접종 횟수에 포함하지 않는다!).
  - 모체 HBsAg 음성 : **생후 30일에**(또는 **≥2kg**) 기초**접종** 시작
- 출생후 연령 6개월 이상의 모든 미숙아는 인플루엔자 백신(1달 간격 2회 접종)을 접종하고, 미숙아와 접촉하는 사람(의료인, 가족 등)은 모두 인플루엔자 백신을 접종해야 한다.
- **RSV 유행기**에(11월~3월) **조산아**(<35주, **특히 <32주**), **청색성 심장병, 만성폐질환을 가진 미숙**

**아와 영아**(~2세) 등 고위험군에서 예방 목적으로 RSV에 대한 단클론항체인 **palivizumab**★을 투여할 수 있다.

② **면역결핍증 또는 면역억제요법을 받는 소아**

일반적으로 **생백신 접종은 금기**이다(단, HIV 감염은 심한 면역결핍이 아닌 경우 MMR, 수두 백신접종). 불활성화 백신은 접종할 수 있으나 예방효과는 감소한다.

③ **지라없음증**

피막세균에 의한 전격감염의 위험이 높아서 **폐렴알균, 수막알균, B형 인플루엔자균 백신접종 반드시!** 폐렴알균 감염에 대한 **항생제 예방요법**(oral penicillin V or amoxicillin)을 추천한다.

④ **신경계 질환이 있는 소아**

**진행 신경계 질환**이 있는 경우 **모든 백신 접종은 금기**이다. **발작장애(seizure disorder)의 가족력**이 **백일해, 홍역, 수두** 백신접종의 **금기는 아니다.**

최근에 발작(seizure)을 한 영유아는 백일해 접종은 지연하고, 원인을 파악한 후 진행 신경계 질환이 아니면 접종한다.

## 2) 예방적 항균 요법

### (1) H. influenzae type B

① Rifampin 사용한다.

② 적응증 : 가족 또는 유아원 등에서 활동성 질환을 접한 경우, 환아 가족 내에 4세 이하의 소아가 있을 경우는 전 가족이 4일간 복용한다.

### (2) 류마티스성 열 예방(A군 연구균 감염)

① 1차 예방 : benzathine penicillin 근주, penicillin V(경구용) 10일간 복용

② 2차 예방(재발방지) : benzathine penicillin 4주 마다 1회 근주, Penicillin V 매일 투여

### (3) 신생아의 B형 연구균 감염

① 적응증 : 고위험 산모(조기산통, 조기양막파수, 발열)

② 산모에게 비경구적 ampicillin 투여

### (4) 수막구균 감염

접촉했을 때 진단 후 24시간 이내에 rifampin을 12시간마다 투여하여 총 4회 투여

### (5) 백일해

Erythromycin 경구 투여

### (6) 임균감염

① 신생아 : 출생 후 1시간 내 1% silver nitrate를 점안한다.

② 활동성 임균 감염이 있는 산모의 신생아에게는 ceftriaxone을 근주한다.

### (7) 무비증 환자에 대한 폐렴구균 예방

penicillin G 또는 V를 매일 투여

### (8) 디프테리아

① 5년 이내 접종을 받지 않은 경우 DTP를 추가접종한다.

② 예방접종을 안받았거나 불확실한 경우 접촉 후 최대한 일찍 Erythromycin 혹은 benzathine penicillin G를 투여하고 배양검사와 예방접종을 시행한다.

### (9) 면역결핍아의 Pneumocystis jiroveci감염

CD4림프구 ≤200이거나 1세 미만의 영아가 HIV에 감염되었을 때 TMP-SMX(bactrim)을 복용한다.

### (10) 고위험자에 대한 A형 인플루엔자 감염

Amantadine을 투여하며 적응증은 다음과 같다.

① 인플루엔자 유행이 이미 시작된 후 예방접종한 고위험자

② 고위험군을 돌보아야 하는 사람이 예방접종을 하지 않은 경우

③ 예방접종 금기자

④ 예방접종 후 항체형성이 원활하지 않은 자

### (11) 결 핵

p.242 참고

# 12 소화기 질환
## Disorders of Digestine System

## 1 소화기의 주요 증상

### 1) 설 사(Diarrhea)★

#### (1) 기 전

① 정 의

**설사는 대변으로 다량의 수분과 전해질이 소실되는 것을 말한다. 영아에서 대변양이 하루에 10g/kg 이상이면 설사로 간주되며, 하루 200g 이상의 대변은 소아와 성인에서 모두 설사로 정의된다.**

정상적으로 어린 영아는 하루에 5～10g/kg 정도의 대변을 보며, 대변의 양은 3세가 되면 성인 수준에 도달 하는데, 성인이 되면 그 양이 하루에 200g까지 증가하게 된다. 수분은 대부분 소장에서 흡수되어 하루 10～11L에 이르고 대장에서는 주로 대변이 농축되고 수분은 하루 0.5L 가량 흡수된다.

소장에서 수분 흡수에 장애를 일으키는 질환은 다량의 설사를 유발하고, 대장 질환에 의한 설사는 그 양이 상대적으로 적다.

대장염에서는 적은 양의 혈변이 자주 배출되는 설사인 dysentery가 주된 증상이 된다. 대부분의 설사는 분비, 삼투, 염증 또는 장관 운동이상에 의하여 발생하며, 그 원인은 중복 될 수 있다.

② 기 전

〈표 12-1〉

#### (2) 원 인

① 급성감염성 설사(세균, 바이러스, 기생충), 장외감염(중이염, 폐렴, 요로감염), 항생제를 비롯한 약물, 급성충수염

② 바이러스 장 병원체(Viral enteropathogens) : rotavirus, enteric adenovirus, astrovirus, calcivirus, cytomegalovirus, herpes simplex virus

③ 세균 장 병원체(Bacterial enterophathogens)

- 염증설사－장에 직접 침입하거나 세포독소(cytotoxin)을 분비하는 세균 : *Shigella*, *Salmonella*, 대장균(EIEC, EHEC), *Campylobacter jejuni*, *Clostridium difficile*, *Vibrio parahaemolyticus*, *Yersinia enterocolitica*

**표 12-1 설사의 기전**

| 기전 | 손상 | 대변검사 | 예 | 특징 |
|---|---|---|---|---|
| 분비성 | 흡수 감소, 분비 증가, 전해질 이동 | 수양성, 정상 osmolarity; osmoles=2×(Na$^+$+K$^+$) | Cholera, toxigenic *E. coli*; carcinoid, VIP, neuroblastoma, congenital chloride diarrhea, Clostridium difficile, cryptosporidiosis(AIDS) | 굶어도 지속됨 담즙염 흡수장애는 장의 수분 분비를 증가 시킬 수 있음 대변에 WBC 없음 |
| 삼투성 | 소화장애(Maldigestion), 흡수가 불가능한 물질 섭취 | 수양성, 산성, 환원물질, osmolarity 증가 osmoles >2×(Na$^+$+K$^+$) | 유당분해효소결핍, glucose-galactose malabsorption, lactulose, 하제 남용 | 굶으면 멈춤, 탄수화물 흡수이상시 호기 수소의 증가 대변에 WBC없음 |
| 운동성 증가 | 장 통과 시간의 감소 | 묽거나 정상적인 양상의 대변, stimulated by gastrocolic reflex | 과민성 대장 증후군, thyrotoxicosis, postvagotomy dumping syndrome | 감염에 의해 운동성이 증가 할 수도 있음 |
| 운동성 감소 | 신경근단위의 손상, 대변 정체(세균의 과증식) | 묽거나 정상적인 양상의 대변 | 가성폐쇄(Pseudoobsruction), 맹관(blind loop) | 세균 과증식이 있을 수 있음 |
| 표면적의 감소 (삼투성, 운동성) | 기능적 용적의 감소 | 수양성 | Short bowel syndrome, celiac disease, rotavirus enteritis | Elemental diet와 비경구영양이 필요할 수 있음 |
| 점막 침범 | 감염, 대장의 재흡수 감소, 운동성 증가 | 대변에 피와 WBC 존재 | Salmonella, Shigella, infection; amebiasis; Yersinia, Campylobacter infections | Dysentery evident n blood, mucus, and WBCs |

- 비염증성 설사-장독소(enterotoxin)분비하는 세균 : 대장균(EPEC, ETEC), *Vibrio cholerae*

④ 기생충 장 병원체(Parasitic enteropathogens) : *Giardia lamblia, Cryptosporidium paravum, Cyclospora cayetanensis, Entamoeba histolytica, Strongyloides stercoralis*

## (3) 일반적 접근

### ① 급성 설사 환아 진료 목적

- 탈수 정도 평가
- 수액, 전해질 공급
- 병원체 전파 예방
- 원인을 밝히고 그에 대한 적절한 치료

### ② 문진 내용

- 발열-염증반응을 시사하지만 탈수때문일 수 있다.
- 구토-바이러스, 장독소를 생산하는 세균, *Gi ardia, Cryptosporidium*에 의한 소장감염 시사
- 점액, 혈변유무-바이러스 감염은 소장 근위부를 손상시키므로 물설사를 보이는 경우가 많다. 세균 감염은 대장에 병변을 일으켜 혈변, 점액변을 보이기도 한다.

### (4) 대변검사

육안검사, 화학검사, 현미경 검사 및 배양 검사 등을 할 수 있다.

#### ① 육안검사

**다량의 점액이 섞인 경우는 일반적으로 대장의 염증 병변**을 의미한다.

#### ② 화학검사

대변의 전해질과 삼투압을 측정하면 대변 삼투압의 차이를 구할 수 있는데 이는 분비성 설사와 삼투성 설사를 감별하는데 유용하게 사용된다.

대변 삼투압의 차이(osmotic gap) = measured Osm $-2\times(Na^{+}+K^{+})$

#### ③ 현미경검사

대변에 점액, 혈액, 백혈구가 섞여 있는지 확인하는 것도 중요하며 이러한 성분이 검출될 경우 대장염을 시사한다.

- 대변내 백혈구
  - 바이러스 장염, Giardiasis, 삼투압설사 시에 대변내 백혈구가 없다.
  - 대장점막에 광범위한 균의 침범, 침습형 또는 세포독소를 분비하는 균에 의한 염증 대장염에서는 대변내 백혈구 관찰 가능(*Shigella*, *Sal monella*, **대장균(EIEC, EHEC)**, *Campylobacter jejuni*, *Clostridium difficile*, *Vibrio parahae molyticus*, *Yersinia enterocolitica*)

#### ④ 배양검사

대부분 대변 배양의 급성 설사를 치료하는데 있어서 반드시 필요한 것은 아니나 다음과 같은 경우에는 시행하여야 한다.

꼭 알아둡시다!!

**초기에 대변 배양이 필요한 경우**

- 용혈요독증후군이 의심되는 경우
- 혈성 설사
- 대변 내에 백혈구가 포함된 경우
- 설사가 유행하고 있을 때 면역결핍 질환이 있는 사람이 설사를 하는 경우

### (5) 치 료

탈수 방지와 빠져나간 수분을 보충하는 것이 가장 중요하다. 대개는 경구 수액 전해질 보충으로 충분히 치료 목적을 달성할 수 있다.

#### ① 경구수액요법(Oral rehydration therapy)

영유아 설사 초기 4시간 내에 경구수액요법으로 탈수를 빨리 교정하고 정상적인 수유나 정상 식이를 조기에 하도록 하는 것이 최근의 표준지침이다.〈표 12-2〉

**표 12-2 성공적인 급성 장염 치료를 위한 9가지 권고 사항**

| | |
|---|---|
| 1 | 탈수 회복은 ORS(oral rehydration solution)로 한다. |
| 2 | 저개발 국가에서는 WHO ORS 치료가 더 효과적이나, 선진국에서는 이보다 저장성 용액(Na 60mmol/L, glucose 74~111mmol/L)의 ORS를 사용해도 좋다. |
| 3 | 탈수에 대한 초기 경구 수액요법은 첫 3~4시간 내에 끝낸다. |
| 4 | 초기 탈수가 교정되면 바로 정상적인 영양을 한다. |
| 5 | 회복기에 젖당과 우유단백이 없는 특수 분유의 일괄적 남용은 바람직하지 않다. |
| 6 | 회복기에 희석한 분유를 먹이는 것은 바람직하지 않다. |
| 7 | 설사 기간 중 언제라도 모유 먹이기는 중단하지 않는다. |
| 8 | 탈수 교정 후에도 계속되는 설사에 의한 수분 손실은 ORS 유지 요법으로 보충해 준다. |
| 9 | 불필요한 설사 치료용 약물요법은 피한다. |

경구 수액 요법은 탈수 상태를 빨리 원상태로 회복시키는 단계(Rehydration)과 탈수가 회복된 후 계속되는 설사에 따라 체내 수액 상태를 유지시키는 단계(Maintenance)로 나누어 생각할 수 있다.

치료 초기 탈수 교정 용액으로는 $Na^+$가 높은 WHO 경구 수액 용액이 대표적이다.

일반적으로 시판되는 음료수는 **전해질 농도가 적고 당질의 농도가 너무 높아** 경구용 수액으로는 부적당하다.

ORS에 사용되는 용액은 〈표 12-3〉과 같은 것이 있다. 용액 내 첨가되어 있는 **포도당은 당분을 공급하는 것이 그 목적이 아니라 Na-glucose cotransport를 통해 Na의 흡수를 돕기 위한 것**이다.

**표 12-3 경구용 전해질 용액과 음료수의 비교**

| 용액 | $Na^+$ (mEq/L) | $K^+$ (mEq/L) | $Cl^-$ (mEq/L) | $Base^-$ (mEq/L) | 포도당 (mmol/L) | mOsm/kg $H_2O$ |
|---|---|---|---|---|---|---|
| Pedira(maintenance) | 45 | 20 | 37 | 35 | 111 | 250 |
| **WHO(rehydration)(2005)** | **75** | **20** | **65** | **10** | **75** | **245** |
| 스포츠 음료수 | 23 | 3 | 17 | 3 | 255 | 330 |

* 국내에서는 '페디라'라는 이름으로 시판되고 있다.

### ② ORS 투여 원칙

탈수 증상이 없는 경우에는 이전에 먹이던 대로 모유나 정상농도의 조제분유를 준다. 체중의 3% 미만이 소실된 초기 탈수증의 경우 Rehydration은 필요하지 않고 설사나 구토로 인한 소실량을 ORS로 공급해주면 된다. 설사는 한 번 할 때마다 10ml/kg, 구토는 2ml/kg을 추가로 보충한다.

체중의 3~9%가 감소한 경도에서 중등도 탈수의 경우 ORS 50~100ml/kg 정도의 양을 4시간 동안 주며, 탈수가 교정되고 나면 이후 소실량을 ORS로 공급해주면 된다.

체중의 9% 이상 감소한 심한 탈수증에 해당되는 경우 정맥주사 rehydration이 필요하다. 20ml/kg의 생리식염주사액이나 lactated Ringer solution을 맥박 수와 관류가 호전될 때까지 투여하면 된다.

환자의 의식이 돌아올 경우 경구로 ORS를 100ml/kg 정도로 4시간 동안 주거나 5DW half saline을 주사한다. 탈수가 교정된 후 소실량을 보충해준다.

③ ORS를 먹이는 방법

환아의 연령에 따라 찻숟갈(5ml)이나 주사기 또는 수유병에 담아 먹이도록 한다. 구토가 일어나는 경우 소량씩 자주 먹인다.

④ Rehydration 후 조기 영양

**탈수가 교정되면 가급적 이전에 먹이던 영양을 시작**한다. 제한하지 않고 전에 먹이던 영양을 조기에 시작한다. 장을 쉬게 하는 것보다 조기에 발병 전과 같이 영양을 주는 방법의 장점은 **영양불량 환아에게 영양을 빨리 공급하고, 손상된 장점막의 회복을 촉진**시키기 때문이다. 모유는 우유보다 유당의 함량이 많으나 대변량이 감소하므로 설사 시에도 안전하게 계속 먹일 수 있다.

최근 개발된 쌀이나 곡물을 이용한 전해질은 설사의 양을 현저히 줄이는 효과가 있는 것으로 알려져 있다.

- 기타 약제 : 영유아의 설사에서 지사제의 사용은 바람직하지 않으며 probiotics를 ORS에 추가할 수 있다. 저개발 국가에서는 영양 불량이 심한 소아에게 ORS를 줄 때 아연을 추가하기도 한다.
- 항생제 : 소아의 설사에서 항생제가 꼭 필요한 경우는 많지 않으나 다음과 같은 경우에는 항생제 치료를 할 수 있다.
  - shigella : 감수성 있는 모든 증례
  - salmonella : 3개월 미만 영아, 장티푸스, 균혈증 등
  - V. cholera : 모든 증례에서 doxycycline, tetracycline

## 2) 변 비(Constipation)

음식을 섭취한 만큼 배변하지 못하는 상태를 말한다.

### (1) 배변 기전

변이 형성되고 배출되는데 중요한 요소로는 **적당한 저장 장기, 대변의 단단한 정도, 기능적인 괄약기관**의 세 가지가 있다. 이 중 어느 하나라도 이상이 있으면 배변 장애가 발생하게 된다.

### (2) 증 상

일반적으로 크고 단단한 변, 배변시 긴장과 항문통증, 복통, 복부팽만, 식욕감퇴, 혈변, 항문열상 등이 나타난다. 변비가 심해지면 변지림, 역설적 설사가 나타난다. 만성 변비 환아에서는 배변 장애와 관련된 증상 외에 방광－수뇨관 역류나 물콩팥증, 요적하, 야뇨증, 요로감염 등의 비뇨기계 이상이 나타날 수 있다.

### (3) 원 인

① 기능 장애 상태 : 만성 변비 중 90~95% 정도는 기능적 변비가 그 원인이다.

② 해부학적 또는 생리학적 이상

③ 대사 또는 내분비 장애

**표 12-4 변비의 원인 : 기능 이상 상태**

| | |
|---|---|
| 발달적 요인 | 인지 장애(cognitive handicaps), 주의력 결핍증(attention deficit) |
| 환경적 요인 | 지나친 부모의 간섭, 강압적인 배변 습관, 화장실 공포증, 학교 화장실 기피증 |
| 심리적 요인 | 우울증(depression), 신경성 식욕 부진(anorexia nervosa) |
| 체질성 요인 | 유전적 체질, 대장 무력(colonic inertia) |
| 섭취량 부족 | 저섬유질 식사, 탈수증, 영양실조, 영양 부족, 부적당한 식사-과량의 우유 |

**표 12-5 변비의 원인 : 대사 및 내분비 장애**

| | | | | |
|---|---|---|---|---|
| Hypothyroidism | Hypercalcemia | Lead ingestion | Diabetes mellitus | Panhypopituitarism |

**표 12-6 변비의 원인 : 해부학적 및 조직학적 이상**

| | |
|---|---|
| 구조적 이상 | 항문 협착, 쇄항, 전방으로 밀린 항문 |
| 후천 염증 병변 | 괴사 장염, 염증 장질환 |
| Malrotation, 선천 장 대(band) 골반의 종괴 | 전방 청골 수막 척수류, 천골 기형종 |
| Aganglionosis 및 myenteric plexus 이상 | Hirschsprung병, Chagas병, Intestinal pseudoobstruction |
| 복근 이상 | Prune-belly 증후근, Gastroschisis |
| 신경 지배 이상 | 수막 척수류, 척수 종양 |
| 근력 저하(hypotonia) | 뇌성마비, Amyotonia congenita, Familial visceral myopathy |
| 결체 조직 이상 | Scleroderma, Amyloidosis, Mixed connective tissue disease, Lupus erythematosus |

### (4) 진단 및 평가

임상적으로 변비를 진단하는 기준은 다음과 같다.

Rome Ⅲ 기준 : 4세 이상 소아에서 다음 증상가운데 2가지 이상이 나타나며, 각 증상이 일주일에 한 번 이상, 2달 이상 나타남

① **일주일에 2번이하 배변**

② 일주일에 한번 이상 변지림

③ 변을 참는 행동

④ **굳은 변 또는 배변 시 항문통증**

⑤ **직장에 커다란 변 덩어리**

⑥ 변기가 막힘

이후 변비의 감별하기 위해 문진, 신체진찰, 혈액검사, 소변검사, 방사선 검사, 항문직장내압 검사, 배변 조영술, 항문 근전도, 직장 생검 등을 시행할 수 있다.

## 3) 구 토(Vomiting)

오심이 선행되어 하부 식도괄약근이 이완되고, 가로막과 복근이 경련성 수축을 일으켜 복압이 상승하고, 흉곽내압이 상승하며, 위 내용물이 강한 힘에 의하여 입 밖으로 튀어나오는 현상을 말한다. 역류란 식도나 위 내용물이 힘없이 입 밖으로 나오는 것으로 오심, 구토, 가로막이나 복근의 수축이 동반되지 않는다.

### (1) 감별진단

구토의 원인은 구토 유발 자극의 위치, 연령, 동반 증상에 따라 구별할 수 있다.

**① 구토유발 자극의 위치에 따른 원인**

**표 12-7 구토 유발 자극의 위치에 따른 원인**

| | |
|---|---|
| 대뇌겉질 | • 두개강 내압 상승 : 종양, 뇌수막염, 라이 증후군, 뇌수종<br>• 혈관성 : 편두, 고혈압<br>• 정신원인, 경련, 전정기관 질환, 멀미 |
| 화학 수용체의 방아쇠역 | • 약물 : opiate, ipecac(구토제), 항경련제, digoxin<br>• 대사산물 : 산, 케톤, 아미노산, 유기산, 암모니아<br>• 독소, 칼슘, 비타민 A의 혈중 농도 증가 |
| 위장관, 말초 기관 | • 인두 : 부비동염, 반추증<br>• 식도 : 위식도 역류, 분문 무이완증<br>• 위 : 위궤양, 위염, 날문 협착<br>• 장 : 장염, 장 운동장애, 장관 알레르기, 장관 폐쇄<br>• 신장 : 물콩팥증, 콩팥돌증, 토리콩팥염<br>• 호흡기 : 폐렴, 인두염, 중이염, 감기, 코곁굴염<br>• 간염, 담도염, 이자염, 기타 복막염, 패혈증, 임신, 수유 미숙 |

**② 동반증상에 따른 원인**

• 토물의 종류

| 토물의 종류 | 구토의 원인 |
|---|---|
| 소화가 안 된 음식 | 분문 무이완증 |
| 혈액 또는 커피색 토물 | 위염, 위 · 십이지장 궤양, 식도염, 정맥류 |
| 담즙 | 십이지장 이하부의 폐쇄 |
| 다량의 수양성 토물 | Zollinger-Ellison 증후군 |
| 지독한 냄새 | 장관폐쇄에 의한 세균증식, 혈류감소 |

• 구토의 정도

| 구토의 정도 | 구토의 원인 |
|---|---|
| 심한 분출 구토 | 위장관 폐쇄, 대사이상 |
| 약한 구토 | 위식도 역류 |

• 구토의 시기

| 구토의 시기 | 구토의 원인 |
|---|---|
| 이른 아침 | 뇌압상승, 임신, 부비동염 |
| 식사 | 위궤양, 신경성 |

• 동반 소화기계 증상

| 동반 소화기계 증상 | 구토의 원인 |
|---|---|
| 오심 | 오심은 구토에 흔히 동반되는 증상. 그러나 뇌압상승시 오심은 동반되지 않음 |
| 흉통이나 삼킴곤란 | 식도질환 |
| 설사 | 장염, 독소, 장관폐쇄 |
| 변비, 복부팽만 | 장관폐쇄, 고칼슘혈증 |
| 장운동 항진 | 장관폐쇄 |
| 복통, 종괴 | 창자겹침증, 비후성 날문 협착 |
| 황달 | 간염, 비후성 날문 협착 |

특정음식에 의해 구토가 발생하면 알레르기나 분해 효소 결핍을 생각해 볼 수 있다.

주기적인 발작 구토를 보일 경우 암, 갈색세포종, 포르피린증, 간뇌 증후군, 간질, 가족성 자율신경 부조증 등을 생각해 볼 수 있다.

그 밖의 원인에 주기 구토증, 정신원인 구토증, 위 창자간막동맥 증후군, 신경성 식욕부진, 반추증, 신경성 대식증, 신경성 식욕부진, 임신오조 등이 있을 수 있다.

### (2) 합병증과 치료

구토가 반복 되면, 탈수가 발생하고 전해질 불균형이 발생하며, 소화 식도염이나 Mallory-Weiss 증후군이 발생한다. 근본적인 원인 질환 치료가 중요하며, 소량씩 자주 먹이고, 수액을 보충하도록 하며, 짧은 기간 동안 진토제를 사용할 수 있다.

## 4) 복 통★

### (1) 통증의 종류

#### ① 내장 통증(Visceral pain)

무디게 쑤시는 경향이 있는데 그 기관의 신경분포를 받는 피부분절에서 통증을 느끼기 때문에 통증부위와 질환의 위치가 일치하지 않을 수 있다.

예 간, 담도, 췌장, 위 등의 통증은 심와부에서 느껴진다.

② **몸통 통증**(Somatic pain)

강하고 주로 한 부위로 국한된다. 내장의 염증이 체벽 복막이나 복벽에 닿으면 그 위치가 아프다. 복막염은 복부경축(rigidity), 보호(guarding), 반동압통 등을 동반하는 통증을 보인다.

③ **연관통**(Referred pain)

장관 외의 위치에서 오는 통증으로 복벽으로부터 감각로(sensory pathway)를 공유하기 때문에 나타난다.

예 폐렴환자에서 체벽 흉막 통증을 복부에서 느낀다.

### (2) 급성 복통

급성 복통은 위장관의 긴장 또는 stretching, 염증, 허혈 등에 의해 발생하게 된다. 급성복통의 원인은 시기별로 약간씩 차이가 있다. 소아기 급성 복통의 질환별 특징은 〈표 12-8〉과 같다.

**표 12-8 소아의 급성 위장관 통증의 특징**

| 질병 | 발생 | 위치 | 연관통 | 양상 | 주석 |
|---|---|---|---|---|---|
| 췌장염 | 급성 | 상부, 좌상복부 | 등 | 지속적, 예리함, 찌르는 듯함 | 오심, 구토, 압통 |
| 장폐쇄 | 급성, 진행성 | 배꼽 주위－하복부 | 등 | 경련과 무증상의 반복 | 복부 팽만, 변비, 구토, 장음 항진 |
| 급성 충수염 | 급성 | 배꼽 주위, 이후 우하복부로 이동 ; 복막염이 있을 경우 전체 | 등, 골반 | 예리함, 지속적 | 식욕 부진, 오심, 구토, 국소 압통, 복막염 시 발열 |
| 창자겹침증 | 급성 | 배꼽 주위－하복부 | 없음 | 경련과 무증상의 반복 | 혈변, 무릎을 끌어올린 자세 |
| 요로 결석 | 급성, 돌발성 | 등(편측) | 사타구니 | 예리함, 간헐적, 경련성 통증 | 혈뇨 |
| 요로 감염 | 급성 | 등 | 방광 | 둔한 통증, 예리한 통증 | 발열, 늑골척추각 압통, 배뇨통, 빈뇨 |

### (3) 만성 복통

4～16세 사이의 소아에서 3개월에 3회 이상 반복적으로 발생하여 일상생활에 지장을 초래하는 복통을 말하며 만성복통의 원인은 〈표 12-9〉와 같다.

### (4) 영아 산통(Infantile colic)

주로 3개월 이하의 영아에서 나타나는 발작적 급성복통으로 크게 울며 보채는 것이 특징이다. 환아는 안면홍조를 띠나 입주위는 창백하며, 복부는 팽만되어 있으며 하지는 구부리고 손을 꽉쥐는 양상을 보인다. 이러한 양상은 환아가 가스를 배출하면 소실된다. 환아의 증상에 놀랄 수 있지만 사실 환아는 건강하며 진찰에 이상소견이 없다.

**표 12-9 소아의 만성 복통**

| 구분 | 질병 | 특징 | 진단을 위한 평가 방법 |
|---|---|---|---|
| 비기질성 | 기능성 복통 | 비특이적 주로 배꼽 주위 | 문진, 신체 검진 ; 필요한 검사 |
| | 과민성 대장 증후군 | 간헐적인 위경련, 설사, 변비 | 문진, 신체 검진 |
| | 비궤양성 소화 불량 | 소화성 궤양같은 증상, 상부 위장관 검사에서 이상이 없음 | 문진 ; 상부 위장관 내시경 |
| 위장관 | 만성 설사 | 배변 지연의 병력, 검진에서 변비의 증거 | 문진, 신체 검진 |
| | 유당 불내성 | 유당 섭취과 관련된 증상 ; 더부룩함, 방귀, 위경련, 설사 | 유당 제거 식단 ; 유당 수소 호흡 검사 |
| | 기생충 감염(주로 편모충) | 더부룩함, 방귀, 위경련, 설사 | 대변 기생충란 검사 ; 편모충 특이 면역 분석 검사 |
| | 과당 또는 소비톨의 과량 섭취 | 비특이 복통, 더부룩함, 방귀, 설사 | 사과, 과일 주스, 또는 소비톨이 함유된 사탕이나 껌의 다량 섭취 |
| | 크론병 | 배꼽 주위의 만성 복통, 치루 | 대장 내시경 |
| | 소화성 궤양 | 작열통, 선통 ; 아침 공복이나 식전에 심하며 제산제 복용으로 호전됨 | 상부 위장관 내시경 또는 상부 위장관 조영술 |
| | 식도염 | 명치 부위의 작열통을 동반한 상복부 통증 | 상부 위장과 내시경 |
| | 멕켈 게실 | 배꼽 주위나 하복부의 통증 ; 혈변 | 멕켈 스캔, enteroclysis |
| | 재발성 창자겹침증 | 발작적인 심한 위경련통 ; 주기적인 혈변 | 위장관 조영술로 창자겹침증을 확인하거나 장내 리딩포인트를 확인 |
| | 서혜부, 복벽 탈장 | 복부 또는 복벽의 둔한 통증 | 신체 검진, 복벽 CT |
| | 만성 충수염 또는 충수돌기의 점액낭종 | 반복적인 우하복부 통증 ; 종종 오진됨, 만성 복통의 드문 원인 | 바륨 관장, CT |
| 담낭과 췌장 | 담석증 | 우상복부 통증, 식후 악화됨 | 담낭 초음파 |
| | 총담관낭 | 우상복부 통증, 종괴, 빌리루빈의 증가 | 우상복부 포음파 또는 CT |
| | 재발성 췌장염 | 지속적인 천자통, 등으로서의 방사통, 구토 | Amylase, lipase, 트립시노젠 ; 췌장 초음파 또는 CT |
| 비뇨 생식관 | 요로 감염 | 둔한 치공위통, 측복부 통증 | 소변 검사, 소변 배양 검사 ; 신장 스캔 |
| | 물콩팥증 | 편측 복통 또는 측복부 통증 | 신장 초음파 |
| | 요로 결석 | 심한 진행성 통증; 측복부에서 서혜부, 고환으로 퍼짐 | 소변 검사, 초음파, 정맥신우조영술 CT |
| | 그 밖의 비뇨 생식기 질환 | 치골 상부 또는 하복부 통증 ; 비뇨 생식기 증상 | 신장 초음파, 골반 초음파(산부인과) |
| 그 밖의 다른 원인 | 복성 편두통 | 오심, 편두통의 가족력 | 문진 |
| | 복부 간질 | 경련의 전구 증상을 보일 수 있음 | 뇌파(각성 뇌파를 포함해 2회 이상) |
| | 길버트 증후군 | 경도의 복통 ; 비결합 빌리루빈의 경도 상승 | 빌리루빈 |
| | 낫적혈구 빈혈 발작 | 빈혈 | 혈액학적 평가 |
| | 납 중독 | 모호한 복통 ± 변비 | 혈액 내 납 농도 |
| | Henoch-Schonlein 자색반 | 반복적인 심한 경련성 복통, 대변 내 잡혈, 특징적인 발진, 관절염 | 문진, 신체 검진, 소변 검사 |
| | 혈관 신경성 부종 | 얼굴이나 기도의 부종, 위경련 | 문진, 신체 검진, 상부 위장과 조영술, C1 esterase inhibitor |
| | 급성 간헐 프로피린증 | 약물, 피로 또는 감염에 의해 유발되는 심한 동통 | 소변 내 포르피린 측정 |

### (5) 기능성 위장관 질환(Functional gastrointestinal disorder; FGID)

주구조적 또는 생화학적 이상으로 설명할 수 없는 만성 또는 반복적 위장관 증상을 띠는 질환군을 말한다. Rome Ⅲ에서 소아청소년기(4~18세) 기능성 위장관 질환을 분류하였다.〈표 12-10〉

**표 12-10 소아·청소년기의 기능성 위장관 질환(카테고리 H)**

| H1. 구토와 공기연하증 | H2. 복통<br>(기능성 위장관 질환과 관련된) | H3. 변비와 대변실금 |
|---|---|---|
| H1a. 청소년기의 되새김 장애<br>H1b. 주기성 구토 증후군<br>H1c. 공기연하증 | H2a. 기능성 소화 불량<br>H2b. 과민성 대장 증후군<br>H2c. 복성 편두통<br>H2d. 아동의 기능성 복통<br>H2d1. 아동의 기능성 복통 증후군 | H3a. 기능성 변비<br>H3b. 비유지성 대변실금 |

#### ① 원 인

기능성 복통의 병리기전은 명확히 밝혀진 것이 없다. 내장의 과민반응과 장운동 기능장애가 관여하는 것으로 생각하고 있는데, 자극에 대해 비정상적 반응을 유도하는 내장과민반응을 주된 병리기전으로 본다.

#### ② 평가와 진단

기만성 복통을 가진 환자를 평가할 때는 원인이 기질적인 것인지 기능적인 것인지 구분하는 것이 중요하다. 병력청취와 신체검사를 통하여 경고 증상과 징후〈표 12-11〉를 판별하여 이러한 증상과 징후가 없고 정상 신체검진 소견을 보이고 혈변의 증거가 없으면 기능성 복통으로 진단 내릴 수 있다.

**표 12-11 추가적인 검사를 필요로 하는 경고 증상과 징후**

| 경고 증상 | 경고 징후 |
|---|---|
| • 아동이 복통으로 인해 잠에서 깰 때<br>• 지속적인 우상복부 또는 우하복부의 통증<br>• 의미 있는 구토(담즙성 구토, 지속적이거나 주기적인 구토, 또는 의사가 의심할 만한 패턴의 구토)<br>• 설명할 수 없는 발열<br>• 비뇨 생식기 증상<br>• 연하 곤란<br>• 만성적으로 나타나는 심한 설사나 한밤중의 설사<br>• 위장관 실혈<br>• 의도하지 않은 체중 감소<br>• 성장 속도의 감소<br>• 사춘기 지연<br>• 염증성 장질환이나 만성 소화 장애, 소화성 궤양 질환의 가족력 | • 우상복부의 국소 압통<br>• 우하복부의 국소 압통<br>• 국소 부위가 붓거나 증괴가 있을 경우<br>• 간비대<br>• 비장비대<br>• 황달<br>• 늑골척추간의 압통<br>• 관절염<br>• 척추의 압통<br>• 항문 주위의 압통<br>• 비정상적이거나 설명할 수 없는 신체 검진 소견 |

#### ③ 치 료

가장 중요한 치료는 환자와 가족에 대해 기질적 질환이 아니라는 확신을 주고 교육하는 것이다. 이

밖에 인지 행동 치료가 도움이 될 수 있다. 식이섬유보충, 유당제거식이, 기타 약물치료는 아직 도움이 된다는 증거가 없다.

## 5) 위장관 출혈(Gastrointestinal bleeding)★

### (1) 출혈 증상의 정의

표 12-12 출혈증상의 정의와 출혈부위에 따르는 임상적 의미

| | |
|---|---|
| 흑혈변(melena) | 암적색 또는 검은색의 혈액이 섞인 대변, 상부 위장관 출혈시 발생 |
| 선혈변(hematochezia) | 선홍색의 혈액이 있는 대변, 하부 위장관 출혈이나 다량의 상부 위장관 출혈시 발생 |
| 토혈(hematemesis) | 혈액이 입으로 나오는 경우 |

### (2) 위장관 출혈 원인에 대한 진단 검사

표 12-13 위장관 출혈 원인에 대한 진단 검사

| 검사 방법 | 적응증 |
|---|---|
| 식도 위·십이지장 내시경 | 토혈이나 흑혈변시 |
| 대장 내시경 | 신선혈이 대변에 나올 때 |
| 상부 위장관 방사선 조영술 | 삼킴곤란, 연하 통증 동반시 |
| 대장 방사선 조영술 | 창자겹침증 의심시 |
| 복부 초음파 | 문맥압 항진증 의심시 |
| 멕켈 스캔 | 멕켈게실 의심시 |
| 설파 콜로이드 스캔 | 원인 불명의 장출혈 |
| 동위원소 RBC 스캔 | 원인 불명의 장출혈 |
| 혈관 조영술 | 원인 불명의 장출혈 |

### (3) 위장관 출혈의 치료 방법

표 12-14 위장관 출혈의 치료

| | |
|---|---|
| 일반 처치 | 수액 공급(생리식염수, Ringer lactate)<br>수혈(전혈, 신선 냉동 혈장, packed RBC) |
| 약물 치료 | 점막 보호제(Sucralfate)<br>$H_2$ 차단제(cimetidine, ranitidine, famotidine 등)<br>Proton pump inhibitor(omeprazole, lansoprazole)<br>Somatostatin analogue |
| 내시경 치료 | 혈관 응고법(cautery, heater probe, laser)<br>정맥류 경화 또는 결찰법<br>위장관 용종 절제 |

### (4) 연령에 따른 토혈과 혈변의 감별진단

**표 12-15 연령에 따른 위장관 출혈의 원인**

| 연령 | 토혈과 혈변의 원인 |
|---|---|
| 신생아기 | • 분만시 흡입된 모체 혈액 : APT test로 감별<br>• 괴사성 장염, 세균성 설사<br>• 응고이상으로 인한 출혈 : 비타민 K 부족, 모체의 NSAID 복용 또는 모체의 혈소판 감소<br>• 출혈 위염 : 난산, 패혈증, 뇌막염, 호흡기 질환 등으로 NICU 치료 중인 경우 스트레스가 원인이 되어 발생<br>• 세균 장염 |
| 신생아 이후 영아기 | • 항문열상 : 변비 동반, 기저귀나 대변 끝에 묻어나는 정도<br>• 창자겹침증 : 포도젤리 대변, 복부 종괴<br>• 멕켈게실 : 2세 이하에서 대량의 선홍색 또는 검붉은 혈변<br>• 우유단백 알레르기 : 성장부진, 복통, 습진, 복부팽만<br>• 역류식도염<br>• 아스피린 사용에 의한 미만성 위염<br>• 스트레스 궤양 : 화상, 중추신경계 손상, 감염 |
| 학령전기 및 학령기 | • 소화 궤양, 항문 열상, 창자겹침증, 멕켈게실<br>• 연소용종 : 건강한 어린이에서 소량의 무통 선홍색 혈변<br>• Peutz-Jegher : 용종+점막, 피부의 검은 반점<br>• 감염 장염 : 고열, 설사<br>• 용혈 요독 증후군 : 4세 이하<br>• 장의 혈관종<br>• 모세 혈관 확장증 : Turner 증후군, Rendu -Osler-Weber증후군<br>• 알레르기 자반병 : 2~8세 어린이의 심한 복통<br>• 식도 정맥류, 스트레스 궤양, NSAID 궤양<br>• 비출혈, 편도선 절제 수술시, 치과 치료 후 |
| 청소년기 | • 성인과 유사함<br>• melena : 소화궤양, 위염, 식도염<br>• 대량 토혈 : 식도정맥류, 십이지장 궤양 출혈<br>• NSAID 사용, 스트레스 궤양<br>• 세균장염<br>• 궤양대장염, 크론병 |

## 2 위장관 질환

### 1) 구강 질환(Disease of the oral cavity)

#### (1) 구강 점막의 이상

##### ① 아프타 구내염(Aphthous stomatitis canker sores)

입안에 심한 **통증을 동반하는 한 개 또는 여러 개의 둥근 궤양으로, 경계가 명확하고 적색이며 내부는 회백색의 삼출물**로 덮여 있다. 작은 것(2~10mm)은 10~14일 이내에 자연 치유되고, 큰 것(10mm 이상)은 더 오래 걸린다.

치료는 대증 요법이고, 0.2% chlorhexidine gluconate 세척액의 사용, 통증 제거를 위해 xylocaine과 0.5% dyclonine hydrochloride의 구강을 도포한다. 국소 부신겉질 호르몬은 염증을 감소시키며, 국소 테트라사이클린 구강 세척은 치유를 촉진한다.

② **헤르페스성 잇몸 구내염**(Herpetic gingivostomatitis)

5세 미만 소아에서 가장 흔히 보는 구내염이다. 볼 점막과 전구개궁(anterior pillar), 입술내측, 혀, 치은 등 **구강 전방 부위**에 다수(10개 이상)의 1~3mm의 작은 궤양이 생기며, 발열, 통증성 경부 림프절 종창과 구강 전체에 염증을 보인다.

치료는 아프타성 구내염과 같으나 부신겉질호르몬은 바이러스의 전파를 촉진시키므로 금기이다. 먹지 못하여 탈수에 빠진 경우 수분을 공급하고 경구용 acyclovir가 초감염 헤르페스 잇몸 구내염에는 효과가 있으나 재감염시에는 효과가 불확실하다.

③ **아구창**(Oropharyngeal candidiasis, moniliasis, thrush)

신생아에서 Candida albicans 의 감염으로 발생하는데 출생시 모체의 질로부터 감염된다. **영양 불량, 면역결핍증, AIDS, 경구 항생제**를 투여하는 아기에서 흔히 발생한다. 우유찌꺼기 같은 흰 반점이 볼 점막이나 혀 등 구강인두 점막을 덮고 있고 떼어내면 특징적인 염증소견과 출혈을 보인다. 자연치유 가능하나, Nystatin 100만 단위를 하루 4회 국소 도포하면 빠른 치유를 기대할 수 있다.

④ **외상 구강 궤양**(Traumatic oral ulcers)

실수로 볼점막을 깨물거나 뜨거운 음식, 아스피린, 부식성 용액 등에 의해 발생한다. 2~3일 이내에 통증이 소실되며 치료는 필요 없다.

## 2) 식도 질환

### (1) 선천 식도 폐쇄 및 식도 기관루(Esophageal atresia and tracheoesophageal fistula)

식도폐쇄 및 식도 기관루는 출생아 10,000당 2.6~3명 정도(Sabiston 17th edition)의 빈도로 발생하며(홍창의 소아과학 : 출생아 4,000명당 1명), 1/3은 미숙아에서 발생한다. 식도 기관루의 위치와 식도 폐쇄의 유무에 따라 다섯 가지의 유형으로 나뉘며 발생빈도에 차이가 있다. 원위부 식도기관루를 동반한 식도폐쇄가 가장 흔하다(87%).〈그림 12-1〉

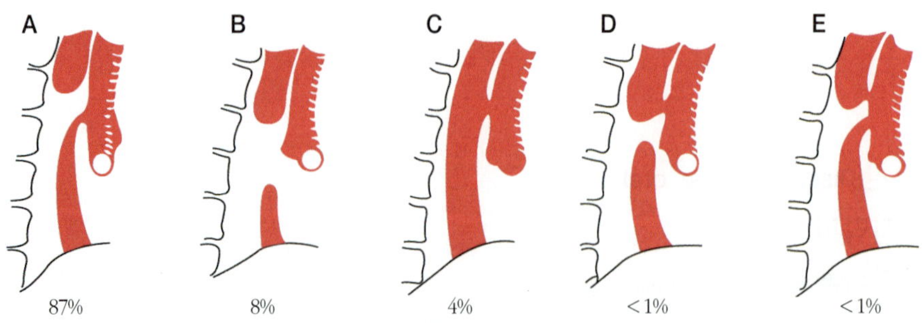


그림 12-1 각종 선천 식도 폐쇄증의 형태

① 증 상

산모에게서 **양수과다증의 병력**이 있으며, 코를 통하여 고무관을 식도에 넣을 때 중간에 저항이 느껴진다. 환아는 침을 많이 흘리고, **첫 수유시 기침과 호흡곤란 청색증을 보인다.** 맹관 없이 식도기관루만 있는 H형에서는 반복되는 기침과 흡인폐렴이 주증상이며 진단이 수개월 간 늦어질 수 있다. 2/3에서(Sabiston 17th edit. 기준, 홍창의 소아과학 9판에서는 50%) 동반기형이 존재한다. 척추(Vertebral), 직장항문(Anorectal), 심장(Cardiac), 신장(Renal), 팔과 사지 기형(Radial and limb)이 동반되면 VATER 또는 VACTERAL 증후군이 된다.

② 진 단

비위관을 삽입한 뒤 흉부 X-ray를 촬영하여 식도맹관의 위치를 확인함으로써 진단할 수 있다. 수용성 조영제를 이용하여 누공을 증명하는 방법도 진단에 도움이 된다.

③ 치 료

수술적 교정을 통하여 치료할 수 있다. 식도 기관루를 폐쇄한 후 식도끼리 문합시켜 주는 것이 가장 이상적이나 10%에서는 위나 장을 사용하여 단계적 수술을 시행한다. 수술 후 8~10일 뒤부터 경구영양이 가능하다.

### (2) 위식도 역류(분문 이완증, Chalasia, Gastroesophageal reflux)★

① 정 의

식도하부 괄약근의 이상 이완에 의해 위 내용물이 식도로 역류하는 것을 말한다.

② 증 상

영아기에는 역류, 식도염 소견(보챔, 몸 비틀기, 사래, 구토 등) 등을 보이며 연장아에서는 복통, 흉통을 호소한다. 식도염이 발생하면 토혈, 대변 잠혈, 철결핍빈혈이 발생하며 식도염이 진행된 경우에 연하통에 의해 보채고 잘 안 먹는다.

호흡기계 증상 호소하기도 하여 영아에서는 폐쇄 무호흡이나 천명, 연장아에서는 천식, 후두염, 부비동염 등의 질환으로 나타나는 경우가 있다.

③ 진 단

바륨을 이용한 식도조영술로 식도 협착, 원위부 폐쇄를 관찰할 수 있다. **위 scintigraphy**는 위 내용물이 폐로 흡입되는 것을 증명하는데 도움이 된다. 식도경 검사와 조직생검은 심한 식도역류, 식도염, 식도 협착을 진단할 수 있다. **24시간 하부식도 pH 측정**은 위식도 역류의 빈도와 지속시간을 알 수 있는 가장 예민한 방법이다. 최근 임피던스 검사를 이용해 비산성 역류까지 진단할 수 있다. 식도압력검사로 식도의 운동성을 알 수 있다.

④ 치 료

- 식이 조절 : **소량씩 자주 먹이도록 하며, 조제분유에 쌀가루를 섞어 걸쭉하게 먹이도록 한다.** 토마토, 초콜릿, 민트 등의 산성식품이나 주스나 알코올, 카페인 함유 음료를 피하도록 한다. 비만인 경우 체중을 감량하도록 한다.
- 자세 : 영아에서는 앉은 자세에서 역류가 잘 일어난다. 머리를 높여 엎드린 자세가 추천이 된

다. 연장아에서는 왼쪽 옆으로 눕히고 침대머리를 높여주는 것이 좋다.

- 약물 : 제산제(히스타민-2 수용체 길항제, 프로톤 펌프 억제제)와 위 정상적인 운동을 촉진시키는 약물(metochlopramide, betanechol, erythromycin 등)을 사용한다.
- 수술 : **약으로 잘 낫지 않는 식도염, 식도협착, 만성 호흡기계 질환**이 있는 경우 하부 식도 괄약근 둘레에 위 기저부를 둘러싸서 꿰매어 주는 Nissen fundoplication 수술을 시행한다.

**⑤ 합병증**

식도염, 식도협착, Barrett 식도(식도의 편평상피가 위의 상피로 변형된 것), 식도암(샘암종), 성장 지연과 식도외 비특이적인 증상으로 인두폐색, 기관지 경련, 무호흡, 천명, 경련 크루프, 역류 인두염, 쉰목소리, 만성기침, 인두염, 부비동염, 중이염, 치아우식증 등이 있다.

### (3) 분문 이완불능증(Achalasia)

**① 정 의**

식도 하부 괄약근의 이완 장애 및 식도의 연동 운동 결여로 인하여 음식물을 삼킬 때 폐쇄 증상이 나타나고, 이로 인하여 상부 식도가 확장되는 질환을 말한다.

**② 증 상**

대개 20~30대에 천천히 증상이 발생하는데, 고형식에 대한 연하장애가 주증상이다.

**③ 진 단**

흉부 단순촬영상 종격의 확장과 공기 액체층을 관찰할 수 있으며, 식도 조영술에서 분문부의 협착과 확장된 식도를 볼 수 있다. 식도의 정상 연동운동이 없고 식도 하부 괄약근 이완이 결여되어 있다. 식도압측정시 식도하부괄약근의 긴장압이 정상인의 2배 이상 높고 식도의 정상 연동운동이 없으면 확진된다.

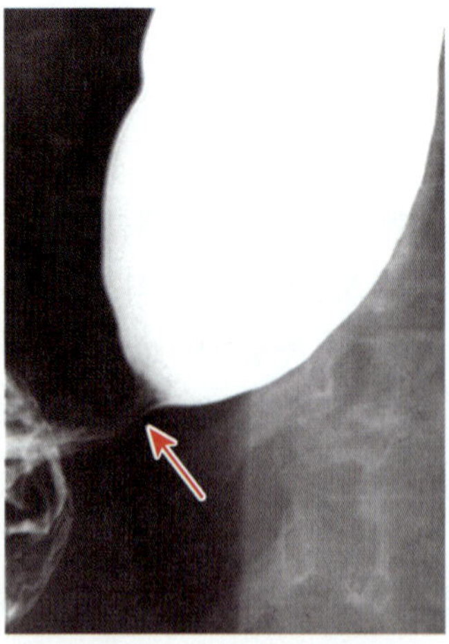

그림 12-2 **전형적인 분문 이완불능증**. 새부리처럼 좁아진 부분(화살표) 그 상부에 늘어난 식도를 관찰할 수 있다.

④ 치 료

칼슘통로 억제제나 phosphodiesterase inhibitor 등으로 식도하부괄약근의 이완을 유지할 수 있다고 보툴리눔 독소 주사 등을 시도해 볼 수 있다. 식도 하부 괄약근의 반복 확장술(Pneumatic dilatation, mercury bougie)과 분문 식도부의 근육을 잘라 주는 Heller 수술(esophagomyotomy) 등의 근치술이 소아에서는 더 효과적이다.

#### (4) 삼킴곤란(Dysphagia)

삼킴곤란은 인두와 식도 상부 괄약근 이상 때문에 발생하는 구강 인두형과 식도 자체의 운동기능 이상 때문에 발생하는 식도형 두 가지로 나눌 수 있다.

구순 구개열, 식도 무공증, Pierre-robin 증후군, 양측 후비공 무공증 등의 구조적 결함과 뇌성마비, 척추 구멍증, 숨뇌마비, 근육퇴행위축, 피부근염, 경피증, 중증 근무력증, 영아기 윤상 인두 부조화, 윤상 인두 이완 불능증 등의 신경 근육계 질환들이 원인이 된다.

청색증, 호흡곤란, 역류, 흡인폐렴, 질식, 천식, 흉골하 통증, 성장장애 등의 증상을 보인다. 식도조영술, 방사선 핵종 검사, 압력계 검사법 등을 통해 진단할 수 있다.

### 3) 위장 질환

#### (1) 비대 날문 협착증(Hypertrophic pyloric stenosis)

**비담즙 구토의 가장 흔한 원인으로 위 날문부 근육의 hypertrophy로 인하여 위 출구가 폐쇄**되어 발생된다. 출생아 3,000~4,000명당 1명 꼴로 발생하며, **남아**에서 4배 정도 흔하다.

① 증 상

**먹인 후 바로 나타나는 비담즙성 사출성 구토**를 특징으로 보통 **생후 3주경에 처음으로 증상이 나타난다.** 잦은 구토로 인하여 전해질 이상이 초래되는데, **저칼륨혈증, 저염소 대사성 알칼리증**이 흔하다. 복부 시진을 통하여 위의 연동운동 운동이 관찰되기도 한다. 환아는 위독해 보이지 않고, 토한 후에도 먹으려하는 모습을 보인다. 5% 정도에서는 황달이 동반될 수 있는데 협착이 교정되면 소실된다.

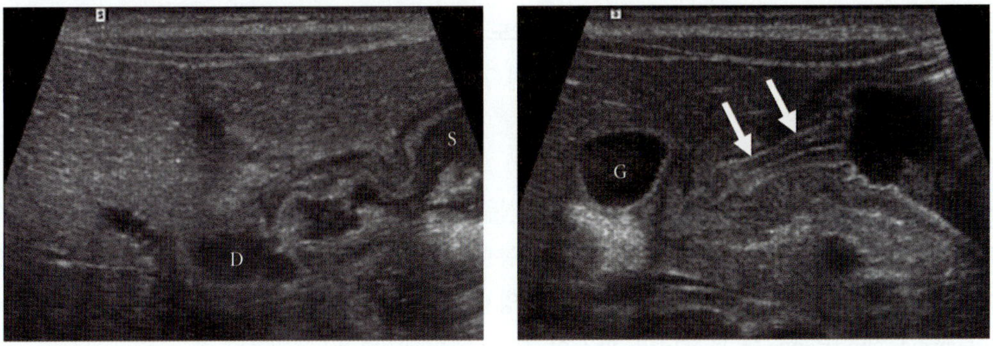


A　　B

그림 12-3 정상과 비대 날문 협착증의 초음파 소견 비교. A, 정상. B, 비대 날문 협착증 비정상적으로 늘어나 있는 pyloric canal을 볼 수 있다(화살표).

② 진 단

임상증상이 뚜렷하고 복부에서 우측 늑골연 하부에서 2~3cm 크기의 도토리 모양의 종괴가 만져지면, 더 이상의 진단적 검사는 필요하지 않다. 초음파 검사로 날문부 근육층의 두께가 4mm 이상이고 날문부 길이가 14mm 이상이면 진단이 가능하다. 상부위장관 조영상 shoulder sign이나 double track sign 등의 소견을 보인다.

③ 치 료

반복된 구토로 인한 **수분 및 전해질 교정이 치료에서 가장 우선**이 되어야 한다. 0.45~0.9% 식염수에 5~10% 포도당과 30~50mEq/L의 염화칼륨을 포함한 용액으로, 탈수가 교정되고 혈중 중탄산염 농도가 30mEq/L 이하로 알칼리증이 교정될 때까지 수액요법을 실시한다. 마취 후 나타날 수 있는 무호흡을 예방하기 위해 수술 전에 알칼리증은 반드시 교정하고 **Ramstedt 날문 근육 절제술(pyloromyo-tomy)**을 시행한다. 수술 후 12~24시간부터 식이가 가능하다.

## 4) 소장 및 대장 질환

### (1) 창자겹침증(Intussusception)★

상부 장이 하부 장 속으로 말려들어가서 발생하는데 돌막창자가 대장안으로 말려 들어가는 형태(ileocecal type)가 가장 흔하다. 3개월에서 6세 사이에 발생하는 장폐색의 가장 흔한 원인이고 5~11개월에 호발하며 남아에서 더 흔하다.

원인은 대개 알려져 있지 않으나, adenovirus 등의 감염 또는 새로운 음식 단백 항원에 의해 유발된 파이어판 림프 종창이 돌창자를 대장으로 끌고 들어가서 발생한다고 생각하기도 한다. 전체의 2~8%에서 멕켈게실, 용종, 신경섬유종, 장중복, 혈관종, 악성종양 등의 선두(leading point)가 발견되는데 2세 이후 환아에서 선두가 발견될 확률이 높다.

① 증 상

**건강하던 아기**가 **갑자기 심한 복통으로 자지러지듯이 울며 다리를 배 위로 끌어당기면** 의심하는데 **1, 2분간 복통이 지속되다가 5~15분간 무증상**을 보이는 발작과 무증상이 반복되는 경과를 보인다. 구토는 거의 모든 경우에 동반되며, 초반에 더 흔하다. 발병 12시간 이내에 60%에서 대변에 혈성 점액이 섞여 나오는데 이러한 양상의 대변을 **포도 젤리 대변(currant jelly stool)**이라고 한다. 복부에서 소시지 모양의 덩어리가 상복부에 만져지며, 복부팽만과 압통이 나타나면 교액성 장폐색이 발생하였음을 알 수 있다.

② 진 단

임상증상, 대변모양, 복부종괴로 보아 창자겹침증이 의심되는 경우 복부 초음파검사를 시행한다. 초음파 검사상 종단면에서는 소시지 모양의 원통형 종괴가, 횡단면에서는 표적 또는 도넛 모양이 관찰된다. **치료를 겸하여 공기, 식염수나 수용 조영제 관장을 시행하면 확진**이 가능하다. 대장 조영술상 coil-spring appearance가 관찰되면 확진할 수 있다.

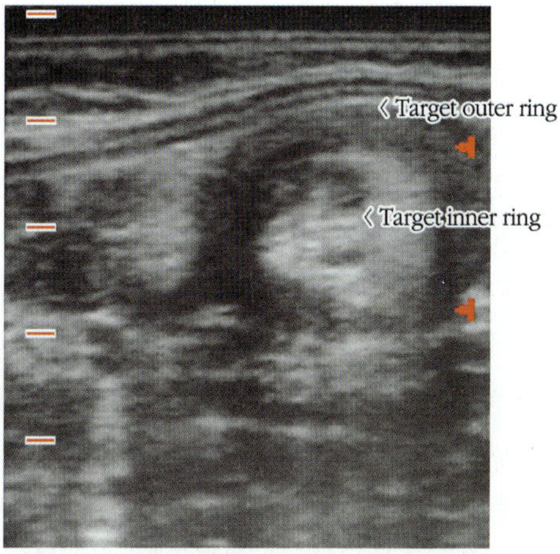


그림 12-4 창자겹침증 환자에서 관찰되는 target sign

③ 치 료

수술이 필요할 경우를 대비하여, 금식과 위관 삽입 및 수액요법을 시작하고 **바륨이나 공기압, 수압으로 정복**하도록 한다. **증상발생 후 24~48시간 이상 경과**되었거나, **장천공, 장벽내 공기 음영, 복막자극증상과 탈진 및 쇼크 등의 증상이 보이면, 공기압 또는 수압 정복을 실시하면 안 된다.** 수술을 시행하게 되면 주로 도수정복이 시도되나 실패시 장절제술을 시행한다.

### (2) 선천 거대 결장증(Congenital aganglionic megacolon, Hirschsprung disease)★

**태생기 장내 신경절의 이동중지에 의해 발생**한다. 무신경절 부위는 장근육이 긴장 항진되어 그 부위에 창자 막힘이 발생하게 된다. 신생아 하부 장폐쇄의 가장 흔한 원인이다. 남아에 더 빈번히 발생하며 미숙아에서는 흔하지 않다. 무신경절부위가 직장, S상 결장에 국한되며(75%), 드물게 전 대장에 신경절이 없거나 소장까지 확대되기도 한다.

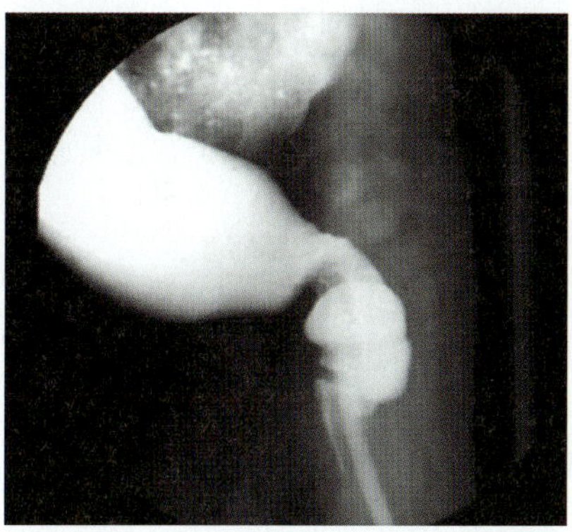

그림 12-5 선천 거대 결장증의 대장 조영술

① 증 상

- 생후 1주일 : **생후 48시간 내 태변 배출이 없고** 심한 복부팽만을 보이며 장천공이 발생할 수 있다.
- 영아기 : 태변배출은 정상이었으나 곧이어 변비, 복부 팽만, 구토 등의 증상이 있고 자주 보채거나 잘 먹지 않아 성장부진을 보인다. 대변이 정체되어 세균증식으로 인한 장염이 나타날 수 있다.
- 소아기 : 출생 수주 후부터 변비가 심하고 리본같이 가는 변을 본다. 복부팽만을 보이고 좌측복부에서 대변덩어리가 만져지지만 직장에는 대변이 없다. 빈혈, 저단백증, 성장부진을 보인다.

② 진 단

- 직장수지검사 : 직장이 좁고 비어있다. 직장에 손가락을 넣어다 빼면 대변과 고약한 냄새의 가스가 갑자기 밀려나온다.
- 방사선검사 : 단순복부촬영에서 골반 내 공기가 없다. 대장조영술에서 확장된 상부장관과 정상 구경을 보이는 무신경절 그리고 이 둘 사이를 연결하는 이행부위(transition zone)가 관찰된다. 조영제 섭취후 24시간 후에도 조영제가 남아있는 것도 중요한 소견이다.
- 직장 압력 검사 : 풍선으로 직장을 확장시키면 정상적인 직장−항문 억제 반사(Recto-anal inhibitory reflex)가 없이 내괄약근 압력이 상승하는 소견이 관찰된다.
- 직장흡인생검 : **가장 믿을만한 진단 방법으로 직장벽내 근층 사이에 있는 Auerbach와 Meissner 신경절세포의 결여와** 신경섬유의 비후가 진단적이다. Acetylcholinesterase 조직화학적 검사가 양성이면 진단된다.

③ 치 료

**외과적 수술**로 치료할 수 있다. 현재 복강경하 단일 단계 직장 내 견인술(laparoscopic single-stage endorectal pull-through procedure)이 추천된다. 예후는 비교적 양호하나, 수술 후 반복되는 장염, 협착, 항문주위 농양, 직장 탈출, 유분증 등이 나타날 수 있다.

**표 12-16** 기능 변비와 선천 거대 결장 질환의 감별

| | 구분 | 기능 변비 | 선천 거대 결장 |
|---|---|---|---|
| 병력 | 시작 시기<br>유분증<br>성장 부진<br>장염<br>변기 훈련 강요 | 2세 이후<br>흔함<br>흔하지 않음<br>없음<br>있음 | 출생시부터<br>드물다<br>가능<br>가능<br>없음 |
| 진찰 소견 | 복부팽만<br>체중 미달<br>직장 검사<br>영양 불량 | 드물다<br>드물다<br>대변이 촉지됨<br>없음 | 흔함<br>흔함<br>직장이 비어 있음<br>가능 |
| 검사소견 | 항문 직장 압력 검사(내괄약근의 반응)<br>직장 생검<br>대장 조영술 | 직장이 팽창되면 내괄약근 이완 정상<br>대변이 많음<br>이행부가 없음 | 직장이 팽창되면 오히려 압력 상승<br>신경질 세포가 없다.<br>Acetylcholinesterase 염색 양성<br>이행부가 있으며 24시간 이상 배출 지연 |

### (3) 만성 장 가성 폐쇄(Chronic intestinal pseudoobstruction)

장폐색을 일으키는 해부학적인 원인 없이 장폐색 증상과 징후가 나타나는 것을 의미한다. 다음과 같이 분류할 수 있다.

- 원발 장 가성폐쇄 : 평활근에 이상이 있는 장근병증과, 신경에 이상이 있는 장신경병증
- 속발성 장 가성폐쇄 : 아밀로이드증, SLE, 피부경화증, 대사 장애, 전해질 이상, 약물, 방사선 조사, 기능 변비, 내분비 질환, 혈관 신경 부종

#### ① 증 상

신생아기에 복부팽만, 담즙 구토, 변비 등을 보이며, 거대방광이 흔히 동반된다. 변비, 성장 부진, 복통이 60%에서, 설사가 30～40%에서 나타나며 요로계 침범도 드물지 않다.

#### ② 진 단

단순 복부 X선 촬영과 조영술, 장운동 검사, 장생검 등을 통해 진단

#### ③ 치 료

적절한 영양을 공급하는 것이 치료의 목표가 된다. 경정맥영양을 실시하고, 관장이나 변비약으로 변비를 해결하며, 세균과증식에 의한 지방변과 흡수장애를 보일 경우 항균제치료도 필요하다.

Erythromycin이 motilin receptor에 작용제로 작용하여 위와 소장의 배출을 호전시킬 수 있으며, 소장이식이 근본적인 치료이다.

### (4) 만성 설사

영아와 소아에서 설사변이 10g/kg/day 이상이거나 성인 정상치인 하루 200g을 넘으면서 2주 이상 지속되는 경우를 말한다.

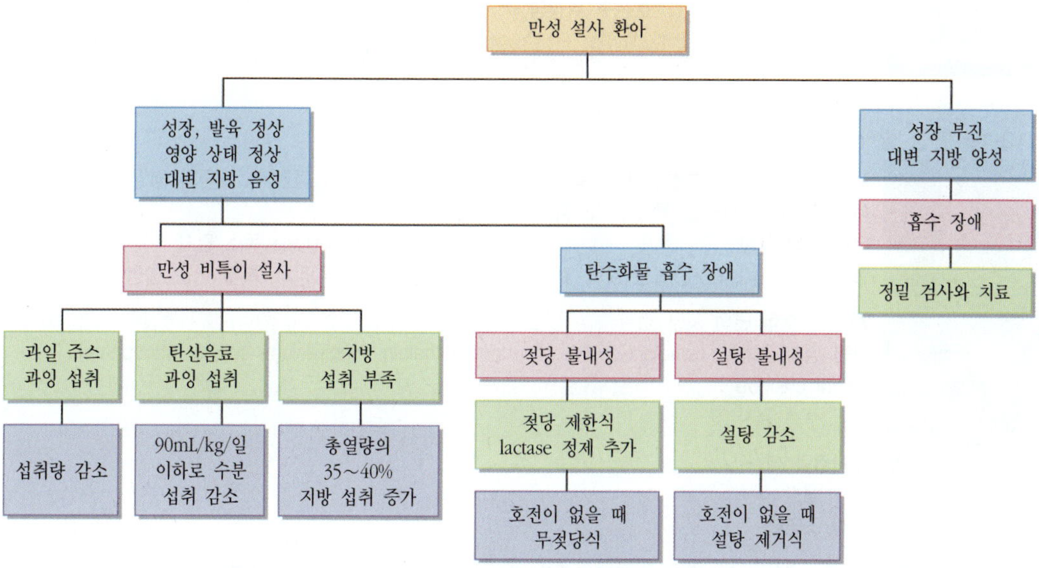


그림 12-6 만성 설사 환아의 접근법

### ① 원 인

- 삼투설사와 분비설사로 분류할 수 있다.〈표 12-17〉
- 감염성 및 비감염성 원인은 〈표 12-18〉과 같다.
- 만성 설사 환아의 진단은 〈표 12-19〉와 같은 방법으로 한다.

**표 12-17 삼투 설사와 분비 설사**

| 구분 | 삼투 설사 | 분비 설사 |
|---|---|---|
| 대변의 양 | 평소보다 증가 | 매우 심하게 증가 |
| 금식에 대한 반응 | 설사가 멈춤 | 설사 지속 |
| 대변 삼투질 농도 | 증가 | 정상 |
| 이온차(ion gap) | ≥100mOsm/kg | <100mOsm/kg |

**표 12-18 만성 설사의 감염성 및 비감염성 원인**

| 감염 | ① 세균·바이러스·기생충, ② 소장내 세균 과증식, ③ Postenteritis 증후군 |
|---|---|
| 구조적 문제 | ① Microvillous inclusion병, ② Tufting enteropathy, ③ 림프관 확장증 |
| 외인성 물질 | ① 탄산음료, 이당류 식품 과다 섭취, ② 제산제, 하제 과다 섭취 |
| 전해질 수송장애 | ① 무베타지방단백질혈증, ② 장성 말단피부염 |
| 소화기 장애 | ① 낭성 섬유증, ② Schwachman-Diamond 증후군, ③ 만성 췌장염, ④ 돌창자 절제 |
| 장운동 장애 | ① 선천성 거대 결장증, ② 만성 거짓 장폐쇄, ③ 갑상샘 중독증 |
| 영양소 흡수 장애 | ① 젖당 불내증, ② 짧은 창자 증후군 |
| 신생물 질환 | ① VIPoma, ② Zollinger-Elision 증후군, ③ 갈색세포종, ④ 림프종 |
| 면역 질환 | ① 음식물 알레르기, ② 호산구 위장염, ③ 염증성 장질환, ④ 자가 면역 장병 |
| 만석 비특이 설사 | ① 기능성 설사, ② Toddler's diarrhea, ③ 과민 대장 증후군 |

**표 12-19 만성 설사 환아의 진단**

<table>
<tr><td>1단계</td><td>자세한 병력(1일 수분섭취량, 가족력)<br>대변 검사(pH, 환원당, 백혈구 및 지방의 도말 표본)<br>대변 배양 검사<br>혈액 검사(CBC, ESR, 혈청 화학 및 전해질)</td><td>신체 검진(키, 체중과 영양 평가 포함)<br>기생충<br>C. difficile 독소 검사<br>소변 검사, 복부 단순 촬영</td></tr>
<tr><td>2단계</td><td colspan="2">72시간 수집 변의 지방 검사<br>대변 검사(전해질, osmolarity, 대변 내 phenolphthalein, magnesium, sulfate, phosphate)<br>Sweat chloride<br>호기 수소 검사</td></tr>
<tr><td>3단계</td><td colspan="2">내시경과 생검<br>소장 생검<br>대장 조영술</td></tr>
<tr><td>4단계</td><td colspan="2">호르몬 검사(vasoactive intestinal polypeptide, gastrin, secretin, 5-hydroxyindoleacetic assays)</td></tr>
</table>

• 만성 설사의 치료목표는 적절하게 영양을 공급하여 정상적인 성장과 발육을 유지하는 것이다. 혈청 알부민이 2.5g/dL 이하가 되면, 알부민을 대량 투여한다. 글루타민, 수용성 식이 섬유, 단쇄 지방산, 단쇄 중성지방 등의 소장점막 성장을 촉진시키는 영양소를 공급하는 것이 좋다.

**② 만성 설사를 일으키는 원인질환**

• 장관 감염

– 가장 흔한 원인이며 주로 대장균이나 로타바이러스 또는 노로바이러스에 의한다. CMV나 *C.difficile*같은 경우 증상이 심하다.

• 음식 알레르기(food allergy, food hypersensitivity)

– 음식 알레르기는 IgE 매개형, 비매개형, 혼합형 3가지로 나뉜다.**〈표 12-20〉**

– **유발음식을 먹지 않은 뒤 이중맹검으로 실시하는 음식유발 시험으로 확진**한다. 피부반응 검사와 RAST는 식품 특이 IgE를 확인하는 검사로 음식과 알레르기 증상간의 인과관계를 설명하지는 못한다.

– 양 부모가 음식 알레르기를 가지고 있거나, 형제자매가 음식 알레르기를 보이는 경우 6개월까지 모유만 먹이고, 고형식은 최소한 6개월 후에 시작한다.

– 알레르기를 유발하는 음식을 먹지 않는 것이 치료법이다. 우유나 대두 알레르기의 경우 1세 이후 대부분 증상이 소실된다.

**표 12-20 음식 알레르기의 분류**

| | 임상증상 | |
|---|---|---|
| IgE 매개 음식 과민 반응 | 비만세포와 호염기구에 IgE가 부착되어 염증 매개물질을 분비하여 증상이 즉시 발현된다.<br>위장관 아나필락시스, 구강알레르기 증후군, 급성 아나필락시스 반응 | |
| 혼합형 | 알레르기 호산구 식도염 | 영유아 : 구토<br>소아 : 삼킴곤란, 복통, 흉통 |
| | 알레르기 호산구 위염 | 복통, 구토, 토혈, 식욕부진, 체중증가 불량, 위출구 폐쇄 |
| | 알레르기 호산구 위장염 | 아토피 피부염, 성장 부진, 단백 소실 장증, 저 감마 글로 불린 혈증 |
| IgE 비매개 음식 과민 반응 | 알레르기 직결장염 | 건강하게 보이는 3개월 이내의 영아에서 호발<br>반점형의 경한 대장염, 대변 내 백혈구 증가<br>말초혈액 호산구 증가<br>수유모가 항원제한 식이를 하며 모유를 먹이는 것으로 치료 |
| | 음식 유발 장염 | 1주~3개월 영아에서 구토와 설사 지속<br>대변에서 잠혈, 백혈구, 호산구 등이 관찰<br>음식을 제거하면 3일내 호전되고, 재투여시 재발함<br>완전가수분해 분유, 성분분유를 수유하는 것으로 치료 |
| | 음식 유발 장증 | 생후 1개월 이내에 발현하는 질환<br>흡수 장애 증후군, 지연설사, 구토, 성장 부진 |
| | Celiac 질환, pulmonary hemosiderosis | |

- **만성 비특이 설사**(chronic nonspecific diarrhea, toddler's diarrhea)
  - 건강한 1~3세에서 수양성 대변이 정상 변과 번갈아서 주기적으로 발생하는 것을 말한다.
  - **과다한 수분섭취와 과식, 저지방 고탄수화물 식이**가 문제가 된다. 대변에서 소화되지 않은 섬유질과, 점액, 전분입자가 관찰된다. 장 통과 시간이 빠르지만 흡수능력은 정상이다.
  - **성장 발육은 정상**이다. 보호자를 안심시키고 **야채, 과일을 통한 섬유질 섭취를 유도**한다. 고지방식이로 주면서 수분섭취를 제한하도록 한다. 설탕이 함유된 음료보다는 우유를 먹이고, 주스를 선택할 때에는 과당과 포도당이 동량으로 들어 있고, 소르비톨이 적은 음료를 선택한다.
- 흡수 장애 증후군
  - 소화나 흡수 장애로 인하여 복부팽만, 창백, 고약한 냄새가 나는 양이 많은 대변, 근육질 저하, 성장부진, 체중감소 등의 증상을 보이는 경우를 말한다.
  - 탄수화물 흡수 장애는 음식에 함유된 소르비톨, 과량의 과당 등 음식내 탄수화물, 탄수화물 분해 효소의 결핍(특히 젖당분해효소), 젖당불내성 등에 의하여 발생한다. 대변의 pH, 환원당, 삼투질 농도, 전해질 등의 검사를 선별검사로 이용할 수 있으며, 호기수소 검사, 젖당 내성 검사, 생검 조직으로부터 젖당 효소 분해 검사 등을 통하여 확진할 수 있다.
  - 지방흡수장애는 음식을 잘 먹어도 성장 부진이 있는 소아가 대변량이 많고, 기름기가 있고, 악취가 나며, 지용성 비타민 결핍증, 혈청 카로틴, 칼슘, 프로트롬빈 시간 지연이 있을 때 의심하여야 한다. 이자의 기능 이상, 회장 말단부와 회맹판 절제로 인한 담즙산의 흡수 장애와 장내 세균총 과증식, 짧은 창자 증후군, 낭성 섬유증, Celiac 질환 등이 지방흡수 장애의 원인이 된다. 지방 흡수 장애는 72시간 수집 변 지방 검사, 땀 검사, D-xylose 흡수 검사 등으로 진단한다.
  - 단백 흡수 장애는 이자부족 증후군, 선천 장림프관 확장증, 심혈관계 질환, 수술 후, 장림프관 폐쇄, 만성 염증장병, 흉관폐쇄, 우유알레르기, 간경화증 등에 의하여 발생한다. 그 중 선천 장림프관 확장증(congenital intestinal lymphangiectasia)은 단백소실장증을 일으키는 질환으로서 저단백혈증, 저감마글로불린혈증, 지방변, 림프구 감소 등을 보이며, 대변 내 $\alpha_1$-antitrypsin을 측정하여 진단에 도움을 받는다.
- 만성 단백 열량 영양실조
  - 설사가 발생했을 때 영양공급이 적절하게 이루어지지 못하면, 장점막과 소화 효소들의 기능이 감소되어 영양소의 소화 흡수에 더 큰 장애를 초래하게 된다. 이러한 영아는 면역기능장애가 발생하며, 심하면 사망에 이를 수 있다.
- 장염 후 속발하는 만성 설사
  - 흔히 소장 점막 손상으로 인한 일시적 젖당 불내성이나 우유 단백 알레르기가 나타날 수 있다.
- 젖당(유당) 불내증(Lactose intolerance)
  - 소아 만성 설사의 가장 흔한 원인으로 심한 수양성 설사, 항문주위 찰상, 방귀, 복부팽만의 증상이 나타난다.
  - 병태생리 : 장염시 Lactase는 다른 장점막 효소에 비해 많지 않으며 가장 표면에 존재하는 효

소이기 때문에 제일 먼저 감소하고 늦게 회복된다. 결국 유당이 분해되지 않아서 장 속에 남아 있게 되고 삼투압이 증가하여 삼투성 설사가 생기게 된다.

– 진단

| Screening test(삼투성 설사공통) | Specific test |
|---|---|
| 대변내 pH(〈5.5)<br>대변 내 삼투몰농도, 전해질<br>대변내 reducing sugar : clinitest(2+이상) | 호기 수소검사 : 확진<br>유당 내성 검사<br>생검 조직의 유당 분해효소 검사 |

– 치료 : 젖당 제거 분유

• 우유단백 알레르기

– 장염에서 소장점막이 손상되면 과잉의 이종단백이 흡수되어 단백항원에 감작되는 일이 생긴다. 이후 알레르기 장병변이 발생한다.

– 진단은 우유 제거 및 시험적 투여로 할 수 있다.

– 치료 : 단백 가수분해 분유, 모유, 두유로 대체

### (5) 급성 충수염

소아에서 발생하는 급성 충수염은 **비특이적인 급성 복통**을 보이며, **충수가 길고 가늘어 성인보다 쉽게 천공되므로 예후가 나쁘다.**

성인과 마찬가지로 배꼽주위에서 **복통**이 서서히 시작되다가 RLQ에 국한되는 양상을 보인다. 배꼽과 전상장 골극(anterior superior iliac spine)을 연결하는 선의 바깥쪽 1/3에 위치하는 McBurney point에 압통점이 나타난다. 복통이 생긴 다음 **오심, 구토, 식욕감퇴**가 발생하며, 설사가 나타난다. 구토가 먼저 나타날 경우 위장관염일 가능성이 더 높다.

조기진단이 필수적이고, 대부분 **병력과 복부 진찰**로 진단이 가능하다. 반발압통은 진단에 도움이 되는 소견이지만, 소아의 경우 성인에 비하여 진찰이 어렵다. 백혈구 증가와 shift to left 소견을 보이지만 정상 백혈구수나 백혈구 감소도 가능하다. **초음파 검사**는 진단이 확실하지 않은 환자에서 꼭 시행하는 것이 좋다.

조기 충수 절제술로 치료한다. **천공시 염증 종괴의 경계가 명확하면 항생제를 투여하고 8주 후에 충수 절제술**을 시행한다.

### (6) 선천 십이지장 폐쇄증(Congenital duodenal obstruction)

원인은 크게 십이지장 내적인 것과 외적인 것으로 나뉘며, 내인자는 **십이지장 폐쇄**(duodenal atresia)와 **십이지장 협착**(duodenal stenosis), **십이지장 격막**(duodenal web)이 있으며, 외인자로는 고리이자(annular pancreas), **장이상회전, 십이지장 전치 문맥**이 있다.

**십이지장 폐쇄의 30%에서 다운 증후군이 동반**된다. 그밖에 장이상회전과 선천성 심기형, 식도 폐쇄, 비뇨 생식기 기형, 항문 직장 기형 등이 동반된다.

구토가 가장 흔한 증상이고, 출생 첫날 구토를 보이며, 폐쇄 부위가 대개 ampulla of Vater보다

하방이기 때문에 담즙이 섞인 구토를 하게 된다. 복부팽만은 거의 없고, 체중감소, 전해질 불균형 등을 보인다.

**단순 복부 촬영상 특징적인 쌍기포(double bubble) 소견**을 보이는데 이로서 진단이 가능하다. 수술적 치료가 필요하며, 십이지장-십이지장 문합술이 가장 결과가 좋다.

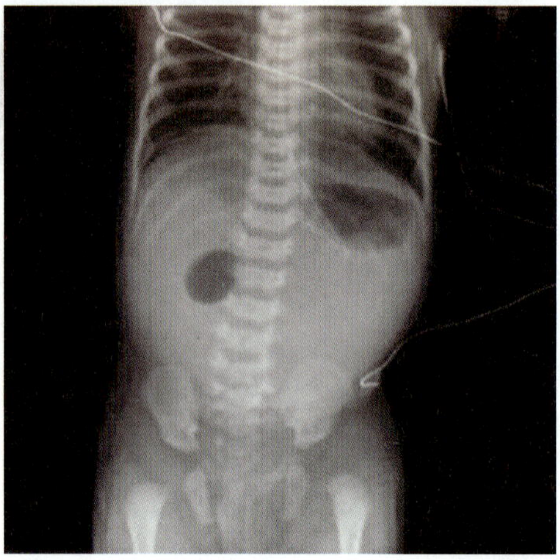

그림 12-7 십이지장 폐쇄에서 관찰되는 쌍기포 소견

### (7) 장이상회전(Malrotation)과 중장 염전증(Midgut volvulus)

태생기 4~8주 동안, 배아강은 태아의 소화관이 길어지는 속도를 따라갈 수 없다. 따라서 장차 배꼽이 될 부분인 yolk stalk으로 장이 빠져 나갔다가 다시 돌아오게 된다. 이때 장은 상장간막동맥(SMA)을 축으로 반시계 방향으로 회전하며 빠져 나갔다가 돌아온다. 이를 그림으로 살펴보면 〈그림 12-8〉과 같다. 이렇게 복강내로 돌아온 뒤, 소장과 대장이 후복벽에 고정되는데 이과정이 제대로 안된 경우를 **장이상회전**이라 말한다.

일단 진단이 되면 **중장염전의 가능성 때문에 수술**을 하여야 한다. 50%에서 생후 1주 이내에, 80%에서 생후 1개월 이내에 중장염전이 발생한다.

신생아기에는 간헐적인 담즙구토를 보이는 아급 폐쇄의 반복 발작, 교액 장폐색 등의 증상이 나타난다. 조금 더 큰 아이들의 경우, 간헐적 또는 주기적 담즙 구토, 성장장애, 간헐적 복부 산통, 먹으면 발생하는 복통, 흡수장애 및 설사 등의 증상을 보인다.

중장 염전시 단순 복부 촬영에서 위와 십이지장에는 공기가 있고 나머지 창장에는 가스가 없는 특징적인 모습을 보인다. 정확한 진단을 위해서는 상부위장관 조영술이 필요하며, 초응급 수술이 요구된다.

염전된 장을 반시계 방향으로 정복한 뒤, 소장은 오른쪽 복강에, 대장은 왼쪽 복강에 배치하는 Ladd 술식으로 수술한다.

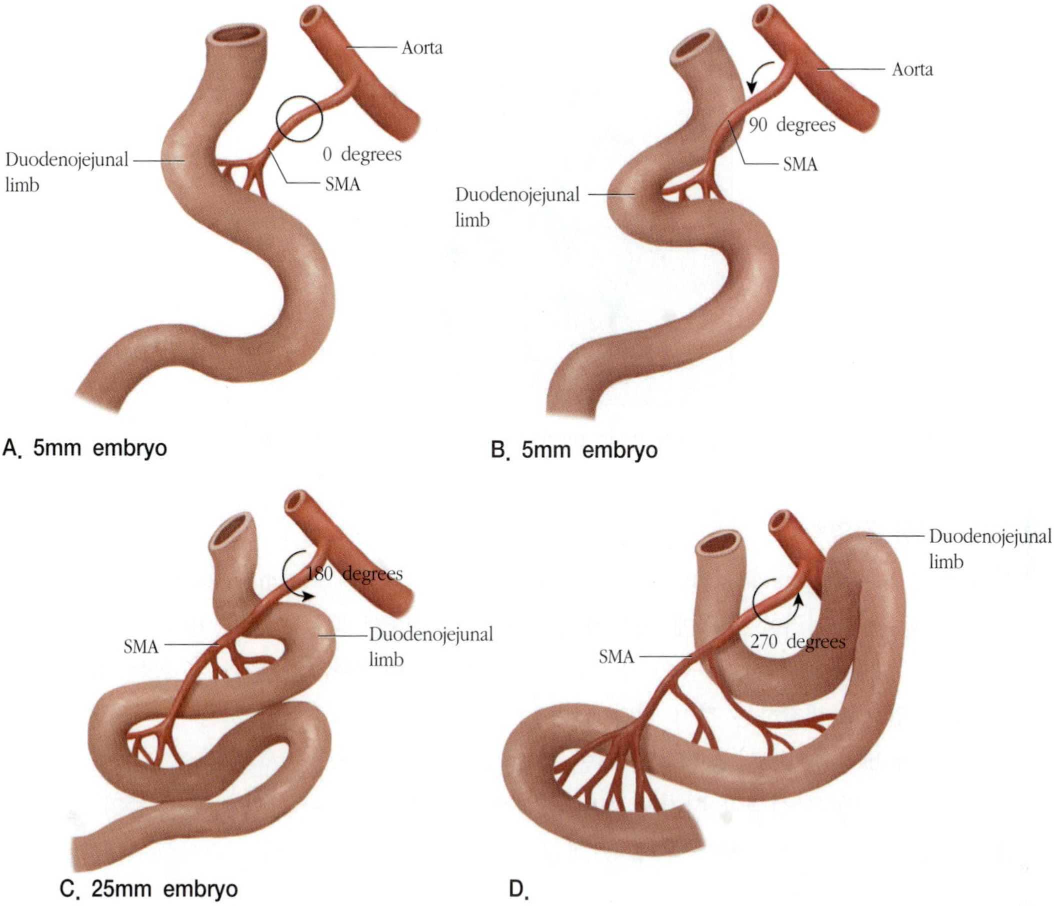


그림 12-8 **태내에서 장의 성장. A,** midgut이 배쪽으로 살짝 굽어져 있다. **B,** 십이지장과 공장의 연결부위가 90도 반시계 방향으로 회전한다(십이지장 공장 연결부가 SMA의 오른쪽에 위치함). **C,** 십이지장 공장 연결부위가 SMA를 축으로 반시계 방향으로 계속 회전한다(원래 위치에서 180도 회전한 위치가 되었다). **D,** 십이지장 공장 연결부위는 최종적으로 270도 회전하게 되어, SMA의 왼쪽에 위치하게 된다.



### (8) 멕켈게실

**배꼽 장간막관 또는 난황관**이라고도 불리는 태생기 난황낭의 잔유물을 말한다. 회장 하부에 호발하며 **소화기 선천성 기형 중 가장 흔하게 발생하는 질환**이다. 증상이 없는 경우가 대부분이며, 증상이 발생하는 경우 **장출혈**이 가장 흔하다. 게실 내에 이소성 **위점막 또는 이자 조직이 존재하여 위산이 분비 되므로 주변에 존재하는 혈관이 손상되어 출혈이 유발**된다.

1~2세 소아에서 대량의 무통성 직장 출혈이 발생할 경우 멕켈게실을 우선 의심하여야 한다. 전신 상태는 비교적 양호하고 출혈에 의한 쇼크의 위험은 낮다. 출혈 이외에 장폐색이나 게실염 등의 증상이 나타날 수 있다.

**동위원소 스캔($^{99m}$Tc – pertechnetate scan)**을 통해 정상 위점막과 게실 내 이소성 위점막에 함께 동위원소가 축적되는 것을 보고 진단할 수 있다. 증상이 발생하면 수술적 교정이 필요하다.

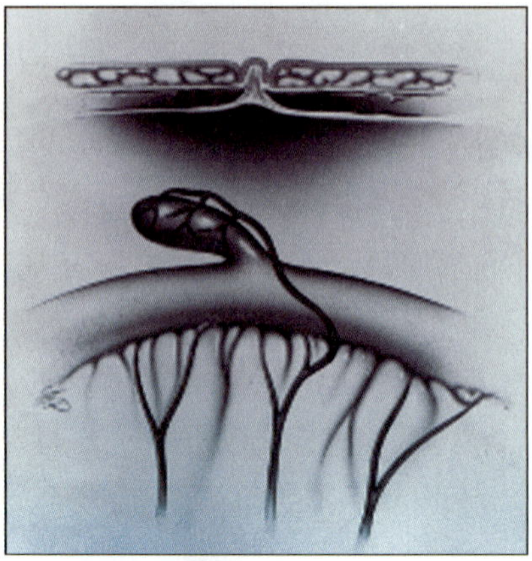

그림 12-9 Antimesenteric border에 위치한 전형적인 멕켈게실

### (9) 항문 직장 기형★

6주까지 배설강은 urogenital septum에 의하여 나뉘어져, 앞쪽은 urogenital sinus가 되고, 뒤쪽은 항문직장관이 되는데, 이러한 과정에 이상이 발생하여 나타나게 되는 질환군이다.

수술 전에 직장 맹관의 위치, 누공의 유무와 위치, 다른 동반기형의 유무를 잘 아는 것이 중요하다. **회음부를 육안으로 관찰하는 것**이 진단에 가장 중요하다.

저위기형은 cut-back 수술로 정상적인 배변 조절 능력을 가진다.

중위 또는 고위 기형은 신생아 시기에 예비적 결장루를 만들고 3~6개월에 후방 중앙 절개식 항문 직장 성형술(Pena 술식)를 시행 후 2~3개월 후에 결장루를 닫아준다.

**표 12-21 항문 직장 기형의 Wingspread 분류법(1984년)**

| | 여아 | 남아 |
|---|---|---|
| 고위기형<br>(막힌직장이 pubococcygeal line 상방) | Anorectal agenesis<br>with rectovaginal fistula<br>without fistula<br>Rectal atresia | Anorectal agenesis<br>with rectoprostatic urethral fistula<br>without fistula<br>Rectal atresia |
| 중간기형<br>(막힌 직장이P-C line과 ischium point 사이) | Rectovestibular fistula<br>Rectovaginal fistula<br>Anal agenesis without fistula | Rectobular urethral fistula<br>Anal agenesis without fistula |
| 저위기형<br>(막힌직장이 P-C line과 I point보다 하방) | Anovestibular fistula<br>Anocutaneous fistula<br>Anal stenosis | Anocutaneous fistula<br>Anal stenosis |

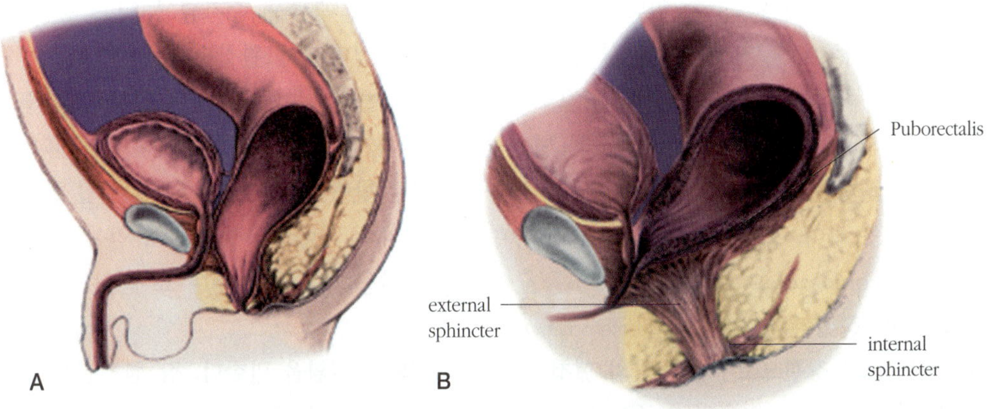


그림 12-10 남아의 쇄항. **A,** 저위형. **B,** 고위형.

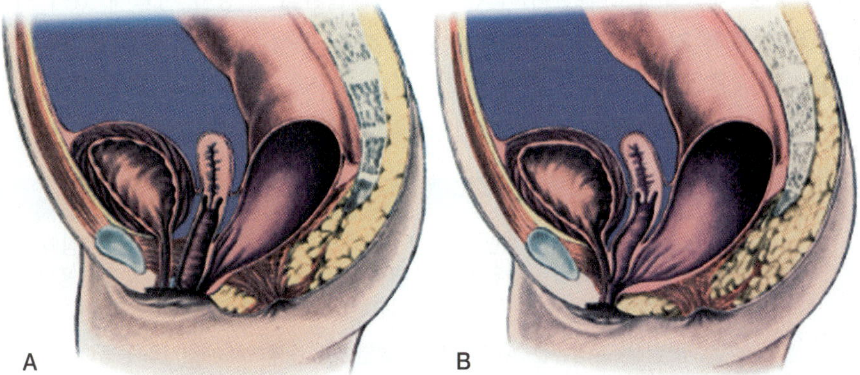


그림 12-11 여아의 쇄항. **A,** Vestibular fistula. **B,** Cloaca.

**표 12-22 항문 직장 기형 분류법(Pena)**

| 남아 결손 | 여아 결손 | 복합 결손 |
|---|---|---|
| Low defects : cutaneous fistula, anal stenosis, anal membrane, and 'bucket handle' malformation | Cutaneous(perineal) fistula | |
| Rectourethral bulbar fistula | Vestibular fistula | |
| Rectourethral prostatic fistula | Vaginal fistula | |
| Rectovesical bladder neck fistula | Anorectal agenesis without fistula | |
| Anorectal agenesis without fistula | Rectal atresia and stenosis | |
| Rectal atresia and stenosis | Persistent cloaca | |

## (10) 기타 장질환

### ① 면역결핍 질환과 설사

만성 설사의 면역결핍 질환 참조

### ② 거짓막 결장염과 항생제 관련 설사

병원내 설사의 중요한 원인으로 주로 *Clostridium difficile*에 의하여 발생한다. vancomycin을 제외한 모든 항생제가 원인이 될 수 있다. 수양성 설사, 복통, 열, 백혈구 증가증 등의 증상을 보이며, 염증 분비물로 이루어진 거짓막이나 산재한 황색판이 대장점막에서 관찰된다.

*C. difficile*을 동정하거나 독소를 검출함으로 진단한다. 대변배양 검사의 경우 민감도는 가장 높지만, 검사시간이 오래 걸리고, 정상 상재균과 병원균을 구별하지 못하므로 특이도가 떨어진다. **ELISA나 라텍스 응집시험을 통해 독소 A나 독소 A와 B를 검출하는 방법**이 흔히 사용된다. **원인 항생제를 중단**하는 것이 중요하다. 증상이 호전되지 않거나 항생제를 계속 투여해야 할 경우, 임상 경과가 심할 경우 **경구 metronidazole**이나 **vancomycin**을 7~10일간 사용한다. 대부분 치료에 잘 반응한다.

③ 단백 소실 장질환(Protein-losing enteropathy)

**다양한 원인으로 장관으로부터 과량의 혈청 단백이 소실되는 질환을 말한다.** 장 림프관으로부터 과량의 단백질이 소실되는 경우와 염증이 있는 장점막 표면으로부터 단백이 소실되는 경우로 나뉜다. 방사성 동위원소 표지자를 붙인 단백을 주사한 뒤 위장관에서 분비되는 양을 측정하거나, 대변에서 $\alpha_1$-antitrypsin의 양을 측정하여 진단한다. 근본적인 원인질환의 교정이 치료에 있어 가장 중요하며, 원발 장림프관 확장증의 경우 저지방, 고단백, 중간 사슬 중성 지방의 포함된 식이를 한다.

④ 소화관 용종증

표 12-23 소화관 용종증의 종류

| 질 환 | | 특 징 |
|---|---|---|
| 연소 용종 | | 소아연령에서 가장 흔한 용종. 2~15세에 호발, 40% 이상이 하행 결장의 원위부에 위치 단독으로 존재하는 경우가 흔함. 악성으로 진행할 가능성 없음. 통증을 동반하지 않는 배변시 선홍색 출혈을 보일 수 있음. 대장경 검사로 진단 |
| 가족 다발 용종증 | 가족 대장 샘종 폴립증 | 상염색체 우성유전. APC유전자의 돌연변이. 수백에서 수천개의 용종이 전 대장에 걸쳐 발생. 10세 이후 사춘기부터 용종 발생 시작. 초기 무증상 이었다가 선혈변, 복통 발생. 가족력이 있는 경우 10세 이후부터 매년 대장경 시행. 예방적 전대장절제술 필요 |
| | Gardener 증후군 | 소화관의 다발 용종증과 골종이 나타나는 질환. APC 유전자 돌연변이 관찰됨. 연조직 암이 함께 나타남. 장외 증상으로 치아이상, 안저에 양측성으로 발생하는 색소침착, 간모세포종 등이 있음 |
| | Peutz-Jegher 증후군 | 상염색체 우성유전. 위장관 과오종과 피부, 구강 점막의 색소침착. 장폐색이나 창자겹침으로 인한 복통이 흔한 증상. 50%에서는 가족력 없이 돌연변이로 나타남 |
| | 혈관종 | 대량 출혈의 원인이 됨. 출혈 외에 창자겹침증에 의한 폐쇄 증상도 가능. 절반에서 피부에도 혈관종 관찰. 선택적 장간막동맥 조영술이 위치를 아는데 도움이 됨 |

⑤ 위장관내 이물질

생후 6개월에서 3세 사이에서 잘 일어나며 동전은 가장 흔하게 삼키는 이물이다. 대부분 위장관을 통과하며, 일단 **위를 넘어간 이물질은 95%에서 별문제없이 대변으로 배출**되나 10~20%에서는 내시경적으로 제거해야 할 필요가 발생하며, 1% 정도에서는 수술적 처치가 요구되기도 한다. 위장관 내 이물질의 대부분은 방사선 비투과적이므로 X선 검사가 이물질의 종류, 위치, 수 등을 파악하는 데에 도움이 된다. 이물질이 배출될 때까지 정상 식이를 시키면서 대변에서 나오는지 관찰하고, 하제는 사용하지 않는다. 3~4주 이상 내려가지 않는 경우 가끔 천공이 일어날 수 있다. 식도에 걸려 내려가지 않는 경우 천공의 가능성이 있어 빠른 시간 안에 제거해야 한다.

# 3 간 및 담도 질환

## 1) 급성 및 만성 간염

### (1) 간 친화 바이러스 간염

임상적으로 중요한 간염바이러스에는 A형부터 E형까지의 5종이 있다.

**표 12-24 바이러스성 간염**

| | HAV | HBV | HCV | HDV | HEV |
|---|---|---|---|---|---|
| Virology | RNA | DNA | RNA | RNA | RNA |
| Incubation(일) | 15～45,<br>평균 30 | 30～180,<br>평균 60～90 | 15～160, 평균 50 | 30～180,<br>평균 60～90 | 14～60, 평균 40 |
| Onset | Acute | Insidious or acute | Insidious | Insidious or acute | Acute |
| 호발 연령 | 소아, 젊은 성인 | 젊은 성인(성적 경로, 경피적), 영유아 | 어떤 연령이든 가능하나 성인에서 흔함 | 어떤 연령이든 가능(B형 간염과 유사) | 젊은 성인(20～40대) |
| **전파 방식** | | | | | |
| Fecal－oral | ＋＋＋ | － | － | － | ＋＋＋ |
| 경피적 | 흔하지 않음 | ＋＋＋ | ＋＋＋ | ＋＋＋ | － |
| Perinatal | － | ＋＋＋ | ＋ | ＋ | － |
| 성적 | ± | ＋＋ | ± | ＋＋ | － |
| **임상적 특징** | | | | | |
| 심한 정도 | 가벼움 | 때때로 심함 | Moderate | 때때로 심함 | 가벼움 |
| 전격성 간염 | 0.1% | 0.1～1% | 0.1% | 5～20% | 1～2% |
| 만성으로 진행 | 없음 | 1～10% 정도이나 신생아의 경우 90% | 흔함(85%) | 흔함 | 없음 |
| 보균자 | 없음 | 0.1～30% | 1.5～3.2% | 다양함 | 없음 |
| 발암성 | 없음 | ＋(신생아 감염) | ＋ | ± | 없음 |
| 예후 | 매우 좋음 | 나이가 듦에 따라 나빠짐 | Moderate | 급성은 좋으나 만성은 나쁨 | 좋음 |
| 예방 | IG 불활화 백신 | HBIG 재조합 백신 | 없음 | HBV vaccine(none for HBV carriers) | Vaccine |
| Therapy | 없음 | Interferon<br>Lamivudine<br>Adefovir<br>Pegylated interferon<br>Entecavir<br>Telbivudine | Pegylated interferon<br>＋ribavirin | Interferon ± | 없음 |

### ① A형 간염

- A형 간염은 대변-**경구로 전파되는 간염**으로, **후진국에서는 소아 연령에서 대부분 감염**된다. 우리나라의 위생 상태의 개선으로 인해 최근 들어 성인에서 A형 간염 바이러스에 대한 항체 보유율이 급격히 낮아져 0~20%에 이르렀다. A형 간염은 소아기에 감염되면, 무증상이 대부분이지만, 연장아나 성인의 경우 황달 등의 증상이 나타나는 현증 감염을 보이는데 최근 연장아나 청소년에서까지 현증감염이 늘고 있다.
- 급성 간염의 전형적인 임상양상은 전구기, 황달기, 회복기로 나뉜다.
  - 전구기 : 황달이 발생하기 전까지의 기간으로 발열, 쇠약감, 구역질, 구토, 식욕부진, 우상복부 또는 명치부위 통증 등의 비특이적 증상들이 나타난다. 간비비대가 나타날 수 있다.
  - 황달기가 되면, 소변 색깔이 진해지고, 대변은 회백색이 되며, 가려움증, 정신적 우울 등이 나타날 수 있다. 황달기는 소아의 경우 1~2주간 지속되며, 성인에 비해 빠르게 소실된다.
  - 회복기에 들어서면, 식욕이 회복되고, 황달, 간기능 검사 이상이 2~6주 이내에 정상으로 회복된다.
- **IgM형 anti-HAV 항체로 진단하고**, 특별한 치료 없이 안정을 취하게 하면 98%에서는 완전 회복된다.
- 간염바이러스는 황달 발현 2주 전부터 1주 후까지 주로 대변을 통하여 배출된다. 따라서 황달 발생 1주 후까지는 환자와의 접촉을 피하고, 손을 잘 씻도록 한다.

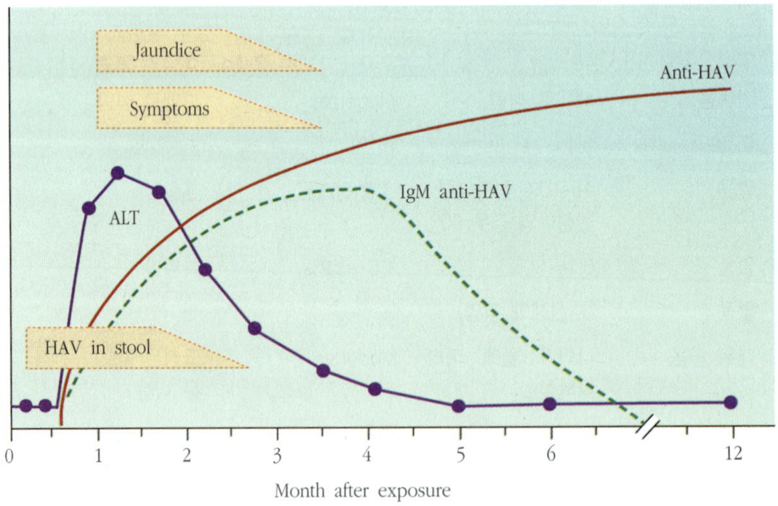


그림 12-12 A형 간염의 경과

- **백신접종으로 예방이 가능하다.** 간염 유행지역으로 여행하거나 장기체류하는 경우, 유행지역의 1세 이상의 어린이와 청소년, 만성 간질환 환자가 예방접종의 대상이 된다. 직업적으로 A형 간염에 노출위험이 높거나, 주사 남용자, 남성 동성애자, 군인 등도 대상이 될 수 있다. 노출 후 예방법으로 면역 글로불린을 2주내 근육 주사한다.

### ② B형 간염

- B형 간염은 비경구적으로 감염이며 오염된 혈액이나 약물주소, 성적 전파 등에 의하여 감염되기도 한다. **우리나라**의 경우 **모체로부터 수직전파가 대부분**을 차지한다.
- **임산부가 HBeAg 양성일 경우** 출산한 아이의 70~90%가 감염된다. 재태기간 중의 감염률은 매우 낮고 대부분은 분만시 태반을 통해 넘어오거나 HBsAg 양성인 양수나 혈액을 신생아가 흡인하여 발생하는 것으로 추정된다. 출생시 신생아에 대한 예방조치가 된 경우 모유에 의한 추가 감염의 가능성은 거의 없다.
- **B형간염 바이러스는 다른 간염바이러스와는 달리 간세포에 직접적인 손상을 일으키지 않고, T세포 매개 면역기전에 의하여 간 손상**을 일으킨다. 따라서 면역반응이 심할수록 간세포 파괴 또한 심해지게 된다.
- 성인에서 감염되는 경우 65%에서 무증상으로 지나가지만, 25%에서는 급성 B형 간염으로 10%에서는 만성 보유자가 된다. 그러나 신생아의 경우 90% 이상에서 만성 HBsAg 보균자가 된다.
- 만성 B형 간염의 자연경과는 면역관용기, 면역 제거기, 비증식기로 구성된다.
  - 면역 관용기에는 바이러스가 증식하고 HBeAg은 양성이나, 감염된 간세포에 대하여 T세포가 면역 관용을 보여 간손상이 거의 없다.
  - 면역제거기가 되면 간조직 괴사가 발생하고, ALT가 상승한다. 감염된 간세포가 제거되면서 HBeAg은 소실되고, anti-HBe가 나타나는 혈청 전환이 발생한다.
  - 이어서 바이러스 증식이 소실되는 비증식기가 된다.
- 급성 B형 간염의 증상은 A형 간염과 유사하며 혈청병양 전구증상이 좀 더 잘 동반된다. 그밖에 막증식 토리콩팥염, Gianotti-Crosti 증후군, 혼합 한랭 글로불린 혈증, 결절 다발 동맥염 등도 동반 가능하다. 혈청 HBsAg이 6개월 이상 양성이면 만성 보유자라고 한다. 만성 보유자 중 일부는 만성 간염의 소견을 보이고 이 중 일부는 성인이 되어 간경변, 원발 간암 등을 보일 수 있다.

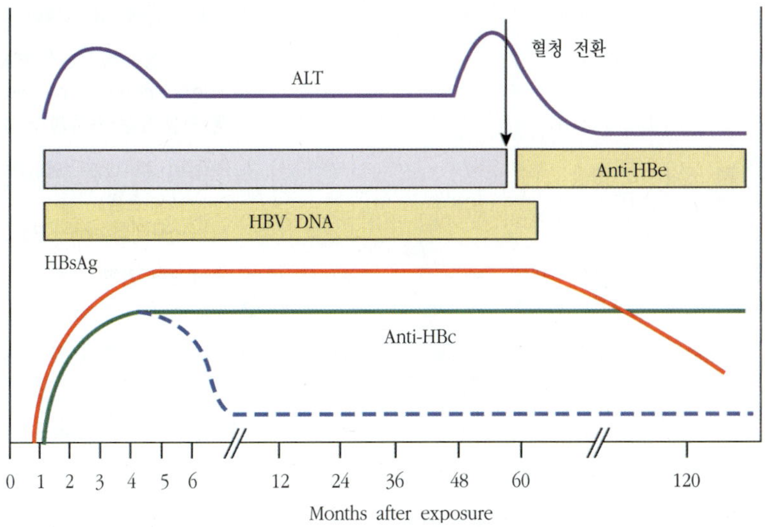


그림 12-13 B형 간염의 경과

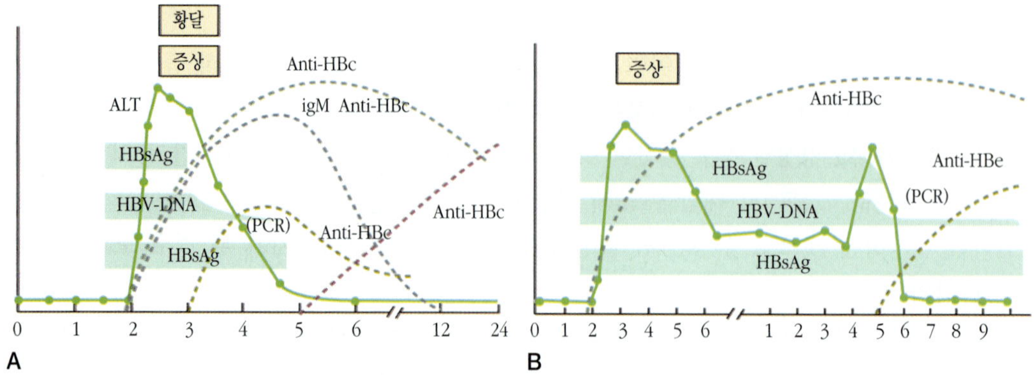


그림 12-14 B형 간염의 임상적 혈청학적 경과. A, 급성 B형 간염. B, 만성 B형 간염.

- 진단은 혈청학적 소견을 바탕으로 하는데, 〈표 12-25〉를 참조하도록 한다.
- 치료
  - 만성 B형간염에서 항바이러스제를 투여할 수 있는데, HBsAg, HBeAg, HBV DNA가 6개월 이상 양성이면서 ALT가 지속적으로 증가되어 있을 때 면역제거기로 진단하고 치료한다. 치료기간은 HBeAg 혈청소실 후 적어도 6개월 정도까지 투여하는 것이 바람직하다.
  - 경구용 B형 간염치료제에는 **라미부딘(lamivudine), 아데포비어(adefovir)** 등이 있다. 특히 라미부딘은 FDA의 공인을 받았다. 치료 전 ALT와 조직활성지표가 높을 때, 어린 연령에서 치료반응이 좋았다. 부작용은 거의 없고 2~18세에서 안전하게 사용할 수 있다.

**표 12-25 B형 간염에서 혈청학적 소견의 해석**

| HBsAg | Anti-HBs | Anti-HBc | HBeAg | Anti-HBe | 해석 |
|---|---|---|---|---|---|
| + | − | IgM | + | − | 급성 B형 간염, 고 감염성 |
| + | − | IgG | + | − | 만성 B형 간염, 고 감염성 |
| + | − | IgG | − | + | 1. 늦은 급성이거나 만성 B형 간염, 저 감염성<br>2. HBeAg-negative("precore-mutant") B형 간염(만성 또는 드물게 급성) |
| + | + | + | +/− | +/− | 1. HBsAg of one subtype and heterotypic anti-HBs(흔함)<br>2. HBsAg로부터 anti-HBs로 혈청전환(드묾) |
| − | − | IgM | +/− | +/− | 1. 급성 B형 간염<br>2. Anti-HBc "window" |
| − | − | IgG | − | +/− | 1. Low-level B형 간염 보균자<br>2. 과거 B형 간염 |
| − | + | IgG | − | +/− | B형 간염으로부터 회복 |
| − | + | − | − | − | 1. 백신 접종 후<br>2. 과거 B형 간염(?)<br>3. 위양성 |

- 예방
  - 예방으로 가장 중요한 것은 백신 접종이다. **성인 또는 연장아에서는 삼각근, 영아에서는 대퇴근**에 주사하며 **0, 1, 6**의 스케줄로 3회 접종한다.
  - 수직감염의 예방법은 **HBsAg 양성 모체에서 태어난 신생아에게 HBIG를 출생 12시간 이내에 B형 간염 백신과 함께 접종 부위를 달리하여 준다**. 그 후 2차, 3차 백신 접종을 마치고 1~3개월 뒤 항체 생성 여부를 확인하도록 한다.
  - HBsAg 양성인 혈액이나 체액에 경피적 또는 경점막 노출된 경우, 이전에 anti-HBs 존재 유무가 불확실하거나 없으면 24시간 이내 HBIG를 근육 주사한다.

### ③ C형 간염

- HCV의 전염 경로에는 주로 수혈이나 오염된 혈액제재 투여, 각종 시술 혹은 마약 남용 등이 비경구 전파에 의한다. 성적접촉, 출생 전후기 감염에 의한 감염도 생각할 수 있다.
- 급성 C형 간염의 증상은 경하며 황달도 드무나 ALT, AST의 변동이 매우 심한 특징을 보인다. 만성 간염으로의 이행률이 높으며(85%) **간경변증 및 간세포암을 일으키는 주요원인**이 된다.
- HCV 감염의 진단은 주로 항체 진단법에 의존하는데 위양성과 위음성의 가능성이 있다. Anti-HCV 항체는 중화항체가 아니라 증식과 감염성을 반영한다. 또한 RT-PCR로 HCV RNA를 예민하게 검출할 수 있다.
- 성인에서는 **페그 인터페론과 리바비린의 병용요법**이 표준치료로 되어 있지만, 소아에서의 경험은 부족하다. C형 간염 환자는 다른 간염에 의한 추가적인 간 손상을 막기 위해 A형, B형 간염 예방접종을 하도록 한다. C형 간염 예방접종은 아직 개발되지 않았다.

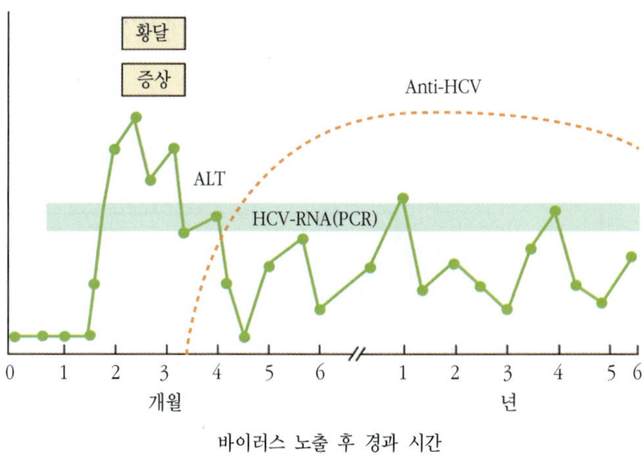


그림 12-15 급성 C형 간염의 임상적 혈청학적 경과

### ④ D형 간염

- B형 간염의 표면 항원을 필요로 하는 불완전한 바이러스로 **독립적으로 증식이 불가능**하다. HBV 동시감염(coinfection)이나 HBV보균자에 중복 감염(superinfection)되어 전파된다.

- B형 간염 환자가 D형 간염에 감염되면, 간염의 경과가 나빠지고, 예후가 불량해 지며, 급성 전격 간염의 빈도도 높아진다. 지중해 연안 국가에서 흔하나, 국내의 빈도는 매우 낮고, HBV에 면역이 있으면 HDV도 자연히 예방되므로 B형 간염 예방접종을 통해 예방할 수 있다.

**⑤ E형 간염**

- 상하수도의 오염이 감염의 대부분의 원인을 차지하며, 저개발 국가에서 청소년기 급성 간염의 주요원인으로 생각된다. 담즙 정체 간염의 형태로 발현되면 예후는 좋다. 국내에서 드물다.

#### (2) 전신 감염 유발 바이러스 간염

Enterovirus, EBV, CMV, HSV, HIV 등에 의하여 유발된다.

#### (3) 전신질환과 연관된 간 질환

패혈증이나 요로감염 등의 세균질환, 자가면역질환, 만성 염증장병, 종양, 약물, 면역결핍증, 유전대사 간질환, 지방간염 등에서 동반되어 나타나기도 한다. 또, 최근 비만아의 비알콜성 간염이 증가하고 있다.

### 2) 신생아 담즙 정체증(Neonatal cholestasis)

**생후 14일 이후의 신생아기에 지속적으로 포합성 고빌리루빈혈증을 일으키는 질환군을 말한다.**

#### (1) 신생아 간염(Neonatal hepatitis)

- 신생아 간염 증후군은 특발성 신생아 간염, 감염성신생아 간염, 대사성 및 유전성 신생아 간염을 총칭하여 이르는 말이다. 감염 신생아 간염의 경우 TORCH(Toxoplasma, Rubella, CMV, Herpes simplex), B형 간염 바이러스 등이 원인이 된다.

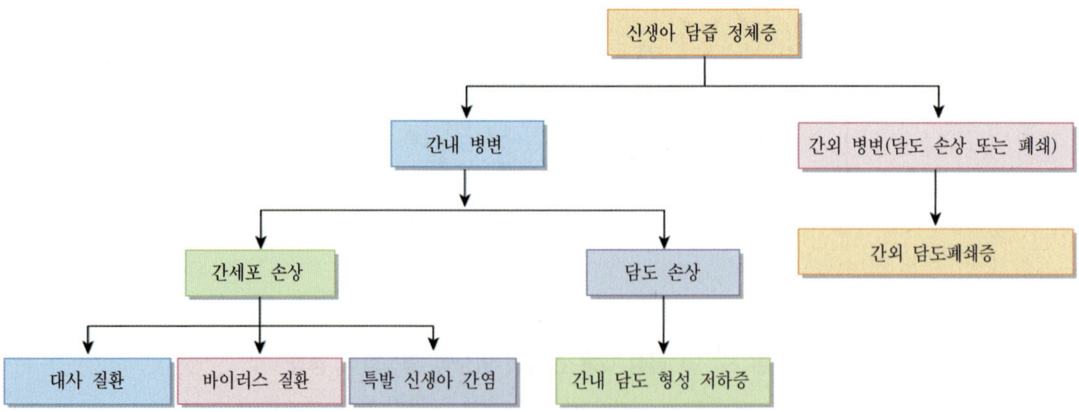


그림 12-16 신생아 담즙 정체증의 병리소견과 원인에 따른 분류

• 지방흡수 장애가 발생하므로 medium chain triglyceride를 투여하고, 지용성 비타민 흡수 장애에 대하여 비타민 A, D, E, K를 준다. 지용성 비타민 뿐 아니라 수용성 비타민도 하루 허용량의 2배를 투여하도록 한다. 담즙산과 콜레스테롤 역류에 의한 소양증, xanthoma를 치료하기 위해 phenobarbital, cholestyramine, UDCA 등을 사용할 수 있다. 간질환이 진행하는 경우 결국 간이식이 필요하다.

### (2) 간내 담도 형성 저하증(Intrahepatic bile duct hypoplasia or paucity)

일부는 산발적으로 일부는 유전적으로 발생하는 질환으로 증상은 특발 신생아 간염과 같다. 간 생검 조직의 병리소견으로 확진한다.

#### ① Alagille 증후군(Arteriohepatic dysplasia)

간내 담도 형성 저하증 중에서 가장 흔한 질환으로 간내 담도의 진행성 파괴가 원인이다. 상염색체 우성으로 유전되는 질환으로 human Jagged 1 유전자의 돌연변이에 의해 발생하는 질환이다. 유전자의 완전 결손 유무에 따라 병이 표현되는 정도가 다르다. 환자 중 15%는 산발적으로 발생한 경우로 가족력이 없다. 만성 담즙 정체는 정도의 차이가 있지만 전체 환자의 95%에서 발생한다.

황달과 진흙색 변은 신생아시기에 나타나며, 대부분 생후 2년 이내에 이러한 증상이 더욱 뚜렷해진다. 생후 6개월이 지나면 심한 가려움증을 호소하며, 간과 비장이 대개 커져 있다. 이마가 특징적으로 넓고, 눈이 깊고 넓게 떨어져 있으며 아래턱이 작고, 각막과 홍채의 이상을 동반한다. 심혈관(말초 폐동맥 협착, TOF), 척추의 기형, 신질환이 동반되기도 한다.

### (3) 간외 담도폐쇄증(Extrahepatic biliary atresia)

대개 생후 1주일 이후에 어두운 녹황색 황달이 나타나며, 간비대를 보인다. 열이나 독성증상은 나타나지 않으며, 영양상태는 상당히 오랜 시간 동안 좋은 상태를 유지한다.

#### ① 진 단

• 무담즙변을 보이며, 혈청과 소변 bilirubin은 증가해 있고, alkaline phosphatase도 증가되어 있다. 비타민 K부족으로 출혈시간과 응고시간은 연장되어 있고, SGOT는 지속적으로 증가되어 있다.

• Hepatobiliary scintigraphy에서 동위원소가 장내로 배설되지 않을 때 의심할 수 있다. 초음파 검사, 십이지장액 내의 담즙성분 검사, 수술적 담도 조영술 MRCP, 경피적 간 생검술 등이 진단에 도움이 된다. 간생검상 간의 섬유화와 간내 담도의 증식, 간내 담관 내 담즙 정체를 관찰할 수 있다.

#### ② 치 료

총담관폐쇄나 총간관의 폐쇄의 경우 담도 십이지장 문합술, 담도 공장 문합술, 담낭 공장 문합술 등으로 교정이 가능하다. 간문부 담관의 폐쇄의 경우는 Kasai operation(hepatic portoenterostomy)이나 간이식으로 치료할 수 있다. **Kasai op.는 생후 8주 이전에 수술해야 예후가 좋다.**

③ Kasai op. 후 합병증

- 상행성 담도염
- 성장지연
- 지용성 비타민 결핍증
- 문맥압 항진증
- 만성 간부전증

④ 장기 예후를 양호하게 만드는 요인

- 생후 8주 이내에 수술한 경우
- 수술 1개월 후에 빌리루빈 배설이 하루 6mg 이상인 경우
- 수술 전 간 손상이 경미한 경우
- 재발성 담도염이 없는 경우
- 수술시 간문 담도의 지름이 150μm 이상인 경우
  - 황달의 정도는 예후와 관련이 없습니다.

## 3) 대사 간염

### (1) 윌슨병(Wilson disease 또는 hepatocelluar degeneration)

① 원 인

구리수송을 하는 ATP7B라는 윌슨병 유전자(ceruloplasmin 생성에 관여)의 돌연변이에 의하여 발생하며, 상염색체 열성 유전한다. **간세포 내에 있는 구리가 ceruloplasmin과 결합하여 담즙으로 배설되는 것의 장애**로 발생한다. 구리의 간, 뇌, 각막, 적혈구 및 신장에 축적 및 손상으로 인하여 발병한다.

② 증 상

- 무증상 간염, 만성 활동성 간염, 전격성 간염, **간경변(예후에 중요)** 등을 보일 수 있고,
- basal ganglia에 구리가 축적되어 Parkinsonism(손 떨림, 구음장애, 보행장애, 자세이상 등), 정신이상, 정서장애, 행동장애 등의 신경학적 이상을 보일 수 있다. 어릴수록 간 증상이 우세하고 15세 이상부터는 신경계증상이 우세하다.
- 각막 주변에 **Kayser－Fleischer ring**이 관찰될 수 있는데 이는 매우 특징적인 소견으로 구리가 뇌에 축적되었음을 시사한다. 신경계 증상이 있을 경우 K-F ring은 항상 관찰된다.
- 이 밖에 급성 용혈성 빈혈(대량으로 유출된 구리 때문), 신세뇨관 장애를 보일 수 있다.

③ 검사소견

- **낮은 혈청 세룰로플라스민**을 보인다(＜20mg/dL). 그래서 Total serum copper 또한 감소해 있다.
- **소변에서 구리 배출이 증가**한다(혈장 내 free copper가 증가해 있기 때문).
- 간 생검상 구리 함량이 건조 간 중량 1g당 250μg 이상으로 증가되어 있는 것을 확인할 수 있다.

④ 진 단

**네 가지 중 두 가지 이상이면 진단**

- serum ceruloplasmin 감소(20mg/dL)
- Kayser-Fleischer's ring
- 24hr 소변 구리배출 증가(>100ug/24hrs)
- 간조직 내 구리 함량 증가

⑤ **치 료**

- **버섯, 코코아, 초콜릿, 견과류, 어패류, 간 등 구리가 풍부하게 함유되어 있는 식품을 제한**하여야 한다.
- **페니실아민, Trientine**를 chelating agent로 사용할 수 있다(페니실아민은 비타민 $B_6$의 anti-metabolite이므로 비타민 $B_6$도 동시 투여).
- 장에서 구리 흡수를 억제하는 Zinc의 경우 chelating agent와 같이 사용하거나 경한환자의 일차 치료 약제로 사용한다.
- 전격 간염의 소견을 보일 경우 약물치료는 효과가 없고 간 이식이 필요하다.
- **형제자매**는 반드시 **screening 검사를 시행**하여 이 병에 이환되었는지 확인하여야 한다.

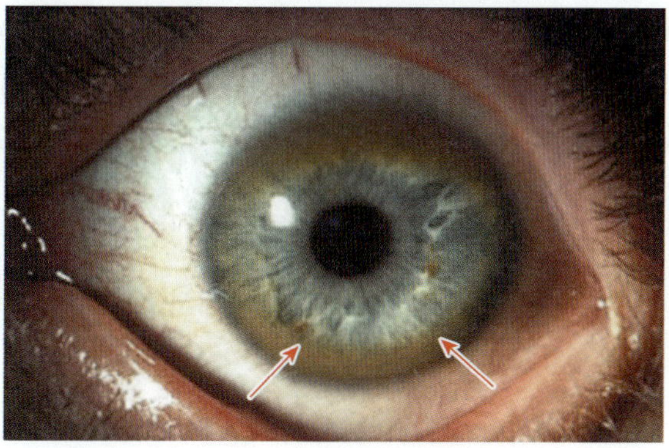

그림 12-17 Kayser-Fleischer ring

### (2) 라이 증후군(Reye syndrome)

유전적 감수성이 있는 사람이 인플루엔자 또는 수두 바이러스에 걸렸을 때 **아스피린**을 사용할 경우 발생하는 질환으로 원인은 불명이나 **미토콘드리아의 손상**이 중요한 기전으로 알려져 있다.

급성뇌증과 간기능 이상이 동반되는 질환으로 인플루엔자 또는 수두 바이러스에 의한 감염 환자에서 aspirin사용 시 뇌압상승, 혈중암모니아 상승, **황달이 없는 AST/ALT의 상승, PT연장** 등의 증상을 보인다. 3세 이하에서 호발하며, **aspirin과의 연관성**이 알려진 뒤 급격히 발생빈도가 감소하고 있다. 원인은 불명이나 **미토콘드리아의 손상**이 중요한 것으로 알려져 있다.

① **증 상**

- 3세 이하에서 호발하며 수두와 인플루엔자 감염 환자에게 아스피린 사용을 줄임에 따라 최근 급격히 감소하는 추세이다.
- 상기도 감염이나 수두 환자가 수일 간 앓다가 회복기에 들어서 갑자기 심한 구토를 보이며 의

식혼탁, 경련, 혼수에 빠진다.

- 뇌압상승으로 인하여 혼수, 의식장애, 경련, 동공확장 등을 보이며, 황달이 없는 급성 간부전을 나타낸다.

② 진 단

- 증상 발생 전 상기도 감염의 병력이 있고, 간기능 검사상 급성 간부전의 소견을 보이나 황달 소견이 없으며, 뇌척수액 검사상 뇌압상승을 제외하고 정상 소견을 보이는 경우 의심한다.
- 특징적으로 고암모니아혈증이 나타나며, AST/ALT, CK, LDH와 미토콘드리아 효소인 glutamate dehydrogenase가 상승되어 있음을 관찰할 수 있다. 저혈당, 간비대와 PT연장 소견 또한 관찰된다.
- **빌리루빈은 정상**이다.

③ 치 료

- 조기에 의심하여 빨리 뇌압상승을 **조절해 주는 것이 가장 중요**하다.
- 저혈당 방지를 위해 모든 **환아에게 10~15% 포도당을 정주한다.**
- 뇌부종 의심시 수액량을 제한하여야 하며, 기관 내 삽관하여 hyperventilation을 시키면 $PCO_2$ 농도가 저하 되어 뇌혈류량을 감소시킬 수 있다. Pentobarbital은 뇌혈류를 감소시키고 뇌 대사를 감소시키는 효과가 있어 유용하다. Mannitol같은 고삼투성 이뇨제도 뇌압하강에 도움이 된다.
- 비타민 K와 FFP를 투여하여 출혈성 소인을 교정해 줄 수 있다.
- Neomycin과 lactulose 관장이 혈중 암모니아를 줄이는데 도움이 될 수 있다.

## 4) 간이식

국내 소아에서 가장 흔한 적응증은 간외 담도폐쇄 환아에서 Kasai Operation후 발생하는 간 경화이다.

### (1) 방법

표 12-26 간이식법의 종류

| 방 법 | 특 징 |
|---|---|
| 동소 전체 간이식 | 크기의 불일치로 소아에서는 제한적 사용 |
| 부분 간이식 | 소아는 알맞은 크기의 간을 공여 받기 어려워 현재에도 유용하게 사용되는 방법이나 수술법이 복잡하고, 합병증이 더 흔함. 간동맥과 담도 합병증이 현저히 낮고, 오랫동안 공여자를 기다리지 않아도 되는 장점이 있음 |
| 분할 간이식 | 제공자의 간을 좌우로 나누어 두 명의 환자에게 주는 방법 |
| 생체 부분 간이식 | 건강한 사람의 간의 일부를 절제하여 이식하는 방법 |
| 보조 간이식 | 환자의 간은 그대로 두고 제공자의 간은 보조적으로 이식하는 방법. 대사 장애 환아에서 사용 |
| 다른 자리 간이식 | 간의 원래 위치와 다른 부위에 제공자의 간이나 간세포를 이식. 간이식이 어려울 만큼 심한 경우 시도 |

### (2) 적응증

표 12-27 간이식법의 종류

| | | |
|---|---|---|
| 1. 급성 간 부전 | • B형 간염<br>• Acetaminophen 또는 독소 유발 간 중독증<br>• Neonatal iron storage disease | • C형 간염<br>• 신생아 간염<br>• liver allograft rejection |
| 2. 담도 질환 | • 담도폐쇄증<br>• 일차 담도폐쇄증<br>• Familial cholestasis(Byler병)<br>• 담도 형성 저하증 | • Cystic fibrosis<br>• Sclerosing cholangitis<br>• Alagille 증후군 |
| 3. 말기 간질환 | • 간경화증<br>• Congenital hepatic fibrosis<br>• Portal vein thrombophlebitis(varices) | • Budd-Chiari증후군<br>• 만성 간염 |
| 4. 악성 종양 | • Non-metastatic primary hepatic tumor | |
| 5. 대사 질환 | • Oxalosis(combined with renal transplant)<br>• $\alpha_1$-antitrypsin 결핍증<br>• Tyrosinemia<br>• Ⅰ형 및 Ⅳ형 glycogen storage disease<br>• Urea cycle enzyme 결핍증<br>• Hemophilia A 및 B<br>• protoporphyria | • Wilson병<br>• Homozygous familial hypercholesterolemia<br>• Galactosemia<br>• Crigler-Najjar 증후군<br>• Protein C 결핍증<br>• Sea-blue histiocyte syndrome |

## 5) 담도 및 담낭 질환

### (1) 총담관낭

총담관의 낭성 확장을 특징으로 하는 질환이다. **여아에서 흔하며** 환자의 75%가 소아이다. 원인은 알려져 있지 않고, 다음 그림과 같이 여러 형태로 분류되는데 그 중 Ⅰ형이 가장 흔하다.

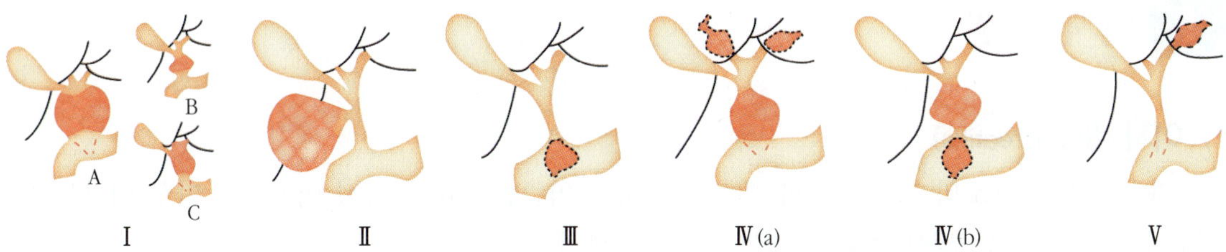


**그림 12-18 총 담낭관의 분류.** Ⅰ, 총담관의 원추형, 구형 확장. Ⅱ, 총담관의 선천 게실. Ⅲ, 총담관의 십이지장 내 게실(choledochocele). Ⅳ, 다낭종형 : 간내 및 간외 담관의 혼합형 다수 확장[Ⅳ(a)] 또는 간외 담관 단독의 다수 확장[Ⅳ(b)]. Ⅴ, 간내 담관의 낭성 확장

#### ① 증 상

- 영아에서는 담즙 정체성 황달이 주로 나타나고, 복부 종괴는 거의 촉지 되지 않는다.
- 연장아에서는 이른바 세 징후(triad)로 불리는 **복통, 황달, 종괴**가 모두 나타날 수 있다.
- 급성 담낭염 동반시 발열, 황달, 우상복부 압통, 백혈구 증가증 등이 나타나고, 담도폐쇄가 진행

하면 담즙성 간경변증이 유발된다.

② 진 단

- 복부 초음파가 진단에 가장 유용한 검사로 사용된다.
- 그 밖에 복부 CT, 동위원소 스캔, 역행성 내시경적 담관조영술, 경피적 간담관 조영술 등을 사용할 수 있다.

③ 치 료

- 낭종절제와 Roux-en-Y 총담관 공장 문합술로 치료한다.
- 낭을 제거하지 않고 소장 내로 단순 배액술만 시행하면, 남아 있는 낭성조직에서 암이 발생할 수 있다.

④ 합병증

Cholangiocarcinoma가 발생할 수 있다.

#### (2) 간내 담관의 낭성확장(Caroli병)

간내 담관의 여러 부위에 분절 소낭 확장이 발생하는 질환이다. 선천 간섬유증과 상염색체 열성 다낭 신질환의 동반한 경우 Caroli 증후군으로 분류한다. 확장된 담관에 담즙이 고여 담석이 잘 생기고, 세담관염이 쉽게 재발한다. 경한 간 비대, 문맥압 항진에 의한 위장관 출혈 등도 관찰된다. 간기능 검사는 대부분 정상이다.

경피적 간 담관 조영술과 내시경적 역행 담관 조영술로 진단한다. 비침습적 검사로 자기공명 담관조영술, 복부 초음파, 복부 CT 등도 도움이 된다. 세담관염과 패혈증 동반시 항생제를 주고, 담석 제거술을 시행하며, 한쪽 간엽에만 병이 있다면 간 절제술을 시도할 수 있다. 합병증이 빈번한 경우 간이식이 필요할 수도 있다. 담관 암종 발생위험이 높다.

## 4 이자 질환

### 1) 이자염(Pancreatitis)

이자염은 이자 효소의 조기 활성에 의해 발생하는 염증반응이다. 급성 이자염과 만성 이자염으로 나눌 수 있는데 이는 정상 기능의 회복가능 여부로서 구별된다.

#### (1) 원 인

성인에서는 알코올 섭취, 담도계 질환이 흔한 원인이지만, 소아의 경우 복부 둔상, 멈프스 및 기타 바이러스 감염, 다발 전신질환, 췌담도계 선천기형, 학대에 의한 외상 이자염 등이 원인이 된다.

단백질 분해 효소들이 소장 내강이 아닌 이자 내에서 활성화 되어 발생된다고 설명하고 있다. 이자는 여러 효소들을 전구체의 형태로 분비하는데 내독소, 외독소, 바이러스 감염, 허혈, 직접적 손상 등에 의하여 이들이 활성화 되어 효소로서 작용하게 된다. 그에 따라 직접 세포벽을 소화시키고,

단백질을 분해하며, 부종이 발생하고, 혈관손상이 발생한다. 특히 트립신이 여러 효소를 조기에 활성화 시키는데 중요한 역할을 하며, 일단 트립신이 활성화 되면 다른 효소들의 활성화도 연쇄적으로 일어나게 된다. 이에 따라 이자 손상이 발생하게 되고, 이 손상이 다시 염증 매개 물질을 유리시켜 전신 염증 반응 증후군, 다발 기관 부전, 성인형 호흡부전 증후군, 쇼크, 저혈량증, 급성 세뇨관 괴사 등을 일으킨다.

### (2) 증 상

지속적인 상복부의 통증이 가장 중요한 증상이다. 앞으로 숙이는 자세로 증상이 완화될 수 있다. 오심 구토, 복부팽만, 복막염 증상들을 동반한다. 미열, 빈맥, 저혈압을 보이며, 이자 두부 부종으로 황달이 나타날 수 있다. subcutaneous fat necrosis가 일어나 피부에 붉은 결절이 나타나고, 폐의 아래쪽에서 rale이 들리고, 무기폐, pleural effusion 등이 나타 날 수 있다.

배꼽 주위의 피부가 창백한 푸른색으로 변할 수 있는데 이를 Cullen's sign이라고 하며, 옆구리의 색깔 변화는 Grey Tuner's sign이라고 하며 혈색소가 조직에서 이화되고 있음을 보여주는 것으로 이들 두 징후는 심한 괴사성 이자염을 나타낸다.

### (3) 검사소견

혈청 amylase가 증상 시작 후 2~12시간에 상승 되는데 정상치의 3배 이상 상승시 진단에 합당하다. 이자염의 심한 정도와는 확실한 연관성이 없다. 2~3일 뒤에 총아밀라아제는 정상화되나 pancreatic isoamylase와 lipase는 7일~2주까지 상승될 수 있다. 이자염 이외에도 다양한 질환에서 amylase가 상승할 수 있는데 이 경우 lipase의 상승이 진단에 도움을 준다.

복부단순촬영 상 국소적인 장폐색 소견을 보이며, CT로 정상 amylase를 보이지만 임상적으로 이자염이 의심되는 경우 진단에 도움을 받을 수 있으며, 추적 관찰에도 중요한 역할을 한다. 내시경적 역행 췌담관 조영술은 일반적인 급성 이자염에서는 금기이나 담석 이자염에서는 조기에 시행할 수 있다. 자기공명 췌담관 조영술과 초음파 내시경술도 진단에 도움을 준다.

### (4) 치 료

**통증을 완화시키고, 대사적으로 항상성을 유지하는데 치료의 목적**이 있다. 금식이 필수적이며, 구토가 있는 환아에서는 경비위 흡인이 유용하게 사용된다. 수액을 주어 수분, 전해질, 미네랄의 균형을 유지하도록 하고, **Meperidine으로 통증을 조절한다**(Morphine의 경우 sphincter of Oddi의 경련을 유발하여 진통제로 사용할 수 없다). 치료 반응은 2~4일에 걸쳐 나타나는데, 임상증상이 회복되고, 혈청 아밀라아제 치가 정상화 되면 식사를 소량씩 시도한다. 수술이 필요한 경우는 드무나 괴사된 조직제거나 농양의 수술적 배액이 필요할 수 있다.

### 2) 이자 거짓낭(Pseudocyst)

**급성 또는 만성 이자염의 드문 합병증**으로 **치료에 대한 반응이 없거나 종괴가 만져질 때 의심**해야 한다. 통증, 구역, 구토 등의 증상이 나타나며, 종괴가 만져지거나 황달이 발생할 수도 있다. 복부초음파가 진단에 가장 유용한 검사이며, 그 밖에 CT, ERCP 등도 이용된다. 급성 이자염 환자는 급성기가 지난 뒤 거짓낭이 발생할 수 있으므로 초음파 검사가 필요하다. **자연 치유되는 경우도 있으나 지름이 6cm 이상**이거나, 크기가 점차 커지는 경우 감압술이 필요하다.

## 5 복막 질환

### 1) 복 수

복강 내 장액이 고이는 것을 말한다. 간, 신, 심질환으로부터 발생하는 경우가 흔하다. 복부팽만, 옆구리 돌출, 옆구리 둔탁음, 이동 둔탁음, 체액 이동, 웅덩이 징후 등의 증상이 나타난다. 경과, 예후, 치료는 원인질환에 따라 달라진다.

### 2) 장간막 림프절염

회장 말단부의 장간막에 모여 있는 림프절의 바이러스 감염이나 다른 염증에 의하여 발생하는 질환이다. 발열, 구토를 호소하고 심한 복통을 보인다. **급성 충수염과 감별**이 어려울 수 있으므로 주의하여야 한다. **충수염에 비해 더 고열이고, 복통보다 발열이 선행되며 식욕은 유지된다. 백혈구 수 또한 10,000/mm$^3$을 넘지 않는다.** 특별한 치료는 필요하지 않다.

### 3) 급성 원발 복막염

뚜렷한 원인 없이 복강 내에 세균성 감염이 발생하는 것을 말한다. 대개 6세 이전에 발병하며 남녀의 차이는 없다. 대부분 **신증후군이나 간경변증에 의하여 복수가 있는 환아에서 발생**하게 된다.

원인균으로는 **pneumococcus가 가장 흔하고, 그 밖에 Group A 사슬알균, enterococci, 포도알균, 그람음성균 중 특히** *E. coli***와** *K. pneumoniae* 등이 있다.

#### (1) 증상 및 검사소견

급격한 발병을 보이는데 **발열, 구역질, 구토, 심한 복통이 주증상**이다. 압통 및 복근경직, 복부팽만, 장음 감소 등이 관찰된다. 복수천자를 해 보면 다음과 같다.

① **단백량 증가**되어 있다.

② **백혈구 수가 250/mm$^3$ 이상으로 그 중 50% 이상이 다핵백혈구(PMN)이다.**

③ **복수의 pH가 7.35 미만이고 동맥혈과 복수의 pH 차이가 0.1보다 크며, lactate가 증가**되어 있다.

### (2) 치 료

경험적으로 cefotaxime과 aminoglycoside를 치료제로 사용하며, 항생제 감수성 결과에 따라 적절한 항생제로 교체하여, 10～14일간 사용한다.

## 4) 선천 가로막 탈장

선천 가로막 탈장은 탈장이 일어나는 위치에 따라 Bochdalek, Morgagni, esophageal hernia의 3가지로 나뉜다. **Bochdalek hernia**는 **선천 가로막 탈장 가운데 가장 흔한 형태**로 2,200～5,000명당 1명 꼴로 발생하는 질환이며, 대부분 posterolateral부위에 발생한다. 10～20%에서는 탈장낭이 존재한다. 태생기 가로막 결손 부위를 통해 복부 장기가 흉곽 내로 들어가 폐 발육부전을 초래한다.

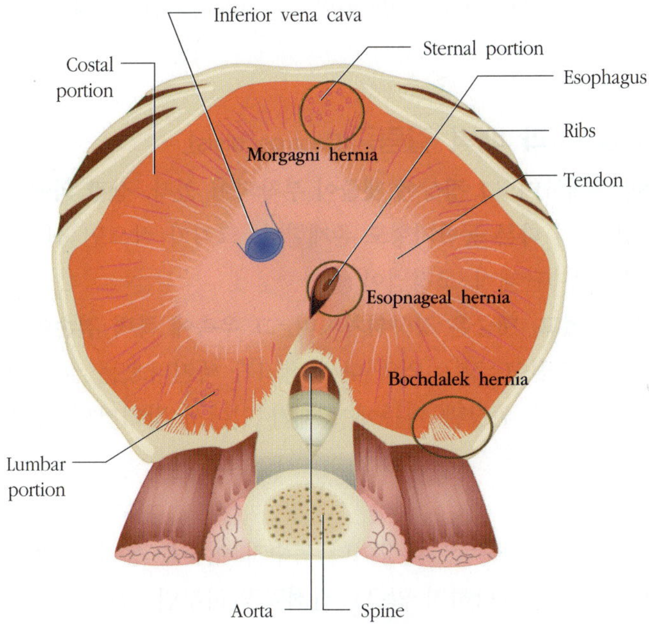


그림 12-19 선천 가로막 탈장의 종류

### (1) 증상 및 진단

① 증상이 나타나는 시기와 심한 정도는 흉강 내 복부 장기의 양과 폐 발육부전 정도에 달려 있다.

② 폐의 발육부전으로 인하여, 청색증, 빠른호흡, 흉골 함몰 등이 출생시부터 나타나거나 출생 후 수시간 뒤부터 나타난다.

③ 장이 흉곽으로 이동하여 배는 홀쭉하고, 이환된 쪽의 호흡음이 소실되어 있다. 흉부 단순촬영상 위장관이 관찰되며, 종격동이 이동한 것을 볼 수 있다.

### (2) 치 료

① 비위관을 삽입하여 장관의 팽만을 막고, 호흡곤란이 있는 경우 기관삽관하여 ventilatory support

를 해주어야 한다.

② mask ventilation을 시행하면 공기가 장속으로 들어가 증상을 더욱 악화시키므로 **절대 금기**이다.

③ 최근 NO gas를 흡입 가스에 혼합하면 효과가 있다는 보고가 있다.

④ 고위험군에서는 최외순환기(ECMO)의 사용이 필요할 수 있으며, 폐혈관의 저항이 어느 정도 안정된 뒤에 수술하는 것이 좋다.

### (3) 예 후

① 폐 발육상태에 의해서 좌우된다.

② 왼심실의 크기가 작을 때, 위장이 가로막보다 위쪽에 있을 때, 양수 과다, 가로막 결손이 클 때 예후가 좋지 않다.

③ 출생 후 6시간 이내에 증상이 나타나면 사망률은 50%를 넘고, 24시간 후에 나타나면 100% 생존이 가능하다.

## 5) 배꼽 탈장(Omphalocele)과 배벽 갈림증(Gastroschisis)

**배꼽 탈장은 탈장낭이 존재**하며, **그 정상에 탯줄이 부착**되어 있다. **장관 외에 다른 장기도 나와 있으며**, 심기형, 염색체 이상 등의 **다른 동반기형도 존재**한다. 크기가 작으면 신생아시기에 수술적 교정이 가능하나 크기가 큰 경우 단계적 교정법이 좋다.

**배벽 갈림증은 탈장낭이 없고, 탯줄은 정상위치**이며, **그 우측에 복벽 결손**이 있다. 장이상회전이나 장폐색 이외의 **동반 기형은 드물고**, 장 이외의 다른 장기가 빠져나오는 일은 흔하지 않다. 1차 봉합으로 교정이 가능하다. 수술 후 위장관 기능에 문제가 있어서 장기간의 총정맥영양이 요구된다.

## 6) 서혜부 탈장

초상돌기가 완전히 막히지 않아 복부 내장이나 복수가 이곳을 통하여 내려와 있는 상태를 말한다. 막히는 위치에 따라 완전탈장(막히지 않음), 간접탈장(하부만 막힘), 물음낭종(상부만 막힘) 등으로 나뉜다. 미숙아에서 흔하며, **남아에 더 많다**. **우측에서 흔하고** 일부에서 양측성도 가능하며 **생후 1개월 미만에서 가장 흔하게 관찰**된다.

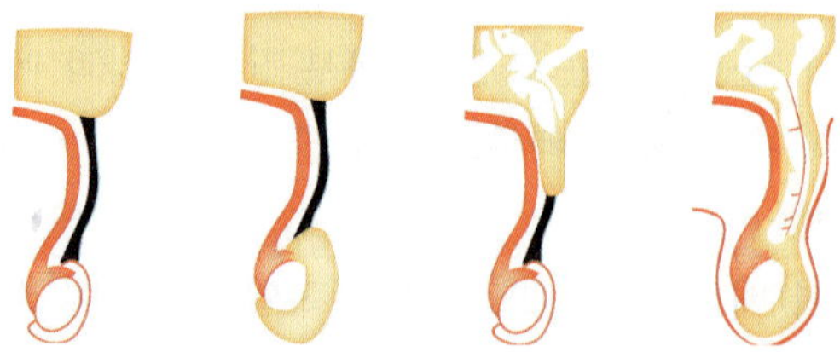


그림 12-20 서혜부 탈장과 물음낭종

### (1) 증 상

① 배에 힘을 줄때 샅고랑 부위의 부종으로 관찰된다.

② 감돈되면 서혜관을 따라 긴 덩어리가 만져지고, 만지면 아파한다.

③ 감돈탈장(incarcerated hernea)으로 장관이 폐쇄된 경우 복부팽만, 구토, 변비와 같은 증상이 생긴다.

### (2) 치 료

① 저절로 닫히는 일은 없으므로, **감돈의 위험성이 있어 진단이 되는대로 수술**하도록 한다.

② 감돈탈장의 경우 비수술적 정복 후 2~3일 후 부종이 가라앉은 다음 수술한다.

## 7) 복부 외상

어린이의 복부 외상은 대부분 둔상이다. 교통사고가 가장 흔한 원인이며, 낙상, 아동학대, 관통성 손상이 그 뒤를 잇는다. 손상의 정도를 파악하기 위해 사고상황을 이해하는 것이 중요하며, 복부를 면밀히 관찰하고 반복하여 진찰한다. 수술의 적응증은 **〈표 12-28〉**과 같다.

**표 12-28 복부 외상시 개복의 적응증**

| 둔상(Blunt injury) | 관통상(Penetrating injury) |
|---|---|
| 계속되는 혈액 동태의 불안정<br>계속되는 출혈 증상<br>혈액량 절반 이상의 혈액 보충이 필요한 경우<br>복막 기종<br>복막 자극의 증상<br>장, 이자, 방광, 요관, 신혈관, 직장에 의미 있는 손상의 증상이 있을 때 | 모든 총상<br>자창에 대한 선택적 수술<br>저혈압<br>출혈이 설명되지 않을 때<br>내장 적출(evisceration)<br>복막 자극 증상<br>복막 세척이나 CT로 상당한 양의 혈액이나 장 내용이 증명 될 때 |

# 13 호흡기 질환

# Respiratory Diseases

## 1 호흡기의 발달

### 1) 출생 전 발달(Prenatal development)

(1) 배아기(embryonic period,) : 원시창자가 바깥쪽으로 돌출하여 주머니모양의 폐싹을 형성하면서 기도발달이 시작된다.

(2) 거짓샘시기(pseudoglandular period) : 기관과 앞창자(foregut)가 분리하기 시작하고, 가로막도 형성되며 23분지로 구성된 기관지의 분지형성이 끝난다. 기관식도샛길과 선천가로막탈장 등의 선천기형도 이 시기에 생긴다.

(3) **세관시기**(canalicular period) : 가스교환을 위한 표면적을 증가시키는데 필수적인 과정인 샘꽈리가 형성된다. 태아는 주기적 폐호흡근 운동을 하기 시작하는데, 이 시점에서 태어나면 **가스교환이 제한적이기는 하지만 가능하여 출생 후 자궁 밖의 환경에서의 생존**에 중요한 근거가 된다.

(4) 주머니시기(saccular period) : 말단 기도가 넓어지고 주머니(saccule)로 변화되고 가스교환이 더욱 가능해진다.

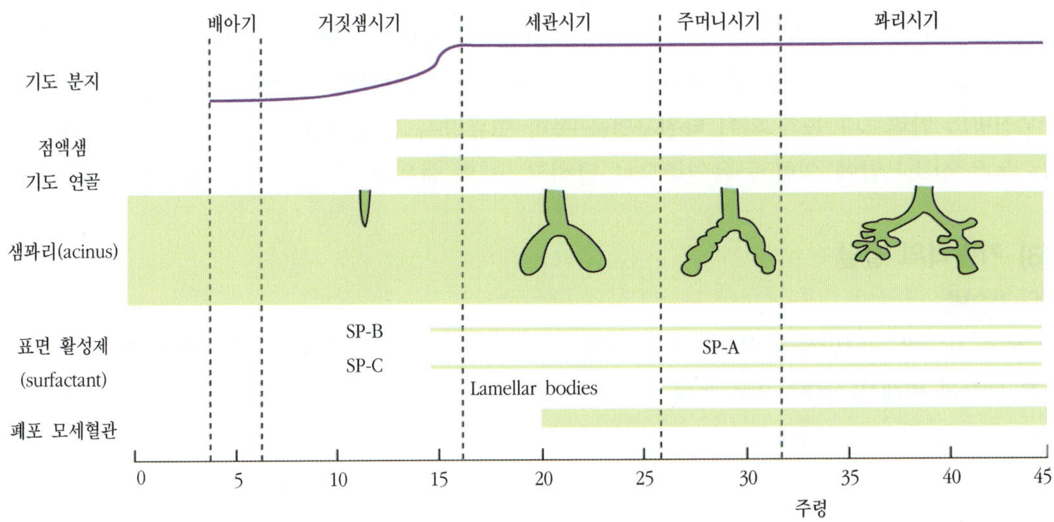


그림 13-1 **폐의 자궁내 발달 5단계.** SP : surfactant protein

(5) 꽈리시기(alveolar period) : 과립허파꽈리세포(pneumocyte type II)에서 표면활성제의 합성이 활성화되고, 허파꽈리 사이막형성이 이루어진다. 호흡운동과 허파꽈리확장은 허파꽈리발달의 중요한 자극으로 작용하는데 이 과정에서의 문제는 폐형성저하증을 유발시킨다.

## 2) 출생 후 성장

### (1) 폐, 기관지의 발달

① 출생~18개월 : 호흡 세기관지(respiratory bronchiole)와 허파꽈리관(alveolar duct), 허파꽈리의 기능적 성숙이 완성, 폐포의 수적 증가(~2세)도 두드러지게 나타나게 된다.

② 18개월 이후 : 크기 변화가 이루어지는 과정으로 기도의 전반적 크기가 증가한다.

③ 기관지 연골은 출생 후 첫 4년 동안 증가하여 호흡상태에 따라 기도의 형태를 견고하게 유지하게 한다.

### (2) 폐순환의 변화

태아의 가스교환은 태반(배꼽혈관, 2 veins, 1 artery)을 통해서 이루어졌다.

태반(배꼽정맥)으로 부터의 산소화 혈액(oxygenated blood)은 태아의 정맥관을 거쳐서 오른심방으로 들어오고, 온몸순환을 거쳐서 돌아온 정맥혈액과 혼합된 후, 주로 타원구멍을 통과하여 왼심방, 왼심실을 거쳐서 대동맥으로 전달되고, 소수는 오른심실과 허파동맥을 거쳐서 동맥관을 지나서 내림대동맥으로 전달된다.

폐혈류량은 적게 되고 낮은 산소분압(18mmHg)으로 폐혈관의 수축은 폐혈관의 저항을 증가시켜서 폐순환되는 혈액양은 감소된 상태로 유지하게 된다.

출생시 좁은 산도를 통과하면서 아기의 가슴은 압력을 받게 되어서 기도 내 액체를 짜내고, 첫 울음과 함께 호흡이 시작되며, 태반을 통한 혈류는 중단되어 수 시간 내 순환의 급작스러운 변화가 일어난다. 폐확장과 흡입한 공기의 높은 산소분압(150mmHg)으로 **폐혈관의 저항이 감소**하고 폐로의 혈류량은 증가하게 된다. 태반을 통한 혈류의 중단으로 **전신혈관의 저항이 증가**하여 좌심방의 압력이 우심방의 압력보다 높게 되어 **타원구멍**을 통한 혈류량은 점차 감소 후 없어진다. **동맥관**은 초기에는 높은 산소분압에 의한 근육연축으로 닫히고, 이후 섬유화 되어 완전히 폐쇄된다.

### (3) 가슴벽의 발달

#### ① 가슴벽

신생아 가슴벽은 단단하지 않고 갈비뼈는 많은 부분이 연골로 구성되어서 **가슴벽 탄성(compliance)은 폐 탄성에 비해서 상대적으로 높다.** 이로 인해 심한 호흡운동시 가슴벽이 과도히 움직여서 호흡의 효율성이 떨어지게 된다.

6개월 이후부터 가슴모양과 가슴벽 탄성의 변화하여 3세 이후에는 부적절한 가슴벽 운동이 거의 나타나지 않고 청소년기에는 완전히 소실된다.

② **가슴(Thorax) 모양**

갈비뼈가 척추로부터 곧게 뻗어 나와 성인에 비해 **전후경이 긴 원통형**(효율적인 호흡에는 불리함) → 1~2세 사이에 가슴벽의 좌우경이 길어지면서 차츰 타원형의 성인형 가슴벽으로 변화하고 4세경에는 좌우경이 더 길어져 성인과 거의 같은 형태가 된다.

③ **가로막**

신생아기에는 **가로막은 아래갈비뼈에 소아나 성인에 비해서 평행하게 부착**되어서 쉽게 가슴벽의 변형이 일어날 수 있다(들숨시 근육의 장력이 수평으로 걸려서 아래갈비뼈가 안쪽으로 끌려온다). 4세경 가로막이 갈비뼈에 부착되는 각도가 차츰 성인에서와 같이 하외방(downward oblique)으로 변함

④ **갈비사이근**

출생시 대부분 **피로에 잘 견디지 못하는 제2형 빠른연축 근섬유(fast-twitch fiber)로 구성**되어 있으나, 성장하면서 차츰 크기가 증가할 뿐 아니라 피로에 잘 견디는 제1형 성인형 근섬유의 비도 많이 증가하여 1세가 되면 흉곽이 많이 안정된다.

## 2 방어기능의 발달

### 1) 방어 체계(Barrier system)의 발달

- **점막층** : 1차 방어선의 역할을 하는데, 두께가 얇고 안정성이 성인에 비해 떨어져서 쉽게 상처를 입게 되고 이를 통해 감염이 잘 되며 알레르기항원이 신체 내로 쉽게 유입된다. 면역체계의 발달이 미숙한 영유아에서 점막층의 역할이 더욱 중요하다.
- **면역체계(큰포식세포와 림프구)** : 2, 3차 방어선으로 출생시 기능면에서는 미숙한 상태이다.
- 일반적으로 점막층과 큰포식세포와 T세포의 기능은 비교적 이른 2~3세경에 성인 수준에 도달하고, B세포는 7~8세 경에 성인 수준에 도달한다.

### 2) 물리적 방어기전

온전한 기도 상피의 유지와 정상적인 섬모 운동이 중요하다. 이를 위해서는 이물질의 유입을 최소화하고, 들이마신 공기를 가습하고 온도도 높여주어야 하며, 기관지 점막이 촉촉이 젖어 있도록 수분공급에 항상 신경을 써야 한다.

#### (1) 가온과 가습

**코**안은 표면적이 넓고 혈관과 섬모상피세포가 분포되어 있어서 **들이마신 공기에 효과적으로 온도와 습도를 높인다. 신생아와 영아**의 호흡은 **코호흡**에 의존하는 경향이 많다(obligatory nasal breather).

#### (2) 미립자의 제거

10μm 이상의 큰 입자는 코안의 **코털**에 의해 걸러지고, 코안에서 걸러지지 않고 기관지로 유입된 입자는 기관지 **점액막층**(mucous blanket)에 부착되어 **섬모운동으로 배출**하게 되는데, 상부기도로 이동된 이물질은 **기침**에 의하여 체외로 배출된다. 제6분지 이하의 작은 기관지는 **큰포식세포**에 의해서 포식되어 **림프관이나 혈관**으로 배출된다. 다른 물리적 방어기전으로 성대문연축(laryngospasm), 기관지수축, 일시적인 호흡정지 등이 있다.

### 3) 면역학적 방어기전

기도에서 분비하는 lysozyme, lactoferrin, interferon, 면역글로불린(특히 분비형 IgA) 등이 있다.

- **분비형 IgA** : 중추적 역할 담당, 독소를 중화 시키거나 세균의 용해를 돕고, 또 알레르기항원 등이 상피세포를 통과하여 침입하는 것을 방지한다. 점막밑층의 형질세포에서 생성된다.
- IgG와 IgM : 포식세포의 식균과 살균작용에 옵소닌(opsonin)으로 중요한 역할을 한다.
- 코안 분비물에서 IgG 항체와 IgA 항체를 볼 수 있는데, 대부분의 IgA(80～95%)는 코안에서 생산되는데 비해 IgG(5～10%)는 일부가 비강에서 생산되고 나머지는 혈청에서 유래한다.

### 4) 방어기전을 저해하는 요소

- 대기오염 물질 : **담배연기,** 유기물 먼지, 아황산가스, 산화질소, 오존, 염소와 암모니아
- **질병** : 여러 기도질환과 대사질환(갑상샘저하증 등) 등에서 섬모운동에 의한 기도청소능력이 저하된다.
- 기관내삽관이나 기관절개로 호흡이 코를 우회하는 경우와 고농도의 산소를 투여하는 경우
- **약제** : 점액분비 감소, 기침억제 또는 염증억제를 하는 약(항히스타민, 코데인, 코르티코스테로이드 등)

## 3 호흡 조절과 연관된 질환

### 1) 영아돌연사 증후군(Sudden infant death syndrome, SIDS)

**자세한 병력, 부검 소견, 사망 현장의 조사로 설명이 안 되는 영아의 갑작스러운 죽음**을 말한다. 생후 1개월～1세 사이의 영아사망의 40～50%를 차지하는 가장 흔한 원인으로 생후 2～4개월에 호발하고, 대부분 6개월 미만의 영아에서 발생한다. 주로 깊은 밤부터 아침 9시 사이에 일어난다.

위험인자는 〈표 13-1〉과 같고, **바로 누워 자는 자세**는 영아돌연사 증후군 발생을 50% 이상 **감소**시켰다. 영아돌연사 증후군의 위험을 줄이기 위해서, **바로 누워 재우는 습관**을 들이고, **부모와 같은 방 다른 침대**에서 자고, 영아의 수면환경(베개, 장난감, 쿠션 등)에 부드러운 물질(soft material)은 피하고 **단단한 매트리스**를 이용한다. 낮잠 또는 밤잠 때 고무젖꼭지(pacifier)를 물리는 것도 고려해 볼 수 있는데, 모유수유아는 1개월이 지난 후부터 고려한다. 옆으로 누워서 또는 엎드려 재우지 말

고, 물렁물렁한 수면환경이나 침대를 공유하는 것을 피하고, 아이를 너무 덥게 감싸주지 말고, 특히 **임신 중 산모의 흡연이나 영아의 간접흡연을 피해야** 한다.

**표 13-1 영아돌연사 증후군의 위험인자**

| 모체 및 출생 전 위험인자 | 영아 위험인자 |
|---|---|
| **모체의 흡연**<br>자궁내 저산소증<br>약물 복용(코카인 등)<br>영양부족<br>불충분한 출생전관리<br>싱글맘(single marital status)<br>사회경제적으로 낮은 층<br>어린 모체연령과 낮은교육수준<br>임신 간격이 짧은 경우<br>제2석달 혈청 AFP 상승 | **연령(특히 생후 2~4개월)**, 남아<br>prone and side sleep position<br>성장장애<br>미숙아<br>최근 열병<br>**흡연에 노출**(출생전과 출생후)<br>**이부자리가 너무 부드러운 경우**<br>**너무 덥게 감싸주거나 너무 높은 방온도**<br>**부모와 침대 공유**<br>고무젖꼭지 이용이 없는 경우 |

## 4 영유아 호흡기의 특성

### 1) 어린이 호흡기의 약점

#### (1) 기 도

신생아는 **주로 코호흡**을 하고(상기도 안지름은 매우 좁고, 후두덮개가 상대적으로 크다) 코막힘이 심하면 신생아, 영아도 입호흡을 하지만, **코막힘 만으로도 호흡곤란을** 일으키기도 한다. 뻗침(stretch), 자극물질(담배연기 등) 등 여러 **자극에 민감하게 반응하여 쉽게 기관지수축, 무호흡, 느린맥** 등이 나타날 수 있다.

**후두의 연골도 충분히 발달되지 않아서 들숨시 형태를 유지하지 못하고 협착이 자주** 일어난다. 기도저항은 반지름의 4제곱에 반비례 하는데, **기도 직경이 작은 소아는** 기관지 감염과 이물 심지어는 가래만으로도 **기도폐쇄가 쉽게 발생**하고 또 심한 호흡곤란을 일으키기도 한다.

기도에는 **점액샘의 밀도가 높아서 감염 시 많은 분비물이 분비**되고, **기관지 민무늬근육은 양이 적고 미숙**하다. 3세 미만에서 이러한 특징이 두드러지는데, 이 연령의 **영유아의 쌕쌕거림은** 민무늬근육의 수축보다는 **주로 점막부종에 기인**하고 **기관지확장제 반응이 성인에 비해서 덜하다**.

#### (2) 가 슴(Thorax)

신생아의 갈비뼈는 많은 부분이 연골로 구성되어 가슴벽은 단단하지 않고, 가로막이 갈비뼈에 더 평행하게 부착되어 있으며, 가슴모양은 전후경이 긴 원통형 모양으로 흉곽운동시 호흡에 불리하다. 갈비사이 호흡근의 대부분도 피로에 잘 견디지 못하는 제2형 빠른연축근섬유로 구성되어 있어서 효과적인 호흡에 불리하고, 호흡곤란이 있는 경우 쉽게 피로해 지므로 견뎌낼 능력이 적다.

#### (3) 환 기

신생아와 영유아는 기도가 좁고 폐포표면적이 작아서 환기장애 및 확산 장애가 일어나기 쉽다. 신생아는 중추화학수용체의 $PaCO_2$ 증가에 대한 환기 증가가 성인에 비해서 적고, 저산소증에 대한 반응도 성인과는 달리 초기의 환기 증가 후에 지속적으로 환기저하를 보이는 이상성(diphasic)을 보인다.

#### (4) 수면과 호흡조절

수면 시(특히 REM 수면) 일회호흡량, 호흡수, 기능잔기용량(FRC)이 감소되고 상기도의 저항은 증가하는데, 신생아와 영유아는 호흡에 불리한 REM 수면을 더 많이 한다.

## 5 기도폐쇄의 종류와 임상적 의의

### 1) 원 인

표 13-2 기도 폐쇄의 원인

| 폐쇄의 위치 | | 신생아 및 영아 초기 | 영·유아 및 연장아 |
|---|---|---|---|
| 상기도 | 기형 | 후비공 폐쇄, floppy epiglottis, 후두막, 기관 협착, 성대 마비, 기관 연화증, 혈관륜, Pierre-Robin 증후군 | 기관 협착, 성대마비, 혈관륜, 후두기관 연화증 |
| | 흡인 | 태변, 점액, 구토물 | 이물, 구토물 |
| | 감염 | 매독 | 후두기관염, 디프테리아, 후두개염, 편도 주위 또는 인두후부 농양 |
| | 종양 | 혈관종, 기형종, 낭종 림프관종 | 유두종, 혈관종, 림프관종, 기형종, 편도 및 아데노이드 비대 |
| | 알레르기/반사 | 성대문 연축(자극 또는 삽관), 테타니 | 후두 연축(흡인, 익수, 삽관), 알레르기, 테타니, 연기 흡입 |
| 하기도 | 기형 | 기관지 협착, 기관지 연화증, 대엽 폐기종, aberrant vessels | 기관지 협착, 대엽 폐기종, aberrant vessels |
| | 흡인 | 양수, 기관식도루, pharyngeal incoordination, 위식도 역류 | 이물, 구토물, pharyngeal incoordination (Riley-Day 증후군), 익수, 위식도 역류 |
| | 감염 | 폐렴, 백일해 | 세기관지염, 폐렴, 결핵(기관지내 또는 폐문 림프절 결핵), 낭성 섬유증, 기관지 확장증 |
| | 종양 | | 기관지기원 낭종, 기형종, 종격 종괴 |
| | 알레르기/반사 | | 천식, 중독성 기관지 연축 |

## 2) 기도폐쇄의 형태

기도가 폐쇄되는 위치에 따라서 또는 폐쇄형태에 따라서 호흡에 미치는 영향이 다르다.

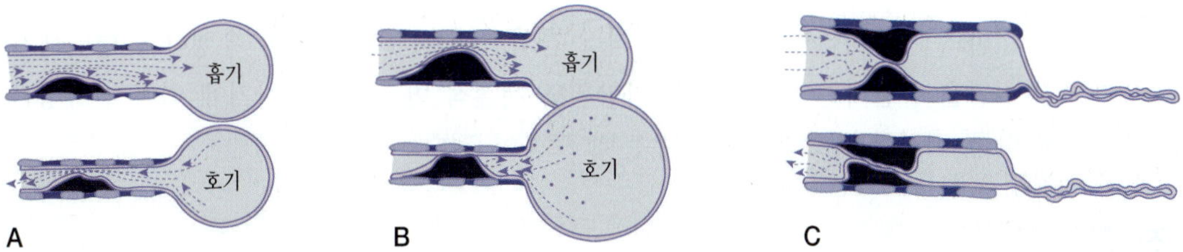


그림 13-2 **기도폐쇄의 종류 A,** 부분 폐쇄(by-pass valve형). **B,** 일방 폐쇄(check valve형). **C,** 완전 폐쇄(stop valve형).

### (1) 폐쇄 위치에 따른 분류

#### ① 상기도 폐쇄

제2차 기관지 이상의 상기도에서 발생하는 폐쇄를 말하며 **들숨시 호흡곤란**을 주로 보이게 된다. 기관용골(carina) 위쪽의 병변에서는 완전폐쇄시 질식으로 사망할 수 있고, **부분폐쇄도 하기도의 폐쇄보다 증상이 심하고,** 특히 **후두개염과 인두뒤 고름집 등**이 있는 경우 빠르게 완전폐쇄로 진행할 수 있다.

#### ② 하기도 폐쇄

기관지는 들숨 시에는 길이가 길어지면서 안지름도 커지고, 날숨 시에는 이와 반대로 길이가 짧아지고 안지름도 작아진다. 하기도 폐쇄시 **날숨시 호흡곤란, 날숨의 연장, 날숨시 쌕쌕거림**을 보이게 된다.

### (2) 폐쇄 형태에 따른 분류

#### ① 부분 폐쇄(By-pass valve형)

환기에 필요한 공기유입은 충분하여 큰 문제가 발생하지는 않지만, 폐쇄의 원인에 따라 폐쇄가 진행되기도 하고 또 기도 세정 기능이 저해 받아 **반복적인 감염**이 일어날 수 있다. 기관과 같이 공기의 통로가 외길인 경우에는 심한 폐쇄의 증상을 나타내기도 한다.

#### ② 일방 폐쇄(Check valve or ball valve형)

들숨 시 공기유입은 가능하지만 날숨 시 공기배출이 차단되어서 공기의 축적으로 **과잉팽창**되고 **폐공기증**이 발생한다. 진행되면 공기가슴증과 피부밑공기증(subcutaneous emphysema)이 동반될 수 있다. 과잉팽창된 폐 부위는 타진상 과다공명을 보이고, 청진상 숨소리는 감소된다.

#### ③ 완전 폐쇄(Stop valve형)

기관용골 위의 상기도에서 완전 폐쇄가 발생하면 **질식**으로 인해서 사망할 수 있는 응급상황이고, 하기도에서 발생하는 경우 병변 먼쪽 폐부위는 공기가 혈중으로 흡수되어 **무기폐**의 형태로 나타난다.

## 6 호흡기 질환의 진단

### 1) 역학 진단

급성 호흡기 질환의 가장 흔한 원인은 바이러스 감염으로 계절에 따라서 유행하는 병원체가 다르고, 알레르기 질환을 유발하는 원인 알레르기항원도 계절적 변화가 뚜렷하기에 역학적 양상은 추정진단과 그에 따른 적절한 치료계획을 세우는데 도움이 된다.

### 2) 진 찰

가슴 진찰은 시진, 촉진, 타진, 청진의 순으로 하게 된다. 그러나 작은 영아에서는 제한적이다.

#### (1) 시 진

통증을 말로 정확히 표현하지 못하는 신생아와 영유아에게는 시진의 중요성이 더욱 강조된다.

얼굴색은 물론 표정과 의식상태, 코의 움직임, 입의 개폐 정도, 아이의 자세와 운동 상태를 우선 관찰해야 한다. 이어서 호흡의 횟수와 규칙성 또는 깊이, 가슴벽 함몰, 호흡 형태, 가슴 모양과 복부의 모양과 움직임을 파악하여야 한다. 만성 산소 부족에 의한 소견인 가락곤봉증의 유무도 포함하여야 한다.

**청색증**은 피부 모세혈관 혈액의 환원혈색소가 5g/dL 이상일 때 나타나는 증상으로 말초청색증과 중심청색증으로 구분되는데, 중심청색증은 입술 보다는 혀끝 색을 관찰하는 것이 더 예민하다.

#### (2) 촉 진

경화가 동반된 엽폐렴(lobar pneumonia)에서는 목소리 진동감(vocal fremitus)이 항진되기에, 고열을 동반한 마른기침을 하는 폐렴초기 환아에서 목소리 진동감을 평가하는 것은 도움이 된다. 폐쇄폐질환, 가슴막염(가슴막삼출)과 가슴막이 두꺼워진 경우에 목소리 진동감은 감소한다.

#### (3) 타 진

가스팽만음(tympanic sound)은 복부 타진에서 듣지만, 흉부에서는 공기가슴증이 있을 때 들을 수 있다. **과다공명(hyperresonance)**은 폐쇄 호흡기 질환(천식, 공기가슴증)에서 흔히 관찰되고, **둔탁음(dull sound)**은 가슴막삼출, 폐렴, 무기폐, 제한폐질환에서 관찰된다.

#### (4) 청 진

청진기를 이용하여 호흡음을 관찰할 때는 우선 양쪽 폐야에서 호흡음이 균등하게 들리는지, 날숨에 들리는지 들숨에 들리는지, 깊은 호흡을 했을 때 들리는지 평상 호흡에서도 잘 들리는지를 확인해야 한다.

**① 상기도에서 들을 수 있는 호흡**

- grunting : 기능잔기용량(FRC)를 증가시키기 위해서 날숨 끝에 성대문(glottis)이 일찍 닫히면서

생기는 소리로 폐렴과 가슴막염으로 통증을 느낄 때나 급성호흡곤란, 폐부종 등에서 들을 수 있다.

- **그렁거림** : 후두와 가슴외(extrathoracic) 기관이 좁아진 경우 **주로 들숨 시** 발생하는 고음의 음악성 잡음으로 **크루프, 후두연화, 후두폐쇄**(이물질, 후두횡격막 등), **외인성 종괴**(세로칸 종괴, 혈관고리), **기관식도샛길, 위식도역류** 등에서 들을 수 있다.

### ② 정상적인 호흡음

- 정상적으로는 호흡음의 대부분은 폐포호흡음(vesicular breathing)으로 들숨이 날숨보다 더 길고 더 잘 들린다.
- 기관지호흡음(bronchial breathing sound)는 고음의 큰 소리로 날숨이 들숨보다 더 길고 소리도 더 크게 들리는데, 기관 부위에서 잘 청취된다.
- 기관지폐포음(bronchovesicular breathing sound)은 이들의 중간으로 정상적으로 등과 우상엽에서 들을 수 있다.

### ③ 호흡음의 변화

- 기도폐쇄, 폐공기증, 무기폐 또는 가슴막 안에 가스나 액체가 고였을 때는 호흡음이 감소된다.
- 폐경화가 있거나 무기폐 주변에서는 소리의 전도가 잘 되어 다른 부위에 비해 기관지호흡음을 들을 수 있다.

### ④ 폐 비정상음

- 거품소리(crackles, rales) : 액체가 고인 닫혀있는 공기공간이 열릴 때 들리는 소리로 눈을 가볍게 누를 때 들리는 소리와 비슷한 비연속성 소리이다. 들숨에 주로 들리는데, **폐렴, 폐부종** 등에서 자주 청진된다.
- **쌕쌕거림(wheeze)** : 가슴내 기관지가 부분적으로 좁아져 있을 때 와류(turbulence)에 의해서 들리는 고음의 음악성 잡음으로 **주로 날숨**에 들린다. **반응기도질환(reactive airway disease), 천식, 기관지연화, 울혈심장기능상실, 이물질 흡입** 등에서 들을 수 있다.
- 삑삑거림(rhonchus) : 분비물로 인해서 비교적 큰 기관지(central airway)가 좁아져 들리는 잡음으로 주로 날숨 시에 청진된다.
- 가슴막 마찰음(pleural friction rub) : 호흡할 때 가슴막이 서로 마찰되어 생기는 소리로서 들숨에 더 잘 들리며, 삐걱거리는 가죽 소리와 유사하다.

여기서 잠깐 !!

**각종 호흡기 관련 검사는 퍼시픽 내과 호흡기학편 참고하도록 합니다.**

# 7 호흡기 관리

호흡기를 통한 가스교환, 특히 산소의 공급을 원활히 하게 하는 것이 주요 목적으로 산소공급, 가습 및 에어로졸 요법, 가슴 물리요법, 기도확보 및 인공호흡 등이 있다.

## 1) 기도확보 및 인공호흡

### (1) 기도확보를 위한 자세

① 호흡곤란 증상을 가진 응급 환자에게는 빨리 입안－인두－기관이 직선상에 놓이게 자세를 잡아준다.

② 머리기울임－턱올림법(head tilt-chin lift maneuver) : 환자를 바로누운자세에서 고개를 떨어뜨리듯이 목은 약간 구부린 상태(head tilting)에서 턱을 밀어 올려 얼굴이 앞쪽으로 향하도록 자세를 잡아준다.

③ **경추 손상이 의심되면** 목을 구부리는 자세는 하지 말고 턱만을 밀어 올려준다(**jaw thrust maneuver**).

### (2) 인공기도

**① 인후기도(Pharyngeal airway)**

입안 및 코안 폐쇄 시 우선 시도하는 중요한 응급처치로 입이나 코로 인공기도를 삽입하는 것이다.

**② 기관내 관(Endotracheal tube)**

- 기계적 환기가 필요하거나 분비물에 의한 기도흡인이 염려되거나 1일 이상 기도를 유지해야 할 필요가 있는 경우 사용되는 기도확보를 위해서 기관내 삽관을 시행한다. 입이나 코를 통하여 삽입할 수 있다.
- 부작용 : 기도분비 과다, 기관 협착과 후두연화, 이물 흡인, 출혈, 중이염, 인공기도 위치의 잘못, 후두 궤양, 기관 또는 인후천공 등이 있다

**③ 기관절개(Tracheostomy)**

기관내 삽관을 하기 어려운 경우, 오랜 기간 인공기도를 유지해야 할 경우, 분비물 흡인을 적극적으로 해야 할 필요가 있는 경우에 기관을 절개하여 기도를 확보하는 방법이다.

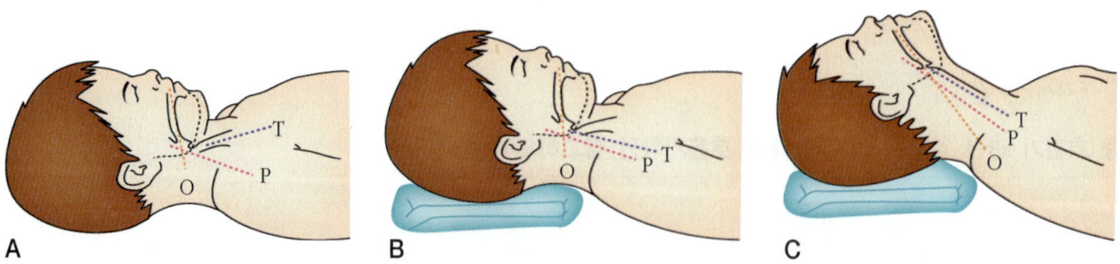


그림 13-3 **2세 이상의 소아에서 환기와 기관 내 삽관을 위한 바른 자세.** **A,** 환아를 편평한 곳에 눕힌다. 이때 입안(O)－인두(P)－기관(T)은 각각 다른 축을 이루게 된다. **B,** 뒤통수쪽에 접은 시트나 수건을 대어 인후－기관을 일직선상에 놓이게 한다. **C,** 고리－뒤통수 관절(atlanto-occipital joint)을 신장시키면 입안－인두－기관이 일직선상에 놓이게 된다.

### (3) 인공기도의 철수

적어도 혈액 가스분석 결과 정상이면서 기침을 할 수 있고 성대의 기능이 정상임을 확인해야 인공기도를 제거하게 된다.

제거 시 호흡수와 기도폐쇄의 증상 유무를 관찰해야 하는데, 경한 후두 그렁거림이 발견되면 스테로이드나 에피네프린의 분무가 효과를 볼 수 있다.

### (4) 인공호흡

인공기도가 준비되어 있지 않은 상태에서 호흡곤란이 발생하면 우선 입대입(mouth to mouth), 코대입(nose to mouth) 또는 백 마스크(bag-mask)를 이용한 인공호흡을 실시해야 한다.

심장박동수(60회 기준)에 따라서 가슴압박을 해주고, 한 명이 실시할 경우는 가슴압박 30회에 2회 인공호흡, 두 명이 실시할 경우는 가슴압박 15회에 2회 인공호흡을 해준다.

## 2) 산소공급 방법(Oxygen delivery system)

산소요법의 목적은 동맥혈 산소분압 65～90mmHg, 또는 산소포화도 92% 이상으로 유지하여 최소한의 합병증으로 적절한 가스교환(adequate gas exchange)을 제공하는 것이다.

산소투여하는 방법은 흡입되는 산소가 실내공기와 얼마나 혼합되는지에 따라서 저유량법과 고유량법으로 분류할 수 있다.〈표 13-3〉

**표 13-3 저유량 산소공급법 vs. 고유량 산소공급법**

| | 저유량법(low-flow technique) | 고유량법(high-flow technique) |
|---|---|---|
| 공기 | 산소공급 장치에서 나오는 산소와 실내 공기의 혼합 가스로 공급 | 산소공급 장치에서 나오는 가스로만 공급 |
| 산소농도($FiO_2$) | 혼합 가스 내 산소와 실내공기의 구성비율에 의해 결정 | 원하는 대로 산소농도를 조절할 수 있음 |
| 장점 | • 간편함, 저비용, 편리함<br>• 대부분의 산소요법 목적에 적합 | • 호흡양상의 변화에 관계없이 비교적 정확한 산소농도로 공급할 수 있음<br>• 불규칙이고 깊은 호흡양상 또는 얕은 호흡을 보이는 경우 저유량법보다 유리 |
| 단점 | 산소농도를 일정하게 유지할 수 없음 | 고비용, 불편감 |
| 적응증 | • 산소요법에 비교적 잘 반응하는 저산소혈증<br>• 폐포저환기, 환기관류 불균형(V/Q mismatch) | • 산소요법에 잘 반응하지 않는 저산소혈증<br>• 션트(shunt)율이 현저하게 높은 경우 |
| 예 | • 코삽입관(nasal prong, nasal cannula)<br>• 코카테터(nasal catheter)<br>• 산소마스크(oxygen mask, simple face mask)<br>• 보유주머니가 부착된 마스크(mask with reservoir bag) | • Venturi 마스크<br>• 기계적 환기 |

### (1) 산소공급 장치(Oxygen delivery equipment)

#### ① 저유량 산소공급법

- **코삽입관**(nasal cannula, nasal prolng)
  - 사용하기가 간편하고 비용이 적게 들어서 호흡양상이 규칙적이고 일정하며 호흡수가 빠르지 않는 환자에게 효과적으로 소아 연령에서 많이 사용한다.
  - 산소 유량 0~6 L/분에 산소 농도 **24~44% 정도의 산소**를 공급할 수 있으나, 대개 코삽입관으로 산소유량 4L/분 이하로 공급한다.
- 코카테터(nasal catheter) : 코삽입관에 비해서 **장점이 없고** 비슷한 산소 농도를 제공한다.
- **산소마스크**(oxygen mask, simple face mask)
  - 산소 유량 5~8 L/분에 산소 농도 **40~60% 정도의 산소**를 공급하는 방법이다.
  - 환자의 들숨 유속이 제공되는 산소의 유속보다 높으면, 실내공기의 일부가 마스크 측면의 구멍을 통해 흡입되기에 일회호흡량이 많고 호흡수가 빠를수록 산소는 실내 공기에 의해서 더 많이 희석된다.
  - 일정한 산소 농도를 얻기가 어려우며 2세 이하의 소아에서는 사용하기가 쉽지 않고 장기 사용 시 불쾌감을 준다.
- 보유주머니 부착 산소마스크(oxygen mask with reservoir bag)
  - 마스크에 보유주머니(reservoir bag)가 있어서 최고들숨유속이 제공될 수 있고, 일방향 밸브(one-way valve)가 부착되어 오직 보유주머니의 산소만을 흡입하게 되며 날숨가스는 대기로 배출된다.
  - 마스크가 얼굴에 잘 고정되고 산소의 유량이 충분하면 **100% 산소**도 공급할 수 있는 반면에 마스크의 불편함 때문에 장기간 사용하기 어렵다.

#### ② 고유량 산소공급법

- 산소 텐트(oxygen tent) : 이전에 크루프 환자에서 사용했다.
- **산소후드**(oxygen hood)
  - 6개월 이내 영아에서 많이 사용되는 기구로 플라스틱으로 만들어진 보호막으로 머리얼굴을 덮는다.
  - 날숨가스 중의 COS를 재흡입 않기 위해 고유량 산소를 제공해야 하고, 산소농도를 조절하기 어렵다.
- **Venturi 마스크(venturi mask)** : 고농도의 산소를 정확하게 조절해서 공급할 수 있다.
- 기관내 삽관이나 기관절개관 부착기(tracheostomy tube adaptor)

### (2) 산소요법의 부작용

- 폐 **산소독성(oxygen toxicity) :** 산소의 대사과정에서 생성되는 자유기(free radical)는 반응성이 큰 분자로서 세포막과 미토콘드리아를 파괴하고 세포의 원형질과 핵효소를 불활성화 시키는 독성작용을 가진다.

- 호흡억제(만성 고탄산혈증의 신경근육질환 환자 등)
- 무기폐
- 미숙아에서 수정체뒤 섬유증식(retrolental fibroplasia)

## 3) 분비물 제거 방법(Secretion clearance techniques)

가래 제거는 가래가 잘 배출되도록 묽어지게 하고 기관지벽에서 쉽게 떨어지게 하며, 하기도에서 상기도로 이동되어야 하고, 기도 밖으로 배출되는 일련의 과정으로 이루어진다.

### (1) 진한 가래에 대한 치료

① 경구나 정맥을 통한 **수액공급**이 **가래를 묽게** 하는 가장 효과적인 방법이다.

② 가습기의 효과는 아직 증명되지 않았지만 인공기도를 사용하는 기도가 건조한 환자에게 열가습기(heated humidifier)는 기관지연축 등의 위험률을 낮출 수 있다.

③ 약물 : 이론적인 근거를 가지고 있지만 임상적인 증거는 아직 부족하다.

### (2) 가슴 물리요법(Chest physiotherapy)

#### ① 체위 배출(Postural drainage)과 두들기기(Percussion)와 진동(Vibration)

가래가 누적된 병터가 높게 위치하도록 자세를 만들어〈그림 14-5〉 중력에 의해서 하기도에서 상기도로 가래가 이동하도록 유도하는 방법이지만, 가래가 잘 나오도록 하기 위해서는 두들기기와 진동 등의 모든 수단을 함께 동원한다.

체위배출은 30~60분간 자세를 취하고, 임상상황에 따라 다르지만 하루에 3~4번 시행하기를 권한다. 두들기기(percussion therapy)와 진동(vibration)은 가래를 기도 벽에서 떨어지도록 하고, 상기도로 흘러가도록 하는 기전은 같지만 두들기기는 손바닥과 고무컵을 이용하고 진동은 진동기를 이용한다.

#### ② 호흡 운동과 기침

공기를 가래가 있는 위치 아래까지 들어오도록 **숨을 깊게 들이마시게 한 뒤 강제날숨**을 하여 가래를 밀어내어 가래를 상기도로 이동시키는데, 체위 배출보다 가래의 이동을 단기간에 많은 양을 할 수 있다. 강제날숨법, 주기적인 적극적 호흡(active cycle of breathing), 자생적 배담(autogenic drainage) 등이 있다.

#### ③ 기구를 사용하는 방법

날숨양압(positive expiratory pressure) 마스크, 진동 파이프(flutter pipe), 고빈도 진동(high frequency oscillation) 등의 기구가 이용되고 있다.

### (3) 흡 인(Suction)

대부분 인공기도를 가지고 있는 환자에서 시행되고 있지만, 신경근육질환 등에서 경우에 따라 입이나 코를 통해 기관 내로 카테터를 넣어 흡인하기도 한다.

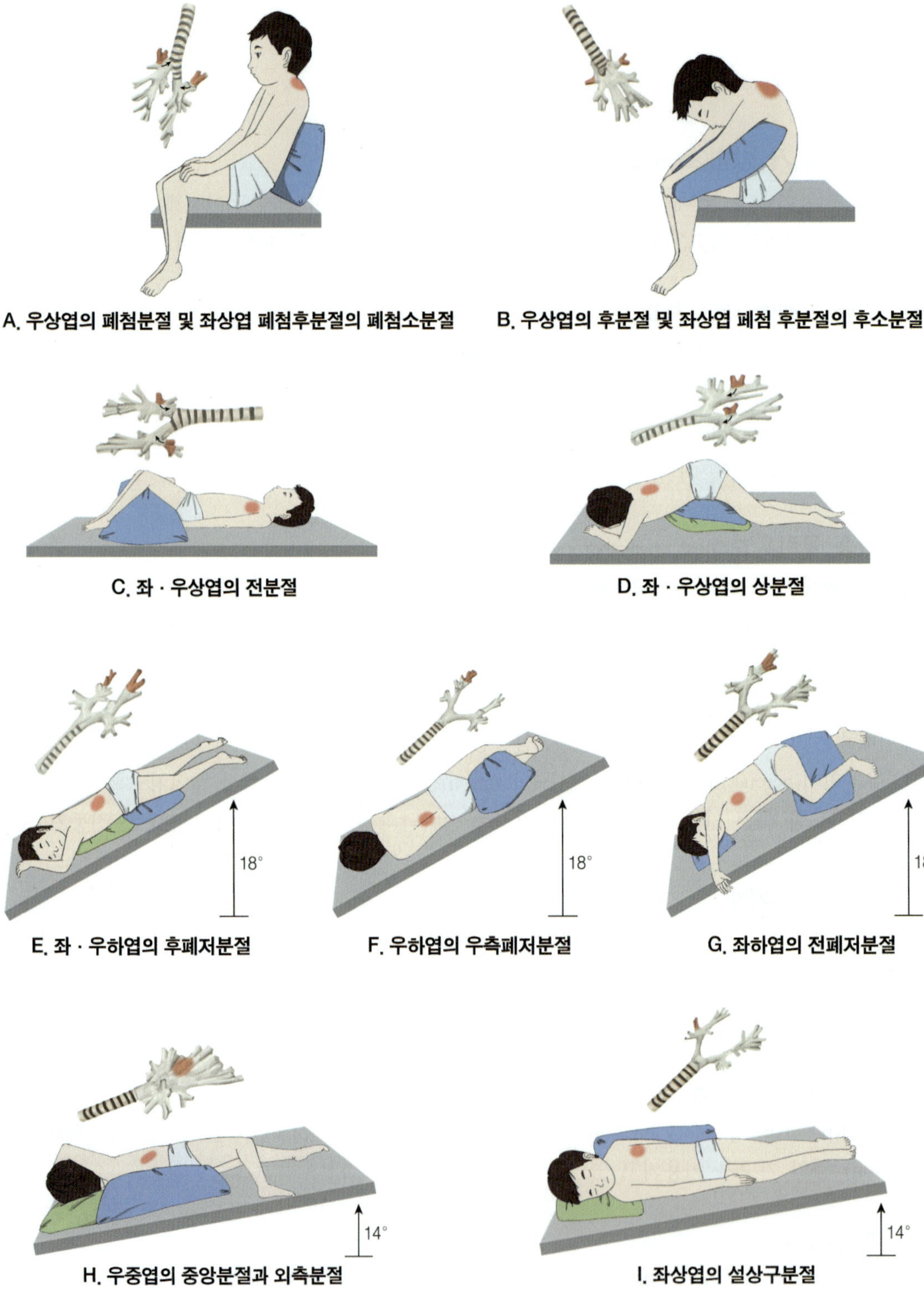


그림 13-4 가래의 누적 위치에 따른 배출 자세

# 8 선천 호흡기 질환

## 1) 선천 후두 그렁거림, 후두 연화증(Congenital laryngeal stridor, laryngomalacia)

### (1) 임상양상

① **후두연화증(laryngomalacia)**은 **후두의 가장 흔한 선천기형**으로 영아에서 나타나는 그렁거림(stridor)의 가장 흔한 원인이다.

② **들숨시 그렁거림**이 특징적으로 생후 2주 이내 나타나서 **생후 6개월까지 점차 심해진다.**

③ 아이가 **울거나 보채거나 수유하는 경우 그렁거림이 더 심하다. 바로누운자세일 때 증상이 악화**되고 **엎드린자세에서 증상이 약해진다.**

④ 심한 폐쇄시에는 호흡곤란이 초래되어 목아래패임(suprasternal notch)이나 빗장위, 갈비사이 함몰이 관찰되며 수유곤란과 성장발육의 지연 등을 보일 수 있다.

⑤ 인후두 역류(laryngopharyngeal reflux)가 흔하게 동반되고, 15~60%의 환자에서 다른 기도기형을 동반한다(synchronous airway anomalies).

### (2) 진 단

후두경검사로 진단하고, 동반된 기도기형이나 다른 질환과의 감별을 위해서 기관지경술을 시행할 수 있다.

### (3) 치 료

① **대부분 성장하면서 저절로 좋아지므로 대개 특별한 치료는 필요없다.** apparent life-threatening events를 보이거나 성장장애, 폐심장증 등의 합병증으로 드물게 수술을 시행할 수 있다.

② **대개 18개월까지는 증상이 좋아지나** 그 후로는 미약한 흡기 장애가 남아 있을 수 있으며, 울거나 운동 후 또는 기도 감염이 있으면 증상이 악화될 수 있다.

③ 누워있는 자세보다는 엎드린 자세를 취하면 천음이 줄어든다

# 9 기도 감염

## 1) 개 요

### (1) 원 인

**바이러스**는 전염성이 강해서 **모든 연령**에서 기도감염의 가장 흔한 원인체이다. 그러나 **신생아, 영아**는 면역 미숙으로 인해서 **세균감염**의 빈도가 상대적으로 높고 기회감염의 가능성도 높다.

#### ① 바이러스

바이러스에 따라 잘 침범하는 부위가 다를 수 있다. 바이러스의 종류는 물론 숙주의 나이, 성별, 감염의 과거력, 동반 질환과 영양 상태에 따라 다양한 임상증상을 보인다. 우리나라의 경우 2세 미

만 소아에서 모세기관지염과 폐렴을 일으키는 가장 흔한 원인은 respiratory syncytial virus(RSV)와 human rhinovirus(hRV)이고, 크루프 환자에서 가장 많이 검출된 균은 hRV, 천식환자에서는 hRV와 RSV였다.

**② 세균과 기타 미생물**

- 흔한 원인균 : **폐렴사슬알균**(*S. pneumoniae*), **인플루엔자균**(*H. influenzae*) 등의 세균과 **폐렴미코플라스마**(*M. pneumoniae*)가 가장 흔하다.
- 특정한 상황에서의 원인균
  - 신생아나 면역결핍 환자, 입원 환자 : 포도알균(S. aureus), *Klebsiella*, 대장균(*E. coli*), 녹농균(*P. aeruginosa*)에 의한 감염이 증가하고, 그 외 결핵균, 사람폐포자충, cryptococcus, 클라미디아 등이 있다.

### (2) 진 단

**① 병 력**

나이와 예방접종 상태 및 면역력과 같은 환자의 건강 상태와 감염원을 파악해야 한다.

**② 증상과 진찰 소견**

- 기도감염의 3대 증상은 **열, 기침, 호흡곤란**이다.
  - 열 : 인두, 후두덮개와 폐실질에 병터가 있을 때 자주 동반되고, 기관지 병터는 열이 동반되지 않는 경우가 많다.
  - 기침 : 병터가 기도에 있으면 젖은기침(productive cough)이, 폐실질에 병변이 있거나 심인성 기침에서는 마른기침(dry cough)이 주로 나타난다.
  - 호흡곤란 : 후두와 기관의 상기도 병변에서는 들숨 호흡곤란(그렁거림)이 있고, 기관지 또는 세기관지의 하기도 병변이 있으면 날숨 호흡곤란(쌕쌕거림)이 있다.
- 진찰 소견 : 입안, 결막과 고막의 발적과 청진상 호흡기 잡음이 있다.

**③ 검사실 검사**

영상 의학 검사, 혈액 검사, 배양 검사 등으로 비교적 쉽게 진단이 가능하다.

**④ 역학 진단**

감염병에서는 질환의 임상형태와 유행양상에 따라서 추정진단 후 치료에 임하는 경우가 많다.

바이러스는 전염성이 강해 유행하는 경향이 많고, 확진을 위한 조기진단법의 개발이 불충분하여 역학 진단이 더욱 요구된다.

### (3) 치 료

**① 대증요법**

- 1차적 방법 : 찜질, 가습과 호흡 물리요법
- 2차적 방법 : 해열제, 점액용해제(mucolytic agent), 기침약(antitussive), 충혈제거제, 항히스타민제

**② 항균요법**

### (4) 분 류

표 13-4 기도감염의 분류

| 감염 | 질 병 | 흔한 원인 | 폐쇄 |
|---|---|---|---|
| 상기도 감염 | ① 급성 비인두염 | Rhino virus | 상부 기도 폐쇄 |
| | ② 급성 인두염 | adenovirus | |
| | ③ 편도와 아데노이드 감염 | | |
| | ④ 중이염 | *S. pneumonia, H. influenza* | |
| | ⑤ 부비동염 | *S. pneumonia, H. influenza* | |
| 하기도 감염 | ① 후두 및 기관의 감염 (크루프 증후군) | *Parainfluenzavirus, H. influenza* | 하부 기도 폐쇄 |
| | ② 급성 세기관지염 | RSV(respiratory syncytial virus) | |
| | ③ 폐렴 | | |

## 2) 상기도 감염(Upper respiratory tract infection)

- 상기도 : 코, 입, 인두, 편도와 아데노이드로 구성되어 있다.
- 주위에 코곁굴과 중이가 있으며, 눈과 식도와 연결되어 있어 그 곳으로 질병이 파급될 수도 있고, 또 다양한 기능장애를 일으킬 수 있다.

### (1) 감기, 급성 비인두염(Acute nasopharyngitis)

#### ① 원 인

대부분 바이러스가 원인이고, 이 중 **rhinovirus**가 가장 흔하다.〈표 13-5〉 세균으로는 group A streptococcus가 가장 흔하다.

표 13-5 감기의 병원체

| 분류 | 병원체 |
|---|---|
| 흔한 원인이 되는 바이러스 | **rhinovirus**, respiratory syncytial virus, coronavirus |
| 가끔 원인이 되는 흔한 병원체 | adenovirus, enteroviruses, influenza virus, parainfluenza virus, reovirus, human metapneumovirus, Mycoplasma pneumoniae |

#### ② 역 학

소아들은 1년에 평균 6~8회 정도, 10~15%에서는 적어도 연간 12회 정도 감기를 걸리는데, 특히 학기 초를 중심으로 4월과 9월에 흔히 발생한다. **발생 빈도는 노출 횟수에 비례**하며 기도 면역에 따라 다르며 어린이집, 유치원 등에서 집단 발생한다. **추위나 습도와는 무관**하다.

#### ③ 병 리

바이러스에 감염된 상기도 상피세포에서는 염증매개체가 유리되고 혈관투과성의 변화로 부종이 생겨 코막힘이 나타난다. 코와 상기도에 콜린신경 섬유의 자극으로 분비물이 증가되고 간혹 기관지 연축을 일으키기도 한다. 코안 상피세포의 섬모를 손상시켜 섬모기능이 감소되고 코 분비물 배출 장애가 온다. 인접한 코곁굴의 출구가 폐쇄되어 코곁굴염이 초래되기도 한다.

**④ 증 상**

- 어른보다 소아에서 증상이 심하고 나이가 어릴수록 열과 같은 전신증상들이 더 잘 동반된다. 전형적으로 바이러스 감염 1~3일 후에 증상을 보인다.
- 인두통, 코막힘, 콧물, 기침이 가장 흔한 증상이다.
- 증상은 약 1주일 지속되고, 일부에서는(10%) 2주간 지속되기도 한다.
- 콧물은 끈끈해지고 누런색을 띠기도 하지만, 부비동염이나 세균 중복감염을 의미하는 것은 아니다.
- **influenza virus, RSV, adenovirus**는 rhinovirus, coronavirus보다 더 고열이다.

**⑤ 검사실 소견**

특별한 검사는 필요 없고, 자주 반복되거나 오래 증상이 지속되는 경우 검사를 할 수도 있다.

**⑥ 진단 및 감별진단**

단순 감기인지, 합병증(중이염, 코곁굴염, 폐렴)이 동반되었는지 반드시 생각해 보아야 한다.

알레르기 코염, 코 이물, 백일해, 선천매독, streptococcosis, 코곁굴염 등이 감기와 비슷하게 나타날 수 있다. 그 외 면역결핍증, 선천 호흡기질환, 코안 충혈제거제 사용으로 인한 약물성 비염(rhinitis medicamentosa), 위식도역류 및 잘못된 수유방법에 의한 코문제도 감별해야 한다.

**⑦ 합병증**

- 중이염(m/c) : 감기걸린 소아의 5~30%에서 합병
- 코곁굴염(sinusitis) : 소아감기 환자의 5~13%에서 합병
- 그 외 합병증 : 천식의 악화, 인두뒤 및 편도주위 고름집, 눈주위 연조직염 등이 발생할 수 있다.

**⑧ 치료와 예방**

바이러스의 감염 경로(비말감염, 직접접촉)를 차단하는 것이 가장 바람직하고, 유행시 단체생활과 대중이 모인 장소는 피한다. 손씻기는 중요하며, 예방접종(인플루엔자, DTaP 등)은 꼭 챙겨 맞는다. 각 증상에 대하여 대증요법을 하는 것이 치료의 근간이다.

- 안정을 취하고, 충분한 수분섭취 및 영양공급 등으로 **충분한 수분을 공급**해준다.
- 발열 : 해열제(acetaminophen, ibuprofen)와 미온탕 마사지(tepid water massage)가 도움이 될 수 있다. 단, 소아연령에서 라이증후군의 위험으로 해열 목적으로는 아스피린은 사용하지 않는다!
- 코막힘 : 식염수세척과 망울주입기(bulb syringe) 등을 통한 코 흡인이 도움이 된다. 심할 경우 충혈제거제 코안 점적이 도움이 될 수 있지만 4~5일 이상 사용시에는 오히려 화학자극과 코 충혈로 증상이 더 오래 지속될 수 있으므로 장기간 사용하지 않는다.
- 콧물 : 1세대 항히스타민제가 증상 호전(항콜린작용)에 도움이 될 수 있지만, 점막건조와 섬모 운동 장애를 초래할 수 있기에 무분별하게 사용하지 않는다.
- 점액용해제(mucolytic agent), 기침약(antitussive), 비타민 C, 아연 : 감기에 효과적이라는 근거는

부족하다.

- 항생제 : 중이염, 코결굴염 등의 2차 세균감염으로 인한 합병증이 의심될 때에만 투여한다.
- 항바이러스제 : **influenza virus 감염시**에만 oseltamivir, zanamivir 등을 썼을 때 증상 기간 감소에 효과적이다.

### (2) 급성 인두염(Acute pharyngitis)

편도염(tonsillitis)과 인두편도염(pharyngotonsillitis)을 포함한 인두의 감염 질환을 말한다. 1세 이하에서는 드물고 4~7세에 절정을 이룬다.

#### ① 원 인

- 다양한 **바이러스와 A군 β-용혈 사슬알균**이 가장 흔한 원인이다.
  - 바이러스 : **adenovirus, coronavirus, rhinovirus, RSV**, enteroviruses, EBV, HSV, metapneumovirus
  - 세균 : **A군 β-용혈 사슬알균,** C군 사슬알균, *A. haemolyticum*, *C. diphtheriae*, 임균, 미코플라스마
- 3세 이하에서는 adenovirus, 학동기에는 group A streptococcus가 흔한 원인이다.

#### ② 증 상

바이러스 인두염과 사슬알균 인두염의 특징은 〈표 13-6〉과 같다.

**표 13-6 바이러스 인두염과 사슬알균 인두염의 차이**

| 구분 | 특징 |
|---|---|
| 바이러스 인두염 | • **결막염, 코감기, 쉰소리, 기침**<br>• 세균성에 비해 **비교적 서서히 진행**<br>• 증상은 보통 4~5일 지속된다.<br>• 합병증은 드물다.<br>• adenovirus 경우 고열과 결막염이 나타남 |
| 사슬알균 인두염 | • **2~3세 미만** 소아에서는 **드물고, 선행 감기 증상이 없이도** 일어날 수 있다.<br>• 열, 두통, 복통, 구토, 갑자기 시작하며 기침은 없다.<br>• 열과 목앓이를 동반하고 **인두충혈과 삼출 편도비대가 관찰**된다.<br>• 압통이 있는 **앞목 림프절 비대**를 보인다.<br>• 구강주위 창백, 딸기혀, 햇빛에 탄 피부에 소름이 끼친 것 같은 발진 등 **성홍열 징후**를 보일 수 있다. |

#### ③ 진단 및 감별진단

- **바이러스 인두염과 A군 β-용혈 사슬알균 감염과 구분하는 것이 중요**하고, 이를 위해서 인두배양과 최근에는 1시간 이내 진단이 가능한 사슬알균 항원검출을 할 수 있다.
- 초등학교 저학년 아이(5~10세)가 38℃ 이상의 열, 성홍열 모양 발진과 삼출 편도 비대를 보이면 세균성 감염의 가능성이 높아서 항생제의 사용을 고려해야 한다.
- 편도에 막삼출물(membranous exudate)이 있으면 **감염단핵구증, 디프테리아**를 고려한다.
- **헤르페스목구멍염** : 편도삼출물은 보이지 않고 앞편도기둥(anterior pillar), 구협(fauces), 물렁입천장에 잔물집, 궤양이 많이 생기고 coxsackie A virus군이 주원인이다.

- 비화농 코뒤 흐름이 있는 **알레르기코염**은 인두통의 원인이 될 수 있다.
- **담배**나 대마초를 심하게 흡연하는 경우 목앓이와 인두염을 나타낼 수 있다.

④ **합병증**

- 바이러스 인두염의 경우 중이염이 잘 생긴다.
- **A군 사슬알균 인두염**에서 **류마티스열과 사슬알균감염후 토리콩팥염**이 생길 수 있다.

⑤ **치 료**

- 사슬알균 인두염 : **급성 류마티스열을 예방**하기 위해서 **아목시실린 10일간** 투여(페니실린 잘 반응)를 하고, 보통 24시간 이내 열이 내리고 감염성도 없어진다. 류마티스열 과거력이 있거나 최근 가족 중에서 급성류마티스열이 발생한 인두염 환자는 항생제 치료를 한다.
- 바이러스 인두염의 경우 대증요법을 시행한다.
  - 목앓이 심하면 아이스크림과 같은 시원한 음식을 주거나 진통제(타이레놀이나 부루펜)를 사용한다. 미지근한 생리식염수(warm salt water)로 가글을 하는 것도 도움이 된다.
  - 음식은 억지로 먹이지 않아야 하고, 고형식보다는 연한음식으로 영양공급을 해주도록 한다.

### (3) 편도와 아데노이드

호흡기의 입구는 잘 발달된 림프조직(Waldeyer ring)으로 둘러싸여 있는데, 이것은 목구멍편도(palatine tonsil)와 인두편도(아데노이드, pharyngeal tonsil), 유스타키오관(eustachian tube) 입구, 혀(lingual) 뒷부분, 인두뒤벽(posterior pharyngeal wall), 뒤인두기둥(posterior pharyngeal pillars)에 위치한 림프조직으로 이루어져 있다. 림프조직 내의 림프구의 2/3는 B림프구이고, 나머지는 T세포와 형질세포이다.

주로 **분비 면역글로불린(secretory immunoglobulin)을 생산**하여 분비면역으로 호흡기관 감염을 방어한다.

**편도와 아데노이드**는 출생시부터 존재하지만 4～10세에 가장 활발하여 **사춘기 직전까지 크기가 증가**하고 **사춘기 이후** 활동이 점차 감소하고 **크기도 서서히 작아진다.**

① **병 리**

급성 또는 만성 감염과 기도폐쇄, 편도종양(주로 림프종) 등의 문제가 발생할 수 있다.

- 감염 : 가장 흔한 문제이며, 주로 A군 용혈 사슬알균에 의한 감염이다.
- 기도폐쇄 : 흔히 상기도 폐쇄를 유발하여 다양한 증상을 일으킨다.
- 종양 : 빠른 속도로 크기가 커지면 종양을 생각해 보아야 한다. 어린이는 림프종이 가장 흔하다.

② **증 상**

- 폐쇄에 의한 증상 : 입호흡, 구강 건조, 인두 이물감, 코골이와 수면장애가 있다. 드물게 호흡곤란, 저산소증, 폐동맥 고혈압, 폐심장증 등이 나타날 수 있다.
- 염증에 의한 증상 : 재발 또는 지속 목앓이, 앞편도기둥(anterior pillars)의 발적, 목림프절 비대, 피로, 식욕저하, 체중감소 등이 있다.

③ 치 료

- 적합한 항생제(amoxicillin, erythromycin)로 치료해야 한다.
- 만성감염에서는 $\beta$-lactamase를 생산하는 상재 균에 의해 페니실린을 불활성화하는 가능성이 있어 cephalosporin 또는 clindamycin이 효과적일 수 있다.

④ 편도절제술 적응증

- **종양과의 감별이 필요**하거나 호흡곤란, 폐성심, 삼킴곤란을 일으킬 정도의 비대
- **편도선의 종양**
- 심한 수면무호흡증
- 편도주위 농양
- **1년에 7회 이상, 2년 동안 매년 5회 이상 또는 3년 동안 매년 3회 이상 재발 인두염**으로 항생제 치료를 받는 경우(소아과 가이드라인)에 편도절제술을 권할 수 있다.
- 매년 3회 이상 항생제 치료를 받는 경우(이비인후과 가이드라인)나 매년 5회 이상 받는 경우(스코틀랜드)에 권하기도 한다.

⑤ 아데노이드절제술 적응증

- 약물치료에도 해결되지 않는 코곁굴염과 중이염이 동반될 때
- 기도폐쇄 증상이 심한 경우
- 폐쇄로 머리얼굴 발달이상(craniofacial or occlusive developmental abnormality)이 생기는 경우
- 감염성 아데노이드 비대에 의해 반복성 혹은 지속적 비인두염이 있을 때

### (4) 인두뒤 고름집 및 편도주위 고름집

인두뒤 고름집과 편도주위 고름집의 임상특징은 〈표 13-7〉과 같다.

**표 13-7 인두뒤 고름집 및 편도주위 고름집 임상특징**

| 인두뒤 고름집 | 편도주위 고름집 |
|---|---|
| • **3~4세 이전에 흔하고** 5세 이후는 이 부위 림프절이 퇴화되어 거의 나타나지 않는다.<br>• 2/3 환자에서 최근 귀, 목, 인후감염 병력이 있다.<br>• **열, 과민성, 경구섭취 감소, 침흘림**을 보이고 **목경직, 기운목, 목 움직이기를 거부**하는 증상을 보인다.<br>• 급성후두덮개염, 이물흡인, 수막염 등을 감별해야 한다.<br>• 대개 복합균 감염으로 **A군 사슬알균, 입인두 무산소성세균, 황색포도알균**이 흔한 병원체이다.<br>• **치료**는 정맥 항생제투여와 호흡관란이나 항생제치료에 반응하지 않는 경우 수술적배농을 한다.<br>• **합병증**은 상기도폐쇄, 고름집파열로 인한 **흡인폐렴, 가슴세로칸으로 감염 확장** 등이다. | • 5세 이후에도 발생한다.<br>• 목앓이, 열, **입벌림장애** 및 삼킴곤란을 보이고, **비대칭 편도융기로 목젖이 반대편으로 이동**된 소견을 보인다.<br>• **A군 사슬알균, 혼합 입인두 무산소성균**이 가장 흔한 원인균이다.<br>• 치료는 수술적 배농과 항생제요법으로, 바늘흡인, 절개배농이나 편도절제술을 시행한다.<br>• 고름집 파열로 흡인폐렴이 문제가 될 수 있다.<br>• 인두뒤 고름집보다 치료 효과가 좋고 합병증 빈도도 낮다. |

### (5) 중이염(Otitis media)

소아에서 기도감염 후 발생하는 가장 흔한 병으로 6~20개월에 가장 호발하며, 이후 감소하지만 이른 취학연령(early school age)까지는 상대적으로 흔하다. 어린 소아에서 호발하는 이유는 **면역기능저하, 코인두부위의 풍부한 림프조직, 유스타키오관의 특징적 구조(곧고 짧고 넓다)와 기능저하, 누워서 자는 시간이 많은 점** 등을 들 수 있다.

치료 후 대부분 수주 이내 회복하지만 합병증으로 **청력저하, 고막천공, 만성중이염 및 진주종,** 미로염(labyrinthitis), 바위염(petrositis), 고실경화증, 얼굴신경마비, 수막염, 정맥굴 혈전증, 뇌고름집 등이 올 수 있다.

중이염은 감염과의 연관성에 따라 화농성(급성중이염, 화농중이염)과 비화농성(삼출중이염, 분비중이염)으로 구분한다. 자주 재발하는 경우 재발 급성 중이염이라고 부른다.

#### ① 급성 중이염(Acute otitis media, AOM)★

**원 인**

- *S. pneumoniae*(40%, m/c), nontypable *H. influenzae*(25~30%), *M. catarrhalis*(10~15%)가 대부분이고, A군 사슬알균, 황색포도알균, 그람음성균도 원인이 된다.
- 신생아나 어린 영아에서는 그람음성균과 황색포도알균에 의한 경우가 상대적으로 많다.

**진 단**

다음 세가지가 있을 때 진단한다.

- **급성발병** : 이통, 고막발적, 팽윤과 같은 증상이 최근에 갑자기 나타남
- **중이내 삼출액** : 고막의 팽윤 및 운동성감소, 고막 뒤편의 공기액체층, 이루 총 4가지 중 한가지 이상을 보일 때
- **중이내 염증** : 고막의 현저한 발적, 정상생활이나 수면을 방해할 정도로 확실한 이통 *H. influenzae* 감염으로 결막염 증상이 동반(otitis-conjunctivitis syndrome)되기도 한다.

  삼출성 중이염과 치료방법에 차이가 있어 위의 진단기준을 토대로 감별하는 것이 중요하다.

**치 료**

- 치료시에는 진단의 확실성, 연령(<6개월, 6개월~2세, ≥2세), 증상의 중증도를 고려한다.
- 항생제를 사용하면 내성균이 증가하고 2~3일 관찰하면 합병증의 빈도가 증가한다.
- 6개월 미만 소아는 합병증 발현 빈도가 높아 항생제 치료를 바로 시작
- 2세 미만에서 중이염이 확실하면 항생제 치료, 불확실하더라도 증상이 심할 경우(이통이 심하거나 24시간 내 39도 이상의 발열) 항생제 치료
- 2세 이상일 경우 2~3일 관찰 가능
- 항생제치료 : 1차 선택약으로 **amoxicillin**을 10일간 투여한다(40~45mg/kg/일). S. pneumoniae를 치료할 수 있으면서 합병증이 적은 약제이다. 2차 약제로 고용량 amoxicillin-clavulanate, cefdnir, cefuroxime axetil, ceftriaxone을 쓸 수 있다.

**합병증**

- **삼출액이 3개월 이상 지속되거나 자주 급성 중이염이 재발하는 경우 : 청력소실, 호흡기 알레르기,**

**아데노이드 비대, 면역질환, 구강구조 이상이 있는지 살펴보아야 한다.**

② **삼출 중이염**(Otitis media with effusion, OME)

귀통증이나 열 등의 급성 감염의 증상 없이 중이 내 삼출액이 고이는 중이염으로 청력소실의 주요원인이다. 대부분 급성 중이염 후에 나타나고 **대부분 3개월 내 소실**된다. 기간에 따라 급성(<3주), 아급성(3주~3개월), 만성(>3개월)로 구분한다.

**증 상**

- **청력감소(소아 청력소실의 주요 원인)**, 잦은 중이염, 이통, 균형장애, 이명이 생길 수 있다.
- 염증이 지속되면 중이구조의 변화, 고막함몰, 유착정 중이, 진주종이 형성된다. 이들 증상으로 언어, 인지, 심리발달에 영향을 줄 수 있어 3개월 이상 증상 지속시 발달검사를 자주 시행한다.
- 고막은 함몰되어 있고 운동성이 저하되어 있으며 윤곽이 불분명하고 공기액체층(air-fluid level)이나 기포(air bubble)가 보이기도 한다.
- 청력 검사에서 **전음 청력소실**(conductive hearing loss)을 보이고, 고실측정(tympanometry) 시 현저한 음압 또는 flat tracing(type B) 소견을 보인다.

**치 료**

- 1달에 한번 검진 : 재발성인지 만성인지 구분
- 항생제는 효과가 단기간이고 내성균 발생위험이 있어 기본치료가 아니다. **단, 다른 상기도 세균감염이 있거나 치료되지 않은 중이염이 있을 때 사용한다.**
- 환기관 삽입 : 3~6개월 관찰 후에 **양측성이거나 청력 소실이 있을 경우** 시행

### (6) 코곁굴염(Sinusitis)

하나 또는 그 이상의 코곁굴에 염증이 있는 상태를 말한다. 앓은 시간에 따라 4주내의 급성, 4~12주 지속되는 아급성, 12주 이상의 만성 코곁굴염으로 분류한다.

① **원 인**

- *S. pneumoniae*(30%, m/c), nontypable *H. influenzae*(20%), *M. catarrhalis*(20%)가 가장 흔하다.
- 만성 코곁굴염 : 아직 균주의 역할이 불확실하다.

② **증 상**

- 감기가 평소보다 심하거나 10일 이상 지속될 때 의심한다.
- 코증상 : 코막힘, 화농성 콧물, 후각이상
- 안면증상 : 안면통, 두통
- 비인두 증상 : 구취, 치통, 기침, 이통
- 전신증상 : 발열 피로

③ **진 단**

- 임상증상만으로 진단 : 상기도 감염증상이 10~14일 이상 호전없이 지속되거나 39도 이상의 열과 화농성 콧물이 3~4일 지속
- 방사선 검사 : Waters view, Caldwell view, lateral view에서 점막비후(4mm 이상), 부비동의 혼

탁, air-fluid level 등의 소견

- 합병증, 면역결핍, 치료에 반응이 없는 환자의 경우 코곁굴을 천자하여 세균배양

**④ 치 료**

- 50~60% 정도는 치료없이 호전되지만 증상개선과 합병증예방을 위해 항생제 치료를 권장한다(최소 10일).
- 1차 치료약제로 amoxicillin을(45mg/kg/일) 사용한다.
- 내성균주가 의심되거나 72시간 투약 후 치료반응이 없는 경우 amoxicillin-clavulanate(80~90mg/kg/일)로 치료한다.

### (7) 목 림프절염(Cervical lymphadenitis)

염증으로 목 주위 림프절이 커져 있는 상태를 의미하고 대부분 바이러스 감염에 의해 생긴다. 소아에서 목과 겨드랑 림프절은 직경 >1cm, 샅고랑 림프절은 >1.5cm이면 병적으로 간주한다.

**① 원 인**

- 세균감염, 종양 : 크기가 크고 오래 지속되거나 크기가 커지는 경우
- 바이러스 감염 : 크기가 작고 일과성인 경우
- 세균감염 : A군 사슬알균(m/c), 포도알균, 폐렴사슬알균, 결핵균

**② 증 상**

- 화농 림프절염 : 주위 조직이 붓고 압통, 발적을 동반한 림프절 비대(지름 >3~6cm)이고 대개 한 곳에 국한되어 나타난다.
- 바이러스에 의한 림프절염 : 양측으로 림프절이 촉진되고 크기는 비교적 작으며 발적, 압통, 주위 조직의 부종이 없고 회복 후 크기가 정상으로 돌아온다.

**③ 진 단**

- 감별 : 결핵에 노출, 애완견과의 접촉, 상기도감염 여부, 림프절 비대와 범위와 기간, 간과 지라 비대를 포함한 진찰소견으로 감별을 한다.〈표 14-8〉

**표 13-8 목림프절 비대의 감별 질환**

| | |
|---|---|
| 특이감염 | **결핵**, **감염단핵구증**, brucellosis, 매독, **고양이 할퀸병**, 야생토끼병, 곰팡이, **톡소포자충증**, **CMV 감염** |
| 신생물 질환 | **백혈병**, 호치킨병, 비호치킨 **림프종** |
| 그물내피증 | Gaucher 병, Niemann-Pick 병, **조직구증** |
| 선천기형 | Cystic hygroma, branchial cleft cyst |
| 목과 머리 고름집 | 고름피부증(pyoderma), 이감염증(pediculosis), 백선(tinea)에 동반되는 이차 림프절염, 외이도염 |
| 콜라겐병 | |
| 약물 | Phenytoin, 갑상샘약, isoniazid, allopurinol |
| 기타 | 갑상샘항진증, dysgammaglobulinemia, **가와사키병**, **입인두 감염**(viral, 사슬알균, 황색포도알균) |

- 조직검사 적응증은 다음과 같다.
  - **크기가 3cm 이상**
  - **결핵 또는 종양이 의심되는 경우**
  - 항생제 치료에도 호전이 없는 경우
  - 원인 불명의 장기간의 열, 체중감소, 야간발한이 있을 때
  - **단단하거나 주위 조직과 유착이 있을 때**
  - 2주 후에 크기가 증가, 4~6주가 되어도 크기가 줄어들지 않으며, 8~12주가 되어도 정상 크기로 되지 않은 경우

**④ 치 료**

- 화농 림프절염이 의심될 때 항생제 치료를 한다.
  - amoxicillin-clavulanate 또는 1세대 cephalosporin, clindamycin(페니실린에 과민한 환자)을 사용한다.
  - 이 치료로 호전되지 않으면 천자법에 의한 세균 배양 및 감수성 검사를 하고 이 결과에 따라 항생제를 선택한다.
- 화농하여 파동(fluctuation)이 생기면 절개배농(I & D)을 한다.

## 3) 하기도 감염(Lower respiratory infection)

### (1) 후두 및 기관의 감염(Acute infections of the larynx and trachea)

#### ① 크루프(Acute laryngotracheobronchitis)

**급성 상기도 폐쇄의 가장 흔한 원인**으로 바이러스(특히 **parainfluenza virus** 세균의 경우 **H. influenzae B**)가 주된 원인이다. Laryngotracheobronchitis는 후두개, 후두개하의 바이러스 감염을 뜻하지만, 발병 후 5~7일경 세균의 2차 감염에 의해 좀 더 심한 증상이 있을 때 쓰기도 한다. laryngotracheitis는 바이러스에 의한 가장 전형적 크루푸를 의미할 때 쓴다.

**▮증 상**

- 상기도 폐쇄 증상이 있기 전 1~3일간 콧물, 기침, 미열 등의 상기도 감염 증상이 생기고, 이후 **컹컹거리는 기침(barking cough)**, 쉰 목소리, **흡기 시 그렁거림(stridor)증상**이 발생한다.
- 증상은 대개 밤에 악화되고 수일간 반복되지만 1주일 내에 호전된다.
- 환아가 보채고 울면 증상이 악화되고 눕는 것 보다 앉아있으려고 한다.
- 드물게 빈호흡, 흉곽함몰, 흡기시 그렁거림으로 진행한다.

**▮진 단**

- 진단은 임상적 증상으로 충분히 할 수 있다.
- 방사선 촬영시 목의 전후 촬영에서 특징적 후두개하 좁아짐(subglottic narrowing, steeple sign)이 관찰된다.

**▮치 료**

- 가장 중요한 치료원칙은 **기도유지와 저산소증을 교정**하는 것이다.

- 안정상태에서도 흡기시 그렁거림, 호흡부전, 저산소증 등이 있을 때 에피네프린 흡입요법이 혈관수축, 혈관투과성을 감소시켜 기도부종이 감소하므로 도움을 줄 수 있다.
- 경구 스테로이드가 바이러스 크루프에서 효과 있다.
- 항생제는 권장하지 않는다.

② **급성 후두개염**(Acute epiglottitis, supraglottitis)

갑자기 발병하여 고열, 인후통, 호흡곤란, 기도폐쇄로 급격히 진행하는 상기도 폐쇄 질환이다. **H. ingluenzae가 흔한 원인**이고 겨울과 봄에 자주 발생하며 2~7세의 소아에 잘 나타난다.

**증 상**

- 대개 건강하던 아이가 고열과 인후통을 호소하고 수 시간 내로 침을 삼키지 못하고 힘들게 숨쉬는 증상을 보인다.
- 똑바로 앉아 몸을 앞으로 숙이고 팔로 상체를 지탱하며 턱을 들고 입을 벌리는 **삼각자세**(tripod position)을 취한다.
- 숨이 차서 초조해하다가 곧바로 심한 청색증과 의식소실로 이어질 수 있다. 컹컹거리는 기침은 드물고 가족 중 급성 호흡기 증상을 보이는 사람도 없다.

**진 단**

- 후두경으로 크고 빨갛게 부은 후두를 보면 확진 할 수 있다(단, 응급소생술이 가능한 곳에서 후두경 검사를 해야한다).
- X-ray lateral view에서 후두개가 부어 엄지손가락처럼 보인다(thumb sign이라고 함).

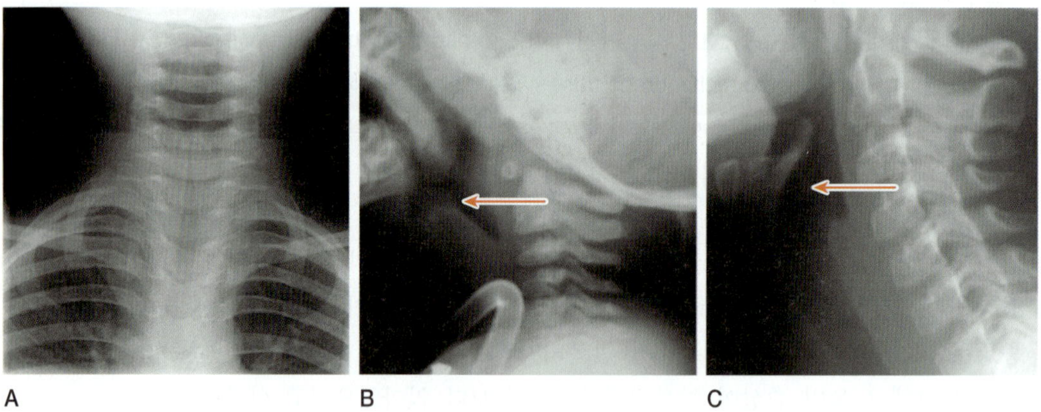


그림 13-5 X선 소견. A, 크루프. steeple sign. B, 후두덮개염. thumb sign. C, 정상.

**치 료**

- **응급질환으로 호흡부전의 정도와 상관없이 비기관 삽관이나 기관절개술이 필요**하다.
- 모든 환자에게 산소를 투여한다.
- 대개 균혈증이 동반되므로 혈액배양을 실시하여 항생제 감수성 검사결과에 따라 항생제를 주사제로 쓴다. 항생제에 잘 반응하여 며칠내에 기도내 삽관튜브를 제거할 수 있다.

- rifampicin 예방요법은 H. influenzae B 후두개염 환자와 접촉한 사람 중
  - 예방접종이 불완전한 48개월 미만 영유아
  - 1차 예방접종을 하지 않은 12개월 미만 영아
  - 면역결핍증이 있는 소아에게 실시한다.
- 에피네프린과 스테로이드는 효과가 없다.

③ **연축성 크루프**(Spasmodic croup)

일반적으로 1～3세에 호발하며 **대개 저녁이나 밤중에 발병**한다. 바이러스에 의한 경우도 있지만 알레르기 또는 심인성 요인에 의한 경우가 더 많다.

환아는 가벼운 콧물과 쉰목소리가 있은 뒤 컹컹거리며 금속성의 기침, 흡기시 그렁거림(stridor), 호흡곤란으로 잠에서 깨며 불안하고 초조해한다. 열은 없고 수시간 내에 증상이 사라져 다음날에는 약한 기침과 쉰목소리 외에는 건강하다.

**꼭 알아둡시다!!**

| | Infectious croup | | | Non-infectious croup |
|---|---|---|---|---|
| | Viral croup | Bacterial tracheitis | Epiglottitis | Spasmodic croup |
| 침범범위 | 후두(common), 기관 | Trachea(common) | Acute epiglottitis | Larynx |
| 원인균 | **parainfluenza virus** | **S. aureus** | **H. influenza type b** | Unknown |
| 호발연령 | 3개월～3세 | <3세, 요즘은 5～7세 | 2～7세 | 1～3세 |
| 열 | Variable | **대개 높다** | **높다** | **없다** |
| 쉰목소리/개기침소리 | (+) | (+) | (−) | (+) |
| 폐쇄의 경과 | Variable progression | **Variable progression 대개 심하다** | **빠른 진행, 응급** | Variable |
| 방사선 검사 | subglottic narrowing on PA view | subglottic narrowing on PA view | swollen epiglottis on lateral view | |
| 치료 | 스테로이드 에피네프린 | 항생제 대부분 기관내 삽관 | **항생제** 기관내 삽관 | 항히스타민제 스테로이드 |

④ **세균 기관염**(Baterial tracheitis)

- 원인 : *S. aureus*(m/c), *M. catarrhalis*, *H. influenza*(비피막형), 무산소성균
- 바이러스 기도 감염증, 특히 후두기관염 후에 발생한다.
- 증상 : 전형적인 개기침이나 쇳소리 기침을 하며, 즉시 또는 며칠 동안 호전을 보이다가 고열과 독성모습과 호흡곤란을 보인다. 진하고 고름 가래를 보이고 때때로 거짓막(pseudomembrane)을 보일 수 있다.
- 진단
  - 고열과 고름가래를 보이는 세균 상기도 감염의 증거가 뚜렷하고 급성 후두덮개염이 배제된

경우에 진단이 가능하다.

- 치료
  - 항포도알균제가 포함된 항균제요법을 시행한다.
  - 임상적으로 확실하거나 직접후두경 검사로 진단되면 기관내 삽관이나 기관절개술을 시행하여 인공기도를 확보한다.

### (2) 기관지염(Bronchitis)

#### ① 급성 기관지염(Acute bronchitis)

- 원인은 코인두염의 원인과 비슷하여, **대부분 바이러스**가 원인이다.
- 증상
  - 가래 기침이 대표적인 증상으로 1~3주간 지속된다.
  - 코염과 같은 상기도 감염 증상이 시작되고, 3~4일 뒤부터 잦은 마른기침을 보이게 된다. 몇 일 후부터 가래가 섞인 기침을 하게 되고 구토나 가슴통증을 동반하기도 한다. 5~10일 내 가래는 다시 묽어지고 점차 기침증상은 좋아진다. 증상은 약 2주 정도 지속된다.
  - 바이러스의 종류에 따라 코인두염, 결막염, 피부 발진 등이 동반될 수 있다.
- 자주 반복되는 경우 호흡기 기형, 기도내 이물, 기관지확장증, 면역결핍증, 결핵, 알레르기, 코곁굴염, 편도염과 낭성섬유증의 가능성을 주의 깊게 살펴보아야 한다.
- 치료 : 대증요법(물리요법, 수분공급 등)을 하고 기침억제제는 심한 기침(가슴통증, 수면 방해)에서 도움이 될 수 있다. 항생제는 세균감염시에만 투여한다.

#### ② 만성 기관지염(Acute bronchitis)

- 성인은 연속 2년 이상, 매년 3개월 이상 젖은기침이 있는 경우로 정의하지만, 소아는 기준이 없다.
- 기관지 감염 이외의 원인에 의한 경우가 많은데, **천식, 코뒤 흐름을 동반한 상기도감염, 면역결핍, 해부학적 이상, 낭성섬유증, 폐기관지형성이상, 기관지확장증** 등에 의해서 발생할 수 있고 **잘못된 수유방법과 위식도역류, 삼킴곤란**도 원인이 될 수 있다.
- 치료
  - 원인 질환에 따라 적절한 관리와 치료를 한다.

### (3) 급성 세기관지염(Bronchiolitis)★

#### ① 원인과 역학

**생후 2세 미만의 영아**(대부분 1세 미만)에서 주로 발생하고, 주로 바이러스 감염(**respiratory syncytial virus(50% 이상), human metapneumovirus, parainfluenza type 3** 등)에 의해서 발생한다.

겨울과 초봄 가장 많이 발생하며, 산재성 또는 유행성으로 발생한다. 어린이집 등의 집단 시설을 이용하는 경우, 미숙아의 경우 위험이 증가한다.

대개 1주일 이내 가족 중에 비슷한 호흡기 질환을 앓았다는 이야기를 듣게 된다.

② **발생기전**

세기관지 폐쇄(∵ 시토카인에 의한 염증반응에 의해서 기도의 부종, 점액, 세포부스러기의 축적)로 인해서 폐의 **과잉팽창(ball valve형 폐쇄)이나 무기폐(stop valve형 폐쇄)**가 생긴다.

환기관류 불균형(V/Q mismatch)으로 **질병 초기에 저산소증**을 보이고, 호흡곤란이 더 **진행되면 고탄산혈증**이 발생하게 된다.

③ **임상증상**

- 초기에는 가벼운 감기 증상을 보이고, 비교적 빠른 속도로 진행하여 **수일 내 쌕쌕거림을 동반한 발작 기침**을 보이고 **과민성을 보이면서 호흡곤란** 증상을 보이게 된다. 열(38.5~39℃)이 동반될 수 있다.
- 미숙아로 출생한 영아나 2개월 미만의 영아는 무호흡을 보일 수 있다.
- 진찰상 빠른호흡, 폐 과잉팽창으로 인한 간, 지라 촉진, 호흡을 위한 일이 현저한 증가를 볼 수 있다.
- 코벌렁임, 가슴벽 함몰 등을 보이고, 현저한 쌕쌕거림이나 거품소리를 들을 수 있다.
- 숨소리가 거의 들리지 않는 경우는 거의 완전세기관지 폐쇄를 의미한다.
- 가슴 X선 검사 : 폐의 과잉팽창과 측면영상에서 가슴 전후경의 증가 및 무기폐, 폐경화를 볼 수 있다.
- 코인두 흡인물 : 항원 검출하거나 PCR 또는 배양을 통하여 바이러스를 증명할 수 있다.

④ **감별진단**

- **천식**과의 감별이 쉽지 않다. 아래와 같은 특징이 있는 경우 천식의 가능성이 높아진다.
  - **천식의 가족력**
  - **재발(>2회)**
  - **기관지확장제($\beta_2$-작용제)에 호전 반응**
  - 선행 감염이 없는 급작스런 발병
  - 말초혈액 호산구 수 증가
- 이 밖에 울혈 심장기능상실, 기관내 이물, 위식도역류, 백일해, 폐쇄 폐공기증을 동반하는 세균 폐렴, 기관지연화증, 낭성섬유증 등과 감별해야 한다.

⑤ **경과 및 예후**

- 기침과 호흡곤란이 48~72시간 동안 점차 심해지다가 빠른 속도로 호전되어 수일 내 완전히 회복된다.
- **미숙아(<35주),** 미숙아 출생 후 **기관지폐형성이상** 발생한 경우, **선천심장병**이 있는 경우, **면역기능약화자**에서 **이환률과 사망률이 증가**한다.
- 세기관지염을 앓은 영아의 상당수에서 소아기 후반까지 **기도과민성(airway hyperreactivity)**을 보인다.

⑥ **치료와 예방**

- 지지요법을 해주는데, **호흡곤란이 있는 영아는 입원 치료**를 한다.

- 기본적으로 쓰는 것
  - 시원하고 가습한 **산소(cool humidified oxygen)를 공급**한다.
  - 수액과 전해질로 체액의 균형을 맞춘다
  - **기관지확장제** : ventolin®, 에피네프린 흡입요법에 **임상적 호전을 보이면 투여할 수** 있다.
- 특별한 경우
  - **선천심장병이나 기관지폐형성이상**이 있는 영아는 **ribavirin 분무 투여**를 **고려**한다.
  - 급속한 호흡부전이 오는 경우 보조 호흡기 치료를 할 수 있다.
  - 항생제요법은 이차 세균 감염이 있는 경우를 제외하고는 사용하지 않는다.
- 쓰지 않는 치료요법
- 진정제는 호흡을 억제시킬 수 있어 사용하지 않는다.
- 코르티코스테로이드 사용은 논란이 많은데, 건강했던 영아에서의 사용은 권장되지 않는다.
- aminophyline은 쓸 필요가 없다.
- 예방
  - **RSV 유행기**에(11월~3월) 기관지폐 형성이상과 같은 **만성폐질환을 가진 2세 이하의 영아와 미숙아,** 일부 심장질환에 예방 목적으로 RSV에 대한 단클론항체인 **palivizumab**★을 투여할 수 있다.

### (4) 폐쇄 세기관지염(Bronchiolitis obliterans)

세기관지와 비교적 작은 기도가 손상되고 이를 회복시키려는 과정의 결과로 상당량의 육아조직이 만들어져 결과적으로 작은 결절과 섬유로 기도내강이 막히게 된 것을 말한다.

**호흡기감염(adenovirus**, mycoplasma, measles, legionella, influenza, pertussis)이 가장 흔한 원인이고, 폐이식이나 골수이식 후 발생할 수 있다. 그 외 SLE, JRA, 독성증기(toxic fume) 흡입 등도 관계가 있다. 초기에 열. 기침, 호흡곤란, 청색증을 보이며 뒤이어 짧은 회복기간이 있은 후 점차 진행되어 호흡곤란, 기침, 가래, 쌕쌕거림이 심해진다. 폐생검으로 확진할 수 있다. 특별한 치료는 없지만, 코르티코스테로이드 투여가 도움이 될 수도 있다.

### (5) 폐렴(Pneumonia)★

종말세기관지(terminal bronchiole) 이하 폐실질 조직의 염증을 말하고, 주로 감염에 의해서 일어난다.

#### ① 분 류

- 해부학적 분류〈그림 13-6〉
  - 엽(or 소엽)폐렴(lobar or lobular pneumonia) : 한 엽의 전부 또는 일부를 침범한다.
  - 간질 폐렴(interstitial pneumonia) : 주로 그물(reticular) 침윤을 보인다.
  - 기관지(폐포) 폐렴(bronchopneumonia, alveolar pneumonia) : 산재성, 소엽 폐렴과 간질 폐렴을 모두 포함하는 용어로서 주로 반점형(patchy) 침윤을 보인다.

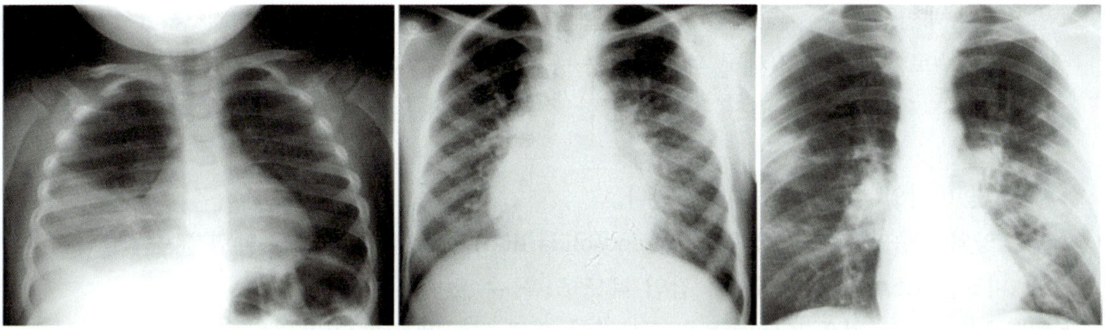


그림 13-6 **폐렴 가슴 X선 소견.** **A,** 엽 폐렴. **B,** 간질 폐렴. **C,** 기관지 폐렴.

- 원인적 분류
  - 감염 폐렴 : 바이러스[RSV, adenovirus, parainfluenza virus, influenza(A, B), metapneumovirus], 세균(*S. pneumoniae*, *Mycoplas ma pneumoniae*, *H. influenzae*, *Staphylo coccus*, Group A streptococcus, 그람음성 창자세균), 기타(*Chlamydia*, *Rickettsia*, 원충)
  - 비감염 폐렴 : 흡인, 알레르기, 약품, 방사선 손상, paraquat, 위식도역류

**표 13-9 연령별 원인**

| | |
|---|---|
| 신생아기 | Groip B streptococcus, staphylococcus, 그람음성균, CMV, Chlamydis |
| 영아기 | RSV, parainfluenza, influenza, staphylococcus, chlamydia *H. influenzae*, Adenovirus, Enterovirus |
| 유아기 | 바이러스는 영아기와 동일, pneumococcus, *H. influenzae* |
| 학동기 | Mycoplasma, pneumococcus, Group A streptococcus, *H. influenzae*, A, B |

### ② 바이러스 폐렴(Viral pneumonia)

신생아(세균이 흔한 원인)를 제외한 **영유아(<5세)**에서의 폐렴의 주된 원인으로, 2~3세 사이에 가장 많이 발생 후 점차 감소한다.

**❙ 원 인**

- RSV, adenovirus, parainfluenza, influenza

**❙ 증 상**

- 서서히 발병하며 대개 수일 간의 콧물, 기침 등이 선행할 수 있다.
- **유사증상을 보이는 가족**이 있다.
- 열을 동반하지만 세균성보다 낮다.
- **빠른호흡과 가슴벽함몰**을 볼 수 있다.
- 청진상 거품소리와 **쌕쌕거림**을 들을 수 있다.

**❙ 진 단**

- 가슴 X선 : 대개 과잉팽창과 양측 사이질 침윤 및 기관지주위 침윤을 볼 수 있다. 여러 가지 양상을 보이므로 임상증상과 연관시켜 해석하는 것이 중요하다.

- 말초혈액 백혈구 수는 세균폐렴과의 감별에 도움을 주는데, 정상이거나 약간 증가(<20,000/µl)해 있고 주로 림프구이다(세균 폐렴에서는 종종 WBC 15000~40000/µl, 다형핵 백혈구 우위).
- 바이러스와 세균 폐렴은 검사 결과 상당한 중복이 있어 임상적 판단이 중요하다.

**❙ 감별진단**

- 세균 및 비감염 폐렴과 감별해야 한다.
- **많은 양의 가슴막삼출, 엽 경화(lobar consolida tion)과 고열** 등은 세균 폐렴을 좀 더 암시하지만, 미코플라스마와 클라미디아 감염 때도 있을 수 있다.
- **쌕쌕거림이 있는 경우 또는 콧물을 동반**하면 대개 바이러스 폐렴일 가능성이 높다.

**❙ 치 료**

- 대증요법을 시행하고, 원인 바이러스에 따라서 항바이러스제를 투여할 수도 있다.

### ③ 세균 폐렴(Bacterial pneumonia)

**❙ 폐렴사슬알균 폐렴(Pneumococcal pneumonia)**

소아기 **세균 폐렴의 가장 흔한 원인균**으로, 폐렴알균 단백결합 백신을 접종하면서 많이 감소하였다(미국). 늦겨울과 초봄에 호발하며 **주로 엽 폐렴 양상**으로 나타나지만, 영아에서는 기관지폐렴으로 나타나기도 한다.

- 영유아 증상
  - 가벼운 상기도 감염 증상 후에 39~40℃ 이상의 고열과 독성 증상, 불안, 호흡곤란을 보인다.
  - 진찰 소견 : 빠른호흡, 경화(consolidation) 부위는 타진상 둔탁음과 청진상 기관지숨소리, 거품소리가 들린다.
  - 위팽창과 마비 창자막힘증을 보일 수 있고, **우상엽 침범** 시 수막염 없이 **목경축**(nuchal rigidity)를 보일 수 있다.
- 취학연령 소아 및 청소년 증상
  - 전형적으로 짧은 기간의 경한 상기도 감염 후 오한, 고열과 함께 빠른호흡, 잦은 마른 기침, 불안을 보인다.
  - 많은 소아에서 병터 있는 쪽을 잘 움직이지 않으려 하고 무릎을 가슴까지 올린 상태에서 옆으로 누워서 **가슴막염 통증**을 완화시키려 한다.
  - 진찰 소견 : 가슴벽 함몰, 촉진 상 목소리진동감이 증가, 타진 상 둔탁음, 청진상 기관지숨소리, 삑삑거림이나 거품소리를 보인다.
  - **우하엽 침범**시 가로막 자극으로 **우하복부의 연관통증**을 보일 수 있는데, 마비 창자막힘증과 동반되어 창자소리 감소를 보이는 경우 급성 막창자꼬리염과 혼동될 수 있다.
- 진단
  - 백혈구수 : 15,000~40,000/µl로 증가하며 주로 다형핵 백혈구이다.
  - ESR 증가, CRP 양성을 보인다.
  - 혈액이나 가슴막액에서 폐렴사슬알균이 분리되면 진단이 가능하다.
  - 가슴 X선 검사는 전형적으로 융합성 엽 경화(confluent lobar consolidation)이다. 가슴막 삼출

이 흔하다.

- 치료
  - 경증 폐렴은 입원 없이 경구항생제를 복용한다. 우리나라는 페니실린 내성 폐렴사슬알균의 빈도가 높은 편이므로 고용량 amoxicillin 또는 cefuroxime axetil, amoxicillin/clavulanate를 투여할 수 있다.
  - 입원치료 시 1차 선택 약물은 **penicillin G**이다. 페니실린 내성균주는 3세대 cephalosporin인 **cefotaxime이나 ceftriaxone**을 사용하고, 반응이 없으면 **vancomycin**을 투여한다.
  - 영아는 수액요법과 정맥 항생제요법이 필요한 경우가 많고, 병의 경과가 중하고 합병증도 많이 발생하므로 입원치료가 바람직하다.
- 합병증
  - **중이염**이 흔하고, **가슴막 삼출, 가슴고름집(empyema),** 폐고름집, 무기폐가 올 수 있고, 드물게 패혈증, 수막염 등도 발생할 수 있다.

### A군 사슬알균 폐렴(Group A streptococcal pneumonia)

대개 상기도 감염을 일으키지만, **인플루엔자나 수두**는 A군 사슬알균에 대한 감수성을 높여서 폐렴에 더 쉽게 이환된다. 3~5세 사이에 흔하며, **혈청 ASO 역가의 증가**가 진단에 도움이 된다. 가슴 X선 검사상 대개 기관지폐렴 양상을 보이며 **가슴막삼출액**을 잘 보인다.

- 치료
  - 항생제요법(페니실린) 및 대증요법을 시행한다.

### 포도알균 폐렴(Staphylococcal pneumonia)

**경과가 중하고 급속히 진행**하고, 전 연령에서 발생할 수 있으나 **1세 미만**에서 잘 발생한다.

10월~5월 사이에 잘 발생하는데, 인플루엔자와 같은 바이러스 감염 후 폐방어기전의 일시적 변화와 연관된다.

- 증상
  - 고열, 기침, grunting, 빠른호흡을 보이고 **상태가 급격히 진행하여 심한 호흡곤란증**을 보인다.
- 진단
  - 영아에서 갑자기 발병하고 빠르게 진행되는 폐렴 증상을 보일 때는 다른 원인이 밝혀지기 전까지는 포도알균을 원인으로 고려해야 한다.
  - 종기증(furunculosis)이나 최근 입원력 또는 모체의 유방 고름집 등의 병력은 진단에 도움이 된다.
  - 가슴 X선 검사는 다발 반점형 폐포침윤이 커다란 경화(large consolidation)로 융합되는 경향이 있다. 대부분(~90%) **가슴막삼출과 가슴고름집**(empyema)이 생기고, >50%에서 **공기낭종(pneumatocele)**과 25~50%에서 **자발 공기가슴증**이 발생한다. 공기낭종이 있으면 황색포도알균 감염을 강하게 암시한다.
  - 포도알균 폐렴이 의심되면 임상상태가 빠르게 변화하므로 자주 추적 가슴 X선 검사를 시행한다.

• 합병증

– **폐고름집(empyema), 가슴고름집(pyopnemothorax), 공기낭종(pneumatocele), 기낭(aircyst)**, 기관지확장증, 중이염, 코곁굴염, 심장막염, 패혈증, 수막염 등이 나타날 수 있다.

• 치료

– 적절한 항생제 사용 : 항균제의 배양 결과가 나오기 전에 강력한 항균 요법을 시작한다.

– penicillinase resistant penicillin(methicillin, nafcillin) 정맥 투여하고 MRSA인 경우 vancomycin 투여한다.

– 72시간 동안 열이 없고, 임상 증상이 호전되면 정맥 항생제를 경구 항생제로 변경하여 치료한다.

– 배농 : 단지 적은 양의 삼출액이나 가슴고름집이 있어도 기관지가슴막 샛길의 발생과 반복 가슴천자를 피하기 위해서 가슴관 삽입하고, 고름공기가슴증이 있어도 즉시 가슴관 삽입한다.

• 예후

– 사망률은 10~30%이며, 입원 전의 경과 기간, 연령, 치료의 적절성 등에 좌우된다.

▌인플루엔자균 폐렴(*Haemophilus influenzae* pneumonia)

주로 인플루엔자균 b형에 의해 **영유아(4개월~4세)**에서 발생하며 대부분 겨울과 봄에 흔하다. 대개 엽성이나 기관지 폐렴의 양상을 보이며 가슴막삼출 및 공기낭종을 보일 수 있다.

• 치료

– 대증요법과 항생제요법을 시행한다.

– 페니실린 저항균주가 흔하기 때문에 우선 **ceftriaxone이나 cefotaxime**을 투여하고, 감수성을 보이는 경우 ampicillin을 투여한다. 7~10일간 치료한다.

④ **미코플라스마 폐렴**(Mycoplasma pneumonias)

세균, 곰팡이, 리케차와 달리 세포벽이 없고, 바이러스와 달리 인공배지에서도 자랄 수 있는 독립적이며 가장 작은 미생물체로 **취학연령 소아와 젊은 성인에서 폐렴의 가장 흔한 원인**이다.

▌역 학

• **취학연령 소아**에서 가장 높은 발생빈도를 보이고, 15세 이하 소아환자를 대상으로 살펴보았을 때 5~7세가 거의 절반(48%), 3~10세 사이가 대부분(80% 이상)을 차지한다.

▌병 인

• 호흡기 섬모 상피세포에 부착하여 점막 상피세포를 파괴하여 염증을 유발한다.

▌증 상

• 심하고 **오래 계속되는 기침과 38℃ 이상의 열**이 주증상이다.

• 두통, 병감(malaise), 열과 목앓이로 시작 후 하기도 침범하여 쉰소리, 기침을 하게 된다. 코감기(coryza)는 드물고, 대개 바이러스 폐렴을 암시한다.

• 치료 하지 않는 경우 임상양상은 다양하지만 대개는 1~2주 동안에 기침이 점차 악화 되다가 3~4주 이내 호전된다. 초기에는 마른기침이지만 점차 악화되어 가래가 섞인 젖은기침을 하게 된다.

- **증상이** 진찰 소견보다 **더 심하게** 나타나며, 청진상 거품소리나 쌕쌕거림을 들을 수 있다.
- 30~40%에서 구토, 복통, 피부 발진이 동반되기도 한다.
- 허파바깥 증상 : 자가면역 반응이나 직접 침입에 의해서 발생한다.
  - 피부 병터(홍반 구진 발진, **다형홍반**), 신경계통 병터(수막염, 뇌염, 소뇌실조, Bell 마비, 길랭-바레 증후군 등), 그 외에 **용혈 빈혈,** 간염, 이자염, 심근염, 심장막염, 관절염 등이 발생할 수 있다.

**▮합병증**

- 호흡기 합병증 : 무기폐, 가슴막삼출액, 폐고름집, 폐공기증, 기관지확장증 등이 올 수 있다.

**▮진 단**

- 임상경과 초기에 진단에 도움이 되는 특이적인 임상적, 역학적 또는 검사소견은 없다.
- **기침이 주증상**인 취학연령 아동의 폐렴일 경우 강력히 의심해본다.
- 방사선촬영술 : 비특이적이나 대개 간질 폐렴이나 기관지 폐렴으로 나고 주로 하엽이 많이 침범되고 폐문 림프절병증이 1/3에서 발견된다.
- **혈청학적 검사**
  - **저온적혈구응집소 검사** : 적혈구의 I 항원에 대한 **저온적혈구응집소** 비특이 반응**(IgM 항체)**이 1주 후에 나타나기 시작, 3~4주경 최고치를 보인 후 4개월 후에는 음성이 된다. 냉응집소가 1 : 64 이상인 경우 진단적 가치가 있다.
  - *M. pneumoniae* 특이 IgM, IgG : IgM 항체는 감염 1주일 후 나타나고, 3~6주경 최고치, 2~3개월 동안 지속(6~12개월까지 지속될 수)되므로 최근감염을 의미하지만, 현재감염은 아닐 수 있다. **IgG 항체역가가 4배 이상 증가**(10일~3주 간격)한 경우 진단할 수 있다.
  - 최근 *M. pneumoniae* 항원 검출과 PCR 검사로 DNA를 검출함으로써 조기에 감염을 진단할 수 있다.
  - 항원검출, DNA검출(PCR)

**▮치 료**

- 일반적으로 경과가 경하여 입원이 필요한 경우는 드물고, **erythromycin**, clarithromycin, azithromycin, roxithromycin에 감수성을 보이고 병의 경과를 단축시킨다. 세포벽이 없어서 페니실린은 효과가 없다.

**⑤ 사람폐포자충(*Pneumocystis jirovecii*) 폐렴**

**면역기능저하 또는 영양결핍된 소아**의 생명을 위협하는 기회감염증으로 대부분 4세 이전에 감염된다. 면역기능정상인 숙주에서는 대개 무증상 감염을 일으키는데, 새로운 또는 반복 감염으로 인하거나 면역억제 상태에서 잠복감염의 재활성화 되어서 질병을 일으키게 된다.

**▮증 상**

- 유행성 영아형 : 4~6개월 된 미숙아, 영양결핍아에서 주로 발생하고, **열 없이 빠른호흡이 서서히** 시작하여 점차 가슴벽 함몰, 청색증으로 진행되고, 청진에서 **거품소리가 들린다.**
- 소아, 성인의 산발형 : 면역결핍 소아나 성인(악성종양, 장기이식 등)에서 **갑작스럽게 열,** 빠른

호흡, 호흡곤란, 기침 발생 후 진행하여 심한 호흡기능상실에 빠지는데, 청진상 대개 **거품소리는 안들린다.**

**▮진 단**

**개방폐생검**이 가장 믿을 만한 방법이고, 보통 기관지폐포세척 등으로 균을 증명한다.

- 조직 염색법
  - **Gomori methenamine silver,** toluidine blue O로 **낭종형**(cyst)을 염색하거나
  - **Giemsa 염색**과 Diff Quik염색으로 **포자소체** 또는 **영양형**(trophozoite)을 염색한다.

**▮치 료**

- **TMP/SMZ**(Bactrim®) 정맥 또는 경구 투여, 부작용 등으로 TMP/SMZ를 사용하지 못하거나 5～7일 치료에도 반응이 없는 경우 **pentamidine**(정맥투여)을 투여한다.

**▮예 후**

- 면역기능저하자에서 치료하지 않으면 사망률이 ～100%에 이르고, 치료해도 10～30% 죽는다.

**▮예 방**

- 중증 세포매개 면역결핍, 장기이식이나 조혈세포이식, 림프세포증식 종양(백혈병, 림프종), AIDS 환자 등에서 TMP/SMZ이나 pentamidine(흡입) 화학예방요법을 한다.

### (6) 폐고름집

폐감염으로 폐실질 파괴, 중심괴사, 공동화(cavitation)가 초래되어 두꺼운 벽의 고름 물질로 구성된 국소 부위를 말한다.

#### ① 선행요인

- **감염 물질이나 이물의 흡인**이 주된 원인이다.
- 흡인, 폐렴, 낭성섬유증, 위식도역류, 기관식도샛길, 면역결핍증, 편도나 아데노이드 절제술 후 합병증, 발작, 다양한 신경계질환 등이 있다.

#### ② 원 인

- 무산소균은 *Bacteroides* spp., *Fusobacterium* spp., *Peptostreptococcus* spp.가 흔하고, 산소균은 *Streptococcus* spp., *S. aureus*, *E. coli*, *K. pneumoniae*, *P. aeruginosa* 에 의해서 발생할 수 있다. 곰팡이도 폐고름집을 일으킬 수 있다(특히 면역기능저하자).

#### ③ 증 상

- 기침, 열, 빠른호흡, 호흡곤란, 가슴통증, 구토, 가래, 체중감소, 객혈 등을 보인다.

#### ④ 진 단

- 가슴 X선 검사로 대부분 진단되는데, 폐실질 염증으로 둘러싸인 **두꺼운 벽을 가진 공동안의 액체공기층**을 볼 수 있다.

⑤ **치 료**

- 강력한 항균요법 : 4~6주간 항생제 치료를 하는데, clindamycin 이나 piperacillin/tazobactam, ticarcillin/clavulanate을 사용한다.
- 항생제 투여에 반응이 없는 경우, 중증의 환아에서는 수술적 제거를 고려한다.

## 10 비감염 질환

### 1) 코피(Epistaxis)

영아(2세 미만)는 분비물이 다른 연령에 비해서 많아서 코피가 드물고, 소아기에서 흔히 보다가 사춘기 이후 감소하는데, **출혈 부위**는 **대개 코사이막 앞쪽의 Kiesselbach plexus**이다.

#### (1) 원 인

코피의 가장 흔한 원인은 손가락이나 이물질로 인한 **외상, 건조 공기, 코의 염증**(상기도 감염, 코곁굴염, 알레르기 코염으로 인한)을 들 수 있다. 그 외에 nasal steroid spray 사용, 코폴립 등도 원인이 된다.

**반복, 심한 출혈시**에는 유전성 출혈 모세혈관확장증, 정맥류, 혈관종 등의 **선천혈관기형**과, **저혈소판증, 응고인자 결핍**(von Willebrand disease), **고혈압, 콩팥기능상실, 정맥울혈** 등이 원인이 될 수 있다.

#### (2) 치 료

① 대개 수분 내 저절로 멈춘다. 양측 출혈이나 Kiesselbach plexus가 아닌 부위의 출혈 시는 다른 원인에 대한 감별을 해준다.

② 코 양측을 누르고 안정을 시키며, 곧게 서거나 앉은 자세로 머리를 앞으로 숙여서 혈액이 목 뒤로 넘어가지 않도록 한다. 코 찬찜질은 도움이 될 수 있다.

③ 혈관수축제 국소 사용을 할 수 있고, 출혈 지속시 코메우기(nasal packing), 지짐술(cauterization)을 시행하기도 한다.

### 2) 기도 내 이물(Foreign body in the respiratory tract)

영유아는 주위환경을 입을 통해서 탐험을 하기 때문에 기도 이물의 3/4 정도가 **3세 미만**에서 발생한다. 흡인물로는 주로 **땅콩과 같은 견과류**(nut)가 가장 흔하고, 흡인 당시 **갑작스런 기침, 질식, 호흡곤란 또는 욕지기** 등의 증상을 보인다. 기도 이물은 기관지(Rt.>Lt.)에 위치하고, 후두 또는 기관 이물이 ~10%이다.

이물 흡인 당시 갑작스러운 기침을 하다가 이물이 기도에 걸리면 반사작용이 사라지게 된다. 이 시기에 병원을 찾는데 증상이 없어 진단이 늦어질 수 있다. 진단이 늦어지면 손상, 염증반응으로 합병증이 발생하게 된다.

### (1) 후두 이물(Laryngeal foreign body)

**크루프 기침, 쉰소리, 그렁거림, 들숨 호흡곤란** 등이 나타날 수 있는데 **Heimlich maneuver**로 이물이 제거되지 않으면 완전기도폐쇄인 경우 질식될 수 있다. 떡이나 빵, 핫도그에 의하여 일어나는 경우가 많다. 목 X선 검사(앞뒤방향 영상 및 측면 영상)를 촬영하고 직접 후두경검사법으로 이물을 확인후 제거한다.

### (2) 기관 이물(Tracheal foreign body)

기도폐색(choking)과 흡인, 그렁거림, 쌕쌕거림을 보이는 경우가 많다. 경부의 연부조직 방사선 촬영에서 잘 발견된다. 호흡시에 기관 위에서 '찰칵' 거리는 소리(audible slap)가 들릴 수 있다.

### (3) 기관지 이물(Bronchial foreign body)

생후 6개월~3세에서 호발하고, 땅콩이 가장 흔한 원인으로 이물이 발견되는 위치는 우측기관지가 약간 더 흔하다(58%).

① 증 상

- 기도 내 이물 흡인시 **자극증상(coughing, choking, gagging 등)을 보인 후 얼마간 무증상을 보이다가** 폐쇄, 미란, 감염이 발생하여 **열, 기침, 객혈, 폐렴, 무기폐 등이 발생**하게 되는데 이물의 위치, 종류, 기도폐쇄의 정도에 따라서 달라진다.
- 기관지 이물은 아래와 같다.
  - bypass valve형 폐쇄 : 증상이 없거나 쌕쌕거림을 유발할 수 있다.
  - check valve형 폐쇄 : 폐쇄 과잉팽창이 초래된다.
  - stop valve형 폐쇄 : 무기폐를 일으킨다.

② 진 단

- **병력을 자세히 청취**하는 것이 가장 중요하다.
- **들숨 및 날숨 시의 가슴 X선 검사**에서 환측 폐의 날숨시 과잉팽창을 볼 수도 있다.
- 진단이 확실하지 않을 경우 : 굴곡 기관지경술이 확진할 수 있는 방법이며, 가슴 컴퓨터 단층촬영술(CT)이나 폐 환기 및 관류 스캔이 도움이 될 수 있다.
- 병력상 확실하다고 판단되는 경우 : **경직성 기관지경술**을 통해서 이물을 확인함과 동시에 **제거**한다.

③ 치료와 예방

- **삼키기 쉬운 작은 물건**(장난감 부속물, 단추, 구슬, 동전, 땅콩 등)들이 아이들 **손에 닿지 않도록 주의**하고, 어린 소아에게 **땅콩이나 사탕**과 같이 깨물어 먹어야 하는 동글동글한 **먹을거리는 주지 않는다.**
- 이물이 확인되면 경직성 기관지경을 실시하여 제거하고, 이차 감염시에는 항생제를 투여한다.
- **상부 기도의 완전 폐쇄로 질식 소견을 보일 때** 응급처치 방법은 〈그림 13-7〉과 같다.

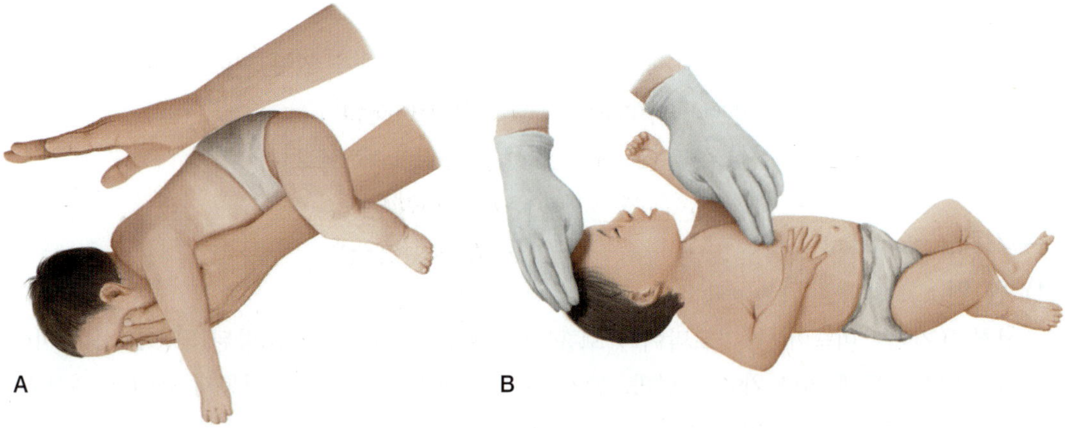

A B

그림 13-7 영아가 기도 이물에 의해 질식했을 때의 응급처치. A, 양쪽 어깨뼈 사이를 5회 때린다(five back blows). B, 복장뼈 부위를 5회 압박한다(five chest thrusts).

- 영아(<1세) : **five back blows-five chest thrusts**(이물이 배출되거나 의식 잃어서 소생술 할 때까지)
- 1세 이상 : **abdominal thrusts**(Heimlich maneuver)

## 3) 흡인 폐렴(Aspiration pneumonia)

**입인두 조화운동불능, 위식도 역류,** RSV 감염 등으로 인한 **심한 호흡기 질환, 기관식도샛길, 샘창자 폐쇄, 의식장애아, 신생아 및 미숙아, 기관내 삽관, 근육 디스트로피, 길랭바레 증후군** 등에서 흡인이 잘 일어나는데, 반복적으로 흡인이 발생하는 경우 **반복 기관지염, 세기관지염, 폐렴, 무기폐, 무호흡이나 성대문연축 등이 발생할 수** 있다.

### (1) 증 상

① 위산은 폐손상을 일으키는 중요한 물질로 화학폐렴(chemical pneumonitis)를 일으키는데, **위 내용물 흡인 2시간 내 거의 모든 환자에서 열, 기침, 빠른호흡** 등을 보이고 심하면 무호흡이나 쇼크가 발생한다.

② 진찰소견으로 미만성 **거품소리, 쌕쌕거림이** 들리고 심하면 청색증을 보인다.

③ 똑바로 누운자세에서 일어나기 쉽고 3개월 미만의 영아는 우측상엽, 학동기 이후 소아는 우하엽에 흔하다.

④ 식물성이 증상이 더 심하고 합병증도 심하다.

⑤ 금속성 물질의 경우 소량이라도 문제가 크다.

### (2) 치 료

① 기관내 삽관 후 내용물을 흡인하고 **산소를 투여**한다.

② 예방적 항생제는 추천되지 않고, 2차 감염시에 항생제를 사용한다(clindamycin이나 페니실린).

### (3) 예 방

① 튜브영양아는 위가 과잉확장되지 않도록 하고, 위식도역류가 있는 환아는 수유방법을 변경(thick formula, small frequent feeding)하면 도움이 될 수 있다.

② 기계적 환기를 하는 환자는 머리를 올린 자세가 흡인을 줄여준다.

## 4) 무기폐(Atelectasis)

### (1) 원 인

① 선천 무기폐 : 미숙아(∵ 가로막이나 호흡근이 약함), 호흡중추가 포함된 뇌손상, 심장비대나 가로막탈장 등에 의한 가슴안 압박, 분만 전 산모에게 과다투여된 진통제 등에 의해서 발생된다.

② 이차 무기폐 : **가슴막삼출, 공기가슴증, 가슴안 종양, 가로막탈장** 등으로 인한 **외부압박**이나 폐, 기관지 염증 등으로 인한 **점액마개(mucous plug), 이물** 등으로 **기도폐쇄**되는 경우와 **호흡기계통 마비와 호흡운동 장애**를 일으키는 어떤 인자(**뇌성마비, 회색질척수염, 중증 근무력증, 가로막신경마비, 신경근질환)** 등에 의해 발생한다.

### (2) 임상양상

① 침범된 부위에 따라 다르지만 **호흡곤란, 빠르고 얕은호흡, 빠른맥, 기침, 청색증** 등을 보인다.

② 병터 부위의 **호흡운동 감소,** 타진상 **둔탁음,** 청진상 **숨소리 감소 또는 소실** 등의 진찰소견을 보인다.

③ 가슴 X선 검사는 병터 부위의 **폐용적감소 및 동측으로의 fissures 전위,** 방사선 비투과성 음영을 보인다.

### (3) 치 료

조기발견이 중요하며 원인질환에 대한 치료가 병행되어야 한다. 무기폐가 있는 경우 체위변경, 심호흡, 기침, 가슴 물리요법 등이 도움이 될 수 있고 조기분만, 출생전후기 가사, 머리뼈안 출혈 등의 예방에 힘써야 한다.

# 11 가슴막 질환

## 1) 공기가슴증(Pneumothorax)

**자발 공기가슴증**은 신생아기에 흔하고, **마르고 키가 큰 청소년, 젊은 성인 남자**에서 잘 생긴다. **폐렴, 폐고름집, 괴저, 경색, 물혹의 파열, 천식 또는 기도 이물** 등에 이차적으로 발생할 수 있다. 기관절개술, 흉강천자, 빗장밑정맥 도관삽입, 침술, 기계적 환기 등에 의해서 의인성으로 생길 수 있다.

### (1) 증 상

발병은 대개 갑자기 오며, 증상의 정도는 기저 원인 질환과 압박된 범위에 따라 달라지는데, 대개 **갑작스런 가슴통증, 호흡곤란, 가슴벽 함몰, 청색증** 등을 호소한다. 타진상 고실공명음(tympanitic resonance), 청진상 감소된 숨소리를 보인다. 심한 경우 후두, 기관, 심장이 병터가 없는 쪽으로 이동(shift)된다.

### (2) 진 단

단순 가슴 방사선 사진: 벽쪽 가슴막과 축적된 공기에 의해서 분리된 **하얀 내장쪽 가슴막 선**(white visceral pleural line)을 보인다.

### (3) 치 료

가벼운 공기가슴증, 즉 천식에 동반해서 오는 **작은(<5%) 공기가슴증은 특별한 치료를 요하지 않는다. 5% 이상의 허탈, 공기가슴증이 반복되거나 긴장 공기가슴증**인 경우에는 **가슴관 배출**이 필요하다. 100% **산소 투여**로 가슴막 공기와 혈액 사이의 nitrogen pressure gradient를 증가시켜 신속하게 호전시킨다.

# 14 심장혈관 질환
# Cardiovascular Disease

## 1 심장혈관 질환의 진단

### 1) 진 찰

#### (1) 일반 진찰

**① 맥 박**

안정된 상태에서 호흡수, 심박수, 체온, 혈압을 측정하고, 호흡수와 심박수는 1분간 측정한다.

맥박압이 넓어서 **도약맥박(bounding pulse)**이 있는 경우 **동맥관열림증, 대동맥판막 기능부전, 동정맥샛길, 심장박출량이 증가**되는 상황(**빈혈,** 불안, 갑상샘항진증 등)을 들 수 있고, **맥박이 약해지는 경우는 심장눌림증, 좌심실유출로폐쇄, 심장근육병** 등이 있다.

맥박은 노동맥과 넙다리동맥(femoral a.)을 동시에 촉진하는데, **대동맥축착이 있는 경우 다리 맥박이 팔보다 약하고 늦다(radial-femoral delay).**

**② 혈 압**

혈압은 팔다리 모두에서 측정하고 일반적으로 다리 혈압이 팔 혈압보다 약 10mmHg 높다. 만약 팔 혈압이 더 높은 경우는 대동맥축착, 타카야수 동맥염 등을 의심한다.

적절한 너비와 길이를 가진 혈압대 사용이 정확한 혈압측정에 필수이며, 팔둘레에 비해서 **너비가 좁은 혈압대를 사용하면 실제보다 혈압이 더 높게 나오고, 너비가 넓은 혈압대를 사용하면 혈압이 더 낮게** 나온다. 혈압대의 너비(width)는 **어린이 위팔 중간둘레의 40%** 정도가 좋다. 연장아는 위팔이나 다리의 상부의 약 2/3를 덮는 것을 사용하고 공기주머니 길이는 **팔둘레의 80~100%**를 감싸야 한다★.

소아에서는 주로 자동혈압계인 진동측정법(oscillometric method)을 이용하여 측정한다.

- 맥압(수축기 혈압－확장기 혈압)이 증가하는 경우
  - PDA, aortic insufficiency, ruptured sinus of valsalva, coronary AV fistula

**③ 시 진**

가슴벽 함몰(갈비뼈사이, 갈비밑), 거품소리 들어보고, 간이나 지라비대, 복수 유무를 확인한다.

청색증은 손톱바닥, 입술, **혀, 점막**에서 잘 관찰되는데, 팔이나 다리에만 청색증이 있는 것을 차이 청색증(differential cyanosis)라고 하며 우좌 션트(심한 대동맥 축착, 대동맥활 단절)가 있는 경우 다리에만 청색증을 보이고, 심한 폐동맥 고혈압이 동반된 대혈관전위에서는 팔에만 차이 청색증을 보인다. 가락곤봉증이 나타날 수 있으나 1세 전에는 보통 나타나지 않는다.

## 2) 심장의 진찰

### (1) 청 진

#### ① 심박수 및 리듬

#### ② 심음의 강도 및 성질

- 제 1심음($S_1$)은 이첨판과 삼첨판이 닫히는 소리로 구성된다.
- 제 2심음($S_2$)은 $A_2$(대동맥 판막 닫히는 소리)와 $P_2$(폐동맥 판막이 닫히는 소리)로 구성된다.
- 제 3심음($S_3$)은 ventricular gallop이라고도 하며 심실에 혈액이 들어찰 때 나는 소리다.
- 제 4심음($S_4$)은 Presystolic atria gallop이라고 하며 심실확장기 말 심방수축시 나는 소리다.
- **제2심음(S2)**에 대해 평가하며, 제3심음($S_3$)이나 제4심음($S_4$)의 유무, 말발굽리듬(gallop rhythm)의 존재 유무를 확인한다.
  - $A_2$에 비해서 $P_2$가 더 큰 경우 **폐동맥 고혈압**으로 폐동맥 판막이 세게 닫힌다고 생각할 수 있다.
  - **S2의 분리**($A_2$-$P_2$ 간격) : 정상적으로 들숨 시 흉곽 내 압력이 낮아져 정맥환류량이 많아지므로(preload증가) $P_2$가 늦게 닫히고, 날숨 시 $A_2$와 $P_2$가 같이 닫혀서 하나로 들린다.〈그림 15-1〉 **심방사이막 결손**은 좌심방에서 우심방으로 혈액이 이동하게 되어 Preload가 증가하므로 호흡에 상관 없이 $A_2$와 $P_2$가 **넓게 고정성으로 분리**되어 있다. 넓게 분리된 $S_2$는 폐동맥판 협착, 폐동맥 고혈압, Ebstein 이상, 전폐정맥 환류이상, 오른방실 다발갈래 차단(RBBB)에서도 볼 수 있다.
- $S_3$는 소아에서는 정상적으로 들릴 수 있지만 40세 이후에서 들리면 비정상이다. 들릴 경우 심실충만에 어려움이 있음을 의미한다. 보통 심장기능상실이나 심박수가 느린 경우 들을 수 있으며 확장기 초기에 들린다.
- $S_4$는 심실의 compliance가 감소할 경우 들린다. 즉 심방수축에 의한 심실충만에 저항이 생겨서 나는 소리이며 확장기 말에 들린다.

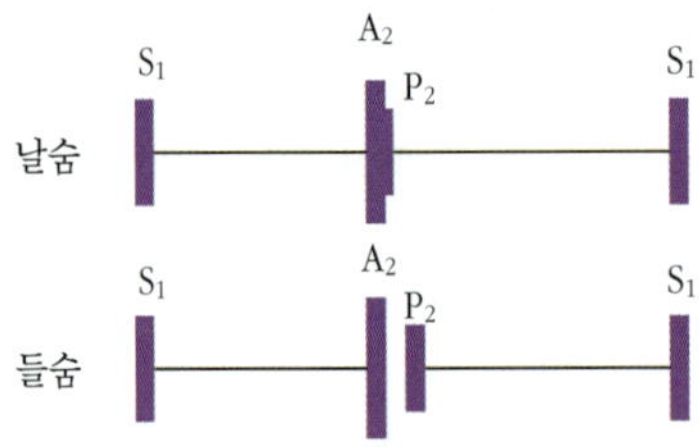


그림 14-1 제2심음 분리

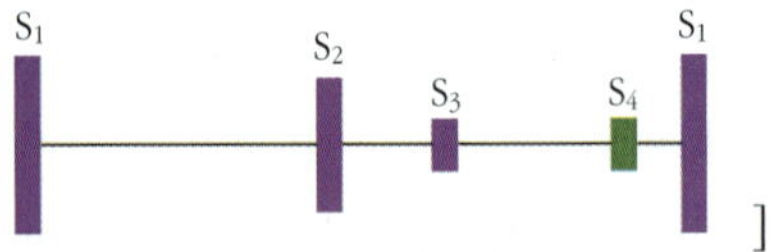


그림 14-2 심음

#### ③ 수축기 박출째깍음(Ejection click), 열림음(Opening snap), 심장막 마찰음(Friction rub) 등의 존재 여부

- **수축기 박출째깍음**은 $S_1$ 직후 들리는 소리로 **폐동맥판이나 대동맥판 협착**이 있거나 **대동맥이나 허파동맥의 확장(팔로사징, 총동맥줄기)**이 있을 때 들린다.
- 수축중기 째깍음은 승모판탈출증(mitral valve prolapse)시 심장끝에서 들린다.
- 승모판 열림음(mitral OS)은 $S_2$ 직후 들리는 소리로 승모판협착 시 들린다.

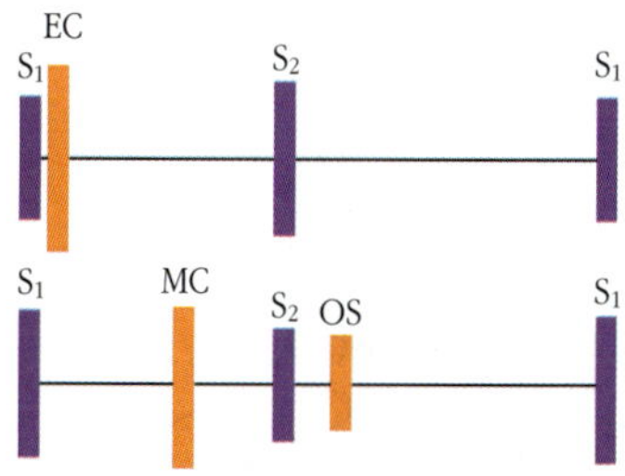


그림 14-3 수축기 박출째깍음(EC), 수축중기 째깍음(MC), 열림음(OS)



④ **심장잡음**

- 심장잡음을 듣는 위치는 판막의 위치와 가슴벽의 위치를 고려하면 **〈그림 14-4〉**와 같다.
- 심장잡음은 **강도**(intensity ; 6도로 구분), **심장 주기와의 관계**(수축기, 확장기, 연속), **가장 크게 들리는 부위**(area of maximal intensity)**〈그림 14-5〉**, **전파 방향**(transmission), **성질**(quality), **모양**(shape ; diamond-shaped, crescendo, decrescendo 등) 등을 염두에 두고 청진하여 기술한다.

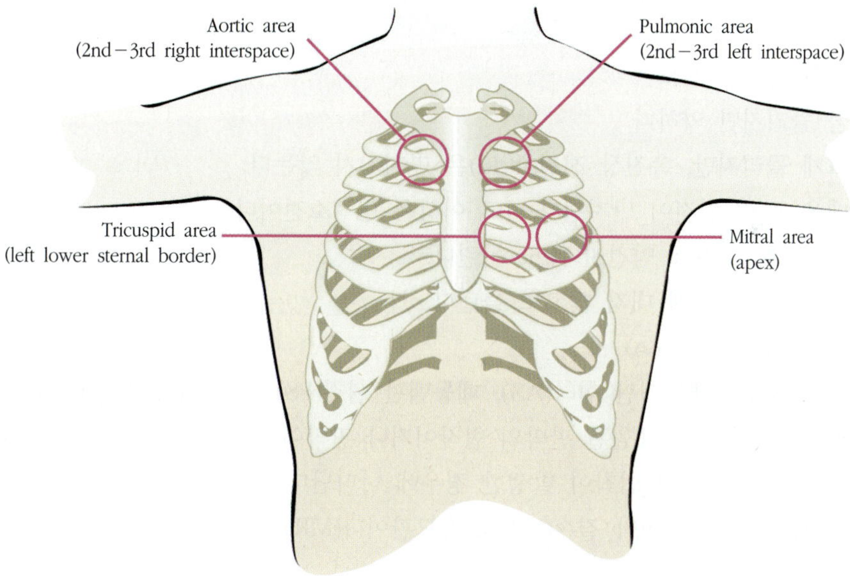


그림 14-4 심장잡음 듣는 위치

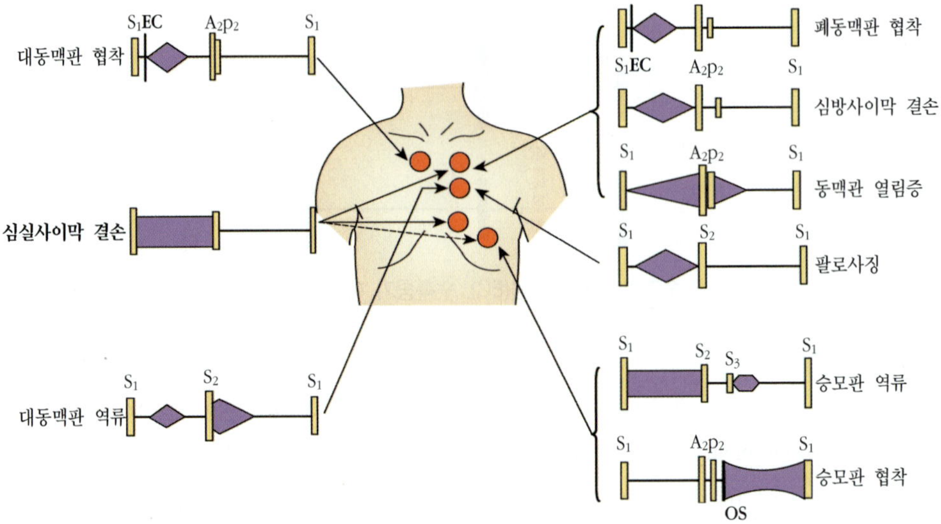


그림 14-5 **여러 심장병에서의 심장잡음.** EC : 박출째깍음, OS : 열림음

- 강도
  - 1도 : 겨우 들리는 정도
  - 2도 : 잘 들리지만 약하다
  - 3도 : 크게 들리지만, 촉진상 진전(thrill)은 만져지지 않는다.
  - 4도 : 매우 크고, 진전이 만져진다. 4도 이상은 병적소견이다.
  - 5도 : 청진기를 가슴에 약간만 대도 들린다.
  - 6도 : 청진기를 가슴에 대지 않고도 들린다.
- 수축기 심장잡음**〈그림 14-6A〉**
  - **수축기 박출잡음** : 대동맥판 협착(AS), 폐동맥판 협착(PS), ASD에서 PS murmur로 들린다. 다이아몬드형 잡음으로 대혈관 판막의 협착이거나 판막이 정상이라도 판막을 통과하는 혈류량이 증가하여 상대적인 협착이 발생한 경우에 나타난다.
  - **범수축기 잡음** : 심실사이막 결손(VSD), 승모판이나(MR) 삼첨판 역류(TR)에서 들리고 **항상 병적 소견**이다.
  - 수축말기 잡음 : 승모판부전이 있는 승모판탈출증 환자에서 수축중기 째깍음 후에 들을 수 있다.
- **확장기 심장잡음〈그림 14-6B〉** : $S_2$와 $S_1$ 사이에서 들리며, **항상 병적 소견**이다.
  - 확장초기 심장잡음 : **대동맥판역류(AR)나 폐동맥판 역류(PR)** 때 들린다.
  - **확장중기 잡음**(apical middiastolic rumbling murmur) : **심장끝**에서 들린다. **승모판 협착(MS)**이 있는 경우 들리며 많은 양의 **좌우 션트(심실사이막 결손, 동맥관 열림증** 등)가 있을 때도 승모판을 통과하는 혈류가 증가하여 나타날 수 있다. **삼첨판 확장중기 잡음**은 큰 심방사이막 결손이 있는 경우 삼첨판을 통과하는 혈류량이 많아져 흉골좌연 하부(lower left sternal border)에

서 들린다.

- **연속(지속성) 잡음〈그림 14-6C〉**
  - 수축기부터 시작하여 $S_2$를 지나서 확장기까지 들리는 잡음이다. 거의 항상 혈관 기원(vascular in origin)으로 **동맥관 열림증(PDA), 대동맥폐동맥 창(aortopulmonary window), 심장동정맥 샛길(coronary arteriovenous fistula), 동정맥기형(arteriovenous malformation), surgically created Blalock-Taussig shunt,** 기능성 잡음인 **정맥잡음(venous hum)**(∵ 정맥 내 와류) 등에서 들을 수 있다.

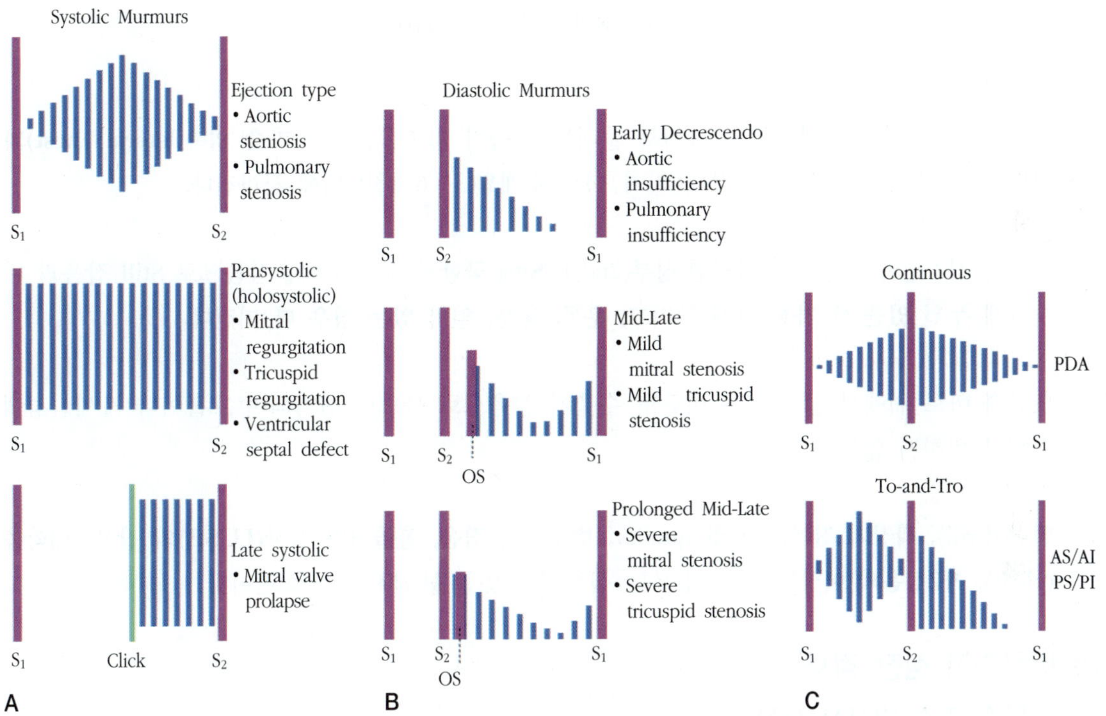


그림 14-6 **심장잡음의 종류. A,** 수축기 심장잡음. **B,** 확장기 심장잡음. **C,** 연속 잡음과 to-and-fro 잡음.

### ⑤ 무해성 심잡음, 생리적 심장잡음(Innocent heart murmur, functional murmur)

소아에서 들리는 생리적 심장잡음은 **〈그림 14-7〉**에 정리해 놓았다.

#### ▌Still 잡음(Still murmur)

- **가장 흔한 생리적 심장잡음**으로, 2~7세에 흔히 들리는 중등도 음조, 음악성 또는 진동성 수축기 박출잡음으로 **흉골좌연 중간부(3rd ICS)와 심장끝 사이**에서 가장 잘 들리고, **누워 있을 때 가장 크게 들리고,** 앉거나 서있으면 작게 들리거나 사라진다. **운동, 흥분, 열이 있는 경우** 더 커진다.

#### ▌정맥 잡음(Venous hum)

- 목정맥을 따라가며 들리는 **연속 잡음**으로 잡음이 있는 쪽으로 **목을 돌리거나 목정맥을 누르면 사라진다.** 서있거나 앉아 있으면 잘 들리지만 **누우면 잡음이 없어진다.**

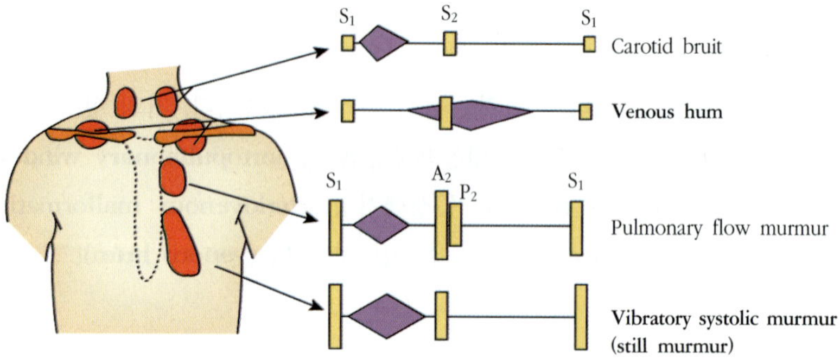


그림 14-7 소아의 생리적 심장잡음

#### ▎생리적 허파동맥 분지 협착 잡음

• 생후 수개월 내의 신생아와 영아에서 들리는 수축기 박출잡음으로 **가슴 외측(lateral chest)과 겨드랑,** 때때로 등에서 가장 잘 들리며 생후 **수개월**(3~6개월) **내에 사라진다.**

#### ▎Pulmonary flow murmur(Innocent pulmonic murmur)

• 소아와 청소년에서 흔한 **흉골좌연 상부**(2nd ICS)**에 국한**된 수축기 박출잡음으로 Still 잡음과 비슷하게 **누워 있을 때 가장 크게 들리고, 운동, 흥분, 열이 있는 경우 더 커진다.**

#### ▎목동맥 잡음(Carotid bruit)

• 빗장뼈 바로 위에서 잘 들리는 박출형 수축기 잡음으로 목으로 전파되며 호흡이나 자세변경에 의해서 변하지 않는다.

#### ▎병적 심잡음

• **떨림(thrill), 확장기 잡음, harsh quality, 범수축기 잡음, 흉골좌연 상부(LUSB)의 잡음, 째깍음(click), 제2심음의 이상**이 있는 경우는 심장병이 있음을 암시하는 소견이다.

## 3) 비침습적 심장 검사

### (1) 단순 가슴 방사선 사진

가슴 X선에서 심장 크기 및 모양, **폐혈류량,** 폐와 가슴 이상에 관한 정보를 얻을 수 있다.

#### ① 심장의 크기

심장 크기는 심장가슴비(cardiothoracic ratio)로 결정한다.〈그림 14-8〉 최대 심장폭(빗장뼈 중앙선에서 가장 긴 심장의 우측 및 좌측의 길이 합)을 최대 가슴폭(우측 가로막의 최상부를 지나는 수평선과 흉곽이 만나는 좌우측 점 사이의 거리)으로 나눈 것이다.

CT ratio 0.5 미만인 경우가 정상이지만, 영아에서는 그 이상일 수 있고 가슴샘 음영 등으로 측정이 어려워서 정확한 지표가 되지 못한다.

#### ② 가슴 뒤앞방향영상(Chest PA view)

심장의 **왼쪽 모서리**는 **대동맥융기(aortic knob), 주허파동맥 및 왼허파동맥, 왼심실**로 이루어지고, **오른쪽 모서리**는 **위대정맥, 오름대동맥, 오른심방**에 의하여 결정된다.〈그림 14-9〉

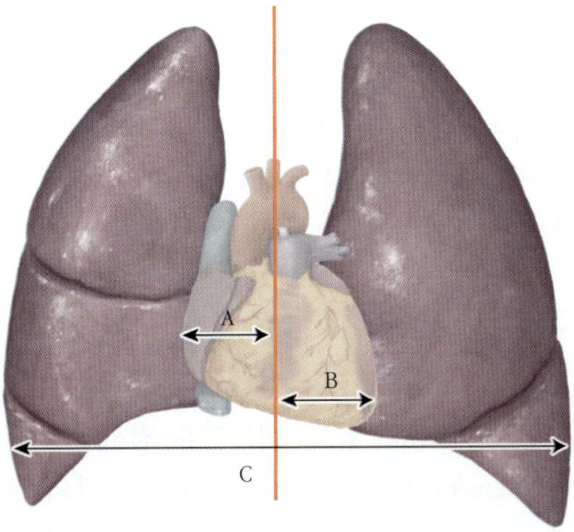


그림 14-8 **심장가슴비 측정 방법.** CT ratio=(A+B)/C

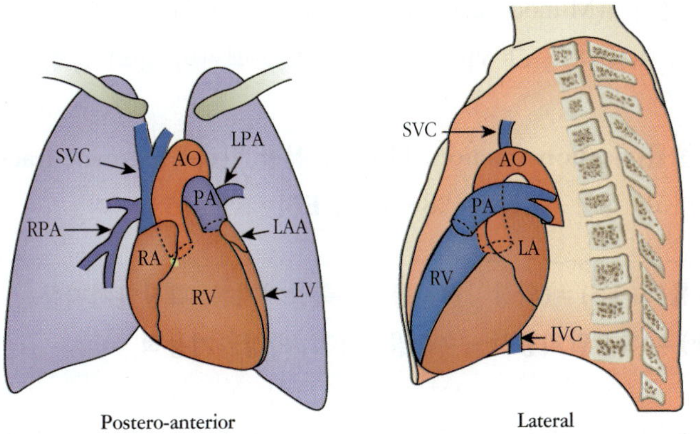


그림 14-9 **가슴 X선 사진에서 심장 모서리를 구성하는 심장혈관 구조.** SVC : 위대정맥, RPA : 오른허파동맥, RA : 오른심방, PA : 허파동맥, LPA : 왼허파동맥, LAA : 왼심방귀(appendage), LV : 왼심실, IVC : 아래대정맥

**폐혈관분포 정도**를 평가하는 것은 중요한데 **증가된 경우는 좌우 션트**가 있을 가능성이 많고 **감소된 경우는 오른심실 유출로 폐쇄**와 연관되어 있다.

### (2) 심전도법(Electrocardiography)

신생아는 출생 후 급격히 심장혈관계통의 혈류역학적 변화(온몸혈관저항 증가, 폐혈관저항 감소 등)가 진행되며 이러한 변화는 QRS복합(complex)과 T파를 통해 알 수 있다.

출생 직후 우축편위, 오른심장앞 유도($V_3R$ or $V_4R$)에서의 높은 R파와 상향 T파가 정상이고, 생후 수일 이내 폐혈관저항이 감소함에 따라서 **오른심장앞 유도의 T파는 하향**으로 바뀌게 되는데, 생후 1주가 지나서 오른심장앞 유도($V_3R$, $V_4R$ or $V_1$)에서의 상향 T파가 지속되는 것은 우심실비대 또는 긴장을 의미한다. **6세까지(~청소년기)는** $V_1$ 유도에서 **하향 T파**를 보이게 된다. 신생아 평균 QRS축은 110~180°이고, **오른심장앞 유도**는 S파보다 큰 R파를 보이는데, 6개월에서 8세까지 **뚜렷**

**한 R파**를 보인다.

QRS축은 수년에 걸쳐서 성인의 정상축 수준으로 서서히 이동한다. 즉, **소아기 동안의 오른심실 우세**에서 왼심실 우세로의 생리적인 변환은 QRS복합과 T파 양상에 잘 반영된다.

소아 심전도는 심박수, QRS축, QRS복합 시간, PR 및 QT간격, QRS와 T파의 크기 등의 정상치가 연령에 따라 다르므로 판독에 주의해야 한다.

#### (3) 심장초음파 검사(Echocardiography)

① 심장초음파 검사는 심장의 구조, 기능 및 혈류역학적 진단을 비교적 정확하고 용이하게 하는 비침습 심장검사 방법으로 가슴경유 검사, 식도경유 검사, 태아 심장초음파검사가 있다.

② 2면성 심초음파술(two dimensional echocardiography) : 심장의 구조 및 움직임을 실시간으로 관찰할 수 있고, 대혈관, 심실, 심방, 대정맥과 허파정맥의 연결 및 모양, 위치관계에 대한 정보를 제공한다.

③ 방사 M-형 심초음파술(M-mode echocardiography) : 1차원 영상으로 심실과 심방의 크기, 수축력 측정에 흔히 이용되고, 그 외에 승모판막, 대동맥판막 등의 움직임을 관찰하는데 도움이 된다.

- **수축력 측정에 박출률(ejection fraction, EF)보다 분할 단축률(percent fractional shortening, % FS)**을 많이 이용하고, **정상 % FS는 28~35%, EF는 55~65%**이다.

- **왼심실 분할 단축률(% FS) = (확장말기지름 − 수축말기지름)/확장말기지름**
- **왼심실 박출률(EF) = (확장말기용적 − 수축말기용적)/확장말기용적**

④ 도플러심장초음파검사 : 적혈구의 움직임에 따른 음파의 파장 변화를 감지함으로써 두 구역 사이의 혈류 속도와 방향을 알려주고, Bernoulli 공식(**압력차 mmHg = 속도2 × 4**)을 이용하여 압력차를 구할 수 있다. 예를 들면 심실사이막 결손을 통한 혈류 속도가 4m/s라면 왼심실과 오른심실의 압력차는 $4^2 \times 4 = 64$mmHg로 계산할 수 있다. 판막 협착의 정도도 이 방법으로 알 수가 있다.

⑤ 식도심장초음파검사는 왼심방이나 대동맥뿌리 등의 뒤쪽에 위치한 병터와 증식(vegetation)과 같은 작은 병터를 잘 보기 위해서 시행하고, 특히 수술 중에 심장기능의 감시를 위해서 유용하다.

⑥ 태아심장초음파검사는 심장구조의 이상 및 태아 부정맥 진단에 큰 역할을 한다.

### 4) 심장 도관삽입 및 심장 혈관조영술

심장도관삽입은 심장초음파술의 발달로 예전에 비하여 진단적 역할은 줄어들었으나 치료 목적의 중재 심장도관삽입(interventional catheterization)이 발전하고 있다. 수술 전 진단, 폐혈관 저항의 측정, 수술 후 평가, 심근 조직 검사, 전기생리학 검사 및 부정맥 치료 등에 이용되고 있다.

**심장도관삽입을 통한 혈류량 및 혈관저항 계산식**

$$\text{폐혈류량(Qp : L/분)} = \frac{O_2\ \text{consumption(mL/분)}}{\text{허파정맥 } O_2\ \text{content} - \text{허파동맥 } O_2\ \text{content(mL/L)}}$$

$$\text{체혈류량(Qs : L/분)} = \frac{O_2\ \text{consumption(mL/분)}}{\text{대동맥 } O_2\ \text{content} - \text{mixed venous } O_2\ \text{content(mL/L)}}$$

$$\text{폐혈관 저항(Rp : Wood units)} = \frac{\text{transpulmonary gradient(허파동맥 평균압} - \text{허파정맥 평균압)}}{\text{Qp(L/분/}m^2\text{)}}$$

$$\text{폐혈류량/체혈류량 비(Qp/Qs)} = \frac{\text{대동맥 산소포화도} - \text{혼합 정맥 산소포화도(\%)}}{\text{허파정맥 산소포화도} - \text{허파동맥 산소포화도(\%)}}$$

$$\text{폐혈관 저항/체혈관 저항 비(Rp/Rs)} = \frac{\text{허파동맥 평균압} - \text{왼심방 평균압(mmHg)}}{\text{대동맥 평균압} - \text{오른심방 평균압(mmHg)}} \times \frac{Qs}{Qp}$$

심장혈관 각 부위에서의 정상 압력과 산소포화도는 **〈그림 14-10〉**과 같고, 심장도관삽입을 통해서 얻은 결과를 이용하여 여러 가지 혈액학적 값을 구할 수 있다.

풍선 혈관성형술, 스텐트(stent) 삽입술 등의 중재 심장도관삽입은 동맥관열림증, 이차공 심방사이막결손, 수술 후 발생한 대동맥 재축착, 폐동맥판 협착 등의 치료에 이용되고 있다.

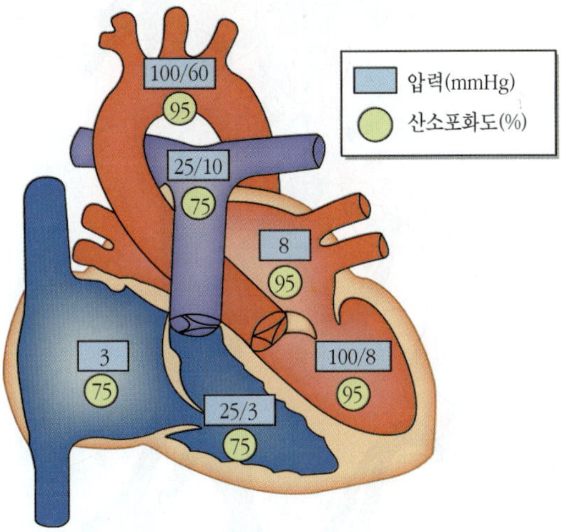


그림 14-10 심장 각 부위의 압력과 산소포화도

# 2 태아 및 신생아 순환

## 1) 태아 순환(Fetal circulation)

### (1) 순환경로

태아 순환은 두 개의 주경로(parallel circuit)로 구성되어 있다.〈그림 14-11〉

① 태반의 동맥혈 : 배꼽 정맥(UV) → portal vein → ductus venosus(DV) → 하대정맥(IVC) → 우심방(RA) → 난원공 → 좌심방(LA) → 좌심실(LV) → 상행 대동맥(AAO) → 상지와 뇌 혈류 분지를 내고 → 하행대동맥(DAO) → 배꼽 동맥(UA) → 태반

② 태아 머리와 상반신에서 돌아온 정맥혈 : 상대정맥(SVC) → 우심방(RA) → 우심실(RV) → 폐동맥(PA) → 동맥관 → 하행대동맥(DAO) → 배꼽 동맥(UA) → 태반

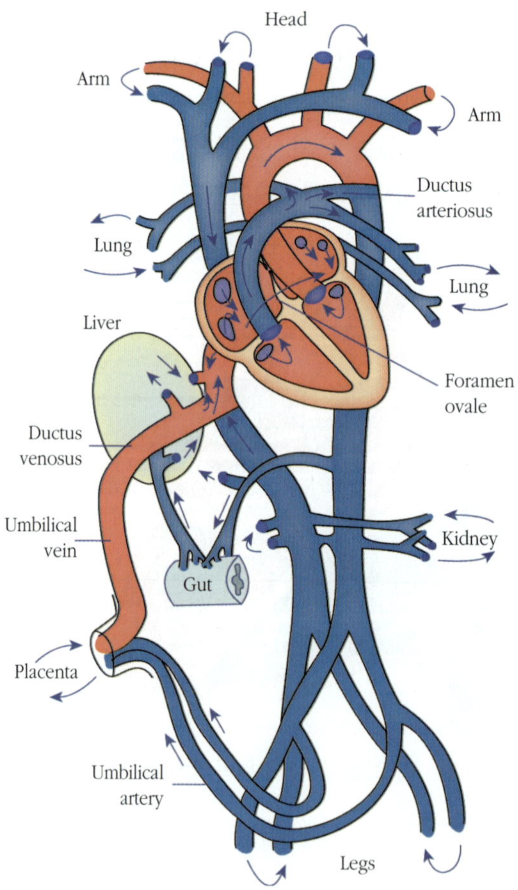


그림 14-11 태아 순환 경로

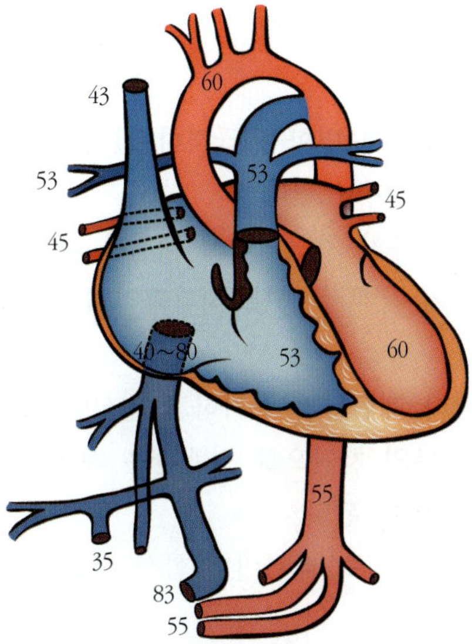


그림 14-12 태아 심혈관 각 부분의 산소 포화도(%)

### (2) 태아순환의 특징

① 정맥관, 타원구멍, 동맥관, 제대혈관이라는 한시적인 구조물이 있다.

② 총박출량의 2/3은 우심실, 나머지 1/3은 좌심실이 담당한다. 폐혈관 저항이 높기 때문에 우심실에서 폐동맥으로 간 대부분의 혈액이 대동맥으로 흐른다.

③ 오른심실과 허파동맥의 압력은 왼심실 및 대동맥과 비슷하거나 약간 높다.

④ 태아의 체순환은 전체혈류의 40%가 저항이 적은 태반을 통과하여 배꼽정맥으로 흐른다.

⑤ **폐혈관 저항은** 허파의 팽창되지 않은 물리적인 상태와 허파동맥의 구조, 저산소증 등과 같은 화학적, 국소적 요인으로 **높지만, 체혈관 저항은** 태반이 연결되어 있어서 **낮다.**

**표 14-1 출생전후 태아순환의 변화**

| 태아 순환의 특징적 구조물 | 특징 | 출생 후 변화 |
|---|---|---|
| umbilical artery(제대동맥, 2개) | 태아 순환을 거친 blood → placenta | umbilical ligament |
| umbilical vein(제대정맥, 1개) | 산소포화도 가장 높다 | ligamentum teres |
| ductus venosus(정맥관) | liver 거치치 않고 바로 IVC로 감 | ligamentum venosum |
| ductus arteriosus(동맥관) | lung 거치지 않고 바로 aorta로 감 | ligamentum arteriosum |
| foramen ovale(난원공) | LA, RA 개통 | fossa ovalis |

## 2) 신생아 순환

### (1) 출생 시 변화

신생아기에는 이러한 심장혈관계통의 변화가 급격히 일어나며 이러한 변화가 일어나는 기간을 이행기의 순환(transitional circulation)이라 한다.

① 출생과 더불어 배꼽동맥의 혈류가 차단되면서 **체혈관 저항은 증가** 한다.

② 호흡이 시작됨에 따라 허파의 기계적 팽창, 허파꽈리의 산소분압 증가로 인해서 **폐혈관 저항은 현저히 감소**한다.

③ 폐혈관 저항이 감소함에 따라 폐혈류가 증가하고 왼심방의 혈류 증가로 왼심방 압력이 증가하지만, 배꼽정맥을 통한 혈류의 차단으로 정맥관은 폐쇄되고 오른심방 압력이 감소하여 점차 **타원구멍은 기능적으로 닫히게** 된다.

④ **동맥관** 또한 높아진 산소분압, 프로스타글란딘 합성 감소 등으로 인하여 **생후 10~15시간 내에 기능적으로 닫힌다.**

⑤ 급격한 변화에 이어서 수 일~수 주에 걸쳐서 동맥관, 정맥관의 해부학적 폐쇄, 폐혈관 저항의 계속되는 감소 등이 일어난다. 이 시기에는 대사상태, 혈액가스분압 등의 요인에 의해서 폐혈관 저항이 다시 증가하거나, 타원구멍, 동맥관이 다시 열릴 수 있는 가역적인 점이 특징이다.

### (2) 변화에 영향을 주는 인자

① $PO_2$감소 : 동맥관의 재개방, 폐저항 증가시킨다.

② PGE : 동맥관을 열려있게 하는 작용을 한다.

③ PG synthetase inhibitor(indomethacin) : 동맥관의 수축을 유도한다.

## 3) 심장병과 태아 순환 및 이행기의 순환

일반적으로 선천 심장병이 태아 및 태아 순환에 미치는 영향은 출생 후에 비해 적으나 일부 심장병에서는 태아기에 좀 더 위중한 증상을 보인다. 태아 순환은 주된 산소 공급원이 태반이고, 우심과 좌심 사이에 통로가 있어서 대혈관 전위, 전폐정맥 환류이상, 방실판막 폐쇄, 반달판막 폐쇄 같은 질환에서는 태아기에는 심각한 문제를 일으키지 않지만, 심실 전부하 증가 병변(Ebstein 이상, 삼첨판 역류), 심실 후부하 증가 병변(대동맥판 협착), 부정맥 등은 태아기에 좀더 심각한 증상을 보인다.

**동맥관 의존성 병터**는 출생 후 순환으로 전환하면서 심각한 증상을 유발할 수 있는데, 대표적 질환으로 **대혈관 전위, 대동맥 축착, 폐동맥판 폐쇄** 등을 들 수 있다. 이행기의 순환이 진행하면서 대동맥의 산소포화도, 혈류량이 급격히 감소하여 사망할 수 있으므로 조기에 의심하고 진단하는 것이 중요하다.

# 3 선천 심장병 총론

## 1) 원 인

선천심장병의 대부분은 정확한 원인은 모르지만, 대개 유전적 소인과 환경적 요인의 복합적인 작용으로 초래되는 것으로 생각된다.

### (1) 유전적 원인

**① 염색체 이상**(13%)

염색체 수의 이상이나 구조적 이상이 있는 경우 선천 심장병이 잘 동반되며 대표적인 염색체 이상 증후군에 따른 선천 심장병은 **〈표 14-2〉**와 같다.

염색체 이상에서 가장 흔한 선천성 심질환은 VSD이고, 심질환의 빈도가 가장 높은 염색체는 trisomy 18이다.

**표 14-2 염색체 이상과 심장병**

| 염색체 이상 | 심장병의 빈도 | 자주 동반되는 심장병 |
|---|---|---|
| **다운 증후군** | **50%** | **AVSD**, VSD, ASD, PDA, TOF |
| Trisomy 18 | >90% | VSD, ASD, PDA, CoA |
| Trisomy 13 (파타우) | 80% | VSD, ASD, PDA, CoA |
| **터너 증후군** | **40%** | **bicuspid aortic valve, CoA,** MVP, APVR |
| 5p 결손증 | 25% | VSD, PDA, ASD |
| Fragile X 증후군 | | MVP, 대동맥자루 |

VSD : 심실사이막 결손, ASD : 심방사이막 결손, PDA : 동맥관열림증, AVSD : 방실사이막 결손, PS : 폐동맥판 협착, AS : 대동맥판 협착, CoA : 대동맥 축착, TOF : 팔로사징, APVR : 폐정맥환류이상, MVP : 승모판 탈출증

**② 단일 유전자 이상**(3%)

선천 심장병을 초래하는 단일 유전자 이상은 Marfan 증후군, **Noonan 증후군(폐동맥판 협착,** 심방사이막 결손, 비대심장근육병증), Williams 증후군(대동맥 판막위 협착), Alagille 증후군(말초 폐동맥 협착) 등이 있다.

**③ 다인자 유전**(84%)

### (2) 환경적 요인

임신 초기에 투여한 약제(항경련제, **탈리도미드**, 레티노산, 와파린, 에탄올) 등에 의해 기형발생 물질로 작용할 수 있고, 산모가 당뇨, 페닐케톤뇨증, 전신홍반루푸스를 앓고 있는 경우나 **선천풍진 증후군(동맥관 열림증**, 폐동맥 협착, 폐동맥판막 협착 잘 동반)시 선천심장병의 빈도가 증가한다.

## 2) 빈 도

선천 심장병은 **생존아 1000명 당 5~8명**에서 발생하지만 미숙아는 2% 정도, 사산아나 낙태아에서는 더욱 발생률이 높다. 부모나 자녀가 선천 심장병이 있는 경우 다음 아기에서 선천 심장병 발생의 위험이 증가하는데, 가족 내 1명의 선천심장병이 있으면 2~6%, 2명이 있으면 20~30%까지 발생률이 증가한다.

선천 심장병의 종류별 빈도는 <표 14-3>과 같고, 성별과 인종에 따라서 차이가 있다.

(1) 대혈관 전위, 대동맥판 협착, 좌심실 형성부전 증후군, 대동맥 축착 등은 남자에서 흔하다.

(2) 심방사이막 결손, 심실사이막 결손, 동맥관 열림증, 폐동맥판 협착증 등은 여아에서 흔하다.

(3) 대동맥 협착, 대동맥 축착, 좌심실 형성부전 증후군, 대혈관 전위 등은 서양인에서 빈도가 더 높다.

**표 14-3 선천 심장병의 종류별 빈도**

| 심장병의 종류 | 빈도(%) | 심장병의 종류 | 빈도(%) |
|---|---|---|---|
| **심실사이막 결손** | 30~40 | 폐동맥판 폐쇄 | 1~2 |
| **심방사이막 결손** | 8~10 | 삼첨판 폐쇄 | 1~2 |
| **동맥관 열림증** | 8 | 단심실 | 1~2 |
| **폐동맥 협착** | 7 | 양대혈관 우심실 기시 | 1 |
| **팔로사징** | 5~6 | 총동맥줄기 | 1 |
| 대동맥 협착 | 5 | 전폐정맥 환류이상 | 1 |
| 대동맥 축착 | 4~5 | 좌심실 형성부전 증후군 | 1 |
| 대혈관 전위 | 4~5 | Ebstein 이상 | 1 |
| 방실사이막 결손(심내막 융기 결손) | 3~4 | 기타 | 5~8 |

## 3) 선천성 심질환의 분류

선천심장병은 청색증 유무에 따라 **청색성과 비청색성 선천심장병으로 나눈다.**

**비청색성 선천심장병**은 용적부하를 일으키는 병과 압력부하를 일으키는 병으로 나누어서 생각해 볼 수 있고, 용적부하를 일으키는 대표적인 심장병은 **좌우 션트 병변**과 **판막 역류 병변** 등을 들 수 있고, 압력부하를 일으키는 심장병은 **심실 유출로 폐쇄나 대혈관 협착 병변** 등을 들 수 있다.

**청색성 선천심장병**은 가슴 X선 검사에서 폐혈관 분포 정도에 따라서 감소된 병변(팔로사징, 삼첨판 폐쇄 등)과 증가된 병변(대혈관 전위, 총동맥줄기, 단심실 등)으로 나누어서 생각해 볼 수 있다. 여기서는 좌우 션트 병변, 청색성 선천 심장병, 폐쇄 병변, 판막 역류 병변으로 나누어서 살펴보겠다.

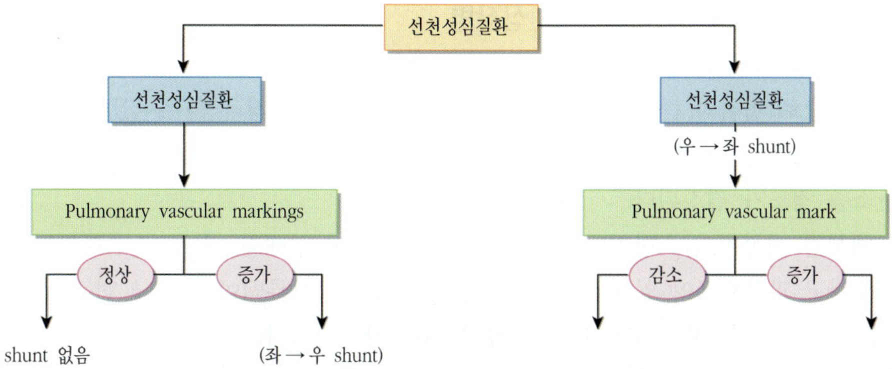


| | | | |
|---|---|---|---|
| Pulmonary stenosis | Ventricular septal defect* | Tetralogy of Fallot(VSD+PS) | Transposition of the freat arteries |
| Coarctation of the aorta | Patent ductus arteriosus* | Tricuspid atresia | Total anomalous pulmonary venous return |
| Aortic stenosis | Atrial septal defect(secundum)* | Ebstein anomaly | Truncus arteriosus |
| Mitral stenosis | Endocardial cushion defect* | Single ventricle with PS | Single ventricle without PS |
| Tricuspid stenosis | Partial anomalous pulmonary venous return | Transposition with PS | Hypoplastic left heart |
| Mitral regurgition | Aortopulmonary window | Double-outlet of RV with PS | Double-outlet of RV with PS |

※PS=pulmonary stenosis
* Pulmonary hypertension이 심하여 shunt가 역류할 때에는 cyanosis가 나타날 수 있다.

그림 14-13 선천성 심질환의 분류

### (1) 좌우 션트 병변(Left to right shunt lesions)

결손을 통한 션트의 방향과 양은 **결손의 크기**와 결손 양쪽의 **압력과 저항의 차이**에 의해서 결정된다. **심실사이막 결손이나 동맥관 열림증**과 같은 병변에서는 **결손의 크기와 온몸−폐순환 간의 혈관저항 차이에 의해서 션트 정도가 결정**된다. 태아기에는 결손이 큰 경우라도 높은 폐혈관 저항 때문에 유의한 좌우 션트가 일어나지 않지만, **출생 후**에는 폐혈관 저항 감소와 체혈관 저항 증가로 **좌우 션트가 증가**하게 되며, 션트양이 증가함에 따라서 폐혈류량 증가, 폐동맥압 상승, **왼심방과 왼심실의 용적부하**가 일어나게 된다. 동맥관 열림증에서는 심실사이막 결손과는 달리 확장기에도 션트가 지속되므로 왼심실 용적부담이 더 심하고, 확장기 혈압이 감소되어 심근 허혈 발생 가능성이 있다.

**높은 압력과 혈류량에 만성 노출된 폐순환계**는 폐세동맥의 조직학적 변화를 유발해서 **점차 폐혈관 저항이 상승**하게 되어 좌우 션트양은 감소하게 되고, **결국** 폐혈관 저항이 체혈관 저항보다 높아지게 되면 **우좌 션트를 보일 수도** 있다(Eisenmenger 증후군).

**심방사이막 결손**에서는 두 심방 사이 압력차이가 작아서 **결손 크기와 심방 및 심실의 상대적 탄성**(compliance)에 의해서 션트 방향과 양이 결정된다.

### (2) 청색증형(저산소증을 유발하는) 선천 심장병

#### ① 폐혈류량 감소와 우좌 션트가 같이 동반된 심장병

오른심실 유출로 협착과 큰 심실사이막 결손이 동반된 **팔로사징**을 들 수 있다. 전형적인 팔로사징은 심실사이막 결손이 충분히 커서 오른심실 유출로의 협착 정도에 따라서 우좌 션트 정도, 그에 따른 저산소증 정도가 결정된다.

갑자기 체혈관 저항이 감소하거나 우심실 유출로 협착이 심해질 때 우좌 션트가 증가하여 저산소증이 심해지고 과다호흡이 일어날 수 있다(무산소 발작). 빠른맥이 있거나 혈관 내 혈액량의 감소, 철결핍 빈혈이 있는 경우 무산소 발작이 잘 일어날 수 있다.

#### ② 대혈관 전위 혈류역학을 가진 심장병

대동맥의 산소포화도가 허파동맥의 산소포화도보다 낮으면 대혈관 전위의 혈류역학을 가졌다고 할 수 있는데, 이 경우 온몸순환과 폐순환의 혼합이 중요하다. **완전 대혈관 전위**에서는 체순환과 폐순환은 완전히 분리되어 있기에 양측 혈류 사이의 혼합량이 실질적인 유효 심장박출량이 된다. 폐혈관 협착이 동반되지 않은 경우 양쪽 혈류의 혼합이 충분하지 못하면 출생 직후 심한 저산소증을 일으키고, 혈류 혼합이 충분하면 저산소증은 심하지 않지만 심장기능상실을 유발 할 수 있다.

#### ③ 폐순환과 온몸순환이 서로 혼합되는 심장병

심방, 심실 또는 대혈관에서 폐정맥 환류와 체정맥 환류가 서로 혼합된 후 다시 폐혈류와 체혈류로 나누어지는 복합 심장병을 의미한다. 두 대혈관에서의 산소포화도는 원칙적으로 같으며 **단심방, 단심실, 총동맥줄기증, 전폐정맥 환류이상** 등을 들 수 있다.

대동맥의 산소포화도는 폐정맥 환류량과 체정맥 환류량의 비에 의해 결정된다. 폐동맥 협착이 동반되지 않은 단심실형 심장병에서는 폐혈류량과 체혈류량의 비는 혈관저항의 비에 의해 결정되어서 출생 후 폐혈관 저항이 감소하면서 왼심실의 용적부하 및 심장기능상실이 발생하게 된다(좌우 션트 병변과 유사한 혈류역학). 폐동맥 협착이 동반된 경우 팔로사징과 비슷한 혈류역학(청색증)을 보이게 된다.

### (3) 협착 질환군

협착 심장병은 **심실의 유출로 협착**과 **유입로 협착**으로 나눌 수 있다.

유출로 협착으로 심실은 압력부하를 받게 되고 일차적으로 심실비대가 일어나게 되고, 말기에 이르면 심실 확장이 발생한다. 왼심실 유출로 협착이 매우 심한 경우 동맥관을 통해서 온몸순환을 유지하게 되며 출생 후 동맥관이 막히면 심한 체혈류량의 감소로 대사산증, 왼심실기능상실이 발생하게 된다. 오른심실 유출로의 협착이 있으면 오른심실이 비후되고 타원구멍을 통한 우좌 션트가 일어난다.

승모판 협착, 세 칸 심장(cor triatriatum), 폐정맥 협착 등 왼심실 유입로 협착을 동반하는 심장병에서는 폐정맥압 및 폐동맥압이 상승해서 폐순환과 오른심실 기능에 영향을 준다. 오른심실 유입로 협착은 Ebstein 이상을 예로 들 수 있고, 우좌 션트로 저산소증이 나타날 수 있다. 삼첨판 폐쇄는 일반적으로 단심실과 같은 혈류역학을 보인다.

#### (4) 판막 역류 질환군

판막 역류가 있는 경우 역류된 혈액으로 인한 **용적 과부하**가 생기며 이로 인해 **심실의 확장**을 일으키고 **역류 판막 앞뒤 부분이 모두 확장**된다.

**① 방실판막 역류**

왼방실판막 역류는 판막이나 판막 부속기 이상에 의해 단독으로 발생하거나, 방실사이막 결손, 수정 대혈관 전위에 의한 삼첨판의 기형, 심실 꼭지근의 경색 등에 동반되어 발생한다. 일차적으로 왼심방과 왼심실의 용적 과부하를 일으키는데, 왼심방이 확장되면 심방 부정맥의 빈도가 증가하고, 왼심실이 확장되면 판막고리가 늘어나서 역류는 더욱 심해진다.

오른방실판막의 역류는 태아기나 출생 직후에는 높은 오른심실의 후부하로 현저할 수 있으나, 출생 후 오른심실 후부하가 감소함에 따라 역류도 점차 줄어드는 경향을 보인다.

**② 대동맥판 역류**

대동맥판 역류는 승모판 역류와 달리 왼심실 벽에 가해지는 부하가 높고, 대동맥 확장기압이 감소하여 심근 허혈 가능성이 높아진다.

**③ 폐동맥판 역류**

폐동맥판 역류가 단독으로 문제되는 경우는 매우 드물다. 오른심실 용적과부하로 오른심실이 확장되면 심실의 기계 전기 상호작용(mechanicoelectrical interaction)에 의해서 심실의 전기 생리를 변화시키고 심실 사이 상호작용에 의해서 왼심실의 기능도 저하시킨다. 따라서 운동능력 저하, 심실 부정맥 증가, 급사 등이 나타나게 된다.

## 4 비청색성 선천 심장병

### 1) 심실사이막 결손(Ventricular septal defect)★

심실사이막 결손은 이첨 대동맥판막(bicuspid aortic valve)을 제외하고는 가장 흔한 선천 심기형으로 단독으로 나타나거나 다른 심기형과 동반되어 나타난다. 선천 심장병의 25%를 차지한다.

#### (1) 분 류

심실사이막 결손은 여러 가지 분류법이 있으나 여기서는 오른심실 쪽에서 본 결손의 위치에 따라 분류〈그림 14-14〉에 따라서 막성, 근육, 대혈관판하 결손으로 나누어서 설명하겠다.

**① 막성 결손(Perimembranous VSD)**

막성 사이막과 이와 접하는 근육 사이막이 동시에 침범되며 가장 흔한 형태의 결손이다. 커가면서 자연 폐쇄되는 경우가 많다.

**② 근육 결손(Muscular VSD)**

결손의 모든 경계 부위가 완전히 근육 사이막으로 이루어져 있는 경우이다. 동양인은 드물다.

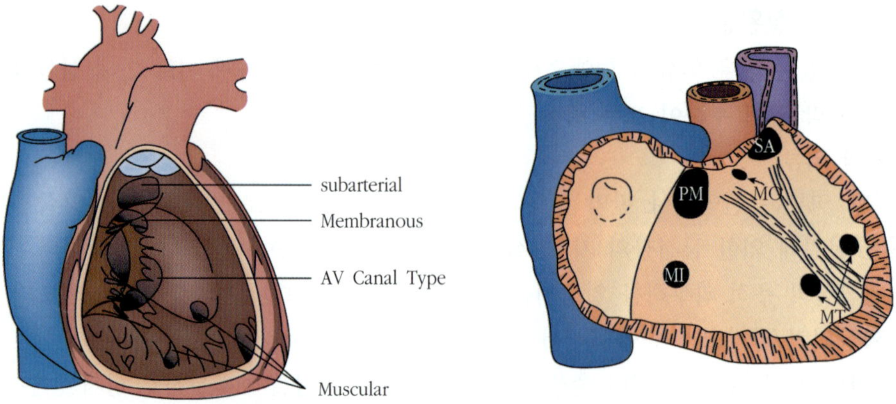


그림 14-14 **심실사이막 결손 분류.** PM : perimenmbranous VSD, M : muscular VSD, MI : muscular inlet, MT : muscular trabecular, MO : muscular outlet, SA : subarterial VSD

③ **대혈관판하 결손**(Subarterial VSD, doubly commited juxta-arterial VSD)

대동맥판 및 폐동맥판 직하부의 유출로 사이막을 침범한 결손으로 결손의 위쪽 경계가 대동맥판 및 폐동맥판으로 이루어져 있다. **동양인에서** 서양인에 비해서 **상대적으로 발생 빈도가 높고,** 연령이 많아짐에 따라서 **대동맥판 탈출로 인한 역류**(AR)가 발생하기 쉬워 크기가 작더라도 수술해야 한다.

### (2) 임상양상

수축기에 좌심실 혈류가 폐동맥으로 가게 되어 **좌심실 확장기 과부하**가 일어난다. **결손의 크기**와 폐혈관저항과 체혈관저항의 비에 따라서 **션트양**이 결정되고, 이에 따른 폐혈류량과 폐동맥 압력에 따라서 임상양상이 달라진다.

① **작은 결손의 경우**

- 션트양이 적고 정상 폐동맥압력을 보이고 무증상이다.
- 심장잡음은 강도 4/6 정도의 **범수축기 잡음(harsh, loud)**으로 막성결손은 흉골좌연 하부, 대혈관판하 결손은 흉골좌연 상부에서 가장 강하게 들리고 **흔히 떨림(thrill)**을 촉진된다.
- 가슴 X선 사진과 심전도는 정상 소견이다.
- 결손의 35~50%는 자연 폐쇄된다.

② **중등도 크기의 결손인 경우**

- 출생 후 폐혈관 저항이 감소함에 따라 폐혈류량이 증가되어 생후 2~3개월경부터 가벼운 심부전 소견을 보일 수 있다.
- 좌측 흉골연에서 진전을 동반한 범수축기 잡음이 들리고 $P_2$가 정상이거나 항진되어있다.
- 심전도상 좌심실 비대 소견이며 흉부 X선 사진에서 심장이 약간 커져있다.

③ **큰 결손인 경우**

- 생후 3~4주 경부터 **심부전 증상**을 보이고 점차 심해진다. 호흡곤란, 수유장애, 성장불량, 과다땀남, **반복 호흡기 감염**등을 보인다.

- 왼쪽 전흉부의 움직임의 증가를 보이고, 청진에서 **범수축기 심장잡음이 중등도 결손보다 약하게 들린다.**
- 폐동맥 압력 증가로 **P2가 항진**되어 있다.
- **심장끝 확장기 잡음(apical mid-diastolic, rum bling murmur)**은 승모판을 통한 혈류 증가에 의하며, 폐동맥과 체동맥 혈류량의 비가 2 : 1 이상(**Qp : Qs ≥2 : 1**)임을 나타낸다.
- 가슴 X선 사진에서 **심장비대와 폐혈관 음영이 증가**되어 있고, 심전도에서 **양심실 비대** 소견을 보인다.
- 심장도관삽입은 폐혈관 질환이 의심될 때, 임상소견과 검사결과가 일치하지 않을 때 등에 시행하여 션트량, 폐동맥 압력, 폐혈관 저항 등을 측정할 수 있다.〈그림 14-15〉

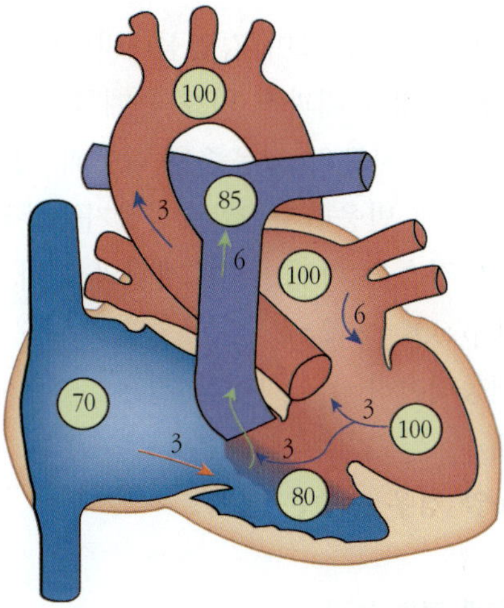


그림 14-15 **심실사이막 결손.** 원 안의 숫자는 산소포화도(%)를 의미하고, 화살표 옆의 숫자는 혈류량(L/min/m2)을 나타낸다. Qp : Qs는 2 : 1이다.

### (3) 경 과

#### ① 작은결손

- **작은 결손의 30~50%**는 연령이 증가함에 따라(흔히 생후 2년 동안, **대부분 4세 이전**) **자연폐쇄**된다. 작은 근육 결손이 막성 결손에 비해서 자연폐쇄가 잘 된다(~80% vs. ~35%).
- **대혈관판하 결손은** 작은 결손이라도 자연폐쇄되지 않고 결국 대부분(50~90%)에서 **대동맥판막 기능부전이 발생**한다.

#### ② 큰 결손

- 중등도 결손이나 큰 결손은 결손의 크기가 작아지거나 완전 폐쇄되는 경우가 드물게 있긴 하지만 자연폐쇄 되는 경우는 흔하지 않다.
- **큰 결손**을 가진 환자는 반복되는 호흡기 감염과 심장기능상실을 보이는데, 폐혈류량의 증가로 폐혈관의 구조가 변하여 **폐동맥 고혈압이 생긴다.** 이런 상황이 지속되면 결국 **폐혈관 폐쇄 질환(Eisenmenger syndrome)**이 발생할 수 있다.

③ 그 외

- 소수의 환아에서 후천적으로 발생하는 **깔대기 협착(acquired infundibular pulmonary stenosis) 이나 우심실 양분증(double-chambered RV)**으로 좌우션트량이 줄어들거나 우좌션트가 일어날 수 있다. 이런 경우 Eisenmenger 증후군과 감별해야 한다.
- 대동맥판 탈출로 인해서 **대동맥판 역류**가 생길 수 있는데, 특히 대혈관판하 결손에서 흔하고, 막성 결손에서도 발생할 수 있다.
- 무증상의 작은 결손이라도 **감염심내막염**이 발생할 수 있기에 치과 시술 등에서 예방적 항생제 투여가 필요하다.

### (4) 치 료

작은 결손은 수술 치료의 적응이 되지 않으며 감염심내막염의 예방 이외 특별한 치료가 필요하지 않다. 큰 결손은 울혈성 심부전에 대한 내과적 치료와 폐혈관 질환 발생(Eisenmenger syndrome)을 예방하는 것이 치료의 목표로 수술치료의 적응증은 다음과 같다.

① 연령에 관계없이 내과적 치료에 반응하지 않는 심장기능상실
② 폐동맥 고혈압을 동반한 큰 결손을 가진 6~12개월의 영아
③ 24개월 이상의 소아에서 Qp : Qs > 2 : 1
④ 결손 크기와 상관 없이 대동맥판하 심실사이막 결손
⑤ 폐동맥 협착이 진행 될 때

**다만, Eisenmenger syndrome일 경우 수술은 금기**

### (5) Eisenmenger 증후군(폐혈관 폐쇄 질환)

심실사이막 결손 환아에서 **폐혈관 질환(허파 세동맥의 비가역 폐쇄성 변화) 발생의 결과**로 안정시 또는 운동시 **우좌션트가 발생**하여 청색증이 발생하는 것을 말한다.

Eisenmenger physiology는 **폐혈관저항 >12 Wood units** 또는 **폐혈관저항－체혈관 저항 ≥1.0**인 경우로 정의하며 이런 경우 수술의 금기증이 된다.

심실사이막 결손에서는 만 1세 이전 수술을 하면 Eisenmenger 증후군으로 진행하는 경우는 드물지만, 방실사이막 결손, 완전대혈관 전위, 대동맥폐동맥 창, 총동맥줄기증 등은 영아기에 나타날 수 있다.

① 임상양상

- 폐혈관 저항이 증가함에 따라 **좌우션트량은 감소하여 왼심실기능상실 증상이 없어지면서 호전**을 보이지만, 폐혈관 병터가 더욱 진행되면서 **우좌 션트가 발생하여 청색증**이 나타나고 운동성 호흡곤란을 보인다. 이후 삼첨판 역류와 **오른심실기능상실, 가슴통증, 두통, 실신, 객혈,** 뇌고름집, 감염심내막염 등의 합병증이 발생할 수 있다.
- 청진에서는 **제 2심음이 크게** 들리고, 삼첨판 역류에 의한 범수축기 잡음과 폐동맥판 역류에 의한 확장기 잡음을 들을 수 있다. 심전도에서는 **현저한 우심실비대** 소견을 보인다.

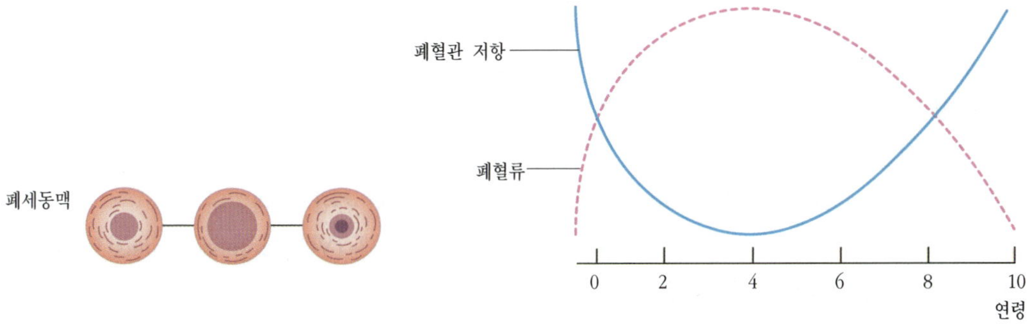


그림 14-16 심실큰 심실 중격 결손에서 Eisenmenger 증후군으로 진행되어 가는 과정



② 치 료

- Eisenmenger 증후군은 수술은 금기이고 심실기능상실, 저산소증, 적혈구증가증 등에 대한 대증요법을 해준다. 심폐이식 또는 양쪽 폐이식 수술만이 유일한 치료 방법이다.

## 2) 심방사이막 결손(Atrial septal defect)

심방사이막 결손은 좌우 심방 사이막에 결손이 있는 경우를 말한다. 열린타원구멍(patent foramen ovale, PFO)은 왼심방쪽에서 타원구멍을 막고 있는 첫째사이막(primum septum)에 결손이 없는 점에서 심방사이막 결손과 구별된다.

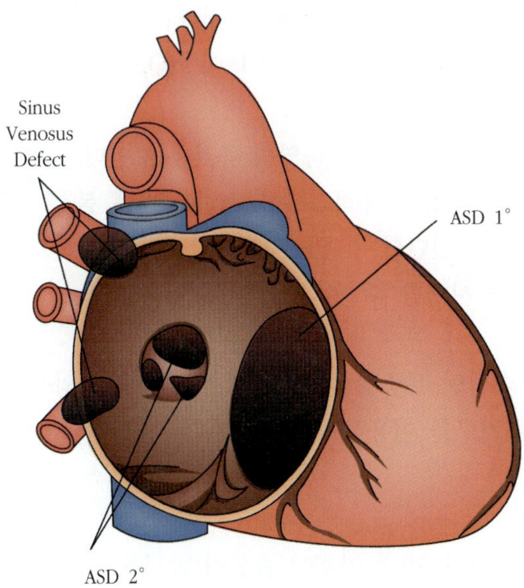


그림 14-17 심방사이막 결손의 위치

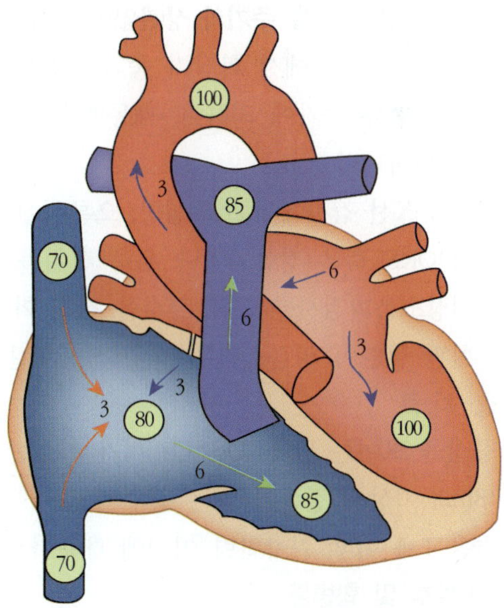


그림 14-18 심방사이막 결손. 원 안의 숫자는 산소포화도(%)를 의미하고, 화살표 옆의 숫자는 혈류량(L/min/m2)을 나타낸다. Qp : Qs는 2 : 1이다.

### (1) 분 류

#### ① 심방사이막 결손에는 세 가지 형태가 있다.

- **첫째구멍 결손**(ostium primum) : 심장속막 융기(endocardial cushion)의 결손에 의하여 발생한다.
- **둘째구멍 결손**(ostium secundum) : 중격 중앙 부위(m/c), 타원오목(fossa ovalis)을 덮고 있는 첫째사이막(septum primum)의 결손에 의하여 발생하는 **가장 흔한 형태**이다.
- **정맥굴 결손**(sinus venosus) : 위대정맥(SVC)이나 아래대정맥(IVC), coronary sinus 인접부에 생기며 부분 폐정맥 환류이상이 잘 동반된다.

### (2) 둘째구멍 결손(Ostium secundum defect)

타원구멍 부위의 결손으로 발생하고 여자에서 흔히 발생한다(3배). 단독 둘째구멍 심방사이막 결손은 선천심장병의 7% 정도로 흔하지만, 부분 폐정맥 환류 이상, 승모판 탈출증, Holt-Oram 증후군 등과 함께 생길 수 있다. 좌우 단락의 정도를 결정하는 주된 요소는 우심실의 탄성 및 체-폐순환의 혈관저항이다.

#### ① 증상 및 검사소견

- 대개는 무증상으로 우연히 심장잡음으로 발견되는 경우가 흔하다.
- 심부하는 주로 우측 심장에 가해지므로 대동맥과 좌심실의 크기는 정상이고 우심실 거상을 보인다.
- 흉골좌연 상부에서 2～3/6도의 수축기 박출잡음(∵허파동맥으로 가는 혈류량 증가)이 들리며 **제 2심음은 호흡 주기와 상관없이 넓게 고정적으로 분열**되어 들린다(widely split and fixed S2).
- 흉골좌연 하부에서 확장기 중기 잡음(mid-diastolic rumbling murmur)이 들리는 경우 삼첨판을 통한 혈류 증가에 의하며, 폐동맥과 체동맥 혈류량의 비가 최소한 2:1 이상(Qp : Qs ≥2 : 1)임을 나타낸다.
- 가슴 X선 검사에서 오른심방, 오른심실 확대와 허파동맥 혈관 음영의 증가를 보인다. 심전도에서 QRS 축은 정상이거나 우축 편위를 보이고 오른심실 용적과부하 소견(rsR')을 볼 수 있다.
- 심장초음파검사를 통해 결손을 직접 확인함으로써 진단할 수 있는데, 진단이 불확실하거나 폐혈관 질환이 의심스러운 경우 심장도관삽입술을 시행할 수 있다.

#### ② 치 료

증상을 보이는 환아, Qp : Qs 비가 최소한 2 : 1 이상인 무증상 환아, 상당한 좌우 션트양을 동반한 8mm 이상의 결손이 있는 경우 수술 또는 폐쇄 기구를 이용하여 결손 부위를 막아준다. 선택적 시술은 1세 이후 취학연령 이전에 해준다.

#### ③ 예후 및 합병증

작은 결손(특히 <3mm)은 자연 폐쇄가 가능하다. 대개 20대 이후에 증상이 발생하고 피로, 운동 못견딤증, 심방 부정맥 등이 나타날 수 있다. 후기 문제로 심실기능부전, 심방 잔떨림, 드물게 폐혈관 폐쇄 질환을 들 수 있다. 감염심내막염의 빈도는 매우 낮아서 예방적 항생제 요법이 필요하지 않다.

## 3) 방실사이막 결손(Atrioventricular septal defect)

### (1) 심장속막 융기 결손 또는 방실관 결손

발생학적으로 심장속막 융기와 방실사이막이 융합하는 과정의 장애로 아래 심방사이막과 위 심방사이막, 승모판 및 삼첨판의 사이막 첨판(septal leaflet) 형성에 장애를 보이는 질환군이다.**〈그림 14-19〉 다운 증후군** 등 염색체이상 증후군에 동반될 수 있고, 지라없음증과 여러지라증에서 자주 동반된다.

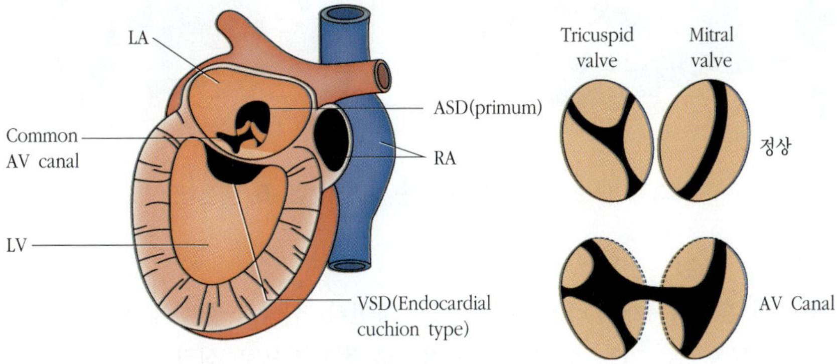


그림 14-19 **완전 방실중격 결손과 AV valve**

**① 분 류**

- 부분형 : 승모판과 삼첨판으로 분리되어 있고 첫째구멍 심방사이막 결손과 승모판 전방 틈새로 구성되어 있다.
- 완전형 : 심실과 심방 사이에 큰 결손이 있고 공통방실판에 의해 심방과 심실로 나뉜다.
- 이행형(transitional varieties)

**② 부분 방실사이막 결손**

**❙ 증 상**

- **션트양과 방실판 역류 정도**에 의해서 증상이 결정된다.
- 승모판역류가 심하지 않으면 둘째구멍 심방사이막 결손의 임상증상 및 경과와 유사하고, 승모판역류가 심한 경우 영아기부터 심장기능상실 증상이 나타난다.
- 흉골좌연 상부에서 수축기 박출 잡음과 승모판 역류로 인한 범수축기 심잡음(심장끝)을 들을 수 있다.

**❙ 검사소견**

- X선 상에서 우심방 및 양심실 비대로 인한 심확대를 관찰할 수 있다.
- 심전도에서 **QRS 좌축편위**(−30°～−150°)가 특징이며 오른심실비대 소견을 보인다.

**❙ 치료 및 예후**

- 치료 : 우심방으로부터 심방중격결손을 통하여 승모판 틈새를 봉합하고 심방중격 결손도 막아준다.
- 예후 : 일반적으로 무증상이지만 승모판 폐쇄부전이 심할 경우 문제가 된다.

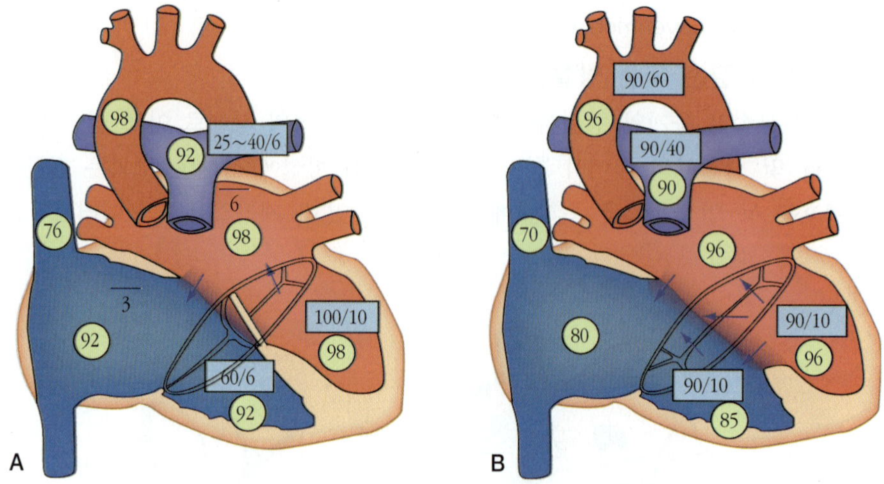


그림 14-20 방실사이막 결손. A, 부분형. B, 완전형.

### ③ 완전 방실사이막 결손

**다운증후군에 특히 흔하며 4개의 chamber가 모두 통한다.** 심방과 심실에서 좌측에서 넘어오는 혈액이 있어 결국에 LV쪽으로 가는 혈액이 많아지므로 전체적으로 심장이 커진다.

**▌임상양상**

- 영아기 초부터 심장기능상실 및 반복 호흡기 감염 증상을 보이고 발육부전이 동반된다.
- 흉골좌연 상부의 수축기 박출잡음과 흉골좌연 하부와 심장끝의 확장기 중기 잡음이 들리고, 제2심음은 넓기 분리되며 $P_2$가 항진되어 있다.

**▌검사소견**

- X선 검사상 심방 및 심실의 비대로 심장이 커보이며 폐혈관 음영이 증가되어 있다.
- 심전도는 **QRS 좌축편위**되어있고 오른심실비대 또는 양심실비대, 오른심장앞 유도(V1, V3R)에서 rsR'형을 보인다.
- 심장초음파검사를 통해 확진이 가능하다.
- 심장도관삽입술 및 심장 혈관촬영술에서 왼심실 조영시 **"goose-neck"** 모양의 왼심실 유출로를 볼 수 있다.

**▌치 료**

- 치료 : 생후 6~12개월에서도 폐혈관 질환이 발생할 수 있기 때문에, 대개 2~6개월 경에 심방, 심실 결손부위를 막고 방실판막을 재건하는 수술을 시행한다.

## 4) 동맥관 열림증(Patent ductus arteriosus)

만기출생아는 대부분(약 90%) 출생 48시간까지는 기능적으로 동맥관이 닫히게 되는데, 생후 수일이 지나도 동맥관이 열려 있는 경우 비정상으로 폐혈관 저항이 감소하면서 좌우 션트가 발생하게 된다(LV diastolic overload 발생). 여아(2배), **미숙아, 고산지내에서 태어난 신생아, 모체의 임신초기 풍진 감염**시 발생 빈도가 증가한다.

### (1) 임상 증상 및 검사소견

① 증상 : 가벼운 경우 증상이 없고, 동맥관 열림이 큰 경우 영아기부터 심부전, 기침, 하기도 감염, 무기폐 증상이 나타날 수 있다.

② 이학소견 : 흉골좌연 상부에서 **연속 기계적 잡음(continuous machinery murmur), 넓은 맥박압(40mmHg 이상), 도약맥박**을 보인다.

③ 검사소견 : 가슴 X선에서 왼심방과 왼심실, 오름대동맥 및 허파동맥이 커져 있고 폐혈관 음영의 증가를 보인다. 심전도는 왼심방 및 왼심실 비대 소견을 보일 수 있다(폐 고혈압증이 현저할 때는 오른심실비대 소견이 잘 나타난다).

심장초음파 검사로 동맥관을 확인할 수 있으며 심장도관삽입술로 진단과 치료가 가능하다.

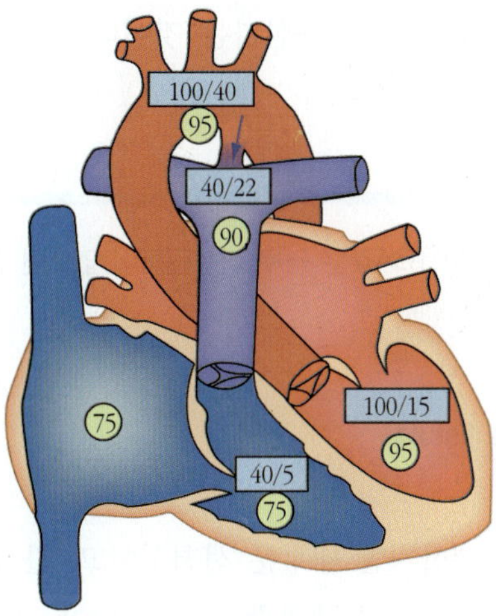


그림 14-21 동맥관 열림증

### (2) 치 료

심잡음이 들리는 동맥관열림증은 **크기나 증상과 무관하게 수술적 또는 기구를 이용(coils, umbrella-like device)한 폐쇄**를 한다. 무증상 환자에서 동맥관 폐쇄는 1세 이전에 시행하는 것을 선호한다.

### (3) 예후 및 합병증

영아기 이후에 동맥관 자연 폐쇄는 극히 드물고, 동맥관이 작은 경우에도 감염심내막염의 위험이 있다. 동맥관이 큰 경우 조기에 심부전 증상을 보이며 치료가 지연되면 Eisenmenger 증후군으로 진행할 수 있다. 드물게 혈색전증, 동맥자루 등을 유발할 수 있다.

### (4) 미숙아의 동맥관 열림증

① 개요 : 미숙아는 동맥관의 폐쇄가 지연되는데, 특히 호흡곤란 증후군이 동반되는 경우, **저산소증**, 산증, 혈관수축에 따른 폐혈압 증가, 저혈압, **폐 미숙, 프로스타글란딘의 분비** 등으로 폐쇄가 지연된다. 해부학적인 결손이 아니라 성숙과정에 문제가 있는 것이다.

② 증상 : 유리질막병이 동반된 경우 흔히 동맥관 폐쇄가 지연되는데, **유리질막병이 호전되는데**도 불구하고 **지속 무호흡, 심장끝의 과역동, 넓은 맥박압, 도약맥박,** 수축기 또는 연속 **잡음, 동맥혈액 $PCO_2$ 상승, 산소의존도 증가,** 간비대, 가슴 X선에서 심장비대 및 폐혈관 음영 증가 등을 보이면 동맥관 열림증의 가능성을 꼭 생각해야 한다.

③ 치료 : 이뇨제, 수분 제한 등의 **지지요법**을 시행하고, 폐쇄가 지연되거나 증상의 호전이 없는 경우 약물치료(**indomethacin**이나 ibuprofen)로 프로스타글란딘의 합성을 억제한다. 약물치료에도 반응이 없으면 **수술**적 치료를 한다.

④ 만삭아와는 다르게 미숙아는 LV의 힘이 후세하지 않아 전형적인 연속성 심잡음이 나타나지 않는다. 대신 수축기 심잡음이 생긴다. 유리질막병이 동반된 경우는 폐혈관저항이 높아 심잡음음이 나타나지 않다가 유리질막병이 호전되는 시기에서야 심잡음이 나타나게 된다. 미숙아 PDA의 가장 큰 특징은 **약물치료에 반응**한다는 것이다.

참고하세요

Pulmonary stenosis, 심한 TOF, simple TGA같은 경우 좌우단락이 없으면 생존할 수 없으므로 PGE1을 투여하여 동맥관을 유지해야 한다.

## 5) 동정맥 샛길(Arteriovenous fistula)

### (1) 체순환 동정맥 샛길

외상이나 혈관 천자 등으로 발생하지만 대부분 선천성이고, **간**과 **뇌**에서 제일 흔하다. 모세혈관 없이 동맥에서 정맥으로 직접 연결되어서 체혈관 저항이 낮아지므로 복귀정맥혈(venous return)이 증가되어 심장박출량이 증가하고 심하면 심부전이 생긴다.

### (2) 심장동맥 샛길

**심장 동맥**의 선천 기형 중 가장 빈번한 것으로 심장동맥이 샛길을 통해서 심방, 심실, 허파동맥 등으로 직접 연결되는 경우로 대부분 오른심장으로 연결된다. 대개 환자는 무증상이나, 증상으로는 운동성 호흡곤란, 피로, 울혈 심장기능상실, 심근허혈, 심근경색증, 급사 등이 있다. **동맥관 열림증과 유사한 연속 잡음**이 전흉부에서 잘 들린다. 션트양이 많거나 심내막염, 동정맥 샛길 파열, 심근경색 등의 위험이 있는 경우 수술을 하거나 중재 심장도관삽입술을 통한 색전술로 치료한다.

### (3) 폐동정맥 샛길

온몸순환 동정맥 샛길과 달리 혈류의 증가는 없으나 산소 농도가 낮은 혈류가 폐정맥에 유입되므로 청색증과 가락곤봉증을 볼 수 있다. 합병증으로 뇌고름집, 심내막염, 객혈 등이 발생할 수 있다. 가슴 X선 사진에서 정상 심장크기를 보이며 다양한 크기의 둥근 음영이 폐야에서 보인다. 허파동맥조영술이나 조영 심초음파 검사를 이용하여 확인할 수 있다. 국소적인 병터는 수술할 수 있으나 흔히 병터가 광범위하여 수술이 불가능하다. 혈관을 선택적으로 막아 치료하는 방법도 사용된다.

## 6) 폐동맥판 협착(Pulmonary stenosis)

### (1) 분 류

① 판막형(80%, 전체 선천심질환의 7～10%) : 판막이 서로 유착하여 두꺼운 돔모양의 막을 이룸 Noonan syndrome에서 잘 동반될 수 있다.

② 판막 하부형(누두부형, infundibular type) : 단독으로 발생하는 경우는 드물다. 심실 중격 결손과 동반하여 TOF로 나타나는 경우가 흔함

③ 판막 상부형 : 풍진 증후군이나 Williams 증후군과 잘 동반된다.

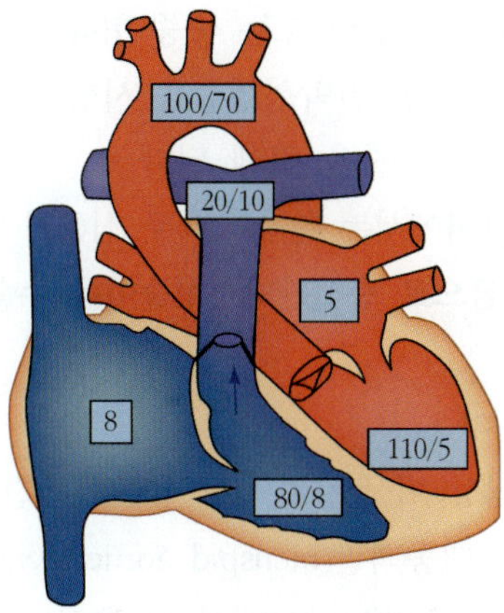


그림 14-22 폐동맥판 협착

### (2) 임상양상

① 증 상

경증이나 중등도의 협착은 특별한 증상을 보이지 않지만, 중증의 협착인 경우 우심부전으로 간비대, 말초부종, **운동성 호흡곤란** 등을 보인다. 아주 심한 경우 실신할 수 있다. 신생아 또는 어린 영아에서 임계 폐동맥판 협착(critical PS)이 있는 경우 우심부전 증상과 함께 타원구멍을 통한 우좌 션트로 청색증을 보인다.

② 청 진

전형적인 청진소견은, **수축기 박출째깍음(ejection click) 후 수축기 박출잡음과 제 2심음이 분열**되어 들린다. 협착이 진행됨에 따라서 판막의 움직임이 제한되게 되어 째깍음은 안들리게 되고, 수출기 박출잡음은 커지고 길이가 길어지며 제 2 심음은 약화되고 넓게 분열되어 들린다.

제 2심음이 분열되어 ASD와 헷갈릴수 있다. 하지만 PS는 판막이 열리는 소리인 ejection click이 있고, 호흡에 따라 RV로 들어오는 혈액량이 변하므로 제 2심음의 고정성 분열이 아니다.

③ 검사소견

가슴 X선 검사에서는 협착 정도에 따라 정상, 우심실비대 또는 허파동맥 **협착후 확장**을 보일 수

있다. 심전도에서 다양한 **우심실비대 소견**이 나타나고, 협착이 심한 경우 P파도 높고 뾰족해진다. **V1에서 상향 T파**(6∼8세까지 소아에서는 V1에서 하향 T파를 보인다), 높은 R파 등을 볼 수 있다.

심장초음파 검사를 통해 협착 부위를 알 수 있으며 Doppler 검사로 폐동맥판 협착 전후의 압력차를 알 수 있다. 심장도관삽입은 진단 목적 보다는 풍선 판막 성형술을 위해서 시행한다.

- Bernoulli 공식(**압력차 mmHg = 속도2 × 4**)을 이용하여 압력차를 구하는데, 폐동맥 판막을 지나는 혈류 속도가 3m/sec인 경우 압력차는 32 × **4** = 36mmHg가 된다.
- 우심실과 폐동맥의 압력차 10∼30mmHg, **30∼60mmHg,** >60mmHg를 기준으로 경증, **중등도,** 중증 협착으로 나눈다.

### (3) 치 료

경증인 경우 수술이 필요하지 않다. **중증도** 또는 중증 **협착 시에는 풍선 판막 성형술** 또는 판막절개술을 시행한다. 대부분 1차적으로 풍선 판막성형술을 시행하고, 시술에 실패하거나 판막이 매우 두껍고 심한 형성이상을 보이는 경우 수술을 하게 된다.

**임계 폐동맥 협착**(critical PS) **신생아**에서는 협착이 아주 심하기 때문에 **프로스타글란딘 E(PEG E)**★를 주면서 동맥관을 열어 두고 **응급으로 풍선판막성형술이나 수술**을 시행한다.

## 7) 대동맥판 협착(Aortic stenosis)

왼심실 유출로에 협착이 있는 심장 이상으로 서양인에서는 전체 선천 심장병의 5%를 차지하나 동양인에서는 빈도가 낮다. 이판성 대동맥판(bicuspid aortic stenosis)은 가장 흔한 선천심장병으로 성인의 ∼2%에서 보이고, 대동맥판 협착은 남아에서 더 흔하다(3배). 협착 부위 위치에 따라서 **대동맥판 협착, 판막밑 대동맥 협착, 판막위 대동맥 협착**으로 분류하고, 대동맥판 협착이 가장 흔하다. 판막위 대동맥 협착은 Williams 증후군과 동반되서 나타날 수도 있다.

### (1) 임상양상

#### ① 증 상

협착이 심하지 않으면 대부분 증상이 없고 정상적인 성장 발달을 보인다. 협착이 심한 경우 운동성 호흡곤란, 가슴통증, 실신이 나타날 수 있고 급사의 원인이 될 수 있다. 협착이 매우 심한 경우(임계 대동맥판 협착) 좌심부전, 심장박출량 감소로 심장비대, 폐울혈, 팔다리 맥박 약화, 창백한 피부 등을 보일 수 있다.

#### ② 이학적 소견

**흉골우연 상부에서 수축기 박출잡음**이 들리고, 왼심실 기능이 유지되는 한 협착이 심할수록, 잡음은 더 커지고 길어진다. 잡음은 목, 흉골좌연 정중부로 방사하고 목아래패임에서 떨림(thrill)을 보인다. 협착이 심하지 않은 경우 수축기 박출째깍음(ejection click)을 들을 수 있다.

#### ③ 검사소견

가슴 X선 사진에서 심부전이 없는 한 심장크기는 대개 정상이고 판막 협착의 경우에는 오름대동맥이 늘어나 보일 수 있다. 협착의 정도와 **심전도 소견**이 항상 일치하지는 않지만, **심한 협착이 지속되는 경우 왼심실 비대 및 긴장**(왼심장앞 유도에서 T파 하향)을 보일 수 있다. 심장초음파 검사상 두꺼워진 대동맥판막을 관찰할 수 있으며 대동맥판막은 이첨판막인 경우가 많다. 오름대동맥이 늘어나며 도플러를 이용하여 혈류 속도를 측정하여 판막 협착 정도를 알 수 있다.

#### (2) 치 료

**중등도 이상의 협착**이 있는 경우 진행하는 좌심부전, 실신, 급사를 예방하기 위해서 **풍선 판막성형술**을 시행한다. 대동맥판막 기능부전이 있거나 판막밑 협착인 경우, 판막밑 또는 판막위 협착과 동반된 대동맥판 협착, 풍선 판막성형술에 실패하는 경우 등은 판막절개술, Ross 수술 등의 **외과 치료**를 할 수 있다. 풍선 확장술이나 수술을 통해 협착이 호전되어도 **심내막염에 대한 예방적 항생제 치료**가 필요하다.



### 8) 대동맥 축착(Coarctation of the aorta, CoA)

대동맥활을 지나 내림 대동맥으로 이행하는 부위, 특히 동맥관이 붙는 근처(juxtaductal)가 좁아지는 심장이상〈그림 14-23〉으로 **터너증후군**에서 흔히 동반되며 아래의 두가지 군으로 나눈다.

- **단순 대동맥축착** : 다른 동반 기형이 없지만 대동맥판은 이첨판막(bicuspid valve)인 경우가 많다. 성인이 되어서 발견되는 경우가 많고 남아에서 흔하다.
- **복잡 대동맥축착** : 왼심실 유출로 여러 부위의 협착, 심실사이막결손, 양대혈관 우심실기시, 대혈관 전위 등의 다른 심장 기형과 동반되는 형태로 대동맥 잘룩(aortic isthmus)이 좁은 경우가 많다. 남녀의 빈도가 비슷하다.

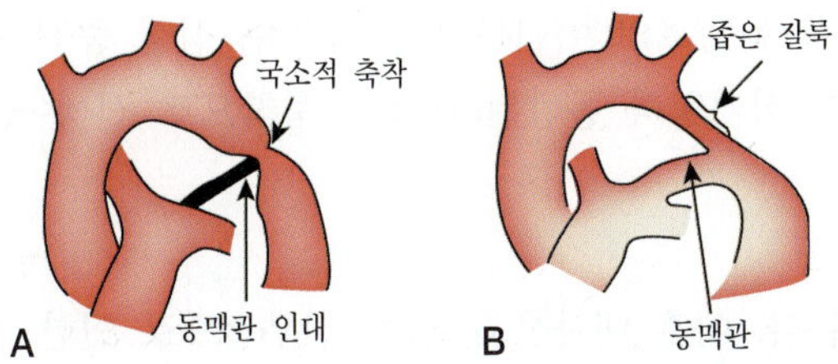


그림 14-23 **대동맥축착**. A, 단순 대동맥축착. B, 복잡 대동맥축착.

#### (1) 단순 대동맥 축착(Simple CoA)

왼심실의 압력과부하로 좌심실 비대가 생기며 좁아진 부위의 아래로 혈류를 공급하기 위하여 오름대동맥의 분지에서 여러 곁동맥(collateral arteries)이 발달한다. 축착 몸쪽 부위의 팔과 뇌동맥의 고혈압을 보인다.

##### ① 임상양상

- 소아기에는 심한 대동맥 축착 외에는 대부분 증상이 없이 잘 지낸다. 나이가 많아지면서 운동 후 다리의 쇠약이나 통증을 호소할 수도 있다.

- 합병증으로 고혈압 뇌병증, 뇌출혈, 심내막염, 대동맥 박리 등이 발생할 수 있다.
- 영아에서는 빈호흡, 발육장애, 반복되는 호흡기 감염, 심부전 등이 발생한다.
- 전형적인 진찰소견은 **팔과 다리 혈압과 맥박의 불일치**이다. 다리 맥박이 약하거나 만져지지 않고, 팔과 목동맥의 도약맥박을 보인다. 정상적으로 넙다리 동맥 맥박이 노동맥(radial a.) 맥박보다 먼저 만져지지만, CoA환자에서는 동시에 만져지거나 노동맥 맥박이 먼저 만져진다(**radial -femoral delay**).
- **팔의 혈압이 다리 혈압에 비해 높고** 대부분 고혈압(>95 percentile)을 보인다.
- 동맥관열림증이 동반되거나 동맥관이 아직 닫히지 않은 신생아에서 심한 축착시 차이 청색증(differential cyanosis)를 보일 수 있다.

② 검사소견

- 가슴 X선 검사에서 대개 심장크기는 정상이고, **대동맥 축착 부위 앞뒤로 대동맥이 늘어나 3자형**의 그림자를 보인다. 곁 동맥이 늘어나 갈비뼈의 아래 경계를 따라서 패임(rib notching)을 볼 수도 있다.
- 심전도상 좌심실 비대 소견이 나타난다.
- 심장초음파 검사, CT나 MRI 검사를 통해서 대동맥 축착부위의 구조 밑 동반 기형을 확인할 수 있다.
- 심장도관삽입술은 진단 목적만으로는 시행하지 않고 풍선확장술시 사용한다.

③ 치 료

진단되면 가능한 빨리 수술이나 도관을 이용한 치료(balloon angioplasty, stenting)를 시행한다.

#### (2) 복잡 대동맥 축착(Complex CoA)

복잡 대동맥 축착은 좌심실 유출로의 여러부위에서 협착, 심실 중격 결손, 양대혈관 우심실 기시, 대혈관 전위 등의 중요한 심기형과 동반된 대동맥 축착으로 신생아, 영유아기에 심한 증상을 보인다.

① 증 상

대부분 심한 심부전을 겪는다. 이후 대사산증, 급성 신부전으로 인한 핍뇨, 위창자관 허혈, 쇼크도 나타날 수 있다.

② 치 료

진단 즉시 프로스타글란딘 E를 투여하여 동맥관 열림을 유지하면서 기계적 환기 등 대증요법을 하면서 상태를 안정시킨 후에 수술을 시행한다.

### 9) 에브스타인 이상(Ebstein anomaly)

**삼첨판이** 정상보다 **오른심실 아래쪽에 부착**되어 있는 병으로 삼첨판이 오른심실 심근으로부터 분리되는 과정의 이상에 의해 발생한다. 삼첨판의 대부분 **삼첨판 역류**가 동반되고, 열린 타원구멍이나 심방사이막 결손을 동반한다.〈그림 14-24〉

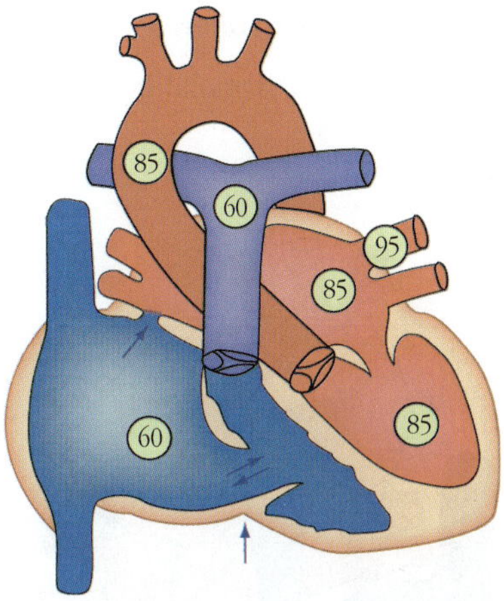


그림 14-24 Ebstein 이상. 삼첨판이 하방(심장끝 가까이)으로 붙어 있다(↑표).

삼첨판의 전위 정도와 동반된 협착 및 역류, 오른심실 유출로 협착의 정도에 따라 증상이 다양하게 나타난다. 전위가 심할수록 일찍 증상이 나타나며 허파로 가는 앞방향 혈류가 감소하거나 아주 없어진다.

일부에서는 신생아기 폐혈관 저항이 낮아지면서 증상이 호전되기도 한다. 20~30%에서는 **심실위 빠른맥, 월프-파킨슨-화이트 증후군**(WPW syndrome)을 볼 수 있다. 말발굽리듬(gallop rhythm)을 들을 수 있고 삼첨판역류로 인한 범수축기 잡음을 흉골좌연에서 들을 수 있다.

가슴 X선 검사에서 심장이 크고 둥글며 폐혈관 음영이 감소되어 있는 소견을 보인다. 심전도에서 높고 넓은 P파, PR 간격의 연장, 완전 또는 불완전 **오른방실 다발갈래 차단(RBBB), 월프-파킨슨-화이트 증후군, 심실위 빠른맥, 심방된떨림, 심방잔떨림** 등이 나타날 수 있다. 심장초음파로 삼첨판의 전위, 늘어난 오른심방과 심방화된 오른심실(atrialized ventricle)을 볼 수 있다.

판막의 협착 및 역류의 정도, 오른심실의 기능 정도에 따라 치료가 달라진다. 판막의 이상 정도가 경미한 경우에는 부정맥이 문제가 된다. 증상이 있는 환자에서는 삼첨판 고리성형술이나 판막대치술 등을 시행한다.

## 5 청색성 선천 심장병

### 1) 팔로사징(Tetralogy of Fallot, TOF)

팔로사징은 **영아기 이후**에 보는 청색성 선천 심장병 중 가장 높은 빈도를 보이며, 전체 선천 심장병의 5~7%를 차지한다(신생아 시기에 많이 진단되는 청색증 심질환은 TGA).

#### (1) 해부 및 병태생리학

① 해부학적 특징 : 팔로사징은 네 가지 해부학적 이상을 가진다. 특징적인 해부학적 소견은 **유**

**출로 사이막(깔대기 사이막)이 앞위 편위(anterior-superior deviation)**되어 비후되어 있는 점이며, 이로 인하여 폐동맥판막밑 유출로의 협착, 이상정렬(malalignment type)의 심실사이막 결손 및 대동맥 걸침이 발생한다.〈그림 14-25〉

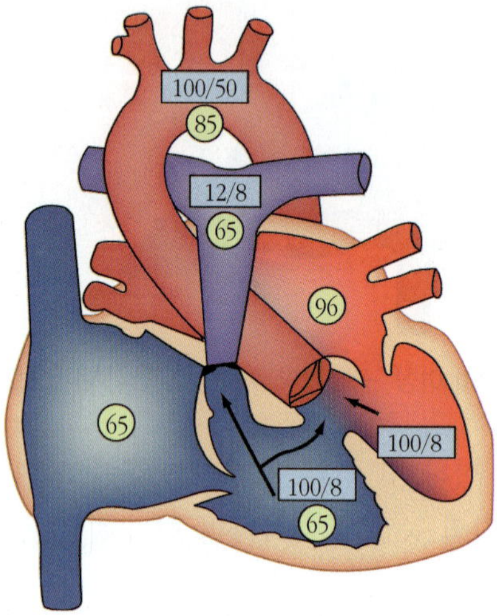


그림 14-25 팔로사징

- **오른심실 유출로(right ventricular outflow tract, RVOT) 협착** : 폐동맥판막밑 깔대기 부분에 근육 협착이 있거나 폐동맥판, 판막위 및 허파동맥 분지에 다양한 정도의 협착 및 발육 저하를 보인다.
- **심실사이막 결손** : 막성 결손이 가장 많다. 대개 결손은 매우 커서(nonrestrictive) 왼심실－오른심실 사이의 압력차이가 없다.
- **대동맥 걸침(aortic overriding)** : 대동맥이 오른심실 쪽으로 편위되어 심실사이막 결손 위에서 양쪽 심실에 걸쳐 기시한다.
- **우심실 비대** : 오른심실의 압력과부하에 의해 이차적으로 생긴다.

② 동반되는 심장혈관계 기형 : **오른 대동맥활(20%), 대동맥과 허파동맥을 연결하는 곁동맥**(major aortopulmonary collateral arteries, **MAPCAs**), 동맥관 열림증, 심방사이막 결손, 심장동맥 기형 등이 있다.

③ 션트의 방향과 양은 **오른심실 유출로(RVOT) 협착의 정도**와 체순환 저항에 의해서 결정된다. 오른심실 유출로 협착이 경하면 우좌 션트양이 적어서 청색증이 경하거나 없지만("pink" tetralogy of Fallot), 협착이 심하면 우좌 션트양이 많아서 심한 청색증을 보인다.

## (2) 증 상

① RVOT 폐쇄 정도는 증상 발현시기, 우심실 비대 및 청색증 정도를 결정한다.

② **청색증**은 흔히 출생 직후 관찰되지 않지만, 오른심실 깔대기 부분의 비대가 진행함에 따라서

1세 이후에 입술, 입점막, 손발톱바닥에 보이게 된다. 청색증이 지속되면 보상적인 **적혈구증가증** 및 성장과 발육의 지연을 보이고, 가락곤봉증도 나타난다.

③ **운동성 호흡곤란**이 발생하여 영유아는 놀다가 앉고 눕는다든지, 연장아에서는 한 블록 걸음 후 쉬는 모습을 볼 수 있는데, 특징적으로 **웅크림 자세**(squatting position)을 볼 수 있다(∵ 체혈관 저항 증가로 우좌 션트감소 시킴)

④ **무산소 발작**(hypoxic, tet, hypercyanotic spells)이 특히 생후 첫 2년 동안에 발생할 수 있다.

- 평상시 낮은 폐혈류에도 정상 $PO_2$, $PCO_2$, pH를 유지하다가 잠에서 깰 때, 혹은 갑자기 활동이 증가하는 수유, 대변, 울고나서 발작적 과다호흡과 안절부절을 보이면서 청색증이 심해지고 심하면 실신, 경련 등을 하기도 한다.
- 치료 : 우선 **무릎가슴 자세**를 취하고 **산소($PO_2$ 증가)**를 준다. **모르핀**(morphine, 피부밑 주사)을 주어 빈호흡을 조절하고, **대사산증이 있는 경우 중탄산염나트륨**을 정맥내 투여한다. 위의 치료에 반응하지 않는 경우 체혈관 저항을 올리기 위하여 **phenylephrine**을 정맥주사할 수 있고, **propranolol**을 서서히 정맥주사해도 도움이 된다.

⑤ RVOT 협착으로 **수축기 박출잡음을 흉골좌연** 상부 및 중간부에서 들을 수 있고, **협착이 경증~중등도로 심해질수록 크고 길게** 들리다가, **심한 협착(tet spell 등)이 있는 경우 오히려 심장잡음이 작아지거나 안 들릴 수** 있다. 제2심음은 단일음으로 들리거나 $P_2$ 음이 약하게 들린다. 동맥관이나 곁동맥으로부터 폐혈류의 공급을 받는 경우 연속잡음이 들릴 수 있다.

⑥ 일부 환자는 염색체 22q11. 미세결손이 동반되며, 작은 입, 작은 턱, 두눈 먼거리증, 좁은 눈꺼풀틈새, 귀의 기형 등과 같은 특징적 얼굴 모양을 보이게 된다.

### (3) 검사소견

#### ① 가슴 X선 사진

심장 크기는 정상이고 폐혈관 음영은 감소되어 있다. 주허파동맥 부위가 오목하게 들어가 있고, 우심실 비대로 인해 심장끝이 위로 들려져 있어서 **장화모양(boot-shaped heart)**★을 보인다.〈그림 14-26〉

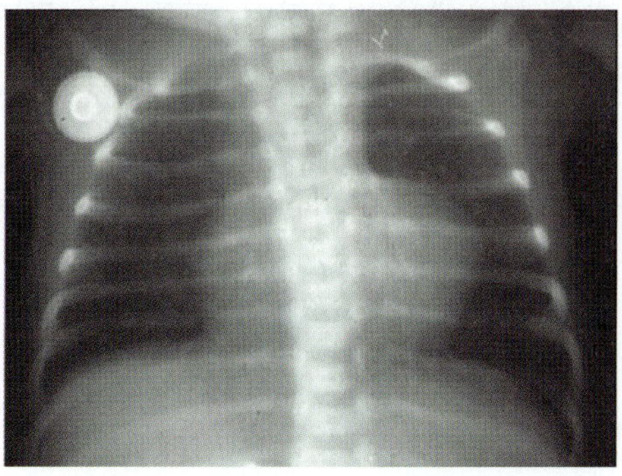

그림 14-26 팔로사징의 가슴 X선 사진.

② **심전도 검사**

우축편위와 우심실 비대 소견을 보인다.

③ **심장초음파 검사**

**이상 정렬의 큰 심실사이막 결손, 대동맥 걸침, 오른심실 유출로 협착** 등을 확인하면 진단할 수 있고, 대동맥활의 위치 및 심장동맥 기형 등의 동반기형을 볼 수 있다.

④ **심장도관삽입술**

오른심실의 수축기 압력이 왼심실이나 대동맥의 수축기 압력과 비슷하고, 폐동맥압은 정상이거나 감소되어 있다. **체동맥혈의 산소포화도는 낮다.**

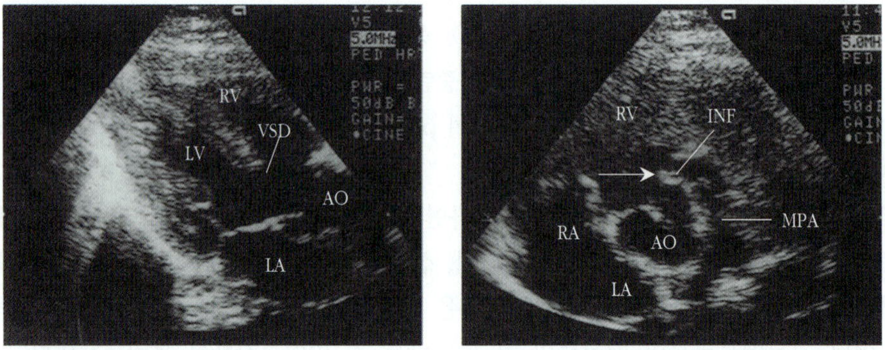


A. 복장뼈주위 긴축 단면도 B. 복장뼈주위 짧은축 단면도

그림 14-27 **팔로사징의 심장초음파 검사소견.** 긴축 단면도에서 심실사이막 결손 및 대동맥 걸침을 보이고, 짧은축 단면도에서 앞위로 편위된 유출로 사이막(→) 및 오른심실 유출로 협착, 대동맥에 비해 크기가 훨씬 작은 허파동맥을 보여 주고 있다. RA : 오른심방, LA : 왼심방, RV : 오른심실, LV : 왼심실, AO : 대동맥, INF : 깔대기 부분, MPA : 주허파동맥

## (4) 합병증

① **뇌혈전증** : 2세 이하에서 주로 발생하며, 심한 적혈구증가증과 탈수증이 있는 환자에서 잘 생긴다.

② **뇌고름집** : 보통 2세 이후의 환자에서 발생하며, 두통, 열, 구토, 기면 등의 증상을 보인다.

③ **세균심내막염** : 구강위생을 청결히 하고, 치과적 처치나 외과적 수술시 예방적 항생제를 사용한다.

④ **심부전** : **전형적인 팔로사징에서는 드물고,** "pink" TOF 영아에서 볼 수도 있다.

## (5) 치 료

① **내과적 치료**

오른심실 유출로의 심한 협착이나 폐쇄가 있는 신생아에서는 동맥관을 유지시키기 위하여 프로스타글란딘 E를 정맥 주사한다. 체온유지, 혈당유지 등의 지지요법도 중요하다. **철결핍 치료**는 무산소 발작의 빈도 감소, 운동 허용능 등을 향상시킬 수 있다. **탈수 조심!** 혈액농축과 혈전증을 일으킬 수 있으므로 이에 대한 예방 및 교정이 필요하다.

② 외과 치료

처음부터 완전 교정 수술을 시행하기도 하고, 션트 수술을 한 후 완전 교정 수술을 시행하기도 한다.

- 션트 수술(변형 Blalock-Taussig shunt) : 심한 허파동맥 발육 부전이 있거나 청색증이 심한 어린 영아에서 우선 체동맥과 허파동맥 사이에 션트 수술을 시행하고 나중에 완전 교정 수술을 한다.
- **완전 교정 수술** : 오른심실 유출로의 협착을 제거하고 심실사이막 결손을 폐쇄한다. 요즘은 수술 위험도가 낮아서(＜5%) **어린 영아라도 션트 수술 없이 조기에 완전 교정 수술을 시행하는 경향**이 있고 청색증이 덜 심하면 생후 4~6개월경 완전 교정 수술을 해준다.

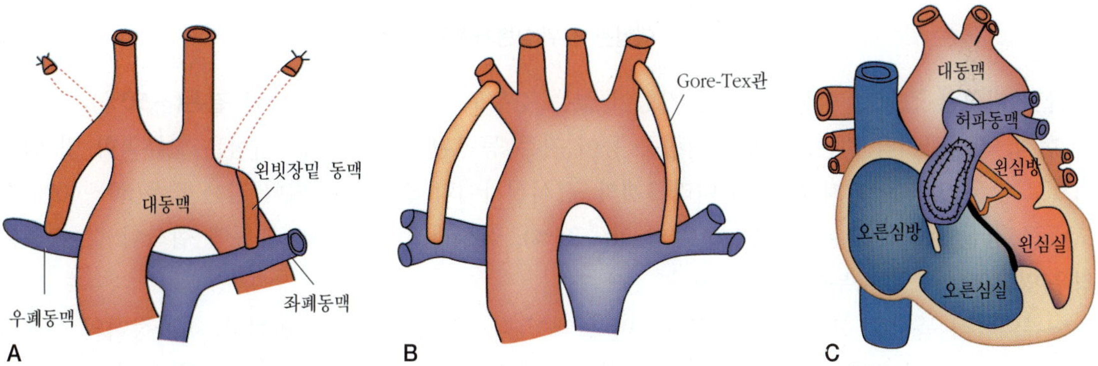


그림 14-28 **팔로사징의 외과 치료. A,** Blalock-Taussig 션트 수술. **B,** 변형 Blalock-Taussig 션트 수술. **C,** 완전 교정 수술.

## 2) 완전 대혈관 전위(Complete transposition of the great arteries, D-TGA)

심방－심실 연결이 적합(concordant)하면서 **심실－대혈관 연결이 부적합한(discordant)** 상태를 말하며, 순차적 기술 분류법으로 [S, D, D] 형태를 취한다(정상은 [S, D, S] 형태). 완전 대혈관 전위는 **신생아기에 진단**되는 청색성 선천 심장병 중 가장 흔한 질환으로 전체 선천 심장병의 5%를 차지하고, 당뇨병에서 태어난 아이, 남아에서 호발한다.

### (1) 해부 및 병태생리학

대동맥이 오른심실에서 기시하고 허파동맥이 왼심실에서 기시하며, **대동맥은 허파동맥보다 오른쪽(∴ dextropositioned aorta), 앞쪽,** 위쪽에 위치한다(정상적으로는 대동맥은 허파동맥 오른쪽, 뒤쪽에 위치). 대동맥판과 삼첨판 사이에는 깔대기 부분이 있어서 서로 떨어져 있고, 승모판과 폐동맥판은 직접 연결(fibrous continuity)된다.〈그림 14-29〉

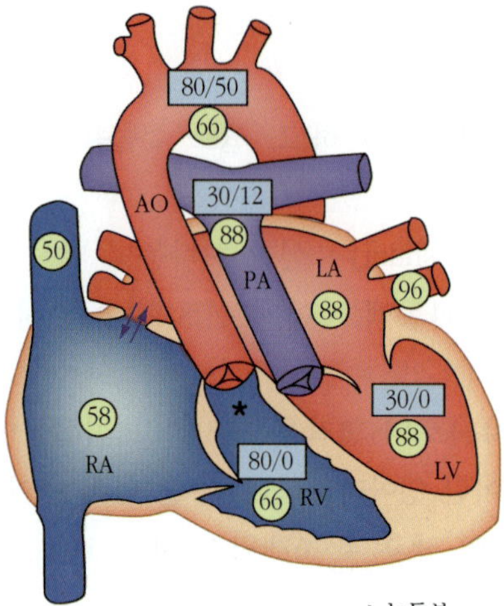


그림 14-29 대혈관 전위(심방사이막 결손 동반)

완전 대혈관 전위는 심장 내 다른 기형이 없는 경우도 있으나, **심실사이막 결손(~50%),** 폐동맥판 협착, 심방사이막 결손, 동맥관 열림증 등이 자주 동반된다. 동반되는 기형은 혈류역학 및 임상적으로 많은 영향을 끼치며, 이에 따라 **3개의 군**[심실사이막 결손이 없거나 작은 경우(50~60% 정도), 큰 심실사이막 결손이 있는 경우(약 20~25%), 심실사이막 결손과 폐동맥 협착이 같이 있는 경우(약 10%)]으로 나누어 볼 수 있다.

혈류역학적 특징은 산소를 소모한 체정맥 혈액이 다시 대동맥으로 순환하고, 허파정맥의 산화혈액(oxygenated blood)가 다시 허파동맥으로 순환하게 되어서(평행 순환) 생리적으로 전혀 의미 없는 순환이라는 점이다. 따라서 **출생 후 양측 순환 사이에 교환이 있어야만 생존이 가능**하며, 대동맥 산소 포화도는 션트량에 의해서 결정된다.

### (2) 증 상

동반 기형에 따라 임상유형이 달라지는데, 여기서는 아래 세 유형으로 임상증상을 설명한다.

**① 심실사이막 결손이 없거나 작은 경우**

- **청색증, 빠른 호흡**이 주된 소견이다. 출생 직후에는 동맥관과 타원구멍을 통해서 션트가 가능하지만 동맥관이 점차 막히면서 생후 첫 수시간~수일 내에 청색증과 빠른호흡이 나타나게 된다.
- 심장잡음이 없는 경우가 많고, **가슴 X선 소견**은 특징적인 심장모양(가슴세로칸은 좁고, **경도의 심장비대**로 **달걀을 옆으로 놓은 모양, egg-sha ped heart**)과 폐혈관 분포정도의 증가를 보인다. 심전도 소견은 우축편위, 우심실 비대로 신생아에서 정상 오른심실 우세와 감별은 어렵다.

**② 심실사이막 결손(Nonrestrictive)이 큰 경우(또는 동맥관이 큰 경우)**

- 청색증보다는 **심부전 증상**을 보인다.

  결손이 크면 션트량이 많아서 순환 간 교환은 충분히 이루어지므로 청색증은 가벼운 반면 폐혈류량이 많아 심부전을 일으켜서 호흡곤란, 체중증가 불량, 잦은 기도 감염 등을 보이고 청색증은 대개 생후 첫달~수개월 내 보이게 된다.

- 청진상 범수축기 잡음(∵ VSD)이 들린다. 가슴 X선 소견은 **심장비대**, 폐혈관 음영의 증가이며, 심전도 소견은 우축 편위, 우심실 비대 또는 양심실 비대이다. 대혈관 전위에서 폐혈류량 증가에 따른 폐동맥 고혈압이 있으면 **폐혈관 폐쇄 병터가 빨리 진행**하므로 3~4개월 이내에 교정 수술을 시행한다.

**③ 커다란 심실사이막 결손과 폐동맥 협착(대개 판막밑 협착)이 같이 있는 경우**

- 협착의 정도에 따라 임상양상이 다양하게 나타난다. 협착이 경하면 심실사이막 결손과 유사하나, 중등도 이상의 협착이 있으면 청색증이 주된 소견으로 팔로사징과 비슷해서 우심실의 비대를 보인다.
- 비교적 예후는 좋은 편이다.
- 청진상 수축기 박출잡음이 들리고, 가슴 X선 검사에서는 **심크기는 정상**이고 폐혈관 음영이 감소하며 심전도에서는 우축편위, 우심실 비대의 소견을 보인다.

### (3) 진 단

① 보통 생후 2~3일 경 PDA가 막히면서 cyanosis가 심해지고 호흡곤란이 올 경우 의심한다.

② **심장초음파 검사**는 대혈관 전위의 진단뿐만 아니라 심장동맥 기형 등 심기형을 정확히 확인할 수 있으므로, 청색증을 가진 신생아를 평가하는데 **가장 중요한 방법**이다.

③ 심장도관삽입은 진단 목적 보다는 풍선 심방사이막 절개술(Rashkind balloon atrial septostomy) 등을 시행할 때 시행한다.

### (4) 치 료

**① 수술 전 내과적 관리**

신생아기에 청색증이 심하면 내과적 응급 질환으로 양쪽 순환 간 교환을 증가시키기 위하여 즉시 프로스타글란딘 E를 투여한다. 그렇게 해도 좌우 순환이 부족한 경우 심방 사이의 교환을 증가시키기 위하여 풍선 심방사이막 절개술을(안되면 칼날 심방사이막 절개술) 시행한다.

심부전에 대한 치료를 하고, 체온유지, 혈당, 산－염기 균형 등의 대증치료를 한다.

**② 교정 수술**

- 폐동맥 협착이 없는 대혈관 전위 : 출생 2주 이내 진단이 되면 왼심실 근육양이 충분하므로 **대혈관 전환술(arterial switch procedure, Jatene procedure)**을 해준다.〈그림 14-30〉

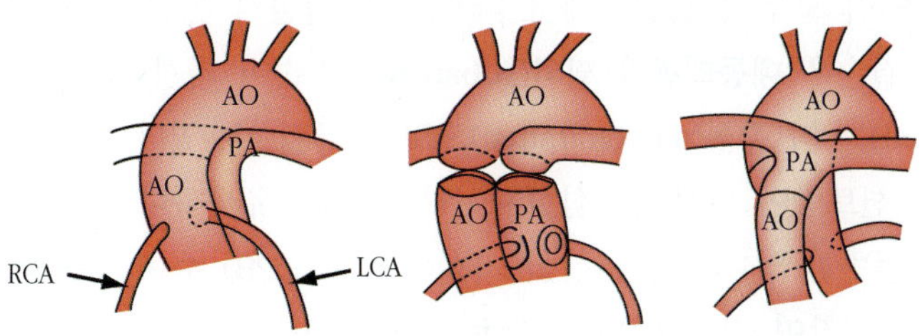


그림 14-30 **대혈관 전환술**(arterial switch procedure)

- 심실사이막 결손이 없으면서 수 주 이상 진단이 지연된 경우는 폐혈관 저항이 감소함에 따라서 왼심실 압력 및 근육량이 감소되어 있어서, 1차적으로 허파동맥 띠감기(pulmonary artery banding)을 시행하여 왼심실 근육량을 증가시킨 후 대혈관 전환술을 시행할 수도 있다.
- 심실사이막 결손(nonrestrictive)이 큰 경우 왼심실 압력이 높은 상태로 유지되므로 생후 2주 이후에도 대혈관 전환술과 사이막 결손 폐쇄 수술을 바로 시행할 수도 있다.
- 심실사이막 결손과 심한 폐동맥 협착이 있을 때에는 필요에 따라 션트단락 수술을 해주었다가 3~5세 경에 Rastelli 수술을 한다.〈그림 14-31〉

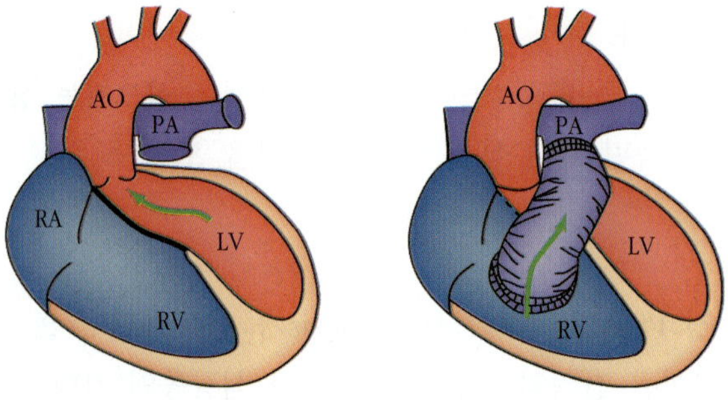


그림 14-31 Rastelli 수술. 대혈관 전위, 심실사이막 결손, 폐동맥 협착 때에 오른심실과 허파동맥 사이에 conduit를 댄다.

### 3) 양대 혈관 우심실 기시(Double-outlet right ventricle)

허파동맥과 대동맥이 모두 오른심실에서 기시하는 심기형으로, 양대혈관의 위치 관계와 심실사이막 결손의 위치, 폐동맥 협착의 유무, 동반 기형의 종류에 따라서 다양한 임상양상을 나타낸다. 대부분 승모판과 대동맥판 사이에 섬유성 연결(fibrous continuity)이 없고, 대동맥판막과 폐동맥판막이 같은 수준의 높이에 있다. **양대혈관 판막고리(valve ring)**가 각각 **50% 이상 오른심실과 연결되어 있는 경우**를 진단의 기준으로 삼기도 한다(50% rule).

#### (1) 증 상

**왼심실 혈액의 유일한 출구는 심실사이막 결손**으로 결손의 위치와 폐동맥 협착의 유무에 따라서 임상증상이 달라진다.

① 폐동맥 협착이 없는 양대혈관 우심실 기시〈그림 14-32A〉
- 대동맥과 허파동맥이 모두 오른심실에서 나오고, 왼심실의 유일한 출구는 심실사이막 결손이다. 심실 사이막 결손은 **대동맥판막 밑의(subaortic) 결손**이 가장 많다. 그 외 양대혈관 연결형(doubly committed), 비연결형(no-committed)으로 분류할 수 있다.
- 임상증상은 좌우 션트양이 많은 큰 심실사이막 결손과 유사하다.

② 폐동맥 협착을 동반한 양대혈관 우심실 기시〈그림 14-32B〉 주로 **대동맥판 아래 사이막 결손**이 있을 때, 폐동맥 협착이 잘 동반된다. 팔로사징과 비슷한 양상을 보인다.

③ 대혈관 전위를 동반한 양대 혈관 우심실 기시(Taussig-Bing 기형)〈그림 14-32C〉 심실사이막 결

손이 폐동맥판막 밑에 있어서(subpulmonary VSD) 왼심실 혈액이 허파동맥으로 흐르고 오른심실 혈액이 대동맥으로 흘러, 폐혈류는 증가하나 심한 청색증을 보인다. 완전 대혈관 전위와 비슷한 임상양상을 보인다.

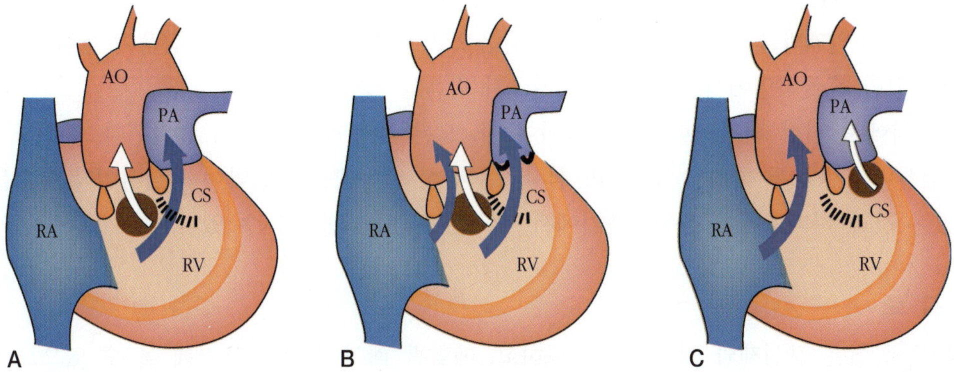


그림 14-32 **양대혈관 우심실 기시.** **A,** subaortic VSD. **B,** subaortic VSD with pulmonary stenosis. **C,** subpulmonary VSD(Taussig-Bing anomaly). CS; cista supraventricularis.

### (2) 치 료

외과적 치료는 동반 기형의 종류나 대혈관의 위치에 따라 다양한데, 완화 수술(palliation)이나 교정 수술을 하게 된다.

## 4) 총동맥줄기(Truncus arteriosus)

대혈관이 대동맥과 허파동맥으로 분리되지 않고 하나의 동맥줄기(single arterial trunk)를 이루면서 심장에서 나와 온몸순환, 폐순환, 심장동맥 순환을 담당한다.

심실사이막 결손은 항상 동반되며, 총동맥줄기는 심실사이막 결손 위에 걸쳐 놓이며(overriding), 양심실로부터 혈액을 공급받게 된다.〈그림 14-33〉

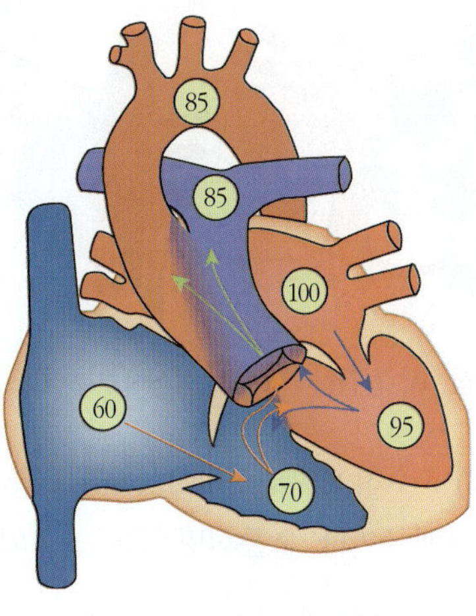


그림 14-33 **총동맥줄기**

### (1) 임상양상

폐동맥 저항의 정도에 따라서 증상은 변하는데, 생후 몇 주 동안은 폐동맥 저항이 높기 때문에 온몸순환으로의 혈류가 많이 공급되기에 심부전 증상은 적고 약간의 청색증만 보이다가, **점차 폐혈관 저항이 낮아지면서 빠른맥, 과다땀남, 성장장애, 반복되는 기도감염 등**을 보이게 된다.

**넓은 맥압, 도약맥박**을 보이고, 제 2심음은 단음으로 크게 들리고, 수축기 잡음이 들리며, 판막 역류가 동반되면 흉골좌연에서 고음의 확장기초기 잡음을 들을 수 있다.

X선 검사에서 심장 확장, 폐혈관 음영의 증가, 오른 대동맥활(50%)이 관찰된다. 심전도 상 좌, 우, 양 심실비대가 모두 나타날 수 있고, 심장초음파 상 총동맥줄기 판막이 심실사이막 결손을 걸터앉아 있는 것과 허파동맥이 총동맥줄기에서 나오는 형태를 확인할 수 있다.

### (2) 치 료

심장기능상실은 강심제와 이뇨제로 치료하고, 폐혈관 폐쇄 질환이 조기에 올 수 있으므로 생후 4~8주 이내에 조기 완전 교정 수술(Rastelli repair)을 해야 한다.

## 5) 전폐정맥 환류 이상(Total anomalous pulmonary venous return)

### (1) 해부 및 병태생리학

① 모든 허파정맥이 직접 왼심방에 연결되지 못하고 체정맥 경로와 연결되어 폐정맥피와 체정맥피가 혼합(**좌우 션트** at the venous level)된 후에 심방사이막 결손이나 타원구멍을 통해서 왼심방으로 유입되는 기형이다. 폐정맥피와 체정맥피가 완전히 혼합되어 청색증을 보이게 된다. **오른심방과 오른심실은 용적과부하로 확장**되고, 왼심방과 왼심실은 상대적으로 작아질 수 있다.

② 허파정맥이 어디로 연결되는지에 따라 네 가지 유형으로 나뉘게 된다.〈그림 14-34〉

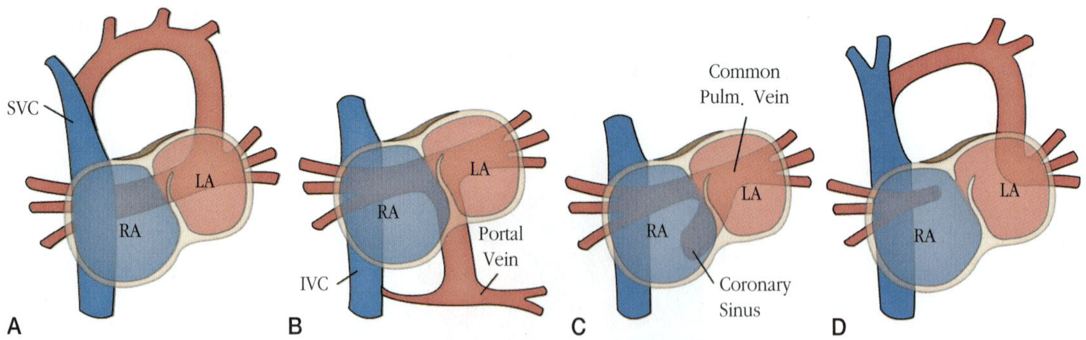


그림 14-34 **전폐정맥 환류이상.** **A,** 심장상부형. **B,** 심장하부형. **C,** 심장형(심장정맥굴). **D,** 혼합형.

- **심장상부형**(supracardiac ; 50%) : 수직 정맥(vertical vein)을 통해서 위대정맥으로 연결되는 경우
- **심장형**(cardiac ; 25%) : 심장정맥굴이나 오른심방으로 연결되는 경우

- **심장하부형**(infracardiac ; 20%) : 아래대정맥이나 그 분지로 연결되는 경우로 대부분 **허파정맥 협착**이 동반된다.
- **혼합형**(mixed ; 5%)

### (2) 임상양상

① 폐정맥 환류(pulmonary venous return)의 협착 유무와 심방사이막 결손의 크기에 따라서 달라진다.

- **허파정맥의 심한 협착**은 **심장하부형**에서 많이 볼 수 있는데, **출생 직후부터 청색증, 빠른호흡, 호흡곤란**이 현저하고 기계적 환기로도 증상이 나아지지 않는다.
- 허파정맥 협착이 경하거나 중등도로 있는 경우, 폐동맥 고혈압을 보이고 청색증은 경하지만 영아기에 심장기능상실 증상을 보인다.
- 허파정맥 협착이 없고 심방사이막 결손이 큰 경우 션트량이 많지만 폐동맥고혈압은 없고, 영아기에 대개 심한 증상은 보이지 않는다.

② 가슴 X선 검사 : 연장아에서 **심장상부형은 특징적인 8자(figure of eight) 또는 눈사람(snow man) 모양**을 보인다.

- **허파정맥 협착이 심한 경우 폐부종**(폐문주위형)을 볼 수 있다.

③ 심전도 : **우심실 비대**와 **오른심방 확장**을 보인다.

④ 심장초음파 검사 : 오른심실 확장과 비정상적인 허파정맥 연결을 볼 수 있다.

⑤ 심장도관삽입술 : 양심방, 양심실, 대동맥에서 산소포화도가 거의 같다**(total mixing)**.
비정상적인 폐정맥 환류와 연결되는 부위에서 정맥혈액의 산소포화도가 증가되는 것을 볼 수 있다.

### (3) 치 료

영아기에 외과적 교정이 필요하며, 허파정맥 협착이 있는 경우 진단 즉시 신속한 수술이 필요하다.

# 6 후천 심장병

## 1) 류마티스 열(Rheumatic fever) 및 류마티스 심장병(Rheumatic heart disease)

### (1) 류마티스 열(Rheumatic fever)

**A군 사슬알균 인두염 2~4주 후**에 유발되는 후유증으로 그 발병기전은 아직 잘 알려져 있지 않다.

#### ① 역 학

온대 및 열대 지역의 개발도상국, 사회경제적으로 어려운 밀집 지역, 겨울 및 초봄에 잘 발병한다. 같은 균의 피부감염 후에는 발생하지 않고, 5~15세에 호발한다.

### ② 진단기준

**표 14-4 일차삽화의 류마티스 열 진단기준(Jones criteria, updated)**

| | |
|---|---|
| 주증상<br>(major manifestation) | 1) 심장염(carditis) 2) 여러 관절염(polyarthritis)<br>3) 무도증(chorea) 4) 피부밑 결절(subcutaneous nodule)<br>5) 모서리 홍반(erythema marginatum) |
| 부증상<br>(minor manifestation) | 1) 임상증상(관절통, 열)<br>2) 검사소견(적혈구침강속도 항진, C-반응단백질 양성, PR 간격 연장) |
| 선행된 A군 사슬알균 감염의 증거 | 1) 인두배양검사 양성 또는 사슬알균 항원신속검사에 양성<br>2) 높은 항사슬알균 항체가 또는 연속적으로 검사하여 증가된 항체가 |

* 진단기준 : 선행된 A군 사슬알균 감염의 증거가 있으면서 2개 이상의 주 증상이 있거나, 또는 1개의 주증상과 2개 이상의 부 증상이 있을 때 급성 류마티스 열이 높은 가능성이 있다고 판정한다(high probability).

* 선행된 A군 사슬알균 감염의 증거가 없는 주증상, 부증상의 만족은 진단이 의심스럽다(doubtful).

예외, 1. 다른 원인을 제외할 수 있는 무도증

2. 류마티스 열 발병 후 수개월이 지난 후 다른 것으로는 설명이 되지 않는 심장염이 왔을 때

3. 류마티스 열이나 류마티스 심장병 과거력이 있는 환자가 재발하였을 때에는 Jones 기준이 다 갖추어지지 않아도 진단할 수 있다. 단, 이 경우는 A군 사슬알균 감염의 증거가 있어야 한다.

### ③ 증 상

#### ❚ 심장염(Carditis)

심장염은 류마티스 열의 50~60%를 차지한다. 증상으로 경한 빠른맥에서 심비대, 심부전까지 다양하고, 주로 **전층 심장염(pancarditis)**을 나타낸다. 급성기에는 판막 역류를 보이고 만성기에는 판막 반흔에 의한 협착과 역류의 복합 양상을 보인다. 류마티스 열에서 가장 흔한 심장잡음은 **승모판막 역류와 대동맥판막 역류**에 의한 잡음이다.

#### ❚ 여러 관절염(Polyarthritis)

관절염은 **가장 흔한 증상**(75%)으로 살리신산염에 극적인 반응을 보인다. 항염증제를 투여하지 않는 상태에서는 거의 항상 **이동(migration)하는 관절염**이 특징으로 **무릎, 발목, 손목, 팔꿉**과 같은 큰 관절을 침범하며 영구적 관절 손상 없이 대개 1개월 정도면 회복된다.

#### ❚ 무도증(Chorea)

몸통과 사지의 불수의적으로 반복되는 운동 장애로서 근쇠약감과 불안이 동반된다. 수면 중에는 소실되고 흥분시 악화되는 경향이 있다. 잠복기가 수개월로 주증상 중 가장 늦게 나타나고, 대부분에서 선행된 A군 사슬알균 감염의 증거를 찾기 어렵다. **무도증 단독으로도 류마티스 열의 진단이 가능**하다.

#### ❚ 피부밑 결절(Subcutaneous nodule)

드문 증상으로, 심한 심장염이 동반되었을 때 자주 동반되는데, 관절과 뼈의 폄근 표면(extensor surface)의 피부밑 부위에 무통성의 1~2cm의 작은 결절이 호발한다. 수일에서 수개월 지속되며 류마티스 관절염이나 SLE에서도 볼 수 있다.

**모서리 홍반**(Erythema marginatum)

드물지만 매우 특징적인 소견으로 크기는 다양하며 주로 몸통에 생기는데, 얼굴은 침범되지 않는다. 1~2cm 정도 경계가 명확한 홍반이 생기고 압력을 가하면 소실된다. 일시적이며, 이동하는 양상을 보이고 가렵지 않다.

**④ 검사소견**

- 인두 배양 검사와 사슬알균 항원 신속 검사 : 10~20% 환자에서 양성 소견을 보인다.
- 항사슬알균 항체역가의 측정 : 연속 검사에서 항사슬알균 **항체역가가 증가**하면 A군 사슬알균 선행 감염의 증거가 된다. 가장 자주 이용되는 검사는 **ASO(antistreptolysin O) 역가** 측정으로 사슬알균 감염의 80% 이상에서 의미 있는 반응을 보인다(**ASO, anti-DNase B, anti-hyaluronidase** 세가지를 측정하는 경우 감염의 95% 이상에서 항체 상승).
- 혈침 속도(ESR)와 C-반응 단백(CRP) 상승 및 심전도상 비특이적이나 PR 간격 연장, ST-T의 변동, QT 간격 연장, 부정맥 등을 볼 수 있다.

**⑤ 경과 및 예후**

급성 심장염 환자의 70%에서 잔류 심장병(residual heart disease) 없이 임상증상이 소실된다. 그러나 반복되는 경우 만성 판막성 심장병으로 진행하므로 류마티스열 재발 방지를 위한 예방요법은 중요하다.

**⑥ 치 료**

- A군 사슬알균의 제거 : 페니실린 10일 요법 또는 benzathine 페니실린 IM, 페니실린 알레르기가 있는 경우 erythromycin 사용
- 항염증 요법 : 확실한 관절염 증상에 salicylates(aspirin) 투여하면 12~24시간 이내 증상의 호전을 보인다. 관절통만 있고 진단되지 않았을 경우에는 acetaminophen을 우선 사용한다.
- Corticosteroid 투여 : 심장비대 또는 심장기능상실을 보이는 심장염에서 사용해 볼 수 있다.

**⑦ 예 방**

- 1차 예방(primary prevention)
  류마티스 열의 일차삽화를 막기 위해 A군 사슬알균에 의한 상기도 감염 증상이 나타난 후 조기에 항생제를 투여하면 예방할 수 있다.
- 2차 예방(secondary prevention)
  이미 앓았던 환자에 대해 A군 사슬알균의 상기도 감염이나 균 집락형성을 예방하기 위하여 항생제(3~4주 간격으로 **benzathine penicillin G** 근육 주사)를 예방 투여한다.

### (2) 류마티스 심장병(Rheumatic heart disease)

판막의 병터는 주로 **승모판과 대동맥판**이 침범된다. 승모판 역류와 대동맥판 역류가 가장 흔하며, 승모판 협착, 삼첨판 질환, 폐동맥판 질환 등도 올 수 있다.

### 2) 감염 심내막염(Infective endocarditis)★

정상 심장보다는 **와류**로 인하여 심장속막이 손상을 받기 쉬운 선천 또는 후천 심장병에서 세균혈증이 있을 때 발생한다. 선행 심장병으로 선천 심기형이 75%를 차지하는데, **팔로사징, 심실사이막 결손, 동맥관열림증, 대혈관 전위, Blalock-Taussig 션트,** 대동맥협착 등에서 특히 잘 생긴다(**ASD는 아니다**).

#### (1) 원인균

① 가장 흔한 원인균으로 **황색포도알균(staphylococcus aureus)**과 *Strepto coccus viridans*($\alpha$-hemolytic streptococci)를 들 수 있다.

② HACEK 병원체(*Haemophillus, Actinobacillus, Cardiobacterium, Eikenella, Kingella*)는 신생아나 면역결핍 소아에서 심내막염 원인의 17~30%를 차지한다.

③ 선행 심장병이 없는 환자에서는

- **인공판막 수술 후** 황색포도알균
- **치과 처치 후에는** *S. viridans*
- 하부소화관이나 비뇨생식관 처치 후에는 **창자알균(enterococci)**
- 장기간 항생제 또는 코르티코스테로이드 치료를 받거나 개심수술 후에는 곰팡이 감염
- 유치 중심정맥 카테터가 있는 환자에서는 coagulase 음성 포도알균이 흔하다.

#### (2) 증 상

① 약 30%에서 감염(흔히 상기도 감염), 입안 시술(치과 처치, 편도 절제 등) 같은 선행 유발 요인이 있다.

② 초기 증상은 경미한 경우가 많고, **열, 피로, 관절통, 근육통, 두통, 오한, 욕지기, 구토** 등이 있다. 심장병이 있는 소아에서 원인 불명열이 4~5일 이상 지속될 때에는 감염 심내막염을 의심해 봐야 한다.

③ 판막 손상으로 인해 **새로운 심장잡음**이 들리거나 기존의 **잡음의 양상이 변할 수** 있다.

④ 만성 그물내피계통 증식에 의하여 통증을 동반한 **지라비대**가 흔하고, 순환 면역 복합체에 의한 콩팥염 및 혈뇨를 볼 수 있다.

⑤ 미세 색전(microembolus)에 의한 **피부나 점막 출혈점**이 나타난다.

⑥ 순환 항원-항체 복합체에 의한 혈관염의 증상으로 손가락 끝, 손가락과 발가락에 통증이 있는 완두콩 크기의 홍진 결절**(Osler node),** 손바닥과 발바닥의 작은 무통 출혈**(Janeway lesion),** 손·발톱밑 선상 출혈**(splinter hemorrhage),** Roth 반점 등이 나타날 수 있으나, 소아에서는 드물다.

⑦ 약 50%에서 **여러 장기(뇌, 폐, 콩팥, 지라 등)에 색전**이 올 수 있다. 중추신경계통의 색전에 의한 수막증, 뇌압상승, 의식변화, 초점 신경 징후(focal neurologic sign) 등이 나타나기도 한다.

⑧ 신생아에서는 집중 치료, 침습 치료법의 증가 등으로 감염 심내막염이 증가하고 있다. 신생아

기에는 패혈증이나 심장기능상실 등과 감별이 어려운 비특이 증상으로 수유 감소, 빠른맥, 호흡곤란 등의 증상을 보이고, 색전이 다른 장기로 전이되어 수막염, 뼈속질염, 폐렴 등을 유발할 수 있고 경련, 마비 등의 신경학적 증상이 잘 동반된다.

### (3) 진단 및 검사소견

① 백혈구 및 적혈구침강속도 증가, 빈혈, 단백뇨, 혈뇨를 볼 수 있다.

② **혈액배양** 양성이 확진에 가장 중요한 검사소견이다. 이미 항생제를 투여 받은 경우에는 배양 양성률이 50~60%로 떨어지기 때문에 항생제 투여 전에 빨리 검사해야 한다.

③ **심장초음파 검사**로 증식 조직(vegetation)이 증명되면 혈액배양검사가 음성이라도 진단이 가능하다.

### (4) 치 료

① 항생제 요법

- 반드시 원인균에 따른 살균 항생제를 선택하여 오랜 기간 정맥 주사한다(4~6주).〈표 14-5〉
- 항생제 치료 후에도 혈액배양 검사로 세균혈증의 소실을 확인해야 하며, 원인균이 계속 배양될 때에는 항생제의 혈청 농도를 측정하고, 항생제를 추가하거나 치료방법을 바꾸어야 한다.

**표 14-5 원인균에 따른 항생제 치료 방법**

| 원인균 | 항생제 | 경로 | 기간(주) |
|---|---|---|---|
| *S. viridans, S. bovis*<br>Penicillin 감수성 | Penicillin G 또는<br>Ceftriaxone<br>+gentamicin 또는 vancomycin | Ⅳ | 4<br>4 |
| *S. aureus*<br><br>Penicillin-allergic | Nafcillin 또는 oxacillin<br>+gentamicin<br>Cefazolin+gentamicin | Ⅳ<br>Ⅳ | 6<br>6 |
| Oxacillin 내성 | Vancomycin | Ⅳ | 6 |

㈜ PenicillinG : 20만U/kg/일, 4시간마다, ceftriaxone : 100mg/kg/IV/IM 24시간마다, gentamicin : 3mg/kg/일, 8시간마다 (3~5일), vancomycin : 40mg/kg/일, 8~12시간마다, nafcillin(oxacillin) : 200mg/kg/일, 4~6시간마다, cefazolin : 100mg/kg/일, 8시간마다

② 외과치료

- 중증 대동맥판막이나 승모판 손상으로 인한 난치 심장기능상실, 진균성동맥자루, 대동맥굴 파열, 심장내 첩포(patch) 벌어짐 등이 발생하면 응급 수술을 해야 한다.

③ 치료 후에도 재발이 많은 첫 2~4개월 동안은 환자를 추적 관찰하며 혈액 배양 검사를 해 보아야 한다.

### (5) 예 후

**사망률은 20~25%**에 이르고 소아 환자의 50~60%에서 합병증이 동반되는데, 가장 흔한 합병증은 증식 조직에 의한 판막 역류(특히 대동맥판 및 승모판)와 그로 인한 심장기능상실이다. 그 밖에 심근 고름집, 중독 심근염, 부정맥, 색전증, 수막염, 뼈속질염 등이 생길 수 있다.

### (6) 예 방

수술로 치료가 가능한 심장병은 가능한 일찍 수술하도록 하고 감염심내막염 예방에 대한 지속적인 교육도 매우 중요하다.

평소에 **구강 위생**을 철저히 하는 것이 좋고, 심내막염 예방이 필요한 고위험 심장병과 시술은 **〈표 14-6〉**과 같다. 이에 대해 반드시 예방적 항생제 요법**〈표 14-7〉**를 시행한다.

**표 14-6 심내막염 예방이 필요한 시술**

| | |
|---|---|
| 1. 대상 심질환 | 1) 인공 심장 판막 또는 인공 삽입물을 사용하여 심장 판막을 교정해 준 경우<br>2) 전에 심내막염을 앓은 과거력이 있는 경우<br>3) 선천 심질환<br>• 수술 받지 않은 청색증형 선천 심질환<br>• 선천 심질환 완치 수술 시 인공 삽입물 또는 장치(device)를 사용한 수술 후 6개월 이내<br>• 선천 심질환 수술 후 인공 부착포나 판막 주변에 잔류 결손(residual defect)이 남아 있는 경우<br>4) 심장 이식 후 판막 병변이 있는 경우 |
| 2. 시술 | 1) 치과<br>• 잇몸 조직이나 치아뿌리끝 주위(periapical)의 치료 또는 구강 점막의 천공이 발생되는 경우<br>2) 호흡기계 처치, 감염된 피부 조직 또는 근골격계 처치 |

**표 14-7 심내막염 예방을 위한 예방적 항생제 요법**

| | |
|---|---|
| 치과, 구강, 식도, 또는 상기도 처치 및 수술 | 대부분의 환아 : Amoxicillin 50mg/kg을 처치 30~60시간 전에 경구 투여 |
| | 내복이 어려운 환아 : Ampicillin 50mg/kg을 처치 전 30분 이내에 근육 또는 정맥 주사 |

## 3) 심근염(Myocarditis)

심근 염증, 괴사, 근세포용해의 소견을 보이는 질환으로 **심부전 증상**을 주소로 오게 되고, 부정맥이나 급사로 올 수 있다.

### (1) 원 인

① 바이러스 감염 : **adenovirus, coxsackievirus B, enteroviruses,** 홍역, 풍진, 수두, EBV, mumps 등
② 세균 감염(**디프테리아,** 장티푸스 등), 그 외 결핵, 리케차나 곰팡이 감염으로도 올 수 있다.
③ 가와사키병, 타카야수 동맥염, 류마티스 열 때도 동반될 수 있고, 그 외에도 결합조직병, 약물, 독성 물질에 의해서도 심근염이 발생될 수 있다.

### (2) 증 상

환아의 나이, 감염의 급 만성 여부에 따라 증상이 다르게 나타난다.

① 신생아 : **열, 심한 심부전,** 호흡곤란, 청색증, 약한 심장음, **상대적 빠른맥,** 약한 맥박, 승모판 부전, 말발굽리듬, 산증, 쇼크 등을 보인다. 바이러스 간염, 무균 수막염, 발진 등이 동반될 수 있다.

② 연장아 : 급성 심부전을 보일 수 있으나 주로 서서히 진행하는 양상으로 오거나 갑자기 발생한 부정맥으로 발현한다. 일부는 확장심장근육병증으로 내원한다.

### (3) 검사소견

① 흉부 방사선 사진에서 심한 **심장확장과 폐부종**을 보이고, 심전도에서 굴 빠른맥, 저전압 QRS 복합, ST분절 및 T파 이상을 보일 수 있다.

② **ESR, CPK(creatine phosphokinase), LDH(lactate dehydrogenase), BNP(brain natriuretic peptide)가 상승**하고, 감염의 원인에 대한 바이러스 혈청 검사가 양성으로 나오면 진단에 도움이 된다.

③ 심장초음파 검사에서 **심장 수축력 감소**, 심확대, 심장막 삼출과 방실판막 역류를 볼 수 있다. 심내막 심장근육 생검이 도움이 되고 PCR을 이용한 RNA나 DNA 확인도 도움이 된다.

### (4) 치 료

① 심부전에 대한 치료가 기본이 되며 이뇨제, 강심제(digoxin), 도파민, dobutamin, 에피네프린, 암리논 등이 사용된다. digoxin은 부정맥을 유발할 수 있으므로 보통 사용량의 절반 용량으로 시작한다.

② 부정맥이 있는 경우 amiodarone으로 치료 한다.

③ 바이러스 심근염에서 면역글로불린 정맥내 주입이나 코르티코스테로이드 등이 사용될 수도 있다. 심한 경우 체외막산소공급기(ECMO)나 왼심실 보조기구(LVAD) 사용이나 심장이식을 할 수도 있다.

## 4) 심장근육병(Disease of the myocardium)

기능 및 구조 이상에 따라서 비대, 확장, 제한 심장근육병증으로 분류한다.

### (1) 비대 심장근육병증(Hypertrophic cadiomyopathy)

왼심실 쪽의 심실사이막 비대, 동심비대(concentric hypertrophy)나 드물게 심장끝 비대를 보이는데, 많은 경우 **심실사이막에 더 심한 비대**를 보인다(**asymmetric septal hypertrophy**).

심실의 수축기 기능은 말기를 제외하고는 정상이지만 **확장기 기능이상**을 보인다. **가족력이 있는 경우(~50%)**도 많지만 산발성으로 발생하는 경우도 많다. 유전양상은 보통염색체 우성유전을 보이고, $\beta$-myosin heavy chain과 myosin-binding protein C 유전자의 돌연변이가 가장 흔하다.

① 증 상

- ~50%에서 심장잡음 또는 가족선별검사로 내원 후 진단된다. 많은 경우 무증상을 보이지만, **운동성 호흡곤란, 피로, 쇠약, 두근거림, 협심증, 어지럼, 실신** 등의 증상을 보이기도 한다. 첫 증상으로 심한 심실 부정맥이나 급사인 경우도 있다.
- 맥박이 크게 만져지고, 흉골좌연 상부나 심장끝에서 **수축기 박출잡음**이 들리지만 **박출 째깍음은 드물다.** 잡음은 **운동 직후, 발살바 조작시, 곧게선 자세에서 크게** 들린다.

② 검사소견

- 심전도 소견 : 대부분 비특이 소견을 보인다(좌심실 비대, ST-T 변화 등). 부정맥을 보일 수도 있다.
- 흉부 방사선 사진 : 가벼운 심비대를 볼 수 있고, 폐혈관 음영은 정상이다.
- 심장초음파 소견 : **심실사이막 및 왼심실 뒤벽의 비대**가 보이고, 방사 M형 심장초음파술에서 **승모판 앞첨판의 수축기 전방 운동(systolic anterior motion)**을 관찰할 수 있다. 도플러 검사로 왼심실 유출로의 혈류속도를 측정하여 대동맥과 왼심실 사이의 압력차를 유추할 수 있다.
- 심장도관삽입술 : 왼심실의 확장말기압과 폐동맥 쐐기압이 증가되어 있고 심내막근 생검을 할 수 있다.

③ 치 료

- 표준화된 치료법은 없다. 과도한 운동, 특히 경쟁 운동은 제한해야 한다.
- 약물요법 : 수축촉진약(inotropics)과 이뇨제는 왼심실 유출로의 협착을 악화시키므로 금기이다. 베타 차단제(propranolol)나 칼슘 통로 차단제(verapamil)는 왼심실 유출로의 협착을 줄이지만 급사를 예방하지는 못한다.
- 부정맥이 발생하거나 원인을 모르는 실신이 있는 경우 적극적으로 치료해야 하고, 대개 제세동기를 심장 내 삽입(implantable cardioverter defibrillator)하게 된다. 실신이나 가슴통증을 보이고 왼심실 유출로 압력차가 클 경우(≥50mmHg) 심실사이막 절제 수술을 시행하기도 한다.

### (2) 확장 심장근육병증(Dilated cardiomyopathy)

심실, 특히 왼심실의 **심한 확장**을 보이고 **심실 수축 기능이 저하**되어 있다. 소아에서는 **대개 원인을 알 수 없고(idiopathic),** 20~50%에서 가족력을 보인다. 심근염의 후유증으로 발생할 수 있고, 그 외 미토콘드리아의 carnitine 부족과 같은 대사장애, 갑상샘저하증, 심장독성 약물(doxorubicin), 가와사키병, 심장동맥 이상, 빠른 부정맥, 가족성 고콜레스테롤혈증 등이 원인이 된다.

① 증 상

- 심장기능상실 증상을 보이는데, 흔한 증상은 **과민성, 식욕부진, 복통, 기침, 운동성 호흡곤란**이다. 영유아에서는 호흡기 증상과 성장장애를 보이는 경향이 있고, 연장아나 청소년은 복부 호소증상(욕지기, 식욕부진)을 보인다.
  - 심장박출량 감소에 의한 무기력, 운동성 호흡곤란, 허약
  - 교감신경 항진에 의한 보챔, 신경질적 반응, 창백, 빠른맥

– 폐울혈(호흡곤란, 빠른호흡, 기좌 호흡 등)이나 전신 울혈 증상(부종, 복수, 간비대 등)

- 피부가 차고 창백하고, 맥박이 약하고, 흉부 돌출이 뚜렷하며, 승모판막 역류에 의한 **심장끝(apical) 범수축기 잡음**이 들릴 수 있고, **말발굽리듬**이나 가중말달림심장음을 들을 수 있다.

② **검사소견**

- 흉부 방사선 사진 : 심장비대가 심하고 폐울혈 및 가슴막 삼출을 볼 수 있다.
- 심전도 소견 : 다양한 심방 및 심실비대 소견을 볼 수 있고, 굴 빠른맥과 부정맥이 나타나기도 한다.
- 심장초음파 검사 : 왼심실이 비정상적으로 늘어나 있고, 벽이 얇아져 있다. 왼심실 분할 단축률(fractional shortening)이나 왼심실 박출률(ejection fraction)은 감소되고 왼심실 수축기 시간간격(systolic time interval, STI)이 증가되어 있다.
- 심장근육 생검 : 심근 조직에서 PCR검사로 바이러스 확인하면 원인 감별에 도움이 된다.

③ **치료 및 예후**

- 심장기능상실에 대한 치료(강심제, 이뇨제, ACE 억제제 등)를 한다. 베타차단제(metoprolol, carvedilol)사용은 성인에서 운동 능력을 향상, 입원 횟수 감소와 사망률 감소를 보인다.
- 부정맥의 발생 여부를 감시하고, 필요하면 부정맥약이나 제세동기를 삽입한다. 혈전증의 위험이 있어서 항응고제를 투여한다.
- 심한 심장기능상실에서 왼심실 보조기구(LVAD) 등이 시도되지만, 결국 심장이식이 필요하다.

### (3) 제한 심장근육병증(Restrictive cardiomyopathy)

심실의 탄성(compliance) 장애가 주된 이상으로 **심실의 확장기충만에 장애**를 가져온다. 심실의 확장 없이 심방이 심하게 확장되어 있다. 임상적으로 협착 심장막염(constrictive pericarditis)과 심장눌림증과 비슷하고, 심실의 확장 없이 **심방이 심하게 확장**되어 있다.

① **증 상**

전신 정맥 울혈로 인하여 **목정맥의 확장, 간비대, 복수, 전신 부종**이 나타나며, 허파정맥의 울혈로 **호흡곤란**을 보인다. 청진상 방실판막 역류에 의한 잡음, 말발굽리듬을 들을 수 있다.

② **검사소견**

- 심전도 소견 : 심방비대 소견을 보이고, 심방잔떨림이나 심방된떨림 등의 심실위 빠른맥이 동반될 수 있으며, S-T 분절의 하강 및 T파 역전이 보인다.
- 흉부 방사선 사진 : 전반적으로 심장이 커져 있고 폐울혈이나 가슴막 삼출이 보인다.
- 심장초음파 검사 : 심실의 크기는 정상인데 반하여 **심방이 심하게 확장**되어 있다.
- 심장근육 생검 : 심장근육에 침착된 물질을 볼 수도 있다.

③ **치 료**

- 심장기능상실에 대한 치료를 해주고, 항응고제, 필요시 부정맥약을 투여한다.
- 폐혈관 폐쇄 질환이 1~4년 이내 발생할 수도 있기 때문에 심장이식을 고려한다.

### 5) 심막 질환(Disease of pericardium)

**심장막염**이 발생하면 원인에 따라 심장막 안에 장액, 섬유소, 고름 또는 출혈 삼출액이 고이게 된다. 삼출액이 증가함에 따라 심장막 안의 압력도 증가하게 되는데, 이것이 임계 한계에 도달하게 되면 압력이 급격히 증가해서 심장을 압박하게 되고 **심장눌림증**을 일으킨다.

심장눌림증이 발생하면 **심실의 확장기 충만에 장애**가 일어나고, 폐정맥과 체정맥의 압력이 상승하며, 적절한 치료를 하지 않으면 심장성 쇼크에 빠지게 된다.

#### (1) 원 인

류마티스성 열, 바이러스(coxsackie virus B(m/c), Ebstein-Barr virus, influenza 등), 세균(staphylococci, pneumococci)

#### (2) 증 상

① 종종 **명치 통증**을 보이는데, **예리하고 찌르는 듯한** 느낌의 통증으로 명치부위(precordium), 때로는 왼어깨와 등에서 나타난다. **똑바로 누우면 더 심하고, 앉거나 상체를 앞으로 기울이면 심장막의 마찰이 줄어 통증이 감소**한다. 이외에 기침, 호흡곤란, 복통, 구토, 열 등의 증상을 보일 수 있다.

② **심장막 마찰음(friction rub)**은 삼출액이 비교적 적을 때 들리는데 진단에 도움이 된다. 빠른 맥, 목정맥 팽창, **모순맥박(pulsus paradoxus)의 증가**는 상당량의 삼출액의 축적을 의미한다.

#### (3) 진 단

① X선 검사

상당량의 삼출액이 있으면 **커진 심장음영이 물주머니**처럼 보인다. **폐야(lung field)는 대부분 깨끗**하다.

② 심전도

QRS복합 저전압, **광범위한 S-T 분절 상승,** T파 역전 등을 보인다.

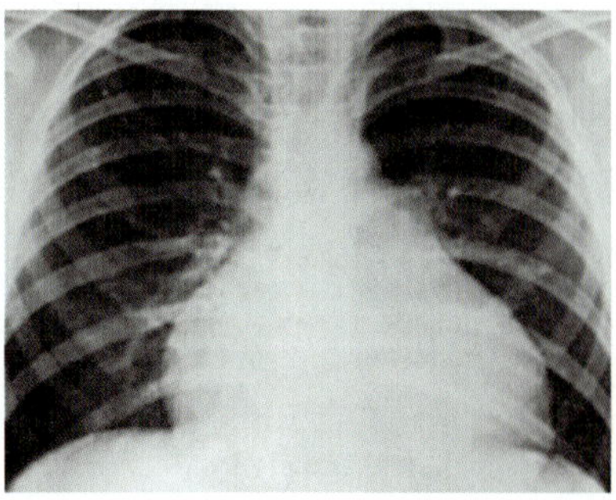

A

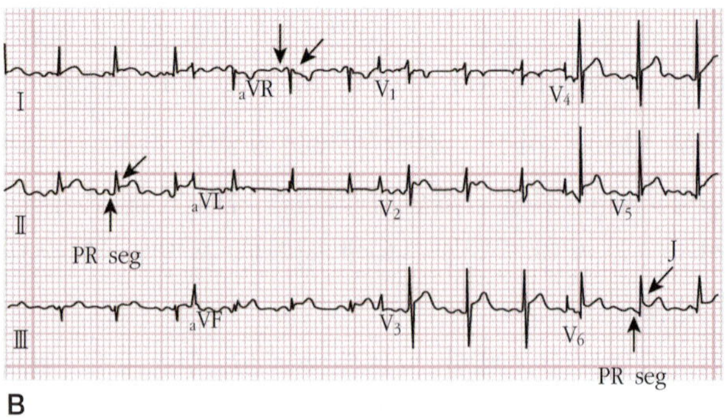


B

그림 14-35 급성 심장막염. A, 가슴 X선 사진. B, 심전도.

③ **심장초음파 검사**

심장막 삼출액의 양과 진행 정도를 확인하는데 **가장 예민한 방법**으로 심장바깥막과 심장막 사이 에코가 없는 초음파 간격(echo free space)을 볼 수 있다.

#### (4) 치 료

원인 질환의 치료를 해야 하고 항염증제 치료를 할 수 있다(NSAID, corticosteroid). 심장눌림증이 있는 경우 즉시 심장막 천자를 하게 된다. 삼출액이 화농성일 경우 외과적 배농을 하고 항생제를 써야한다.

#### (5) 긴축 심막염(Constrictive pericarditis)

① 주로 심막염을 앓은 후 수개월 또는 수 년 후에 나타나는 이완기 충만장애 및 심근장애로 간비대, 경정맥확장, 약한 마찰음, 심한 기이맥, 서서히 진행하는 호흡곤란이 나타난다.
② 흉부 X선 상 심장크기는 정상이거나 감소해 있으며 **심막의 석회화**가 특징적이다.
③ 만성제한형 심장근육병증과 감별해야 한다.

## 7 부정맥

부정맥(不整脈)은 심장박동이 너무 빠르거나 너무 느리거나 하는 심장박동 생성의 장애, 심장흥분 전도의 장애, 또는 이들의 혼합에 의해 발생할 수 있다. 빠른맥은 정상 QRS 복합(narrow QRS complex)을 보이는 빠른맥과 넓은 모양의 QRS 복합(wide QRS complex)을 보이는 빠른맥으로 구별되는데, 전자는 심실위 빠른맥(supraventricular tachycardia)으로 후자는 주로 심실 빠른맥(ventricular tachycardia)으로 나타나며 드물게 심실위 빠른맥으로도 나타날 수 있다.

소아의 발작 부정맥은 **심장박출량의 감소, 실신, 급사**를 일으킬 수 있다. 빠른맥이 지속되면 서서히 심장기능을 저하시켜서 심부전을 일으킨다. 빠른맥 중에 심방과 심실의 동시성(synchrony) 유지 여부도 증상 발현에 영향을 끼친다.

### 1) 굴심방결절 기능장애(Sinus node dysfunction)

#### (1) 굴부정맥(Sinus arrhythmia, 동부정맥), 이탈박동(Escape beat)

굴부정맥은 4~5세 이상의 소아에서 흔히 보이며 호흡과 관련해서 나타나는데, 들숨시 심박수가 빨라지고, 날숨시 늦어진다. 또한 febrile illness, 미주신경 긴장도를 증가시키는 약물(digitalis)에 의해서 굴부정맥은 과장될 수 있지만, 대개 운동에 의해서 중단된다. 간혹 심한 부정맥으로 오인될 수도 있지만 정상 소견이다.

이탈 박동은 상부조직(굴심방결절)에서 심장박동이 생기지 않을 때 일종의 방어기전으로 하부의 딴곳 박동조율기(latent pacemaker) 조직에서 심장박동을 만들어내는 것이다.

#### (2) 굴기능부전 증후군(Sinus sick syndrome)

소아에서는 대부분 광범위한 **심방 수술 후**에 발생하고, 간혹 심근염에 의해 발생하기도 한다.

심전도 소견으로는 굴정지, 굴결절 출구 차단, 심한 굴느린맥, 유주 박동 조율기, 심방된떨림, 방실이음부 빠른맥, 지속적인 방실이음부 이탈박동, 서빈맥 증후군을 보인다.

**실신, 어지럼**의 증상이 있고, 이 증상과 심전도 변화와의 관련이 확실하면 **심장박동조율기**를 삽입한다.

### 2) 방실차단(Atrioventricular block)

#### (1) 1도 방실차단(1st-degree AV block)

PR간격이 그 연령의 정상치보다 길어져 있다. 보통 방실결절 내의 전도 장애로 생기며 **모든 심방박동**(atrial impulse)**이 심실로 연결**된다. 특별한 치료는 필요 없다.

#### (2) 2도 방실차단(2nd-degree AV block)

**일부의 심방 박동은 심실로 연결되지 않는다.** Mobitz I형(Wenckebach type)과 Mobitz II형으로 나눈다.

① **Mobitz I 형** : PP 간격은 일정하지만, PR 간격이 점차 길어지다가 마지막에 전도가 차단된다. 방실결절 내 차단(disease in the AV node)에 의해서 발생한다.

② **Mobitz II 형** : PR 간격은 일정하게 유지되다가 갑자기 P파 뒤에 QRS 복합이 동반되지 않는다. 히스다발 내 차단(disease in the bundle of His)에 기인한다.

③ 고도의 방실차단은 방실 전도비가 2 : 1 이상(3 : 1, 4 : 1 등)으로 나타나는 것을 말한다.

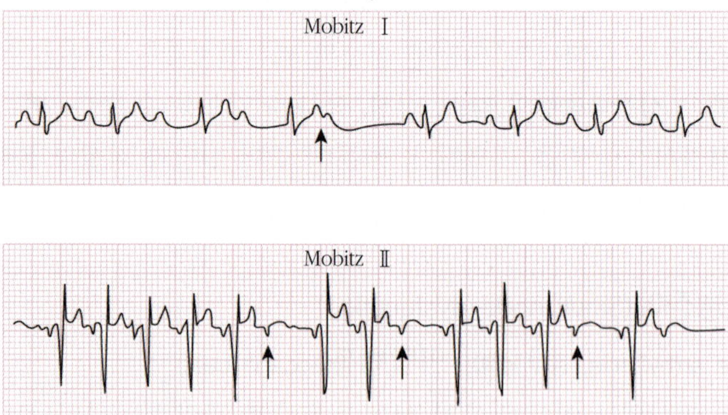


그림 14-36 2도 방실차단

#### (3) 3도 방실차단(3rd-degree AV block, 완전 방실차단, complete AV block)

**모든 심방 박동이 심실로 연결되지 않는다.** PP 간격과 RR 간격은 각각 일정하게 유지된다.

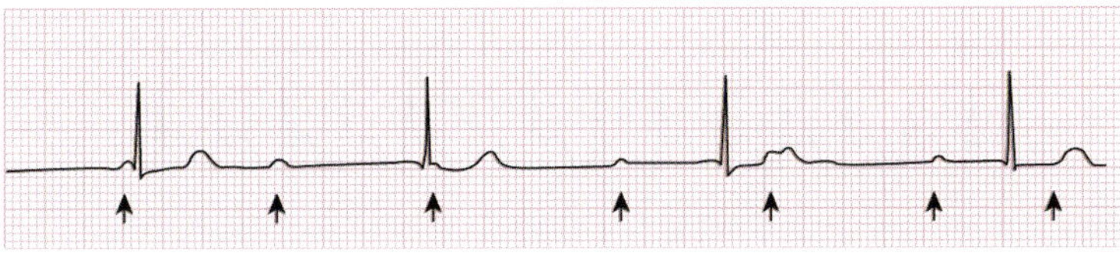

그림 14-37 완전방실차단.

① **선천 완전방실차단**(Congenital complete AV block)

60～70%에서 산모의 자가면역질환이 발견되며, **전신홍반루푸스(SLE)**과 쇠그렌 증후군(Sjögren syndrome)이 대표적으로 산모의 **anti-SSA/Ro, anti-SSB/La**가 태아에게 넘어가 심장전도계가 자가면역 손상을 받는다. ～20%의 환자는 선천 심장병(L-TGA, polysplenia, 단심실 등)에 동반되어 나타난다. 심실기능상실을 보이거나, 신생아 심박수≤50회/분, 이상 QRS 복합의 이탈박동이나 복잡한 심실부정맥, 선천심장병이 동반된 경우 심장박동조율기 삽입이 권유된다.

② **개심수술 후에 발생한 완전 방실차단**(Postsurgical complete AV block)

수술 직후에는 전도계 부위 부종, 출혈 등에 의해서 일시적으로 완전방실차단이 일어날 수 있다. 그러나 **10～14일** 이후 지나면 굴리듬으로의 회복 가능성은 낮기 때문에 영구 박동조율기 삽입을 하게 된다.

## 3) 심실위 빠른맥

### (1) 방실 이음부 회귀성 빠른맥(PSVT)

소아에서 **가장 중요한 빠른맥**이다.

① **분 류**

- 방실 회귀성 빠른맥(atrioventricular reentrant tachycardia, AVRT) : **덧전도로(acce ssory pathyway)**에 의해 야기된다. 영유아에서는 성인과 달리 **덧전도로에 의한 AVRT가 더 흔하다.**
- 방실결절 회귀성 빠른맥(atrioventricular nodal reentrant tachycardia, AVNRT) : **방실결절 내**에서 reentry가 발생하여 일어난다. AVNRT는 연령이 많아짐에 따라 증가한다(주로 10세 이후에 발생).
- **월프－파킨슨－화이트(Wolff-Parkinson-White) 증후군 : 심실 조기 흥분 증후군이라고도 한다.** (굴리듬에서 **덧전도로**를 통한 전도가 심실을 먼저 흥분시킬 때 형성되는 파가 δ파이고 이를 심실 조기흥분이라한다.)

② **증 상**

- 증상은 심박수, 빠른맥 지속 시간, 연령 등에 의해 좌우된다.
- 두근거림, 식욕부진, 호흡곤란, 창백, 가슴통증, 복통, 실신 등이 발생할 수 있다.
- 영유아에서는 증상이 비특이적이기 때문에 늦게 진단된다.

③ **진 단**

일반적으로 심박수가 **180～300/분** 정도이다. 심전도는 규칙적인 **정상 QRS 복합**의 빠른맥으로 나타나며, P'파를 발견(50～60%)하기가 쉽지 않으나 **1 : 1 방실비**를 유지하는 빠른맥이다.

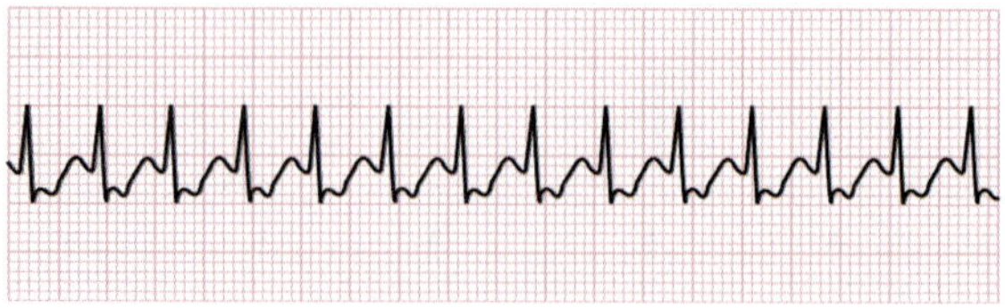

그림 14-38 방실 회귀성 빠른맥(AVRT)

④ **치 료**

▌급성 치료

심인성 쇼크 등의 혈류역학적으로 불안정한 상태는 우선 **DC cardioversion**(0.5～2J/kg)을 시행한다. 혈류역학적으로 안정적이면 다음과 같은 방법을 시행한다.

- **미주신경 자극** : 얼음 수건으로 얼굴을 덮어주거나, 얼음물에 얼굴을 담그거나 하여 부교감 신경을 강력하게 항진시켜서 빠른맥을 종식시킨다. 그 외, 발살바 조작, 힘주기, 숨 찾기, 얼음물 마시기, 목동맥 압박 등을 시도해볼 수 있다.
- **Adenosine 또는 ATP 정주** : 강력한 방실결절 억제제로 DOC이다.
- 기타 약물 : **verapamil**(칼슘 통로 차단제로 빠른맥 종식에 도움이 된다. 영아, 심한 심부전 제외), Esmolol(교감 신경 항진으로 빠른맥 종식 직후 재발 할 때 정주한다.)

▌장기 치료

- 심실위 빠른맥이 굴리듬(sinus rhythm)으로 전환되면 재발방지를 위해서 지속적인 약물치료(digoxin, 베타차단제)를 한다.
- 증상이 있는 빠른맥이 자주 재발될 때에는 지속적인 약물치료로 digoxin, propranolol, flecainide, verapamil, procainamide, amiodarone, quinidine 등이 주로 이용된다.
- 3～5세 이후의 소아에서는 부정맥의 근원적 치료로 **고주파절제**(transcatheter radiofrequency ablation)를 점점 선호하는 추세이다.

⑤ **심실조기흥분 증후군**(WPW syndrome)

- 소아의 발작성 빈맥의 가장 큰 원인이다.
- 빠른맥 발생시 **대부분** 방실결절을 통하여 앞방향 전도(심방에서 심실방향)가 이루어지고, 덧전도로를 통하여 역행 전도가 이루어지므로 빠른맥에 좁은 QRS 복합(≤0.09초)을 보이고 δ 파는 보이지 않는다(**정방향 전도**). 드물게 덧전도로를 통하여 앞방향 전도를 보이는 경우(역방향 전도) **넓은 QRS 복합(δ파)**을 보일 수 있고, 심실잔떨림 등 심각한 부정맥이 동반될 수 있다.
- 심전도에서 **short PR interval, δ-wave, wide QRS complex**를 보인다.
- digoxin과 칼슘채널차단제의 사용은 피하고 propranolol을 준다.

## 4) 심실 빠른맥(Ventricular tachycardia, VT)

### (1) 심실 빠른맥(Ventricular tachycardia, VT)

① 심실 빠른맥은 비정상적으로 심실 박동이 항진되어 있는 것으로 분당 120회 이상이거나 그

연령의 정상 굴리듬 심박수보다 25% 이상 빠른 것을 말한다. 또한 "**≥3 PVCs at >120회/분**"로 정의 된다.

② **넓은 QRS 복합**(>0.09초)을 보이는 심실위 빠른맥과 감별해야 한다. **방실해리(AV dissociation), 융합박동(fusion beat), 포획박동(capture beat)**을 보면 심실 빠른맥임을 진단할 수 있다.

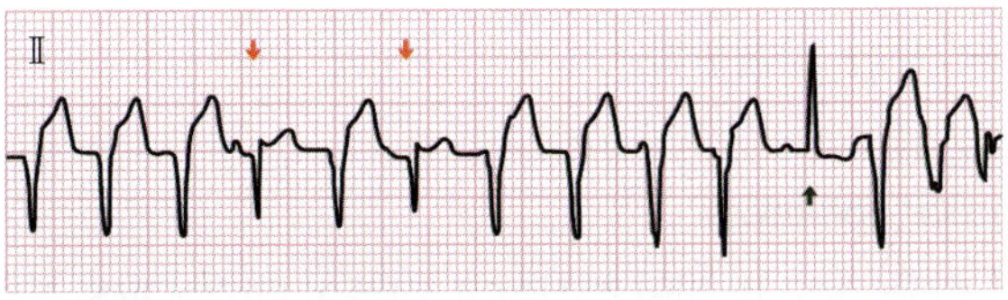


그림 14-39 **융합박동**(fusion beat)**과 포획박동**(capture beat). 4, 6번째 박동(빨간색 화살표)은 심실박동과 심실로 전달된 굴리듬의 일부가 합쳐진 융합박동이고, 11번째 심실박동(초록색 화살포)은 심실빠른맥 중에 굴리듬이 심실로 온전히 전달된 포획박동이다.

**심화 학습**

**선천 긴 QT 증후군(Congenital long QT syndrome)**

심실 재분극의 유전 이상으로 심전도에서 긴 QT 간격을 보이고, **악성 심실부정맥(torsade de pointes)와 관련**이 있다. 약 50%는 가족성으로, 보통염색체 우성유전인 Romano-Ward 증후군과 선천귀먹음이 동반되는 보통염색체 열성유전을 보이는 Jervell and Lange-Nielsen 증후군이 대표적이다. **주로 운동, 깜짝 놀람 또는 흥분과 함께 실신**을 보이는 경우가 많다(**수면 중**에 발생하는 아형도 있다). 심전도에서 **교정 QT 간격 >0.44 초**면 가능성이 있고, >**0.47 초**인 경우는 진단적 의미가 높다. 급성심장사의 위험으로 적극적인 치료가 필요한데 우선 **베타차단제**가 사용되고 느린맥이 심하면 심장조율기를 삽입할 수도 있다. 체내삽입 자동 세동제거기는 약물치료에 반응을 안하거나 심장정지를 경험한 환자에서 시행된다.

부정맥약(quinidine, sotalol, amiodarone), cisapride, tricyclic antidepressant, 마크롤라이드 항생제(erythromycin) 등에 의해서도 QT 간격이 늘어나고 심실 빠른맥이 유발될 수 있다.

③ 원인 : **심근염, 심장동맥 이상기시, 부정맥유발 오른심실 형성이상**(arrhythmogenic RV dysplasia), 승모판탈출증, 원발 심장종양, 심장근육병, 팔로사징 등의 선천심장병, **카테콜아민성 심실빠른맥**(catecholaminergic VT), **특발 심실빠른맥**(idiopathic VT), 선천 긴 QT 증후군, Brudaga 증후군, 약물 사용(amphetamine, cocaine) 등이 있다.

④ 심실 빠른맥의 증상

- 무증상, 두근거림, 어지럼, 실신, 심장기능상실, 급성심장사 등 다양하다.
- 운동과 연관되어 발생한 실신은 심실 빠른맥이 원인으로 선천 긴 QT 증후군, 카테콜아민성 심실빠른맥, 부정맥유발 오른심실 형성이상, 반복 단형 심실 빠른맥 등을 확인해야 한다.

⑤ 심실 빠른맥의 진단 : 운동과 관련된 빠른맥은 운동자극검사(exercise stress test)에서 유발되는 경우도 있다. 전기생리학 검사는 진단 뿐만 아니라 고주파절제를 위하여 시행한다.

⑥ 심실 빠른맥의 치료

- 급성기 치료 : 혈역학적으로 불안정하면 우선 DC cardioversion(0.5~2J/kg)을 하고, 활력징후가

안정되어 있는 경우는 amiodarone 또는 procainamide 등을 정맥주사한다.

저산소증, 대사장애, 전해질 이상 등의 심실 빠른맥을 초래하는 조건에 대해서 확인하고 치료를 해준다.

- 심실 빠른맥의 장기 치료 : 정상 심장인 경우에는 심박수가 빠르지 않아 증상이 없으면 관찰할 경우도 있다. 심실 빠른맥의 재발을 막고 급성심장사를 예방하기 위해서 약물요법, 고주파절제, 세동제거기 삽입, 수술 등을 시행한다.

#### (2) 심실 잔떨림(Ventricular fibrillation)

심실잔떨림은 알아보기 힘들 정도로 불규칙적이고 진폭이 작은 QRS 복합을 보이는 아주 빠른 심실 부정맥으로 대부분 사망 직전의 상태이다. 수술 후 심한 저산소증, 고칼륨증, digitalis나 quinidine 중독, 심근염, halothane 같은 마취제 사용 후에 볼 수 있다.

심장박출이 전혀 일어나지 않으므로 **세동제거기(defibrillator)나 amiodarone 급속 주사** 같은 심폐소생술이 필요하다. 성공적으로 소생한 후에는 원인을 찾기 위해 전기생리학 검사 등을 시행한다.

### 5) 고주파 전극카테터 절제(Radiofrequency catheter ablation) – 소아 빠른맥의 치료

소아에서 빠른맥을 치료할 때 이전에는 약물요법이 주로 사용되었으나, 약물에 반응이 없거나 부작용으로 사용할 수 없을 때 수술 또는 전극카테터를 이용하여 치료하게 된다.〈표 14-8〉

**표 14-8 고주파 절제 대상이 되는 빠른맥의 유형**

| 심실위 빠른맥 | 심실 빠른맥 |
|---|---|
| 방실 회귀 빠른맥(WPW 증후군, Mahaim, 숨은 덧전도로)<br>방실결절 희귀 빠른맥<br>심방 빠른맥<br>심방 된떨림<br>이음부 딴곳 빠른맥 | 특발 심실 빠른맥<br>심장병과 동반된 심실빠른맥(예, 심장근육병증, 팔로사징 등 수술후) |

고주파 전극카테터 절제는 심장도관삽입술을 시행하여 전기생리학 검사로 빠른맥의 기전을 규명한 후 정확한 원인 병터(덧전도로, 딴곳 병터 등)를 찾은 후 고주파 전류를 가함으로써 그 부위의 세포에 열 손상을 입혀 전기생리학적 변성을 초래하여 원인 병터를 치료하게 된다.

## 8 심장병의 치료

### 1) 심부전★

심장이 신체의 대사에 필요한 산소를 공급할 수 있는 충분한 심장박출량을 유지할 수 없는 경우를 심부전이라고 한다.

### (1) 병태생리학

혈액의 산소함유량은 혈색소 농도, 산소분압, 산소포화도에 의해서 결정되고, 일회 박출량은 전부하, 후부하, 심근 수축력에 의해 결정된다.

심부전의 초기에는 혈류량 유지를 위해서 여러 보상 기전들이 작용하게 된다.

① 전부하를 증가시켜 심장박출량을 유지하려는 Frank-Starling 기전

② **신경호르몬계통의 활성화(레닌－앤지오텐신－알도스테론계통과 교감신경부식축의 활성화)**

③ **심근비대 및 재형성(remodelling)**

> 신체의 대사를 위해서 운반되는 산소량(분당)＝혈액의 산소함유량 × 심장박출량(분당)
> ＝혈액의 산소함유량 × **일회 박출량** × **심박수(분당)**

### (2) 원 인

소아기 심부전의 가장 흔한 원인은 심실의 용적 과부하나 압력 과부하를 일으키는 **선천 심기형**이다. 그 외에도 심장근육병증, 심근염, 약물(doxorubicin 등)이나 수술에 의한 심근 손상 등이 있다.

**표 14-9 연령에 따른 울혈 심장기능상실의 원인**

| | |
|---|---|
| 태아 | 신한 빈혈(용혈, 태아모체 수혈 등), 심실위 빠른맥, 심실 빠른맥, 완전 심장차단 |
| 신생아 | 미숙아 : 수액과부하, 동맥관열림증, 심실사이막결손, 폐심장증(기관지폐 형성이상), 고혈압, 심근염<br>만삭아 : 질식 심장근육병증, 동정맥 기형, 왼심장 폐쇄병터(대동맥 축착, 좌심실 형성부전 증후군), 좌우 심장의 혈액이 대량 혼합되는 심장결손(단심실, 총동맥줄기), 바이러스 심근염 |
| 영·유아 | 좌우 션트를 가진 심장병(심실사이막 결손), 혈관종(동정맥 기형), 왼심장동맥의 기시이상, 대사 심장근육병증, 급성 고혈압(용혈－요독 증후군), 심실위 빠른맥, 가와사키병, 바이러스 심근염 |
| 소아－청소년기 | 류마티스 열, 급성 고혈압(사슬알균감염후 토리콩팥염), 바이러스 심근염, 갑상샘 중독증, 혈색소증－혈철소증, 암 치료(방사선, doxorubicin), 심내막염, 심장근육병증(확장, 비대) |

### (3) 증 상

심장기능장애에 대한 보상 반응과 허파정맥 또는 전신정맥의 울혈에 의한 소견들이다. 연령에 따라 차이가 있다. 영아에서는 **수유곤란**이 가장 특징적이며, 빠른호흡, 수유시 호흡곤란, 체중증가 불량 등의 증상을 보이고 연장아는 성인과 증상이 유사하며 피로, 식욕부진, 복통, 호흡곤란, 기침, 부종 등을 보인다.

**표 14-10 심장기능상실의 임상증상**

| | |
|---|---|
| 심장기능 장애에 대한 보상 반응 | • 빠른맥, 말발굽리듬, 약한 맥박, 사상맥(thready pulse)<br>• 심장비대<br>• 교감신경계의 긴장 항진으로 인한 발육부전, 땀남과다, 차고 습한 피부 |
| 허파정맥 울혈(좌심부전) | • **빠른호흡**<br>• **운동성 호흡곤란(작은 영아는 수유곤란)**<br>• 앉아숨쉬기(나이가 많은 큰 소아)<br>• **쌕쌕거림 및 거품소리** |
| 전신정맥 울혈(우심부전) | • 간비대<br>• 목정맥 확장(영아에서는 평가하기 어렵다)<br>• 부종 |

### (4) 진 단

병력, 임상증상, 진찰 소견, 흉부 방사선 사진 등을 종합하여 진단한다. X선 사진에서는 심장비대를 보이고, 원인에 따라서 다른 양상의 폐혈관분포를 보인다. 심전도에서 원인 질환에 따른 특징적인 소견을 발견할 수도 있다. 심장초음파 검사는 심실 기능의 평가(분할 단축률, 박출률)와 치료 효과 평가에 유용하게 쓰인다. 심실벽 긴장도의 증가에 대한 반응하여 분비되는 심장 신경호르몬인 BNP(B-type natriuretic peptide)는 성인의 울혈 심장기능상실에서 증가를 보인다.

### (5) 치 료

심부전의 원인에 대한 치료, 악화인자의 제거, 심장기능상실의 조절 및 진행의 예방을 하게 된다.

#### ① 일반적인 요법

휴식과 수면이 도움이 된다. 반좌위 자세(semiupright) 또는 영아들은 영아용 의자를 편안해 할 수도 있다.

영아는 저나트륨 분유(low sodium formula)를 추천하지 않고, 모유가 이상적인 저나트륨 영양공급원이 된다. 대사요구량의 증가 및 칼로리 섭취의 감소로 성장장애 있을 수 있어서 충분한 영양공급이 중요하다. 폐부종이 있을 경우 산소를 주는 것도 도움이 된다.

#### ② 약물요법

- 수축 촉진제 : 대표적으로 디기탈리스를 들 수 있다. 그 외 저심박출 상태에서 도파민, 도부타민이 도움이 되고 이에 반응하지 않는 경우 milrinone 등의 phosphodiesterase 억제제를 사용한다.
  - **디곡신(digoxin)** : 심근 세포막의 $Na^+-K^+-$ATPase를 억제하여 세포 내 나트륨 농도를 증가시키고, 나트륨－칼슘 교환 기전에 의해서 세포 내 칼슘 농도가 증가되어 심근의 수축력이 촉진된다. 또한 방실결절의 전도를 억제시키며 불응기를 연장시킨다. 심근 수축력이 저하되어 있는 환자에서 심장기능의 개선 및 증상의 호전을 가져올 수 있으나, 성인을 대상으로 한 연구에서 전체적인 생존율을 향상시키지는 못하는 것으로 알려져 있다.
- **이뇨제** : 콩팥에서 수분과 나트륨의 재흡수를 억제하여 순환 혈액량을 감소시켜서 폐의 체액과 부하와 심실 충만압을 감소시킨다. 울혈 증상이 있는 경우 사용하고 대표적으로 furosemide,

chlorothiazide, spironolactone을 들 수 있다.

- **앤지오텐신 전환효소 억제제(ACE inhibitor)**와 후부하 감소제 : 말초혈관 저항을 감소시켜 심실의 후부하를 줄여 줌으로써 심장기능을 개선시킨다.
  - 후부하 감소제는 확장 심장근육병증, 심한 승모판 역류나 대동맥판 역류, 좌우 션트 질환(심실 사이막 결손, 동맥관열림증 등) 등에 의한 심장기능상실에 효과가 있는 것으로 알려져 있다.
  - 앤지오텐신 전환 효소 억제제는 심부전 치료에서 중요한 약물이다. 앤지오텐신 Ⅱ와 알도스테론의 생성을 억제한다. 성인의 연구 결과에서 사망률과 이환율을 감소시키고 심장기능상실의 진행을 예방하는 것으로 알려져 있으며, 이는 **심실 재형성을 억제**함으로써 얻어지는 결과로 생각된다.
- **베타 차단제** : 확장 심장근육병증을 가진 소아 및 성인 환자에서 베타차단제를 사용함으로써 운동 능력을 호전시키고 입원횟수를 줄이며 사망률을 감소시킬 수 있는 것으로 알려져 있다. 심장기능상실 환자에서 사용되는 베타 차단제는 metoprolol, carvedilol이 있다.



### 2) 소아의 심장 및 심폐이식(Pediatric heart, heart-lung transplantation)

심장이식은 주로 내과적 치료에 잘 반응하지 않는 말기 심장근육병증이나 수술이 불가능한 복잡 선천 심장병 환자에게 이용되는 치료법으로 그 생존율이 점차 좋아지고 있다.

이식을 위해서는 받는이와 제공자 사이에 체중과 **ABO 혈액형**이 맞아야 하나, HLA matching은 큰 문제가 되지 않는다.

수술 후 면역억압제를 사용하게 되고, 이식편 거부반응과 과도한 면역억압에 따른 합병증 사이 균형을 유지해야 한다. 이식편 거부반응의 진단은 심장근육 생검이 가장 확실한 방법이다.

## 9 기타 순환계 문제

### 1) 폐동맥 고혈압(Pulmonary hypertension)

폐동맥 고혈압은 평균 폐동맥압이 휴식시 >25mmHg 또는 운동시 >30mmHg(폐모세혈관쐐기압 ≤15mmHg이면서)으로 정의한다.

#### (1) 특발 폐동맥 고혈압(Idiopathic pulmonary hypertension)

특발 폐동맥 고혈압은 폐혈관 폐쇄 질환과 오른심실 기능상실을 특징으로 한다. 어느 연령에서나 발생하지만 대개 10대 이후에 발생한다.

폐동맥 고혈압에 의해 오른심실의 압력 과부하, 우심실 비대, 허파동맥 확장, 폐동맥판막 역류 등이 나타날 수 있고, 질환의 말기에는 우심실 확장, 삼첨판 역류 및 심장박출량의 저하로 부정맥, 실신, 급사 등이 흔히 나타난다.

**① 증 상**

운동못견딤증과 피로를 호소하고, 가슴통증, 어지럼, 실신, 두통 등을 보인다. 타원구멍이 있는 경우 우좌 션트로 청색증이 나타날 수 있다.

**② 진단 : 폐동맥 고혈압을 유발하는 다른 원인을 배제해야 한다.**

- 흉부 방사선 사진 상 폐문부의 증가된 폐혈관분포와 말초 폐혈관 음영의 감소를 볼 수 있고, 심전도에서는 우심실 비대 소견과 뚜렷한 P파를 볼 수 있다.
- 심장초음파검사나 심장도관삽입술로 다른 2차적인 폐동맥 고혈압의 가능성을 배제하고, 특히 Eisenmenger 증후군을 꼭 배제해야 한다.

**③ 치료 및 예후**

원발 폐고혈압증은 진행하는 병으로 심폐이식이나 폐이식 이외에 치유법이 없다. 칼슘통로차단제, 프로스타사이클린, 산화질소(nitric oxide) 흡입, phosphodiesterase 5 억제제(sidenafil), endothelin 수용체 길항제(bosentan) 등이 치료에 이용되고 있다.

### (2) 신생아 폐고혈압 지속증(Persistent Pulmonary Hypertension of the Newborn, PPHN)

**출생 직후** 폐혈관 저항의 감소가 이루어지지 않아 태아기와 같이 **타원구멍 또는 동맥관**을 통하여 **우좌션트**가 일어나는 경우를 말하며 **출산 질식, 태변흡입 증후군, 폐렴, 패혈증, 호흡곤란 증후군,** 저혈당, 적혈구증가증, **폐 형성저하증**(∵ 가로막탈장, 양수과소), 여러 심폐 질환 또는 특발성으로 발생할 수 있는 증후군이다.

보통 만삭아 또는 과숙아에서 출생 후 첫 12시간 이내에 임상적으로 심한 청색증, 호흡곤란, 빠른호흡, 호흡기능상실 등의 증상이 발현된다.

**저산소증**은 산소머리덮개를 통해서 100%산소를 공급해도 반응하지 않고, **매우 불안정**(quite labile)하다. **우좌 션트**로 동맥관 전동맥과 후동맥 간의 산소포화도(＞5%)와 산소분압(＞20mmHg)이 차이를 보인다. 흉부 방사선 사진에서 폐렴, 가로막 탈장, 유리질막증 등의 이상 소견이 나타날 수도 있다. **심장초음파검사**에서 **다른 선천 심장병을 배제**하여야 하며, **동맥관과 타원구멍 열림을 통하여 커다란 우좌 션트**를 확인할 수 있다.

임상양상, 흉부 방사선 사진이 매우 흡사해서 **협착이 동반된 전폐정맥 환류이상** 등의 청색성 선천 심장병과 선행요인이기도 한 **저혈당증, 적혈구증가증, 패혈증** 등을 감별해야 한다.

**① 치 료**

저혈당, 적혈구증가증 등의 **선행 요인의 개선과 조직 산소화를 개선**시키는데 중점을 두고, **산소 공급과 함께 산증 및 저혈압 등의 교정**을 하고 지속적 저산소증은 **기계적 환기요법**을 시행한다. 이에 반응하지 않는 경우 **산화질소 흡입, 고빈도환기, 체외막 산소공급(ECMO)** 등을 시행할 수 있다. 요즘은 sildenafil, bosentan 등의 투여도 시도되고 있다.

## 2) 소아 및 청소년의 고혈압(Hypertension in children and adolescents)

### (1) 소아 및 청소년 혈압의 분류

같은 연령, 같은 키, 같은 성의 소아의 수축기 또는 확장기 혈압의 **95 백분위 이상의 혈압을 고혈압**으로 정의한다. 혈압은 시기를 달리하여 3번 이상 측정해야 하고 **팔에서 측정한 혈압이 높을 때에는 반드시 다리에서 다시 혈압을 측정**해 보아서 대동맥 축착의 가능성을 확인해야 한다.〈표 14-11〉

정상적으로 다리에서 측정한 혈압이 팔에서 측정한 혈압보다 10~20mmHg 높은데, 만약 다리의 혈압이 더 낮은 경우는 대동맥 축착이나 타카야수 동맥염을 의심해야 한다.

표 14-11 소아 및 청소년의 혈압의 분류

| 분류 | 수축기 또는 확장기 혈압 백분위수 |
|---|---|
| 정상 | 90 백분위수 미만 |
| 고혈압 전단계(prehypertension) | 90~95 백분위수 또는 이보다 적더라도 120/80mmHg 이상인 경우 |
| 고혈압 : 1단계(stage 1) | 95 백분위수~99 백분위수+5mmHg |
| 고혈압 : 2단계(stage 2) | >99 백분위수+5mmHg |

### (2) 고혈압의 원인

**소아에서는 나이가 어릴수록 이차 고혈압이 많다.** 영유아의 고혈압이나 2단계 고혈압이 있는 소아는 이차성 고혈압일 가능성이 높다. 이차성 고혈압의 가장 흔한 원인은 콩팥병이다.〈표 14-12〉

본태 고혈압은 10세 이상에서 흔하고 고혈압의 가족력이 있거나 비만과 관련이 있는 수가 많고, 1단계의 고혈압을 보인다.

표 14-12 소아 및 청소년 고혈압의 원인

| 원인 | 질환 |
|---|---|
| 콩팥병 | 토리콩팥염, 신우신염, Henoch-Schönlein 자색반, 용혈 요독 증후군, 요로역류질환, 폐쇄 요로병증, 선천 콩팥병(dysplastic kidney, 다낭 신 등), 콩팥기능상실, 신종양, 신 외상, 콩팥 이식 후, 루푸스콩팥염 |
| 혈관병 | 대동맥축착, 신동맥 협착(섬유근육 형성이상 등), 타카야수 동맥염, 신동맥 혈전(특히 신생아에서 배꼽동맥 삽관 후), 콩팥정맥 혈전, 모야모야병, 혈관염 |
| 내분비 질환 | 갑상샘 기능항진증, 부갑상샘 기능항진증, Cushing 증후군, 선천 부신 과다형성, 고알도스테론증, 크롬친화세포종, 신경모세포종, 당뇨콩팥병증 |
| 중추신경계 질환 | 종양, 출혈, 뇌압상승, 길랭-바레 증후군 |
| 약물 | steroid, 중금속, amphetamine, 교감신경작용제, 경구 피임약, cocaine 등 |
| 본태성(essential) | 사춘기 이후 가장 흔한 원인이 된다(특히 비만아에서). |

### (3) 진단을 위한 검사

일차적으로 CBC, 소변 검사, 혈청 전해질, BUN, 크레아티닌, 칼슘, 요산, 콜레스테롤, 혈장 레닌 활성도, 소변 배양, 신초음파 촬영술, 심장초음파 검사(좌심실 비대 유무 검사)를 한다. 그 외에 필요에 따라서 방사성 핵종 콩팥스캔, 콩팥 도플러 초음파촬영, 콩팥혈관 조영술 등의 검사를 시행한다.

#### (4) 치 료

목표는 혈압을 95 백분위수 미만으로 감소시키는 것이다.

① **비약물 요법**(Nonpharmacologic therapy)

본태 고혈압은 비만과 관련이 많기 때문에 생활습관을 변경 시키는 것이 중요하다.

- 저염식이 및 저지방식과 야채, 과일을 많이 섭취하고, 고칼로리 식사 및 음료의 섭취를 줄이도록 해야 한다. TV 시청이나 비디오 게임 같은 앉아서 지내는 시간을 2시간 이내로 줄이고, 하루 30~60분 정도는 신체적으로 활발한 운동을 하도록 한다.
- 99 백분위 이상의 혈압인 경우 혈압이 조절될 때까지는 경쟁적인 스포츠나 태권도, 레슬링 등의 운동을 제한한다.

② **약물 요법**(Pharmacologic therapy)

소아에서 고혈압 약물요법의 적응증은 이차고혈압, 생활습관 변화로 혈압이 적절히 조절되지 않는 경우, 표적장기 손상(좌심실 비대)이 있는 경우 등이다. 약물치료를 시작할 때에는 한 가지 약을 최소량부터 시작하여 원하는 혈압으로 떨어질 때까지 증량한다.

- 만성 고혈압의 치료
  - 원인 질환의 치료가 우선이다. 본태 고혈압의 경우에는 체중 조절 등의 생활습관 개선을 먼저 시도한다.
  - 혈압이 현저히 높거나 고혈압으로 인한 증상이 있을 때에는 약물요법을 한다. 치료의 목표는 혈압을 95 백분위수 미만으로 떨어뜨리는 것이다. 소아에서 흔히 사용되는 항고혈압약은 ACE inhibitor, 이뇨제, 베타차단제, 칼슘통로차단제, angiotensin-receptor blocker 등이 있다.
- 고혈압성 응급증에 사용하는 약으로는 labetalol, sodium nitroprusside, nifedipine, esmolol, nicardipine 등이 있다. 혈압을 갑자기 정상 수준까지 내리기보다는 고혈압으로 올 수 있는 뇌병증이나 심장기능상실을 일으킬 위험성을 없게 하는 것을 목표로 점차적으로 혈압을 내린다. 환자의 의식이 분명할 때에는 약의 작용 시간이 짧은 nifedipine을 경구 또는 혀밑(sublingual)으로 투여해 보지만, 의식이 혼미할 때에는 labetalol, sodium nitroprusside 등을 정맥 주사한다.

### 3) 쇼 크(Shock)

쇼크(shock)란 갑자기 발생하는 순환 장애에 의하여 조직 내로 산소와 영양분의 공급이 심각하게 저하되는 상태이다.

쇼크는 크게 **저혈량 쇼크, 분배성 쇼크(distributive shock), 심장성 쇼크**로 분류할 수 있다.

- **저혈량 쇼크(hypovolemic shock)** : 소아에서 발생하는 쇼크의 가장 흔한 형태로서 여러 원인에 의해 갑자기 혈액이 감소할 때 발생하는데 설사로 인한 탈수, 출혈이 대표적인 예이다.
- **분배성 쇼크(distributive shock)** : 말초혈관 저항이 갑자기 감소하면 말초혈관에 많은 혈액이 모임으로써 순환 혈액량이 고르게 분배되지 못하고 순환허탈이 발생한다.
  - **패혈 쇼크(septic shock)** : 감염에 의한 전신염증반응 증후군으로서, 초기에는 전신혈관 저항은 감소하나 심장박출량은 정상 또는 증가하여 혈압은 정상이다. 맥압은 넓어져서 강하게 느껴

지고 사지는 핑크빛으로 따뜻한데(warm shock), 진행하여 비보상 상태가 되면 심장기능상실 증상과 말초 순환 장애가 나타남으로써 다른 쇼크에서와 같이 의식장애, 약한 맥박, 저혈압을 볼 수 있고 사지는 차가워진다(cool shock)

- **아나필락시스 쇼크(anaphylaxis shock)** : 약물, 독물, 음식물 등의 특정 항원이 세포에 결합된 IgE와 반응하게 되면 보체의 활성과 함께 호산구, 중성구, 비만세포로부터 histamine, leukotrienes, platelet activating factor, prostaglandin 등이 분비되는데, 이들에 의해 전신혈관이 확장되고 혈관투과성이 증가되면서 혈액이 사이질로 이동되어 심장의 전부하가 감소하게 된다.
- **신경성 쇼크(neurogenic shock)** : 척수 절단이나 뇌줄기 손상이 있는 경우 흔하게 볼 수 있는데, 혈관저항을 조절하는 교감신경이 손상되면서 광범위한 혈관 확장과 혈액 저류로 인해 혈압 저하가 오게 된다.

• **심장성 쇼크(cardiogenic shock)** : 소아에서는 부정맥이나 왼심실 유출로의 폐쇄가 동반된 선천심장병에 의한 경우가 많고, 심장 수술 후, 심장근육병증, 심근염, 패혈 쇼크의 말기, 약물에 의해서도 야기될 수 있다.



### (1) 진 단

자세한 병력, 진찰소견, 환자의 상태에 대한 반복적인 재평가를 통해서 초기에 쇼크를 진단하여야 비가역 기관 손상 및 사망을 줄일 수 있다.

구토, 설사, 출혈, 다뇨 등의 혈량저하를 일으키는 병력, 열의 병력, 선천심장병의 과거력, 알레르기 병력, 척추손상 등의 외상력 등을 확인하여 쇼크의 발생 및 원인에 대한 정보를 줄 수 있다.

진찰 소견에서 저혈압은 쇼크의 후기 소견으로 혈압은 정상으로 유지될 수 있으므로 주의 한다. 오히려 **심박수**가 순환장애의 가장 예민한 증상이며, 빠른호흡을 볼 수 있다. 사지가 차고 맥박은 감소하는데, 패혈쇼크 초기에는 반대의 소견을 보이기도 한다. 쇼크의 원인 및 합병증 여부에 따라서 검사실 검사에서 이상을 보이기도 한다.

### (2) 치 료

뇌, 심장, 콩팥 등 주요 기관으로의 적절한 혈류 및 산소공급을 1차 목표로 **우선 기도를 확보하고 적절한 호흡**을 통해서 충분한 산소를 투여하도록 한다. 적절한 심장박출량 유지를 위하여 초기에 신속하게 **수액을 보충**하여야 한다.

등장액(생리식염수나 링거젖산용액)을 20mL/kg로 신속히 투여하고 의식상태, 심박수, 소변양, 맥박, capillary refill 등의 체크를 통해서 혈류역학 상태를 재평가하여 호전이 없을 때에는 추가로 20mL/kg를 투여한다.

수액 보충이 충분함에도 관류압(평균 동맥압 − 중심 정맥압)이 유지되지 않는 경우 **혈압상승제**를 사용한다. epinephrine, norepinephrine, dopamine, dobutamine 등이 많이 쓰이고 있는 혈압상승제이다. 체외막 산소공급기(extracorporeal membrane oxygenator, ECMO)나 심실보조기구(ventricular assist devices, VAD)는 중증의 심장성 쇼크나 패혈쇼크 등의 치료에 도움이 될 수 있다.

쇼크에 대한 치료 및 지지요법과 함께 쇼크의 선행 원인에 대한 치료를 바로 시작한다.

### 4) 실신, 기절(Syncope, fainting), 급사(Sudden death)

실신은 뇌혈류량의 감소로 일과성 의식상실을 보이고 곧 저절로 의식이 회복하는 현상을 말한다.

#### (1) 원 인

실신의 원인은 ① 순환 장애(심장외 이상 : 혈관미주신경, 기립저혈압, 정맥환류이상, 뇌혈관 폐쇄 이상 ; 심장 이상 : 중증 폐쇄 병변, 심근 기능장애, 부정맥), ② 대사이상(저혈당증, 저산소증, 전해질 이상, 부신기능 부전, 신경성 식욕부진), ③ 신경정신과적 이상(간질, 편두통, 뇌종양, 히스테리, 과다환기) 등으로 나누어 생각할 수 있다.

소아기 실신은 **대부분 자율신경 매개성**으로 **혈관미주신경 실신, 기립실신, 호흡중지발작** 등이 가장 흔하고, 예후는 양호하다.

#### (2) 진 단

##### ① 병 력

의식소실 유무, 소실 시기의 완급과 소실 기간, 실신 전 전구 증상 유무, 실신 전 환자 주위의 여건, 운동 유무(유발인자), 대사 질환, 사회적 유대 관계, 가족력 등이 가장 중요하다. 특히 마르팡 증후군, 특발 비후 대동맥판하 협착, 선천 긴 QT 증후군은 유전되며 호흡중지발작도 가족력과 유관하다고 알려져 있다.

##### ② 검사소견

**심전도 검사**는 모든 실신 환자에서 시행하고, 좌심실 비대, 월프-파킨슨-화이트 증후군, 긴 QT 증후군, 방실전도장애 등에 대해서 검사한다.

**기립경사 검사(tile test)**는 신경 매개 실신이나 기립 저혈압의 증상을 발생시킬 수 있고 특히 혈관미주신경 실신에 높은 양성 반응을 보이지만 위양성의 빈도가 높다. 그 외 자세에 따른 혈압 측정, 운동자극검사, 심장초음파술, 심장도관삽입술 등이 원인 규명에 도움이 된다.

#### (3) 감별진단

혈관미주신경 실신과 감별할 질환으로 간질, 경련 실신, 저혈당증, 과다환기 증후군, 히스테리 등이 중요하다.

**심장성 실신**은 운동시 전구 증상 없이 갑작스럽게 발생하는 실신, 신체에 손상을 입을 정도의 심한 의식소실, 과거에 두근거림이나 비정상 심장박동, 실신 후 비정상 심박수, 급사의 가족력, 심전도 이상이 동반된 경우 등이 특징이다.

### (4) 예 후

신경 매개 실신(neurally mediated syncope)은 사망률의 증가와 연관이 없다. 심장성 실신에서는 급사 가능성이 높은데, 급사의 원인이 되는 심장병으로 비대 심장근육병증, 심장동맥 기형, 마르팡 증후군, 부정맥 유발 오른심실 형성이상, 긴 QT 증후군 및 월프-파킨슨-화이트 증후군, 대동맥 협착 등이 있다.

### (5) 치 료

원인에 따른 치료가 가장 중요하다. 특히 부정맥에 의한 실신은 적극적으로 치료한다.

# 15 혈액 질환
# Blood Disorders

## 1 서 론

### 1) 소아의 조혈기관 및 혈액질환의 특이성

(1) 소아는 성장하는 과정이 있기 때문에 혈액의 **정상치도 연령에 따라서 다르다.** 성인에 비하여 **외부자극에 민감**해서 감염, 영양장애, 독성물질에 대하여 골수 뿐 아니라 간, 지라, 림프절 같은 **골수외 혈구형성계통(extramedullary hematopoietic system)에서도 반응**을 하여 이것이 말초혈액에 반영되는 수가 있다.

(2) **선천적, 유전적 요인**이 관계되는 경우가 적지 않아서 가족력 및 과거력을 자세히 조사하고 다른 선천이상이 동반되지 않았는지 관찰해야 한다.

(3) 신생아에서 혈액학적 이상이 발견될 경우 **모체의 이상, 모체가 사용한 약제, 자가항체의 이행, 면역** 등에 대해서도 알아보는 것이 필요하다.

### 2) 혈구형성계통의 발달

배아와 태아에서는 다량의 적혈구가 필요하여 적혈구 조혈이 증가된다. 산소 분압이 낮고 태아 조직의 대사율이 높으며, 산소 전달 체계가 다르고, 양수 내 환경은 무균이므로 중성구의 필요성은 낮다. 조혈기관은 **중배엽(mesoblastic), 간(hepatic), 골수(myeloid)**의 순으로 발달된다.〈그림 15-1〉

- 중배엽 조혈 : 난황주머니(yolk sac)에서 임신나이 10~14일에 시작되고, 10~12주까지 기능을 한다.

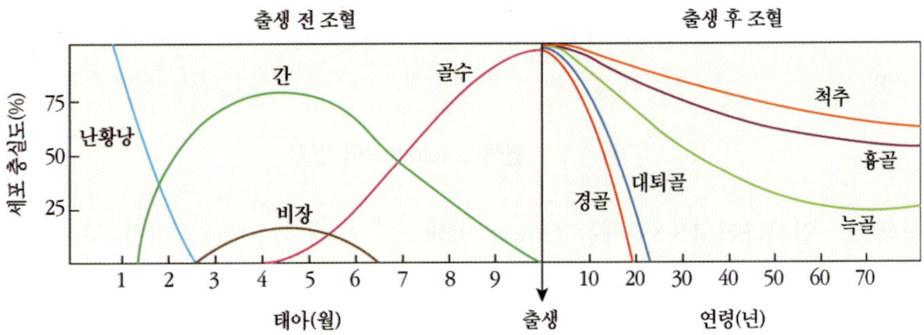


그림 15-1 출생 전 및 출생 후의 조혈

• **간 조혈** : 임신나이 **6~8주**가 되면 주된 조혈기관(임신나이 **20~24주까지**)이 된 후 임신기간 내내 조혈을 담당한다.

• 골수 조혈 : 임신 제2석달부터 증가하기 시작 임신나이 20~24주 지나면 주된 조혈기관이 된다.

태아기 조혈은 혈액 세포의 종류에도 차이가 있다. 혈액세포의 생성은 다능성 줄기세포(pluripotent stem cell)에서 유래하는데 이 세포는 자기 재생 능력이 있고 모든 혈액 세포의 전구세포(progenitor cell)로 성장할 수 있다. 전구세포는 혈액형성 성장인자의 영향하에 분화된다.

### (1) 혈색소(Hemoglobin)

혈색소는 산소운반 단백질로 조직에 산소를 공급해 주며, 산소는 열량의 소모 없이 혈색소로부터 해리된다. 혈색소는 철분이 포함된 heme과 단백 성분인 globin으로 구성되어 있다.

혈색소는 배아 혈색소인 Gower-1($\zeta_2\varepsilon_2$), Gower-2($\alpha_2\varepsilon_2$), Portland($\zeta_2\varepsilon_2$), **태아혈색소**인 Hb F($\alpha_2\varepsilon_2$), 성인혈색소인 Hb A($\alpha_2\beta_2$)와 A2($\alpha_2\delta_2$)의 6가지가 있다. 시기별 혈색소의 변화는 〈그림 15-2〉와 같다.

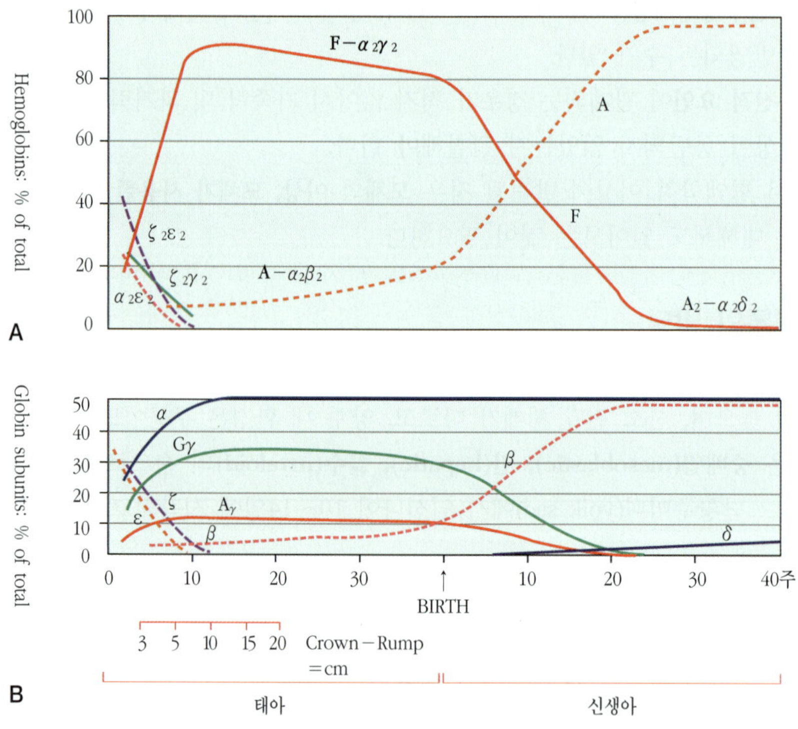


그림 15-2 혈색소 tetramer의 변화

① 배아혈색소 : 임신나이 4~8주에는 Gower 혈색소가 우세하나 3개월이면 사라진다.

② Hb F($\alpha_2\gamma_2$) : 산에 의해 변성이 안되므로 모체혈액 내 태아 적혈구의 존재를 확인하는 방법이 된다(Kleihauer-Betke test). 임신나이 8주 이후 주된 혈색소가 되고 **출생시 70%**를 차지한다. 출생 후 급격히 감소하여 12개월이 되면 2% 미만이 된다.

- 베타 지중해빈혈증($\beta$-thalassemia), 베타사슬 혈색소병증(Hb SS, Hb SC), 미숙아에서 EPO 투여, 혈액 스트레스(용혈빈혈, 백혈병, 재생불량 빈혈)가 있을 때 Hb F는 증가한다(>2%).

③ Hb A($\alpha_2\beta_2$) : 배아기에도 발견되고 임신나이 24주에는 Hb A가 5～10%이고 출생시 30%를 차지한다.

④ Hb $A_2$($\alpha_2\delta_2$) : 출생시 1% 미만, 생후 12개월에는 2.0～3.4%가 되고, Hb A와 $A_2$의 비는 30:1이 된다.

⑤ 정상 혈색소 양상 : ≥95% Hb A, ≤3.5% Hb A2, <2.5% Hb F

## 3) 소아의 혈액상의 연령별 변동

(1) 소아는 성장과 함께 말초혈액의 정상치가 달라지는데, **〈표 15-1〉**과 같다.

① Hb는 생후 3개월에 생리적 빈혈로 인해 가장 감소한다.

② 백혈구는 2주에서 6년 사이에는 lymphocyte dominant이다.

③ 신생아의 백혈구수는 학동기 아동보다 많다.

④ 출생직후 성인보다 높은 수치 : 적혈구수, Hb, MCV, 총백혈구수

**표 15-1 영아와 소아의 말초혈액 정상치**

| 나이 | 혈색소 (g/dL) | | 적혈구 용적 (%) | | 그물 적혈구 (%) | MCV (fL) | 백혈구 ($\times 10^3/\mu l$) | | 호중구 | | 림프구 (%) | 호산구 (%) | 단핵구 (%) |
|---|---|---|---|---|---|---|---|---|---|---|---|---|---|
| | 평균 | 범위 | 평균 | 범위 | 평균 | 최저치 | 평균 | 범위 | 평균 | 범위 | 평균 | 평균 | 평균 |
| 탯줄혈액 | **16.8** | 13.7～20.1 | 55 | 45～65 | **5.0** | **110** | 18 | 9～30 | 61 | 40～80 | 31 | 2 | 6 |
| 2주 | 16.5 | 13.0～20.0 | 50 | 42～66 | 1.0 | | 12 | 5～21 | 40 | | 63 | 3 | 9 |
| 3개월 | 12.0 | 9.5～14.5 | 36 | 31～41 | 1.0 | | 12 | 6～18 | 30 | | 48 | 2 | 5 |
| 6개월～6세 | 12.0 | 10.5～14.0 | 37 | 33～42 | 1.0 | 70～74 | 10 | 6～15 | 45 | | 48 | 2 | 5 |
| 7～12세 | 13.0 | 11.0～16.0 | 38 | 34～40 | 1.0 | 76～80 | 8 | 4.5～13.5 | 55 | | 38 | 2 | 5 |
| 성인 여 | 14 | 12.0～16.0 | 42 | 37～47 | 1.6 | 80 | 7.5 | 5～10 | 55 | 35～70 | 35 | 3 | 7 |
| 성인 남 | 16 | 14.0～18.0 | 47 | 42～52 | | | | | | | | | |

(2) 소아의 골수 흡인검사

영아에서는 정강뼈 근위부(proximal tibia)와 뒤 엉덩뼈능선(posterior iliac crest), 영아기 이후에는 뒤 엉덩뼈능선이나 앞 엉덩뼈능선이 안전하고 효율적인 골수 검사 부위로 이용된다. 성인의 경우 sternum이나 vertebra를 이용한다.

# 2 적혈구 질환

빈혈(anemia)은 헤모글로빈 농도나 적혈구수가 정상치 보다 떨어져 있는 상태를 말한다. 적혈구 증가증(polycythemia)은 소아에서는 대개 만성 산소부족 상태(청색성 선천심장병 등)에서 오는 보상 현상이다.

생후 1년간 적혈구수의 변동이 심하므로 빈혈 진단시 이점을 항상 고려해야 한다.〈표 15-2〉

혈색소가 7~8g/dL까지는 별 증상을 보이지 않다가 이 수치 미만이 되면 피부와 점막이 창백해지고 빠른맥이 나타나며, 심장박출량이 증가되고, 혈류가 신체의 주요 장기로 집중되는 현상이 나타난다. 또한 적혈구 내 2,3-DPG(diphosphoglycerate)이 증가되어 산소해리곡선에서 "오른쪽 이동"이 일어나서 혈색소와 산소 사이의 친화력이 감소되어 조직으로의 산소 이동이 잘 되게 된다. 빈혈이 더 심해지면 쇠약, 빠른호흡, 운동성 호흡곤란, 빠른맥, 심장확장, 심장기능상실이 오게 된다.

**표 15-2 소아 빈혈의 진단기준(정상 하한치)**

| 나 이 | 혈색소(g/dL) | 적혈구용적률(%) | 나 이 | 혈색소(g/dL) | 적혈구용적률(%) |
|---|---|---|---|---|---|
| 탯줄혈액 | 13.5 | 42 | 2~6년 | 11.5 | 34 |
| 1~3일(모세혈관) | 14.5 | 45 | 6~12년 | 11.5 | 35 |
| 1~2주 | 13.5 | 40 | 12~18년 | | |
| **1개월** | **10.0** | 31 | 남 | 13.0 | 37 |
| **3~6개월** | **9.5** | 29 | 여 | 12.0 | 36 |
| **6개월~2년** | **10.5** | 33 | | | |

## 1) 빈혈의 분류

평균 적혈구 용적(mean corpuscular volume), 적혈구크기 분포폭(red cell distribution width, RDW)의 변경 정도, 망상적혈구 생산지수(reticulocyte production index, RPI) 등을 기준으로 분류할 수 있다.

## 2) 빈혈의 진단

빈혈 환자는 자세한 병력, 진찰 및 온혈구계산(CBC), 적혈구지수, 혈소판, 말초혈액펴바른 표본검사가 필요하며 쿰즈검사, 삼투압 취약성 검사, 골수검사, 혈색소 전기이동 등의 특수 검사와 다른 전신 질환에 대한 검사가 필요하게 된다.〈표 15-3, 그림 15-3〉

**표 15-3 빈혈의 분류**

| 1. 소적혈구(Microcytic) | 2. 정상 적혈구(Normocytic) | 3. 대적혈구(Macrocytic) |
|---|---|---|
| 철분 결핍 | 생산의 감소 | 정상 신생아(假性) |
| 탈라세미나 | 재생불량 빈혈 | 망상적혈구 증가증(假性) |
| 납중독 | 선천성 | 비타민 $B_{12}$ 결핍 |
| 만성질환 | 후천성 | 엽산 결핍 |
| 감염, 암, 염증, 실질환 | 순적혈구빈혈 | 골수 형성 이상 증후군 |
| 비타민 $B_6$ 반응성 | 선천성(Diamond-Blackfan 빈혈) | 간질환 |
| 구리 결핍 | 후천성 | 갑상샘 저하증 |
| 철적혈모구(일부) | 골수 개치 | 비타민 $B_6$ 결핍(일부) |
| 혈색소 E | 백혈병 | 티아민(thiamine) 결핍 |
| | 종양 | |
| | 축적 질환(storage disease) | |
| | 골대리석증 | |
| | 골수 섬유화증 | |
| | 혈액 손실 | |
| | 내부적 또는 외부적 | |
| | 분리(sequestration) | |
| | 용혈 : 적혈구 내부적 이상 | |
| | 혈색소 이상 | |
| | 효수 이상 | |
| | 적혈구막 이상 | |
| | 유전 구상 적혈구증 | |
| | 후천적 : 발작 야간 혈색소뇨증 | |
| | 용혈 : 적혈구 외부적 이상 | |
| | 면역학적 | |
| | 수동적(신생아 용혈 질환) | |
| | 능동적 : 자가 면역 | |
| | 독소 | |
| | 감염 | |
| | 미세혈관증 | |
| | 파종혈관내응고(DIC) | |
| | 용혈요독 증후군 | |
| | 고혈압 | |
| | 심질환 | |

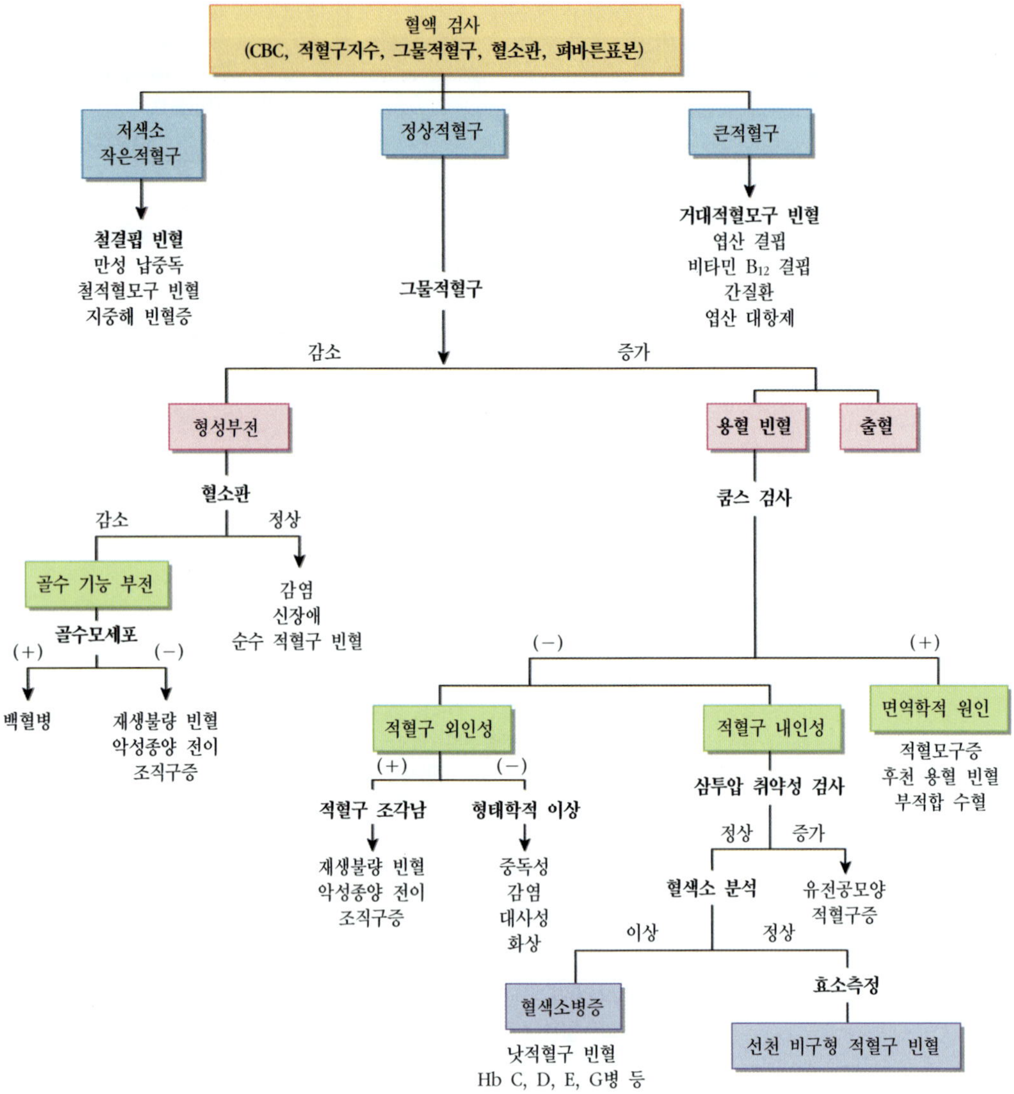


그림 15-3 소아빈혈의 진단 방법

## 3) 신생아기의 빈혈

신생아기 빈혈(anemia in the neonatal period)은 여러 가지 원인으로 발생할 수 있으나, 대개 급성 실혈로 인한 순환허탈이나 용혈로 인한 고빌리루빈혈증과 같은 위험한 합병증이 동반될 수 있으므로, 즉시 진단 및 치료를 할 수 있어야 한다.

신생아기 빈혈의 원인은 **출혈, 용혈, 또는 적혈구 생산부족** 중 하나로 〈표 15-4〉와 같다.

표 15-4 신생아기 빈혈

| | |
|---|---|
| 출혈 | • **출생전** 출혈 : 태아 산모 출혈, fetofetal transfusion<br>• 출생시 출혈 : 산과적 원인, 태반 또는 탯줄의 기형<br>• **내출혈** : 두개내 혈종, 머리덮개널힘줄밑(subgaleal), 복막뒤공간, 장기출혈(지라파열, 간파열, 콩팥파열), 상부위장관 혈관종, 메켈 곁주머니<br>• **의인**(iatrogenic) : 잦은 채혈<br>• **신생아 출혈병** |
| 용혈 빈혈 | • **신생아 용혈병** : 동종면역(ABO 부적합, Rh 부적합), 자가면역, 약물유발<br>• **선천 용혈빈혈** : 공모양 적혈구증, 효소병증(e.g., G6PD 결핍), 혈색소병증<br>• **감염** : 패혈증, 선천 매독, 톡소포자충증, 풍진, 거대새포바이러스, 헤르페스 |
| 적혈구 생산부족 | • **선천 순수 적혈구 빈혈(Diamond-Blackfan 빈혈)**<br>• **Parvovirus 감염**<br>• 구리 부족(완전비경구영양법시) |

#### (1) 태아 산모 출혈(Fetomaternal hemorrhage)

태아로부터 모체로 혈액이 이동하는 것은 소량은 괜찮지만 분만 중에 산과적 기구조작이나, 태반을 손으로 제거할 때, 산전출혈, 제왕절개술 시에 빈혈이 생길 정도로 혈액을 소실 할 수 있다.

태아로부터 모체로의 출혈을 진단하는 가장 예민한 방법은 태아혈색소(Hb F)가 산에 대한 저항성이 강한 특성을 이용한 용출법으로 산모 혈액 펴바른표본을 염색하여 태아의 적혈구를 감별하는 **Kleihauer-Betke 검사**이다. 태아의 적혈구는 알칼리에도 강하기 때문에 태아 출생시 혈성 구토물을 가지고 alkali-denaturation test(apt test)를 실시하기도 한다.

#### (2) 쌍둥이 간 출혈(Twin-to-twin transfusion)

단일융모막(monochorion) 쌍둥이의 15% 이상에서 쌍둥이간 출혈(twin-to-twin transfusion)이 일어나는 것으로 생각된다. 일란성 쌍둥이의 **혈색소 차이가 5g/dL 이상(또는 체중 20% 이상, 적혈구 용적률 15%이상)**이면 쌍둥이간 출혈을 의심한다. 혈액을 받은 쌍생아는 반대로 혈색소가 증가한다.

### 4) 영아의 생리적 빈혈(Physiologic anemia of infancy)

RBC와 Hb가 출생 시에 polycythemia상태에 있다가 첫 주 내에 점차 혈색소가 떨어지기 시작하여 생후 **8~12주까지 지속적으로 떨어져 혈색소 9~11g/dL**(미숙아 3~6주, 혈색소 7~9g/dL)까지 감소하는 현상

#### (1) 원 인

출생 후 호흡이 시작되면서 동맥혈 산소포화도가 50%에서 95% 이상으로 급격히 상승하고 혈색소 합성이 산소 친화성이 높은 태아혈색소(Hb F)에서 산소 친화성이 낮은 성인혈색소(Hb A)로 전환되면서 조직에 더 많은 산소를 분리 공급되면서 **적혈구 형성인자(EPO) 생산을 감소시키는 방향으로 조절**되어 적혈구 형성이 억제된다. 또한 출생 후 첫 3개월 동안 빠른 성장에 따른 혈액량의 급격

한 증가로 혈색소가 상대적으로 희석되는 요인도 있다.

#### (2) 경과 및 치료

이후 산소 감지 기관(콩팥이나 간)에 의하여 저산소 상태가 감지되고 EPO 생산이 증가되면서 적혈구형성이 다시 시작하게 된다. 그물내피계통에 저장되었던 철분이 혈색소 합성이 다시 사용되므로 생후 20주까지는 철분은 따로 섭취하지 않더라도 충분하다. 특별한 치료는 필요없다.

### 5) 미숙아의 빈혈(Anemia of prematurity)

미숙아는 생후 3~6주경 정상색소(normochromic), 약간의 작은적혈구(microcytic) 빈혈이 나타나는데, 생후 3~6주경 혈색소 7~9g/dL까지 낮아진다.

#### (1) 원 인

검사를 위한 **반복 정맥절개술(phlebotomy), 짧은 적혈구 수명**(만삭아 60~90일 vs. 미숙아 35~50일), **빠른 성장,** 낮은 $PaO_2$와 혈색소 포화도의 태아환경에서 **높은 $PaO_2$ 및 혈색소 포화도인 신생아 환경에서의 적혈구생성 억제,** 생후 첫 수주 동안 주로 **간에서 EPO 생산** 등이 원인이 될 수 있다.

미숙아의 초기 빈혈은 철분이 비교적 여분이 있는데도 생기지만 점차 철분이 부족해지는데 미숙아는 대개 식이로 충분한 철분섭취가 어렵기 때문에 **생후 4~8주부터 매일 10~15mg(4mg/kg/일)의 철분을 공급**하는 것이 좋다.

#### (2) 치 료

생후 3개월 이전에 혈색소 7g/dL 이하로 감소할 경우 증상이 없더라도 수혈을 고려한다. 수혈 여부와 수혈양은 임상증상(무호흡, 느린맥, 빠른호흡 등) 유무와 다른 질병 동반 유무 등을 고려하여 결정한다. 극소저체중출생아는 혈중 EPO가 빈혈 정도에 비하여 매우 낮기 때문에 재조합 사람 적혈구형성인자(recombinant human erythropoietin)치료를 하기도 하는데 철분보충 및 비타민 E 보충도 같이 한다.

### 6) 철결핍 빈혈(Iron deficiency anemia)

철결핍은 지구상에서 가장 흔한 영양결핍이고, 철결핍 빈혈은 소아와 영아의 가장 흔한 혈액장애이다. **영아의 철결핍**은 **인지발달 및 학습능력에 악영향**을 끼치고 **행동문제의 증가**와 연관이 있고, 또한 철분결핍은 **일 생산력(work productivity) 결핍**과 심한 빈혈은 모체 및 소아 사망률과 연관이 있다.

#### (1) 철의 필요량 및 대사

신생아는 약 0.5g의 철, 성인은 약 5g의 철을 가지고 있는데, 양성 철분 평형을 유지하기 위해서는 소아에서는 소실되는 양(피부나 점막 표면의 박리) 뿐 아니라 성장에 필요한 만큼인 약 **1mg/일**의 철분이 필요하다. 음식물에 함유된 철은 약 10%만 흡수되기에 매일 8~**10mg**의 철분을 식사를 통해서 흡수해야 하고 분유에 비하여 **모유내 철분이 잘 흡수**(약 50% 흡수)된다. 헴철(heme iron ; 혈색소, 미오글로빈, 시토크롬)과 비헴철(nonheme iron ; 플라빈 단백질, 철－황 복합체 등)이 있으며 헴철은 다른 음식의 영향이나 샘창자 pH와 관계 없이 철－포르피린 화합물로 약 30%가 흡수되고 비헴철은 몸쪽 작은창자에서 ferric reductase에 의해서 3가 철(ferric, $Fe^{3+}$)이 2가 철(ferrous, $Fe^{2+}$)로 환원되고 DMT 1(divalent metal ion transporter 1)을 통하여 흡수된다.

창자세포에 철분이 들어오면 페리틴(ferritin)에 저장되거나 혈장 내로 전달되고, 혈장철은 트랜스페린(transferrin)과 신속히 결합되어 운반되고, 운반된 철－트랜스페린 복합체는 골수의 적혈구계 세포의 트랜스페린 수용체와 결합한 후 세포내 섭취(endocy tosis)를 통하여 헤모글로빈 합성에 이용된다. 수명을 다한 적혈구는 **그물내피계통의 큰포식세포에 의하여 제거**되는데 적혈구 혈색소 내 철은 저장철의 형태로 체내에 남아 있다가 새로운 적혈구 생산에 사용되게 된다. 남아 있는 신체 철의 대부분은 간세포(hepatocyte)와 그물내피계통의 큰포식세포에서 발견되고, 저장철 중 **페리틴**은 쉽게 이용할 수 있는 형태로 되어 있고 **헤모시데린**(hemosiderin)은 쉽게 용해되지 않는 안정한 상태로 Prussian blue에 착색되어 현미경을 통해 관찰된다.

태아는 **모체의 철 결핍과는 무관하게** 필요한 양의 철분을 태반을 통하여 흡수하는데 주로 **임신 제3석달**에 일어나므로 임신나이가 어릴수록, 출생시 탯줄 묶는 시기가 빠를수록 철 저장량이 적어지게 된다.

### (2) 원 인

① 출생 시 철 저장의 부족 또는 철 소실의 증가

**미숙아, 쌍둥이,** 태아 실혈, 분만시 출혈(태반조기박리, 전치태반 등)

② 철분 섭취의 부족

**철분이 부족한 식사(철분이 풍부한 이유식 도입 없이** 모유, 분유, 미음 등으로만 오랜 기간 영양을 섭취), 만성 설사, 흡수장애 증후군, 위장 이상

③ 철 수요량의 증가

**성장속도가 빠른 경우**(미숙아, 영아, 청소년)

④ 실 혈

**생우유 섭취로 인한 창자병증(enteropathy), 기생충(특히 구충) 감염,** 위창자길 병터(소화성 궤양, 폴립, 메켈 곁주머니, 혈관종, 염증창자질환 등), 반복되는 코피, **월경 과다** 등

### (3) 역 학

저장된 철분이 6개월 이후부터 부족해지기 때문에 6개월～3세에 가장 흔하게 나타난다.

### (4) 증 상

① **창백(pallor)**이 가장 중요한 징후이다. 빈혈이 서서히 일어나면 보상 기전(2,3－DPG 증가로 산소해리곡선상 오른쪽이동, 심장박출량 증가 등)으로 창백 이외에 증상을 안보일 수 있다.

② 심한 빈혈(Hb 5g/dL, RBC 300만/mm$^3$이하) 또는 급성 빈혈 발생시

- 과민성, 식욕감소, 빠른맥, 심장비대, 수축기잡음 등을 보일 수 있다.
- **무분별 탐식증(pica), 얼음과식증(pagophagia)** 와 같은 증상을 보이기도 하고, 상피조직에 변화를 일으켜서 혀염, 입술증, 숟가락 손발톱을 보일 수 있다.
- **철결핍은 신경학적 기능 및 지적 기능에 영향**을 미친다. 빈혈을 동반하지 않는 철결핍 일지라도 영아와 청소년에서 주의집중기간, 각성도, 및 학습에 영향을 미친다.

### (5) 검사소견

① 철결핍이 지속됨에 따라 아래의 단계로 진행하게 된다.

- 조직 철분이 감소하면서 혈청 ferritin이 10~12ng/mL이하고 감소한다.
- 혈청 철이 저하되면서(10~60μg/dL) 총 철결합능(TIBC)은 증가한다(350~500μg/dL). 따라서 트렌스페린 포화도((혈청철/TIBC)×100%)또한 10~16% 미만으로 감소한다.
- 이렇게 되면 혈색소가 효과적으로 생성되지 못하여 감소하고 heme의 전구물질이 축적되므로 FEP(free erythrocyte protoporphyrin)가 50μg/dL 이상으로 증가한다.
- 철결핍이 더 진행되면 **저색소, 소적혈구 빈혈**을 보이고 말초혈액도말에서 적혈구 부동증(aniso cytosis) 및 변형적혈구 증가증(poikilocytosis)이 나타난다(따라서 MCV, MCH 감소, RDW는 증가).

② 망상적혈구는 정상이거나 약간 증가한다.

③ 적혈구계 세포는 트렌스페린 수용체(TfR)를 가장 많이 가지고 있고 이것이 혈액으로 방출되는데 철결핍시 TfR농도 역시 증가한다.

④ 각종 철 관련 수치의 정상소견과 철결핍성 빈혈 환아의 수치는 〈표 15-5〉와 같다.

**표 15-5 철 관련 수치**

| 항 목 | 정 상 | 철결핍 |
|---|---|---|
| 혈청 ferritin(ng/mL) | 15~300 | 10~12 |
| 혈청 철(ug/dL) | 60~170 | 10~60 |
| 총 결합능(TIBC) (ug/dL) | 250~370 | 350~500 |
| 트렌스페린 포화도(%) | 20~50 | 10~16 |
| FEP(ug/dL) | 30 | 50 |

### (6) 진 단

빈혈의 정도가 심한 경우 적혈구 지수(MCV, MCH, RDW)로 추정 가능하고, ferritin, 트랜스페린 포화도 등의 소견으로 확진이 가능하다.

빈혈 정도가 심하지 않으면 진단은 쉽지 않은데, 트랜스페린 포화도, 혈청 ferritin, FEP, 혈청 트랜스페린 수용체 농도(TfR level) 검사를 통해 다른 소적혈구 빈혈의 원인질환(만성병 빈혈, 지중해성

빈혈, 납중독 등)과 감별을 하게 된다. 철분 제제 투여에 의한 혈색소의 상승은 철결핍을 의미한다.

혈청 트랜스페린 수용체치 검사는 혈청 페리틴과 달리 염증에 영향을 받지 않아서 만성병 빈혈과의 감별에 유용한데 철결핍 빈혈에서는 상승하고, 만성병 빈혈에서는 정상치를 보인다.

### (7) 치 료

#### ① 경구 철 요법(Iron therapy)

- 2가 황산철인 **ferrous** salt(sulfate, gluconate, fumarate)를 elemental iron 기준 **4~6mg/kg/일**(최대 200mg)을 3회 분복한다.
  - 혈색소가 정상화 된 후에도 저장철 0.5~1g을 공급하기 위해서 **2~3개월 더 복용**한다.
  - 공복시 흡수가 좋고(식사시에 비해 2배), **비타민 C(과일, 과일쥬스)는 철흡수를 증가**시킨다.
  - 욕지기, 소화불량, 변비 등 위장 장애는 소아에서는 드물지만 청소년, 성인에서 호소하기도 한다.
- 치료 시작후 **과민성의 감소 및 식욕의 증가와 같은 증상의 호전**을 보이고, **그물적혈구증가증**과 **혈색소의 증가**를 보이게 된다.〈표 15-6〉

**표 15-6 철결핍 빈혈 환자에서 철제 요법에 대한 반응**

| 철제 투여 후의 기간 | 반응 |
|---|---|
| 12~24시간 | 세포 내 iron enzyme이 보충되고 증상이 호전됨, 덜 보채고 식욕이 좋아진다. |
| 36~48시간 | 최초의 골수 반응 : 적혈구계 증식 |
| **48~72시간** | **그물적혈구 증가, 5~7일에 가장 현저** |
| 4~30일 | 혈색소치의 상승 |
| 1~3개월 | 철분의 저장이 이루어진다. |

- 경구 철 요법 중에는 철분이 풍부한 다른 음식 섭취의 증가 및 우유 단백질에 의한 위창자출혈을 감소 등의 목적으로 **우유를 500mL(1pint) 이하로 제한**한다.
- 경구 철 요법에 반응이 없는 경우 **진단 오류, 환자 불순응, 잘못된 용량 투여, 약의 흡수불량, 실혈이 계속되는 경우** 등을 확인해 봐야 한다.

#### ② 비경구적 철 요법

**경구용 철에 못견딤증(intolerance), 경구 복용을 하지 않을 때, 흡수장애**(염증창자질환)**가 있을 때,** 투석환자에서 EPO 치료가 필요할 때 정맥을 통하여 철분(iron dextran, iron gluconate, iron sucrose)을 공급한다.

#### ③ 수 혈

될수 있으면 하지 않는 것이 좋지만, 빈혈이 매우 심하거나 감염으로 인해서 경구 투여의 효과가 없을 때 농축 적혈구 수혈을 할 수 있다.

#### (8) 예 방

**미숙아는 생후 1개월 이후(2개월 이전) 2~4mg/kg/일**(최대 15mg)의 철을 공급하고, **만삭아는 4~6개월부터 1mg/kg/일의 철분이 공급**될 수 있도록 한다.

모유가 우유보다 철분 흡수가 잘 되므로 **가능한 모유수유를 권장**하고, 분유로 대치해야 하는 상황에서는 **철분강화 분유**(7~12mg Fe/L)를 먹인다. 생우유는 12개월 이전에 시작하지 말고, 생우유는 하루 500mL 이하로 제한한다.

**철 흡수를 돕는 식품(과일, 과즙, 육류로 만든 이유식, 철분이 첨가된 곡류)**의 첨가는 도움이 된다.

육류, 비타민 C, 당류, 아미노산, **위산**은 비헴철의 흡수를 촉진하지만 phytates, 칼슘, 인산염, 섬유질, 커피, 차 등은 흡수를 방해한다.

### 7) 거대적혈모구 빈혈(Megaloblastic anemia)

소아에서 거대적혈모구 빈혈은 거의 **엽산이나 비타민 $B_{12}$ 결핍**으로 발생하고 드물게 선천대사장애가 원인이 되기도 한다.

거대적혈모구 빈혈은 일으키는 원인과 관계없이 모두 적혈구 형태와 성숙이상을 보이는데, 적혈구는 모든 성숙단계에서 정상 적혈구계보다 크고(MCV 증가), 핵과 세포질 간의 성숙 부조화를 보인다. 과다분엽핵 중성구, 거대 혈소판이 출현하고 골수에서 거대한 늦골수세포(metamyelocyte)과 띠 세포(band)를 볼 수 있다. 무효 조혈(ineffective erythropoiesis)이 특징적으로 능동 적혈구형성을 보이지만 적혈구 수명이 짧고, 골수에서 적혈구 배출량이 감소해서 빈혈을 보이게 된다.

엽산이나 비타민 $B_{12}$은 핵단백질 합성의 보조인자로 작용하므로 결핍시 주로 DNA 합성 장애를 초래하며 부분적으로 RNA와 단백질 합성에도 장애를 초래한다. **비타민 $B_{12}$ 결핍을 보이는 환자에서는 엽산 결핍에서 볼 수 없는 신경 장애**를 보일 수 있는데, 다량의 엽산을 투여하면 혈액학적 반응은 보일수도 있지만 신경계 합병증은 더욱 악화되기 쉽다.

#### (1) 엽산 결핍증(Folic acid deficiency)

**① 원 인**

불충분한 엽산 섭취(임신, 영아, 만성 용혈, 산양젖 섭취), 엽산 흡수의 감소(만성 설사, 미만 염증 질환, 과거 창자 수술, phenytoin, phenobarbital), 엽산 선천 대사 장애(선천 dihydrofolate reductase 결핍), **약에 의한 엽산 대사 장애(methotrexate,** pyrimethamine, **trimethoprim**) 등이 있다.

**② 영아의 거대적혈모구 빈혈**

엽산 결핍으로 인해 소아에서 가장 흔히 나타나는 증상이 영아기 거대 적혈모구 빈혈이다. 주로 미숙아에서 발생하며 **철결핍 빈혈보다 빨리(생후 4~7개월에 가장 흔함) 나타난다.**

**산양젖 섭취** 등에 의한 불충분한 엽산 섭취, 감염, 빈번한 설사 등이 흔한 원인이다.

**▌임상양상**

심한 창백과 간지라비대가 나타나고, 과민성과 체중증가 불량, 식욕부진, 기도 감염, 만설 설사를 흔히 보인다. 진행되면 저혈소판증에 의한 출혈(출혈점, 자색반)이 발생할 수 있다.

큰적혈구 빈혈(MCV >100fL)이 나타나며, 적혈구크기 분포폭(RDW)은 증가하고 그물적혈구는 감소하며, 거대적혈구모세포 형태의 유핵 적혈구가 말초혈액에 나타난다. 혈청 엽산 농도는 3ng/mL 미만이고 만성 결핍시는 적혈구 엽산 수치를 측정하는 것이 더 좋은 지표이다. 젖산탈수소효소(LDH)가 현저히 증가한다.

**치 료**

엽산 결핍증으로 진단되면, **엽산을 하루 0.5~1mg 경구 또는 비경구적으로 공급**하고, 확진이 되지 않은 경우 하루 0.1mg의 엽산을 주고 혈액학적 변화를 살펴본 후 증량을 결정할 수 있다. 엽산 치료는 3~4주 가량 지속하고 엽산이 0.2mg 함유된 종합비타민으로 유지치료를 한다.

### (2) 비타민 $B_{12}$(Cobalamin) 결핍증

비타민 $B_{12}$는 체내에서 합성되지 않으므로 반드시 음식(주로 동물성 식품)을 통해서 섭취해야 한다. 음식으로부터 위산에 의해서 방출된 코발라민(cobalamin)은 R 단백질과 내인인자(intrinsic factor, IF)와 결합하고 샘창자를 지나 돌창자 말단부에서 내인인자-코발라민의 특이 수용체를 통하여 흡수된다. 혈장에서 코발라민은 운반 단백인 transcobalamin-Ⅱ(TC-II)와 결합하여 간, 골수 등 저장조직에 운반된다. 혈장에는 두 개의 다른 비타민 $B_{12}$ 결합 단백질인 TC-Ⅰ과 TC-Ⅲ도 존재하는데 비타민 $B_{12}$의 조직 저장을 반영하는 것으로 알려져 있다.

엽산과는 달리 연장아와 성인에서는 cobalamin의 저장량이 3~5년간 버틸 수 있을 만큼 충분한데 cobalamin 섭취가 적은 모체(채식주의자)에서 태어난 영아는 생후 6~18개월에 임상 증상을 보일 수 있다.

**① 원 인**

비타민 $B_{12}$ 결핍의 원인으로 비타민 $B_{12}$ 불충분한 섭취, 내인인자(IF) 분비 결핍 또는 기능 이상, 내인인자-비타민 $B_{12}$의 흡수 장애, 운반 단백질의 결핍(TC-Ⅱ 결핍)을 들 수 있다. **비타민 $B_{12}$는 많은 음식에 존재**하므로 극단적 채식주의자를 제외하면 섭취 부족은 매우 드물다.

**② 증 상**

쇠약, 피로, 성장 장애, 과민성 등의 비특이 증상들이 나타나며, 창백, 혀염, 구토, 설사, 황달이 흔하게 나타나고 **신경학적 증상**(이상감각, 감각결핍, 근긴장저하, 발작, 발달장애 및 퇴행, 신경정신적 변화)이 나타난다.

**③ 검사소견**

큰적혈구 빈혈과 큰 과다분엽 중성구, 진행하면 중성구감소와 저혈소판증을 보인다. 혈청 비타민 $B_{12}$는 100pg/mL 미만이고, 혈청 철과 엽산의 농도는 정상이거나 증가해 있다. 혈청 LDH가 매우 증가하여 무효 조혈을 반영한다. 혈청 빌리루빈이 약간(2~3mg/dL) 증가할 수 있다. 소변 내 methylmalonic acid 배설 증가는 비타민 $B_{12}$ 결핍의 신뢰할 만한 지표이다.

**④ 진 단**

비타민 $B_{12}$ 흡수 감소가 의심(위, 돌창자의 수술력 등)되는 경우 정밀검사 없이 치료를 시작하는 것이 합리적일 것이다. Schilling test로 비타민 $B_{12}$ 결핍을 확진할 수 있고 원인 감별에도 도움을 준다.

⑤ **치 료**

**비타민 $B_{12}$**를 비경구적으로 투여하면 신속히 반응한다. 신경학적 증상이 있다면 매일 1mg씩 2주간 근육 주사하며, 유지치료는 평생 동안 매월 1mg씩 **근육주사** 하도록 한다.

## 8) 골수의 적혈구 형성부전에 의한 빈혈(Anemias of inadequate production)

빈혈로 적혈구의 조직 산소 공급이 저하되면 삼장박출량의 증가, 적혈구 내 2,3-DPG 증가, 적혈구형성인자(EPO) 증가 등의 보상기전을 보이게 된다. 빈혈이 있으면 EPO 생산과 절대 그물적혈구는 증가하게 되는데, 빈혈임에도 그물적혈구 비율이 정상 또는 감소를 보이면 상대적 적혈구 형성부전이나 무효 조혈(ineffective erythropoiesis)의 가능성을 고려해야 한다.

### (1) 순수 적혈구 빈혈(Pure red blood cell anemia)

#### ① 선천 저형성 빈혈(Congenital hypoplastic anemia, Diamond-Blackfan anemia)

적혈구 전구세포(progenitor cell)의 내인적 이상으로 인해 세포자멸사(apoptosis)가 증가되어 발생하는 질환으로 주로 영아기 초기(90% 이상 생후 1년이내, **평균 3개월)에 창백**을 보인다. 주로 산발성으로 발생하고 ~15%에서 가족성 발생을 보인다. **50% 이상에서 선천 기형**을 동반하는데 키가 작음, 머리얼굴 이상형태증, **엄지기형(세마디엄지,** 엄지두덩 근육 발달부전) 등의 팔의 기형을 보인다.

**▌검사 소견**

- 가장 특징적인 혈액학적 소견은 **큰적혈구빈혈, 그물적혈구 감소, 골수 검사상** 정상 세포충실성을 보이나 **적혈구 전구세포의 결핍이나 없는 소견**을 보인다. Hb F 증가, 적혈구 i 항원 표현 증가, 혈청 엽산과 비타민 $B_{12}$ 정상, 혈청철 증가를 보인다.
- 소아기 일과성 적혈모구 감소증과의 감별은 적혈구 내 adenosine deaminase(ADA) 활성도 증가를 확인함으로써 도움이 되고 그 외 신생아 용혈병, parvobirus B19 감염에 의한 골수무형성 위기(특히 만성 용혈병 환자) 등과 감별해야 한다.

**▌치 료**

코르티코스테로이드, 적혈구수혈, 조혈모세포이식 등의 치료를 한다.

- **Corticosteroid**를 주면 효과의 기전은 불명이지만 75%의 환자에서 초기 반응을 보이고, 약 50%의 환자만 장기간 반응(longterm responder)를 보인다. 혈색소 증가가 나타나면, corticosteroid를 차츰 감량하여 혈색소 9g/dL를 유지하도로 용량을 조절한다.
- 코르티코스테로이드에 **반응하지 않는 환자**는 4~8주 간격으로 **적혈구 수혈**이 필요하다. 규칙적인 적혈구 수혈은 혈철소증(hemosiderosis)이 발생하여 간비대, 이차 지라항진증 등을 보일 수 있는데 혈청 ferritin농도 >1500mg/dL로 과다철 침착이 생기면 **deferoxamine 피부밑 주사, deferasirox 경구 복용**으로 철킬레이트화(iron chelation)를 한다.
- 그 외 androgen, cyclosporin A, cyclophosphamide, antithymocyte globulin, 고용량 IVIG, 고용량 methylprednisolone, EPO, IL-3 등도 이용된다.
- 조혈모세포이식 : 코르티코스테로이드에 반응하지 않는 환자에서 이식을 고려할 수 있다.

**예 후**

중앙 생존기간은 40세 이상으로 추정되며 코르티코스테로이드 요법에 반응하는 경우 예후가 좋다. 20% 정도에서는 자연 회복되기도 한다(대개 10세 이전). **암으로 진행할 수 있는 증후군**으로 **5% 미만에서 급성 백혈병**(대개 골수성 백혈병)**과 골수형성이상 증후군**이 보고된다. 뼈육종 같은 고형종양도 보고된다.

### (2) 범혈구감소증(Pancytopenia)

범혈구감소증이란 백혈구, 혈소판, 적혈구 모두가 정상치 아래로 감소된 것을 말하며 원인에 따라 선천성과 후천성으로 나눌 수 있는데, 선천성은 조혈 전구 세포에 대한 유전 결함이 원인이 되고, 후천성의 경우 조혈 전구 세포의 직접적인 파괴, 조혈 전구 세포나 조혈 미세 환경의 면역 매개 손상, 종양 세포 및 섬유화로 인한 골수의 억제 및 대치 현상에 의하여 발생한다.

#### ① 진단적 접근

세포충실성 및 형태를 확인하기 위해서 골수검사(흡인물과 조직생검검사물)가 필요하다.

- 생검 결과 **저세포충실성** 골수 : 체질 골수기능부전 증후군**(판코니 빈혈),** 대양한 원인의 **후천 재생불량 빈혈, 골수형성이상 증후군(myelodysplastic syndrome, MDS)의 저형성 변형**(hypoplastic variant)을 고려한다.
- **세포충실** 골수 : 원발 골수 질환**(급성 백혈병, 골수형성이상 증후군, 뼈화석증, 골수섬유증, 적혈구포식성 림프조직구증식증),** 이차 골수 질환(**전신홍반 루푸스**와 같은 자가면역질환, **비타민 $B_{12}$나 엽산결핍, Gaucher 병이나 Niemann-Pick 병**과 같은 축적병, **전이 고형종양, 지라항진증, overwhelming 감염** 등)을 고려해 볼 수 있다.

#### ② 선천성 재생 불량성 빈혈(Fanconi anemia)

체질 범혈구감소증은 소아 골수기능부전의 약 1/3을 차지하고 판코니 빈혈이 가장 흔한 체질병으로 거의 대부분 보통염색체 열성 유전(AR)된다. 이외에도 Shwachman-Diamond 증후군, 선천성 각화부전증, 무거대핵세포 혈소판감소증 등과 다운 증후군 등의 다양한 유전 증후군도 그 원인이 될 수 있다.

**유 전**

판코니 빈혈 모든 환자에서 **DEB(diepoxybutane),** MMC(mitomycin C) 등의 DNA-교차 연결제(cross-linking agent) 유도 세포배양에서 **염색체 파손(chromosomal breakage)**★을 보인다.

**임상증상**

가장 흔한 이상은 **담갈색 반점, 백반증 및 과다색소침착**(몸통, 목, 접힘부위)이다. 대부분 **키가 작고, 엄지손가락 이상**(형성저하, 과잉, 결여, 갈린 엄지손가락 등)이 흔하며 다양한 피부 및 장기 기형을 동반한다.〈그림 15-4〉, 〈표 15-7〉

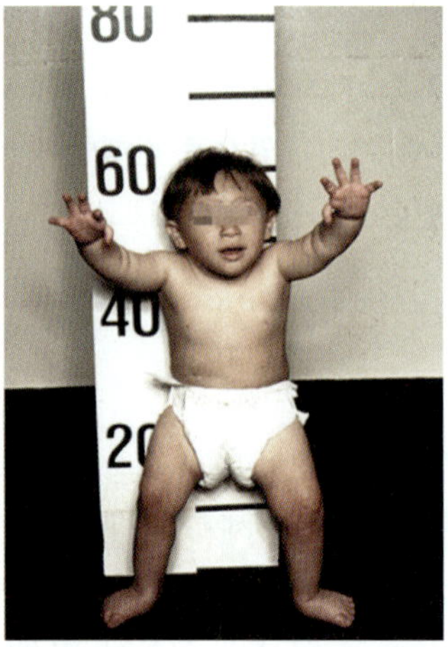


A

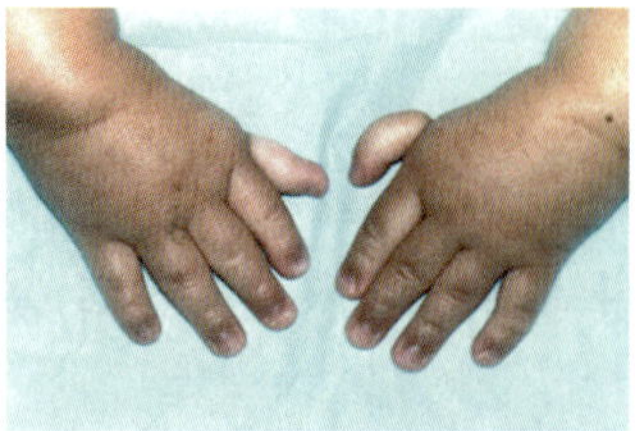

B

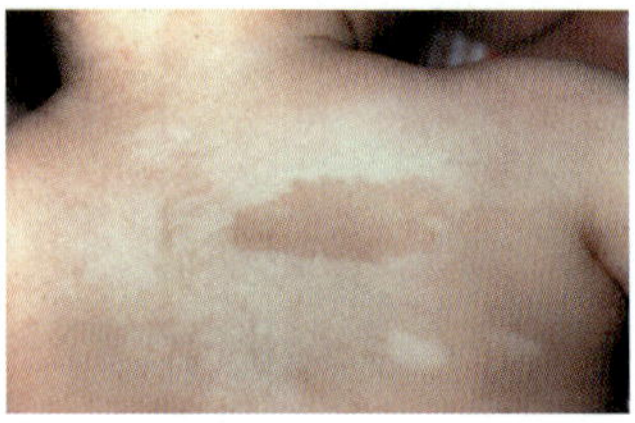

C

그림 15-4 **판코니 빈혈을 보이는 3세 남아. A,** 정면. **B,** 손. **C,** 등과 오른어깨. 키가 작음, 고관절 탈구, 작은머리증, 눈구석주름, 넓은코바닥(wide nose base), 작은턱증, 엄지손가락 이상, 담갈색반점과 색소침착저하된 부위를 볼 수 있다.

**표 15-7 판코니 빈혈의 특징적 신체이상**

| ANOMALY | APPROXIMATE FREQUENCY(% OF PATIENTS) |
|---|---|
| Skin pigment changes | 65 |
| Short stature | 60 |
| Upper limb abnormalities(thumbs, hands, radii, ulnas) | 50 |
| Hypogonadal and genital changes(mostly male) | 40 |
| Other skeletal findings(head/face, neck, spine) | 30 |
| Eye/lid/epicanthal fold anomalies | 25 |
| Renal malformations | 25 |
| Ear anomalies(external and internal), deafness | 10 |
| Hip, leg, foot, toe abnormalities | 10 |
| Gastrointestinal/cardiopulmonary malformations | 10 |

### 합병증

골수기능부전으로 인한 감염과 출혈 등 치명적인 합병증이 발생할 수 있고, **남성호르몬 요법을 받는 환자에서 간질환**(peliosis hepatitis, 샘종과 간암과 같은 간종양)이 발생할 수 있다. 중요한 장기 합병증으로는 **암 발생의 경향(propensity for cancer)**인데 흔한 고형종양으로 머리, 목, 식도, 음문 암종(carcinoma)이고, 특히 남성호르몬 요법을 받은 경우 간종양(샘종, 간암)이 발생한다. 약 15%의 환아는 **급성 백혈병이나 골수형성이상 증후군**이 생긴다.

### 검사 소견

- 골수기능부전은 대개 10살 이전에 보이는데, 초기에 **저혈소판증**으로 시작 후 **과립백혈구감소**를 보이고 결국 **큰적혈구 빈혈**이 보이는 경우가 많다.

- 적혈구의 i 항원과 Hb F가 높게 나타나고, 혈청 알파태아단백질(AFP)이 상승된 소견을 보인다.
- **염색체 파손 검사에서 양성**소견을 보인다.
- 골수검사를 하는 경우 저세포충실성 골수, 모든 계열 세포의 억제, 지방세포증식을 볼 수 있다.

**▮치 료**

- 현재까지 유일한 완치 방법은 **조혈모세포이식**이다.
- **안드로겐**(androgen ; oxymetholone)과 스테로이드(prednisone)가 치료에 사용되며 50~75%에서 호전을 보이지만 재발이 흔하고 합병증이 증가한다.
- 평균생존기간이 30년(>30yr)이고 암 발생에 대한 주의 깊은 감시(surveillance)가 필요하다.

**③ 후천 재생 불량 빈혈**

소아의 후천 재생불량빈혈은 매우 드물게 발생하며 **원인불명(idiopathic)**이 대부분이다.

**▮원 인**

- 약물 : 화학요법제, 항생제, 항경련제, NSAID 등이 원인이 될 수 있고 **벤젠, 클로람페니콜, 금**이 대표적이다.
- 여러 바이러스 감염 : **간염바이러스, CMV, EBV,** HIV 등
- **발작성 야간 혈색뇨(paroxysmal nocturnal hemoglobinuria)**와 콜라겐 혈관병의 가능성도 고려해야 하고 **백혈병모세포나 신경모세포에 의한 골수 대치**의 가능성도 고려해야 한다.

**▮증 상**

- 재생불량 빈혈의 핵심 소견은 **말초혈액의 범혈구 감소증**과 **저형성 또는 무형성 골수** 소견이다. 혈소판 감소에 의한 **출혈**이 가장 먼저 나타난다.
- **중증 재생불량 빈혈**
  - **중등도~중증 저세포충실성 골수생검 소견(BM cellularity <25% of Normal)**을 보이는 환자에서 다음 세 가지 말초혈액 소견 중 두 가지 이상을 만족하는 경우로 정의한다.
    - **절대 중성구 수(ANC) <500/mm$^3$**
    - **혈소판 수 <20000/mm$^3$**
    - **교정 그물적혈구 계산(corrected reticulocyte) <1%**

**▮검 사**

- 말초혈액의 **범혈구감소증**을 관찰할 수 있는데 범혈구감소증을 보이는 경우 소아에서는 반드시 판코니 빈혈과 같은 선천 범혈구 가능성을 고려해서 염색체 파손 검사를 시행해야 하고, Hb F 양성을 보이면 진단적이지는 않지만 선천 질환을 암시할 수 있다.
- 발작성 야간 혈색뇨를 감별하기 위한 검사로는 적혈구의 CD48, CD59 흐름세포측정(flow cytometry)이 가장 민감한 검사이다.
- 골수검사는 생검과 흡인 검사를 함께 시행하고 형태학적, 세포충실성, 세포유전학적 검사를 시행한다. hypocellular하며 지방으로 대치된 골수를 볼 수 있다.

**▮치 료**

- **사람백혈구항원이 일치하는 형제 제공자가 있는 경우 조혈모세포이식** 90%에서 장기 생존이 가능

하지만 전체 환자의 20% 정도에서만 사람백혈구항원 일치 형제 제공자를 찾을 수 있다.

- **대부분** 환자는 **항가슴샘세포 글로불린(anti thymocyte globulin, ATG)와 cyclosporine 면역억제 요법**을 하고 반응률은 60~80%이다.
- 면역억제 요법에 반응하지 않는 경우 또는 재발한 경우 사람백혈구항원 일치 비혈연 조혈모세포이식과 고용량 cyclophosphamide 요법을 고려할 수 있다.

### 9) 만성병 빈혈(Anemia of chronic disease)

다양한 원인 질환에 의해서 빈혈이 발생하는데 빈혈에 대한 **부적절한 적혈구형성 반응과 철 생체 이용률의 감소** 등이 원인이 된다.

빈혈 정도에 비하여 골수활동의 저하와 부적합한 EPO 생성에 의한 상대적 골수기능 부전을 보인다. 그물내피계통의 과다한 활동으로 적혈구 파괴가 증가하여 적혈구 수명이 감소된다. 조직내 큰포식세포에서 철 정체(iron retention), 즉 혈장으로의 유리 결핍으로 인한 철 대사 이상을 보인다. 조직의 큰포식세포는 충분한 철분을 가지고 있음에도 혈청 철은 낮다. 창자에서의 철분 흡수 감소와 큰포식세포내 철의 축적 때문에 이러한 장애가 나타나는 것으로 보인다. 환아의 선행 질환은 TNF, IL-6 등의 시토카인 분비를 야기함으로써 IFN-$\beta$와 IFN-$\gamma$의 생성이 자극되기 때문에 철 이용 장애가 나타나는 것으로 생각하고 있다.

혈색소 농도는 보통 6~9g/dL 정도로 **대부분 정상적혈구, 정상색소 빈혈**이다. **혈청 철분치는 낮지만 총철결합능 증가를 보이지 않는 점**이 철결핍 빈혈과의 주된 감별점이다. 철결핍 빈혈과 만성병 빈혈을 감별할 때 철결핍 빈혈에서는 혈청 트랜스페린 수용체 농도가 증가하고 만성병 빈혈에서는 정상치를 보이기 때문에 **혈청 TfR/ferritin 비를 측정**하는 것은 도움이 된다. 동반 철 결핍이 없다면 원인 질환의 치료가 빈혈 교정에 가장 중요한 치료가 된다.

### 10) 콩팥병 빈혈(Anemia of renal disease)

만성 콩팥기능 상실에서는 시토카인을 생성하는 세포의 손상으로 인한 **EPO의 생산이 감소**하므로 만성병 빈혈보다 더 심한 빈혈을 보인다. 또 **혈장내 spermine이 축적**되어 조혈 기능을 억제한다.

**재조합 사람 적혈구형성인자**를 투여하여 혈색소 11~12g/dL을 유지하고 혈청 ferritin 농도를 검사하여 철분도 같이 보충해준다. 적혈구 수혈은 EPO 생산을 억제하므로 혈색소 6g/dL 미만에서만 고려한다.

### 11) 용혈 빈혈(Hemolytic anemia)

용혈이란 적혈구가 정상적인 수명(110~120일)보다 먼저 파괴되는 것을 말한다. 용혈이 있으면 적혈구 생존의 감소 및 적혈구 수 감소로 EPO 증가와 골수활동이 자극되어 골수에서 더 일찍 말초혈액으로 나오게 되고 그물적혈구가 증가된다. 그물적혈구 생산지수(reticulocyte index)는 다음과 같다.〈그림 15-5〉

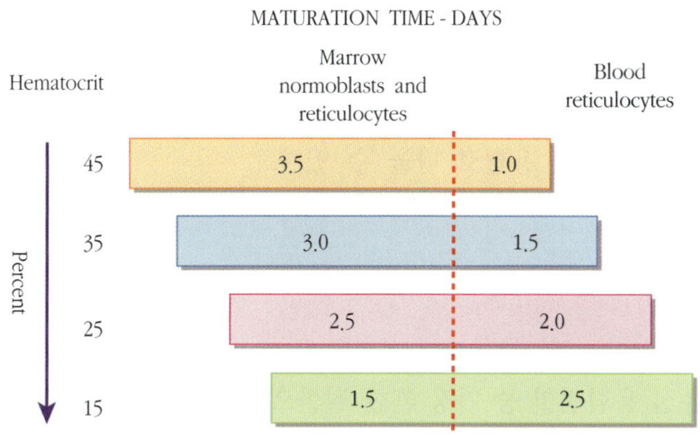


그물적혈구 생산지수 =

$$(\text{그물적혈구\%}) \times \frac{\text{환자 Hct}}{\text{정상 Hct}} \times \frac{1}{\mu\,^{*}}$$

* $\mu$는 혈액 그물적혈구의 성숙일수

그림 15-5 골수와 말초혈액에서의 그물적혈구 성숙일수

### (1) 검사소견

용혈 빈혈의 검사 소견으로 **그물적혈구 증가,** 골수에서 적혈구계 세포의 증식, **간접 빌리루빈 증가,** 소변과 대변의 **urobilinogen의 증가,** heme-결합 단백의 변화(**혈청 haptoglobin↓,** hemopexin↓, methemalbumin↑), LDH의 증가, 혈색소가 분해되는 과정에서 발생되는 혈중 또는 날숨 CO 가스 증가, 동위원소를 통해 측정한 적혈구의 수명감소, 색소 쓸개돌의 발생 등이 있다.

만성용혈 빈혈 환아는 골수의 적혈구계 과다증식으로 인하여 조혈기능이 속질(medulla)에서 겉질뼈(cortical bone)까지 확대되고, 특히 머리 엑스선 검사에서 hair-on-end 변화를 볼 수 있다.〈그림 15-6〉 또한 **parvovirus B19 감염**에 의하여 **골수무형성 위기(aplastic crisis)**가 초래될 수 있는데 대개 10~14일내 자연 회복된다.

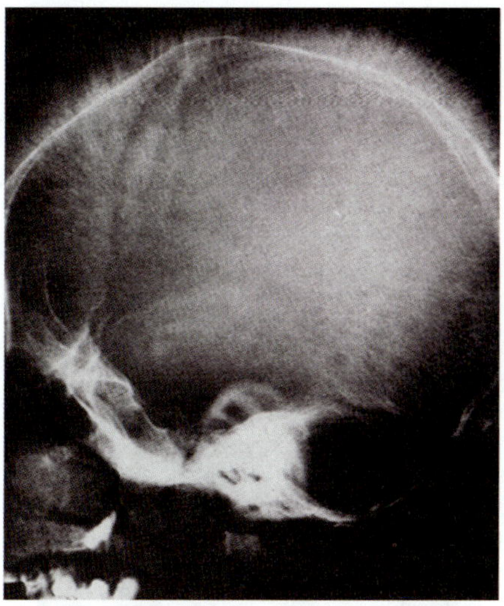

그림 15-6 지중해 빈혈증 환자의 skull X-ray.
뚜렷한 hair-on-end pattern이 관찰된다.

### (2) 분 류

① 적혈구 조기 파괴의 원인에 따라 적혈구막, 효소나 혈색소 이상을 포함하는 적혈구 자체에 의한 것과 항체나 물리적요인 등에 따른 적혈구 외적인 요인으로 나눌 수 있다.

② 적혈구의 파괴 장소에 따라 혈관내와 혈관외 용혈로 나눌 수 있다.

### (3) 선천 용혈 빈혈

#### ① 세포막의 이상

##### 유전 공모양 적혈구증(Hereditary spherocytosis)

- 적혈구 세포막 이상으로 초래되는 유전 용혈빈혈 중 가장 흔한 질환으로 대개 보통염색체 우성 유전을 하며 ~25%의 환자는 가족력이 없다. **적혈구 모양을 유지하는 세포뼈대의 주요 구성성분인 spectrin, ankyrin 등의 이상**으로 적혈구막의 지방 이중 구조가 불안정하게 되어서 미세수포가 만들어진 후 소실되어서 적혈구 용적의 감소 없이 막 표면적의 소실로 공모양을 이룬다. **공모양 적혈구**는 양이온에 대한 투과성, ATP 이용, 해당작용(glycolysis)가 증가하여 **변형가능성의 감소로 지라 통과시에 쉽게 파괴**되어 적혈구 수명이 짧아진다.
- 용혈은 **혈관외 용혈,** 비장에서 주로 발생하여 영아기 이후에는 지라비대를 보이고 빠르면 4~5세, 주로 10세 이후에 색소 쓸개돌을 볼 수 있다.
- 합병증 : **parvovirus B19 감염**에 의한 **골수무형성 위기(aplastic crisis)**로 심한 빈혈(Hct <10%), 고박출 심장기능상실, 저산소증, 심장혈관 허탈, 사망에 이를 수 있다.
- 검사소견 : 용혈의 증거로 **그물적혈구 수 증가(평균 10%), 간접 고빌리루빈혈증, haptoglobin 감소, 색소 쓸개돌** 등을 블 수 있다. 말초혈액펴바른 표본에서 정상적혈구에 비해 작고 central pallor가 없는 공모양 적혈구〈그림 15-7〉를 확인할 수 있다. 진단은 공모양적혈구, 그물적혈구수 증가, 가족력, 지라비대로 가능하지만 **삼투압 취약성 검사(osmotic fragility test)** 〈그림 15-8〉이 확인시험이 될 수 있다.
  - 점차 저농도의 식염수에 노출시켜서 수분의 세포내 이동을 유발했을 때 부피에 대한 표면적이 작아서 쉽게 파괴된다. 포도당이 없는 상태에서 37℃ 보육기에 24시간 두면 용혈이 더 증가한다.

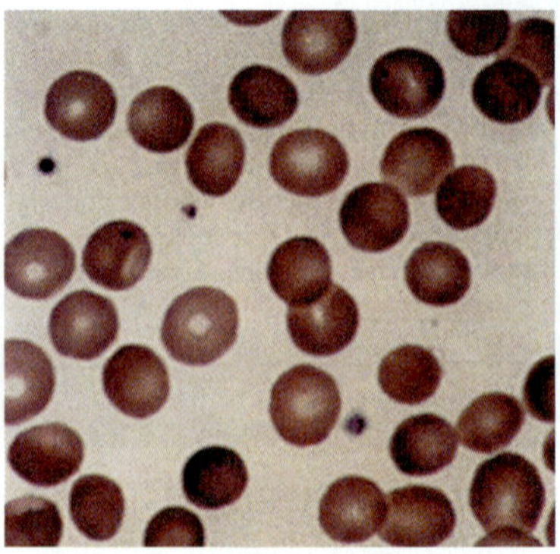

그림 15-7 유전공모양적혈구증

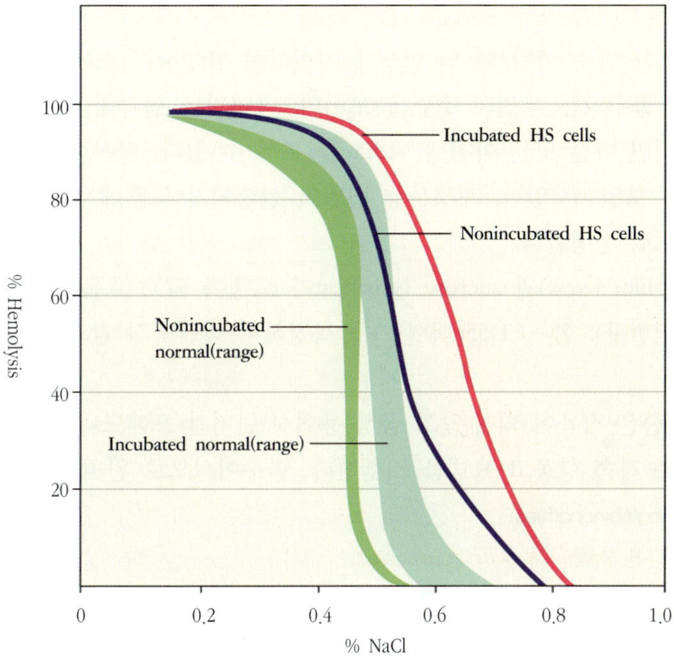


그림 15-8 유전공모양적혈구증 삼투성취약성 검사

- 말초혈액에서 공모양 적혈구가 증가하는 경우 **면역 용혈 빈혈(동종면역 및 자가면역)**을 감별해야 하는데, 동종면역 용혈빈혈(특히 신생아는 ABO 부적합증)은 직접 쿰스 검사 양성을 보인다. 그 외 **윌슨병, 화상, 클로스트리듐 패혈증(clostridial septicemia)** 등에서 보일 수 있다.
- 치료 : **지라절제술**은 적혈구 조기용혈을 방지하여 증상이 호전되게 된다. 그러나 모든 환아에서의 지라절제술은 논란이 있는데 일부에서는 혈색소 >10g/dL, 그물적혈구 <10%인 경증 용혈에서는 권하지 않는다. 심한 빈혈, 골수저형성 또는 골수무형성 위기, 성장불량, 심장비대가 있는 경우 치명적 패혈증의 가능성을 줄이기 위해서 **5~6세 이후**에 지라적출술을 권장한다. 쓸개돌 빈도가 10세 이후에 증가하므로 10세 이전에 하는 것이 좋다. 지라절제술 하기전 피막화된 균(폐렴사슬알균, b형 인플루엔자균, 수막알균)에 대한 예방접종을 실시해야 하며, 엽산 부족을 예방하기 위하여 엽산(1mg/일)을 투여해야 한다. 지라절제술 후 항생제 예방요법(경구 penicillin V, amoxicillin)을 시행한다.

## 유전 타원적혈구증(Hereditary elliptocytosis)

- 유전 공모양적혈구증과 유사하게 적혈구막을 구성하는 세포뼈대 단백의 이상(주로 spectrin)으로 발생하는 보통염색체 우성유전 질환이다.
- 진단 : 혈액펴바른 표본에서 타원적혈구증을 보이고, 철분, 엽산 또는 비타민 $B_{12}$ 결핍 등 타원적혈구증을 유발할 만한 다른 원인이 없는 경우 이 질환을 진단할 수 있다.
- 치료 : 타원적혈구증이 있어도 용혈이 없으면 치료할 필요가 없으며, 만성 용혈이 있는 경우 엽산(1mg/일)을 투여하고 혈색소 <10g/dL, 그물적혈구 >10%이면 지라절제술을 고려한다.

**▌발작성 야간 혈색뇨(Paroxysmal nocturnal hemoglobinuria, PNH)**

- 후천적으로 발생한 골수 줄기세포의 이상에 기인하여 발생하는 소아에서 드문 질환이다. 환자의 약 60%에서 골수기능 부전의 소견을 보이며, 나머지는 혈관내 용혈, 빈혈을 보인다.
- 증상 : 성인이 되면 야간 또는 아침 혈색소뇨를 보일 수 있다. 혈전증과 혈전색전증과 복통, 등통증, 두통 등을 보일 수 있다. 재생불량 빈혈이 선행되거나 후에 보일 수 있고, 드물게 급성 골수성 백혈병으로 진행한다.
- 진단 : 햄 검사(Ham's test)과 sucrose lysis test가 도움이 되고 흐름세포측정법을 통해서 항-CD59(적혈구, 적혈구), 항-CD55(백혈구)를 측정하여 막단백질 감소를 확인하는 것이 최선의 방법이다.
- 치료 : 지라절제술은 적응이 되지 않고 급성 용혈시 단기간 프레드니손 요법이 도움이 된다. 혈전증에 대해서는 지속 항응고 요법을 시행한다. 골수이식으로 완치가 되기도 한다.

② **혈색소병증(Hemoglobinopathies)**

**▌낫적혈구 혈색소병증(Sickle cell hemoglobinopathy)**

- **β-globin 유전자 돌연변이**로 여섯 번째 아미노산이 glutamine 대신에 valine으로 대치($\alpha_2\beta_2^{6val}$)되어 **낫모양의 적혈구**를 형성하여 혈색소 전기이동으로 증명되는 **Hb S가 증가**되는 **보통염색체 열성유전** 질환이다. 주로 적도부근의 아프리카, 지중해 연안, 인도, 미국 흑인에서 호발한다.
- 낫적혈구빈혈(sickle cell anemia, Hb SS)
  - 낫적혈구 유전인자가 동형접합체인 경우로 만성용혈빈혈 및 Hb S가 혈관을 폐쇄하여 가락염, 혈관막힘위기, 지라경색증, 폐경색 등의 발작(crisis)를 보인다.
  - 합병증 : 급성 지라 분리증(acute sple nic sequestration)은 주로 영아에서 발생하는 치명적인 합병증으로 상기도 감염 등의 급성 열성질환 후에 갑자기 간과 지라에 많은 양의 혈액이 충혈되어 순환허탈이 발생하는데 응급 수혈이나 수액요법이 필요하다.
  - 경과 : 이르면 6개월 늦어도 5세까지는 **기능성지라없음증**(functional asplenia)을 가지게 되어 세균패혈증(특히 피막화된 세균, *S. pneumoniae* 등)의 위험이 높아서 최소한 5세까지는 항생제 예방요법을 한다.
- 낫적혈구 소질(sickle cell trait, Hb AS) : 낫적혈구 유전인자가 복합이형접합자인 경우 Hb A와 Hb S가 섞여 있으며 Hb S는 $<50\%$이다.

**▌탈라세미아 증후군(thalassemia syndrome, 지중해빈혈)**

messenger RNA 이상으로 혈색소 globin chain 생성의 장애로 발생하는 유전 저색소 빈혈을 말한다. α-globin 유전자 산물이 없는 경우 알파 지중해빈혈, β-globin 유전자 산물이 없는 경우를 베타 지중해빈혈이라고 한다.〈그림 15-6〉

③ **효소 이상(Enzymatic defects)**

**▌병태생리**

적혈구의 해당경로(glycolytic pathway)에 작용에 작용하는 효소의 결합은 용혈 빈혈을 초래하지만 일반적으로 공모양적혈구와 같은 형태학적 변경을 보이지 않는다. 해당경로는 무산소대사인 Embden-M eyerhof 경로와 산소대사인 hexose monophosphate shunt경로를 말하며 여기에 관여하는 여러 효소의 유전 결핍은 ATP와 NADPH 생산 저하 등을 초래하여 용혈을 일으키게 된다. 드물지만 가장 흔한 원인 **pyruvate kinase** 결핍(보통염색체 열성유전)과 **glucose-6-phosphate dehydrogenase** 결핍(X연관 열성유전)을 들 수 있다.

▌G-6-PD결핍

가장 흔한 효소 결핍에 의한 용혈성 빈혈로 **성염색체 열성유전**으로 주로 남자에게 발생한다.

- 증상 : 용혈은 주로 산화성 약제(아스피린, 설파제, 항말라리아제 등)의 복용 24~48시간 후에 나타난다. 헤모글로빈 혈증, 헤모글로빈 요증의 소견이 나타나고 초기에 말초혈액도말에서 Hb의 침전물인 Heinz body를 발견할 수 있다.
- 진단 : G-6-PD 활성도를 측정함으로써 진단하며, methylene blue 의 변색이나 methemoglobin의 환원으로 선별검사를 할 수 있다.
- 치료 : 예방이 절대적이며 대상아는 미리 검사하여 유도약물을 금지해야한다.

#### (4) 적혈구외 인자에 의한 용혈 빈혈 : 후천성

대부분 적혈구 내부의 특수 항원에 대한 항체 형성이 원인이며, **Coombs 검사에서 양성**으로 나타난다. 소아에서 가장 중요한 면역 용혈 빈혈은 신생아 용혈병(Rh 부적합증, ABO 부적합증 등), 즉 동종면역 용혈빈혈이다.

### 12) 적혈구 증가증(Polycythemia)

**적혈구 수, 혈색소 및 총 적혈구용적률이 정상 상한치를 넘는 경우**를 적혈구 증가증으로 정의한다. 사춘기 이후 소아는 적혈구용적률 >60%(남자), >56%(여자)인 경우 적혈구 증가증이라 할 수 있다.

#### (1) 일차 적혈구 증가증(진성 적혈구증가증, Polycythemia vera)

골수증식질환의 하나로 소아에서는 드물다. 정맥절개술, 철분보충, 필요한 경우 항증식 화학요법(hydroxyurea, anagrelide, interferon-$\alpha$)을 시도해 볼 수 있다.

#### (2) 이차 적혈구 증가증

만성 동맥 산소포화도가 저하되는 상황(우좌 션트를 가진 선천심장병, 만성폐질환)에서 저산소 이차적혈구 증가증 발생할 수 있다. 경미한 경우 치료는 필요 없지만 **적혈구용적률 >65~70%(Hb >23g/dL)을 초과**하면 혈액점도가 현저히 증가하기 때문에 **주기적 정맥절개술,** 성분채집술이 필요할 수 있다.

### 13) 지라비대 및 지라 항진증

#### (1) 지라의 구조와 기능

① 지라는 백색 속질과 적색 속질로 나뉘는데, 백색 속질(white pulp)은 주로 림프구로 구성되어 있

으며, 적색 속질(red pulp)은 그물세포와 큰포식세포로 구성되어 여과 기능을 담당하고 있다. 백색 속질과 적색 속질의 경계(marginal zone)에는 가지 세포(dend ritic cell)들이 존재하고 있다.

② 지라는 **조혈기능**을 가진다. 태생 3~6개월에는 조혈이 주된 기능이었다가 소실되지만 골수섬유증이나 심한 용혈 빈혈이 있는 경우 조혈 작용이 다시 시작된다.

③ **저장소**의 역할을 하는데, 혈소판과 제8인자는 지라에 저장되어 있다가 스트레스 또는 에피네프린 주사시 방출된다. 지라 기능 소실시 혈소판증가증을 볼 수 있다.

④ **여과 기능**을 한다. 수명이 다 된 적혈구의 파괴, 비정상 적혈구의 제거, 적혈구 형태를 보존하면서 세포내 이물질 제거를 하는데, 지라기능의 감소되는 경우 핵 잔유물(Howell-Jolly bodies), 변성혈색소(Heinz bodies)를 포함하는 적혈구를 볼 수 있다.

⑤ **면역기능**을 담당한다. 면역글로불린, properdin, tuftsin을 생산한다. 정맥내 노출된 항원에 대해서는 조기 항체 생성을 담당한다. 이러한 이유로 지라절제술 환자는 패혈증의 위험이 높아지게 된다. 또한 세포내 기생충 포식작용도 한다.

### (2) 지라비대

신생아 15%, 소아 10%, 청소년 5%에서 지라를 촉진할 수 있지만, 대개는 정상의 2~3배 이상으로 커져야 촉진할 수 있다. 지라비대를 확인하기 위한 검사법으로는 초음파, CT, 동위원소 검사($^{99m}$Tc sulfur colloid scan) 등이 있다. 비장비대의 원인은 <표 15-8>에 정리해 놓았다.

**표 15-8 비장비대의 흔한 원인들**

| | |
|---|---|
| 감 염 | 세균 : 장티푸스, 심내막염, 패혈증, 농양<br>바이러스 : Epstein-Barr 바이러스, 거대세포 바이러스, 기타 바이러스<br>원충 : 말라리아, 톡소포자충증(toxoplasmosis) |
| 혈액 질환 | 용혈 빈혈 : 선천성, 후천성<br>골수외 조혈 : 칼라세미아, 골화석증, 골수섬유증 |
| 신생물 | 악성 : 백혈병, 림프종, 전이된 종양<br>양성 : 혈관종, 과오종 |
| 침윤 및 축적 질환 | 지질증 : Niemann-Pick병, Gaucher병<br>점액 다당류증<br>조직구 증식증 |
| 울 혈 | 간경화 또는 간섬유화증<br>간문맥 또는 비정맥 폐쇄<br>울혈 심부전 |
| 낭 종 | 선천성<br>후천성 |
| 기 타 | 전신 홍반 루푸스, sarcoidosis, rheumatoid arthritis |

### (3) 지라 항진증

지라 기능이 항진되어 **혈액순환을 하고 있는 세포들이 지라 내에서 분리 또는 파괴**되는 현상으로

**말초혈액 혈구감소증, 골수의 조혈작용 증가 및 지라비대**를 보이게 된다. 원인 질환의 치료로 대개 교정이 되나, 꼭 필요한 경우에는 지라절제술로 증상의 완화를 기대할 수 있다.

## 14) 지라절제술

(1) 지라절제술의 적응증 : **외상에 의한 지라파열, 해부학적 이상, 중증 용혈빈혈, 면역성 혈구감소증, 대사 축적병, 이차 지라항진증, 수술 시 좌상복부를 노출시켜야할 경우** 등이다.

(2) 지라절제술 후 가장 중요한 합병증은 **감염으로 패혈증, 수막염** 같은 중증 감염의 발병이 현저히 증가한다(특히 5세 미만의 소아에서 수술을 받은 경우). *S. pneumoniae*, *H. influenzae*, *N. meningitidis* 등의 피막세균이 대부분(>80%) 원인이 된다. 또한 말라리아와 같은 원충 감병의 위험도 증가한다. 이러한 합병증은 환아의 나이가 어릴수록 잘 발생하므로 수술 전 지라절제술이 꼭 필요한지 다시 한번 확인을 하고 **가능하다면 5세 이후로 수술을 연기**하는 것이 좋다.

(3) **수술 전 피막화된 세균에 대한 예방접종**(PCV7, PPSV23, Hib, MCV4)을 시행한다. 지라절제술 후에는 예방적으로 amoxicillin(20mg/kg/일) 등을 수술 후 최소 2년 동안 투여한다(최소한 6세까지). (cf. *redbook* 2009, 수술후 최소한 1년간, 모든 5세 미만의 지라없음증에서 항생제 예방요법 고려)

## 15) 수혈

### (1) 적혈구 수혈

혈액의 산소 운반능을 증가시키고 조직 산소화를 충분히 유지시키기 위하여 수혈한다. 소아는 성인보다 정상 혈색소치가 낮고 출혈에 대한 회복 능력이 좋으므로 엄격한 기준을 정하여 수혈하도록 한다. 급성 출혈시 지혈하고 결정질용액이나 콜로이드용액으로 조직관류를 유지하는 것이 중요하고, 혈액 손실이 순환 혈액량의 1/4 이상(>17mL/kg)이면서 상태가 불안정하면 적혈구 수혈을 한다.

빈혈이 서서히 진행하는 만성 빈혈의 경우 혈색소치만으로는 적혈구 수혈을 결정할 수 없고, 환자의 증상, 징후 및 기능적 능력, 동반질환의 유무와 빈혈의 원인 등을 고려하여 정하도록 한다. 수혈량은 보통 10~15mL/kg(미숙아 15~20mL/kg)이지만 임상 상태에 따라 양을 조절할 수 있다. 만기출생 영아는 생후 10~12주에 혈색소 9~11g/dL까지 감소할 수 있기에 소아청소년의 적혈구 수혈의 적응증은 〈표 15-9〉와 같다.

표 15-9 소아 적혈구 수혈의 지침

| 소아청소년 | 4개월 미만 영아 |
|---|---|
| • 순환 혈액량의 25% 초과하는 급성 출혈<br>• 수술 전후 Hb <8g/dL<br>• 중증 심폐질환에서 Hb <13g/dL<br>• 증상 있는 만성 빈혈에서 Hb <8g/dL<br>• 골수부전에서 Hb <8g/dL | • 중증 폐질환에서 Hb <13g/dL<br>• 중등도 폐질환에서 Hb <10g/dL<br>• 중증 심장병에서 Hb <13g/dL<br>• 큰 수술시 Hb <10g/dL<br>• 증상 있는 빈혈에서 Hb <8g/dL |

# 3 백혈구 질환

## 1) 백혈구의 양적이상

출생시에는 다형핵 백핵구가 주로 많다가 생후 3주까지 감소 이후 영유아기는 전체 백혈구의 50% 미만을 차지하게 된다.〈표 15-1〉

### (1) 백혈구 증가증

총백혈구수가 그 연령의 평균 수치보다 2 표준편차 이상으로 증가한 것을 말한다.

① 중성구 증가증(Neutrophilia) : 7,500/ul 이상

**세균감염, 외상, 수술, 스트레스 반응(탈수, 산증, 경련), 급성 출혈** 또는 **혈관내 용혈, 체조직의 파괴나 단백질의 혈관내 주사, 백혈구부착결핍, 글루코코르티코이드 투여** 등에 의하여 야기된다.

② 호산구 증가증(Eosinophilia) : 500/ul 이상

알레르기병**(알레르기 코염, 두드러기, 천식, 과민 약물 반응), 기생충 감염**(내장 애벌레 이행증, 회충증, 주혈흡충증), 사람폐포자충 감염, **말라리아, 기관지폐 아스페르길루스증,** 옴, **호지킨병,** 만성 골수성 백혈병, 위창자 장애(염증 창자질환, 만성활동간염), 면역결핍증**(Wiskott-Aldrich 증후군,** 고면역글로불린 E 증후군, 류마티스 관절염, **과다 호산구증가 증후군,** 성홍열·결핵 등의 회복기, 지라절제술후, 결절 동맥주위염, 기무라병 등이 있을 때 나타난다.

③ 림프구 증가증(Lymphocytosis)

**급성 바이러스 감염, 백일해,** 만성 세균감염**(결핵), 급성 림프구 백혈병,** 내분비 장애**(애디슨병, 갑상샘항진증[thyrotoxicosis]), 소아기 생리적 림프구 우위**

④ 단핵구 증가증(Monocytosis)

**세균감염(결핵, 장티푸스, 감염심내막염,** 매독), 비세균성 감염**(곰팡이 감염, 어루러기균),** 혈액 장애**(지라절제술후 상태,** 무과립증의 회복기), 콜라겐 혈관병**(전신홍반루푸스, 류마티스관절염),** 위창자장애(궤양잘록창자염, 간경화증), **항암요법에 의한 골수억제 회복기, 호지킨병, 급성 골수성 백혈병, 만성 골수성 백혈병, 소아 만성 골수단핵구 백혈병,** Niemann-Pick병 등이 원인이다.

### (2) 백혈구 감소증

청소년, 성인에서는 총백혈구수가 4,000/μl 미만일 때를 말한다.

① 중성구 감소증

감염병**(홍역, 풍진, 수두, A형간염, B형간염, 인플루엔자,** 돌발발진 등의 바이러스 간염, **장티푸스** 등 세균감염, 말라리아), 약물 또는 독물**(프로필티오우라실, 페니실린,** 항경련제 등), 혈액 장애(무과립구증, **재생불량빈혈, 백혈병, 거대적혈모구 빈혈, 지라기능항진증**), 화학요법, **자간전증 산모에서 태어난 미숙아,** 선천 중성구 감소증**(주기 중성구감소증,** 만성 양성 중성구감소증, Shwachman-Diamond 증후군, **글리코겐 축적병 ib형**) 등이 원인이 된다.

**② 호산구 감소증**

코르티코스테로이드 투여, 출생 직후, 다운 증후군 환자의 일부 등에서 발생할 수 있다.

**③ 단핵구 감소증**

코르티코스테로이드 투여나 내독소에 의해 발생가능하다.

**④ 림프구 감소증**

유전 면역결핍 질환(Wiskott-Aldrich 증후군, adenosine deaminase 결핍), 감염병(AIDS, 바이러스 간염, 인플루엔자, 장티푸스, 결핵, 패혈증), 면역억제요법, 코르티코스테로이드, 가슴림프관 배출, 전신질환(전신홍반루푸스, 단백질 소실 장병증, 재생불량빈혈, 중증 근육무력증) 등이 원인이 된다.

### 2) 백혈병모양 반응(Leukemoid reaction)

총백혈구수가 50,000/μl 이상이면서 미성숙 세포들이 말초혈액에 증가하여 백혈병과 유사한 모습을 보이는 현상을 말한다.

#### (1) 원 인

심한 패혈증, 수막알균혈증, 좁쌀결핵, 디프테리아, 신생아의 동종면역 용혈빈혈, 악성 종양의 골수 전이 등에 의하여 발생한다.

#### (2) 감별진단

백혈병과는 임상증상과 혈액검사 또는 골수검사를 통하여 감별한다. 백혈병모양 반응에는 **급성 백혈병에서 보는 백혈병 세포단절(hiatus leukemicus)을 볼 수 없으며**(골수성 혈구 모든 단계의 세포의 증식을 볼 수 있다), 만성 골수성 백혈병과는 백혈구 alkaline phosphatase(LAP) 활성도 검사(CML에서는 LAP 감소)로 감별한다. 골수검사에서 필라델피아 염색체 음성인 것도 CML과의 감별에 도움을 준다.

## 4 출혈 질환

### 1) 지혈 기전

지혈 과정의 주요성분은 혈관벽, 혈소판, 응고단백, 항응고단백, 섬유소 용해계(fibrinolytic system)로 이루어진다. 혈관 손상을 받으면 신속히 수축하고, 노출된 내피밑 기질로 폰 빌레브란트 인자(vWF)이 변형이 일어나서 혈소판 활성화로 혈소판 응집반응과 혈소판 마개(platelet plug)를 형성하게 된다(일차 지혈).

또한 혈관손상으로 조직인자가 노출되게 되고 제7인자와 결합함으로써 응고 연쇄반응을 활성화 하게 된다. 지혈의 마지막 단계는 fibrin 망이 형성되어 적혈구, 백혈구, 혈소판이 함께 뭉쳐서 하나의 영구적인 마개를 형성하는 것이다(이차 지혈). 응고 연속단계를 살펴보면 **내인 응고계**(prekallikrein,

HMW kininogen, XII, XI, IX, VIII)와 **외인 응고계(tissue factor, VII)**를 통하여 Xase를 형성하고, X, V 및 $Ca^{2+}$와 작용하여 혈장 thromboplastin을 형성한 후 $Ca^{2+}$의 존재하에 prothrombin을 **thrombin**으로 전환시킨다. thrombin은 혈소판 응집과 응고인자(XI, VIII, V, XIII)의 작용을 촉진시키기도 하지만, fibrinogen을 **fibrin**으로 응고시킨다.〈그림 15-9〉

응고 과정과 항응고 과정 간 균형이 맞아야 정상적인 혈액의 유동성이 유지되는데, 혈장 안의 heparin cofactor, tissue factor pathway inhibitor, antithrombin III, protein C, protein S 등은 혈액응고를 억제하고 plasmin에 의해서 fibrin이 용해된다. plasmin(fibrinolysin)의 활동은 plasminogen activator inhibitor, antiplasmin에 의해서 조절되게 된다.

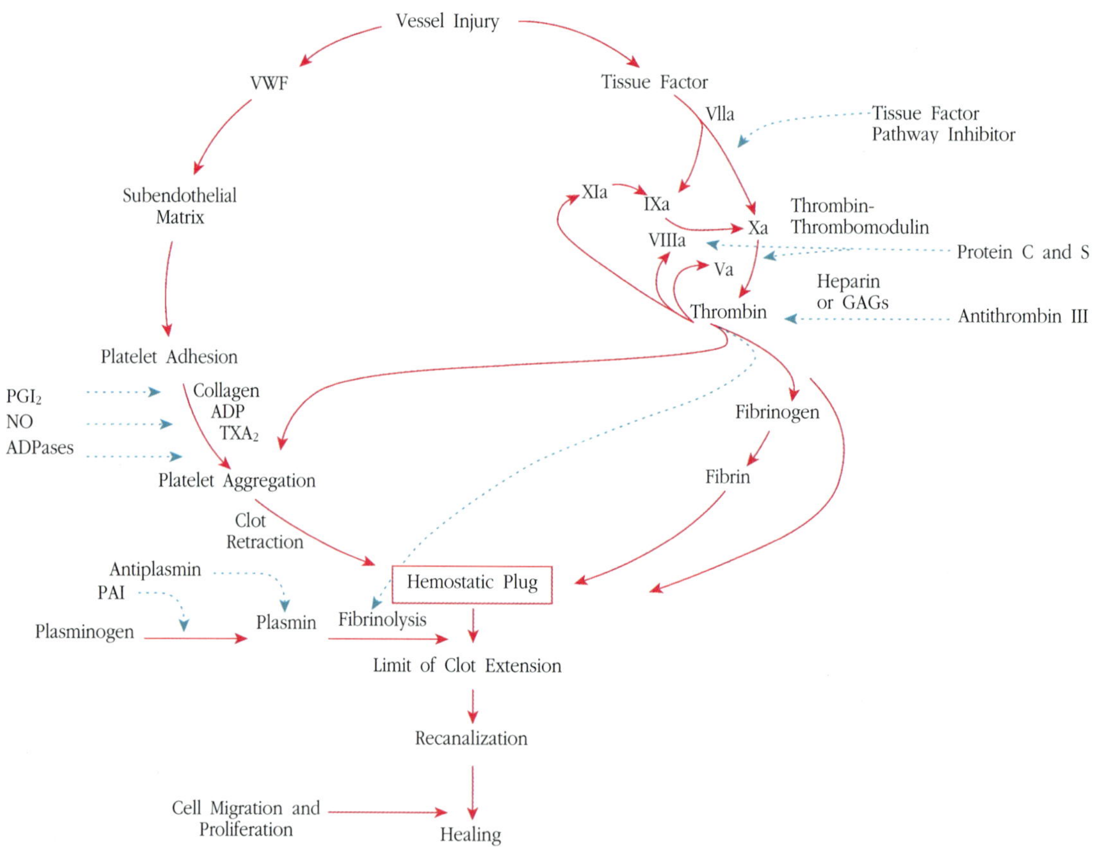


**그림 15-9 지혈 기전(hemostatic mechanism).** ADP, adenosine diphosphate; GAGs, glycosaminoglycans; NO, nitric oxide; PGI2, prostacyclin; PAI, plasminogen activator inhibitor; TAFI, thrombin-activated fibrinolytic inhibitor; TXA2, thromboxane A2; vWF, von Willebrand factor.

## 2) 출혈 질환의 분류

출혈은 지혈 과정의 주요한 세 요소인 **혈관, 혈소판, 응고인자**의 기능에 장애가 있을 때 일어나는데 각각의 원인은 다음과 같다.

(1) **혈관 장애** : 헤노흐－쇤라인 자색반, Ehlers-Danlos 증후군, 괴혈병, 만성 코르티코스테로이드 치료 등

(2) **혈소판 장애** : 저혈소판증과 혈소판 기능이상

① **저혈소판증 : 면역성 저혈소판 자색반,** 신생아 면역성 저혈소판증, **약물유발** 면역성 저혈소판증(e.g., 헤파린, TMP/SMX, sulfonamide), 수혈후 자색반, **거대혈관종**(Kasabach-Merritt 증후군), 감염 연관 혈구포식 증후군, **파종 혈관내 응고, 용혈 요독 증후군,** 혈전 저혈소판혈증 자색반병, **Wiskott-Aldrich 증후군,** 재생 불량 빈혈, 백혈병, 영양결핍(엽산, 비타민 $B_{12}$), 지라항진증, 화상

② 혈소판 기능이상 : Glanzmann thrombasthenia, Bernard-Soulier 증후군, 요독증, **약물(아스피린, 디피리다몰, 인도메타신, valproic acid, 고용량 페니실린)**

(3) 혈액응고 장애 : 선천 또는 후천 혈액응고인자 결핍증

① 선천 혈액응고인자 결핍증 : 혈우병, von Willebrand 병, 기타 응고인자 결핍증

② 후천 혈액응고인자 결핍증 : 파종 혈관내 응고, 간질환, 비타민 K 결핍, 와파린, 선천심장병, 콩팥증후군, 항응고 물질(전신홍반루푸스, 헤파린), 섬유소 용해(악성 종양)

### 3) 출혈 질환의 감별진단

출혈질환의 원인에 따른 임상양상의 차이는 〈표 15-10〉과 같다.

출혈력이 있거나 출혈중인 환자는 선별검사로 **혈소판 계산, 프로트롬빈 시간(PT), 부분 트롬보플라스틴 시간(aPTT)**를 측정하고, 정상이면 섬유소원 기능을 평가하기 위하여 **트롬빈 시간(TT)**과 **폰빌레브란트인자 검사(vWF testing)**을 고려한다. 이들 검사의 정상치는 〈표 15-11〉과 같다. 선별검사를 시행 후 필요시 추가 특수 검사를 시행하여 감별진단을 하게 된다.

**표 15-10 출혈 질환의 임상적 비교**

| 구분 | 혈소판 또는 혈관 장애 | 혈액 응고 장애 |
|---|---|---|
| **출혈점**(petechiae) | **특징적**이다. | 드물다. |
| 반상출혈(ecchymosis) | 다발성이며 작다. | 드물다. 단발성이며 크다. |
| **심재혈종**(hematoma) | 드물다. | **특징적**이다. |
| **혈관절증**(hemarthrosis) | 드물다. | **특징적**이다. |
| **지연 출혈** | 드물다. | **흔하다.** |
| **찰과상**에 의한 출혈 | **다량의 지속적 출혈** | 소량의 출혈 |
| **국소 압박**에 의한 지혈 | **쉽게 지혈**이 된다. | 지혈이 잘 안 된다. |
| **가족력** | 드물다. | **흔하다.** |

**표 15-11 출혈 경향 선별 검사의 정상치**

| 선별 검사 | 성인 | 만삭 신생아 | 미숙아(출생 시 체중) | |
|---|---|---|---|---|
| | | | 1,500~2,000g | <1,500g |
| Platelt count($10^3/mm^3$) | 300 | 250 | 250 | 250 |
| Bleeding time(분) | 4 | 4 | 4 | 4 |
| 활성화부분 thromboplastin time(aPTT)(초) | 44 | 65 | 80 | 108 |
| Prothrombin time(초) | 12 | 13.5 | 16 | 17 |
| Thrombin time(초) | 10 | 14 | 15 | 15 |

**표 15-12 주요 출혈 질환의 진단적 검사와 검사 소견**

| 출혈 질환 | | 선별 검사 | | | | 특수 검사 |
|---|---|---|---|---|---|---|
| | | PC | BT | PT | aPTT | |
| 혈관 장애 | Henoch-Schönlein 자반병 | N | N | N | N | 임상적 소견만으로 진단 |
| | Ehlers-Danlos 증후군 | N | N* | N | N | 임상적 소견만으로 진단 |
| 혈소판 장애 | 특발 혈소판 감소 자반병(ITP) | L | P | N | N | 임상적 소견과 골수 검사 가능하면 혈소판 항체 검사(양성) |
| | Glanzmann병(thrombasthenia) | N | P | N | N | Clot retraction(비정상), 혈소판 응집 검사(1차 응집 반응에 이상) |
| | Aspirin 효과 | N | P | N | N | 혈소판 응집 검사(2차 응집 반응에 이상) |
| 혈액 응고 장애 | 고전적 혈우병 | N | N | N | P | VIII 인자 분석 |
| | Christmas병 | N | N | N | P | IX 인자 분석 |
| | von Willebrand병 | N | P | N | P | VIII : C, VIII : Ag, VIII R : CoF 분석 |
| | VII 인자 결핍증 | N | N | P | N | VII 인자 분석 |
| | X 인자 결핍증 | N | N | P | P | X 인자 분석 |
| | 비타민 K 결핍증 | N | N* | P | P | II, VII, IX, X 인자 분석 |
| | 파종혈관내 응고(DIC) | L | P | P | P | I, II, V, VIII 인자 분석, FDP 검사 |

PC : platelet count, BT : bleeding time, PT : prothrombin time, aPTT : activated partial thromboplastin time
N : 정상, L : 저하, P : 연장, *BT의 연장을 때로 보일 수 있다.

(1) **출혈시간**(bleeding time, BT) : **혈소판 기능** 및 혈관벽과의 상호작용을 평가한다.

(2) **혈소판계산**(platelet count) : 출혈 체질의 가장 흔한 원인이 **저혈소판증**이므로 출혈 병력이 있는 경우 필수적이 검사이다. 혈소판 기능이 정상이라면 50,000/μl 이상인 경우 유의한 임상 출혈은 안보인다.

(3) **프로트롬빈 시간, 부분 트롬보플라스틴 시간(PT**, aPTT) : **PT**는 칼슘의 존재하에서 **조직인자**에 의한 응고 활성화를 측정하기에 내인 응고계(VIII, IX, XI, XII)의 결핍시는 연장되지 않는다. **aPTT는 내인 응고계 활성화**(제12인자에서부터 응고 최종단계까지)**를 측정**하지만, 제7인자,

제13인자는 측정하지 않는다.

(4) **트롬빈 시간**(thrombin time, TT) : 응고 과정의 마지막 단계인 섬유소원이 섬유소로 변화되는 과정을 측정한다. **섬유소원 농도의 감소 또는 섬유소원 기능이상시, 헤파린 오염시에 연장**을 보인다.

(5) **혼합 검사**(mixing study) : 설명 안되는 aPTT, PT 또는 TT 연장이 있는 경우 시행한다. 환자 혈장과 정상 혈장을 1:1로 섞은 후 재측정 했을 때 **응고인자의 결핍**인 경우 교정되지만, **응고인자 억제제**(e.g, 루푸스 항응고인자)가 있는 경우는 교정되지 않는다.

## 4) 혈소판 이상에 의한 출혈 질환

### (1) 저혈소판증

혈소판 수 <150×10$^3$/μl인 경우를 말한다.

#### ① 특발성 혈소판 감소성자반증(Immune thrombocytopenic purpura, ITP)★

건강해 보이는 소아에서 급성 저혈소판증의 가장 흔한 원인으로 **자가면역 기전**에 의해 발생한다. **혈소판 표면에 대한 자가항체(주로 IgG)**가 생기고 항체부착 혈소판이 **그물내피계통(주로 지라의 큰포식세포)에 의해서 인지되어 탐식 파괴**된다.

▌급성 ITP

- 증상 : 주로 2~10세(특히 1~4세)의 소아에서 **외상이 없이 갑자기 출혈점과 자색반이 전신**에 보이는데 **1~4주전 선행 바이러스 감염(EBV, HIV가 흔함)**이 50~65%에서 있다. 열, 체중감소, 뼈나 관절통증 등 전신 증상은 동반되지 않고 진찰상 **림프절, 간, 지라의 유의한 비대는 동반되지 않는다.**
- 검사소견 : **흔히 20,000/μl 미만**의 심한 저혈소판증을 보인다. BT이외에 **PT/aPTT등 응고검사는 정상**이다. 백혈구 수나 감별계산에 이상, 원인 모를 빈혈, 병력과 진찰상 골수질환이 의심시에 **골수검사를 하는데, 적혈구계열과 과립구계열은 정상이고 거대핵세포의 수는 증가** 또는 정상을 보인다. **청소년 환자에서는** 전신홍반 루푸스의 확인 위해서 **항핵항체 검사(ANA)**를 체크하고, 원인모를 빈혈 동반시에는 Evans 증후군을 배제하기 위해서 쿰스 검사를 시행한다. **혈소판 항체 검사**는 비특이적이어서 진단에 별 도움이 안된다.
- 치료 : 급성 ITP의 80%는 6개월 이내 자연치유되지만 **수혈이나 입원을 요하는 중증의 출혈이 있는 경우 아래의 치료**를 시행할 수 있지만 자연경과를 변화 시킬 순 없다.
  - **면역글로불린 정맥내 투여(IVIG)** : **항체부착 혈소판의 Fc-매개 포식작용을 감소**시켜서 95%의 환자에서 48시간 이내 혈소판수 >20,000/μl으로 상승된다(1~2일간 1g/kg/일, 5일간 400mg/kg/일).
  - **Anti-D 요법** : Rh 양성인 환자에서만 시행되는데, anti-D 정주함으로써 **경증 용혈 빈혈을 야기시켜서 적혈구-항체 복합체가 큰포식세포의 Fc 수용체에 결합**함으로써 혈소판 파괴를 간섭함으로써 80~90%환자에서 48~72시간 내에 혈소판수 >20,000/μl으로 증가를 보인다.
  - **코르티코스테로이드** : prednisone(1~4mg/kg/일)을 투여하면 좀 더 빠른 혈소판의 증가를 보인다. 2~3주 동안 또는 혈소판수 >20,000/μl 까지 투여후 감량한다.

- 지라절제술 : **6세 이상의 1년 이상 지속**된 만성 ITP 환자에서 **치료로 쉽게 증상 조절이 안되는 경우**와 IVIG와 코르티코스테로이드 등 **치료로 조절이 안되는 두 개내 출혈 등 생명을 위협하는 출혈 발생**시 시행한다.
- 금기 : **생명을 위협하는 출혈이 없는 한 혈소판 수혈은 금기(수혈해도 파괴됨),** 혈소판을 억제하는 아스피린 또한 금기

**만성 ITP**

ITP가 6개월 이상 지속되는 경우를 말한다. 급성 ITP의 10~20% 환자에서 만성 ITP가 되는데 주로 여성(2~3배)에 많다. 전신홍반루푸스 등의 자가면역 질환의 동반 유무와 HIV 감염과 같은 만성 질환의 유무를 확인하여야 한다.

#### ② 신생아 혈소판감소증

혈소판 조혈 자체의 이상보다는 전신 질환의 일부나 모체로부터 받은 항혈소판 항체가 원인이 된다. 신생아 동종면역 저혈소판 자색반(neonatal alloimmune thrombocytopenic purpura, NATP)는 혈소판계 Rh 부적합에 해당하는 질환으로 태아의 부계 혈소판 항원에 대한 모체의 항체 형성이 원인이다. 생후 수일 이내 전신 출혈점과 자색반을 보인다. 산모는 면역성 저혈소판 자색반증의 과거력이 없고 정상 혈소판 수를 보이지만, 신생아는 중등도 이상의 혈소판 감소를 나타낸다. 산모혈액에서 부계 혈소판에 대한 항체 검출로 진단한다.

NATP 신생아나 ITP 산모로부터 출생한 신생아는 출생 직후 출혈의 위험이 가장 높고, 2~4개월이면 정상화 된다.

### (2) 혈소판 기능이상

#### ① 후천 혈소판 기능이상

간질환, 콩팥병(요독증)이 있을 때 가장 흔하게 보고 아스피린, 비스테로이드성 항염증약, valproic acid, 고용량 페니실린 등의 약물에 의한 경우도 볼 수 있다.

#### ② 선천 혈소판 기능이상

출생 직후, 특히 질분만한 경우 출혈점 및 자색반을 보이는데, Bernard-soulier 증후군(∵혈소판 막의 vWF 수용체인 GPIb 복합체 결핍)과 Glanzmann thrombasthenia(∵혈소판 막의 fibrinogen 수용체인 GPIIb-IIIa 복합체 결핍), 유전 혈소판 저장 과립 결핍증 등이 있다. 혈소판 기능이상의 치료는 증상의 정도에 따르는데, 증상이 가볍거나 중등도일 때는 desmopressin을 투여하고, Bernard-Soulier 증후군이나 Glanzmann thrombasthenia에서 심한 출혈이 발생하면 혈소판을 수혈(1U/5~10kg)할 수 있다.

## 5) 유전 응고인자 결핍증

### (1) 혈우병 A, 혈우병 B

① 혈우병은 심한 출혈을 야기하는 가장 흔한 유전질환으로 제8인자 결핍(혈우병 A)이 85%, 제9

인자 결핍(혈우병 B)이 10～15%를 차지하고 **남아 5000명에 1명의 빈도**를 보인다.

제8인자, 제9인자 유전자는 X염색체 긴팔에 위치하는 유전자 돌연변이로 인자 단백질의 결핍이나 기능장애 단백질을 초래하며, **X연관 열성 유전**질환이지만 환자의 약 2/3에서 가족력을 보인다.

② 증상 : 응고인자의 혈중 농도에 따라 증상의 정도가 달라진다.〈표 15-13〉

- **혈관절증(hemarthrosis)**이 특징적으로 발목, 무릎, 팔꿈치 관절에 잘 나타난다. 진행되면 관절 동통이 나타나는데 이때 진통제는 효과가 없고 응고인자를 주어야 낫는다.
- 이 외에 포경수술시 출혈, 두 개내 출혈, 혈뇨, 근육내 출혈 등이 발생할 수 있다.

**표 15-13 응고인자 혈중 농도에 따른 출혈 정도**

| | 인자 농도 | 증상 |
|---|---|---|
| 중증 | ＜1% | 자연적인 출혈 |
| 중등도 | 1～5% | 경도 혹은 중등도의 외상에 출혈 |
| 경증 | ＞5% | 중등도 이상의 외상 혹은 수술 후 출혈 |

③ 검사소견 : **aPTT, CT가 연장**되지만, 혈소판수, 출혈시간, PT, TT는 정상이다. 제8인자, 제9인자 정량 검사로 확진한다.

- 인자 활성도(factor activity %)의 정상 하한치는 약 50%이고, 지혈이 가능한 수치는 제8인자 ＞30～40%, 제9인자 ＞25～30%이다.

④ 치료

- 급성출혈 시 치료 : 부족인자를 보충해 주는 것이 가장 효과적이다.
- 인자 보충요법 : 제8인자 및 제9인자 농축액은 혈장 유도 제품(FFP), 고도 정제 제품(cryoprecipitate), 유전자 재조합 제품(factor VIII concentrate)을 사용한다. **경증, 중등도 출혈시**에는 지혈을 위하여 **인자 활성도 35～50%까지** 올려주고, **생명을 위협하는 출혈(중추신경계, 기도, 복막뒤, 소화기)**이나 **대수술시**에는 **100%까지는 올려주어야** 한다.
- desmopressin 투여 : 제8인자는 vWF와 결합한 상태로 존재하는데 desmopressin은 **Ⅷ : vWF 결합체**를 혈관 내피세포로부터 유리시키는 효과를 가지기에 **경증 혈우병 A환자에서는 desmopressin 투여**가 도움이 된다.
- corticosteroid : 관절강 내 출혈이 심할 때 일시적인 항염증 효과가 있다.
- 외상을 예방하고, 아스피린이나 NSAID의 사용을 피하며, 표적 관절(동일 관절의 반복 출혈)이 발생하면 관절병증의 진행과 염증을 줄이기 위하여 예방요법을 시행한다(투여전 최저치 1～2% 되게 2～3일 마다 인자농축액 보충한다).

⑤ 장기 합병증은 만성 관절병증, 수혈전파 감염병(HBV, HCV, HIV), 응고인자에 대한 억제제 생성이다. 고도 정제 제품이나 유전자 재조합 제품은 수혈에 의한 감염병을 줄이거나 없앨 수 있다.

#### (2) 폰 빌레브란트 병(Von Willebrand disease)

**유전 출혈 질환 중에서 가장 흔하며** 보통염색체로 유전(주로 우성 유전)을 보이고 여러 아형이 있으나 1형이 가장 흔하다(85%).

① 병태생리 : 폰 빌레브란트 인자는 혈관 내피세포나 거대핵세포에서 합성되는데 혈장에서 제8인자의 운반단백질 역할을 하고 손상된 혈관벽과 혈소판 부착에 중요한 기능을 하기에 혈소판 기능장애와 제8인자 결핍 증상을 동시에 보이게 된다.

② 분류 : 크게 3가지 유형으로 나뉘는데 1형의 경우 vWF 항원의 부족, 2형은 vWF의 질적 이상, 3형은 vWF의 결핍이 원인이 되어 임상 양상과 치료에 약간씩 차이를 보인다.

③ 증상 : **심한 멍듦, 코피, 월경과다**와 같은 **점막피부 출혈**과 **편도절제술이나 사랑니 발치 후에 출혈**의 증상을 보인다. 3형에서는 드물게 관절 출혈이나 중추신경계 출혈이 발생할 수도 있다.

④ 검사소견 : **출혈 시간(혈소판 adhesion장애 때문)과 aPTT 연장**을 보일 수 있으나 **vWD 3형을 제외하고는 저명하지 않아서 BT, aPTT 정상이라고 폰 빌레브란트 병이 아니라고 할 수 없다.** 점막피부 출혈과 가족력이 있으면 이 질환을 의심하고, vWF 항원, vWF 활성도(ristocetin cofactor 활성도 ; vWF:RCo), 제8인자, vWF 구조(vWF multimer), 혈소판수를 검사한다.

⑤ 치료 : 1형에서는 **desmopressin 투여**(vWF, 제8인자 3~5배까지)에 반응을 하고, desmopressin에 반응하지 않는 대부분 2형 및 3형은 vWF 농축액 보충요법을 한다. 월경과다시에는 경구피임제를 복용하는 것이 도움된다.

### 6) 파종 혈관내 응고 증후군(Disseminated intravascular coagulation syndrome, DIC)

선행 질환에 의하여 응고인자, 혈소판, 항응고단백 등을 소비하여 혈관 내 응고가 일어남으로써 광범위한 혈관내 섬유소 침착으로 인한 **조직의 경색 및 괴사와 전신 출혈,** 그리고 **미세혈관병증 용혈 빈혈**이 나타나는 질환군을 말한다.〈그림 15-10〉

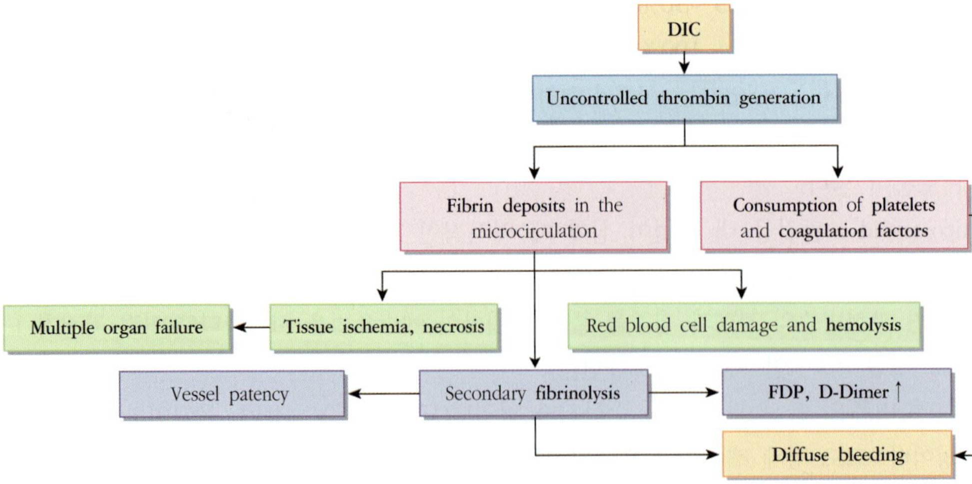


그림 15-10 파종 혈관내 응고(DIC)의 병태생리. DIC, disseminated intravascular coagulation; FDP, fibrin degradation product.

### (1) 원 인

파종 혈관내 응고를 일으키는 원인 질환은 〈표 15-14〉와 같다.

**표 15-14 파종혈관내 응고 증후군의 유발인자**

| 유발인자 | 임상적 원인 |
|---|---|
| 감염 | • **수막알균혈증**(전격 자색반병)<br>• 그람음성균 **패혈증**(예, 인플루엔자균, 살모넬라균, 대장균)<br>• 그람양성균 **패혈증**(예, B군 사슬알균, 포도알균)<br>• 리케차<br>• 바이러스(거대세포바이러스, 단순헤르페스 바이러스, 출혈열)<br>• 말라리아<br>• 곰팡이 |
| 조직 손상 | • 신경계 외상(**심한 두부외상**)<br>• **지방색전증**을 동반한 다발골절<br>• 으깸 손상(crush injury)<br>• 고열/저체온<br>• **광범위 화상** |
| 악성 종양 | • **백혈병(특히, 급성 전골수세포 백혈병)**<br>• **신경모세포종**<br>• 횡문근육종<br>• **적혈구 포식성 림프조직구증식증** |
| 독 또는 독소 | • 뱀 물림<br>• 곤충 물림 |
| 미세 혈관 병변 | • 용혈 요독 증후군<br>• **거대혈관종(Kasabach-merritt 증후군)** |
| 소화 기관 장애 | • 전격 감염<br>• 중증 염증창자질환<br>• **이자염**<br>• 라이 증후군 |
| 유전적 혈전 장애 | • 항트롬빈 Ⅲ 결핍증<br>• 단백질 C 결핍증 |
| 신생아 | • 모체 자간(maternal toxemia)<br>• B군 사슬알균 감염<br>• 태반 조리박리<br>• 중증 호흡곤란 증후군<br>• 괴사작은창자큰창자염<br>• 선천 바이러스 감염(거대세포 바이러스, 단순 헤르페스 바이러스)<br>• **쌍둥이 중 한쪽 태아가 사망**한 경우<br>• 태아적혈모구증 |
| 기타 | • 중증 급성 이식거부 반응<br>• 급성 용혈 수혈 반응<br>• 중증 콜라겐-혈관병<br>• 가와사키병<br>• 헤파린 유도 혈전증 |

### (2) 증 상

출혈과 혈전증이 동시에 일어난다. 그림 과 같은 증상이 발생할 수 있다. 심할 경우 shock가 온다.

### (3) 검사소견

① 말초혈액 펴바른 표본에서 미세혈관병증 용혈 현상(**분열적혈구**[schistocyte])을 볼 수 있다. 이는 적혈구가 혈관 내에 생긴 많은 혈전과 부딪히면서 발생한다.

② **혈소판수 감소**(<10만/μl)

④ 제 1, 2, 5, 8인자, 항트롬빈 III 감소와 이로 인한 **PT, aPTT, TT 연장**을 볼 수 있다.

⑤ 섬유소용해 활성화로 **섬유소 분해 산물(FDP) 증가**(>1:4) 및 **D-dimer 양성**을 보인다.

### (4) 감별진단

표 15-15 DIC 증후군에 있어서 감별 진단

| Test | 질 병 | | |
|---|---|---|---|
| | DIC(모두 이상) | 비타민 K 결핍증 | 간질환 |
| PTT | ↑ | ↑ | ↑ |
| PT | ↑ | ↑ | ↑ |
| TT | ↑ | ↑ | ↑ |
| PLATELET COUNT | ↓ | 정상 | 정상 / ↓ |
| FSPs | + | − | ± |
| Fibrinogen | ↓ | 정상 | ↓ |
| Factor Ⅷ | ↓ | 정상 | 정상 / ↓ |

### (5) 치 료

원인 질환을 치료하고 쇼크, 산증, 저산소증, 장기 기능상실에 대한 치료를 하여 정상 지혈기전을 회복하도록 한다.

① 출혈이 있는 환자는 혈소판, 한랭침전물(cryoprecipitate), 신선냉동혈장을 이용한 대치요법을 시행하고 항응고경로의 회복을 위해서 항트롬빈 III 또는 활성화 단백질 C 농축물 투여도 고려해 볼 수 있다.

② 혈전색전증, 전격자색반병증, 급성 전골수세포 백혈병과 동반된 DIC에서는 저분자량 헤파린(LMWH)을 투여한다.

# 16 종양 질환
Neoplastic Diseases and Tumors

## 1 서 론

### 1) 역 학

악성종양은 소아질병 사망의 가장 흔한 원인으로 매년 소아 10만명 당 약 16.6명이 발생한다. 소아암은 **예후, 조직학적 소견, 종양의 위치가 성인과 현저하게 다르다.**

#### (1) 빈 도

① 전체 : 백혈병(35%) > 뇌종양(15%) > 림프종(10%) > 신경모세포종(7%) > 연부조직육종

② 고형암 : 뇌종양 > 신경모세포종 > 연부조직육종 > 윌름종양 > 골종양

#### (2) 연령별 빈도〈그림 16-1〉

① 생후 첫 1년까지 : 신경모세포종, Wilms 종양, 망막모세포종, 속질모세포종

② 2~5세 : ALL, 비Hodgkin 림프종, 신경아교종(glioma)

③ 청소년기 : 골종양, 연부조직 육종, Hodgkin 병, 생식세포종양, 갑상샘암

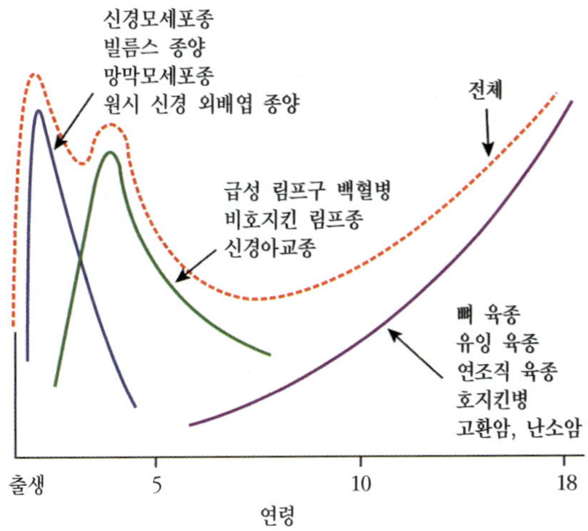


그림 16-1 소아암의 연령별 발생 분포

### (3) 원 인

소아 악성 종양의 발생 원인은 아직 규명되지 않았으나, 대부분 유전적 감수성과 환경 요인과의 상호작용으로 인한 것으로 생각되고 있다. 이온화방사선 노출과 여러 화학요법제(알킬화약물, etoposide 등)은 백혈병, 뇌종양 등을 유발할 수 있다. 최근 **대부분 소아 종양의 생존율이 80%** 정도로 현저하게 향상되었다.

## 2) 분자 유전학적 측면

**종양유전자의 활성화 및 종양억제유전자의 소실**이 악성 종양 발생에 중요한 역할을 한다.

### (1) 원형 종양유전자(Proto-oncogene)의 활성화

종양유전자는 사람세포에 정상적으로 존재하는 원형 종양유전자들이 **염색체자리옮김, 점돌연변이, 유전자증폭**의 세 기전으로 활성화된다.〈**표 16-1**〉

**표 16-1 소아암의 종양유전자 활성화**

| 기전 | 염색체 | 유전자 | 단백질 기능 | 종양 |
|---|---|---|---|---|
| 염색체 자리옮김 | **t(9;22)** | **BCR-ABL** | chimeric tyrosine kinase | **만성 골수성 백혈병, 급성 림프구 백혈병** |
| | **t(15;17)** | **PML-RAR$\alpha$** | chimeric transcription factor | **급성 전골수세포 백혈병** |
| | t(14;18) | *CMYC* | transcription factor | 버킷림프종 |
| | t(1;19) | *E2A-PBX1* | chimeric transcription factor | Pre-B 급성 림프구 백혈병 |
| 유전자 증폭 | amplicon | **NMYC** | transcription factor | **신경모세포종** |
| 점 돌연변이 | 1p | *NRAS* | GTPase | 급성 골수성 백혈병 |

① 염색체 자리옮김으로 융합 유전자(fusion gene)을 형성하고 융합유전자의 전사로 종양발생 작용을 하는 활성키메라 단백질(chimeric protein)이 생산된다.

- **Philadelphia 염색체 t(9;22)**는 BCR-ABL 융합 유전자는 tyrosine kinase 활성도를 지속적으로 증가시켜 만성 골수성 백혈병 발생에 관여한다.
- 유잉 육종 : t(11;22), 포상 횡문근육종 : t(2;13) 또는 t(1;13)

② 유전자 증폭 : **신경모세포종**에서 *N-MYC* **픗종양 유전자의 증폭**(10～300)은 **나쁜 예후**와 연관된다.

③ 점돌연변이 : 급성 골수성 백혈병의 25～30%에서 *N-RAS* 유전자의 점돌연변이가 발견된다.

### (2) 종양 억제 유전자의 변이

종양억제유전자는 세포 성장과 세포자멸사의 중요한 조절인자로 **맞섬유전자(allele) 두 개 모두 불활성화 되어야 암억제 기능을 상실해 악성 표현형이 초래**(Knudson's twohit theory)되므로 열성 종양 유전자라고도 한다. 종양억제유전자로 *p53* **유전자,** *Rb* **유전자,** *WT1* **유전자** 등이 있다.

① *p53* **유전자** : DNA가 손상을 받았을 때 복구될 때까지 세포분열을 중단시키거나 DNA 손상이 복구하기 힘들 정도로 심한 경우에는 세포자멸사를 유발시키는 "**유전체 보호자**"이다. 모든 종양

의 50% 이상에서 비정상적인 *p53* 단백질을 보이는데, *p53* 돌연변이는 유방암, 잘록곧창자암, 폐암, 식도암, 위암, 난소암, 전립샘암, 신경아교종, 육종, 일부 백혈병에서 중요한 역할을 한다.

② *Rb* **유전자**의 변이는 망막모세포종, 뼈육종과 연관이 있고, *WT1*은 빌름스종양과 관련된다.

### (3) 암 소인 증후군(Cancer predisposition syndrome)

여러 증후군은 종양발생의 위험이 증가〈표 16-2〉되는데, 주요 세 가지 기전은 다음과 같다.

**표 16-2 종양 발생의 빈도가 높은 유전 질환**

| | 유전 질환 | 종양 | 유전 양상 |
|---|---|---|---|
| 염색체 증후군 | 11p-with sporadic **aniridia** | **Wilms 종양** | 비뇨생식 이상, 정신지체와 연관성, *WT1* |
| | 13q- | Retinoblastoma | 정신지체, 뼈대 기형과 연관성 |
| | **Trisomy 21** | Lymphocytic 또는 nonlymphocytic **leukemia** | **항암요법에 감수성 증가**(반응 좋다) |
| | Klinefelter 증후군(47, XXY) | Breast cancer, extragonadal germ cell tumors | 생식샘 제거; 생식샘 악성종양 가능성 25% |
| | **Gonadal dysgenesis** XO/XY | **Gonadoblastoma** | |
| | Trisomy 8 | Preleukemia | AD; *PTPN11* gene 돌연변이 |
| | Noonan 증후군 | juvenile myelomonocytic leukemia | 반복되는 감염이 신생물에 선행 |
| | **Monosomy 5 또는 7** | **myelodysplastic syndrome** | |
| 염색체 불안정 | Xeroderma pigmentosum | Basal cell, squamous cell carcinoma | AR : 자외선에 손상받은 DNA복구 기능상실 |
| | Fanconi 빈혈 | Leukemia, liver neoplasia | AR : AML에 대한 위험성 10% : 염색체 취약성 |
| | Bloom 증후군 | Leukemia, lymphoma, solid tumors | AR : 염색체 취약성 : 악성 종양에 대한 위험성이 높다. |
| | Ataxia-telangiectasia | Lymphoma, leukemia, CNS tumors | AR : 방사선 조사에 예민, 염색체 취약성 |
| 면역결핍 증후군 | Wiskott-Aldrich 증후군 | Lymphoma, leukemia | XR; WAS gene 돌연변이 |
| | **X-linked agammaglobuli-nemia** | **Lymphoma, leukemia** | X-linked; *BTK* gene 돌연변이 |
| | 중증 복합 면역결핍 | Leukemia, lymphoma | X-linked |
| 기타 | Neurofibromatosis type 1 | Neurofibroma, optic glioma, acoustic neuroma, astrocytoma, meningioma, sarcoma, pheo-chromocytoma | AD |
| | Retinoblastoma | Osteosarcoma | 10～20년 후에 2차 암의 위험성 증가 |
| | **Hemihypertrophy**±Beckwith 증후군 | **Wilms 종양**, hepatoblastoma, adrenal car-cinoma | 25%에서 종양 발생(대개 5세 이전); *WT1* gene |
| | Li-Fraumeni 증후군 | Bone, soft tissue sarcoma, breast | AD; p53 종양 억제 유전자의 돌연변이 |

16 종양 질환

① **종양억제 유전자의 불활성화** : 가족성 망막모세포종(하나의 돌연변이 *Rb* 맞섬유전자), Li-Fraumeni 증후군(하나의 돌연변이 *p53* 맞섬유전자), 신경섬유종증(하나의 돌연변이 *NF1* 맞섬유전자) 등이 있다.

② **DNA 복구 장애** : Bloom 증후군, 모세관확장 실조, 판코니 빈혈, 색소성 피부건조증 등이 있다.

③ **면역 감시(immune surveillance) 장애** : 비스코트-올드리치 증후군, 중증 복합 면역결핍, 공통 가변성 면역결핍증, X연관 림프구증식 증후군 등이 해당되며 **백혈병과 림프종**의 발생 빈도가 높다.

## 3) 진단의 원칙

(1) 성인암과의 차이점 : **발생빈도가 낮고, 90% 이상이 중배엽 종양**(mesodermal tumor) (성인은 상피성 종양)이며, **심부(deep-seated) 종양**이 많아서 조기에 진단되는 경우가 적고 **진단시 약 80%는 전이**를 보인다. **증상이 좀 더 다양하고 비특이적**이고, **초기 증상도 전이에 의한 것일 경우가 많다.**

(2) 소아암은 잘 침범하는 조직, 장기인 **혈액, 뇌, 복부, 뼈**에 대하여 진찰 시 특히 유의해야 한다.

(3) 증상 : 흔히 발열, 림프절 비대, 복부종괴, 뼈의 통증, 범혈구감소증, 출혈 등의 증상을 보인다.

① 혈구형성계통의 이상으로 창백, 출혈, 출혈점, 자색반, 연조직염 등 감염을 보일 수 있다.

② 림프계통의 이상으로 림프절병증, 위대정맥 증후군, 바로누운자세에서 호흡곤란(앞세로칸 종양, 가슴샘종) 등을 보일 수 있다. 지속 또는 점차 커지는 림프절(특히 통증이 없는 경우)은 림프종의 가능성을 항상 고려해야 한다.

③ 중추신경계통의 이상시 의식감소, 갓돌림신경(abducens nerve) 불완전마비, 발작, 시력감소, 눈꺼풀처짐, 뇌압상승 등을 보일 수 있다.

④ 배아성 종양은 대개 장기비대 또는 복부 덩이로 나타나기에 신체의 일부분에 덩이가 있는 경우 다른 원인이 확인될 때까지는 악성종양으로 간주한다.

⑤ 망막모세포종 환자는 백색동공증을 보인다.

⑥ 신생아 피부의 blueberry muffin spot(피부 적혈구형성 의미)은 신경모세포종의 가능성을 고려해야 한다.

⑦ 뼈육종과 유잉 육종은 대개 지속적인 국소 통증으로 신체 활동이 활발한 10대에 잘 발생하여 외상에 의한 통증으로 오인되는 경우가 많기에 주의해야 한다.

(4) 병력 청취와 진찰은 연령에 따른 소아암의 발생 빈도를 고려하여 시행한다.

(5) 종양의 생검 전에 종양의 전이 여부를 엄밀하게 확인하는 것이 필요하다. 초음파, CT, MRI를 비롯한 비침습적 검사 및 골수 검사가 도움이 될 수 있다. 이러한 검사들은 예후 판정과 치료 계획을 결정하는데도 이용된다. 종양 진단에서 가장 중요한 것은 조직 검사로 완절 절제가 시행된 경우 경계 부위에 현미경적 잔류 종양의 유무를 꼭 확인해야 한다.

대부분의 소아암은 치료 가능하기 때문에 조기 발견이 중요하고 예후는 종양 유형, 진단 당시 질병의 범위, 치료의 반응 속도에 달려있다.

## 4) 치료원칙

### (1) 진단과 병기결정

소아의 경우 치료 성공률이 높기 때문에 **정확한 진단과 병기 결정(staging)이 매우 중요**한데, 대부분 암의 예후가 병기에 따라 정립되어 있기 때문이다. 과잉치료나 과소치료를 막고 맞춤치료를 하는 것이 중요하다.

### (2) 다양한 방법, 다양한 분야로의 접근(Multimodal, multidisciplinary approach)

일차 치료방법으로 2가지 이상이 이용되는데 **화학요법**이 가장 많고 그 다음으로 **수술, 방사선 요법, 생물학적 제제** 등이 이용된다.

**화학요법은** 성인보다 소아에서 **급성 부작용을 잘 견디고 반응이 좋기** 때문에 더 많이 쓰이지만, **방사선 요법은 성인에 비해서 후기 부작용이 잘 발생**하여 성인에 비해서 덜 사용된다.

치료는 가능하면 외래 통원 치료를 하여 일상생활을 유지할 수 있도록 한다. 학교 수업에 뒤처지지 않도록 개별지도 선생을 두거나 병원내 학교를 운영하는 것도 좋은 방법이다.

### (3) 화학요법(Chemotherapy)

서로 다른 기전과 독성을 가진 약들의 병용 화학요법이 일반적인데 알킬화 약물, 항대사약, 항생제, 호르몬제, 식물 알칼로이드, 국소이성화효소 억제제 등이 있다.**〈표 17-3〉** 대부분 항암제는 세포주기 의존적이기에 세포주기가 빠른 기관인 골수, 입 점막과 창자 점막, 표피, 간, 정조세포(spermatogonia)에 감수성을 보여서 부작용이 나타난다. 가장 흔한 급성 부작용은 골수억제(중성구감소와 혈소판감소), 면역억제, 욕지기와 구토, 간기능이상, 창자 점막염, 피부염과 탈모를 들 수 있다. 신경세포, 근육세포, 결합조직, 뼈는 항암제와 방사선치료에 감수성이 가장 낮다.

소아는 항암요법의 급성 부작용을 성인보다 잘 견디고, 체중이나 체표면적에 따른 약물의 최대 허용량은 성인의 최대 허용량 보다 많다. 성인에서 잘 나타나는 vincristine, methotrexate에 의한 신경독성이나 anthracycline에 대한 심장독성이 소아에서는 덜 나타나듯이 성인은 항암제에 대한 특정 조직의 독성을 더 보이기도 한다.

**표 16-3 항암화학요법**

| 약물 | 작용 | 대사 | 배출 | 적응 | 독성 |
|---|---|---|---|---|---|
| **항대사약** | | | | | |
| methotrexate | 엽산 대항제; DHFR 억제 (dihydrofolate reductase) | 간 | 소변, 담즙 | 급성 림프모구 백혈병, 림프종, 속질모세포종, 뼈육종 | 골수억제(nadir 7~10일), 점막염, 입안염, 피부염, 간염, 고용량 투여시 **leucovorin**으로 점막, 콩팥과 중추신경계 독성예방 |
| 6-mercaptopurine | purine 유사체; 푸린합성 억제 | 간 | 소변 | 급성 림프모구 백혈병 | 골수억제, 간괴사, 점막염, allopurinol은 독성을 증가시킴 |
| **cytarabine(Ara-C)** | pyrimidine 유사체; DNA polymerase 억제 | 간 | 소변 | **급성 림프모구 백혈병**, 림프종 | 골수억제, **결막염**, 점막염, 중추신경계 기능이상 |

**표 16-3 항암화학요법** *(계속)*

| 약물 | 작용 | 대사 | 배출 | 적응 | 독성 |
|---|---|---|---|---|---|
| **알킬화 약물** | | | | | |
| cyclophosphamide | alkylates guanine; DNA 합성 억제 | 간 | 소변 | 급성 림프모구 백혈병, 육종 | 골수억제, **출혈방광염**, 폐섬유증, **SIADH**, 방광암, 아나필락시스 |
| Ifosfamide | alkylates guanine; DNA 합성 억제 | 간 | 소변 | 림프종, 빌름스 종양, 육종, 종자세포종양과 고환종양 | Cyclophosphamide와 유사, 중추 신경 기능이상, 심장독성 |
| **항생제** | | | | | |
| doxorubicin, daunorubicin | DNA와 결합, 삽입 | 간 | 소변, 담즙 | 급성 림프모구 백혈병, 급성 골수성 백혈병, 유잉 육종, 림프종, 신경모세포종 | 심장근육병증, 붉은 소변, 혈관외 유출시 조직괴사, 골수억제, 결막염, 방사선 피부염, 부정맥 |
| dactinomycin | DNA와 결합, 전사 억제 | 간 | 소변, 대변 | 빌름스 종양, 횡문근육종, 유잉 육종 | 관외 유출시 조직괴사, 골수 억제, 방사선민감화 약제, 점막 궤양 |
| bleomycin | DNA와 결합, DNA절단 | 간 | 소변 | 림프종, 종자세포 종양 | 폐렴, 입안염, 폐섬유증, 피부염, Raynaud 현상 |
| **Vinca Alkaloids** | | | | | |
| **vincristine** | 미세관 형성 억제 | 간 | 담즙 | **급성 림프모구 백혈병**, 림프종, 신경모세포종, 빌름스 종양,횡문근육종, 유잉 육종 | 국소 연조직염, **말초신경병증**, 변비, **창자막힘증**, **턱통증**, SIADH, 발작, 눈꺼풀처짐, 경한 골수억제 |
| vinblastine | 미세관 형성 억제 | 간 | 담즙 | Hodgkin 병, 랑게르한스 세포조직구증 | 국소 연조직염, 백혈구 감소 |
| **효소** | | | | | |
| **L-asparaginase** | L-asparagine의 고갈 | – | 그물내피계통 | **급성 림프모구 백혈병** | 알레르기 반응, 혈소판 기능이상,응고병증, **이자염**, 고혈당, 뇌병증 |
| PEG-asparaginase | L-asparagine의 PEG 결합(conjugate) | – | 그물내피계통 | 급성 림프모구 백혈병 | L-asparaginase에 알레르기가 있는 환아에게 적응 |
| **호르몬** | | | | | |
| **prednisone**, dexamethasone | lymphatic cell 용해 | 간 | 소변 | **급성 림프모구 백혈병**, 림프종 | 쿠싱증후군, 백내장, 당뇨병, 고혈압, 근육병증, 뼈엉성증, 감염, 소화성궤양, 정신병 |
| **기타** | | | | | |
| cisplatin | DNA 합성 억제 | – | 소변 | 생식샘 종양, 뼈육종, 신경모세포종, 중추신경계종양, 종자세포종양 | 콩팥독성, 골수억제, **귀독성**, 테타니, 신경독성, 용혈요독증후군, 아나필락시스 |

### (4) 수 술(Surgery)

고형 종양은 완전절제를 하여 경계의 음성이 확인되어야 치료 또는 장기간 조절이 되기에 환아의 생존기간은 종양 절제가 가능한지와 절제된 정도에 따라 큰 차이를 보이게 된다.

소아에서 뇌줄기 종양이나 망막모세포종을 제외한 모든 고형종양은 조직 진단이 필수적으로 종양이 의심되는 경우 생검이 제일 우선이다.

### (5) 방사선 치료(Radiotherapy)

성인보다 이온화 방사선의 후기 부작용이 잘 나타나기 때문에 제한적으로 사용된다. 후기 효과는 치료 수개월~수년이 지난 후 나타나고 대개 선량에 비례하는데, 방사선 조사 부위에 따라 성장장애(머리 또는 척추), 내분비 기능장애(중간뇌), 심장과 폐 기능부전(가슴), 불임(골반) 등으로 나타난다.

### (6) 급성 합병증과 지지요법

치료 초기에 나타나는 유해효과는 대사장애, 골수억제 및 면역억제이다.

① **종양 융해 증후군** : 종양 부하(tumor burden)이 큰 **백혈병, 버킷림프종,** 큰 고형종양(**간모세포종, 신경모세포종, 종자세포종양**)은 종양세포가 파괴되면서 요산결정체가 콩팥요세관에 침전되어 콩팥기능장애가 초래될 수 있다. 항암요법으로 종양세포가 파괴되면서 인산염과 칼륨이 혈액내로 다량 분비되어 고칼륨혈증, 고인산혈증, 저칼슘혈증이 발생할 수 있다. 치료 시작 전 요산, 크레아티닌의 혈청 농도를 측정하고 **적절한 수액요법**과 함께 **allopurinol**(xanthine oxidase 억제제), **rasburicase**(urate oxidase)를 사용한다.

② 골수억제로 범혈구 감소를 유발할 수 있는데, 면역억제요법을 받는 환아는 이식편대숙주병을 예방하기 위해서 방사선조사 혈액제제를 수혈한다. 과립백혈구감소가 있는 환자에서 열이 발생하는 경우(neutropenic fever) 입원하여 배양 검사 후 경험적 광범위 항생제를 정맥 투여하는데, 항생제 투여에도 1주일 이상 열이 지속시에는 곰팡이 감염(*Candida, Aspergillus*)을 의심해야 한다. *Pneumocystis jiroveci* 폐렴은 치명적일 수 있기에 중증 또는 지속 면역억제시에는 TMP/SMX(Bactrim®) 예방요법을 시행한다.

③ 면역억제 : **바이러스 생백신 사용은 금기**이고, 항암요법 중 **수두환자에게 노출시 수두대상포진 면역글로불린을 투여**하고, 수두 증상 발생시에는 정맥 acyclovir 요법을 시행한다.

### (7) 만성 합병증과 후기 후유증

가장 심각한 후기 유해효과는 **이차 종양**의 발생으로 매년 0.5%씩 축적되어 치료 종료 25년 후에는 12%에 이른다. 후기 후유증은 〈**표 16-4**〉와 같다.

표 16-4 암 치료의 후기 후유증

| 문제 | 원인 |
|---|---|
| 불임 | 알킬화약물, 방사선 조사 |
| 이차 종양 | 유전적 소인 ; 방사선 조사, 알킬화약물 |
| 패혈증 | 지라절제술 |
| 간독성 | methotrexate, 6-mercaptopurine, 방사선 조사 |
| 절단 | 뼈육종 수술 |
| 척추옆굽음증 | 방사선 조사, 수술 |
| 골괴사(엉덩이) | corticosteroid, methotrexate |
| 폐 기능부전(폐섬유화) | 방사선 조사, bleomycin, busulfan, nitrosoureas |
| 심장근육병 | doxorubicin, daunomycin, 방사선 조사 |
| 백색질뇌병증 | 뇌 방사선 조사±methotrexate |
| 인지 장애/지능 장애 | 뇌 방사선 조사±methotrexate |
| 뇌하수체 이상(성장호르몬 단독 결핍, 범뇌하수체 저하증) | 뇌 방사선 조사 |
| 갑상샘 저하증 | 목 방사선 조사 |
| 백내장 | corticosteroid, 뇌 방사선 조사 |

### (8) 완화 요법(Palliative therapy)

완화 요법은 통증, 고통을 경감시키고 편안하게 해주는 일이다. 통증은 암환자에게 가장 심각한 고통으로 장기의 폐쇄와 압박, 뼈 전이나 신경병적인 원인으로 생긴다. 통증은 적절한 진통제를 선택하여 적절한 용량과 투여 경로를 선택해서 적당한 투여간격으로 적극적으로 치료해준다. 임종이 임박한 환자는 환자뿐 아니라 가족까지 임상적, 문화적 및 윤리적인 관리가 필요하다.

### (9) 조혈모세포 이식

① 조혈모세포는 환아의 골수를 재구성하며, 고용량 화학요법 후의 범혈구 감소증의 기간을 단축시킨다.

② 조혈모세포의 제공자가 환자 자신이면 자가(autologous) 이식이고, 일란성 쌍둥이인 경우 동계(syngeneic) 이식, 다른 사람이면 동종(allogeneic) 이식이라고 하며 동종 이식은 혈연간(related) 및 비혈연간(unrelated) 이식이라고 한다.

- 동종 조혈모세포 이식을 위한 가장 이상적인 제공자는 사람백혈구항원(HLA)가 일치하는 형제이며, 형제간 동일한 HLA를 가질 확률은 25~30%이다. 차선택은 HLA-일치 비혈연 제공자의 조혈모세포 또는 탯줄혈액이다. 동종 이식은 높은 사망률과 이환율을 보이는데 흔한 부작용으로 불임, 심한 입안염, 범혈구감소증, 기회감염, 간정맥폐색병 등이 있고, 제공자 T 세포의 활성화로 이식편대숙주병이 나타날 수 있다.
- 자가 조혈모세포 이식은 고용량 화학요법과 방사선 치료후 자신의 조혈모세포(주로 말초혈액 조혈모세포)를 주입함으로써 골수기능을 회복시키는 방법으로 신경모세포종, 악성 림프종 등에서 시행된다.

③ 조혈모세포이식의 대상 질환은 다음과 같다.

- **급성 림프모구 백혈병** : 일반적으로 두 번째 완화후에 시행하지만 염색체자리옮김 **t(9;22)** 또는

t(4;11), **완화 유도 실패시(d28)** 등에는 첫 번째 완화 후에 시행한다.

- **급성 골수성 백혈병** : **급성 전골수세포 백혈병,** inv(16), t(8;21)를 **제외**하고는 일반적으로 첫 번째 완화기에 시행한다.
- **골수형성이상 증후군, 소아 골수단핵구 백혈병**
- **비호지킨 림프종, 호지킨병** : 주로 재발한 경우 시행되는데, 일반적으로 자가 조혈모세포 이식을 하지만 HLA-일치 혈연간 이식이 시행되면 이식편대림프종 효과에 의하여 재발이 감소한다.
- **신경모세포종** : 주로 4기 신경모세포종에서 시행된다.
- 뇌종양, 기타 고형종양 : 뇌종양 재발, 유잉 육종 4기, 횡문근육종 4기 등
- **중증 후천 재생불량 빈혈, 판코니 빈혈, Diamond-Blackfan 빈혈**
- 면역결핍증 : **중증 복합 면역결핍증, 비스코트-올드리치 증후군, 만성 육아종병** 등

④ 지중해성 빈혈, 낫적혈구병

⑤ 대사 저장 질환 : 부신백색질 형성장애증, 이염색 백색질장애, Hurler 증후군 등은 조혈모세포 이식에 좋은 효과를 얻을 수 있다.

### (10) HLA-일치와 이식편 거부반응

동종 조혈모세포 이식의 면역학적 목표는 이식편이 숙주와 반응 없이 외부 항원에 효과적으로 반응할 수 있고 거부 반응을 일으키지 않는 면역 허용 상태에 도달하는 것으로 제공자와 숙주 사이의 조직적합성이 중요하다. **HLA-A, HLA-B, HLA-C(class I)과 HLA-DRB1(class II)**이 조직 적합성에 중요한 인자로 작용한다. Class I(HLA-A, B, C)은 CD8 양성 T세포에, Class II(HLA-DR, DQ, DP)는 CD4 양성 T세포에 존재한다.

생착 부전, 이식편 거부반응은 여러 요인에 영향을 받지만 HLA 불일치 정도가 가장 중요한 요소이고, HLA-A, HLA-B, HLA-C 또는 HLA-DRB1 맞섬유전자의 불일치는 급성 및 만성 이식편대숙주병의 독립 위험인자이다.

재생불량 빈혈 등에서 이식 전 반복적인 혈액제제 수혈은 동종면역(alloimmunization)이 발생할 수 있는데 이 경우 이식편 거부의 가능성이 증가하게 된다.

이식편대숙주병을 방지하기 위해서 이식후 면역억제요법이 필요한데, 이를 통하여 생착부전 또는 이식편 거부반응의 가능성도 최소화할 수 있다.

### (11) 이식편대 숙주병(GVHD)

조직적합성의 차이가 있는 면역 기능저하 숙주에서 제공자 림프구가 생착이 되면 **숙주의 주 조직 적합 복합체(MHC)에 대한 제공자 T세포가 활성화** 되어서 이식편대 숙주병을 일으키게 된다. 조혈모세포 이식 후 **첫 100일 내(3달 이내) 발생하는 급성**과 그 이후에 발생하는 만성으로 분류한다.

동종 조혈모세포 이식후의 이환 및 사망의 주요한 원인이지만, **이식편대 백혈병(GVL)** 효과에 의해서 백혈병에서 이식 후 재발율 감소에 기여한다.

① **급성 이식편대 숙주병**(Acute GVHD)

- 동종 조혈모세포 중 HLA-일치 형제가 제공자인 경우 ~30%, 비혈연 제공자인 경우 60%에서 이식 후 2~5주 후에 보이는데, 피부, 간, 위창자길을 침범하여 반구진발진, 홍색피부증, 쓸개즙 정체 간염, 구토와 설사 등을 보인다.
- 관련 인자 : HLA-불일치, 제공자와 받는이의 연령이 많은 경우 등이 있다.
- 예방과 치료 : 면역억제 요법을 한다.

② **만성 이식편대 숙주병**(Chronic GVHD)

- 이식편의 성숙이 일어난 후 보통 3개월이 지난 후 발생하는데, 동종 조혈모세포 소아 환자의 ~25%에서 보인다. 전신 자가면역 질환 형태로 나타나서 태선모양 또는 피부경화 피부병터, 건조 증후군, 관절 구축, 폐쇄 세기관지염, 쓸개관 변성으로 인한 쓸개즙정체 등을 보인다. 만성 이식편대 숙주병은 장기간 면역억제요법으로 인한 세균, 곰팡이, 바이러스 등에 의한 감염에 감수성이 증가하여 이환률 및 사망률이 증가하게 된다.
- 위험인자 : 급성 이식편대 숙주병, HLA-일치 비혈연 제공자 및 말초혈액에서 줄기세포를 얻은 경우, 성 불일치, 이식시 전처치에 온몸조사(total body irradiation, TBI)가 포함된 경우 등을 들 수 있다.
- 치료 : 추가적인 면역억제제가 필요하다.

### (12) 동종 조혈모세포 이식시 전처치와 면역 억제의 원칙

면역억제제들은 이식편 거부반응과 이식편대 숙주병의 치료와 예방을 위해 사용되고 있다. 일란성 쌍둥이와 심한 면역결핍증에서의 특정 조혈모세포이식을 제외하고는 모든 이식에서 필요하다.

고형장기 이식은 평생 동안 면역억제가 필요한 반면, 조혈모세포 이식은 면역허용 상태가 유지되기까지 6~12개월 동안 필요하다.

① **전처치 요법**(Preparative regimen)

대부분의 제제들은 면역억제 능력과 항종양능(antineoplastic activity)을 가지는데, 면역억제 효과가 좋은 cyclophosphamide와 온몸조사(TBI)와 항종양 효과가 큰 다른 항암제(e.g., busulfan, ara-C, carboplatin 등)를 이용한 병용요법을 한다.

② **T세포 제거**(T cell depletion)

제공자 T세포는 이식편대 숙주병의 원인이 되기에 이러한 T세포 제거는 이식편대 숙주병의 발생을 줄이지만, 이식편 거부반응의 증가나 백혈병이나 원발 종양의 재발을 유발할 수 있다.

③ Methotrexate

DHFR(dihydrofolate reductase)을 억제하는 엽산 대항제로 점막염 등의 부작용이 있지만 이식편대 숙주병 예방에 효과적이다. cyclosporine과 병용시 효과가 커진다.

④ Cyclosporine A

T 도움세포에 의해 매개되는 IL-2 mRNA의 전사를 선택적으로 방해하고, 고용량 사용시 IL-2 수용체 형성을 저해하여 골수억제 및 항염증 작용 없이 이식편 거부반응 및 이식편대 숙주병 예방하는데 매우 유용하다.

⑤ Corticosteroids

⑥ Tacrolimus

Macrolide 계열의 면역억제제로서 IL-2의 표현과 IL-2 수용체에 대해 cyclosporine과 같은 효과를 보인다.

⑦ **항 체**

antithymocyte globulin(ATG), rituximab(anti-CD 20), gemtuzumab ozogamicin(anti-CD33) 등이 사용된다.

#### (13) 탯줄혈액 이식(Umbilical cord blood transplantation)

탯줄혈액 이식은 가족 내 제공자를 얻을 수 없을 때 성공적으로 조혈모세포 이식을 할 수 있는 대체 공급원이다. 그 유용성과 획득의 편의성으로 향후 이식의 공급원으로 계속 확대될 전망이다.

이식시 골수구 계열 및 혈소판 생착은 조혈모세포 이식보다 장기간 소요되는 반면에, 중증 이식편대 숙주병의 발생 빈도는 HLA가 불일치하는 경우에도 낮다. 또한 중성구 회복이 늦고 기억 T세포의 결핍 등으로 치명적인 감염 위험이 증가하기에 이식후 초기에 이식관련 사망률이 높다.

## 2 백혈병(Leukemia)

백혈병은 조혈모세포가 성숙되는 어느 단계에서 변이가 일어나 조절 이상의 증식과 클론 확장이 일어남으로써 발생하기에 **백혈병모세포는 변이가 일어난 상태에서 성숙, 분화가 정지**되어 있고 분자 수준이나 기능이 일정한 모습을 보이는 **단세포군 확장**을 보이게 된다. 그 결과 정상 골수기능이 방해되어 결국 골수 기능상실을 초래하게 되고, 악성 변형된 백혈병 세포는 증식 후 말초혈액 내 출현하고 여러 조직으로 침윤한다. 소아 백혈병은 15세 미만의 악성 종양의 가장 흔한 원인으로 1/3(41% in USA)을 차지한다. 소아 백혈병의 90% 이상은 급성 림프모구 백혈병(60%)과 급성 골수성 백혈병(30%)이다. 만성골수성 백혈병은 3% 정도이다.

### 1) 급성 림프모구 백혈병(Acute lymphoblastic leukemia, ALL)★

**2~6세(4세)**에 가장 많이 발생하고, 남아에서 호발한다. 발병 원인은 아직 밝혀지지는 않았지만 다운 증후군, 염색체 취약성(판코니 빈혈, Bloom 증후군, 모세관확장 실조), 일부 선천 면역결핍 증후군(SCID, 선천 무감마글로불린혈증) 등에서 더 흔하게 발생하고, 일부 개발도상국에서 B 세포 ALL과 EBV 감염의 연관을 보인다. 백혈병이 있는 형제가 있으면 발생 빈도가 증가한다.

#### (1) 병 리

ALL은 형태학적, 면역학적, 세포유전학적, 분자유전학적 특징에 따라서 분류한다.

① **형태학적 분류** : FAB(French-American-Bri tish)〈그림 16-2〉

- L1 : 크기가 작고 세포질이 거의 없는 백혈병 모세포(leukemic blast)가 주를 이룬다.
- L2 : 풍부한 세포질과 핵소체가 보이고 불규칙한 핵의 모양을 가지는 다양한 형태의 모세포가 특징
- **L3** : **공포형성(vacuolation)**이 있는 진한 푸른색의 세포질을 가지며, 핵소체가 현저하게 보이는 모세포가 특징이다. **성숙한 B 세포(mature B-cell) 백혈병**을 의미하고, 통상적인 항암치료로는 완치가 불가능하여 **강력한 항암요법이 요구**된다.

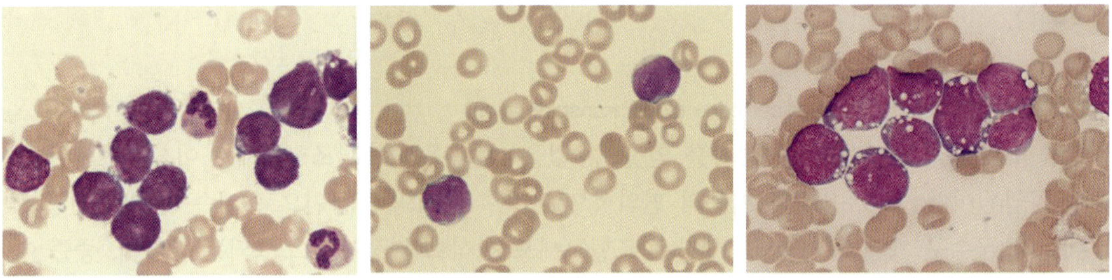
A B C

그림 16-2 급성 림프모구 백혈병. A, L1. B, L2. C, L3.

② 면역학적 분류

- 모세포의 기원에 따라서 **early pre-B, pre-B, B, T** 세포 백혈병으로 구분한다. **85% 이상**이 **B세포의 전구세포(early pre-B,** pre-B)이고, 15% 정도가 T 세포 기원, 1% 정도는 성숙 B 세포 계열이다.
  - **T cell ALL** : 내원시 더 늦은 나이(전형적으로 **청소년 남자**), **높은 백혈구수**를 보이고, 뼈속질 바깥병(**앞세로칸 종괴**)이 동반되는 경우가 많다. **림프절종대, 간비종대, CNS 침범** 빈도가 높아 **예후가 좋지 않다.** → 집중 화학요법이 필요하다.
- 면역학적 표현형은 치료 방법과 예후의 판정에 도움이 된다.

③ 세포유전학적, 분자유전학적 특징

소아기 ALL의 80%에서 염색체 이상이 발견되고 예후와 관련이 있다.〈표 16–5〉

표 16-5 소아 급성 백혈병의 흔한 염색체 이상

| | 염색체 이상 | 융합 유전자 | 예후 |
|---|---|---|---|
| ALL | **t(9;22)** | **BCR/ABL** | **unfavorable** |
| | t(4;11) | *MLL/AF4* | unfavorable |
| | t(1;19) | *E2A/PBX* | |
| | t(12;21) | *TEL/AML1* | favorable |
| | hyperdiploidy | | favorable |
| | hypodiploidy | | unfavorable |
| AML | **t(15;17)** | **PML/RARα** | **favorable** |
| | inv(16) | *CBFB/MYH11* | favorable |
| | t(8;21) | *AML1/ETO* | favorable |
| | del(5q) | | unfavorable |
| | del(7q) | | unfavorable |

### (2) 증 상

① 초기에는 비특이적으로 **식욕감소, 피로, 과민성, 미열**을 보일 수 있다.
② 골수의 세포들이 백혈병 세포로 대치됨으로써 **창백, 출혈점, 멍듬, 코피, 열** 등을 보이고, 다른 기관을 침범하여 **뼈통증,** 관절통증 등을 보인다.
③ 중추신경계통 침범으로 인한 두통, 구토, 시력장애, 수막증, 얼굴 신경 마비, 눈꺼풀처짐, 복시 등의 증상을 5% 미만의 환자에서 보인다.
④ **앞세로칸 덩이**를 보이는 경우가 있는데(5～10%), 주로 청소년 남아에서 자주 보이고 백혈병 모세포가 T 세포 표지자를 가지고 있는 경우가 많다.
⑤ 그 외 고환(20%), 난소(30%) 등도 백혈병 세포로 침윤될 수 있지만 예후와는 관계가 거의 없다.
⑥ 진찰상 창백, 무기력, 자색반, 출혈점, **림프절병증, 지라비대, 간비대** 등을 볼 수 있다.

### (3) 검사소견

① 말초혈액에 모세포가 보이는 경우 백혈병을 의심하고 **골수검사**를 통해 확진을 하게 된다. 골수 검사에서 모세포는 5% 미만이 정상이지만, **25%를 넘는 경우 백혈병이라고 확진**한다(cf. AML＞20%).
② 총백혈구수는 50%의 환자는 ＜10,000/μl, 20% 정도는 ＞50,000/μl을 보인다.
③ 정상적혈구 정상색소 빈혈이고, 그물적혈구는 감소한다(∵ 생성 저하).
④ 저혈소판증이 흔하다.
⑤ 세로칸 종괴의 유무를 확인하기 위해서 단순 흉부 방사선 사진이 필요하고, 예후와 치료에 중요한 **중추신경계통 침범의 유무**를 확인하기 위하여 뇌척수액 검사를 반드시 시행해야 한다.
⑥ 혈청 LDH, 요산이 증가 및 혈청 칼륨, 인의 증가 등이 동반될 수 있으므로 치료 시작전 콩팥기능과 간기능 검사를 시행한다.

### (4) 감별진단

① 원인불명의 열
• 류마티스 열, 류마티스양 관절염, 아급성 세균성 심내막염, 골수염, 화농성 감염
② 신경모세포종이나 림프종
③ 전염성 단핵구증
④ 출혈경향을 나타내는 질환
• 특발성 혈소판 감소성 자반증, 재생불량성 빈혈
⑤ 림프절 종대와 간비종대를 가져오는 질환
• Hodgkin병, Non-hodgkin 림프종, histiocytosis

### (5) 치 료

백혈병 치료의 원칙은 재발에 대한 위험도에 근거하여 **위험군에 따른 치료**를 하고 초기 치료 반

응에 따라서 향후 치료 방향을 결정하며 항암제의 합병증에 따른 투여 용법의 변경을 함으로써, **예후와 항암제의 반응에 따라 치료 강도를 다르게 하여 부작용을 최소로 하면서 효과를 높이는 것**이다.

재발 예측 인자인 진단시 나이(1～9.99세), 백혈구수(≤50,000/μl), 완화 유도 치료에 대한 반응 속도 등에 따라 표준위험군, 고위험군, 최고위험군으로 나누어 치료하게 된다.

① **관해 유도**(Remission induction)

- 관해(remission)란 진단시 환자의 몸속에 약 1012개인 백혈병 세포를 109개로 줄이며 골수내 백혈병 세포를 5% 미만으로 만들어 말초혈액 소견이 정상에 가까워지며 임상증상이 소실된 상태를 말한다. 완화 유도에는 prednisone, vincristine, L-asparaginase를 사용하며 고위험군에는 daunorubicin을 추가하게 된다.
- ALL환아의 98%가 4주면 관해상태에 들어간다. 이 기간 동안에는 감염과 출혈에 주의해야 한다.
- 치료 초기에 종양 용해 증후군의 발생을 주의깊게 관찰하면서 충분한 수분공급, 소변 알칼리화, allopurinol 또는 rasburicase를 사용하고 콩팥기능이 악화되면 필요시 혈액투석을 시행한다. 그 외 출혈, 감염 등에 대한 지지요법을 시행한다.

② **공고 요법**(Consolidation)**과 관해 유지**(Maintenance of remission)

- 관해유도가 되면 추가적으로 백혈병 세포를 줄여 장기적인 예후를 좋게 하기 위하여 몇 가지 약제를 병행하여 백혈병 세포를 106개로 줄이는 공고요법(consolidation)과 약제의 내성을 지니는 클론이 다시 자라는 것을 제거하기 위해 지연증강요법(delayed intensification)을 14～28주간 시행한다.
- **공고 요법 기간 중에 중추신경계통 예방치료**를 한다.
- 백혈병 세포를 완전히 없애는 장기간(2～3년간)의 관해유지요법은 6-mercaptopurine, methotrexate, vincristine, prednisone 등의 병용화학요법을 2～3년간 시행한다.

③ **중추신경계통에 대한 예방치료**

- 진단 시 뇌척수액 검사에서 백혈병 세포가 검출되지 않더라도 대부분 수막에 백혈병 세포가 존재하며, 항암제의 혈액뇌장벽 투과성이 나쁘기 때문에 전신 화학요법에도 살아남게 된다.
- **관해 상태에 들어가면** 중추신경계통에 대한 백혈병 침범의 **예방치료를 시작**한다.
- 예방 치료로는 **척수강내(intrathecal) 화학요법과 두개 방사선 조사법** 두 가지가 있다.
- 두개방사선 조사법은 심한 CNS 재발을 막지만, 장기적으로 신경 정신학적 장애를 초래한다는 단점이 있다. 그래서 현재는 표준 위험군에서 척수강내 화학요법을 시행하는 경우가 많다.
- 예방치료를 시행하지 않으면 중추신경계통은 50% 이상의 환자에서 첫 번째 재발 부위가 되지만 **치료 후 중추신경계통의 재발은 5% 미만으로 감소**하였다.

④ 조혈모세포 이식

- **표준 위험군 ALL 재발, 필라델피아 염색체 양성, 완화요법의 실패, 고위엄군의 첫 번째 관해시 조혈모세포 이식을 시행한다.**
- HLA-일치 형제가 있는 경우 동종 조혈모세포 이식을 시행하고 HLA-일치 형제가 없는 경우 탯줄혈액 이식이나 HLA-일치 비혈연간 이식을 할 수 있다.

⑤ **감염에 대한 치료**

- 감염은 출혈과 더불어 주요 사망원인이며 특히 중증 중성구 감소(<500/μl)가 있는 환자에서 위험성이 크다. 중성구 감소를 동반한 열이 있는 경우 광범위 항생제 투여 후 배양 결과 나오면 맞는 항생제를 조절한다.
- 열이 떨어지고 과립백혈구가 증가할 때까지 지속해야 하며, 1주 이상 열이 지속되면 곰팡이 감염의 가능성을 고려해야 한다. 과립백혈구의 회복을 촉진하기 위해서 과립구 집락자극인자(G-CSF) 또는 과립구큰포식세포 집락자극인자(GM-CSF)를 사용할 수 있다.
- *Pneumocystis jiroveci* 폐렴은 치명적일 수 있기에 항암치료 및 치료 후 수개월 동안에 예방요법을 시행한다(TMP/SMX ; Bactrim®).
- 수두에 걸릴 경우 치명적이기 때문에 수두 환자와의 접촉을 피하고, 접촉한 경우 **수두대상포진 면역글로불린(VZIG)을 투여**하고, 수두 증상 발생 시에는 정맥 acyclovir 요법을 시행한다.
- **바이러스 생백신 사용은 금기**이고 입안 위생 등 일반 위생에 각별히 주의한다.

### (6) 재 발

① **골수**(m/c, 15~20%)

- 치료 중 또는 치료 종료 6개월 이내 재발한 경우는 예후가 불량하다.
- 동종 조혈모세포 이식을 시행하면 생존율의 향상시킬 수 있다.

② **중추신경계**(중추신경계통 예방치료한 경우 <5%)

대개 머릿속압력 증가 징후를 보이거나 뇌신경 마비를 보이고 뇌척수액에서 백혈병 모세포를 증명함으로써 확진한다. 척수강내 항암제 투여와 두개척수 조사(craniospinal irradiation)와 함께 골수에서의 재발 위험성이 높기 때문에 전신 화학요법을 시행한다.

③ **고환**(남아의 1~2%)

무통성 고환 종창으로 나타나고 전신 화학요법과 국소 조사(irradiation)를 시행한다.

### (7) 예 후

① **예후 불량 요소**

- **1세 이하, 10세 이상**
- **진단시 말초혈액 백혈구수 >50,000/μl**
- **필라델피아 염색체(+) [t(9;22)] 또는 t(4;11)**
- **hypodiploidy <45**
- **초기 완화 유도 치료에 반응이 느린 경우(poor response)**
- 중추신경계통 침범
- 앞세로칸 종괴, T세포 ALL
- 남아, 형태학적 분류상 FAB L3 등이 있다.
- 간비종대가 심한 경우

- 11q23이 포함된 translocation
- t(1;19)를 보이는 경우 나이와 백혈구 수에 따라

**② 좋은 예후 인자**

- **hyperdiploidy**(염색체 > 50, DNA index > 1.16), 특히 4, 10, 17 세염색체증
- *TEL/AML1* 유전자의 재배열[t(12;21)],
- **초기 치료에 대한 반응이 빠른 경우**(7～14일 이내에 M1 골수, 즉 백혈병 모세포 5% 미만)
- B 전구세포(B-precursor)

## 2) 급성 골수성 백혈병(Acute myelogenous leukemia, AML)

골수와 골수외 장기에 골수, 단핵구, 거대핵세포 계열의 미성숙 백혈병 모세포가 증식되고 축적되는 질환으로 소아 백혈병의 15～20%(한국 25～30%)를 차지하고 신생아 또는 선천 백혈병의 경우 대부분 AML이다.

AML 발생 빈도는 다운증후군, 판코니 빈혈, Dia mond-Blackfan 빈혈, Bloom 증후군 등에서 증가하며 다른 악성종양으로 치료 받은 경우(알킬화 약물, epipodophyllotoxin) 이차 AML 발생의 위험이 증가한다. 그 외 이온화 방사선, 발작성 야간혈색뇨 등도 위험인자이다.

### (1) 증 상

ALL과 같이 골수 부전에 해당하는 소견이 나타날 수 있다(창백, 출혈, 출혈점, 열 등).

ALL과 달리 **중추신경계통 증상**이 더 흔하고, 피부밑 결절이나 “blue-berry muffin” 피부병터, 설명이 되지 않는 잇몸비대, **파종 혈관내 응고(특히 M3), 녹색종(chloroma ; 주로 M2)** 또는 과립구 육종(gra nulocytic sarcoma)을 보인다.

### (2) 진 단

① 말초 혈액 : 빈혈, 저혈소판증, 백혈구의 증가, 정상, 또는 저하 소견을 보인다.

② 골수 검사 : 모세포가 20% 이상이거나 모세포 %와 상관없이 inv(16), t(8;21), t(15;17), t(16;16)를 보이는 경우 확진이 가능하다. ALL과 감별하기 위하여 형태학적, 면역학적, 세포유전학적, 분자유전학적 분석이 필요한데, AML에서는 **myeloperoxidase,** Sudan black B 등 조직화학적 염색에서 양성을 보인다.

③ FAB 분류와 최근의 WHO 분류는 〈표 16-6〉과 같다.

**표 16-6 급성 골수성 백혈병의 분류**

| |
|---|
| M1 AML without maturation – 24% of patients |
| M2 AML With maturation – 23% of patients |
| M3 Promyelocytic leukemia – 5% of patients |
| M4 Myelomonoocytic – 27% of patients |
| M5 Monocytic – 10% of patients |
| M6 Erythroleukemia – 2% of patients |
| M7 Megakaryocytic – 7% of patients |
| WHO Classification and Frequency |
| AML with recurrent genetic abnormalities<br>• t(8;21),(q22;q23),)(AML/ETO)<br>• AML with abnormal marrow eosinophils and inv(16)(p13q22), or t(16;16))(p13;q22), CBFB/MYH11<br>• APML with t(15;17)(q22;q12),(PML/RAR$\alpha$) and variants<br>• AML with 11q23 abnormalities |
| AML with multilineage dysplasia<br>• After MDS or MPD<br>• No antecedent MDS or MPD, but dysplasia in 50% of cells |
| Therapy-related AML and MDS<br>• Alkylating agent, radiation reated<br>• Topoisomerase Ⅱ-inhibitor related |
| AML not otherwise categorized<br>• Apply FAB categories |

AML, acute myelogenous leukemia; APML, acute promyelocytic leukemia; FAB, French-American-British; MDS, myelodyplastic syndromes; MPD, myeloproliferative disorders.

출혈 경향(발병 초기 또는 경과 중의 DIC)은 모든 아형에서 생길 수 있으나 **특히 M3**〈그림 16-3〉에서 위험이 높다. 염색체 자리옮김(t15; 17)이 일어나 retinoid acid 수용체를 부호화하는 유전 인자를 포함하는 융합 유전자(fusion protein)을 만들어서 retinoic acid가 M3 환자에서 완화를 일으킬 수 있다.

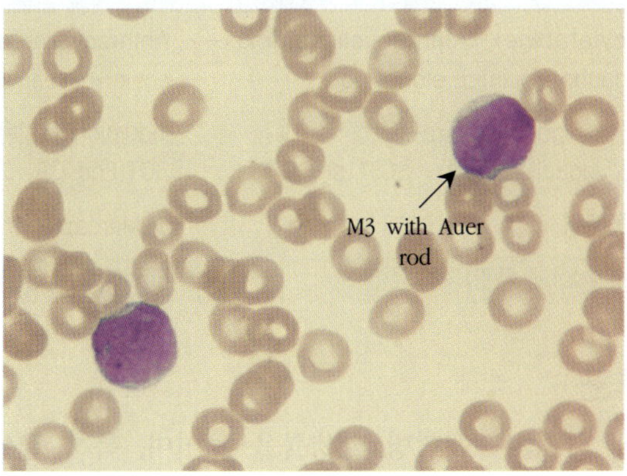


그림 16-3 AML M3

### (3) 감별진단

**① 골수 형성이상 증후군(Myelodysplastic syndrome, MDS)**

골수에서 백혈병 세포의 수가 적고 거대적혈모구증(megaloblastosis)을 포함한 특징적인 형성 이상의 소견을 보인다. 염색체 이상으로 monosomy 7, 염색체 5, 7번의 완전 또는 부분 결손을 보이는데, 5, 7번의 결손은 2차 MDS와 AML에서 흔하다.

**② 소아 골수단핵구 백혈병(Juvenile myelomonocytic leukemia, JMML)**

필라델피아 염색체 음성이고 열, 병감, 간지라비대, 림프절 비대 등의 비특이 소견을 보인다. 만성 낙설 반구진 발진, 담갈색 반점 등의 피부병터를 자주 보인다. 혈액 검사 상 HbF가 증가하며, 말초혈액과 골수에서 백혈구(주로 단핵구)의 증가를 보인다. JMML은 5세 이상에서는 드물고 제1형 신경섬유종증을 가진 소아에서 발생 빈도가 약간 높다.

### (4) 치 료

① 완화 유도 : anthracycline(daunomycin, idarubin)과 ara-C를 포함한 화학요법으로 80% 이상에서 완화를 이룬다. **M3형은 all-trans retinoic acid(ATRA)**를 항암제와 같이 이용하여 완화 유도를 시행한다.

② 동종 조혈모세포 이식 : t(15;21), inv(16), t(8;21) 등을 제외하고는 첫 번째 완화를 이룬 후 시행한다.

③ 완화 후의 화학요법은 증강요법, 강화요법과 함께 완화 유지요법을 사용하게 된다.

④ 경질막내 methotrexate, ara-C 주입요법은 중추신경계통의 재발 방지를 위하여 필요하다.

### (5) 예 후

HLA-일치 형제의 조혈모세포 이식을 하는 경우 약 70%의 장기 생존율을 보인다. 적합한 골수 제공자가 없어 항암 요법만 한 경우에도 50%의 장기 생존율을 보인다.

**표 16-7 AML과 ALL의 치료**

| | AML | ALL |
|---|---|---|
| Induction CTx | Arc–C(cytarabine)+Anthracyclines(doxorubicin, daunorubicin) ± etoposide | Anthracycline(daunorubicin)+Vincristine(oncovin)+Prednisone ± L–asparaginase |
| Consolidation CTx | 저위험군 : high dose Ara–C<br>고위험군, induction 실패 : SCT(1st CR후) | induction과 같은 약물<br>SCT(2nd CR, 고위험군에서는 1st CR) |
| Maintenance CTx | 효과는 불분명 | 6–Mercaptopurine+MTX |
| CNS prophylaxis | 안한다(survival과 무관) | cranial irradiation+intrathecal MTX |

## 3) 백혈병과 다운 증후군

일반 집단보다 10~30배 더 높은 백혈병 발생률을 보이며, 특히 **급성 거대모구성 백혈병(acute megakaryoblastic leukemia, M7)**의 발병은 정상아보다 500배가 높다. *GATA1* 유전자 돌연변이로 인한 기능 상실이 발병 기전으로 여겨진다. 다운 증후군 신생아의 10%에서 **일과성 골수증식 장애**를 보인다. 간지라비대, 빈혈, 저혈소판증, 심한 백혈병모양 반응을 보이며 대개 수일~수주내 자연소실되지만, 20~30%의 환자는 3세까지는 AML(종종 M7)이 발생하기 때문에 주의 깊은 추적관찰이 필요하다. 다운증후군 환아에서 AML 발생시 일반 인구에서의 AML에 비해서 더 좋은 예후, 즉 치료 반응이 좋다.

## 3 악성 림프종

소아 연령에서 세 번째로 많은 종양이다. 악성 림프종은 생물학적 특성의 차이에 의하여 호지킨병과 비호지킨 림프종으로 대별된다.〈표 16-8〉

**표 16-8 림프종의 비교**

| | | 비호지킨 림프종 | 호지킨병 |
|---|---|---|---|
| Site of disease | localized | uncommon | **common** |
| | nodal spread | discontiguous | **contiguous** |
| | extranodal | **common** | uncommon |
| | mediastinal | uncommon | **common** |
| | abdominal | **common** | uncommon |
| | bone marrow | common | uncommon |
| B symptoms | | uncommon | common |
| 염색체 전위 | | common(e.g., 버킷림프종 t(8;14) | yet to be described |

**호지킨병**은 병터가 림프조직에 국한된 경우 림프조직과 그 주위에 대한 방사선 치료만으로도 완치율이 매우 높지만, **비호지킨 림프종**은 **처음부터 전신 증상과 실질 장기를 침범하며 발생**하기에 반드시 **집중 병용 화학요법이 필요**하다. 서양과 비교하면 전체적인 발생 빈도는 비슷하나 악성 림프종 중에서 비교적 치료 효과가 양호한 **호지킨병이 차지하는 비율이 낮다**(10~20% vs. 35~45%).

### 1) 호지킨병(Hodgkin disease, HD)

10세 이전에는 드물고, 이정점(bimodal) (15~34세, 50세 이후)의 발생 빈도를 보인다. 남아에 2배 호발한다. 원인이 밝혀지지 않았지만 유전적 감수성 숙주가 민감 인자(sensitizing agent)에 노출되거나 바이러스 감염(EBV, CMV, HIV) 등의 다양한 병적 과정을 통하여 발생되는 것으로 생각된다. 선천 또는 후천 면역결핍증(모세관확장 실조, HIV 감염 등)에서 발생 빈도가 증가한다.

### (1) 병리소견

호지킨병의 특징적인 소견은 종자중심(germinal center) 내 B세포로부터 유래한 **Reed-Sternberg 세포**이다.〈그림 16-4〉

병리학적으로 네 가지 유형으로 분류되어 왔다(Rye 분류). lymphocyte가 많을수록, RS cell이 적을수록 예후가 좋다.

① **림프구 우위형**(lymphocyte predominance, LP) : 10～15%를 차지하고, 대개 국소 질환을 보인다.

② **결절 경화형**(nodular sclerosis, NS) : 가장 흔한 유형이다.

③ **혼합 세포형**(mixed cellularity, MC) : 진단 당시 림프절외의 곳에서 진단되는 경우가 많다(우리나라에서 가장 흔한 형이다).

④ **림프구 고갈형**(lymphocyte depletion, LD) : HIV감염 환자에서 흔하고 예후가 가장 좋지 않다.

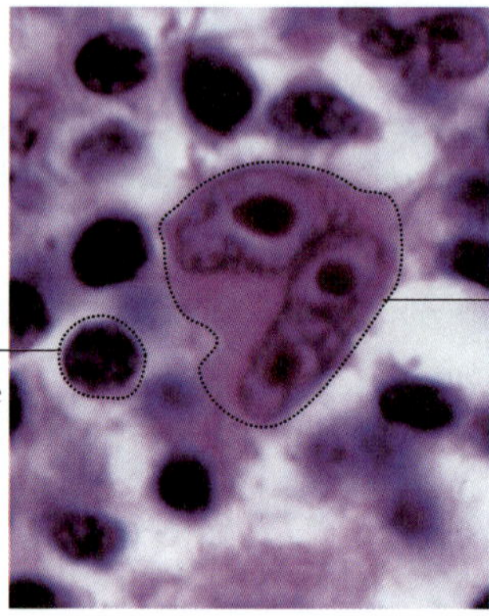


그림 16-4 호지킨병

### (2) 증 상

① 가장 흔한 증상은 **목이나 빗장위 림프절병증**인데, 보통 통증 및 압통이 없고 단단하고 고무같은 경도를 보인다. 대부분 한 곳의 **림프절에서 시작하여 인접한 림프절을 따라 퍼지는 특징**을 보인다.

② 혈액전파도 일어나서 간, 지라, 뼈, 골수, 뇌를 침범하고 대개 전신 증상과 연관 된다.

③ B증상 : 대개 진단시 전신 증상이 없지만 진행암에서는 **원인 불명의 열, 야간땀, 체중감소(6개월 동안 10% 이상 감소)**를 보일 수 있는데, 이 세가지를 **B 증상**이라고 하고 호지킨병이 전신, 특히 실질장기에 퍼져 있다는 증거 간주한다. B증상이 있을 경우 병기 결정시 B군이라고 분류한다.

④ 정도의 차이는 있지만 대부분 세로칸 침범을 보이고, 가로막 아래 부위 질환으로 내원하는 경우는 3% 미만이다.

### (3) 진 단

목이나 다른 부위 림프절이 커지면 호지킨병을 의심해야 하고, 결핵 림프절염이나 세균 림프절염 등 다른 감염성 원인 또는 염증성 원인을 유의해서 찾아보고 생검을 시행한다. 호지킨병으로 진단되면 병이 얼마나 퍼져있는지(병기결정), 〈표 16-9〉 진찰, 가슴 X-ray, 필요시 CT 검사 등을 시행하고 진행암(병기 III, IV)이거나 B증상이 있는 경우 골수흡인과 생검을 시행한다.

**표 16-9 호지킨병의 병기**

| | |
|---|---|
| Stage Ⅰ | 1개 국소의 림프절(single lymph node region) 또는 1개의 림프절외 장기(ⅠE)에 침범된 경우(예, 왼쪽 목에만 국한된 것, 또는 세로칸 림프절에만 국한된 것) |
| Stage Ⅱ | 2개 이상의 국소의 림프절 침습(Ⅱ), 또는 림프절외 장기($Ⅱ_E$)의 국소적인 침습이 있으나, **가로막을 중심으로 같은 쪽**에 있을 때(예, 목의 림프절과 세로칸이 동시에 침습되었을 때) |
| Stage Ⅲ | **가로막을 넘어서** 국소의 림프절 침습(Ⅲ), 또는 림프절 이외의 국소적인 장기 침습($Ⅲ_E$)이 있을 때(예, 목의 림프절과 대동맥 주위 림프절에 침습시) |
| Stage Ⅳ | **실질 장기**의 전반적인 침습시(e.g., **간**, **폐**, **골수**, **뼈** 등) |

### (4) 치 료

**방사선치료와 화학요법에 예민**하다. 방사선치료로 인한 후기 후유증으로 가능한 방사선 치료범위를 줄이고 여러 약제의 병용화학요법으로 치료한다. **치료방침은 병기, 진단시 연령, B증상 유무 및 림프절 침범 정도에 따라서 결정**하게 된다.

① 초기 병변(병기 Ⅰ, Ⅱ, ⅢA) : 한 부위에 국한되어 있고 수술로 제거된 경우 **방사선 치료에 예민(완치율 40~80%)하지만 장기 후유증** 때문에 처음부터 항암 치료와 축소된 방사선 치료를 병행 또는 단독 화학요법만 시행한다.

② 진행된 병기(병기 ⅢB, Ⅳ) : 전신 화학요법이 기본 치료이고 방사선치료를 포함하기도 한다.

③ 재발시 : 항암제 재투여 시 반응이 좋다. 처음부터 관해가 안되거나 치료 시작 12개월 이내 재발한 경우 예후가 불량하며 **자가 조혈모세포 이식이나 동종 조혈모세포 이식**을 시도하기도 한다.

④ 항암제

- MOPP(nitrogen mustard, vincristine, procarbazine, prednisone)
- ABVD(adriamycin, bleomycin, vinblastin, decarbazine)

### (5) 예 후

항암치료와 방사선치료에 예민하여 5년 생존률이 초기 병변의 경우 평균 90%, 진행된 병기에도 70% 정도의 완치율을 보인다.

## 2) 비호지킨 림프종(Non-Hodgkin lymphoma, NHL)

소아청소년의 림프종의 약 60%(우리나라 80~90%)를 차지하는데 선천 또는 후천 면역결핍 상태(중증 복합 면역결핍증, 비스코트-올드리치 증후군 등), 바이러스 감염(HIV, EBV), 유전 증후군

(모세관확장 실조, Bloom 증후군)인 경우에 발생률이 증가한다.

호지킨병과는 달리 **병의 초기부터 림프절 외의 부위에서 발병**되는 경우가 비교적 많고 **실질 장기를 동시에 침습**하는 수도 있다. 또한 혈액 또는 림프 통로를 따라서 예측할 수 없는 장소로 전파된다. 소아의 NHL은 성인에 비해서 분화되어 있지 않고 성장이 빨라서 급속히 전신으로 확산되는 고등급 유형이 많아서 강력한 병용 화학요법이 필요하고, 치료의 반응이 더 좋아서 치유의 기회가 많다.

### (1) 병 리

네 가지 주요 병리학적 아형으로 나눈다.

**① 버킷 림프종**(Burkitt lymphoma, BL)

40%, **B세포** 기원으로 염색체 검사에서 t(8;14)를 흔히 보인다. 산발형은 **복부에 주로** 병터를 보이고 골수나 중추신경계통을 잘 침범한다.

**② 림프모구 림프종**(Lymphoblastic lymphoma, LL)

30%, 대부분(80%) **T세포** 기원이다. **가슴내 또는 세로칸 가로막위 덩이**를 보이고 골수와 중추신경계통으로 확산되는 경향을 보인다.

**③ 광범위 큰 B세포 림프종**(Diffuse large B-cell lymphoma, DLBL)

20%, B세포 기원이다. 주로 복부나 세로칸 내에 병터를 보이고 골수나 중추신경계통은 거의 침범하지 않는다.

**④ 역형성 큰세포 림프종**(Anaplastic large cell lymphoma, ALCL)

10%, 대부분(70%) T세포 기원으로 5% 이상에서 염색체 검사상 t(2;5)를 보인다. 주로 원발 피부소견(10%)을 보이거나 간, 지라, 폐, 세로칸 또는 피부로의 파종을 보이는 전신 질환을 나타내지만 골수나 중추신경계통은 거의 침범하지 않는다.

### (2) 증상 및 진단

임상 양상은 병리학적 아형과 원발 또는 이차 침범부위에 따라서 달라진다.

① **처음부터 실질 장기에서 발생하여 임상 증상**을 나타내는 경향이 많다. 가장 많이 생기는 부위는 복부, 머리와 목 림프절, 세로칸 등이다. 통증없이 1~2주일 내 급속히 림프절 비대를 보이거나, 가슴안 침범시 위대정맥 증후군, 기침, 호흡곤란을, 복부 침범(주로 돌막창자 부위)시 복부 덩이, 창자막힘, 창자겹침증 등을 보이게 된다.

② 이 질환이 의심되는 경우에는 생검을 즉시 시행하고, 병기 결정을 해야 한다.

③ 혈청 LDH는 종양이 어느 정도 광범위한지, 그 정도를 평가하는데 사용된다.

### (3) 치 료

① 비호지킨 림프종은 전신 질환으로 혈액을 타고 급속히 퍼져 나가기 때문에 국소치료 보다는 **전신 화학요법과 경질막내 화학요법**을 한다. 항암제로는 CHOP(cyclophosphamide, hydroxydaunomycin, vincristine, prednisone)을 사용한다.

② **방사선 치료는 위대정맥 증후군, 급성 하반신마비, 중추신경계통 침범** 등의 특정한 상황을 **제외**

**하고는 거의 시행하지 않는다.**

③ 병기 III, IV의 진행암 치료시에 종양 융해 증후군 발생을 유의하면서 수분공급, 소변 알칼리화, allopurinol이나 rasburicase를 이용한 예방요법을 시행한다.

④ 국소병(localized disease)은 90% 이상의 생존률을 보이고, 진행암에서도 60~95%의 생존률을 보인다.

## 4 뇌종양

p. 627에서 다룬다.

## 5 신경모세포종★

원시 신경능선 세포(neural crest)에서 유래되는 말초 교감신경계통의 배아성 종양으로 보통 교감신경절이나 부신 수질 안에서 발생한다. 전체 소아암의 약8%를 차지하고 백혈병, 뇌종양, 림프종 다음으로 발생 빈도가 높고, 영아에서는 가장 흔한 악성 종양이다. 주로 영유아기의 질환으로 진단시 중간 연령은 2세, 90%의 환자가 5세 미만이다.

### 1) 증 상

#### (1) 흔한 발생부위

① **75%가 복부(부신이나 복막뒤 교감신경절)에 발생**하고 그 중 반이 부신 수질에서 기인한다.

② 20% 정도는 흉곽 내(주로 후종격동), 그 밖에 경부, 비부(코), 간, 두개골 내에서 발생한다.

#### (2) 원발 종양에서 나타나는 증상

① 단단하고 불규칙한 덩어리로 복부에서 촉지되며 중앙선을 넘지 않는다.

② 가슴세로칸에 발생시 호흡곤란, 기침, 쌕쌕거림

③ 골반에 발생시 빈뇨나 배뇨곤란(골반)

④ 목에 발생시 horner증후군(목)

⑤ 척추 신경절에 발생시 아령형의 종괴를 형성하여 사지마비 등을 보인다.

⑥ 신생물딸림 증후군으로(자가면역 기전) 실조(ataxia), opsomyoclonus("dancing eyes, dancing foot")을 보일 수 있다.

⑦ 종양에서 catecholamines 분비로 인한 땀남 증가 및 고혈압을 보일 수 있고 vasoactive intestinal peptide(VIP)분비로 인한 분비설사를 보일 수 있다.

⑧ 병기 4S인 영아는 종종 피부밑 종양결절, 광범위 간 침범과 작은 원발종양을 보인다.

#### (3) 전이에 의한 증상

① 환자의 60~75%는 진단시 이미 전이를 보이는데 **가장 흔한 전이 부위는 골수**(m/c 진단시 40~50%), 긴뼈와 머리뼈, 간, 림프절과 피부이다.

② **눈알돌출, 안구주위 반상출혈, 뼈통증, 관절통, 피부밑 결절(신생아, 영아), 간비대** 등을 보인다.

### 2) 병 기

신경모세포종의 병기 분류법은 〈표 16-10〉과 같다.

**표 16-10 신경모세포종의 병기 분류법**(INSS)

| | |
|---|---|
| Stage 1 | **종양이 발생한 국소에 국한**되어 있다. **완전한 외과 적출**(현미경 상으로 종양이 남아 있든 안 남아 있든 간에)로 어느 쪽 림프절에도 현미경 상으로 침범이 안 되어 있다. |
| Stage 2A | 종양이 발생 부위에 국한되어 있으나 **수술로 완전 적출이 안 된 경우**, 어느 쪽 림프절에도 현미경상으로 침범이 안 되어 있다. |
| Stage 2B | 2A와 같으나 **같은쪽의 림프절이 침범**되어 있다. 반대쪽의 림프절은 현미경상 침범이 안 되어 있다. |
| Stage 3 | 적출 불가능한 한쪽에 국한된 종양이 **중앙선을 넘었을 때**이거나, 발생 부위에 국한된 종양으로서 반대쪽 림프절이 침범된 경우 |
| Stage 4 | 종양이 멀리 떨어진 림프절, 뼈, 골수, 간 또는 다른 기관에까지 전이를 일으키는 경우 |
| Stage 4S | **1세 미만**의 영아로서 **종양의 단계는 1, 2A**, 2B에 속하는데, **전이가 간, 피부, 골수에 국한**되어 있는 경우 (S는 special에서 유래) |

### 3) 진 단

원발 종양의 **조직학적 검사**가 확진에 필수적이나, **골수에 신경모세포**(rosette 형성), 〈그림 16-5A〉**가 관찰되고 소변의 VMA**(vanillylmandelic acid)**와 HVA**(homovanillic acid) **증가**가 있으면 진단이 가능하다.

① 단순방사선사진이나 CT에서 빌름스종양과 다르게 **종종 석회화와 출혈을 동반한 덩이**를 볼 수 있다.〈그림 16-5B〉

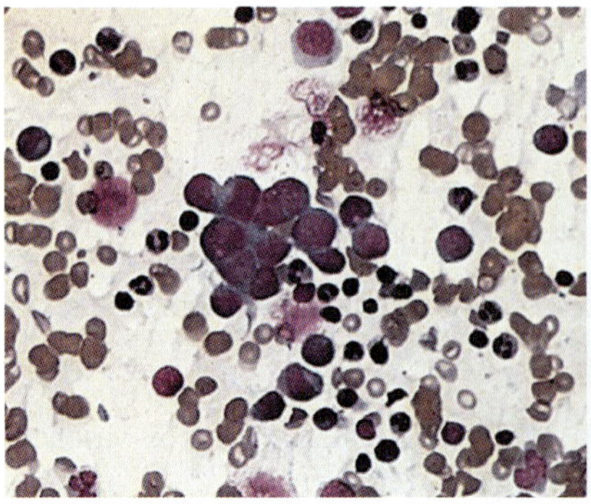

A

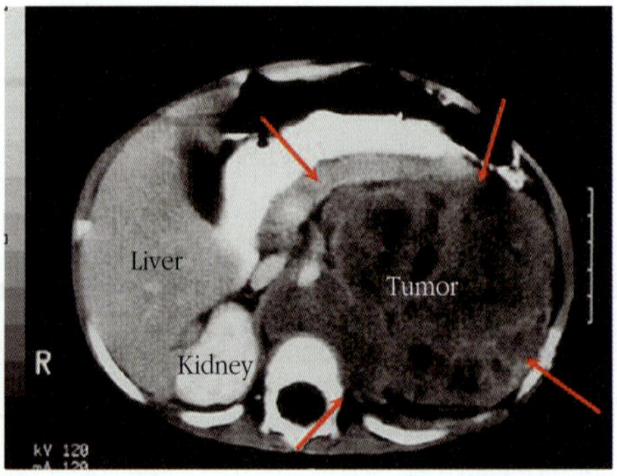


B

그림 16-5 **신경모세포종. A,** 골수검사상 pseudorosette cell. **B,** CT.

② 뼈스캔(MIBG 또는 $^{99m}$Tc diphosphonate)과 골수검사(종양세포, rosette형성) 등의 전이에 대한 검사를 시행한다.

③ 혈청 ferritin, neuron-specific enolase(NSE), LDH는 병의 진행 정도, 예후를 아는데 참고가 된다. 세 수치 모두 증가할수록 예후가 나쁘다

④ 조직 검사 : 결정적 진단에 필요하다. **조직학적 분류(Shimada)와 *MYCN* 증폭수는 예후를 알아보는데 매우 중요**하다. 종양세포는 횡문근육종, 유잉 육종, 비호지킨 림프종 등의 다른 small round blue cell tumor와 감별을 해야 한다.

⑤ 혈청 Cr이 증가하고 Hb은 감소한다.

### 4) 치료 및 예후

치료는 위험도에 따라 달라진다. **1번 염색체 짧은팔 결손(1p－)** 또는 loss of heterozygosity, *N-myc* **원형종양 유전자의 증폭,** 종양세포 DNA의 hyperdiploidy 등이 예후와 관련이 있다. 1p－, *MYCN* >10 copies는 예후 불량인자이고, 영아에서 DNA index ≥1인 경우 예후가 양호하다. 병리학적 소견으로 Schwannian stroma 존재 여부, 분화 정도 등을 사용하여 예후 양호군과 예후 불량군으로 분류(Shimada 분류)함으로써 예후 판정에 도움을 주고 있다.

**표 16-11 신경모세포종의 위험군 분류**

| | 진단 시 나이 | *MYCN* 유전자 증폭 여부 | Shimada 병리 소견 | DNA index | 위험군 |
|---|---|---|---|---|---|
| 1 | 0~21세 | Any | Any | Any | 저위험군 |
| 2A/2B | <365일 | Any | Any | Any | 저위험군 |
| | ≥365일~21세 | Normal | Any | － | 저위험군 |
| | ≥365일~21세 | Amplified | Favorable | － | 저위험군 |
| | ≥365일~21세 | Amplified | Unfavorable | － | 고위험군 |
| 3 | <365일 | Normal | Any | Any | 중간위험군 |
| | <365일 | Amplified | Any | Any | 고위험군 |
| | ≥365일~21세 | Normal | Favorable | － | 중간위험군 |
| | ≥365일~21세 | Normal | Unfavorable | － | 고위험군 |
| | ≥365일~21세 | Amplified | Any | － | 고위험군 |
| 4 | <365일 | Normal | Any | Any | 중간위험군 |
| | <365일 | Amplified | Any | Any | 고위험군 |
| | ≥365일~21세 | Any | Any | － | 고위험군 |
| 4S | <365일 | Normal | Favorable | >1 | 저위험군 |
| | <365일 | Normal | Any | =1 | 중간위험군 |
| | <365일 | Normal | Unfavorable | Any | 중간위험군 |
| | <365일 | Amplified | Any | Any | 고위험군 |

INSS : international neuroblastoma staging system

**임상에서 N-MYC 증폭수, 조직학적 소견, 진단시 나이, 병기,** 영아에서는 **DNA index(ploidy) 결과** 등에 따라서 **저위험군, 중간위험군, 고위험군으로 나누어서 치료**하고 예후에 차이를 보인다.

① 저위험군 : 간단한 화학 요법만으로도 90% 이상의 완치율을 보인다.

② 중간위험군 : 수술과 항암 화학요법이 필수적이며, 경우에 따라서 방사선치료가 필요하다. 항암제는 cisplatin, carboplatin, cyclophosphamide, etoposide, doxorubicin 등을 사용할 수 있으며 생존율은 80% 정도이다.

③ 고위험군 : 통상적인 치료 후 고용량 항암화학요법과 자가 조혈모세포 이식을 시행하고 이식 후 cis-retinoic acid를 이용한 분화요법으로 생존율의 향상(~40%)을 기대할 수 있다.

④ **4S는** 자연퇴화를 보이므로 **대부분 경과관찰**을 한다(N-myc증폭이 있거나 생명을 위협하는 증상이 있는 경우는 치료함).

## 6 콩팥종양

### 1) 빌름스 종양(Wilms tumor)★

소아기의 악성 복부 종양의 두 번째로 흔한 종양으로 nephroblastoma라고도 불리오며 세 가지 성분(blastema, epithelia, stroma)으로 구성된 **콩팥의** 복합 혼합 **배아성 종양**이다. 대부분 산발성으로 발생하고 호발연령은 2~5세 사이로 80%의 환자가 5세 미만이다.

**선천 기형을 동반**하는 경우가 많은데, **비뇨생식기계 기형**(e.g., 콩팥형성저하증, 딴곳콩팥, 요도밑열림증, 잠복고환증), **반쪽비대(congenital hemihypertrophy), 홍채없음증(aniridia)** 등으로 이러한 기형이 발생시에는 정기 검진(소변검사, 초음파검사)을 통해서 빌름스 종양의 발생을 주의 깊게 관찰해야 한다. 이외에 **정신지체, omphalocele, macroglossia**가 동반될 수 있다.

빌름스 종양에서 잘 보이는 유전 이상은 11p13 결손(WT1), 역형성(anaplasia)을 보이는 형에서는 *p53* 돌연변이가 ~80%에서 관찰된다.

#### (1) 병리소견

조직 소견으로 예후 양호군과 불량군으로 나눈다.

① 예후 양호군 : 빌름스 종양의 90%를 차지하고 딴곳증이나 역형성이 없이 상피(epithelia), 발생모체(blastema), 버팀질(stroma)의 삼상 소견을 보인다. 항암치료에 반응이 좋다.

② 예후 불량군 : 나머지 10%를 차지한다. 비교적 큰 핵을 가지고 염색질이 증가되어 있으며 곳곳에 유사분열을 보이는 특징을 보이고, 이러한 역형성(anaplasia)은 국소적 또는 광범위하게 올 수 있고 재발율 및 사망률이 높다.

- 투명세포 육종(clear cell sarcoma)은 예후불량군의 아형으로 대개 뼈 전이를 보인다.
- 횡문모양 종양(rhabdoid tumor)은 빌름스 종양이 아닌 독립된 콩팥종양으로 분류하는데, 뇌로 전이를 보일 수 있고 예후는 극히 불량하다.

### (2) 증 상

① 진단시 평균 연령은 3세로 **대개 한쪽에 국한된 부드럽고 단단한 복부 덩이**(종종 목욕 시키다가 발견)를 주소로 내원한다. 종괴가 배의 중앙선을 넘어가는 경우는 드물지만 넘어갈 경우 **stage V**로 분류한다.

② 육안적 또는 현미경적 혈뇨와 고혈압(∵ 콩팥 허혈)을 보일 수 있다.

③ 종괴의 빠른 성장으로 복통이 올 수 있다.

④ 신경모세포종 환자에 비해서 연령이 약간 높고 전신 증상은 적은 편이다.〈표 16-12〉

**표 16-12 신경모세포종과 빌름스 종양의 비교**

| | Neuroblastoma | Wilms tumor |
|---|---|---|
| age | 평균 2세, 5세 미만(90%) | 평균 3세, 5세 미만(80%) |
| 염색체 이상 | 1p(−), **MYCN amplication** | 11p(−) |
| origin | **adrenal gland, 교감신경절** | **kidney** |
| 임상증상 | 복부의 종괴, 전이에 의한 증상(뼈통증, 빈혈, 간종괴, 눈알돌출) | 복부의 종괴, 복통, 열 |
| mass | solid, **midline cross** | **unilateral**, not cross |
| metastasis site | **BM(m/c)**, orbit, periorbital lesion, liver, retroperitoneal | **lung(m/c)**, liver, bone, brain |
| X-ray | **kidney displace, calcification많다.** | **kidney shape change**(IVP) |
| 검사 소견 | **pseudorosett cell**(골수 검사)<br>**소변 VMA, HVA**↑(소변의 catecholamine↑)<br>혈청 ferritin, NSE, LDH↑, serum Cr↑, Hb↓ | hematuria<br>bone scitigraphy(clear cell sarcoma)<br>11p(−) |

### (3) 진 단

소아에서 복부에 덩이가 만져지면 검사 등을 통해서 확인될 때까지는 악성으로 간주해야 한다. 특히 콩팥 종양은 혈뇨를 동반할 수 있으므로 **복부덩이와 함께 혈뇨를 보일 때 빌름스 종양을 감별해야** 한다.

① 복부 초음파촬영을 가장 먼저 시행한다.

② CT, 필요시 MRI를 이용하여 복부 덩이의 크기, 발생 위치, 침범 범위 등을 보게 된다. 신경모세포종에 비해서 **종양 내 출혈이나 석회화는 비교적 드물고 현저하지도 않다.**〈표 16-12〉

③ 빌름스 종양은 폐로의 전이를 보이므로 모든 환자에서 흉부 X선 사진촬영은 시행해야 하고, 약 10~15%에서 **폐전이**를 발견할 수 있다. **흉부 CT**는 해상도가 좋아 흉부 X선 보다 훨씬 유용하다.

④ 지속적인 뼈통증을 호소하거나 병리소견상 투명세포 육종을 보이면 뼈스캔이 필요하고 횡문모양 종양의 조직소견을 보이는 경우 뇌 MRI나 CT를 시행한다.

#### (4) 병 기

임상 병기는 미국의 NWTS(National Wilms Tumor Study)에 준하여 5단계로 분류한다.

① Ⅰ : 종양이 **콩팥에 국한,** 피막에 손상이 없고 종양이 완전히 절제된 경우

② Ⅱ : **콩팥 피막을 넘어서** 콩팥주위 연조직까지 퍼져 있으나 **수술로 완전히 절제**된 경우. 조직검사 등으로 종양이 퍼졌으나 옆구리에 국한된 경우

③ Ⅲ : 종양이 콩팥 밖으로 퍼져서 **완전히 수술적 제거를 못하였지만, 종양의 전이는 복강내에 국한**

④ Ⅳ : **혈행 전이**(e.g., **폐, 간,** 뼈, 뇌)한 경우

⑤ Ⅴ : **양쪽 콩팥에 종양**이 있는 경우(약 6～7%)

#### (5) 치 료

① **종양의 수술적 완전제거**가 가장 중요하고 **대부분 폐전이와 관계 없이 시행**한다.

② 종양의 **임상병기와 조직학적 소견**(예후 양호 vs. 예후 불량)에 따라서 **수술 후 화학요법 및 방사선요법이 결정**된다. 항암치료 후에도 남아있는 폐전이 부위는 방사선 치료를 시행한다.

#### (6) 예 후

종양의 **조직소견**과 **임상 병기**가 가장 중요한 예후 인자로더 큰 종양(>500g), 진행암(stage III, IV), 조직소견상 예후 불량군에서 예후가 나쁘다.

## 7 연조직 육종

연조직 육종은 근육, 인대, 지방, 혈관 등 원시 중간엽 조직에서 기원한 조직에 발생하는 종양으로 성인에서 더 흔하고 소아 종양의 약 3%를 차지한다. **횡문근육종이 가장 흔해서** 전체 연조직 육종의 50% 이상을 차지한다. 그 외 평활근육종, 지방 육종, 섬유 육종, 윤활막 육종 등이 있다.

### 1) 횡문근육종(Rhabdomyosarcoma)

가로무늬근으로 분화될 태아 중간엽에서 기인하므로 체내 어디든지 생길 수 있지만 대개는 **머리와 목**(25%, m/c), **비뇨생식관**(22%), **팔다리**(18%)에 발생하고 그 외 복막 뒤나 다른 곳에 발생한다. 호발 부위는 환자의 연령과 종양 유형에 관련된다. 신경섬유종증 환아에서 발생빈도가 증가한다.

#### (1) 병 리

신경모세포종, 유잉 육종, 림프종 등과 함께 small round blue cell 종양으로 뼈대근육에 대한 항체(**desmin,** muscle-specific actin, Myo-D)를 이용한 면역조직화학 염색과 전자현미경검사에 의한 Z-band의 확인으로 감별한다. 조직병리학적으로 **배아형(embryonal, 약 60 %), 포상(alveolar, 약 15%),** 포도형(botryoid), 다형태(pleomorphic), 미분화(undifferen tiated) 등으로 나눈다.〈표 16-13〉

**표 16-13 횡문근육종의 병리학적 분류**

| Pathologic tpye | Frequency(%) | Common Site |
|---|---|---|
| Embryonal | 57 | Head & Neck, Orbit, Genitourinary |
| Alveolar | 19 | Extremity, Trunk, Perineal/Perianal |
| Botryoid | 6 | Bladder, Vagina, Nasopharynx |
| Pleomorphic | 1 | Extremity, Trunk |
| Undifferentiated | 10 | Extremity, Trunk |
| Other * | 7 | Extremity, Trunk |

* extraosseous Ewing sarcoma, peripheral primitive neuroectodermal tumor(PNET)

#### (2) 증 상

종양이 커지면서 주위 조직을 압박하여 전위나 폐쇄를 일으켜서 통증, 기능장애를 유발한다. 혈행 전이 및 림프성 전이로 10~20%에서는 진단시 이미 **폐**(m/c), **뼈, 골수**로 **전이**되어 있다.

#### (3) 치 료

외과적 절제술로 종양을 제거하는 것이 이상적이지만 경계가 불명확하게 주위 침윤을 해서 종양을 모두 절제하지 못하는 경우가 많아서 방사선치료와 전신 화학요법을 병행하게 된다. 종양의 원발 장소, 병리 소견 및 종양이 진행된 임상 병기(clinical group)에 따라서 치료 계획이 결정된다.

#### (4) 예 후

인자로 치료에 대한 반응, 종양의 위치, 임상 병기, 조직학적 유형 등이 있고, 소아는 성인에 비하여 비교적 좋은 예후를 보인다. 일반적으로 포도형이 예후가 가장 좋고, 배아형은 중간 예후를 보이고, **포상 횡문근육종이 예후가 가장 나쁘다.**

## 8 악성 뼈종양

소아청소년에서 뼈육종이 가장 흔한 원발 뼈종양 이지만, 10세 이전에는 유잉 육종이 더 흔하다.

### 1) 뼈 육종(Osteosarcoma)

소아청소년에서 가장 흔한(40~50%) 원발 뼈종양으로 방추세포 육종의 증식으로 **풋뼈와 뼈(osteoid, bone) 형성**이 특징적이다. 남자, 청소년에 많고, 뼈 성장이 왕성한 사춘기 성장급증기에 먼쪽 넙다리뼈(distal femur)와 몸쪽 정강뼈(proximal tibia)에 잘 발생한다. *Rb*, *p53* **등 종양억제유전자**가 뼈육종과 관계가 있어서, **유전 망막모세포종 환자,** Li-Fraumeni 증후군 환자에서 뼈육종의 발생빈도가 높다. 그 외 방사선치료, 양성 뼈 질환(e.g., Paget 병)에서도 뼈 육종의 발생이 증가한다.

### (1) 증 상

뼈 통증과 종창, 절름발이, 운동제한을 흔하게 호소하고 외상의 병력이 있는 경우가 흔하다. 혈행 전이를 하고 진단시 ~20%에서 전이를 확인할 수 있고, 대부분 **폐전이**(80%)를 보인다. 원발 종양의 호발 부위는 **무릎 부위(60%)로 먼쪽 넙다리뼈(40%), 몸쪽 정강뼈(20%),** 몸쪽 위팔뼈 순으로 각 뼈의 **뼈몸통끝(metaphysis)**에 발생한다.

### (2) 방사선 소견

방사선 소견은 뼈막 파괴 없이 뼈막밑 종양과 연조직이 커진 소견(**Codman triangle**)이나 뼈종양 조직에서 새로운 뼈 형성의 소견인 **햇살 모양(sunburst pattern)**을 보이는 경우가 많다.〈그림 16-6A〉 확진을 위해서는 생검이 필요하다. 종양의 침범 범위 등 정확한 정보를 얻기 위해서 MRI 검사가 필요하고 가슴 CT, 뼈 스캔으로 전이 여부도 확인한다.

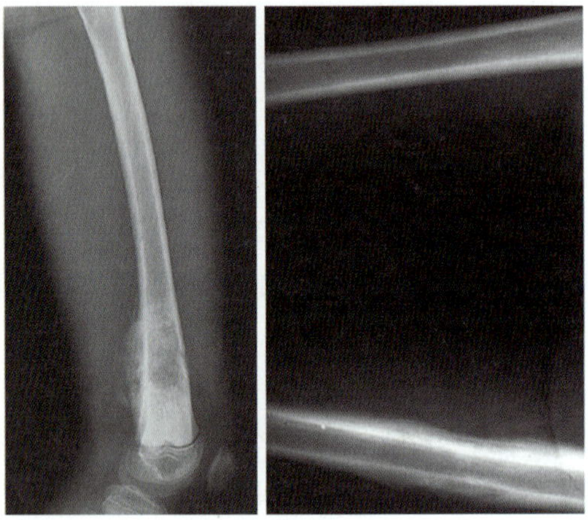


그림 16-6 뼈 육종(A)과 유잉 육종(B) X선 사진.

### (3) 치 료

**방사선 치료에 반응하지 않으므로 병용 화학요법과 수술로 치료**한다. 수술보다 화학요법을 먼저 시행하면 종괴의 크기를 줄여서 팔다리 구제수술(limb salvage operation)을 용이하게 하며 미세 전이에 대한 치료를 빨리 시행할 수 있다.

### (4) 예 후

수술전 시행한 항암요법에 대한 종양의 조직학적 평가는 예후를 예측하는데 중요한 인자로 수술전 제거한 종괴에서 생존한 조직이 10% 이상인 경우 예후가 나쁘다. 또한 환자의 혈중 LDH가 높은 경우 예후가 나쁘다. **폐 전이**에 의해 사망하는 경우가 흔하다.

## 2) 유잉 육종(Ewing sarcoma)

유잉 육종은 뼈에서 가장 많이 발생하지만, 연조직(extraosseous Ewing sarcoma), 분화된 말초 원시 신경외배엽(peripheral primitive neuroectodermal tumor, PPNET)에서도 발생할 수 있어서 이들을 Ewing sarcoma family of tumor(ESFT)라고 부른다. 뼈에 발생한 유잉육종은 뼈육종 다음으로 흔한 소아와 청소년의 뼈종양이다.

### (1) 증 상

① **팔다리와 중심축(골반, 척추, 가슴벽)에 고르게 발생**한다.

② 뼈 육종과 마찬가지로 통증과 국소 종괴로 나타나지만, 발열과 압통을 동반한 통증으로 나타나는 경우가 더 흔하다.

③ **열과 체중감소 등의 전신 증상**을 보여서 뼈속질염으로 오인되기도 한다.

**표 16-14 뼈육종과 유잉 육종의 비교**

| 구분 | 뼈 육종 | 유잉 육종 |
|---|---|---|
| 호발 연령 | 10대 | 10대 |
| 종족 | 모든 인종 | 백인에 호발 |
| 성비(남 : 여) | 1.5 : 1 | 1.5 : 1 |
| 세포 | **뼈와 osteoid를 생성**하는 방추세포(spindle cell) | 미분화 small round cell(**신경능선** 기원) |
| 호발 조건 | 망막모세포종, Li-Fraumeni 증후군, Paget 병, 방사선치료 | 안 알려짐 |
| 호발 부위 | 긴 뼈의 **뼈몸통끝(metaphysis)** | 긴 뼈의 **뼈몸통(diaphysis)**, 납작뼈(flat bone) |
| 증상 | 국소 통증과 종창; 종종 손상의 병력 | 국소 통증과 종창; 열 |
| 방사선 소견 | **경화(sclerotic)** 소견 : **햇살(sunburst)** 모양 | **용해(lytic)** 소견 : **양파 껍질(onion skinning)** 모양 |
| 감별진단 | 유잉 육종, 뼈속질염 | 뼈속질염, 호산구 육아종, 림프종, 신경모세포종, 횡문근육종 |
| 전이 | **폐**, 뼈 | **폐**, 뼈, 골수, 림프절 |
| 치료 | 항암요법, 수술 | 항암요법, **방사선 치료**, 수술 |
| 예후 | 전이가 없으면 ~75% 치유<br>진단시 전이가 있으면 20~30% 미만 생존 | 전이가 없으면 ~75% 치유<br>진단시 전이가 있으면 30% 미만 생존 |

### (2) 치 료

① 생검으로 확진한다. small round blue cell 종양으로 면역조직화학 염색에서 신경표지자(neuron-specific enolase, S-100)에 양성을 보이고 근육 표지자(desmin, actin)에 음성을 보인다. 세포 표면 당단백질 MIC-2에 대개 양성이다. 세포 유전학적 검사로 대부분 환아에서 t(11;22)를 발견할 수 있다.

② 단순 방사선 사진에서 **뼈몸통(diaphysis)**에 경계가 불분명한 파괴적 **용해 병터**를 보인다.

③ 뼈겉질의 침식과 주변 연조직으로의 침윤으로 인해 얇은 막이 겹쳐진 듯한 뼈막 반응**(양파껍질 모양, onion-skinning)** 소견을 볼 수 있는데, 골수염이나 호산구성 골막반응에서도 보이는 소견으로 진단적 가치가 낮다.〈그림 16-6B〉

④ 환자의 20~30%에서 폐, 뼈, 골수 등에 전이하므로 가슴 CT 검사, 뼈스캔, 골수검사를 시행하여 전이 여부를 확인한다.

#### (3) 치 료

① **국소 치료전에 병용 화학요법**을 시행함으로써 전이 병터나 미세 전이를 치료하고 원발 종양의 크기를 줄여서 국소치료를 용이하게 한다.

② **국소 치료는 수술적 제거와 방사선 치료**(방사선 치료에 예민)로 나뉘는데 방사선 치료는 이차 악성종양(특히 뼈육종) 또는 뼈성장의 장애를 야기할 수 있어서 많은 센터에서 수술을 선호한다.

③ **국소 치료후 화학요법**을 시행한다.

## 9 망막모세포종

망막의 배아신경세포에서 발생하는 악성 종양으로 주로 영유아에게 흔히 발생하여 환아의 95%가 4세 이전에 진단된다(median age : 2세).

### 1) 병 인

종양억제유전자인 *RB1* **유전자 돌연변이**로 세포 내 한 쌍의 RB1 맞섬유전자 모두 기능을 잃으면 망막모세포종 단백(retinoblatoma protein, pRb)이 생산되지 않거나 기능을 잃어서 **망막모세포종, 뼈육종,** 연조직육종 등이 발생한다. Knudson의 two-hit 모델에 의하면 망막세포에서 두 회의 돌연변이가 필요한데, 종자세포를 통하여 유전된 뒤 출생 후 망막세포에 두 번째 돌연변이 후에 유전 망막모세포종이 발생하게 되고, 두 회의 돌연변이가 출생 후에 망막세포 내에서 일어나면 산발 망막모세포종이 발생한다. **유전 망막모세포종**이 산발형에 비해서 **좀 더 이른 연령에 발병하고 양측성으로 발생**하게 된다.

### 2) 증 상

빛을 비추었을 때 동공이 하얗게 보이는 **백색동공증**이 가장 흔한 증상으로 사시(strabismus)를 호소하기도 한다.

### 3) 진 단

전신 마취하에서 검안경 검사로 하고 초음파촬영술, CT, MRI 검사로 종양이 안구내 또는 안구외로 퍼진 정도를 확인한다. 뼈스캔, 뇌척수액 검사, 골수검사는 원격 전이가 의심되는 경우 시행한다.

### 4) 치 료

종양 크기와 위치에 따라 결정하는데 시력을 보존하면서 치유하는 것이 목적이다.

일측 종양은 치료 후 시력 회복의 가능성이 없는 경우 안구적출술을 시행하고, 양측 종양은 항암 화학요법을 시행 후 레이저 광응고나 냉동치료 등의 국소 치료를 시행한다. 항암 화학요법 후 잔류 종양이 큰 경우 방사선 치료를 하다. 치료에 반응이 없거나 재발된 경우 안구적출술을 시행한다.

### 5) 예 후

망막모세포종의 생존률은 95% 이상이지만 중추신경계통으로 전이된 경우 예후가 가장 불량하다. **유전 망막모세포종양**에서 특히 방사선 치료를 한 경우 **뼈육종 등의 이차 종양의 발생빈도가 높다.**

*RB1* 유전자는 보통염색체 우성 유전을 보이는데 망막모세포종 가족력이 없는 일측 종양 환자의 형제에서 발생할 확률은 1%이고 환자의 자식에서 발생할 확률은 8%이다.

## 10 조직구증 증후군

조직구증 증후군(histiocytosis syndrome)은 골수 유래의 단핵구－큰포식세포 계통(monocyte-macrophage system)에 속하는 조직구가 체내 여러 부위에서 증식이나 침착을 보이는 원인 불명의 질환군으로 조직병리학적 소견을 바탕으로 3군으로 나누어 분류한다.〈표 16-15〉

적혈구 포식작용이 현저하면 class II, 모세포의 악성 증식이 있으면 class III로 분류한다.

**표 16-15 조직구증 증후군의 분류**

| | Disease | Celluler Characteristics |
|---|---|---|
| Class I | Langerhans cell histiocytosis(LCH) | Langerhans cell(CD1a+) with Birbeck granules |
| Class II | Hemophagocytic lymphohistiocytosis(HLH)<br>Primary HLH ; Familial hemophagocytic lymphohistiocytosis(FHL)<br>Secondary HLH ; Infection-, Immunologic disease-, Malignancy-associated | Morphologically normal reactive macrophages with prominent erythrophagocytosis |
| Class III | Malignant histiocytosis<br>Acute monocytic leukemia | Neoplastic proliferation of cell with characteristics of monocytes/macrophages or precursors |

### 1) 랑게르한스 세포 조직구증(Langerhans cell histiocytosis, LCH)

전자현미경에서 랑게르한스 세포의 특징을 보이는 단핵구계 세포의 클론 증식을 특징으로 하는 병으로 어느 연령에서든지 발생할 수 있지만 호발연령은 1~3세이다.

- 랑게르한스 세포 : 정상 조직구에 비해서 lysosome, phagosome, 지질, 당원의 함유량이 적은 커피 콩 모양의 항원 제시 세포이다.
  전자현미경검사에서 **Birbeck 과립**(테니스 라켓 모양 bilamellar 과립), 면역조직화학염색에서 **CD1a 양성,** S-100 양성 등을 관찰하면 진단된다.

#### (1) 증 상

장기 침범 정도에 따라서 다양한 증상을 초래한다.

① **뼈대** : 80%에서 보이며, 5세 이후의 환자에서는 뼈에만 국한된 병터를 보일 수 있다. 머리뼈, 넙다리뼈, 엉덩뼈, 갈비뼈, 위팔뼈, 척추 등의 빈도순으로 침범하는데, **머리뼈**에 구멍이 뚫린 것(**punched out defect**) 같거나 **지도모양 병터**를 보인다.〈그림 16-7A〉

② **피부** : 약 50%에서 보이며 대개 **두피, 기저귀,** 겨드랑이나 뒤귓바퀴 부위의 비늘, 구진, 또는 **지루피부염**을 보인다.〈그림 16-7B〉

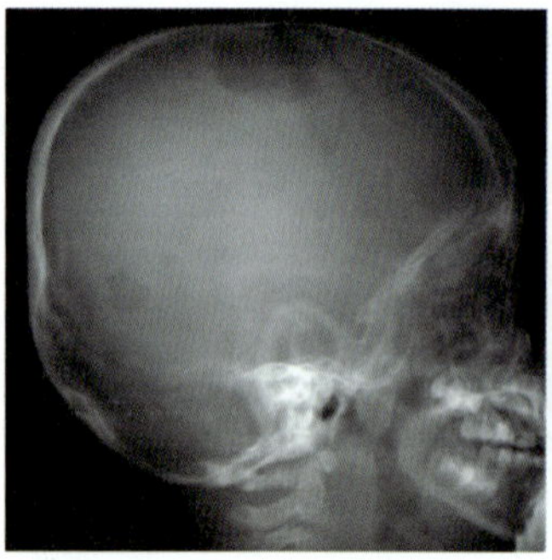

A

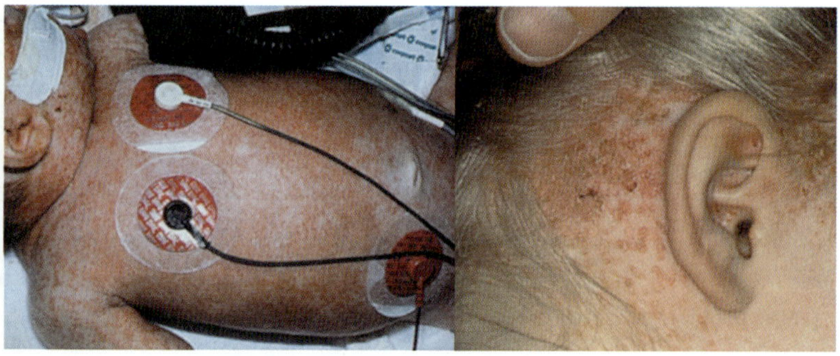

B

그림 16-7 Class Ⅰ 조직구증 증후군. A, 머리엑스선. B, 피부.

③ **림프절병증** : 약 33%에서 국소 또는 파종 림프절병증을 보일 수 있다.

④ **간지라비대** : 약 20% 환자에서 나타난다.

⑤ **폐** : 10~15%에서 방사선사진상 좁쌀결핵과 비슷한 양상의 폐침윤을 볼 수 있고, 심한 경우 빠른호흡, 호흡기능상실을 보일 수 있다.

⑥ 전신 증상 : 열, 체중감소, 병감, 과민성, 성장장애 등을 보일 수 있다.

⑦ 기타 : 눈알돌출증, 중이염(30~40%), **혈구형성계통**의 침범으로 빈혈, 백혈구감소, 저혈소판증이 올 수 있고, 뇌하수체나 시상하부의 침윤으로 요붕증, 저신장, 사춘기 지연 등이 올 수 있다.

### (2) 진 단

임상증상과 **피부, 뼈,** 림프절 등의 병터 부위의 **생검**에서 특징적인 조직구증을 증명하여 확진하는데 **Birbeck 과립이나 CD1a 양성**을 보이면 확진된다.

### (3) 치 료

뼈, 림프절, 피부 등 **단일 병터인 경우 대개 양성**으로 자연 완화되기도 한다. **단일 뼈 병터의 치료**는 외과적 **절제나 긁어냄술(curettage)**을 시행하고, 통증이 있으면 병변내 methylprednisone acetate을 주입한다. indomethacin 복용이 도움이 되기도 한다. 이에 반응이 없거나 진행되는 경우 또는 척추 병터 등과 같이 후유증을 남길 수 있는 경우 저선량률 방사선치료를 하기로 한다.

병이 파급된 정도에 따라서 single system과 multisystem 질환으로 분류해서 치료하는데, MS 질환에서 자주 침범되는 **간, 폐, 지라, 혈구형성계통의 기능장애를 보이면 예후가 불량**하기에 "risk organ"으로 구분한다. **multisystem 질환은 전신 다제 화학요법**으로 치료 한다. 그 외 cyclosporine, antithymocyte globulin, 조혈모세포 이식 등의 치료가 시도 된다.

# 17 콩팥 요로 질환
# Disease of the Kidney and Urinary Tract

## 1 콩팥병의 임상적 및 검사상 평가

### 1) 콩팥병의 진단

#### (1) 병 력

**① 가족력**

콩팥병(다낭신장병, 알포트 증후군 등), 난청, 고혈압, B형 간염, 방광요관역류 등에 대하여 조사한다.

**② 과거력 및 현병력**

태반의 부종(선천 콩팥증후군), 신생아 질식의 병력과 육안적 혈뇨를 보이는 경우(콩팥정맥 혈전증), 배꼽동맥 카테터 삽입의 병력이 있는 영아의 고혈압(콩팥동맥 혈전증), **영아에서 설명되지 않는 고열(요로감염)** 등을 확인 한다.

**③ 배뇨 빈도, 소변배출량 및 배뇨 특성**

- 빈뇨 : 가장 흔한 배뇨 이상으로 방광내 염증, 불안정 방광, 방광자극, 왜소 방광에 의해서 생긴다.
- **다뇨**(polyuria) : **소변양 2L/1.73m$^2$/일 이상**인 경우로 과도한 수분섭취, 삼투압이뇨, 요붕증 등이 원인이다.
- **소변감소**(oliguria) : **소변양 0.5L/1.73m$^2$/일 이하(영아는 $<$1mL/kg/시간)**를 말하며, 순환허탈, 콩팥실질 질환, 폐쇄요로병 등으로 인한 콩팥기능상실을 확인해야 한다.
- 가뭄뇨(infrequent urination) : 하루 2회 미만 배뇨하는 경우로 요로 감염을 발생시키는 원인이 된다.

#### (2) 진찰 소견

진단에 도움이 되는 주요 진찰 소견은 〈표 17-1〉과 같다.

**표 17-1 콩팥병의 진단에 도움이 되는 진찰 소견**

| 진찰 소견 | 진단명 |
|---|---|
| **감각신경 난청** | **Alport 증후군** |
| **홍채없음증** | **빌름스 종양(Wilms tumor)** |
| 망막색소변성 | Laurence-Moon-Biedl 증후군 |
| **자색반** | **Henoch-Schönlein 자색반** |
| 콩팥병(토리굳음증), 모호 생식기, 빌름스 종양(Wilms tumor) | Denys-Drash 증후군 |
| dystrophic nail | nail-patella 증후군 |
| 담갈색 반점(cafe-au-lait spot) | 신경섬유종증 |
| 콩팥혈관 고혈압, 갈색종, 나비 모양 발진(얼굴) | 전신홍반루푸스 |

## 2) 소변검사

아침 첫 소변을 사용하여 배뇨 후 30분 이내에 검사하는 것이 가장 좋다.

### (1) 색 깔

정상적으로 옅은 황색을 띄는데 다른 색깔을 보이는 경우는 〈표 17-2〉와 같다.

### (2) pH

pH는 4.5~7.5까지 가능하며, 소변을 받은 즉시 검사해야 정확하다. 산혈증이면서 소변의 pH가 높으면 콩팥요세관산증을 의심해야 하고, 혈액의 pH가 정상인데 소변 pH>7.5이면 *Proteus mirablilis* 등의 세균 감염을 의심하여야 한다.

**표 17-2 콩팥병의 진단에 도움이 되는 진찰 소견**

| 소변색 | 질병 | 원인 약물 또는 섭취 음식 |
|---|---|---|
| **붉은색**<br>**검붉은색** | **혈뇨, 혈색소뇨**<br>**미오글로빈뇨(myoglobinuria)**<br>포르피린증(porphyria) | Aminopyrine, Phenolphthalein<br>Phenytoin, Azo 색소, Pyridium, Beets,<br>Rhodamine B, **Urates, Rifampin** |
| 검은색 | 알캅톤뇨(alkaptonuria)<br>메트헤모글로빈혈증(methemoglobinemia)<br>호모겐티신산(homogentisic acid)<br>티로신증(tyrosinosis) | Aniline<br>Resorcinol<br>Cascara<br>Thymol |
| 녹색<br>청색 | Blue diaper syndrome(indican 뇨)<br>간질환(폐쇄 황달) | Carotene, Resorcinol<br>Indigo carmine, Riboflavin<br>Methylene blue, Yeast |
| 우유색 | 콩팥증후군<br>암죽뇨(chyluria) | Phosphate 결정 |

### (3) 비중(Specific gravity, SG)과 삼투질 농도(Osmolality)

소변 삼투질 농도와 비중은 일정한 관계(소변 mOsm = (SG − 1.000) × 40000)를 보인다.

### (4) 혈 뇨(Hematuria)★

N-hemastix를 이용하여 검사한 잠혈 반응이 양성(혈뇨, Hb뇨, myoglobin뇨, 요로감염(세균의 peroxidase)시 양성)이고, 요침전물 검사시 고배율(× 250) 시야에서 **적혈구가 5개 넘는 경우( >5RBC/HPF)**를 말한다. 혈뇨의 발생 부위 감별은 〈**표 17-3**〉과 같다. 열 또는 운동 후에 측정한 경우나 생리중, 알칼리뇨(pH > 9) 등에서 위양성을 보일 수 있다.

육안적 혈뇨의 가장 흔한 원인은 요로감염이고, 반복적으로 육안적 혈뇨를 보이는 경우 **IgA 콩팥 병증, 알포트 증후군, 얇은 바닥막 병, 고칼슘뇨, 요로결석증** 등이 원인이 된다.

표 17-3 혈뇨 발생 부위의 감별

| 감별점 | 토리(glomerular) | 요로 |
|---|---|---|
| 적혈구 원주[1] | + | − |
| 색깔 | 적갈색(brown or cola-colored) | 선홍색(red or pinkish) |
| 삼관 비교 검사[2] | 색깔이 일정하다. | 색깔이 일정하지 않다. |
| 현저한 단백뇨[3] | + | − |
| 피덩이(blood clots) | − | + |
| 적혈구 형태[4] | 이형(dysmorphic) | 동형(isomorphic) |

[1] 적혈구 원주가 발견되면 콩팥단위(nephron)에서 생긴 혈뇨라 할 수 있다. 항상 발견되는 것은 아니므로 없더라도 콩팥단위로부터의 혈뇨 가능성을 배제할 수 없다.
[2] 삼관 비교 검사(three tube test) : 한 번에 보는 소변을 세 시험관에 연속해서 받도록 하여 비교, 관찰한다. 하부 요로 출혈도 일정한 색을 보일 수 있다.
[3] 현저한 단백뇨가 있는 경우 대개 콩팥단위으로부터의 혈뇨라 할 수 있으나, 하부 요로의 출혈이라도 현저한 육안 혈뇨인 경우에는 어느 정도의 단백뇨를 보일 수 있다.
[4] 적혈구 형태는 위상차 현미경으로 관찰하거나 또는 Wright 염색하여 판별한다.

### (5) 단백뇨(Proteinuria)★

- 단백뇨 : 단백 배설량이 **소아 >4mg/m²/시간,** 성인 >150mg/일/1.73m²
- 하루변이가 있기 때문에 단백뇨 측정은 이른 아침 첫소변 요검체가 좋다.

① 정성 검사 〈표 17-4〉

- 농도로 소변 내 단백이 검출되므로 반드시 소변의 농축도를 고려하여야 한다.
  - **Dipstick(Albustix) 검사** : 단백(주로 **알부민**)에 의해서 청색으로 변한다.
    - trace, 1+(30mg/dL), 2+(100mg/dL), 3+(300 mg/dL), 4+(1000~2000mg/dL)
    - SG ≤ 1.015에서 ≥1+(30mg/dL), SG > 1.015에서 ≥2+(100mg/dL) : 유의한 양성으로 생각한다.

**표 17-4 단백뇨 정성 검사시 위양성과 위음성**

| 검사방법 | 위양성 | 위음성 |
|---|---|---|
| Dipstick | 고도의 농축뇨<br>소변의 pH >8.0<br>육안 혈뇨<br>농뇨 | 희석뇨<br>면역 글로불린의 light chains |
| SSA | 고도의 농축뇨<br>육안 혈뇨<br>농뇨<br>Radiocontrast media<br>Penicillins<br>Cephalosporins<br>Sulfonamide의 대사물 | |

- **Sulfosalicylic acid(SSA) 방법** : 5mL 소변에 20% 용액을 3방울 떨어뜨리고 섞은 후 혼탁도를 관찰하고, 저분자량 단백(low molecular weight proteins)을 포함한 **모든 단백**에 예민한 방법이다.

**② 정량 검사**

- 1회 배설뇨(spot urine)의 단백−크레아티닌 비(UPr/UCr) : 24시간 소변단백 배설량과 상관관계가 좋다.
  - 정상 : UPr/UCr <0.5(6개월~24개월), <0.2(2세 이상)
  - 콩팥증후군 : 소아 Upr/Ucr >1.5(성인 UPr/UCr >3.5)
- 24시간 소변 단백
  - 단백뇨 : 4~40mg/m$^2$/시간, 콩팥증후군 범위 단백뇨 : >40mg/m$^2$/시간(성인 >3.5g/일/1.73m$^2$)

#### (6) Nitrite 검사

음식물에 포함되어 있는 질산염(nitrate)은 소변으로 배설되는데, 세균감염이 생기면 이것이 아질산염(nitrite)으로 변환(방광에 소변이 4시간 이상 저류된 경우)된다. 소변을 받은 즉시 검사하여야 한다.

#### (7) 현미경 검사

세포, 원주, 결정체, 세균 등을 확인한다.

### 3) 토리(사구체)여과율 검사

#### (1) 혈액 요소 질소(Blood urea nitrogen, BUN)

영아의 정우 정상치는 5~18mg/dL이다. 혈액요소질소는 단백질의 분해대사 산물이라서 토리여과율 뿐 아니라 탈수, 단백섭취, 간기능 등에 의하여 변동 되고 콩팥에서 자유롭게 여과되지만 그 중 40%는 재흡수 되므로 토리여과율을 반영하는 지표로 쓰기 어렵다.

### (2) 혈청 크레아티닌(Creatinine, Cr)

크레아티닌은 근육에 있는 creatine의 대사산물로 소변으로 배설되는 양이 근육량에 비례하며 비교적 일정량이 콩팥으로 배설된다. **혈청 크레아티닌은 연령에 따라 증가**되고, 다음과 같이 계산한다.

> 남자 : 혈청 Cr = 0.35 + 0.03 × 나이(년)
> 여자 : 혈청 Cr = 0.37 + 0.02 × 나이(년)

혈청 Cr과 키 수치로 **토리여과율**을 **추정**할 수 있다.

$$\textbf{토리여과율(mL/분/1.73m}^2\textbf{)} = k \times L/P_{cr}$$

k : 영아(0.45), 2～12세(0.55), L : 키(cm), $P_{cr}$ : 혈장 Cr(mg/dL)

### (3) 크레아티닌 청소율(Creatinine clearance, Ccr)

① 토리여과율 검사에 가장 적합한 물질은 inulin 등의 물질이지만, **Cr은** 내인성 물질로 체내 주입의 필요가 없기 때문에 **토리여과율 측정**을 위해 임상에서 가장 흔히 이용한다. Ccr은 다음과 같이 계산할 수 있다. 정확한 Ccr을 구하기 위해서는 24시간 소변을 기준으로 구해야 한다.

② 크레아티닌은 토리를 통하여 여과될 뿐만 아니라 일부 요세관을 통하여 배설된다. **토리여과율이 현저히 감소하는 경우(콩팥기능상실)** 혈청 Cr의 상승에 비해 요세관을 통한 배설이 증가해 **실제 토리여과율 보다 높게 측정**된다(아래 식 참고). 따라서 콩팥기능상실 환아에서는 방사선 동위원소(e.g., 99mTc-DTPA, 125I-iothalamate, 51Cr-EDTA)를 이용한 토리여과율을 측정하는 것이 바람직하다. GFR은 만 2세 까지 증가하여 성인과 비슷해진다.

$$\text{Ccr(mL/분)} = \frac{\text{Ucr} \cdot \text{V}}{\text{Pcr}}$$

$U_{cr}$ : 소변 내 Cr 농도(mg/dL), $P_{cr}$ : 혈장 Cr 농도(mg/dL), V : 소변량(mL/분)

### (4) 혈중요소질소 크레아티닌 비

BUN/Cr의 비율은 정상적으로 10 : 1 정도이다. 다음과 같은 상황 〈표 17-5〉에서 변화할 수 있다.

표 17-5 BUN/혈청 Cr의 비율이 변하는 경우

| | |
|---|---|
| 증가하는 경우 | 1. 요소 생산 증가(단백 섭취 증가, **위창자 출혈, 용혈 빈혈, 열(fever), 스테로이드 복용**)<br>2. **탈수**<br>3. 크레아티닌 생성 감소(**기아**) |
| 저하하는 경우 | 1. 요소 생산 저하(단백 섭취 감소, 심한 간 손상)<br>2. 체액 증가<br>3. 크레아티닌 생성 증가(근육 손상) |

FENa(%)

$$= \frac{\text{분당 소변으로 배설된 Na의 양}}{\text{분당 여과된 Na의 양}} \times 100 = \frac{U_{Na} \times V}{P_{Na} \times GFR} \times 100 = \frac{U_{Na} \times V}{P_{Na} \times C_{cr}} \times 100$$

$$= \frac{U_{Na} \times V}{P_{Na} \times \frac{U_{cr} \times V}{P_{cr}}} \times 100 = \frac{\mathbf{U_{Na} \times P_{cr}}}{\mathbf{P_{Na} \times U_{cr}}} \times \mathbf{100}$$

$U_{Na}$ : 소변 내 Na 농도(mEq/L) ; $P_{Na}$ : 혈장 Na 농도(mEq/L) ; V : 분당 소변량(mL/분)
$U_{cr}$ : 소변 내 크레아티닌 농도(mg/dL) ; $P_{cr}$ : 혈장 크레아티닌 농도(mg/dL)
$C_{cr}$ : 크레아티닌 청소율(mL/분) ; GFR : 토리여과율(mL/분)

### 4) 요세관 기능 검사

#### (1) 나트륨 분획배설 FENa(Fractional excretion of sodium)

요세관에서 Na을 재흡수하는 정도를 나타내는 지표로 **혈청 나트륨, 크레아티닌**과 **소변 나트륨, 크레아티닌** 농도를 측정하여 **나트륨 분획배설(FENa)**을 구할 수 있다. 급성 질소혈증에서 **FENa > 2.5%**이면 나트륨 재흡수 기능이 떨어진 것을 의미하므로 **급성 요세관 괴사, 폐쇄요로병증** 등에 의한 급성 콩팥기능상실을 의심한다. **FENa < 1% 이면 콩팥전 질소혈증, 용혈요독증후군** 등을 시사한다.

## 2 토리병증

토리병증(glomerulopathies)은 임상증후군으로 분류하는 방법, 병리소견으로 분류하는 방법, 병태생리로 분류하는 방법 등 여러 가지 분류법이 있다. 여기서는 분류에 대한 부분은 생략하고, 소아에서 중요한 질환만을 다루기로 한다.

### 1) 급성 토리콩팥염(Acute glomerulonephritis, AGN)

급성으로 **혈뇨, 부종, 고혈압, 콩팥기능상실 등**의 증상을 보이는 질환군으로 대부분 감염 후에 초래된다.

#### (1) 급성 사슬알균 감염후 토리콩팥염(Acute poststreptococcal glomerulonephritis, APSGN)

급성 토리콩팥염 중 대표적인 것으로 최근에 발생빈도가 많이 감소되었다. 병의 경과는 <그림 17-1>과 같다. 95% 이상에서 완전히 회복되고 재발은 드문 질환이다.

① 원 인

- **A형 β-용혈 사슬알균** 중에서 신장염 유발 균주에 의한 **피부 또는 인후 감염**이 원인이다. 혈청 보체(C3)가 반응하여 만들어진 면역복합체가 토리에 침착되어 염증 반응을 일으켜서 발생하는데, 확실한 기전은 알려져 있지 않다.
- Type에 따른 감염양상을 <표 17-6>에 비교해 놓았다.

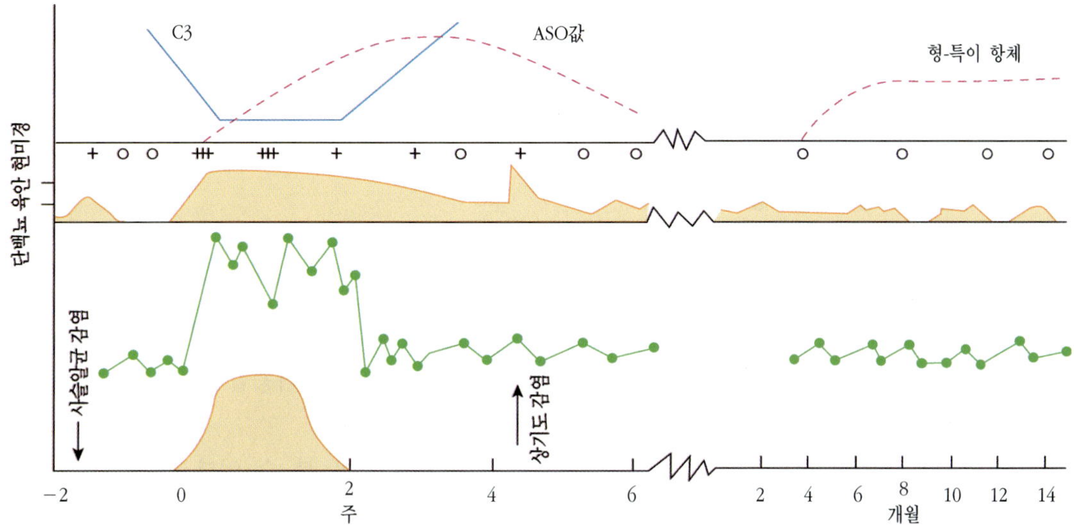


그림 17-1 급성 사구체 신염의 경과

**표 17-6 사슬알균의 부위에 따른 급성 사구체 신염 발병의 차이점**

| 구 분 | 상기도 | 피 부 |
|---|---|---|
| 지역 | 온대, 한대 기후 | 열대 기후 |
| 계절 | 겨울, 봄 | 늦여름, 초가을 |
| 연령 | 학령기 초기 | 학령 전기 |
| 성별 | 남＞녀 | 남＝녀 |
| 잠복기 | 10일 전후 | 3주 전후 |
| 주된 항체 형성 | ASO | Anti-DNase B |

### ② 병리소견

- 토리사이질 세포 증식과 다형핵 백혈구의 침윤을 보인다.
- 면역형광 현미경검사 : 면역글로불린(주로 IgG) 및 C3가 과립 모양으로 토리바닥막 및 토리사이질에 침착을 보인다.
- 전자현미경 검사 : 토리바닥막의 상피밑 부위에 **낙타의 혹 모양(subepithelial hump)**으로 전자밀도 침착(electron-dense deposit)이 특징적으로 나타난다.

### ③ 임상양상

- 콩팥염의 정도는 무증상 현미경적 **혈뇨**에서부터 **콩팥증후군(10~20%), 급성 콩팥기능상실**에 이르기 까지 다양하게 나타난다. 5~12세(평균 7세) 어린이에서 흔하고 3세 미만에서는 드물다.
- 잠복기 : **인두염 후 1~2주 뒤, 피부감염 3주 전후**로 콩팥염의 증상이 발생한다. **잠복기가 1주일 이내인 경우는 IgA 콩팥병증** 등 다른 질환을 고려해 보아야 한다.
- 콩팥 침범의 중증도에 따라서 **부종, 고혈압, 소변감소**의 정도가 달라진다. **부종**은 눈 주위에 가장 현저하고, **소변감소**는 대개 수일간 지속된다. 약 2/3의 환자에서 **혈량과다증으로 인한 고혈압**을 보

이는데, 심한 고혈압으로 두통, 졸음, 구토, 경련 등의 **뇌병증과 심장기능상실**이 발생할 수 있다.

• 급성기는 6~8주 이내 회복되는데, 고혈압과 단백뇨는 4~6주까지는 정상화 되지만 **현미경적 혈뇨는 1~2년 동안 지속**될 수 있다.

④ 진 단

• **최근 사슬알균 감염을 증명**해야 한다.

• 혈청 검사 : **ASO 역가**의 상승은 인두염 후에는 볼 수 있지만, 피부감염의 경우 조기에 항생제 치료 시에는 거의 볼 수 없다. 피부감염 때는 **anti-DNase B** 측정이 유용하다.

• **C3 감소** : 급성기 환자에서 **현저히 감소**하며, **6~8주 이내에 정상화** 된다. 혈청 C3 감소하는 다른 질환으로는 루푸스 콩팥염, 막증식 토리콩팥염, 기타 감염후 토리콩팥염 등이 있다. 8주 이상 지속시에는 MPGN을 의심한다.

• 소변 검사 : **육안적 혈뇨**를 흔히 볼 수 있고, 적혈구 원주 등을 볼 수 있다.

• 콩팥 생검 : 대부분 필요하지 않지만, 임상양상이 비정형적인 경우 고려해 볼 수 있다.

- 콩팥기능상실 또는 콩팥증후군 발생
- 사슬알균 감염의 증거가 없을 때
- 혈청 C3가 정상
- 혈뇨, 단백뇨, 콩팥기능 저하, 혈청 C3의 감소가 2달 넘게 지속될 때

⑤ 감별 질환

• **반복 혈뇨(IgA 콩팥병증, 고칼슘뇨** 등)

- 대개 상기도 감염 후 수일 이내에 혈뇨, 경도의 단백뇨가 나오며 혈청 보체는 정상이다.
- 부종, 고혈압, 핍뇨를 보이는 경우는 드물다

• 막증식 토리콩팥염(MPGN)

- C3가 대부분의 환자에서 저하되지만 2개월 이상 지속적으로 저하된다는 특징이 있다.

• 유전 콩팥염(알포트 증후군)

- 지속적 콩팥염을 보이며 신경성 청력장애가 흔히 동반된다.
- 혈청 보체는 정상이고 가족력이 진단에 도움된다.

• Henoch-Schönlein 자색반, 루푸스 콩팥염

• 급성 출혈 방광염

- 학동기 아동에서 주로 아데노바이러스 감염으로 급격한 혈뇨를 보이는 질환이다. 배뇨통, 빈뇨의 소견을 보이고 혈뇨는 선홍색이다.

⑥ 치 료

• 일단 입원을 한 후, 대증요법과 고혈압조절을 해야한다.

• 고혈압조절 : 두통, 구역, 경력 등의 상황에서 diazoxide

• 경련 : 대개 고혈압에 의한 것으로 혈압을 낮추면 회복된다.

• 항생제 : 페니실린을 10일간 사용한다. 하지만 콩팥염의 경과와는 무관하다.

참고하세요

**혈청 C3가 저하되는 질환**

PSGN, PIGN, MPGN, 루푸스 콩팥염, shunt nephritis

#### (2) 기타 감염후 토리콩팥염(Post-infectious glomerulonephritis)

발생기전, 임상양상, 검사실, 소견, 경과 등이 모두 APGSN과 유사하다. 지름길 콩팥염, 세균 심내막염, B형간염 바이러스, 말라리아, 감염 단핵구증, 인플루엔자 등이 원인이 된다.

### 2) 급속 진행 토리콩팥염(Rapidly progressive glomerulonephritis, RPGN)

여러 가지 **콩팥염**의 양상을 보이다가 **말기 콩팥병으로 급격히 진행**하는 질환으로 토리 주머니(Bowman capsule) 내 특징적인 **초승달(crescent)** 모양을 보인다.〈그림 17-2〉

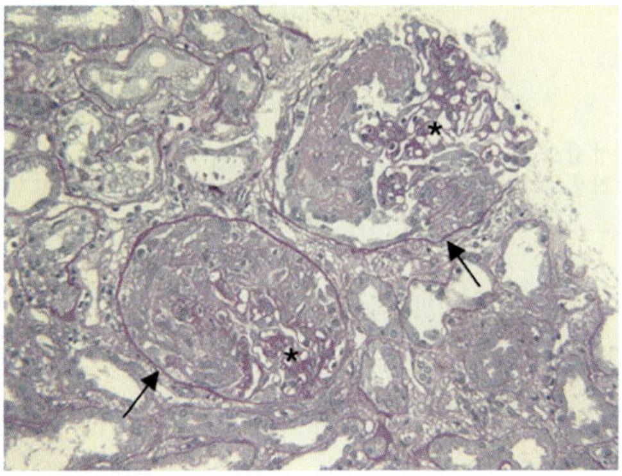

그림 17-2 광학현미경(×200)으로 관찰한 초승달 형성

원인 질환 감별을 위해 **ANCA**(anti-neutrophil cytoplasmic antibody), 혈청 **C3, anti-GBM**(glomerular basement antibody) 항체와 anti-DNase B 등의 검사를 시행하도록 한다. 원인 질환에 따라 치료 반응이 다르지만, 대개 코르티코스테로이드(methylprednisolone pulse therapy)와 세포 독성 약제(cyclophosphamide)를 투여하고, 혈장분리교환술 등을 시행하기도 한다.

### 3) 콩팥증후군(Nephrotic syndrome)★

**심한 단백뇨, 저알부민혈증, 고지질혈증(200~250mg% 이상), 전신부종**을 특징으로 하는 임상 증후군이다. 토리 투과성이 증가하여 혈청 단백이 소변으로 소실되어 발생한다.

#### (1) 정 의

① **단백뇨 : >40mg/m²/시간**(성인>3.5g/일/1.73m²), spot UPr/UCr>2(성인>3.5)

② 혈청 알부민 <2.5g/dL

### (2) 분 류

원인에 따라 일차(특발) 콩팥증후군과 이차 콩팥증후군으로 구분하는데,

① 소아에서는 **90%가 일차 콩팥증후군**으로 그 중 **미세변화 콩팥증후군**(minimal change nephrotic syndrome, MCNS)이 가장 흔하다(85%).

② 이차 콩팥증후군의 원인으로 전신홍반루푸스, Henoch-Schönlein 자색반, 사슬알균 감염, B형 간염, 약물 등이 있다.

### (3) 1차 콩팥증후군(Idiopathic nephrotic syndrome)

#### ① 병태생리

정확한 발병기전은 모르지만 T세포의 기능이상으로 토리 모세관 투과성을 증가시키는 물질이 분비되어 단백뇨가 발생하는 것으로 생각된다.

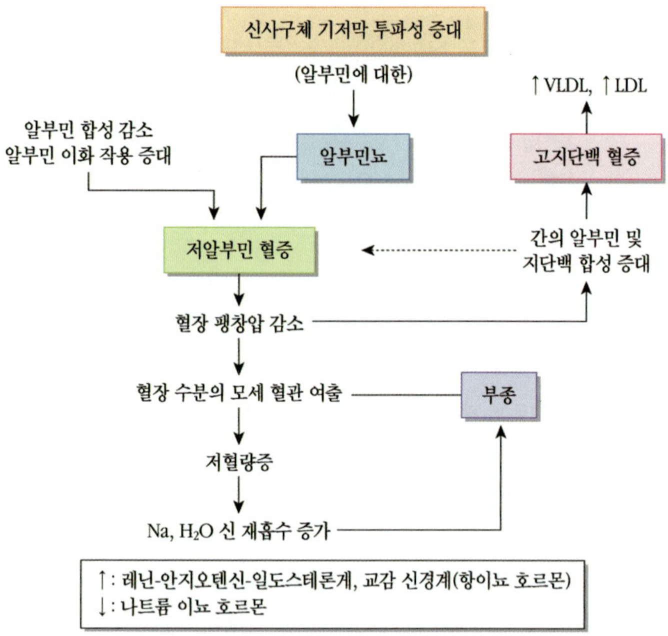


그림 17-3 신증후군 병태생리

#### ② 분 류

병리 소견에 따라서 3가지 형으로 나눈다.〈표 17-7〉

표 17-7 콩팥증후군(소아)

| | 미세 변화형 | 국소 조각 토리굳음증 | 혈관사이질 증식 토리콩팥염 |
|---|---|---|---|
| 빈도 | 80% | 8% | 6% |
| 임상양상 | | | |
| 발현 나이 | 2~7세 | 2~10세 | |
| 혈뇨 | 10~20% | >50% | |
| 고혈압 | 드물다 | (+) | (+) |
| 말기콩팥병으로 진행 | 진행하지 않는다. | 10년(5~20년) | |
| 병리 소견 | | | |
| 광학 현미경 | 정상 | 메산지움 세포 증식, 조각 상처형성 | 토리사이질 세포와 기질의 증식 |
| 면역 형광 | 없음 | 병변 내에 IgM, C3 침착 | IgM(IgA), C3 약간 침착 |
| 전자현미경 | 상피세포의 **발돌기 소실** | **발돌기 융합**, glomerular tuft의 조각 흉터형성 | 토리사이질 세포와 기질의 증식, **발돌기 소실** |
| 스테로이드에 대한 반응 | **95%** | **저항성** | **불량함** |
| 예후 | 자주 재발하지만 콩팥기능 저하는 없다 | 흔히 스테로이드 저항성을 보이고 말기 콩팥병으로 진행한다. | 10년 생존률 50% |

③ 임상양상

- 남아에서 흔히(2배) 발생하며 호발 연령은 2~6세로 **눈 주위 부종**〈그림 17-4A〉, **음낭 또는 음순 종창**〈그림 17-4B〉, **전신부종**을 보인다.
- **거품뇨,** 소변감소, 식욕부진, 복통, 설사 등이 흔하다.
- 소변검사에서 **3+~4+ 단백뇨**를 보이고, 현미경적 혈뇨는 ~20%에서 보인다. 혈청 알부민의 저하 및 지질의 상승 소견을 보인다.

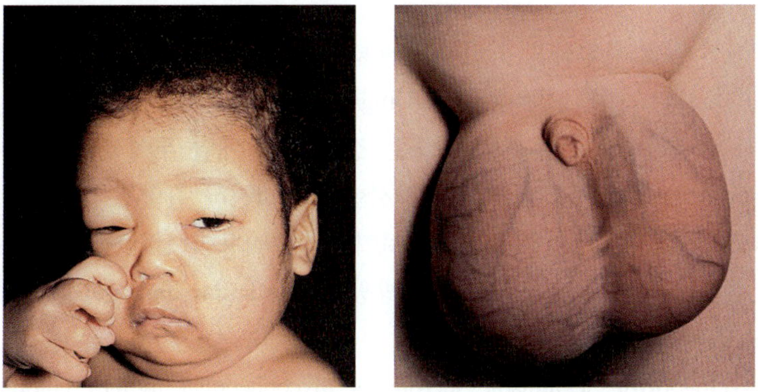

A B

그림 17-4 콩팥증후군. **A,** 눈주위 부종. **B,** 음낭종창.

④ 진 단

- 소아에서는 스테로이드에 반응하는 미세변화형이 많아 신생검없이 스테로이스 치료를 시작한다.
- 신생검의 적응증
  - 연령이 어리거나 많은 경우(age < 1yr, or > 8yr)
  - 혈뇨, 고혈압, 또는 콩팥기능저하(크레아티닌 상승)를 보이는 경우
  - 혈청 C3의 감소가 있거나 B형 간염 항원 양성

⑤ 합병증

- **감염** : 단백질을 소실로 인한 면역글로불린(IgG)과 properdin B의 감소, 면역억제요법, 세포매개면역 결함, 영양실조, 부종이 세균 배양액으로 작용 등으로 감염이 위험이 증가한다. **원발 복막염**(*S. pneumoniae*, *E. coli*)이 가장 중요하며, 패혈증, 연조직염, 요로 감염 등이 호발한다.
- **혈전색전증** : 섬유소원의 증가, 섬유소 용해 인자들의 감소(anti-thrombin III, 단백질 C와 단백질 S), 혈소판 응집성의 증가 등의 이유로 동맥, 정맥 모두의 혈전증이 호발한다(동맥천자는 될 수 있는한 피한다). 이로 인해 **측복부 통증**이 자주 발생하는데 이는 renal vein thrombosis를 시사하는 소견이다.
- **급성 혈량저하 위기** : 미세변화 콩팥증후군에서 잘 발생하며, 혈관내 수분이 급속히 사이질로 이동되어서 혈장량이 감소되는 경우이다. **손발이 차가워지고, 맥박수 증가, 욕지기, 구토, 복통** 등이 나타나고, 검사상 적혈구용적률이 증가하고 Na 배설이 감소(소변 Na < 10mmol/L)한다. 혈량저하와 함께 부종이 동반된 경우 20% 알부민 투여로 증상 호전을 기대 할 수 있다.

⑥ 치료 : 면역억제 치료와 일반적인 지지요법을 하게 된다.

- 성장과 발육을 하는 소아에서는 **단백제한을 하지 않고 통상의 양을 섭취**하도록 한다.
- **부종** : **염분 제한**을 하고, 심한 부종과 **저나트륨혈증 발생시는 수분제한**을 한다. **이뇨제**(thi azide, furosemide)를 조심스럽게 투여하고, 부종이 아주 심한 경우 20% 알부민 정맥주사 후 furosemide 정맥주사를 할 수 있다. 알부민 투여시 고혈합, 폐부종이 초래될 수 있으므로 주의한다.
- **면역억제제**
  - 첫 발병시 전신 감염이 없음을 확인하고 **prednisone 치료**를 한다. 6주간 매일 투여(60mg/m$^2$/일) 하고 단백뇨가 소실된 경우 6주간 40mg/m$^2$/일의 용량으로 격일로 투여 후 1~2달에 걸쳐서 서서히 감량하면서 끊는다. 재발하는 경우 다시 매일 투여하고 소변 단백이 3일 연속 음전(trace or negative)되면 격일 요법을 시행하고 서서히 감량후 끊는다.
- **cyclophosphamide** : 자주 재발하거나 스테로이드의 부작용이 심한 경우에 사용하며 장기간 관해를 유지할 수 있는 반면 **백혈구감소**, 출혈방광염, **Testicular damage(불임유발)**, 암 등의 부작용이 있을 수 있다.
- 이차 약제로 **cyclosporine**, levamisole, tacrolimus, mycophenolate mofetil, chlorambucil 등이 있다.

## 4) IgA 콩팥병증

(1) 전 세계적으로 가장 흔한 원발 토리병으로 발병기전은 정확히 모르지만 조직 **면역형광 현미**

**경검사**에서 특징적인 **토리사이질에 IgA의 침착**을 보이는 면역복합체 매개 토리콩팥염이다(혈청 IgA 수치는 정상).

(2) 병리소견 : 광학현미경 검사에서 특이 소견은 없지만 혈관사이질 증식 콩팥염 소견을 보이고 면역형광 현미경 검사는 **토리사이질에 IgA의 과립 침착**을 보인다.〈그림 17-5〉 전자현미경 소견은 전자 밀도 침착(electron dense deposit)이 토리사이질에서 주로 관찰되며 내피밑, 상피밑에서도 관찰된다.

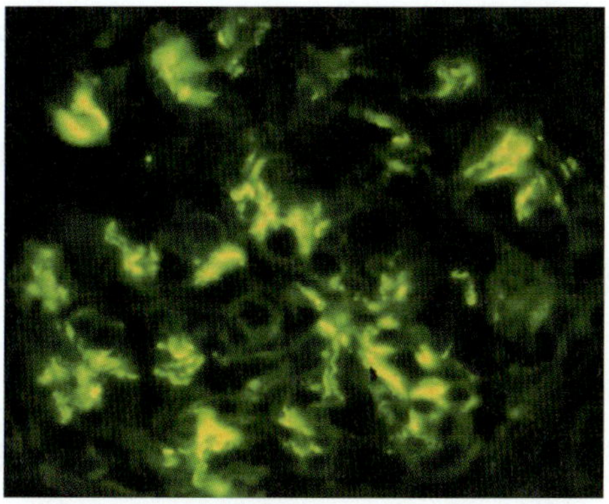

그림 17-5 IgA 콩팥병증의 면역형광현미경 소견

(3) 임상양상 : 10~20대에 가장 흔히 발생하고, 남자에서 더 흔하다. **상기도 감염**이나 위장관 감염 **2~3일 내 시작**하는 **반복적인 육안적 혈뇨**가 전형적인 증상으로 **현미경적 혈뇨와 단백뇨**를 보이는 경우도 있고 급성 콩팥염, 콩팥증후군, 급성 콩팥기능상실, 급속 진행 토리콩팥염 등으로 발병하기도 한다. 15~20년의 경과 동안 20~30%의 소아에서 콩팥기능상실로 진행하게 된다.

(4) 치료 : 아직까지 IgA 콩팥병증을 근본적으로 치료할 수 있는 확립된 치료법은 없다. **혈압 조절은 중요**하고, 진행 콩팥병의 위험인자인 고혈압과 단백뇨를 개선하기 위해서 앤지오텐신 전환효소 억제제와 앤지오텐신 II 수용체를 사용할 수 있다.

(5) 예후가 불량한 위험인자는 다음과 같다.

① 지속 고혈압, 콩팥기능 저하, 하루 1g 이상의 단백뇨, 남자, 육안적혈뇨가 없어 진단이 늦어지는 경우

② 콩팥생검 : 토리굳음증과 광범위한 초승달 형성, 요세관의 위축과 사이질의 섬유화, 혈관의 병터가 심한 경우

## 5) Henoch-Schönlein 자색반 콩팥염(HSPN)

(1) Henoch-Schönlein 자색반은 **피부, 창자, 콩팥의 모세혈관**에 **polymeric IgA1**을 포함하는 **면역복합체**가 **침착**되는 **전신 혈관염(small vessel vasculitis)**으로 **촉지 자색반, 관절염, 복통, 토리콩팥염**을 보인다.

(2) 증상 : 호발 연령은 2~8세(평균 연령 6세)이며, 남자에게 흔하고, 전형적으로 **상기도 감염 1~3 주 후** 증상을 보인다. **피부 자색반, 복부 증상, 관절 증상, 콩팥염**이 중요한 증상이다.

① **피부 자색반** : 주로 팔, **다리, 엉덩이**에 분포하며 소실되었다가 ~3달까지 다시 나타나기도 한다.

② 관절 증상 : 주로 무릎과 발목을 침범하지만 후유증을 남기지 않는다.

③ 복부 증상 : **급경련 복통**, 구토, 위장관 출혈(대부분 잠재혈액)을 보인다.

④ **콩팥 침범** : 현미경적 혈뇨, 단백뇨, 육안적 혈뇨 등을 보이고, 토리콩팥염, 콩팥증후군, 급성 콩팥기능상실을 보일 수도 있다. 환자의 25~50%에서 콩팥 침범을 보이는데, 대부분 증상 발현 3개월 이내에 나타난다. 콩팥염 발생 환자의 **2~5%에서 말기 콩팥병**으로 진행한다.

(3) **검사 소견** : **혈소판수, 출혈시간, 응고검사는 모두 정상**을 보이며, **혈청 보체도 대부분 정상**을 나타낸다. 약 **50% 환자에서 혈청 IgA 농도가 증가**(특히 급성기)를 보인다.

(4) 병리소견은 IgA 콩팥병증과 매우 유사하다.

(5) 치료 : 지지요법을 시행한다. **심한 관절통과 복부 증상이 있는 경우 prednisone 투여**가 효과적이나 자색반의 경과와 콩팥염의 결과에 영향을 준다는 증거는 없다.

(6) 예후는 콩팥염에 의하여 결정되는데 대부분 자연 치유가 된다. 급성토리콩팥염-콩팥증후군 형태로 나타난 경우나 콩팥생검에서 초승달 형성이 50% 이상인 경우 등은 예후가 나쁘다.

### 6) 단독 단백뇨(Isolated proteinuria)

**고혈압, 부종, 혈뇨** 등의 증상이 없고 저알부민혈증, **질소혈증(azotemia)** 소견을 보이지 않고 단백뇨만 있는 경우를 단독 단백뇨라고 한다. 단독 단백뇨의 감별 진단은 〈그림 17-6〉과 같다.

사구체 단백뇨를 분류하면 기립 단백뇨(간헐 단백뇨)와 지속 단백뇨로 크게 나눌 수 있다.

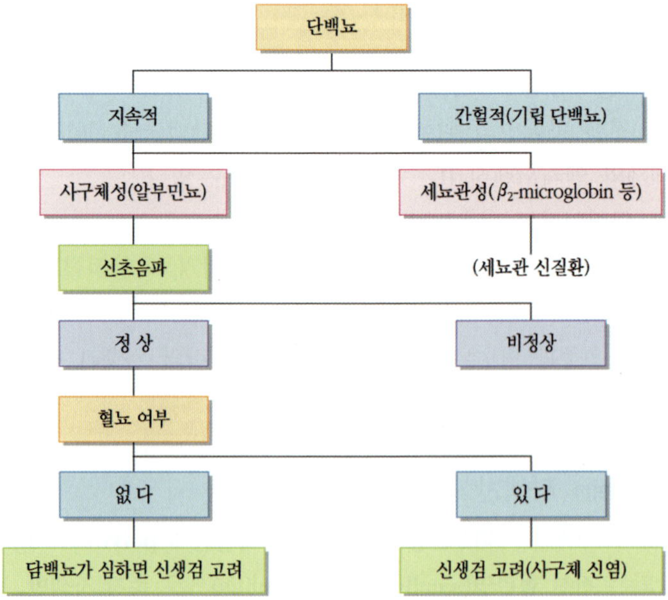


그림 17-6 단독 단백뇨의 감별 진단

(1) **기립 단백뇨** : 서서 활동할 때만 단백뇨를 보이는 것으로 누워 있을 때는 정상을 보인다. **소변 단백량은 보통 하루에 1g 이하**이며, 단독 단백뇨의 60% 이상의 원인을 차지한다. **아침 첫 소변에서 단백을 검사하면 음성**(negative, trace on dipstick 또는 UPr/UCr $<0.2$)이 나온다. 활동하는 낮 동안의 요단백량과 취침 후 요단백량을 측정하는 것으로 진단할 수 있다. **예후는 양호**하다.

(2) 지속 단백뇨(고정 단백뇨)의 경우 토리병(glomerular disease)이 있을 가능성이 있다.

① 소변 단백이 하루 1g 이상 나오거나, 추적 관찰 중 혈뇨, 고혈압, 질소혈증 등의 증상을 보이는 경우에는 토리병을 의심하여 콩팥생검을 한다.

### 7) 무증상 혈뇨(Asymptomatic hematuria)

무증상 혈뇨는 육안적 혈뇨와 좀 더 많이 보게 되는 현미경적 혈뇨로 구분하고, 혈뇨 환자를 평가할 때 **토리 혈뇨(glomerular)인지 비토리 혈뇨(extraglo merular)인지 먼저 감별**하는 것이 중요하다. 토리 혈뇨의 가장 흔한 원인으로 IgA 콩팥병증이 있고, 얇은 바닥막 병(thin basement membrane disease), Alport 증후군, 막증식토리콩팥염, 감염후 토리콩팥염 등이 있다. 비토리 혈뇨의 원인으로는 특발 고칼슘뇨가 가장 많고, 그 외 요로결석증, Nutcracker 증후군, 선천 비뇨기기형 등이 있다. 무증상 혈뇨의 감별 진단은 〈그림 17-7〉과 같다.

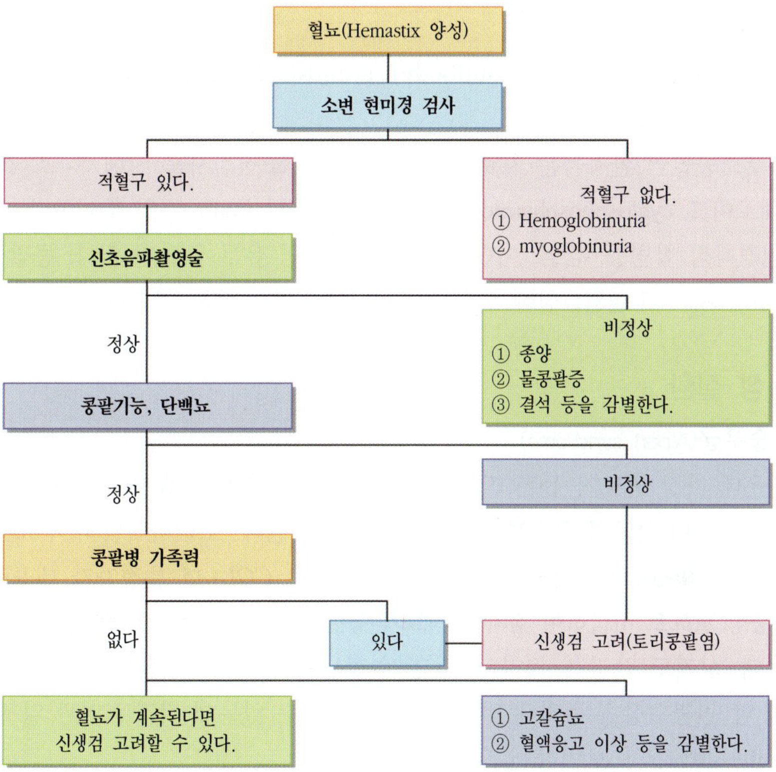


그림 17-7 무증상 혈뇨의 감별진단

**단백뇨를 동반하지 않고 콩팥기능이 정상인 현미경적 혈뇨의 대부분은 양성 경과**를 취하여 매년 30% 정도 혈뇨가 자연 소실되고 적은 수에서만 수년 간 혈뇨가 지속된다. 일부에서는 단백뇨가 동반되거나 콩팥기능이 떨어지는 수가 있다.

## 8) 전신 홍반 루푸스

(1) 사춘기 여아에 호발하는 질환으로 열, 체중감소, 발진, 혈액학적 이상, 관절염 등의 증상을 보이며, 심장, 폐, 중추신경계, 콩팥 등의 장기를 침범하는 자가 면역 질환이다. 이 질환을 가지고 있는 환자 중 ~75%에서 콩팥병을 보인다.

(2) 루푸스 콩팥염은 병리조직학적으로 국제신장학교 및 콩팥병리학회에서 6가지로 분류한다.

① class I : 미세 혈관사이질 루푸스콩팥염(minimal mesangial lupus nephritis)

② class II : 혈관사이질 증식 루푸스콩팥염(mesangial proliferative lupus nephritis)

③ class III : 국소 증식 루푸스콩팥염(focal proliferative lupus nephritis)

④ **class IV : 미만 증식 루푸스콩팥염**(diffuse proliferative lupus nephritis)

⑤ class V : 막 루푸스콩팥염(membranous lupus nephritis)

⑥ class VI : 진행 경화 루푸스콩팥염(advanced sclerosing lupus nephritis) : 말기콩팥병증으로 진행할 가능성이 가장 높은 class IV형의 환자들은 혈뇨, 단백뇨, 콩팥기능저하, 콩팥증후군 또는 급성콩팥기능상실을 보인다.

(3) 검사소견 : **항핵항체(antinuclear antibody), anti-dsDNA 항체 양성**을 보이고, **혈청 보체(C3, C4)의 감소**를 보인다.

(4) 치료 : 루푸스콩팥염 환자들은 치료 시작 전 반드시 조직검사를 시행 후 조직학적 분류에 따라서 스테로이드 cyclosphosphamide, azathioprine, rituximab 등을 투여한다.

(5) 예후는 신경학적 합병증, 감염, 미만 증식 토리콩팥염 유무에 달려 있다. 콩팥생검 당시 콩팥기능의 저하, 지속 고혈압, 심한 빈혈 등에서 예후가 불량한 것으로 알려져 있다.

## 9) 유전 가족성 질환

### (1) 알포트 증후군(Alport syndrome)

유전 신염 가운데 가장 빈도가 높은 질환으로 **대부분 X연관 우성 유전**(85%)을 하며 **진행 콩팥염, 감각신경 난청과 눈의 이상(앞 원뿔수정체 등)**을 특징으로 한다. 토리바닥막의 주요 구성성분인 **IV형 콜라겐(type IV collage) 유전자의 돌연변이**가 원인이고 *COL4A5* 유전자가 대표적이다.

① 증상 : **무증상 혈뇨로 시작하여 점차 단백뇨가 동반되고 결국 말기 콩팥병증**으로 진행하는 양상을 보이는데, 상기도 감염 1~2일 후 육안적 혈뇨를 보이기도 한다. 신장외 증상으로 감각신경 난청과 앞 원뿔수정체 등의 눈의 이상이 동반될 수 있는데 각각 X연관 알포트증후군 환자의 90%, 30~40%에서 보인다.

② 생검소견 : 전자현미경 검사에서 **여러 가닥을 이루면서 불규칙하게 두꺼워진(basket wave pattern) 토리바닥막**〈그림 17-8〉을 관찰하면 확진이 가능하다.

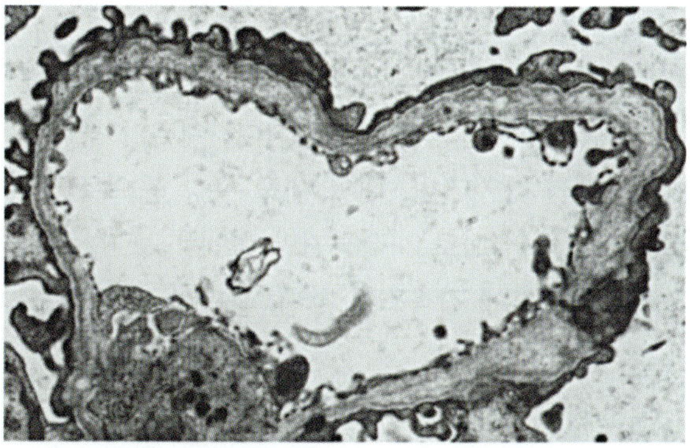

그림 17-8 **알포트 증후군.** 전자현미경 검사소견(basket weave pattern).

③ 특별한 치료는 없고 지지요법을 한다.

### (2) 양성 가족성 혈뇨, 얇은 토리바닥막 병(Thin basement membrane disease)

**보통염색체 우성유전** 하는 질환으로 일부 환자에서는 Ⅳ형 콜라겐 유전자의 돌연변이를 보이기도 한다. 대부분 소아기에 **지속적인 현미경적 혈뇨**로 발견된다. 혈뇨는 평생 지속되지만, 단백뇨, 고혈압, 콩팥기능저하 등의 다른 증상은 동반되지 않는다. 특별한 치료 없이 추적 관찰하면 된다.

### (3) Finnish형 선천 신증후군

생후 3개월 이내에 발생하는 콩팥증후군을 선천 콩팥증후군이라고 하며, 예후가 매우 불량하다. 가장 대표적인 것이 Finnish형 선천 신증후군이다. 보통염색체 열성유전 질환으로 토리 상피세포 발돌기 사이에 존재하는 slit diaphragm을 구성하는 nephrin 단백의 유전자(*NPHS1*) 이상이 그 원인이다. 예후는 매우 불량하여 콩팥기능상실로 진행하여 5세까지는 사망한다.

## 10) 용혈 요독 증후군(Hemolytic uremic syndrome, HUS)

전신 **혈전 미세혈관병증(thrombotic microangio pathy)**으로 인한 **용혈빈혈, 저혈소판, 콩팥기능상실**을 특징으로 하는 질환으로, 영유아 급성 콩팥기능상실의 가장 흔한 원인이다.

(1) 분류 : 설사의 유무에 따라서 설사 연관 형(D+HUS)과 비정형 형(D−HUS, atypical HUS)으로 나눈다.

① **D+HUS** : **Shiga toxin**(verotoxin)을 생산하는 대장균(e.g., *E. coli* **O157:H7**) 등에 오염된 음식, 음료, 우유, 물을 섭취하여 생긴 위장관 감염에 의해서 발생한다. 전구증상으로 설사, 혈변을 동반하며 영유아에 호발한다. 예후가 좋다.

- 발병기전 : Shiga toxin에 의한 모세혈관이나 소동맥의 **내피손상(endothelial injury)**으로 국소 혈전이 발생하고, 국소 혈액응고는 적혈구에 상처를 입혀서 용혈을 초래하고**(미세혈관병증 용혈빈혈)** 토리여과율을 감소시킨다.

② D−HUS : *S. pneumoniae*, coxsackievirus, echovirus, influenza, HIV, varicella 등에 의한 감염,

vWF-cleaving protease(ADAMTS13)의 결핍, factor H 결핍, cyclosporine 등의 약제, 전신홍반 루푸스 등의 전신질환 등으로 인해서 용혈 요독 증후군이 발생하는 경우를 말한다. 전구증상 없이 서서히 진행하며 성인이나 연장아에 호발한다. 예후가 좋지 않다.

- 발병기전 : 항원에 대한 항체가 생기거나, 내피 세포 손상 등으로 결국 미세혈관병증이 생긴다.

(2) 증상 : D+HUS는 **설사**(대개 물설사로 시작하지만 혈액을 보이게 된다), **열, 구토, 복통** 등의 위창자염 증상이 있고 **5~10일 후에 갑작스런 창백, 과민성, 졸음증, 소변감소** 등을 보이게 된다.

- Triad
  - 핍뇨성 신부전
  - 혈소판저하증(피부나 위장관에 출혈반이 생기면서 소모됨)
  - Microangiopathic hemolytic anemia(MAHA)

(3) 검사 소견 : **용혈빈혈 소견**(혈색소 감소, 그물적혈구 증가, 혈장 haptoglobin 감소, 혈장 혈색소 증가), Coombs 검사 음성, 말초혈액 펴바른표본에서 **깨어지고 변형된 적혈구(fragmented RBC,** helmet cell, burr cell)를 볼 수 있다.**〈그림 17-9〉 저혈소판증**을 보이지만 대개 혈액응고 검사는 정상이다. 혈액요소질소와 혈청 크레아티닌 증가, 현미경적 혈뇨와 단백뇨를 볼 수 있다.

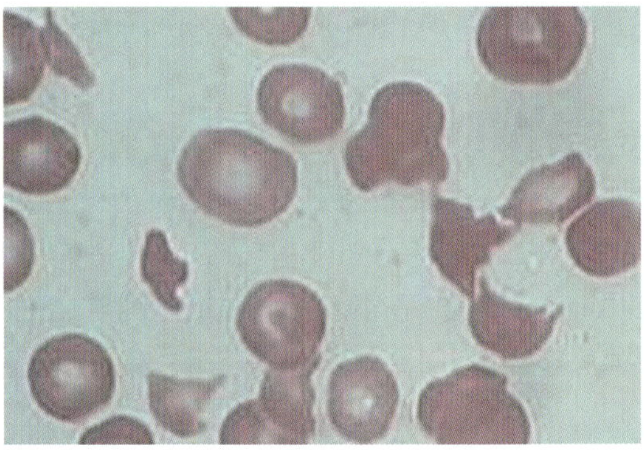

그림 17-9 Fragmented RBC

(4) D+HUS의 진단 : 신장손상+미세혈관병 변화+3주내 설사의 병력이 있을 경우 확진

(5) 치료

① 주로 지지요법을 해준다(수분, 전해질, 산-염기 이상을 교정하고 혈압을 조절).

② Shiga toxin 생산 대장균에 의한 위창자염에서는 **항생제 사용(독소생산 증가) 및 지사제(toxic megacolon 증가)는 금기**이다.

③ **혈소판 수혈은** 경과를 악화시킬 수 있으므로 **주의**해야 한다.

④ 비정형 또는 재발성, 중추신경계 증상을 보이는 경우, **factor H 또는 ADAMTS13 결핍**이 확인된 경우는 신선냉동혈장을 투여하거나 **혈장분리교환술(plasmapheresis)**을 함으로써 호전될 수 있다.

(6) 급성기 사망률은 10% 정도이며 D+HUS의 경우 비교적 예후가 좋다. 평생 추적관찰이 필요하다.

# 3 콩팥기능상실

## 1) 급성 콩팥기능상실(Acute renal failure)

갑작스런 콩팥기능의 저하로 전해질 및 체액의 항상성을 유지할 수 없는 경우를 말하는데, 원인은 〈**표 17-8**〉과 같다.

**표 17-8 급성 콩팥기능상실의 원인**

| 구 분 | 원인 질환 | |
|---|---|---|
| 콩팥전(prerenal) | **탈수**, 출혈, 패혈증, 저알부민혈증, 심장기능상실 | |
| 콩팥(renal) | 혈관 | 콩팥겉질 괴사, **용혈 요독 증후군**, 콩팥정맥 혈전증 |
| | 토리 | 사슬알균 감염 후 토리콩팥염, 루푸스 콩팥염, 급속 진행 토리콩팥염 |
| | 요세관 | 콩팥독성 약물, 허혈에 의한 급성 요세관괴사, 요산염 콩팥병증 |
| | 사이질 | 약물에 대한 과민성, 감염에 의한 급성 사이질 콩팥염 |
| | 선천 및 유전질환 | 유전 다낭신장, 다낭 콩팥병 |
| 콩팥후(postrenal) | **뒤요도 판막**, **신우요관이행부 폐쇄**, 요관꽈리(ureterocele), 요로결석증, 종양, 신경성 방광, 혈전(clot) | |

### (1) 감별 진단

혈액량 감소에 의한 **콩팥전 소변감소**와 **급성 요세관 괴사**에 의한 **소변감소의 감별이 중요하다.**

① 검사실 소견〈**표 17-9**〉

**표 17-9 콩팥전과 콩팥 소변감소증의 비교**

| | 소변 osmolality (mOsm/kg) | 소변 osmolality (mOsm/kg) | 혈액 BUN/Cr | FENa(%) | 소변 비중 |
|---|---|---|---|---|---|
| 콩팥전 | >500 | <20 | >20 | <1 | >1.020 |
| 콩팥 | <350 | >40 | <20 | >2 | <1.010 |

② **생리식염수 투여에 대한 반응** : **생리식염수 20mL/kg**을 30분에 걸쳐서 정맥 주사한다(2차, 드물게 3차까지 시도). 혈액량 감소에 의한 콩팥전 소변감소인 경우 **2시간 이내에 소변**이 나온다.

③ 이뇨제 투여에 대한 반응 : furosemide이나 mannitol을 투여해 볼 수 있다.

④ 그 외에 콩팥요관방광 단순촬영, 초음파 검사(doppler 검사), 방사성 동위원소 검사($^{99m}$Tc-DTPA, MAG3), 혈관조영술, CT, MRI 등의 방사동맥 조영술, CT, MRI 등의 방사선학적 검사를 한다.

⑤ 콩팥생검 : 원인 불명의 급성콩팥기능상실, 2~3주 이상 지속되는 심한 요감소증 또는 무뇨증, 약물성 사이질 콩팥염을 감별하고자 할 때, 콩팥과 관련이 없는 증상이 동반되는 경우 시행하기도 한다.

#### (2) 치 료

수분 제한과 전해질 장애 교정, 산-염기 장애 교정 등 **지지요법을 하고 필요시 콩팥대치요법**(renal replacement therapy)을 한다.

① 수액요법 : 수액 소생과 이뇨제 투여에 반응이 없는 경우 이뇨제 사용은 중단하고 **수액 제한은 필수**이다. 불감수분손실(400mL/$m^2$/일)과 당일 배설되는 소변량 만큼 보충한다. 콩팥외 소실양은 적절한 수액으로 mL 당 mL로 보충한다.

② 저나트륨혈증은 희석저나트륨혈증인 경우가 많아서 수분제한을 하고 혈청 Na < 120mEq/L 또는 경련 등의 증상을 동반하는 경우 3% NaCl을 투여한다.

③ **고칼륨혈증** : 칼륨 공급(식사, 수액 등 포함)을 중단하고, serum $K^+$ > 6mEq/L이면 **Kalimate**® (calcium polystyrene sulfonate)을 경구 또는 직장 투여하고,혈청 $K^+$ > 7mEq/L이면 **Calcium gluconate, $NaHCO_3$, 포도당 50% 용액과 insulin 정맥 주사**를 하고 반응이 없는 경우 **투석**을 한다.

④ 저칼슘혈증 : 인산염 배설 장애에 따른 고인산혈증에 의해서 발생하므로 인 제한식이와 함께 sevelamer(Renagel®), calcium carbonate을 경구 복용하고, 테타니 발생 시에만 칼슘 정맥주사를 한다.

⑤ **산증** : pH < 7.15($HCO_3$ < 8mEq/L)이면 심근 과민성이 증가하기 때문에 $NaHCO_3$ 조심스러운 투여로 pH > 7.20($HCO_3$ > 12mEq/L)까지 올려준다.

⑥ **고혈압**은 수분과 염분제한과 함께 항고혈압제를 투여하고, 저나트륨혈증, 저칼슘혈증, 고혈압 또는 요독증으로 인해서 **경련**이 발생할 수 있는데, diazepam로 조절한 후 원인 교정한다. 혈색소 < 7g/dL으로 감소하면 수혈할 수 있으나 혈량과다증을 주의해야 하고, 위장관 출혈로 H2 수용체 길항제를 투여할 수 있다. 항생제 등의 **약물 투여시 잔여 콩팥 기능 정도에 따라서 용량을 조정**해서 투여한다.

⑦ 식이요법 : 대부분 칼륨, 인, 나트륨을 제한하고 단백도 제한한다. 충분한 칼로리를 공급해야 하며 콩팥기능상실이 길어지면 필수아미노산을 포함한 비경구 고영양단백을 할 수도 있다.

⑧ **투석** : 혈액투석, 복막투석, 지속콩팥대치요법(continuous renal replacement therapy, CRRT)을 할 수 있다. **치료에 반응하지 않는 심한 산증, 용적과부하**(고혈압, 폐부종), **신경학적 증상**(경련, 의식소실), **BUN > 100~150mg/dL, 저칼슘테타니를** 보이는 칼슘-인 불균형 등에서 하게 된다.

### 2) 만성 콩팥기능상실★

만성 콩팥병(chronic kidney disease)은 **3개월 이상(> 3mo) 콩팥의 구조 또는 기능의 이상이 있거나 콩팥의 손상이 없더라도 3개월 이상 토리여과율이 60mL/min/1.73$m^2$ 미만인 경우**를 말하며, 5기(stage)로 분류한다.〈표 17-10〉 우리나라 소아 만성 콩팥기능상실의 원인 질환은 토리콩팥병(36%), 만성 신우신염(21%), 콩팥 형성이상 및 형성저하(9%), 유전 콩팥병(7%)이 흔하고 단일 콩팥병으로는 역류콩팥병(16%), 국소조각토리굳음증(11%) 등이 흔하다. 연령이 5세 미만인 경우 콩팥 형성이상 및 형성저하, 요로 폐쇄 등 선천 기형이 흔하다.

임상양상은 선행 원인 질환에 따라서 다양하게 나타나지만, 두통, 피로, 졸음증, 식욕부진, 구토, 다음증, 다뇨, 성장지연 등을 호소한다. 창백, 쇠약, 고혈압 등이 관찰된다. 만성콩팥기능상실이 진행되면 원인과 관계없이 모든 장기에 이상을 초래한다.

표 17-10 만성 콩팥병(chronic kidney disease) 병기분류

| STAGE DESCRIPTION | GFR(mL/min/1.73m2) |
|---|---|
| Stage 1 Kidney damage with normal or increased GFR | >90 |
| Stage 2 Kidney damage with mild decrease in GFR | 60~89 |
| Stage 3 Moderate decrease in GFR | 30~59 |
| Stage 4 Severe decrease in GFR | 15~29 |
| Stage 5 Kidney failure | <15 or on dialysis |

### (1) 치 료

여러 대사 산물의 체내 축적을 감소시켜 요독 증상을 감소시키고, 성장을 유지시키고, 콩팥 기능이 소실되는 속도를 늦추어 주는데 목적이 있다.

① 우선 **가역적인 요인**에 의해서 만성 기능상실이 악화되지 않았는지 확인하고 **적극적인 치료**를 한다.

- **세포외액의 감소** : 탈수, 과도한 이뇨제 사용 등을 확인하고 수액요법으로 교정
- **감염** : 적절한 항생제로 치료
- **요로폐쇄** : 콩팥초음파 등으로 진단하여 폐쇄 요인을 제거
- **약물** : 콩팥독성 약물, 방사선 조영제로 올 수 있고, 투약을 중지한다.
- 고혈압, 심장기능상실, 심장막염 등을 확인해서 교정해 준다.

② 식이요법 : 인, 칼륨, 나트륨 제한 식이를 하게 되는 경우가 많고, 영아는 저인분유를 주기도 한다. 성인과 달리 소아에서는 성장에 미치는 악영향으로 대개는 단백제한은 추천되지 않고 단백은 달걀, 우유, 고기, 생선, 닭 등의 생물가(biologic value)가 높은 단백질로 공급한다. 수용성 비타민은 보충해 주지만, 비타민 D 이외의 지용성 비타민은 투여하지 않는다.

③ **수분과 전해질 관리** : 쉽게 탈수, 부종에 빠지므로 적당히 염류를 섭취하는 것이 중요하다. 고혈압, 부종, 심장기능상실에는 염분을 제한하고 이뇨제를 사용한다. 토리여과율 <30mL/분/1.73 인 경우 thiazide는 효과가 감소하여 고리 이뇨제(e.g., furosemide)를 사용한다. 혈청 칼륨은 토리여과율이 10mL/분 미만으로 투석이 필요할 때까지는 크게 문제가 되지 않지만, 베타차단제나 앤지오텐신 전환효소 차단제 사용시 고칼륨혈증을 조심하고 저칼륨식이, Kalimate®, $NaHCO_3$를 투여하여 치료한다.

④ **산-염기 관리** : $NaHCO_3$를 투여하여 혈청 $HCO_3$ >22mEq/L 유지해 준다.

⑤ **신장성 골형성장애(renal osteodystrophy)** : 이차 부갑생샘기능항진증에 의한 high-turn over 뼈병터와 과도한 비타민 D 복용으로 인한 부갑상샘호르몬의 과도한 억제로 뼈연화증을 보이

는 low-turnover(또는 adynamic) 뼈병터가 있다. 토리여과율(GFR)이 정상의 25% 이하로 감소하면 혈청인은 상승되는데, **혈청 인 4~6mg/dL(<6mg/dL)을 유지**해야 이차 부갑상샘 항진증을 예방할 수 있다. **칼슘과 인의 농도를 정상으로 유지하고 부갑상샘 호르몬의 농도를 적절하게 유지**하여 뼈의 변형이나 성장지연 등을 예방하기 위해서 **인의 섭취를 제한**(저인식이 및 저인분유)하면서 **인산염 결합제($CaCO_3$)**를 투여하고, 부갑상샘 호르몬 농도를 낮출 수 있도록 **비타민 D 제제**(calcitriol 또는 alfacalcidol)를 투여한다.

⑥ 빈혈의 관리 : **적혈구형성인자의 감소, 불충분한 철분 및 엽산섭취, 적혈구 수명 감소** 등으로 빈혈이 초래되는데 혈색소 10g/dL 미만이 되면 철분결핍이 생기지 않게 철분제제를 복용하면서 **적혈구형성인자(erythropoietin 주사) 피하주사**로 혈색소 11~12g/dL을 유지하도록 한다.

⑦ 고혈압 관리 : 염분제한, 이뇨제, 앤지오텐신 전환효소 억제제, 베타수용체 차단제, 칼슘통로 차단제로 혈압을 조절한다.

⑧ 성장지연 관리 : 적당한 영양 섭취를 하고 신장성 골형성장애, 전해질 이상, 산증, 빈혈 등을 교정하여도 키가 2.0 표준편차 미만인 경우는 사람 재조합 성장호르몬을 투여하여 성장을 촉진시킨다.

⑨ 예방접종 및 약물의 사용 : 권장되는 모든 예방접종을 투여하고, 면역억제제 투여시 생백신은 투여하지 않는다. 매년 인플루엔자 백신 접종을 하고, 가능하면 콩팥이식 전에 생백신(MMR, 수두)을 투여한다. 콩팥으로 배설되는 약물 투여시 약용량을 조정하도록 한다.

⑩ 투석 및 콩팥이식(콩팥 대치요법) : 소아에서는 혈액투석 보다는 복막투석이 더 선호된다. 소아는 정상적인 성장과 발육, 생식능력의 저하를 막기 위해서 가능한 뼈나이가 어린 시기(<12세)에 콩팥이식을 시도하는 것이 바람직하다.

### 3) 콩팥요세관산증(Renal tubular acidosis, RTA)

콩팥요세관산증은 콩팥요세관에서 **$HCO_3^-$ 재흡수 장애**로 인하여 **대사산증**을 보이는 질환이다.

#### (1) 병태생리

콩팥요세관에서 $Na^+$가 재흡수될 때 $HCO_3^-$의 부족량 만큼 $Cl^-$이 대신 흡수되므로 **고염소혈증**을 보이며 혈장의 **음이온 차이**(anion gap$=Na^+-HCO_3^--Cl^-$)**는 정상**이다. 콩팥요세관산증에는 먼쪽 콩팥요세관산증(distal RTA, Ⅰ형), 토리쪽 콩팥요세관산증(proximal RTA, Ⅱ형), 고칼륨혈증 콩팥요세관산증(Ⅳ형)의 세 가지가 있다.

- 산−염기 균형에 대한 신장의 역할 : **중탄산염의 재흡수**와 **비휘발성 산의 배설**을 통하여 산−염기 균형을 조절한다.

토리에서 여과된 중탄산염은 토리쪽세관에서 **85%,** 먼쪽세관에서 **15%**가 재흡수된다.

비휘발성 산(HA)의 경우 혈액에서 $H^+$와 $A^-$로 해리 후에 $A^-$는 콩팥으로 배설되고 $H^+$는 혈중 중탄산염과 결합하여 $H_2CO_3$를 거쳐서 $CO_2$와 $H_2O$가 되어 **이산화탄소**는 **폐**로 배설된다. 이 과정에서 중탄산염 한 분자가 혈액에서 사라진다. 대신, 콩팥요세관 세포(주로 A형 사이세포)에서는 대사 결과 발생한 휘발성산인 이산화탄소 한 분자가 역방향의 과정을 거쳐서 비휘발성산인 **수소 이온**의 형태로 **콩팥**을 통해 배설되게 되고, 이 과정에서 중탄산염 한 분자가 재생된다(7. 수분과 전해질 평형 p.68 참고). 이러한 일련의 과정들 중 일부에 문제가 발생하여 콩팥요세관산증이 나타나게 된다.

### (2) 분 류

**① 토리쪽 콩팥요세관산증**(Proximal RTA, II형)

토리쪽세관에서의 **$HCO_3^-$ 재흡수 장애**로 인하여 발생한다.**〈그림 17-10〉** 혈장 $HCO_3$ 농도가 정상일 때 여과량의 85%가 아닌 60% 정도만 흡수되어 먼쪽세관에서 15% 재흡수 되므로 약 25%는 소변으로 잃게 된다. 그러나 혈장 $HCO_3^-$가 감소되면(~15mEq/L) 여과된 $HCO_3^-$의 양이 적어져 여과된 양 모두 재흡수하는 것이 가능해지게 되어 소변으로의 $HCO_3^-$ 소실은 없고 먼쪽세관의 수소 이온 배설은 정상적이므로 소변 pH는 5.5 이하로 감소하게 된다.**〈그림 17-10〉**

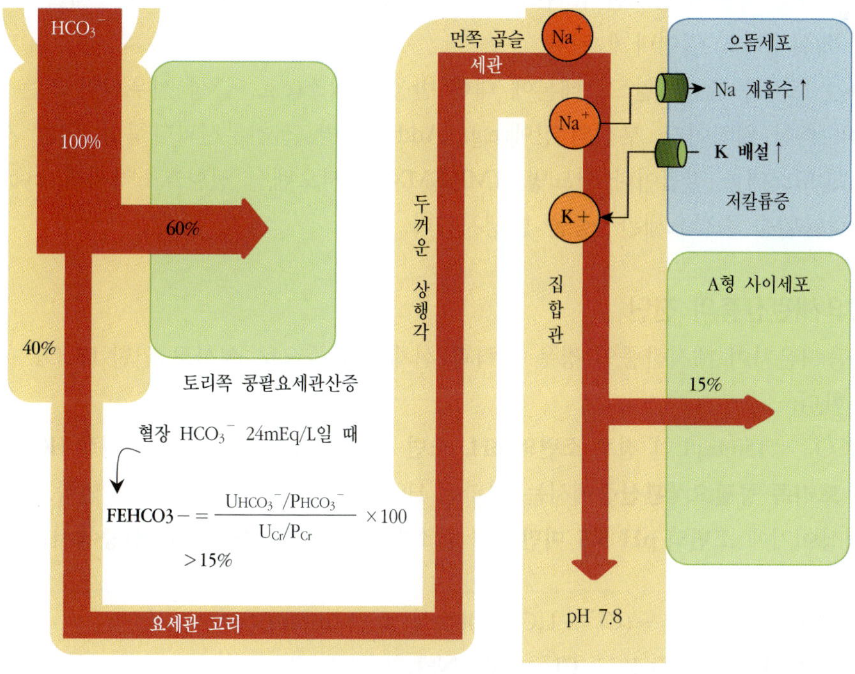


그림 17-10 **토리쪽세관에서의 $HCO_3^-$ 재흡수 장애**

단독으로 발생하는 경우 산발성이거나 유전성으로 나타날 수 있으며, **Fanconi 증후군**의 한 증상으로 나타날 수 있다. 원발 Fanconi 증후군 중 유전 질환으로 cystinosis, Lowe 증후군, 사립체질환 등이 있고 이차 Fanconi 증후군의 원인으로 ifosfamide, cyclosporine/FK506, gentamicin 등이 있다.

**② 먼쪽 콩팥요세관산증**(Distal RTA, I형)

먼쪽세관에서의 **수소이온 분비 장애(요산성화의 장애)**로 발생한다. 정상인에서 소변의 $H^+$ 농도가 혈장 $H^+$ 농도의 1000배까지 될 수 있지만, 원위 요세관 산증에서는 100배 이하의 농도 차이를 보여서 **소변의 pH가 5.8 이하로 떨어지지 않는다.** $H^+$의 분비 장애는 $HCO_3^-$ 재흡수의 장애와 비휘발성 산($NH_4^+$, $H_2PO_4^-$)의 배설장애를 동시에 초래하는데, 원위형에서는 소변으로의 $HCO_3^-$ 소실이 15%를 초과할 수 없다. **고칼슘뇨, 콩팥석회증 또는 콩팥돌증**이 동반될 수 있다.

원발과 이차 콩팥요세관산증으로 나눌 수 있는데, 이차성에는 사이질 콩팥염과 독소/약품으로 나누어 볼 수 있고 사이질콩팥염은 요로폐쇄, 방광요관역류, 신우신염, 루푸스콩팥염, 속질 스펀지 콩팥, 간경화 등이 있고 약물은 amphotericin B, cisplatin 등이 있다. 저칼륨혈증이 나타나며, 고칼슘뇨, 콩팥석회증, 콩팥돌증 등이 동반된다.

③ 고칼륨혈증 콩팥요세관산증(Ⅳ형)

**알도스테론의 생산의 장애 또는 콩팥 반응성의 장애**로 인하여 염분소실과 **고칼륨혈증**을 특징으로 한다. 알도스테론은 집합관에서 수소이온의 분비에 중요한 역할을 하는 $H^+$−ATPase에 직접적으로 작용을 하고 또한 강력하게 칼륨이온은 분비시킨다. 이 과정의 장애로 수소이온의 분비가 감소하고 **고칼륨혈증**으로 인해서 요세관 세포의 **암모니아 생산의 억제**(∵고칼륨혈증, 알칼리혈증시 암모니아 생산 억제)로 완충 작용이 감소한다. 수소이온의 분비가 감소함으로써 $HCO_3^-$ 재흡수의 장애와 비휘발성산의 배설장애도 일어나게 된다.

소아에서는 토리쪽세관의 알도스테론에 대한 반응성 감소(e.g., 급성 신우신염 또는 요로폐쇄)가 Ⅳ형 RTA의 흔한 원인이다. 부신의 장애(e.g., Addison 병, 선천부신과다형성, 원발 저알도스테론증)로 인한 알도스테론 결핍이나 당뇨병, TMP/SMX, 앤지오텐신 전환효소억제제, cyclosporine 등은 이차 고칼륨혈증 콩팥요세관산증을 발생시킨다.

### (3) 콩팥요세관산증의 진단

① 정상 음이온차이 대사산증인 경우 병력과 신체검진 등으로 설사로 인한 $HCO_3^-$ 소실을 감별해야 한다.

- 혈장 $HCO_3^- < 15mEq/L$인 경우 **소변의 pH, 소변 음이온 차이**를 측정한다. 혈장 $HCO_3^- < 15mEq/L$에서는 **토리쪽 콩팥요세관산증**에서는 여과된 $HCO_3^-$가 모두 재흡수 되고 먼쪽요세관의 $H^+$ 분비가 정상이기에 **소변의 pH 5.5 미만**으로 감소하지만, **먼쪽 콩팥요세관산증**에서는 pH>6.0이다.

- 혈장 음이온 차이 $= Na^+ - (Cl^- + HCO_3^-)$[정상 4~11mEq/L]
- **소변 음이온 차이**$= Na^+ + K^+ - Cl^- =$ **80 − $NH_4$**

$Na + K + 2Ca + 2Mg + NH_4 = Cl + HCO_3 + H_2PO_4 + 2SO_4 + \text{organic anions}$

$\rightarrow Na + K + NH_4 = Cl + 80 \rightarrow$ **$Na + K - Cl = 80 - NH_4$**

② 혈장 $HCO_3^-$ 17~20mEq/L의 경증 환자는 **$NH_4Cl$ 부하검사**로 $HCO_3^- < 15mEq/L$ 이하로 떨어뜨린 후 소변 검사한다.

- **소변 음이온차이**가 **음성**이면 $Na^+$, $K^+$ 이외의 다른 양이온, **$NH_4^+$가 다량 존재**(>80mEq/L)함을 의미한다. 정상인과 **토리쪽 콩팥요세관산증** 환자에서는 $NH_4^+$ 배설이 증가하므로 **음성**값을 보이지만 **먼쪽 콩팥요세관산증**이나 **Ⅳ형 RTA**에서는 대사산증 상태에서도 $NH_4^+$ 배설이 증가되지

않으므로 **양성**값을 보인다.

③ 혈장 $HCO_3^-$ 농도를 정상화 시킨 후 **중탄산염 분획배설**(FE$HCO_3^-$, fractional excretion of bicarbonate)와 **(소변 - 혈액) $PCO_2$**를 측정한다.

- 먼쪽세관에서 재흡수되는 $HCO_3^-$의 양은 15%에 불과하므로 원위형의 FE$HCO_3^-$는 15%를 초과할 수 없기에 FE$HCO_3^-$가 15% 이상이라면 근위형으로 진단할 수 있다. 또, 정상인이나 근위형에서는(Urine -blood) $PCO_2$가 20mmHg 이상이지만, 원위형이나 고칼륨혈증 콩팥요세관 산증의 경우(Urine-blood) $PCO_2$는 20mmHg 이하가 된다. 콩팥요세관산증 3가지형의 감별점은 〈표 17-11〉과 같다.

**표 17-11 콩팥요세관산증의 감별점**

| | Proximal RTA[type Ⅱ] | Distal RTA[type Ⅱ] | Hyperkalemic dRTA |
|---|---|---|---|
| **Serum K** | Low | Low-Normal | **High** |
| FEHCO3 | **Up to>10~15%** | <5% | <5% |
| **Minimal UpH** | **<5.5** | **>5.8** | Variable |
| UK excretion | Marked | Increased | Decreased |
| UCa excretion | Normal | **Increased** | Decreased |
| Ucitrate excretion | Normal | **Decreased** | ? |
| Nephrocalcinosis | No | **Common** | Rare |
| Bone disease | Yes but only in **Fanconi** | Common | Rare |
| Growth failure | Common | Common | Variable |
| Amount of alkali needed | Up to 20 mEq/kg | 1~2 mEq/kg | Variable |

### (4) 증 상

영아기에 성장장애가 발생하고, 위장장애가 흔하다. 원위형은 고칼슘뇨로 콩팥석회증, 콩팥돌증이 생길 수 있다.

### (5) 치 료

① 산증을 교정하고 중탄산염과 칼륨이온의 정상 혈장 농도를 유지하는 것이 치료다. 알칼리 하루 요구량은 근위형에서 ~20mEq/kg까지 많이 필요하다.

② 근위형과 원위형은 칼륨 보충을 하게 되지만, IV형 RTA에서는 고칼륨혈증으로 인해서 Kalimate®(장관내 칼륨배설)를 투여하기도 한다.

### 4) 콩팥요세관 사이질 콩팥병증

#### (1) 급성 요산염 콩팥병증

Purine 대사의 증가로 고요산혈증, 과요산뇨증이 있는 경우 **집합관이나 미세혈관에 요산염 결정(urate crystal)의 침전에 의한 요류나 콩팥 혈류의 폐쇄**가 콩팥손상을 일으켜서 콩팥병증이 발생하게 된다.

**백혈병, 림프종 환아의 항암제 치료시(종양 용해 증후군)** 흔히 발생하고, 이 밖에 유전대사질환인 Lesch-Nyhan 증후군, 글리코겐축적병 I형 등에서 과요산뇨증이 초래될 수 있다. 급성콩팥기능상실이 주증상으로 백혈병, 림프종 등의 고위험군에서 핍뇨, 고칼륨혈증, 고인산혈증, 저칼슘혈증, 고요산혈증, 과요산뇨증이 있을 때 급성 요산 콩팥병증 진단이 가능하다. 위험군을 미리 인지하여 예방적 치료와 함께 조기 치료하는 것이 중요하다.

① **충분한 수분공급** : 항암제 투여 1일 전부터 충분한 수분 공급(~3.0L/m2/일)

② **소변의 알칼리화** : 요산의 용해도를 높이기 위해서 고인산혈증이 없는 경우 소변 pH 7.0 이상 유지

③ 약물 치료 : xanthine oxidase 억제제**(allopu rinol),** urate oxidase**(rasburicase)**

④ 투석 : 보존치료로 대사장애(고칼륨혈증, 고요산혈증, 고인산혈증)가 호전되지 않고 소변양이 현저히 줄 때 투석이 필요하다.

#### (2) 요세관사이질 콩팥염(Tubulointerstitial nephritis, TIN)

콩팥요세관과 사이질의 염증, 손상이 있으면서 토리나 혈관의 변화는 거의 동반되지 않는 질환군이다. 급성과 만성 요세관사이질 콩팥염이 있다.

##### ① 급성 요세관사이질 콩팥염(Acute TIN)

주로 **약물(항생제, NSAIDs,** 항경련제), 감염, 일차 토리콩팥병(SLE, IgA 콩팥병증) 등이 원인이 된다. 약물에 의한 acute TIN은 면역매개 반응으로 세포매개면역(T세포 매개)이 주된 역할을 한다.

- 증상은 대부분 **원인에 노출된 1~2주 후**에 보이는데(∵ 면역매개), 전형적으로 **혈청 크레아티닌 상승과 함께 열, 피부발진, 관절통**을 보인다. 욕지기, 구토, 피로, 체중감소 등의 비특이 증상을 보이고, 환자의 **30~40%는 비핍뇨(nonoliguric) 콩팥기능상실**을 보인다.
- 약물에 의한 경우 말초 호산구증가증(~60%)을 보일 수 있고, 비특이적이지만 소변내 호산구도 볼 수 있다. 그 외 빈혈, 현미경적 혈뇨 등을 볼 수 있다.
- 치료는 의심되는 약물 등(offending agent)을 중단 하는 것이다. 코르티코스테로이드 치료가 효과가 있다는 보고도 있다.

##### ② 만성 요세관사이질 콩팥염(Chronic TIN)

주로 **폐쇄 요로병증, 방광요관역류,** 유전병[juvenile nephrophthisis(JN)/medullary cystic kidney disease complex(MCKD)]에서 발생한다. 피로, 성장장애, 다뇨증, 다음증, 유뇨증을 종종 호소하고 빈혈이 흔하고 혈청 크레아티닌 상승이 있다. 일반적인 보존 치료와 콩팥기능상실의 합병증에 대한 치료가 필요하다.

## 4 요로 질환

### 1) 요로감염★

소아의 요로 감염은 조기 진단하여 적절한 치료를 받지 않으면 **심각한 콩팥 흉터형성**으로 **고혈압 및 말기 콩팥병**의 원인이 될 수 있다.

#### (1) 역 학

신생아 및 영아는 남아에서 요로감염의 빈도가 높지만 영아기가 지나면 여아에서의 빈도가 훨씬 높다. 재발은 위험요소를 가진 경우에 흔하며 여아 요로감염의 60~80%는 18개월 이내에 두 번째 요로감염을 보인다. **설명되지 않는 고열을 보이는 영유아의 4~20% 정도가 요로감염**으로 진단된다.

#### (2) 분 류

요로감염은 방광염과 급성 신우신염, 무증상 세균뇨로 나눌 수 있다.

① 방광염은 하부요로감염으로 배뇨통, 소변못찾음, 빈뇨, 두덩위 통증, 요실금 등을 보이지만 열은 동반되지 않고 콩팥 손상도 야기하지 않는다.

② 급성 신우신염은 신우와 콩팥 실질까지 감염이 파급된 경우로 고열, 옆구리 통증이나 복통, 병감, 욕지기, 구토 등의 증상을 보인다.

③ 무증상 세균뇨는 증상없이 소변배양검사가 양성인 경우로 남아보다 여아에서 흔히 발생하게 된다.

#### (3) 발병기전 및 원인

대개 **상행성 감염**으로 발생되며, 주된 원인체는 *E. coli*(80%)이고 *Klebsiella*, *Proteus* spp., *S. saprophyticus*, enterococcus, *Pseudomonas* 등도 요로감염을 일으킨다. 위험요인에는 숙주요인과 세균요인이 있다.〈표 17-12〉

표 17-12 소아 요로 감염의 위험 요인

| | |
|---|---|
| 여아(짧은 요도) | 비위생적 포피 관리 및 회음부 관리 |
| 비포경 수술 남아(포경 남아) | 분유 수유, 정상 세균총 결핍, 요충 감염, 요로 카테터 삽입 |
| 방광 요관 역류, 음순 유착, 폐쇄 요로 기형, 신경성 방광 | 요로 상피 세포의 특수 수용체(Gal 1-4 Gal oligosaccharide) |
| 오줌가리기 훈련, 배뇨 장애(불안정 방광, 가뭄배뇨), 변비 | 요로 병원균의 P(Ⅲ형) fimbriae |

#### (4) 증 상

① 신생아, 영유아 : **설명 안되는 발열(>38.5℃)**이 가장 흔하고 **보챔, 수유감소, 설사**, 구토 등 비특이적인 증상이 대부분이다.

② 연장아 : **대부분 전형적인 증상**을 보인다. 방광염은 빈뇨, 배뇨곤란, 요실금이 주 증상이고, 급성 신우신염은 고열, 옆구리통증, 동통, 구토가 특징이다.

### (5) 진 단

① **확진은 소변배양 검사**를 통해 내리게 된다. 소변배양검사를 하기 위한 소변 채취법〈표 17–13〉에는 다음과 같은 것들이 있다. 소변을 가리는 소아에서는 청결채취 중간뇨를 시행하고, 소변을 가리지 못하는 영유아에서는 가벼운 증상을 보이면 무균 채뇨백뇨로 독성 증상을 보이면 두덩위흡인이나 도뇨관 채뇨를 시행한다.

**표 17-13 소변 채취법**

| 검사법 | 특징 |
|---|---|
| 청결채취 중간뇨 | 남아에서는 포피를 벗기고, 여아에서는 음문를 벌린 뒤, 물로 닦고 나서 중간 소변을 받아 배양. **단일 세균이 105CFU/mL 이상** 배양되면 90% 이상에서 진단 가능 **확실한 증상이 있으면 104CFU/mL**에서도 진단 |
| 무균 채뇨백뇨 | 소변가리기가 안 된 영유아에서 시행하는 방법으로, 회음부 소독 후 무균 채뇨백을 붙여 소변을 받음. **단일 세균 105CFU/mL 이상**에서도 고열 등 **증상이 분명하고 소변검사가 양성**인 경우 추정 진단 |
| 도뇨관 채뇨 | **단일 세균이 105CFU/mL 이상**이면 진단 가능 |
| 두덩위흡인 채뇨 | 소변가리기가 안 된 신생아나 영유아에서 비교적 안전하고 정확한 채뇨법. **그람음성균은 모든 집락수, 그람양성세균은 103CFU/mL 이상**이면 진단됨 |

② 소변검사(소변 multistix와 현미경적 검사) : 소변분석지에서는 아질산염(nitrite), 백혈구 에스테라제(leukocyte esterase)를 확인하는데 둘 다 양성인 경우 요로감염을 추정 진단하고 경험적 항생제를 투여할 수 있다. 요침사 현미경검사에서는 백혈구 5개/HPF 이상, 세균 및 백혈구 원주 등을 볼 수 있다.

③ 소아에서 급성 신우신염과 방광염의 감별은 매우 어려운데, $^{99m}$Tc DMSA 콩팥스캔에서 부분 또는 미만 결손이 있으면 급성 신우신염을 진단할 수 있다.

④ 급성 바이러스 출혈 방광염, 호산구 방광염, 사이질 방광염 등과의 감별이 필요하다.

### (6) 치 료

① 충분한 수분섭취와 규칙적인 배뇨 및 배변, 회음부 위생관리, 배변후 앞에서 뒤로 닦기, 요충 제거, 변비 치료 등과 함께 **모유수유**는 요로감염에 대한 예방효과를 보이고, 성인 여성에서 프로바이오틱스와 크랜베리 쥬스는 요로감염이 예방됨을 보여주었지만 소아에서는 아직 증거가 충분하진 않다.

② 항생제 치료 : 항생제 투여 48시간 이후에도 임상상태가 호전되지 않으면 항균제 감수성검사 결과에 따라서 항생제를 변경한다. 독성 증상이 심하면 정맥 투여하다가 임상상태 호전 후 경구 투여한다.

- **발열성 요로감염, 신생아, 급성 신우신염**은 **14일**간 치료하는데 IV로 투여하다가 열이 내리고 배양음성 되면 경구로 전환한다.
- **비발열성 요로감염이나 방광염은 3~5일**간 경구항생제 치료를 한다. 증상이 심하지 않으면 배양검사 확인 후 치료한다.

- 주사 항생제는 ceftriaxone, cefotaxime, piperacillin/tazobactam, amikacin 등을 선택하고, 경구항생제로 TMP-SMX(Bactrim®), amoxicillin/ clavulanate는 대장균의 내성률은 30% 정도를 보이지만 3세대 세팔로스포린(cefixime, cefpodoxime)은 대장균의 내성률이 낮다.
- **항생제 예방요법 : 요로감염의 잦은 재발(6개월 1회, 년 3회 이상), 요로계 폐색, 일차 방광요관역류**에서 권장되고 있는데, **TMP/SMX**이나 nitrofurantoin을 자기 전 한번(통상 치료량의 1/4~1/3) 복용한다. 투여기간은 분명하지 않지만 일정기간(1년 이상) 재발이 없으면 중단할 수 있고 프로바이오틱스로 대치할 수도 있다.

③ 콩팥고름집 및 콩팥주위고름집이 있는 경우 피부경유배농이나 수술적 배농을 한다.

### (7) 합병증

① 콩팥 흉터(renal scar) : **콩팥 흉터**의 3대 위험요소는 **콩팥 내 높은 압력(방광요관역류, 신경성 방광 등), 어린 연령(5세 미만, 특히 신생아와 영아) 및 독성 감염**이고 콩팥 흉터로 인해서 결국 **고혈압, 말기 콩팥병증**이 발생할 수 있다.

② 콩팥 고름집

### (8) 요로계 영상검사

요로 기형, 콩팥흉터 및 급성신우신염을 진단하는 것이 목적이다.

① **콩팥초음파촬영술** : **급성기에 시행**하여 콩팥고름집, 물콩팥증, 콩팥의 크기, 요관확장 등을 진단한다.

② **배뇨방광요도조영술(VCUG)** : 조영제 VCUG는 뒤요도판막이나 **일차 방광요관역류**을 진단에 필수적인데 **$^{99m}$Tc-DMSA 콩팥스캔이 양성**인 경우나 콩팥초음파촬영술에서 물콩팥증 등의 이상이 있는 경우 **시행**한다. 동위원소 VCUG는 추적검사시 유용하다. **감염 후 4~6주에 시행**하도록 권장한다.

③ **$^{99m}$Tc-DMSA 콩팥스캔**〈그림 17-11〉 : 신우신염의 진단을 위해서는 급성기에, 콩팥흉터의 진단은 3~6개월 후에 시행한다.

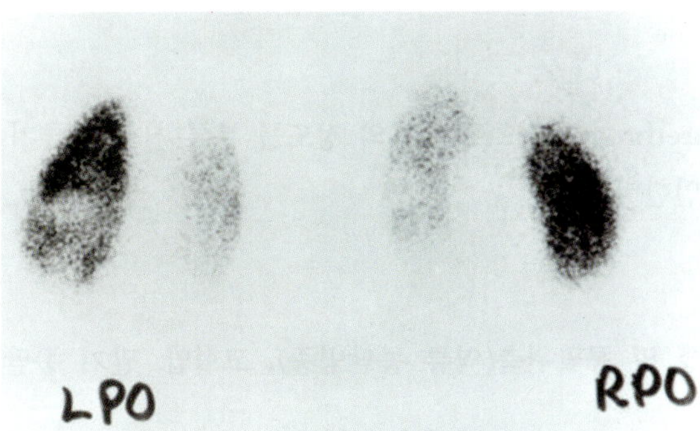


그림 17-11 $^{99m}$Tc DMSA 콩팥스캔

## 2) 방광 요관 역류(Vesicoureteral reflux, VUR)

방광의 소변이 요관과 콩팥으로 역류하는 것을 말한다. 정상 요관은 방광벽으로 비스듬히 들어가 방광배뇨근과 방광 점막 사이를 지나므로 flap-valve 기전에 의해서 역류가 일어나지 않는다.〈그림 17-12〉

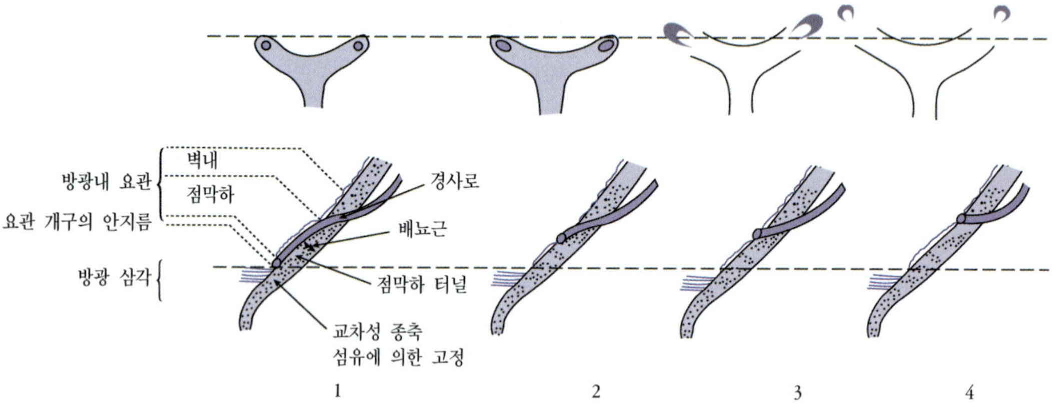


그림 17-12 **요관과 요관구멍의 정상(1) 및 이상(2~4) 소견.** 오른쪽으로 갈수록 요관구멍이 상방 측면에 위치하며, 점막밑 요관이 짧아진다. 상 : 내시경 소견, 하 : 종단면

### (1) 원 인

원인에 따라 일차, 이차 방광요관 역류로 분류한다.

① 일차역류 : 가장 흔한 원인으로 선천적으로 점막하요관의 길이가 짧거나 없어서 발생한다.

② 요관 방광 이행부 기형을 동반한 일차역류 : 중복 요관, 딴곳 요관 등 요관 기형이 올 경우 발생하는 역류이다.

③ 이차역류 : 방광 내 압력 상승에 의한 역류, 염증 변화에 의한 역류, 요관 방광 이행부 수술 후 동반된 이차역류가 있다.

### (2) VUR의 Grade

배뇨 방광 요도 조영술(voiding cystourethrography)에 의한 역류 정도의 분류는 〈그림 17-13〉과 같다.

### (3) 진 단

**VCUG(voiding cystourethrogram)으로 역류의 정도를 분류**한다. 역류가 확인되면 **DMSA scan으로 콩팥흉터가 있는지 확인**한다.

### (4) 합병증

**요로감염, 콩팥 흉터형성 및 콩팥위축(역류 콩팥병증), 고혈압, 말기 콩팥병증**이 초래될 수 있다.

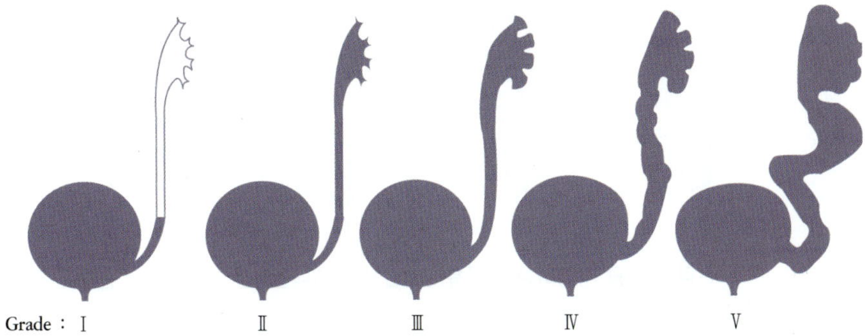


그림 17-13 방광요관역류의 분류★

Grade Ⅰ : 확장 없이 **요관(distal segment)**까지 역류
Grade Ⅱ : 요관 확장 없이 **upper** collecting system까지 역류
Grade Ⅲ : **요관 확장**을 동반하며 요관까지 역류 그리고/또는 fornix의 경도의 둔화
Grade Ⅳ : **grossly dilated 요관**까지 역류, **caliceal fornix의 중등도의 둔화**
Grade Ⅴ : 심한 요관의 확장과 요관의 꼬임, **papillary impression 소실**을 동반하는 심한 역류

### (5) 경 과

방광의 성장 및 성숙에 따라 역류는 차츰 소실 또는 호전되는 경향을 보인다.

① 역류의 정도가 경한 grade Ⅰ, Ⅱ의 경우 연령이나 양측성 여부에 무관하게 80~90% 정도 자연소실되며, grade Ⅲ은 연령이 어릴수록, 일측성인 경우 호전이 잘된다.

② 양측성 grade Ⅳ의 자연소실률이 낮고(일측성 60%, 양측성 10%), grade Ⅴ의 경우 자연 소실이 거의 없다.

③ 역류 소실의 평균 연령은 6~7세이다

### (6) 치 료

합병증의 예방이 치료의 목표다.

① 역류 초기 치료는 **예방적 항생제**의 투여이다. **TMP-SMX(Bactrim®)**을 요로감염 치료용량의 1/4~1/3을 하루 한번 역류가 소실될 때까지 지속한다(또는 일정기간(1년 이상) 재발 감염이 없으면 중단하거나 프로바이오틱스로 대치할 수 있다).

② **내과적 치료에 실패하는 경우 외과 치료**를 하는데, **반복적인 요로감염,** 새로운 콩팥흉터 발생, **호전되지 않는 역류,** grade IV 또는 **grade V**가 이에 해당된다.

## 3) 신경성 방광(Neurogenic bladder)

정상적인 방광 기능을 수행하기 위해서는 체신경의 감각과 운동신경 및 자율 신경계의 조화가 필요한데, 이러한 신경계의 손상으로 정상적인 방광 기능을 유지하지 못하여 배뇨기능이상, 요실금, 요로감염, 콩팥손상을 초래하는 질환을 신경성 방광이라고 한다. 치료의 지침이 되는 분류는 **〈그림 17-14〉**와 같다.

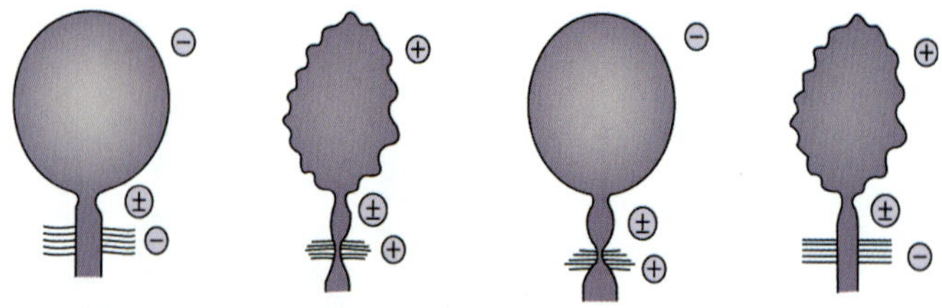


그림 17-14 **신경성 방광 기능이상의 분류**(영상검사, 방광내압측정술, 조임근의 근전도 검사 결과에 의하여 구별한 분류 체계).
Group A : 방광출구저항을 증가시키는 시술로 도움 받을 수 있음
Group B : 항콜린제나 방광확장수술이 도움 된다. 방광요관역류나 물콩팥증 발생의 위험을 가지고 있음(배뇨근 조임근 협동장애)
Group C : 청결 간헐 도뇨가 도움이 된다.
Group D : 방광출구저항 증가와 약리학적 또는 외과적 방광확장이 모두 필요

(1) 원인 : 대개 선천성으로 신경관결손이나 척수 이상으로 발생한다.

① 신경관결손(**척수수막탈출증, 수막탈출증**)

② 숨은 척추 솔기형성이상(**occult spinal dysraphism ; 지방수막탈출증, 경막내 지방종,** 척수정중갈림증 등)

③ 항문막힘증과 관련된 척수이상(주로 **엉치뼈 무발생**), **엉치꼬리 기형종**(sacrococcygeal teratoma), 중추신경계 종양

④ 척수의 후천병, 손상(외상, 수술 등)

(2) 소변못참음, 빈뇨, 잔뇨, 요실금, 유뇨증, 소변주저 등의 증상을 보이고 콩팥초음파촬영술, 배뇨방광요로조영술, 요역동학 검사 등을 이용해 진단한다.

(3) 치료 : 방광의 배뇨기능을 유지시키고 감염을 방지하여 콩팥기능을 보존하기 위하여 약물 치료(항콜린성 약물, 콜린성 약물), 청결 간헐 도뇨, 외과치료(조임술 절개술, 요로전환술 등)를 한다.

**표 17-14 요석의 평가를 위해 필요한 검사실 검사**

| Serum | Urine |
|---|---|
| 칼슘, 인, 요산<br>전해질, 음이온차이<br>크레아티닌<br>알칼리 인산분해효소 | 소변검사, 소변배양, 칼슘/크레아티닌 비, Spot test for cystinuria<br>24시간 소변검사 : 크레아티닌청소율, 칼슘, 인산염, 옥살산염, 요산, dibasic amino acids(cystine spot test 양성인 경우에서 cystine, ornithine, arginine, lysine 검사) |

# 5 선천 콩팥, 요로 기형

콩팥 및 요로 선천기형의 분류는 〈표 17-15〉과 같다.

**표 17-15 선천 콩팥, 요로 기형의 분류**

| 구분 | 질환 |
|---|---|
| 콩팥기형 | 콩팥 무발생, 콩팥 형성저하, 콩팥 형성이상, 다낭신장병, 콩팥속질낭종, 융합 콩팥, 콩팥 회전이상, 콩팥 딴곳증 |
| 신우요관 기형 | 요관깔대기 이음부 협착, 요관방광 이음부 협착, 요관꽈리(ureterocele), 딴곳 요관구멍 |
| 방광 기형 | 방광외번증, 방광요관 역류, 선천 방광 곁주머니, 신경성 방광 |
| 요도 기형 | 뒤요도 판막, 앞요도 판막 및 곁주머니, 요도고리 협착, 말린대추 배 증후군 |

## 1) 콩팥 형성이상

뒤콩팥조직(metanephric tissue)의 이상분화(anomalous differentiation)에 의한 콩팥실질(renal paren chyme)의 비정상적인 발육을 말한다. 겉질과 속질을 동시에 침범한 경우를 corticomedullary dysplasia 라 하고, 속질만 침범한 경우를 medullary dysplasia라고 한다.

(1) 다낭 형성이상 신장(multicystic dysplastic kidney)이란 콩팥전체가 다수의 낭종과 함께 형성이상을 보이는 것으로 출생아 2,000명당 1명의 발병 빈도를 보인다. 신생아 복부종괴의 가장 흔한 원인이고 산전 초음파에서 우연히 발견된다. 확진은 **콩팥스캔**에서 기능이 없는 콩팥을 확인하면 된다. 대개 한쪽에 생기고 유전되지 않는다. 혈압과 초음파로 추적 관찰하며 필요시 콩팥절제술을 고려한다.

(2) 콩팥 형성저하(renal hypoplasia)는 실질 조직의 분화는 정상적이지만 크기만 작아진 경우를 말하지만 대부분 형성이상을 동반한다.

(3) 콩팥낭(renal cyst)은 콩팥단위 어느 부위 또는 집합관에 발생한 fluid-filled space인데, 다낭신장(polycystic kidney)란 용어는 유전병인 보통염색체 열성 다낭신장병(ARPKD), 보통염색체 우성 다낭신장병(ADPKD)에 국한하여 사용한다.

## 2) 콩팥 무발생(Renal agenesis)

발생 빈도는 편측성은 출생아 450~1,000명 당 1명이며, 양측성은 출생아 3,000명 중 1명이다. 양측성인 경우를 Potter 증후군이라고 하는데 양수과소에 기인하여 나타나는 특이한 얼굴 모양(Potter facies ; 넓게 분리된 눈구석주름, 처진귀, 후퇴한 턱, 넓고 평평하게 눌린 코)과 팔다리기형, 폐형성저하를 보인다.

## 3) 다낭 신장병(Polycystic kidney disease, PKD)

콩팥을 침범하는 가장 흔한 유전병으로 양측성으로 나타난다. 보통염색체 열성 다낭신장병(ARPKD)와 보통염색체 우성 다낭신장병(ADPKD)가 있다.

### (1) 보통염색체 열성 다낭 신장병

① 발생빈도는 생존아 10,000~40,000명중 1명으로 드문 질환으로 6번 염색체 짧은팔에 위치하는 *PKHD1* 유전자의 이상으로 발생한다.

② 출생시 콩팥은 정상보다 현저히 크고 지름 **1~2mm의 무수한 낭종들이 겉질과 속질 모두**에서 보인다. **겉질과 속질 사이의 경계는 소실**되어 있고 콩팥겉질은 스폰지 양상이고 속질 요세관의 확장이 특징적이다.

③ 증상 : 전형적인 환자는 **신생아기나 영아기 초기에 양측 옆구리종괴**로 내원하는데, **신생아기**에 **양수과소, 폐형성저하증, 호흡곤란, 자발공기가슴증, potter facies**를 보이기도 한다. 대부분의 환아에서 신기능이 떨어져 있고 소변 농축능력의 장애로 다음, 다뇨의 증상이 동반된다. 고혈압은 대개 생후 첫 수주이내에 보인다. 드물게 **영아기 이후에 콩팥기능부전, 고혈압, 간지라비대(∵간섬유증)**으로 내원할 수 있다.

④ 동반질환 : 신생아의 약 45%에서 임상적으로 간질환을 보이지만, **간섬유증**으로 문맥고혈압이 발생하여 식도정맥류와 간지라비대를 보이게 된다.

⑤ 예후 : 약 30%의 환아가 폐형성저하증으로 신생아기에 사망하지만, 15년 생존률은 70~80%이다 그러나 50%가 넘는 환자에서 생후 10년 이내 말기콩팥병으로 진행되어 투석치료 및 콩팥이식을 필요로 한다.

### (2) 보통염색체 우성 다낭 신장병

① 역학 및 유전 : 가장 흔한 유전 콩팥병으로 발생 빈도는 출생아 500~1,000명당 1명이다. 약 85%는 16번 염색체 짧은팔에 위치한 *PKD1* 유전자에 이상, 10~15%는 4번 염색체에 위치한 *PKD2* 유전자 이상을 보인다.

② 증상 : 30대~40대에서 주로 육안적 또는 현미경적 혈뇨, 양측성 옆구리통증, 복부종괴, 고혈압, 요로감염의 증상을 보이고 초음파촬영에서 양측 다발 큰주머니(multiple bilateral macrocysts)를 보인다.

**표 17-16 다낭 신장병의 구분**

| 구분 | ARPKD | ADPKD |
|---|---|---|
| 동의어 | 영아형 | 성인형 |
| 빈도 | 1 : 10,000~40,000 | 1 : 500~1,000 |
| **발병 연령** | **신생아, 영아기 초기** | **30~40대**(드물게 영아, 소아에서도) |
| 병리소견 | large uniform kidneys | large kidneys |
| **콩팥낭종** | **먼쪽 콩팥단위, 집합관** : 1~2mm(**작은 물혹**) | **전체 콩팥단위** : 현미경적, 육안적(**큰주머니**) |
| **간** | 문맥주위 **섬유증** | **낭종** |
| **전신질환** | (+) | (−) |

③ 양쪽 콩팥은 확장되어 있고 **콩팥단위 모든 부위에 겉질, 속질 낭종**을 볼 수 있고, **낭종이 간,** 이자, 지라, 난소에도 있을 수 있다. 대뇌딸기동맥자루(cerebral berry aneurysm)와 승모판탈출증을 동반하기도 한다.

④ 치료는 지지요법이고 혈압의 조절이 특히 중요하다.

### 4) 말굽 콩팥(Horseshoe kidney)

콩팥의 하극(lower pole)이 중앙선에서 서로 융합하여 생긴다. 출생아 400~500명당 1명에서 발생되고 **터너증후군** 환아의 7%에서 동반된다.

빌름스 종양(Wilms tumor)이 일반인에 비해서 4배 더 많이 발생하고 요관깔대기이음부 폐쇄로 인한 결석이나 물콩팥증이 생길 수 있다. 다낭 형성이상 콩팥(multicystic dysplastic kidney)의 높은 발생빈도를 보인다.

### 5) 선천 물콩팥증(Congenital hydronephrosis)

물콩팥증(hydronephrosis)이란 콩팥잔(calyx)과 콩팥깔때기(pelvis)가 비정상적으로 확장된 상태를 말하며 **폐쇄 요로병증 또는 방광요관역류** 등이 원인이다. 요로 폐쇄 질환 중에는 요관깔대기이음부 폐쇄(ureteropelvic junction obstruction)가 가장 흔한 원인이다.

**신생아기에 복부덩이**가 만져지면 **물콩팥증 또는 다낭 형성이상 콩팥**이 가장 흔한 원인이고, 양쪽 요로폐쇄가 심한 경우에는 콩팥기능상실의 증상을 보이게 된다. 요로감염이 있으면 열 등의 증상을 보인다.

**산전초음파에서 물콩팥증을 보인 경우 출생 72시간**★(최소한 48시간) 이후 **콩팥초음파를 시행**한다. 물콩팥증이 있고, 특히 요관 확장이 있는 경우 **배뇨방광요도 조영술**을 시행하여 방광요관역류 여부를 확인한다. 역류가 없는 경우 **이뇨 콩팥 스캔**(DTPA 또는 MAG-3 diuretic renal scan) 검사를 시행하여 결과에 따라서 관리한다.〈그림 17-15〉

(1) 치료 : **수술적 치료는 양측으로 심한 폐쇄 물콩팥증**을 보일 때, 물콩팥증으로 **콩팥실질이 위축되며 증상**이 있는 경우, **한쪽 콩팥 기능이 40% 이하로 저하**될 때, **예방적 항생제요법에도 요로감염이 자주 재발할 때** 등에서 하게 된다. 외과치료의 적응증이 아닌 경우 물콩팥증 진행 여부를 추적관찰한다.

(2) 태아기 초기에 요로폐쇄가 있는 경우 콩팥무발생 또는 다낭 형성이상 콩팥으로 진행이 되어 콩팥기능이 없고, 태아기 후기 또는 출생 후의 요로폐쇄는 요관, 콩팥깔대기, 콩팥잔의 확장과 토리 섬유화, 사이질 섬유화와 같은 콩팥실질의 변형이 올 수 있다.

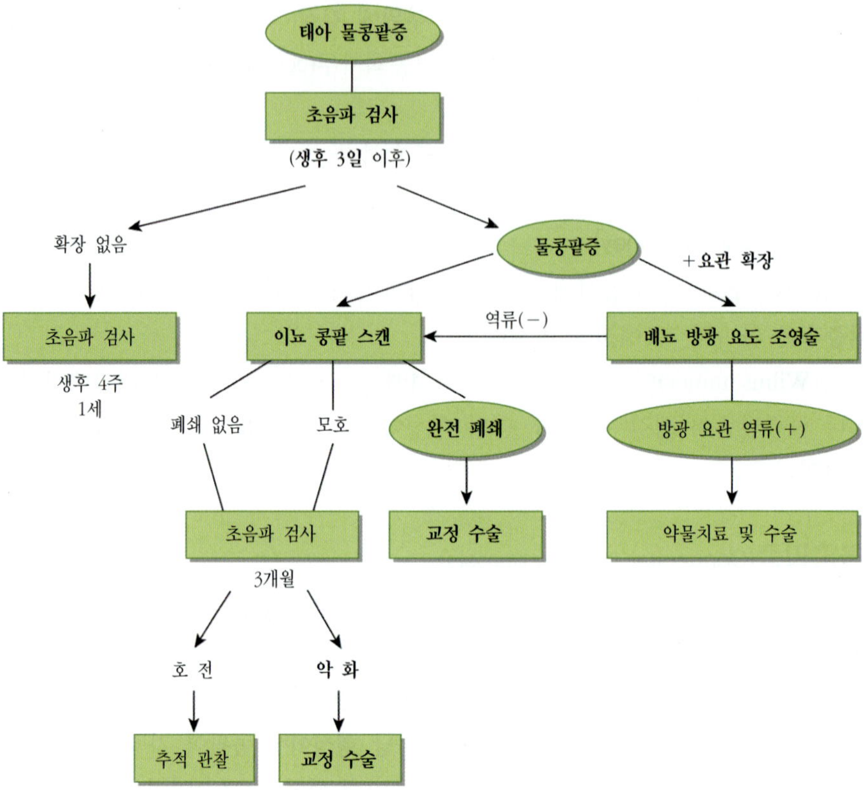


그림 17-15 선천 물콩팥증의 진단과 치료.

## 6 바깥생식기관 질환

### 1) 남성 바깥생식기관 질환

#### (1) 포 경(Phimosis)

음경꺼풀이 음경귀두 뒤로 젖혀지지 않는 상태를 말하는데 생후 3세까지는 90%에서 젖혀지게 된다.

치료로 국소 코르티코스테로이드 치료 또는 포경수술이 있다. **포경수술은** 배뇨장애가 초래되거나 귀두꺼풀염이 반복되는 경우 등에서 시행하는데, **출혈, 상처감염, 요도구멍 협착, 이차 포경, 불충분한 음경꺼풀 제거,** 드물게 요도피부샛길, 음경귀두 원위부의 절단 **등의 합병증**이 발생할 수 있다.

#### (2) 잠복고환증(Cryptorchidism)

고환이 음낭에 완전히 내려가지 못하고 중간에 머물게 되는 것(주로 샅굴)을 말하고 약 10%에서 양측성이며 미숙아일수록 체중이 적을수록 발생빈도가 높다.

대부분의 안내려간 고환은 생후 3개월 동안에 자연 하강이 일어나고 만 1세까지는 내려올 가능성이 있다.

① 합병증 : **불임, 고환암, 탈장, 잠복고환 꼬임 등의 합병증**이 생길 수 있다.

② **진단은 촉진**으로 쉽게 이루어지나 만져지지 않는 경우 약 50%는 복강 내에 존재한다. 과도한 고환올림근 반사로 인한 retractile testis와 감별을 해야 한다. 살굴에 있는 경우 초음파촬영술이 도움이 되고, 고환이 만져지지 않는 경우는 CT, MRI, 진단 복강경검사로 확인할 수도 있다.

③ 고환의 조직변화는 6~12개월까지는 발생하게 되기에 관찰해보다가 **외과적 치료는 12개월**(9~15개월)**에는 시행**한다. HCG 또는 LHRH 호르몬요법은 특히 양측성인 경우 시도할 수 있지만 성공률은 낮다.

### (3) 물음낭종(Hydrocele)

고환집막(tunica vaginalis) 안에 장액이 고여있는 것을 물음낭종이라고 하고, 초상돌기(processus vaginalis)를 통하여 복강안에서 고환집막이 연결되면 교통 물음낭종이라고 한다.〈그림 18-16〉

① 물음낭종은 대부분 무교통 물음낭종으로 대부분 1세까지는 소실된다. 교통식 음낭수종의 경우 크기의 변화가 흔하다. 아침에 작아져있다가 활동시에 커진다.

② 진단은 **투과조명법**(펜라이트로 비추어 본다)으로 덩이의 내용물이 액체라는 것을 확인할 수 있다. 교통 물음낭종은 샅굴탈장이 합병될 수 있는데, **탈장된 장**은 **촉진시** 쉽게 **복강내로 밀어 올릴 수** 있고 **두꺼운 정삭(thickened spermatic cord)의 존재**나 장을 만질수가 있다(silk glove sign). **창자소리**를 듣는다 든지, **단순 복부 촬영상 장 내 공기**를 확인, **초음파검사**도 감별에 도움이 된다. 시험 천자는 위험하므로 시행하지 않는다.

③ 치료 물음낭종의 크기가 크고 압력이 높아보이면 더 일찍 수술하지만, **자연소실 가능성이 많아 보통 12개월까지는 수술을 시행하지 않는다**(생후 12~18개월 이상 지속되는 경우 수술한다).

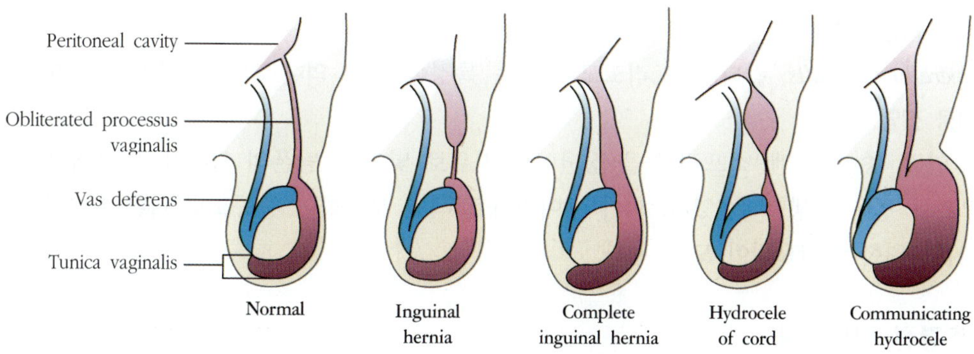


그림 17-16 탈장과 물음낭종.

### (4) 고환염전

고환과 부고환이 정삭을 중심축으로 회전하여 꼬인상태이다.

① 경과 : 고환염전이 발생하면 내정계정맥이 압박받아 염전 이하부위의 고환과 부고환이 심한 부종을 일으키고, 동맥혈류 까지 감소될 경우 괴사할 수 있다.

② 증상 : 갑작스런 통증, 부종, 고열

③ 역학 : **사춘기 이전에 드물고, 12~18세이 흔하다.**

④ 진단 : **고환염전을 의심하는 것이 가장 중요**하고, **음낭 도플러 초음파검사가 도움**이 된다. 부고환염과 감별진단이 중요한데 고환을 들어올려도 통증이 경감되지 않는다는 것이 부고환염과의 차이점이다(Prehn's sign(−)).

⑤ 치료 : **발생 6시간 내에 응급수술**로 꼬인 것을 풀어주고, 다시 돌아가지 않게 고정시킨다. 반대측 고환도 고정해준다.

## 2) 여성 바깥생식기관 질환

### (1) 음순 유착(Labial adhesion)

음문 부위의 자극과 염증이 반복되면 음순이 달라붙게 된다. **에스트로겐 크림**을 도포 후 분리되면 이후 재유착을 예방하기 위해서 1~2개월 이상 바세린 등을 매일 발라준다.

### (2) 음문질염(Vulvovaginitis)

외음부 질염은 여아에서 흔히 발생하는 문제로, **음순 내 지방이 적고, 음모가 없어 자극을 받기 쉽고 에스트로겐이 적어 질 상피가 얇고 위축**되어 있어 감염에 취약하다. 질 분비물, 홍반, 압통, 가려움증 등이 흔한 증상이다.

#### ① 비특이 음문질염

회음부의 불결한 상태와 비위생적인 관리가 흔한 원인이다. 따뜻한 물에 자주 좌욕을 시키고 대변을 보고난 뒤에는 항문 주위를 깨끗이 닦도록 하며, 특히 앞에서 뒤쪽으로 닦도록 가르친다. 잘 낫지 않고 재발하는 경우 항생제(amoxicillin 또는 cephalosporin)를 투여할 수 있다.

#### ② 특이 음문질염

*Gardnerella vaginalis*, 칸디다, 트리코모나스 등 특정한 균에 의한 외음부 질염을 말한다.

#### ③ 이물 질염

풍선, 연필, 종이, 볼펜, 스프링 등을 장난이나 자위로 넣거나, 탐폰의 일부가 질 내에 남아 염증을 일으키는 경우 발생할 수 있다. 피가 섞이거나 갈색인 분비물이 중등도로 나온다. 이물 제거와 재발방지를 위한 정신요법이 도움 된다.

### (3) 초경전 질분비물

**중등도의 진한 백색 분비물이 나오고 냄새는 없다.** 사춘기 소녀에서 초경 16~18개월 전에 나타난다. 생리적인 현상으로 차츰 없어진다는 사실을 인지하는 것이 중요하다.

PACIFIC PEDIATRICS

18

# 내분비 질환
Endocrine Diseases

## 1 시상하부와 뇌하수체 장애

### 1) 해부 및 생리

뇌하수체(pituitary gland)는 나비뼈(sphenoid bone)의 안장(sella turcica) 내 위치하고 있는 복잡한 구조의 샘(gland)으로 전엽과 후엽으로 구성된다.〈그림 18-1〉

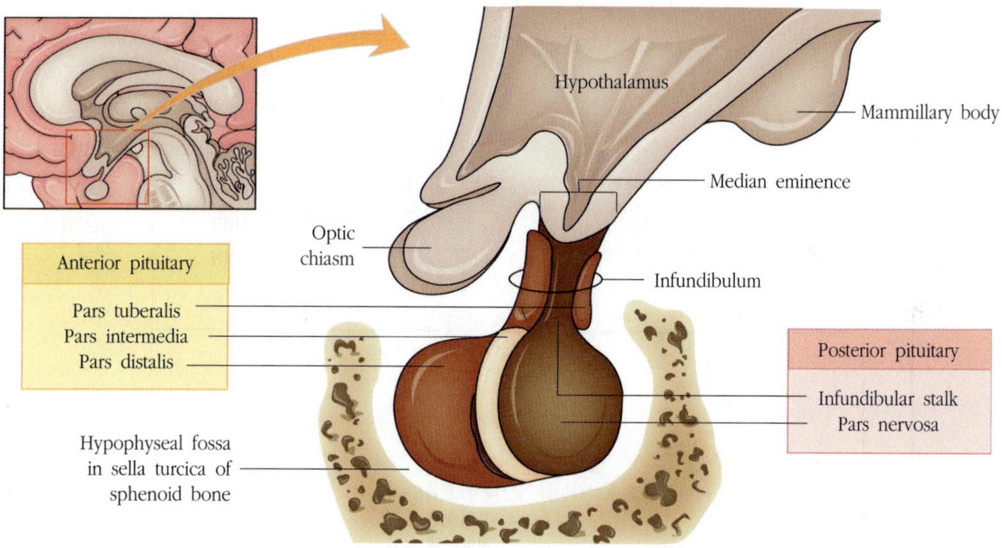


그림 18-1 뇌하수체 해부학 구조

#### (1) 뇌하수체 전엽

뇌하수체 전엽은 태생학적으로 외배엽인 인두(pharynx)에 위치한 Rathke's pouch에서 발생하여 발생기 동안 뇌 상부로 이동하여 사이뇌(diencephalon)에서 유래한 후엽과 만나서 뇌하수체가 형성된다.

각 표적샘(target glands)에서 분비되는 호르몬의 농도에 따라서 시상하부 및 뇌하수체에서 분비되는 호르몬의 합성 및 분비가 조절되는데, 이를 **되먹임(feedback)**이라고 한다.

시상하부에서 분비되는 호르몬은 시상하부 또는 정중 융기(median eminence)에서 방출되어 문맥계를 통하여 뇌하수체 전엽 세포에 전달되어 호르몬을 생성한다. **뇌하수체 전엽에서 분비되는 호르몬은 성장호르몬, 프로락틴, 부신겉질자극호르몬, 갑상샘자극호르몬, 황체형성호르몬, 난포자극호르몬**이다.

① **성장 호르몬**(Growth Hormone, GH)

- 작용
  - **성장**(간접효과) : 인슐린유사 성장인자-1(주로 간에서 생성)이 연골 조직에 작용함으로써 성장을 자극한다.
  - **포도당 신합성 및 단백 동화 작용**을 증가시키고, **지방 조직으로부터 지방산의 동원**을 증가시킨다.
- 생리
  - 성장호르몬 방출호르몬(GHRH)에 의하여 합성 및 분비가 증가되고, 성장호르몬 분비 억제인자(SRIF)에 의하여 성장 호르몬의 합성 억제 없이 분비만 억제된다. IGF-I에 의해서도 음성 되먹임 기전으로 합성 및 분비가 억제된다.〈그림 18-2〉 성장호르몬은 파동성(pulsatile)으로 분비된다.
  - 수면기 중 **NREM 시기**에 하루 성장 호르몬 분비량의 60% 이상이 분비된다.

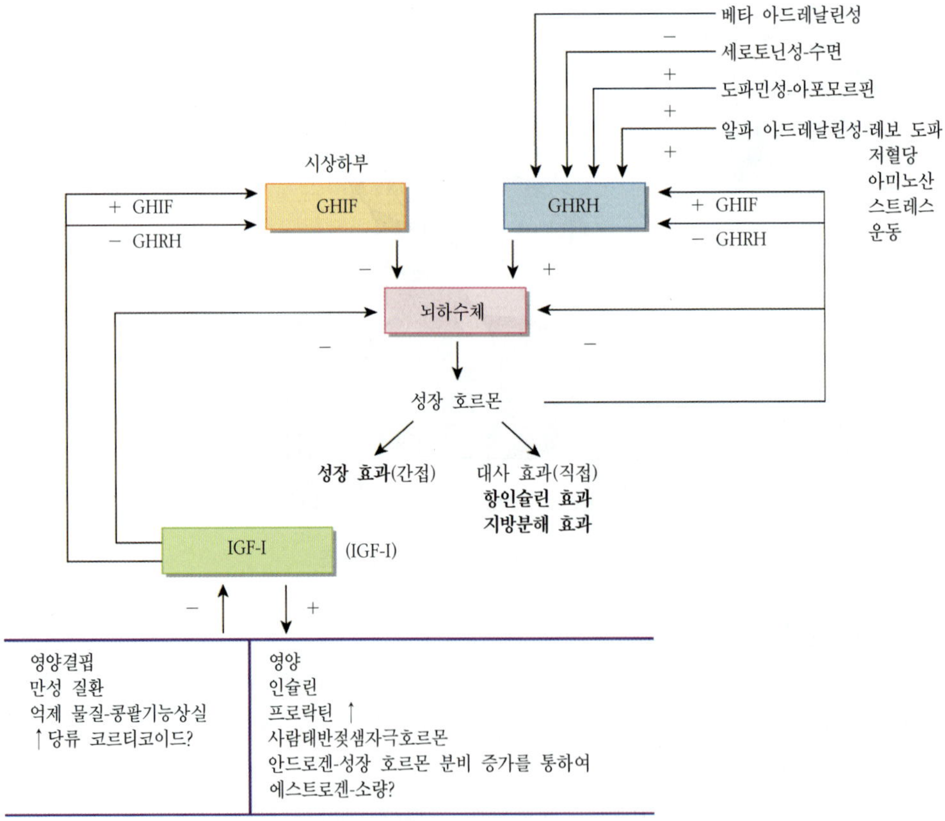


**그림 18-2 성장 호르몬 분비의 조절.**
GHRH : 성장 호르몬 방출 호르몬; GHIR : 성장 호르몬 억제 호르몬(SRIF)

- 인슐린 유사 성장인자-I(insulin like growth factor-I, IGF-I) : 성장 호르몬에 의하여 1차적으로 조절되지만, 영양상태와 인슐린에 의해서도 분비가 조절된다. 영양 결핍(특히 단백질), 1형 당뇨병(인슐린 결핍)인 경우 성장호르몬 분비가 정상이더라도 IGF-I의 합성 및 분비의 감소가 있다.

② **난포 자극 호르몬**(Follicle Stimulating Hormone, FSH)

- 작용
  - 여성 : **생식 난포(graffian follicle)의 성숙**을 일으킨다.
  - 남성 : 세르톨리(Sertoli) 세포) 및 정세관(semi niferous tubule)을 자극하여 **정자발생(sperma togenesis)** 등을 촉진시킨다.
- 생식샘자극호르몬 방출호르몬(GnRH)에 의하여 합성 및 분비가 증가되고, 세르톨리 세포에서 분비되는 억제호르몬(inhibin)에 의하여 음성 되먹임 기전으로 분비가 억제된다.

③ **황체형성 호르몬**(Luteinizing hormone, LH)

- 작용
  - 여성 : 배란과 황체 형성을 자극하고, **에스트로겐**의 분비를 증가시킨다.
  - 남성 : 고환의 라이디히(Leydig) 세포를 자극하여 남성 호르몬인 **테스토스테론**의 분비를 증가시킨다.
- GnRH에 의하여 합성 및 분비가 증가되고 성호르몬(에스트로겐, 테스토스테론)에 의한 음성 되먹이 기전으로 LH 분비는 억제되지만 월경 주기에는 에스트로겐에 의하여 양성 되먹임 기전으로 LH 파동(surge)이 일어난다.

④ **프로락틴, 젖분비 호르몬**(Prolactin, PRL)

**젖 분비**의 유지에 필요하다. 시상하부에서 분비되는 프로락틴 억제인자에 의하여 PRL 합성 및 분비가 억제되며, **갑상샘자극호르몬 분비호르몬(TRH)에 의하여 분비가 증가**된다. 머리인두종 등 시상하부의 손상이 존재할 경우 프로락틴 억제인자의 분비가 감소하여 PRL 분비가 증가할 수 있다.

⑤ **갑상샘 자극 호르몬**(Thyrotropin, thyroid sti mulating hormone, TSH)

**갑상샘 호르몬**의 합성 및 분비를 증가시키며, 갑상샘의 주요 성장인자로도 작용한다. 갑상샘자극호르몬 분비호르몬(TRH)에 의하여 합성 및 분비가 증가되며, 갑상샘 호르몬에 의하여 음성 되먹임 기전으로 분비가 억제된다.

⑥ **부신겉질 자극 호르몬**(Adrenocorticotropin, ACTH)

**부신겉질 호르몬**을 합성, 분비시키며 **부신의 남성 호르몬** 합성 및 분비도 자극한다. 부신겉질 자극호르몬 방출인자(CRF)에 의하여 합성 및 분비되며, 부신겉질 호르몬의 음성 되먹임 기전에 의하여 합성 및 분비의 조절을 받는다.

### (2) 뇌하수체 후엽

신경뇌하수체(neurohypophysis)라고도 불리우며 **옥시토신과 아르지닌 바소프레신**(arginine vasopressin, ADH) 등 2개의 호르몬을 저장하여 분비하는 기능을 한다.

① **옥시토신**

**자궁 수축**을 자극하고 **젖분비 조절**에 관여한다.

② **항이뇨호르몬**(ADH)

콩팥 먼쪽세관에서 **수분 재흡수를 촉진**시키고, **혈관과 소화관의 민무늬근육 수축**을 자극한다.

## 2) 뇌하수체 질환(Disorders of pituitary gland)

### (1) 뇌하수체저하증(Hypopituitarism)

다른 뇌하수체 호르몬의 결핍과 동반되거나 성장호르몬의 단독 생산저하가 있는 경우를 말한다. 출생 후 성장 장애를 보이는데 성장호르몬 치료로 호전될 수 있다.

① **원인 및 분류**

- 선천이상
  - 뇌하수체 무형성 또는 형성 저하증(aplasia 또는 hypoplasia)
  - 시각신경 형성 저하증(optic nerve hypoplasia)
  - 성장 호르몬 유전자 결함
- 후천이상
  - **머리인두종(craniopharyngioma)** (m/c)
  - 그 외 종자세포종(germinoma), 조직구증(histio cytosis), 결핵, 사르코이드증, 톡소포자충증 등이 있다.
  - 두개 방사선요법(e.g., 급성 림프모구 백혈병의 중추신경계 예방, 두개강내 종양 치료)도 원인이 된다.
- **특발 뇌하수체저하증(idiopathic hypopituitarism)**
  - 특징적으로 출생시 **볼기 분만(breech delivery)**, 집게 분만(forceps delivery), 분만 시 모체출혈 등의 출생전후기 문제를 가지고 있어, 아마도 출생시의 손상 및 저산소증 등이 원인이 될 수도 있다고 생각된다.
- 성장 호르몬에 대한 수용체 결핍(Laron 증후군)

② **증 상**

- 뇌하수체 및 시상하부에 기질적 병터가 없는 경우
  - **출생시 체중 및 키는 정상**이다. 주로 성장 지연은 1세 이후에 나타나며, 키가 3백분위수 미만 또는 −2 SD 미만이고, 3세 이후에는 **1년 성장속도가 4cm 미만**이다.
  - 선천 이상일 경우 응급을 요하는 무호흡, 청색증, 심한 저혈당 등이 나타난다.
  - 범뇌하수체저하증과 단독 성장호르몬 결핍 소아의 10~15%에서(대개 금식후) 저혈당 증상을 보인다. 남자의 작은음경증(microphallus)과 지속 신생아 황달도 흔히 볼 수 있다.
  - **지능은** 출생 전후기에 저산소증으로, 출생 후 저혈당증이 심하여 뇌손상이 초래되지 않는 한 **비교적 정상**이다. 둥근 머리, 짧고 넓은 얼굴, **이마뼈 돌출**, 납작한 코, 턱의 발달 저하, 치아 발달의 저하, 손발이 작고 짧으며, 나이에 비하여 음경의 발달과 **성발달(sexual maturation)이**

**저하**된다.

- 피부밑 조직에 지방의 침착이 있어 비만이 관찰되며, 그 중에도 특히 **몸통비만증**(truncal obesity)이 현저하다. **상절과 하절의 길이의 비**는 실제나이에 비하여 **비교적 정상**이다.
- 뇌하수체 및 시상하부에 기질적 병터가 있는 경우
  - 처음에는 정상이나 시간이 경과할수록 성장속도가 감소되며, 특발 뇌하수체저하증에서 나타나는 특징적인 증상 및 징후가 관찰된다.
  - 병터가 진행되어 시상하부 및 뇌하수체를 모두 파괴하는 경우에는 표적 장기의 위축이 초래되어 체중 감소, 성격이상, 추위에 대한 불내성, 저혈당, 혼수 등 갑상샘 및 부신겉질 기능저하 증상이 심하게 나타난다.
  - 병터가 종양일 경우에는 두통, 구토, 시력장애, 학업수행 저하, 발작, 다뇨증 등의 증상이 나타난다.

③ **진단 및 검사소견**

- **성장 호르몬 결핍증의 임상소견**
  - 실제나이에 비하여 **저신장**(3 백분위수 미만)
  - **성장속도의 감소**(3세 이상의 소아에서 1년에 4cm 미만의 성장 속도)
  - **이마뼈 돌출, 둥근얼굴, 몸통비만증, 정상적인 신체 균형(상절과 하절의 비율)**
  - **뼈나이가** 실제나이에 비해서 **낮다.**
  - 작은턱증(micrognathia), 저혈당의 병력, 두개내 출혈, 뇌손상, 뇌종양 및 저산소증의 병력 등이 존재
- IGF-Ⅰ, IGFBP-3의 혈중 농도가 낮으면 선별 진단에 도움이 된다.
- **성장 호르몬 유발검사** : 성장호르몬의 **최고 반응치가 7∼10ng/mL 미만**인 경우 결핍증이라고 진단한다.
  - 종류 : L-dopa, **arginine, 인슐린, 글루카곤, clonidine,** 성장호르몬방출호르몬을 이용하여 검사한다.
- 생리적 성장 호르몬 분비에 관한 관찰(24시간 동안) : 성장호르몬 유발검사에서 정상이라도 성장 호르몬의 분비 상태가 정상 이하로 나오는 경우가 있다(neurosecretory dysfunction). 이러한 환아들에게 성장 호르몬을 투여할 경우, 실제로 현저한 성장속도의 증가가 관찰된다.
- 성장 호르몬 이외의 다른 뇌하수체 호르몬 결핍의 진단
  - TSH 결핍 : 갑상샘 호르몬의 농도가 감소되며, TSH의 농도는 정상이거나 감소되어 있다.
  - ACTH 결핍 : 인슐린으로 저혈당을 유발시킨 후, 또는 부신겉질 자극호르몬 방출인자(CRF)를 투여한 후 혈액 내 부신겉질 호르몬 및 ACTH 농도를 측정한다.
  - LH/FSH 결핍 : GnRH를 투여하여 결핍 여부를 판단한다.
  - Prolactin : 농도 증가는 뇌하수체보다는 시상하부의 병터를 시사한다.
- 방사선 검사
  - 뼈나이 : 뇌하수체 저하증인 경우, **뼈나이는 실제나이보다 현저히 감소**되어 있다.

– 종양 등이 의심되는 경우에는 머리 X선 검사, CT 및 MRI 등이 진단에 도움이 된다.

④ **감별진단**

**체질 성장 지연, 유전 단신,** 일차 갑상샘 저하증, 정신사회 난쟁이증(psychosocial dwarfism) 등을 감별한다.〈**표 18–1**〉

**표 18-1 체질 성장 지연(constitutional growth delay)과 유전 단신(genetic short stature)**

| 체질 성장 지연 | 유전 단신 |
|---|---|
| 실제나이에 비하여 키가 작다. | 실제나이에 비하여 키가 작다. |
| **뼈나이 감소** 되어 있다. | **뼈나이 감소 없다.** |
| **사춘기 발현이 늦다(사춘기 성장 급증이 늦다).** | 사춘기 발현이 정상이거나 약간 빠름 |
| 성장속도가 비교적 정상이고, 성장호르몬 분비는 정상이다. | 성장속도는 정상이다. |
| **체질 성장 지연 가족력**이 있다. | 대부분 **양친의 키가 작다.** |

참고하세요

**복합 뇌하수체 자극 검사(cocktail stimulation test)**

- insulin-induced hypoglycemia(m/g) → GH, ACTH 분비 자극
- TRH → prolactin, TSH 분비 자극
- LHRH(=GnRH) → LH, FSH 분비 자극

⑤ **치 료**

부족한 호르몬을 보충해 준다. 보충순서는 Glucocorticoid → thyroid H → GH → FSH/LH 의 순으로 투여한다. 성장호르몬 투여를 통해서 최종키의 증가를 기대할 수 있다(2~3 인치).

### (2) 중추 요붕증(Central diabetes insipidus)

요붕증은 임상적으로 다뇨와 다음증을 보이게 되는데, 중추 요붕증은 항이뇨호르몬 결핍으로 발생한다.

① **원 인**

- **안장(sella turcica) 상부 종양**(e.g., **머리인두종, 종자세포종,** 솔방울샘종, 시각신경교종)
- 조직구증(histiocytosis), 결핵, 사르코이드증, 백혈병, 뇌염,
- Wolfram 증후군 : 요붕증, 1형 당뇨병, 시각신경 위축, 청력 감소, 신경성 방광을 특징으로 한다.
- 특발성 : 시간이 경과할수록 원인이 발견되어 10% 정도만이 최종적으로 특발 요붕증으로 진단된다.

② **증 상**

- **다뇨(야간뇨** 보일 수 있음), **다음증**을 보인다.
- 영아는 매우 **보채고, 간헐적 열**, 성장 장애를 보인다. 우유를 줘도 만족하지 않고 물을 주면 조

용해진다. 영아기 때 탈수로 인하여 저혈압, 뇌손상을 받을 수 있으며, 이로 인하여 발달 및 지능의 장애가 올 수 있다. 체중감소가 현저하다.

- 1차적인 병터에 따른 증상 : 종양일 경우 두개내압 증가로 초래되는 증상이 있다.

### ③ 진단 및 검사소견

- **다뇨( >2L/m2/일),** 무색의 소변, **비중 1.001~1.005, 소변 삼투질 농도 50~200mOsm/kg,** 콩팥 기능정상.
- 소변 삼투질농도 300mOsm/kg 미만이면서 혈청 삼투질 농도 300mOsm/kg 초과하는 경우는 요붕증으로 생각할 수 있다. 그러나 혈청 삼투질 농도 270~300mOsm/kg 인 경우는 **수분 제한 검사**를 시행한다.〈그림 18-3〉
  - 수분제한검사에서 **혈청 삼투질 농도의 증가를 보이나 소변 삼투질 농도의 증가를 보이지 않는다.** 항이뇨 호르몬 투여 후 소변에서의 삼투질 농도 증가를 보이면 중추 요붕증으로 생각할 수 있다.
- 방사선 검사
  - 종양이 존재하는 경우는 머리 X선 검사, CT, MRI 촬영 등이 도움이 된다.

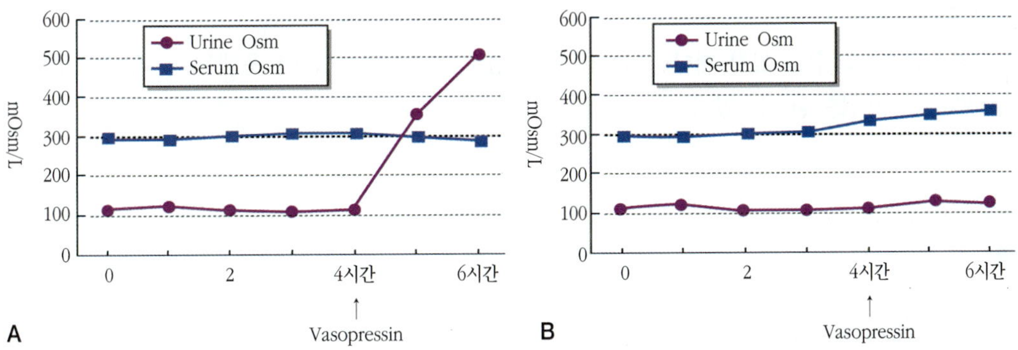


그림 18-3 중추 요붕증(A)과 콩팥기원 요붕증(B) 환자에서 수분제한 검사의 소견

### ④ 감별진단

- **원발 다음증, 콩팥기원 요붕증** 등을 감별 한다.
  - 원발 다음증 : 정신적인 원인으로 다음하는 경우로 **수분 섭취 제한시 소변 농축**(소변 삼투질 농도 증가)을 보인다. 야간뇨가 없다.
  - 콩팥기원 요붕증 : 콩팥세뇨관의 바소프레신 무감응(vasopressin insensitivity)으로 발생하며 수분 섭취 제한으로 소변의 농축을 볼 수 없고, **바소프레신 투여 후에서 소변 농축이 일어나지 않는다.**

### ⑤ 치 료

항이뇨 호르몬(desmopressin)을 투여한다. 수술 직후에는 정맥, 이외에는 비강을 통해 또는 경구 투여한다.

### (3) 항이뇨호르몬 부적절 분비 증후군(Syndrome of inappropriate secretion of antidiuretic hormone, SIADH)

① 정 의

**저나트륨혈증이면서 부적절한 소변 삼투질농도( > 100mOsm/kg),** 정상이거나 약간 증가된 혈장 용적, 소변 나트륨 정상 또는 증가(소변 Na > 25mEq/L)를 보이는 경우를 말한다.

② 원 인

과도한 vasopressin 투여(DI 환자), **뇌염, 두부 외상,** 정신병(psychiatric disease), **발작후** 기간(postictal period), 지속 **구토후, 폐렴,** 결핵 수막염, 거미막밑 출혈, 뇌종양, 뇌하수체 종양 수술후(transsphenoidal), 영아 보툴리즘, 출생 전후기 가사, **양압 환기기**로 기계적 환기 요법을 하는 경우, 약물(vincristine, carbamazepine) 등이 원인이다.

③ 증 상

체액의 저장성(hypotonicity)과 **물중독(water intoxification)** 현상이 나타날 수 있다. 혈청 나트륨 농도가 120mEq/L 이상인 경우 증상이 없을 수 있다. 식욕 감소, 욕지기, 구토 등의 증상과 과민성, 성격 변화 등을 볼 수 있다. 심한 경우 의식 혼탁, 발작 등이 발생할 수 있다. 피부 긴장도, 혈압은 정상이고 탈수의 증거는 없다. 혈청 Na이 낮은데도 불구하고, 소변에서의 Na 배설은 계속된다. 저요산혈증을 볼 수 있고, 콩팥, 부신, 갑상샘 기능은 정상이다.

④ 치 료

원인 치료를 하고 **수분 섭취 제한**을 한다. 심한 경우 발작, 혼수 등이 초래될 수 있으므로, **고장성 식염수(3%)**의 투여를 할 수 있다.

# 2 성장 장애

## 1) 성장에 영향을 끼치는 호르몬

신체와 뼈대계통의 성장에 영향을 미치는 호르몬으로 성장 호르몬, 갑상샘 호르몬, 부신겉질 호르몬, 성 호르몬, 여러 종류의 펩티드 성장인자 등이 있다.〈표 18-2〉

**표 18-2 성장 및 발달에 대한 각종 호르몬의 효과**

| 구 분 | | 실질 성장 | 뼈 성숙 | 성인 키에 대한 효과 |
|---|---|---|---|---|
| 성장 호르몬 | 과다 분비<br>결핍 | 증가<br>감소 | 정상<br>지연 | 증가<br>감소 |
| 갑상샘 호르몬 | 과다 분비<br>결핍 | 약간 증가<br>감소 | 약간 촉진<br>**지연** | 거의 없다<br>**감소** |
| 부신겉질 호르몬 | 과다 분비 | 감소 | 지연 | 감소 |
| 남성 호르몬 | 과다 분비<br>결핍 | 증가<br>팔다리 길이 증가 | **촉진**<br>지연 | **감소**<br>고자증(eunuchism) |
| 에스트로겐 | 과다 분비 | 증가 | **촉진** | **감소** |

### (1) 갑상샘 호르몬

갑상샘 호르몬 의존적인 뇌 성장 및 발달의 결정적인 시기는 임신 기간을 거쳐서 생후 2~3세까지이다. 뇌하수체 전엽에서 성장 호르몬 합성에 필요한 필수 호르몬으로, 갑상샘 호르몬 부족시 성장 호르몬 합성 분비 능력이 정상이더라도 성장 장애를 보일 수 있고, 여러 성장 호르몬 유발 검사에 대한 성장 호르몬 반응이 심하게 둔화된다.

### (2) 인슐린

임신 중반기 이후부터 출생 전까지 성장에 관여하는 호르몬으로 출생 후에서는 성장에 일차적으로 관여하지는 않는다. 태아내 분비된 인슐린은 IGF-I을 생성하여 태아 성장을 촉진시키는데, 당뇨병 산모인 경우 고인슐린혈증으로 임신나이보다 큰 영아(LGA)가 태어나는 것이 그 예이다.



## 2) 저신장(단신, Short stature)

같은 연령, 같은 성의 어린이의 평균 키 보다 2 표준편차 미만인 경우 또는 3 백분위수 미만인 경우를 저신장(short stature)이라고 한다.

### (1) 저신장의 평가

① 환아 키가 몇 백분위수에 속하는 가를 확인후 표준편차 점수(standard deviation score, SDS)를 계산한다.

② 과거 6개월~1년간 성장속도를 관찰한다. 3세 이상 소아는 4cm/yr 이상 성장한다.

③ 중간 부모키(midparenteral height)를 구한다.

- 남아 : (아버지 키(cm) + 어머니 키(cm) + 13cm) / 2
- 여아 : (아버지 키(cm) + 어머니 키(cm) − 13cm) / 2

④ 뼈나이 : 손과 손목의 X선 검사

⑤ 임상 소견

### (2) 키가작음의 원인 및 특징

원인은 〈표 18-3〉과 같다.

**① 일차 성장장애**

뼈대계통의 내인성 결함으로 발생하는 경우를 말한다. 뼈나이가 실제나이에 비해 지연이 없고, 성장지연이 출생 전부터 존재하여 출생 후에도 지속된다. **유전성 저신장(genetic short stature)**이 대표적이다.

**② 이차 성장장애**

후천 성장장애로 원인질환이 교정되면 성장장애가 회복될 수 있다. 뼈나이가 실제나이에 비해 의미 있게 감소되어 있고 **영양 결핍**이 가장 흔한 원인이다.

**표 18-3 1차 성장 장애와 2차 성장 장애의 원인**

| 1차 성장장애의 원인 | 2차 성장장애의 원인 |
|---|---|
| 1) 뼈대 형성이상증(skeletal dysplasia)<br>2) 염색체 이상 : **터너 증후군** 등<br>3) 선천 대사 장애<br>4) 자궁내 성장지연<br>• 태아 감염<br>• 독성 물질에 대한 태아의 노출<br>• 모체의 심한 질환<br>• 원인 불명<br>5) 키가작음을 동반하는 기타 증후군<br>• Russell-Silver 증후군<br>• Seckel 증후군<br>• Prader-Willi 증후군<br>• de Lange 증후군<br>• Noonan 증후군<br>6) **유전 단신**(m/c) | 1) **영양결핍**(m/c)<br>• 소모증<br>• 단백 열량 영양실조<br>• 비타민 결핍(비타민 D)<br>• 무기질 결핍(아연, 철)<br>2) **만성 전신 질환**<br>• 장질환<br>• 호흡기 질환<br>• 신질환<br>3) **정신사회 단신**(정서 박탈)<br>4) 내분비 질환<br>• 성장 호르몬 결핍증<br>• 갑상샘 저하증<br>• 생식샘 발생장애(dysgenesis)<br>• 당류 코르티코이드 과다<br>• 가성 부갑상샘 저하증<br>• 남성 호르몬 과다<br>• 에스트로겐 과다<br>5) **체질 성장지연**<br>6) 탄수화물, 지질 및 단백질의 대사이상 |

### (3) 진단을 위한 검사

① CBC, ESR, 갑상샘 기능 검사(혈청 $T_4$, $T_3$, TSH), BUN, creatinine, 소변검사

② **염색체 검사** : **여자**(e.g., 터너 증후군)나 또는 기형이 있는 경우

③ 영상 검사 : 뼈나이, 중추신경계통 장애가 의심되면 머리 X선 검사, 뇌영상(CT, MRI)

④ 필요하면 성장 호르몬 유발 검사

### (4) 치 료

① 성장호르몬 치료 : **성장호르몬 결핍, 터너 증후군, 만성 콩팥기능상실에 의한 단신, 프래더-윌리 증후군** 등에서 사용된다.

② 이차성 성장장애의 경우 원인질환을 치료한다.

### (5) 저신장의 원인감별

표 18-4 저신장의 흔한 원인에 대한 감별

| | 체질적 성장지연 | 유전적 저신장 | 뇌하수체 기능저하증 | 유전질환 |
|---|---|---|---|---|
| 골연령 | 저하 | 정상 | 저하 | 정상 |
| 사춘기발현 | 지연 | 정상 | 지연 | |
| 성장속도 | 정상 | 정상 | 저하 | 저하 |
| 특징 | 2차성<br>가족력(+)<br>최종 신장 정상 | 1차성<br>가족력(+) | 2차성 | 1차성 |



## 3 갑상샘 질환

### 1) 갑상샘 발생과 생리

갑상샘은 임신나이 7주에 형성되고, 방패샘글로불린(thyroglobulin)은 임신나이 4주부터 생산되며 triiodothyronine($T_3$)과 thyroxine(tetraiodothyronine, $T_4$)은 임신나이 12주에 생산 분비된다. 갑상샘 호르몬 합성 조절은 〈그림 18-4〉와 같다.

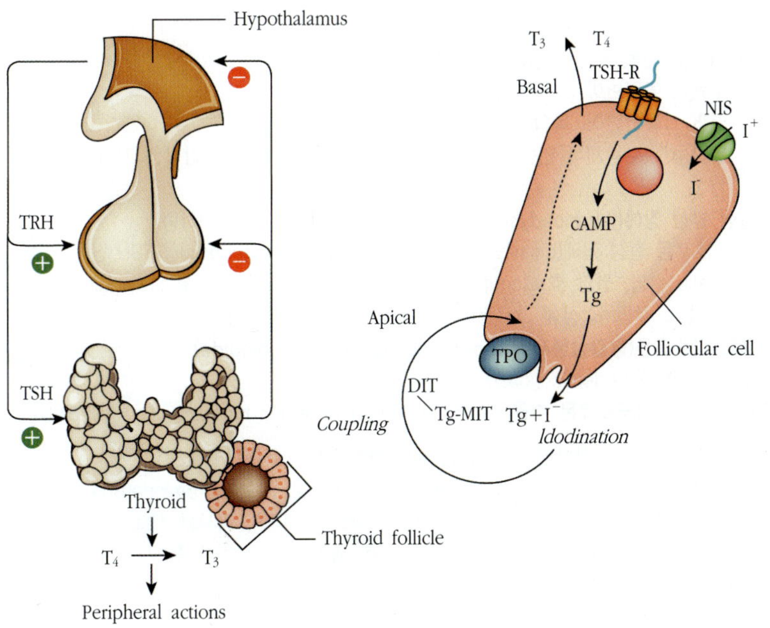


그림 18-4 갑상샘 호르몬의 생성, 분비 조절.
TSH-R, thyroid-stimulating hormone receptor; Tg, thyroglobulin; NIS, sodium-iodide symporter; TPO, thyroid peroxidase; DIT, diiodotyrosine; MIT, monoiodotyrosine.

음식으로 섭취된 무기 요오드 화합물이 갑상샘 내로 들어오면 과산화효소에 의해서 산화된 후 방패샘글로불린과 결합하여 monoiodotyrosine(MIT) 및 diiodotyrosine(DIT)를 형성한다. 결합(coupling) 효소의 작용에 의하여 $T_3$(triiodothyronine)과 $T_4$(tetra iodothyronine)이 된다. $T_3$과 $T_4$는 방패샘글로불린에 부착한 채 콜로이드에 저장되어 있다가 TSH 등의 자극으로 단백분해효소와 펩티드분해효소에 의하여 $T_3$, $T_4$로 유리되어 혈액 내로 방출된다.

시상하부에서 분비되는 TRH는 뇌하수체에서 TSH(및 prolactin) 분비 및 합성을 촉진한다. TSH는 갑상샘 호르몬 생산과 갑상샘 세포 증식 등을 촉진한다. TSH와 TRH는 갑상샘 호르몬(주로 $T_3$)의 음성 되먹임 기전에 의하여 조절된다.

TSH는 태반을 통과하지 못하지만 $T_4$는 천천히 불완전하게 태반을 통과한다.

갑상샘 호르몬은 산소 소비 증가, 열 대사 유지, 단백 합성 촉진, 심장혈관 기능 유지, 중추신경계통과 뼈대계통 등의 성장과 발달, 조혈 기능 증가 등의 작용을 한다. 또한, 탄수화물, 지방, 비타민 대사에 영향을 준다.

## 2) 갑상샘 저하증(Hypothyroidism)

갑상샘 호르몬 결핍시 뼈 성숙지연, 성장 장애, 정신지체 등 여러 가지 장애가 초래 되는데, **갑상샘 저하증은 소아기에 가장 흔한 내분비 질환**으로 선천성과 후천성으로 나눌 수 있다.〈표 18-5〉

**표 18-5 소아 갑상샘 저하증의 원인**

| | |
|---|---|
| 선천성 | 1. 중추<br>1) PIT-1 또는 PROP-1 돌연변이<br>2) TRH 결핍 : 단독 또는 복합(예, 머리인두종)<br>3) TRH 수용체 돌연변이 : TRH 무반응<br>4) TSH 결핍 : 돌연변이, 복합 뇌하수체 저하증<br>5) TSH 무반응 : 수용체 돌연변이 Gs $\alpha$ 돌연변이(예, Ⅰ형 가성 부갑상샘 저하증)<br>2. 원발<br>1) **갑상샘 발생 장애(thyroid dysgenesis)** : 무형성, 딴곳증, 형성저하증<br>2) 갑상샘 호르몬 합성 장애(biosynthetic defects, dyshormonogenesis) : TSH 반응 저하, 요오드 운반 장애, peroxidase 결핍, 결합 효소(coupling enzyme) 결핍, 탈요오드화 효소(deiodinase) 결핍, Tg 합성 결핍, 단백분해효소 결핍, 갑상샘 호르몬에 대한 말초 조직의 저항성<br>3) **모체의 약물복용(항갑상샘제, amiodarone, iodides, radioiodide)**<br>4) 풍토병 갑상샘종(endemic goiter)<br>5) **모체의 갑상샘자극호르몬 수용체 차단 항체**(TSH recepter blocking Ab : TRBAb) |
| 후천성 | 1. 자가면역 갑상샘염 : **하시모토 갑상샘염**, 뭇샘 자가면역 증후군(Ⅰ, Ⅱ형)<br>2. 갑상샘종 유발 물질(goitrogen) : 항갑상샘제, 리튬(lithium), iodides, amiodarone<br>3. 갑상샘 조직 파괴 : 갑상샘 제거술 후, 방사선 요오드 치료 후, 방사선 치료<br>4. 시상하부, 뇌하수체 손상(TRH, TSH 결핍) : 수술 후, 종양, 방사선 치료 후, 시한 증후군(Sheehan's syndrome)<br>5. 갑상샘 호르몬에 대한 말초 조직의 저항성<br>6. 전신질환 : cystinosis, 랑게르한스 세포 조직구증(LCH) |

### (1) 선천 갑상샘 저하증(Congenital hypothyroidism)★

#### ① 원 인

- **갑상샘 발생 장애**(약 85%) : **딴곳증**이 가장 흔하고, 무형성증은 약 1/3를 차지한다. 딴곳 갑상샘은 혓바닥, 혀 밑, 목뿔뼈 등이 흔하다.
- 이외에 갑상샘 호르몬 형성 장애(10%)와 모체의 TSH 수용체 차단항체(TRB-Ab)의 태반을 통한 전달(5%) 등이 원인이 된다.

#### ② 증 상

- 모체의 갑상샘 호르몬(T4)의 태반을 통한 전달로 인해서 **출생 시 대부분(95%) 임상 증상을 보이지 않고(출생시 키, 체중 정상)**, 생후 3～6개월까지는 증상이 뚜렷하게 나타난다. 선천 갑상샘 저하증의 임상 증상은 〈그림 18-5〉, 〈표 18-6〉과 같다.
- 갑상샘 호르몬 합성 장애가 있는 경우에는 흔히 갑상샘 비대가 나타난다. 모체의 하시모토 갑상샘염, 그레이브스병 등의 자가 면역병이 있는 경우, TRB-Ab가 모체로부터 태반으로 이행되어 신생아에서 일과성 선천 갑상샘 저하증을 일으키는 경우가 있는데 항체의 반감기가 21일이므로 기능 저하증은 대개 3～6개월 안에 소실된다.

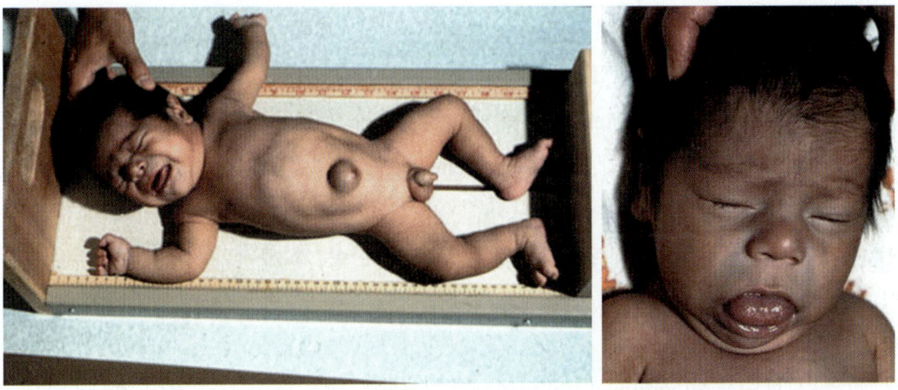

그림 18-5 선천 갑상샘 저하증

표 18-6 선천 갑상샘 저하증 임상 소견

| 영아기 | 영아기 이후(성장 발달 지연 뚜렷) |
|---|---|
| **장기간 계속되는 황달**, 수유장애, **변비**, 졸음증, 쉰 울음소리 | 작은 키, 짧은 팔다리와 목, 두꺼운 손과 짧은 손가락 |
| **두텁고 얼룩덜룩한 피부**, 거친 머리카락, 열린 입, **큰혀증, 멍청한 표정** | 정상보다 **상절과 하절의 비가 크다** |
| 눈꺼풀, 손등, 바깥생식기관 등의 점액부종 | 뼈발육 저하, 크게 열려있는 앞숫구멍과 뒤숫구멍 |
| 체온저하, 느린맥, **근육긴장 저하, 배꼽탈장** | **지능저하, 행동 및 언어장애, 떨림 등 신경학적 증상!!** |

#### ③ 진 단

- **신생아 선별 검사** : 조기에 발견, 치료함으로써 **비가역적인 정신지체 등 신경학적 후유증을 예방**

- 검사 시기 : 생후 5~7일에 시행하는 것이 가장 좋지만, 생후 48시간 후 시행하는 수가 많다.
- **발뒤꿈치에서 채취**할 수 있는 몇 방울의 혈액으로 다른 선천 대사이상 질환과 함께 검사한다.
- TSH, $T_4$ 단독 또는 동시에 측정하는데 TSH 25μU/mL이상, T4 6.5μg/dL 이하 시 양성으로 간주한다. 이 경우 생후 2~6주에 $T_4$, TSH, 유리 $T_4$, 갑상샘 스캔 등의 검사를 시행하고 확진되면 조기에 치료를 시작해야 한다.
- 주의 사항 : $T_4$ 단독 검사시 딴곳 갑상샘, 갑상샘 형성저하증, 보상 원발 갑상샘 저하증이 발견되지 않을 수 있으며, TSH 단독 측정 시 티록신 결합 글로불린 결핍, 이차 갑상샘 저하증, 고 $T_4$ 혈증 등이 발견되지 않을 수 있다.

• 검사소견
- 원발 갑상샘 저하증 : 혈청 $T_4$↓, free $T_4$↓, TSH↑, $T_3$ 정상 또는 ↓, PRL↑
- 갑상샘 스캔 : technetium($^{99}$mTc), I125 등이 사용되는데, 딴곳 갑상샘 등을 알 수 있고, 갑상샘 결절의 크기와 기능 여부를 알 수 있다.
- 갑상샘 초음파촬영술 : 딴곳 갑상샘을 발견하지 못하는 경우가 있다.
- 과염소산(pertechnetate) 방출검사 : 갑상샘 내 유기화 과정 장애(과산화효소 결핍)가 의심시 시행한다.
- 방사선 소견 : 뼈발육 장애(뼈되기 중심 출현 지연, 뼈끝 이상발생증 등)를 볼 수 있다.
- 방사선 요오드 섭취율, 혈중 Tg 농도 등을 측정할 수 있다.
- 혈중 콜레스테롤(total cholesterol)은 대개 상승되어 있고, 철분 투여에 반응하지 않는 빈혈, 심전도상 느린맥과 낮은 전압, 혈중 carotene 농도 상승, CPK 증가 등을 볼 수 있다.
- TSH 및 TRH 자극 검사 : 갑상샘 저하증 원인 감별에 이용된다.
  TRH 자극검사는 1차 갑상샘 원인일 때는 과장된 반응, 뇌하수체성일 때는 무반응, 시상하부성일 때는 정상반응을 보인다.

**④ 치 료**

• 호르몬 보충(레보티록신(sodium-L-thyroxine) ; 신생아 10~15μg/kg, 소아 4μg/kg)을 해준다.
• 콩우유나 철분 제제와의 동시 투여는 피한다(∵ 흡수 억제).
• 과량 투여시 불면증, 흥분, 다뇨, 빠른맥, 땀남, 설사 등을 보일 수 있다.
• 진단이 애매하거나 상후 초기에 확실한 원인을 알지 못한 채 치료를 시작한 때에는 3세 이후에 3~4주 간 투약을 중지하고 원인 진단을 위한 검사를 한다.

**⑤ 예 후**

• 치료하지 않는 경우 매우 현저한 정신지체 및 성장지연이 올 수 있지만, **생후 초기(6주 이내)치료**를 시작하면 대부분 정상적으로 성장, 발달할 수 있다.
• 생후 3개월에 치료시작 시 평균 IQ는 89, 3~6개월에 시작한 경우 70, 7개월 이후는 55 정도가 된다.
• 3개월이 지나 치료하면 정상적인 지능발달을 기대할 수 없고, 1년이 지나 치료하면 신체적인 성장은 보장되지만 심한 MR은 피할 수 없다.

#### (2) 후천 갑상샘 저하증(Acquired hypothyroidism)

원인은 <표 18-5>와 같고, 가장 흔한 원인은 **만성 림프구 갑상샘염**이다.

갑상샘종(goiter ; nontender, firm, rubbery consistency), 성장속도 감속(growth deceleration) 등으로 내원하고, 점액부종, 변비, 추위못견딤증, 잠이 많아지는 등의 증상을 보이게 된다.<그림 18-6>

어린 연령에서는 성조숙증, 젖흐름증을 보일 수 있고 청소년에서는 사춘기 지연을 보일 수 있다.

갑상샘자극세포(TSH 분비세포) 증식으로 뇌하수체 비대가 나타나 두통과 시력 장애를 보이는 경우도 있다. 병력, 성장속도 측정, 뼈나이, 머리 X선 촬영, 갑상샘 기능검사, 갑상샘 항체(antithyroglobulin, antiperoxidase antibodies) 검출, 갑상샘 스캔 등으로 진단하고 치료는 levothyroxine을 투여한다.

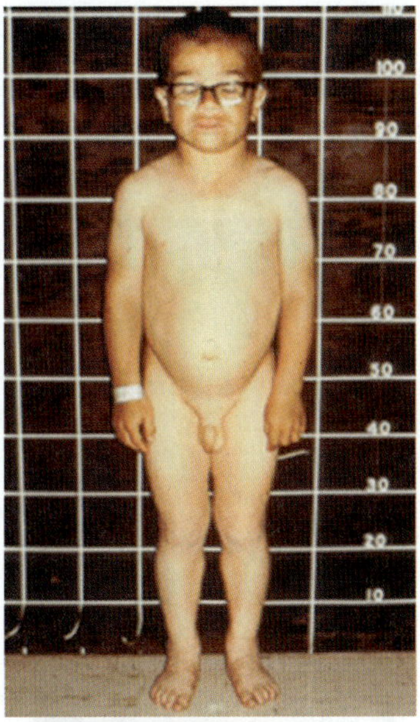

그림 18-6 **후천 갑상샘 저하증.** 12세 남자환아로 키가작음, 전신 점액부종, 졸린듯한 표정, 팽만된 복부, 거친 머리카락을 보이고 있다. 신체비율의 미성숙(상절, 하절의 비율이 크다)을 보이고 있다.

### 3) 갑상샘 항진증(Hyperthyroidism)★

#### (1) 그레이브스병, 미만 중독 갑상샘종(Graves disease, diffuse toxic goiter)

호발연령은 11～15세이고 여아에서 흔하며(5배), 대부분 자가면역 갑상샘 질환의 가족력이 있다

**① 원 인**

- 기관 특이 자가 면역 기전으로 설명된다.
  - TSH 수용체에 대한 자가 항체(TSH Receptor Stimulating Antibody, **TRSAb**)가 생성되고, 이 자가 항체가 TSH 대신 TSH 수용체와 결합하여 cAMP 생성을 자극하여, 갑상샘 세포의 성장과 기능을 자극함으로써 발생한다. **TRBAb도 생성**되는데 이 두 항체의 비율은 임상 증상

과 깊은 관련을 보인다.

- 눈알돌출은 항체가 바깥눈근육과 외안근과 안와 섬유모세포와 결합하여 섬유모세포에서 glycosaminoglycan의 합성을 자극하고, 바깥눈근육에서는 세포 독성 효과를 나타내므로 초래된다.

• 인슐린 의존 당뇨병, Addison병, 중증 근육무력증, 백반증, 원형 탈모증, 악성 빈혈 등과 같은 HLA D3 관련 질환과 관계가 있다.

**② 증 상**

• 서서히 발병하며, 증상 시작에서 진단까지의 기간은 대개 12개월이다.

• 가장 흔한 초기 증상은 **과다활동**과 동반된 **감정 장애**이다. **교감신경계 항진 증상**을 보여서 쉽게 흥분하고 불안해하며, 학업 성적 저하, 손가락 떨림, 두근거림을 보이고 땀을 많이 흘리고 더위를 타며 피부와 손바닥이 따뜻하며 땀이 나서 습하다.

• **갑상샘 비대**는 대부분에서 나타나는데 미만성이고, **대칭적으로 커지며 단단하다.**〈그림 18-7〉 갑상샘 부위에서 쉿소리(bruit)를 청진할 수 있고, 떨림(thrill)을 촉진할 수 있다.

• **눈알돌출**(exophthalmos)은 대부분에서 양안이나 일측성일 때도 있다.〈그림 18-7〉

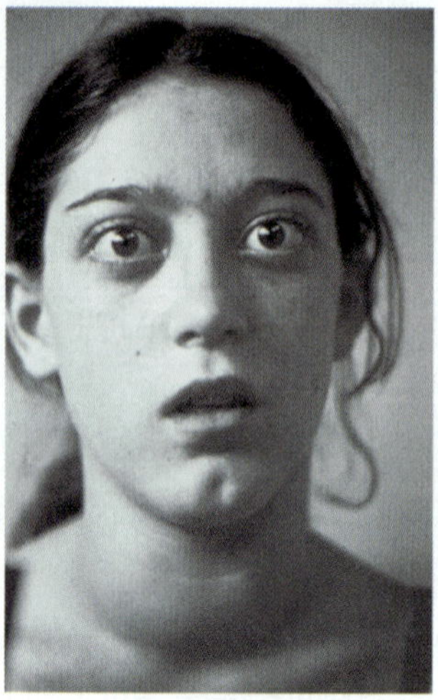

그림 18-7 Graves병을 가진 15세 여아

• 성장속도가 비교적 빨라서 키가 큰 경우도 있고, 식욕은 매우 좋지만 체중은 오히려 약간 감소한다.

• 갑상샘 중독발작(crisis) : 성인의 경우보다 아주 드물다. 갑작스런 고열, 심한 빠른맥, 심장기능상실, 안절부절증을 보이고 빠른 진행으로 섬망, 혼수, 사망까지 할 수도 있다. 선행요인으로 외상, 분만, 감염, 수술 등을 들 수 있다.

**③ 검사소견**

혈중 T4, T3, **유리 T4**, T3는 **상승하고 음성되먹임 기전으로 TSH는 낮은** 농도를 나타낸다. **TRSAb**가 대부분에서 검출되는데 이 항체의 소실은 관해(remission)를 의미한다.

방사선 요오드 섭취율은 증가하며, 갑상샘 스캔에서 미만 갑상샘 비대를 나타낸다. 연령이 어린 소아에서는 뼈나이 증가, 머리뼈협착증, 골밀도 감소가 나타난다.

**④ 치 료**

대부분 약물치료가 추천되고 있다. 그 외 방사성요오드 치료와 수술이 있다.

- 갑상샘약 : **propylthiouracil(PTU), methimazole**
  - 이들 약제는 무기 요오드 화합물을 유기화하는 과산화효소를 억제하고 TRSAb 농도를 낮추는 작용을 한다. PTU는 methimazole보다 말초에서 $T_4$가 $T_3$으로 전환되는 것을 억제하는 효과가 크고 태반으로 이행되는 양이 적다. 임신 시 PTU 사용이 추천된다.
  - 임상적 호전은 투여 3∼6주 후부터 나타나는데, 적절한 조절은 3∼4개월이 필요하다. 약물치료 효과는 관해율이 2년마다 25%밖에 안되므로 장기가 치료(5년 이상)가 필요하다. 재발은 투여 중지후 3∼6개월 이내 대부분 발생한다.
  - 환아가 13세 이상인 경우, 남아, 갑상샘 비대가 작거나, $T_3$ 농도 상승이 높지 않은 경우는 초기에 관해가 잘 된다.
  - 부작용 : 일과성 **과립백혈구 감소증**(<2,000/mL), 일과성 두드러기 발진, 발열 등이 흔하며, 드물게는 과립백혈구 증가증, 간염, 토리콩팥염, 혈관염, 루프스양 증후군, 과민반응 등이 있다.
- 수술
  - 약물요법이 불가능하거나 완전 완화가 오지 않을 때 부분 갑상샘 절제술을 시행한다.
  - 부작용 : **갑상샘 저하증, 부갑상샘 저하증, 성대 마비** 등
  - 수술 시 **갑상샘약**을 2∼3개월 이상 투여하여 반드시 갑상샘 기능이 정상임을 확인하고, 수술 2주 전부터는 **요오드(루골 용액**을 매일 5방울)를 투여하여 갑상샘 내 혈관 구조를 감소시키는 **전처치가 필요**하다.
- 방사성 요오드(radioiodine) 치료 : 10세 이후의 소아에서 안전하면서 효과적인 치료이다.
- 대증요법 : 교감신경계 증상을 호전시키기 위하여 **propranolol**을 투여하기도 한다.

## 4) 갑상샘종(Goiter)

### (1) 원 인

① 갑상샘 호르몬 합성 장애

② **갑상샘 항진증**

③ **갑상샘염** : 급성, 아급성, 만성 림프구성

④ **단순 갑상샘종**

⑤ 갑상샘 종양 : 낭종, 양성, 악성

⑥ 침윤성 : 악성, 종양 전이, 콜라겐병

⑦ 지역성 : **요오드 결핍**

⑧ 갑상샘종 유발 물질 또는 갑상샘약 섭취

# 4 부갑상샘 질환

## 1) 생리

### (1) 칼슘과 인 대사

① 인체 칼슘 : 총 혈청 칼슘은 8.8～10.4mg/dL이다.

- 99%는 인과 결합하여 hydroxyapatite 형태로 뼈에 존재한다. 1%는 체세포 외액과 내액에 존재하며, 세포막 전위의 조절, 혈액 응고, 내분비 기능, 효소 작용 등에 중요한 역할을 한다.
- 총 혈청칼슘의 50%는 유리 칼슘이고, 40%는 알부민, 글로불린과 10%는 시트르산염, 인산염 등과 복합체를 이룬다.
- 혈청 칼슘 농도는 pH, 혈청 알부민 농도, 크레아티닌, 부갑상샘 호르몬, 인에 의하여 영향을 받는다. pH가 산성이면 칼슘과 단백질의 결합이 감소되어 유리형 칼슘이 증가하고, 알칼리성이면 반대의 현상이 발생한다. 알부민이 감소하면 총 칼슘농도 또한 감소한다.
- 칼슘 대사이상이 의심될 경우에는 유리 칼슘을 직접 측정하는 것이 바람직하다.

② 인산 : 혈청 인은 성인에서 2.5～4.5mg/dL, 성인에 비하여 소아에서는 30% 정도, 영유아에서는 50% 정도 더 높다. 85%는 뼈에 저장되어 있으며, 나머지는 주로 뼈 이외의 조직 세포와 혈액 내에 존재한다.

③ 유리형 칼슘과 인산이 정상적 골대사 및 비타민 D, 부갑상샘 호르몬, 칼시토닌 조절에 중요한 역할을 한다.

### (2) 부갑상샘 호르몬의 생리

① **PTH**는 뼈, 콩팥, 장(간접적으로)에 작용하여 **혈중 칼슘을 증가**시키고 **인을 감소**시킨다.〈그림 18-8〉

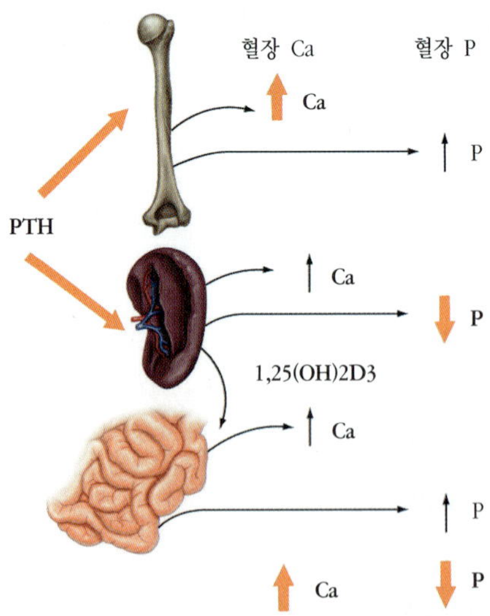


그림 18-8 **부갑상샘 호르몬의 작용**. 결과적으로 혈장 Ca의 상승과 혈장 P의 감소를 가져온다.

- 뼈 : 직접적으로 뼈흡수를 증가시킴으로써 칼슘과 인의 이동을 촉진시킨다.
- 콩팥 : 1$\alpha$-수산화효소 활성을 작용시켜 1,25-dihydroxycholecalciferol 생성을 증가시킨다. 먼쪽세관에서 칼슘 및 마그네슘의 재흡수를 증가시키고, 토리쪽세관에서는 인산염과 중탄산염의 배설을 증가시킨다.
- 장 : 증가된 1,25$(OH)_2D_3$는 장점막에 있는 칼슘 결합 단백(calbindin-D)의 합성을 유도하여 장에서의 칼슘과 인의 흡수를 촉진한다.

② 부갑상샘 세포 및 콩팥의 세포 표면에 존재하는 calcium-sensing receptor는 PTH 분비와 콩팥에서의 칼슘 재흡수를 조절한다.
Calcium-sensing receptor의 작용으로 저칼슘혈증에서는 PTH 분비 증가, 고칼슘혈증에서는 PTH 분비가 감소한다.

③ 칼슘은 태반을 통하여 능동적으로 태아 쪽으로 이동하지만 **PTH는 태반을 통과하지 못한다.** 임신 중에는 칼슘이 태아 쪽으로 더 많이 이동함에 따라 산모의 1,25$(OH)_2D_3$와 PTH가 증가한다. 태아의 PTH 농도는 정상이거나 저하되어 있으며, 저칼슘혈증에 대한 반응도 둔화되어 있다. 그러나 출생과 동시에 태반을 통한 칼슘의 이동이 중지됨에 따라 신생아의 PTH 농도가 증가한다. 조산아에서는 그 증가 정도나 저칼슘혈증의 반응 정도가 정상 신생아에 비하여 작다.

참고하세요

PTH이 뼈와 장에서 작용하여 혈장의 인 농도가 증가할 것 같지만 신장에서 배출되는 인의 양이 더 많기 때문에 결과적으로 혈장 인의 농도는 감소합니다.

### (3) 부갑상샘 호르몬 관련 펩티드(Parathyroid hormone related peptide, PTHrP)

PTHrP는 PTH와 매우 유사한 구조를 가진다. PTHrP는 태아 부갑상샘에서 생산되어 성인보다 3배 높은 농도로 유지되며, 산모－태아 간의 혈청칼슘 이동과 태아의 골격 발달에 중요하다.

### (4) 비타민 D

① 비타민 $D_2$(ergocalciferol)과 비타민 $D_3$(cholecalciferol)은 혈액 내에서 비타민 D 결합단백(vitamin-D binding protein, DBP)과 결합되어 간으로 운반된 후 간에서 25-수산화효소에 의해 calcifediol [25$(OH)D_3$]로 대사된 후 담즙으로 분비되어 창자관 순환 과정을 거쳐 혈액 내로 재유입되어 DBP와 결합된다. 이 후 토리쪽세관에서 1$\alpha$-수산화효소에 의해 활성 비타민인 calcitriol[1,25 $(OH)_2D_3$]로 변환된 후 85%는 DBP와 결합되고, 0.4%는 유리형으로, 나머지는 알부민과 결합되어 혈액 속에 존재한다.

② **Calcitriol**은 장세포, 뼈, 콩팥에 작용하여 **혈중 칼슘과 인 농도를 증가**시킨다.

- 작은창자 : 칼슘결합단백(calbindin)의 발현을 증가시키고 칼슘과 인의 흡수를 촉진한다.
- 뼈 : PTH와 협력작용으로 뼈흡수를 촉진한다.

- 콩팥 : 토리쪽세관에서 칼슘 재흡수를 촉진시키고, PTH 작용을 억제함으로써 인의 배설이 줄어든다.

③ Calcitriol은 PTH분비를 강력하게 억제시키며 으뜸세포 과형성을 억제한다.

#### (5) 칼시토닌

갑상샘의 소포곁세포(C 세포)에서 분비되고, 주된 작용은 뼈흡수를 촉진시키는 뼈파괴세포의 수와 활성을 감소시킴으로써 뼈흡수를 억제하는 것이다. PTH이나 비타민 D에 독립적으로 작용한다.

선천 갑상샘저하증 환아에서는 C 세포 결핍으로 정상아 보다 칼시토닌 농도가 감소하고, 갑상샘의 속질암종(medullary carcinoma)에서 매우 높은 농도를 보인다.

### 2) 부갑상샘 저하증(Hypoparathyroidism)

#### (1) 원 인

① **부갑상샘 저하증**

- 일과성 신생아 부갑상샘 저하증
- 선천 무형성 또는 형성 저하증
  - **DiGeorge/velocardiofacial 증후군**(가슴샘 형성부전으로 인한 면역 장애, 심장혈관 결손, 머리얼굴 기형 등)과 함께 나타날 수 있다. 90%에서 22번 염색체 긴팔(22q11.2)의 미세결손이 존재한다.
  - X연관 열성 부갑상샘저하증, 보통염색체 열성 부갑상샘저하증, 10번 염색체 짧은팔(10p13) 결손, HDR 증후군(hypoparathyroidism, sensorineural deafness, renal anomaly) 등에서도 동반될 수 있다.
- 사립체 유전자의 돌연변이 : e.g., 컨스－세이어 증후군, long-chain 3-hydroxyacylcoenzyme A dehydrogenase 결핍
- 인위적 : **갑상샘절제술**시 부갑상샘 같이 제거된 경우
- 침윤 질환 : 윌슨병, 혈철소증(hemosiderosis)
- **자가면역 부갑상샘저하증** : 혈중에 부갑상샘에 대한 항체가 검출되고, 다른 자가 면역질환이 잘 동반된다(e.g., 애디슨 병, 만성 점막피부 칸디다증).
- **마그네슘 결핍증** : 부갑상샘 호르몬 분비와 작용이 감소된다.
- **특발성**

② **거짓 부갑상샘 저하증(Pseudohypoparathyroidism, PHP) : PTH 수용체의 장애**

저칼슘혈증으로 인하여 PTH 분비는 증가되어 있으나, 부갑상샘 호르몬 수용체 아데닐레이트 사이클레이스 계통(hormone receptor adenylase cyclase system)의 유전 결함으로 인한 PTH의 대한 저항성을 보여서 저칼슘혈증과 고인산혈증이 발생한다. PHP Ia(m/c), Ib와 II, PPHP(pseudopseudohypoparathyroidism)형의 네가지 형태로 구분된다.

### (2) 증 상

**① 부갑상샘 저하증과 거짓 부갑상샘 저하증에 공통된 증상들**

- **테타니(tetany), 발작**(grand mal, petit mal 또는 focal) : 가장 심각한 합병증
  - Chvostek 징후 : 안면신경을 두드릴 때 안면근육의 연축이 나타난다.
  - Trousseau 징후 : 혈압대를 사용하여 수축기 혈압이상으로 3분 동안 유지시 손발이 경축된다.
  - **손발 연축**(carpopedal spasm), 근육 경련, 감각 이상, 성대문연축(laryngospasm) 등이 있다.
- 피부는 건조하고 비늘(scaly)이 있고 손발톱 등이 얇고 잘 부서지며 횡으로 고랑(transverse groove)이 생길 수 있다.
- 저칼슘혈증이 오래 지속되면 유치맹출(teeth eruption)이 지연되고 불규칙하며 치아 사기질(enamel) 발육부전이 발생한다.
- 오랜 기간 치료를 하지 않은 경우 **백내장**이 동반되고, 치료가 오랜기간 지연되는 경우 영구적인 **신체 및 정신 황폐**(mental deterioration)를 초래하게 된다.
- 주로 **바닥핵에서 석회화**를 볼 수 있고, 두통, 구토, 머리속압력, 시각신경유두부종, 발작 등으로 **뇌종양을 감별해야 하는 경우도** 있다.

**② 부갑상샘 저하증과 거짓 부갑상샘 저하증의 구별되는 증상**

- AHO : PHP 1a형에서 주로 볼 수 있고 작은 키, 둥근 얼굴, 짧은 목, 짧은 손발가락이 관찰되며, 짧아진 3, 4, 5번째 손허리뼈로 지관절 배면(knuckle)이 형성되지 않는다. 집게손가락은 정상적이나 나머지 손가락이 짧아, 집게손가락이 가운데 손가락보다 길며, 피부밑 연조직의 석회화가 흔하다. TSH, 생식샘자극호르몬, 글루카곤 등 다른 G 단백 연결 수용체(G protein-coupled receptors)에 대한 저항성을 보이기도 한다.
- 두개내압 증가로 인한 시각신경유두부종은 거짓 부갑상샘 저하증에서는 드물다.

### (3) 진 단

① 부갑상샘 기능 저하증

- 혈청 칼슘↓, 인↑, alkaline phosphatase는 정상 또는 ↓
- PTH ↓, 1,25$(OH)_2D_3$ ↓(심한 저칼슘혈증시 상승할 수도)
- 합성 PTH 투여 전후(1～2시간) 소변에서 인산염과 cAMP의 배설은 증가한다.

② 거짓 부갑상샘 저하증

- 혈청 칼슘↓, 인↑과 함께 Ia형의 경우 ALP↑, PTH↑을 보인다.
- Ⅰ형의 경우 PTH 투여 전후의 소변의 인산염과 cAMP의 배설량의 증가는 2배 이내가 된다.
- Ⅱ형의 경우 PTH 투여 전후의 소변 cAMP의 배설은 정상으로 증가하나, 인의 배설이 둔화된다.

③ 뇌 컴퓨터단층촬영상 바닥핵 부위에 석회화를 보이기도 하며, 뇌파의 이상을 보일 수 있다. 심전도 소견에서 저칼슘혈증시 QTc의 연장을 보인다.

#### (4) 치 료

**① 저칼슘혈증으로 인한 테타니가 있는 경우**

**10% calcium gluconate 1~2mL/kg**을 심박수를 관찰하면서 정맥 투여하면 대다수에서는 발작 등의 급성 증상은 소실된다. 이후 칼슘(elemental calcium 50~75mg/kg/일)을 투여한다. 또한 1,25$(OH)_2D_3$ **(calcitriol)**을 투여 한다(처음 0.25μg/일, 유지량 0.01~0.1μg/kg/일).

**② 부갑상샘 저하증으로 진단된 경우**

비타민 D를 투여한다(Calcitriol 또는 비타민 $D_3$). 고칼슘혈증으로 중추신경계통 손상 및 콩팥석회증이 발생할 수 있으므로 혈청 칼슘 농도는 8.5~9.0mg/dL로 유지시킨다.

충분한 칼슘 섭취가 중요하므로 매일 800mg의 elemental calcium을 투여하며, 우유, 달걀, 치즈와 같이 인이 풍부한 식품의 섭취를 제한한다.

마그네슘 농도가 1.5mg/dL 이하인 경우에는 마그네슘 황산염($MgSO_4$)을 투여한다.

## 5 부신 질환

### 1) 발생 및 기능

#### (1) 수 질(Medulla)

외배엽으로부터 발생하고 임신나이 6~7주 때 neural crest cell이 chromaffin cell로 바뀌어 대부분 부신겉질 속으로 이동하여 형성된다. epinephrine 및 norepinephrine을 분비한다.

#### (2) 겉 질(Cortex)

중배엽에서 발생하고, 태아 겉질은 출생 후 급격히 줄고 성인 겉질은 용적이 증가한다.

① 태아 겉질(fetal cortex) : 출생 후에는 전체 부신 용적의 80%이나 출생 후 급격히 감소하여 생후 6개월 후에는 거의 대부분 없어진다. dehydroepiandrosterone(DHEA)과 DHEA-S(sulfurylated derivative)를 주로 분비한다.

② 성인 겉질 : 출생 후 서서히 용적이 증가하는데, 12세경부터는 급격히 증가한다. 3층으로 구분된다.

- zona glomerulosa(15%) → 알도스테론 분비
- zona fasciculata(75%) → 코티솔 분비
- zona reticularis(10%) → adrenal androgen(DHEA-S) 분비

### 2) 부신겉질 호르몬

부신겉질에서 분비되는 스테로이드에는 글루코코르티코이드(glucocorticoid), 광물부신겉질호르몬(mineralocorticoid), 부신 남성호르몬(adrenal androgen)이다.

### (1) 부신겉질 호르몬의 분비 조절

ACTH의 직접 작용으로 부신겉질 호르몬의 분비가 조절되는데, 부신겉질 호르몬의 양이 증가하면 ACTH 분비가 저하되고, 부신겉질 호르몬의 양이 저하되면 ACTH 분비가 증가된다(음성 되먹임 기전).

**① 부신겉질 자극 호르몬**(ACTH)

뇌하수체 전엽에서 분비된 전구물질 proopiomelanocortin(POMC)에서 갈라져 나온 세 가지 물질인 ACTH, $\beta$-LPH, N-terminal fragment 중 하나이다.

시상하부의 CRH(Corticotropin Releasing Hormone)에 의하여 조절되며, vasopressin에 의하여 분비가 촉진되고, 부신겉질 호르몬에 의한 음성 되먹임 기전에 의하여 분비가 억제된다.

ACTH는 혈중에 박동성으로 분비되며, ACTH 분비의 주간(diurnal) 변화에 따라 부신의 코르티솔 분비에도 일중 리듬이 일어난다. ACTH는 오전 4～6시에 최고 농도를 보이고, 코르티솔은 오전 6～8시에 최고 농도를 보이다가 이후 차차 떨어져 초저녁과 자정 사이에 최저 농도를 나타낸다.

**② 코티솔**(Cortisol)

혈장 단백인 transcortin, globulin, albumin과 결합하여 존재한다.

간에서 대사되어 배설물질 **17-hydroxy-corticosteroids(17-OHCS,** 사춘기 전에는 2.5mg/일)를 소변에서 측정할 수 있는데 1%만이 소변으로 배설된다.

ACTH는 부신겉질의 세포막에 특이적인 수용체와 adenylate cyclase-cAMP계를 자극하여 부신 스테로이드 생합성을 촉진한다. ACTH에 의한 부신 스테로이드 생합성의 주작용 부위는 콜레스테롤에서 pregnenolone 생성 부위로 생각된다.

혈청 내 유리 코티솔 감소, 수술, 외상, 열, 저혈당, 정서적 스트레스 등이 시상하부와 뇌하수체에 감지되어 각각 CRH와 ACTH 생성을 촉진한다. 반대로 혈중 코티솔의 증가는 ACTH의 분비를 억제한다. 코티솔은 11$\beta$-HSD(hydroxysteroid dehydrogenase)에 의하여 코티손(cortisone)으로 불활성화 된다.

**③ 알도스테론**(Aldosterone)

주된 조절인자는 혈장량의 변화에 의한 reninangiotensin system의 angiotensin Ⅱ 농도(높을수록 알도스테론 분비 증가), 높은 혈청 칼륨 농도, 낮은 혈청 나트륨 농도 및 ACTH이다.

레닌은 콩팥의 토리곁세포(juxtaglomerular cell)에서 renal perfusion pressure, renal adrenergic activity, distal tubule sodium load에 의하여 생성되어 간에서 angiotensinogen에 작용하여 angiotensin Ⅰ(decapeptide)으로 바뀌게 한다. An giotensin Ⅰ은 폐의 혈관을 통과할 때 변환 효소인 angiotensin converting enzyme에 의하여 angiotensin Ⅱ로 된다.

**④ 부신 성호르몬**(Adrenal androgen)

Zona fasciculata와 주로 zona reticularis에서 분비된다. 생식샘에서 합성되는 성호르몬은 안드로젠일 수도 있고 에스트로겐일 수도 있지만, 부신에서 합성되는 성 호르몬은 모두 안드로젠이다.

조기 성장과 남녀의 성증발생(adrenarche, 겨드랑이털 및 음모 발달)을 담당하며, 남성화 부신겉질 종양이나 선천 부신 과다형성시 DHEA-S의 과잉 생산으로 여성 바깥생식기관의 남성화를 초래한다.

부신 androgen의 소변 중 대사물인 **17-ketoste roid(17-KS)**는 1개월 미만은 $<2.0$, 1개월에서 5세까지는 $<0.5$, 6세에서 8세까지는 1.0～2.0mg/일로 배설된다.

### (2) 부신겉질 호르몬의 생합성과 대사

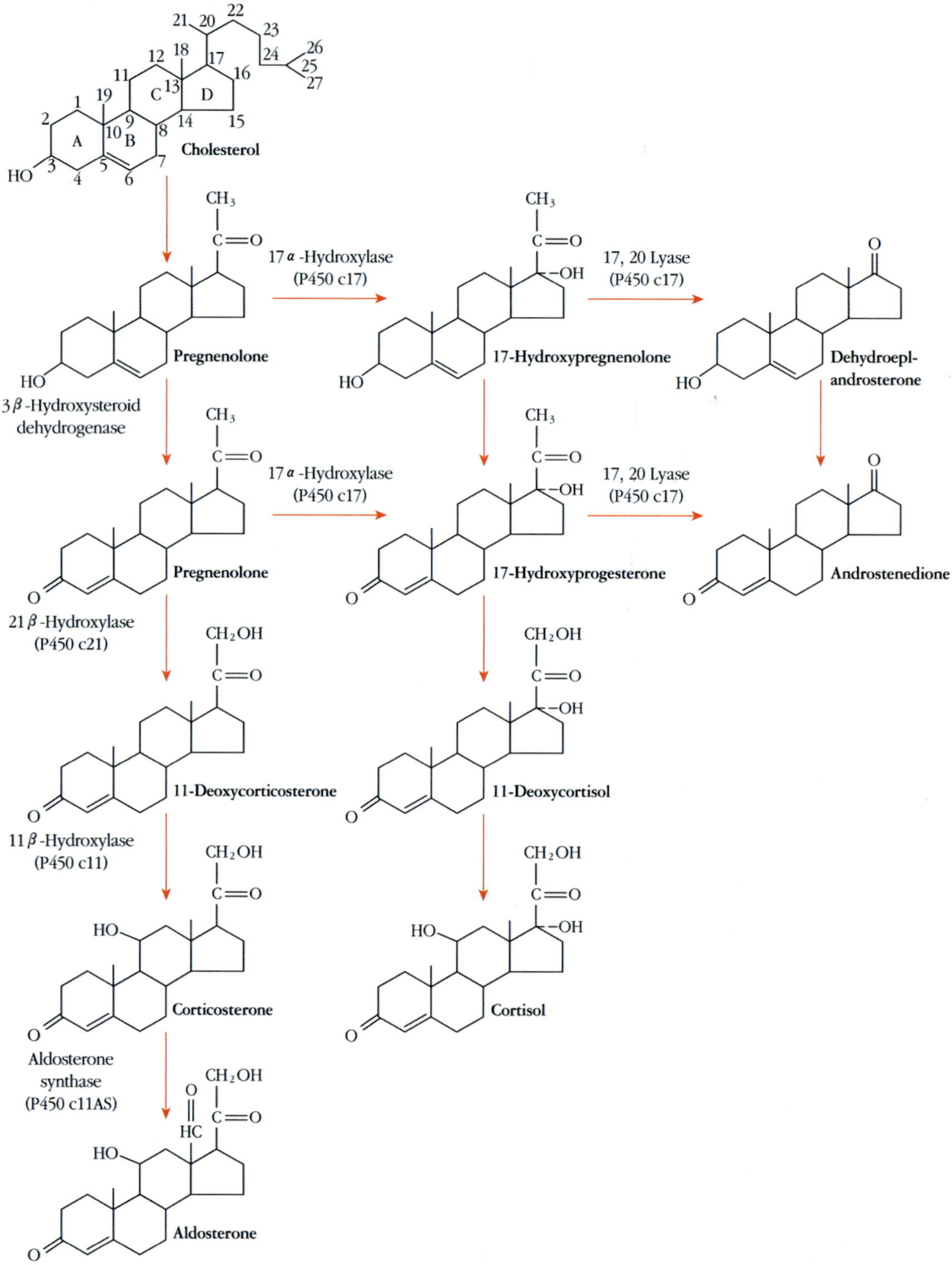


그림 18-9 부신겉질에서의 스테로이드호르몬들의 합성 경로

#### (3) 부신속질 호르몬의 생합성과 대사

부신속질에서는 **catecholamine(dopamine, nor-epinephrine, epinephrine)이 분비**된다. norepinephrine은 말초혈관 저항을 증가시켜 혈압을 올리는 작용을 하고, epinephrine은 맥박을 증가시킨다. 혈당 증가와 열량 증가는 norepinephrine보다 epinephrine에서 현저하다.

### 3) 부신겉질의 장애

#### (1) 부신기능 부전(Adrenal insufficiency)

**① 원 인**

- 일차 부신기능 부전 : 부신겉질 자체의 선천 또는 후천 결함으로 초래된다.
  - 유전 원인 : **선천 부신 과다형성**(e.g, **21-hydroxylase 결핍, 3$\beta$-hydroxysteroid dehydrogenase 결핍**), 선천 부신 형성저하증(adrenal hypoplasia congenita), **부신백색질 형성장애증,** 가족 글루코코르티코이드 결핍(familial glucocorticoid deficiency) 등이 있다.
  - 후천 원인 : **자가면역 애디슨병**(autoimmune addison disease), 감염(**결핵, 수막알균혈증,** AIDS), 약물(e.g., ketoconazole, mitotane), 부신 출혈, 부신 침윤(암전이, 림프종, 사르코이드증), 양쪽 부신절제술
- 이차 부신기능 부전 : 뇌하수체 또는 시상하부 기능이상으로 ACTH 분비가 결핍되어 초래된다.
  - **글루코코르티코이드 장기간 투여,** 뇌하수체 및 시상하부 종양(샘종, 머리인두종, 종자세포종), 뇌하수체 방사선조사이나 수술, 뇌하수체염, 두부외상, 시한 증후군 등이 있다.
  - 뇌하수체 무형성 및 형성저하증 등의 선천 원인에 의해서 발생한다.

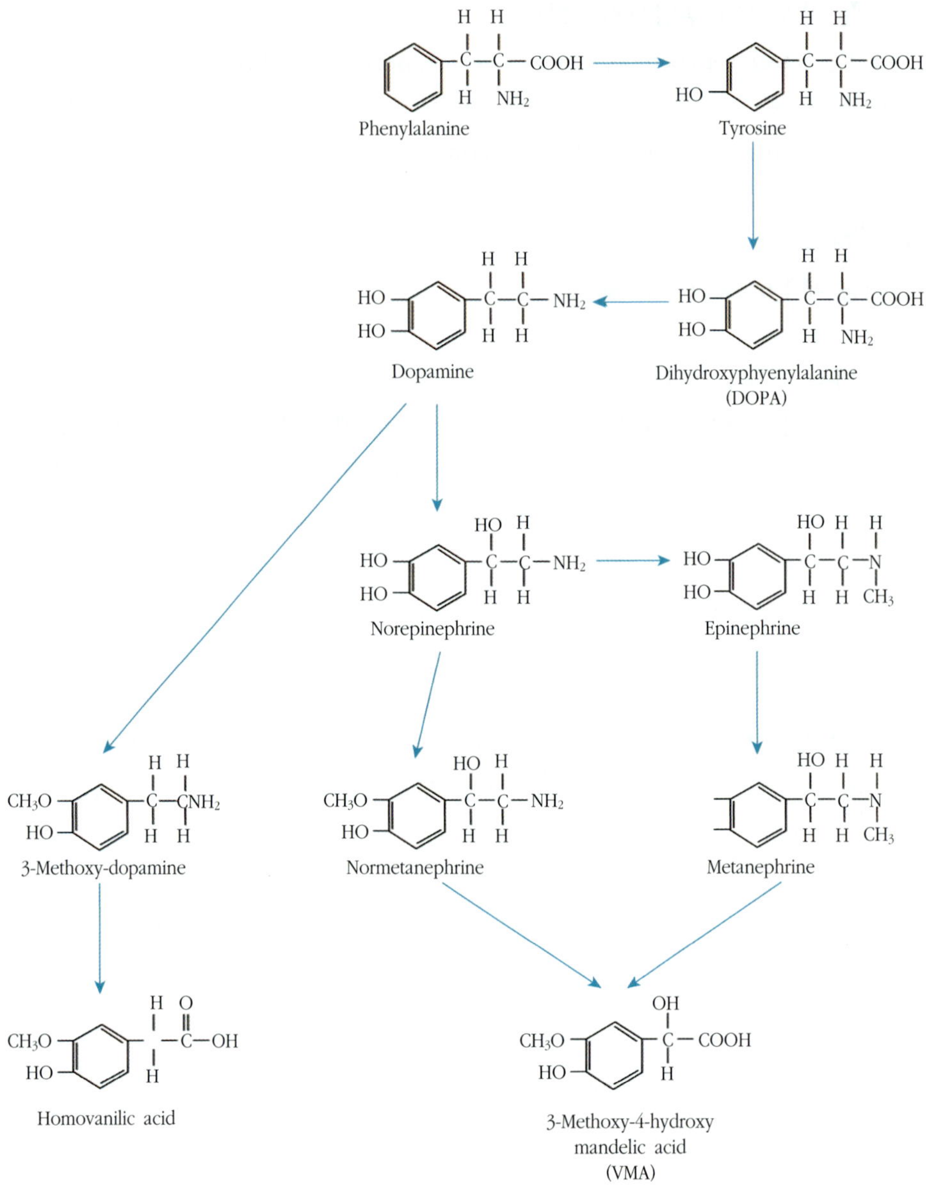


그림 18-10 부신속질 호르몬의 생합성과 대사

참고하세요

일차 부신기능 부전시에는 코티솔과 알도스테론 결핍으로 인한 증상을 보이고, 이차 부신기능 부전인 경우 RAA 시스템은 적절히 기능하므로 코티솔 결핍 증상만을 보인다(전해질 정상).

② **1차성 부신 기능 부전**(Addison 병)

▮ 원 인

- 자가면역기전에 의한 부신파괴
- 수막염균 감염, ketoconazole 사용

▮ 증 상

- **저혈당**(± 케톤증)을 보이고, **기립 저혈압,** 혈량저하증, **고칼륨혈증, 과다색소침착**(피부 주름, 점막, 상처 부위)를 보인다.〈그림 18-11〉

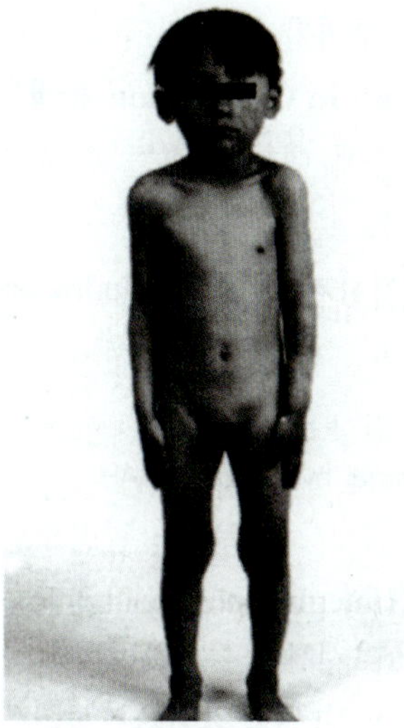

그림 18-11 **1차 부신기능 부족증(5세된 남아)**. 전신 쇠약이 있으며, 전신 특히 입술 주위, 관절 부위 등에 심한 색소침착을 볼 수 있다.

- 영아는 급성으로 활동성 감소, 식욕감소, 구토 등을 보이는 경우가 많고, 연장아는 좀더 서서히 진행하는 근육쇠약, 병감, 식욕감소, 구토, 체중감소, 기립 저혈압 등을 보인다.
- **저나트륨혈증**이 오고 보상적으로 짠 음식을 먹으려는 모습(salt craving)을 볼 수도 있다

▮ 검사소견

- **혈청 Na↓, Cl↓, K↑**(특징적), renin↑ , aldosterone↓, **저혈당**(± 케톤증)
- BUN↑, 산증(∵탈수와 혈액 농축)
- 중성구↓, 림프구와 호산구↑, 소변 Na, Cl↑/K↓
- 속성 ACTH 자극 검사 : 코티솔이 증가하지 않는다.

▮ 치 료

- 만성 호르몬 보충 : 경구용 **hydrocortisone**(10mg/$m^2$/일)과 알도스테론 결핍시 fludrocortisone (Florinef®) (0.05~0.3mg/일)을 투여한다.
- **감염 또는 소수술**(minor operational procedures) 시기에는 hydrocortisone **유지 용량의** 2~**3배** 이상 투여하고, 전신 마취 후 대수술(major surgery)시에는 고용량의 hydrocortisone(40~100mg/$m^2$) 정

맥내 투여를 한다.

- 탈수 증상이 있을 경우 수액을 투여한다.
- 적절한 치료가 되었을 경우 색소침착이 감소되며, 저혈압과 전신 쇠약이 없어지고 전해질 농도가 정상화되며, 혈장 레닌 활성도가 정상이 된다.

③ **부신 위기**(Adrenal crisis)

- 부신기능 부족증이 있는 환아에서 감염이나 상처가 생긴 경우에 초래된다.
- 임상증상 : **전신 쇠약, 열, 복통, 저혈압,** 탈수 및 **쇼크**
- 검사소견 : **Na↓, K↑, glucose↓**
- 치료 : **수액공급과 glucocorticoid 투여**를 한다.
  - **0.9% 생리식염수 또는 5% glucose in 0.9% saline 용액**을 투여하여 저혈당, 혈량저하증, 저나트륨혈증을 교정하고 고칼륨혈증에 대한 치료를 한다.
  - **hydrocortisone 정맥주사**를 한다.
  - hydrocortisone 용량이 100mg 이하가 될 경우 fludrocortisone(Florinef®)를 추가시킨다.

### (2) 부신겉질 기능 항진증

① **선천 부신 과다형성**(Congenital adrenal hyperplasia, CAH)

코티솔 생합성의 보통염색체 열성질환으로 코티솔 결핍으로 ACTH 분비가 증가되고 이로 인하여 부신겉질 과다형성 및 중간 대사물(intermediate metabolite)의 과생산을 보이게 되며 **모호 외부생식기와 색소침착** 등을 보이는 질환이다.

- **21-hydroxylase 결핍 : CAH의 90% 이상을 차지하는 가장 흔한 효소 결핍**으로, 전형적인 경우는 염 소모형과 단순남성화형으로 구분되고, 비전형적인 경우는 증상이 늦게 나타나고 경하다.
  - **염 소모형(salt-losing)** : 약 70%를 차지한다. **저나트륨혈증**, 고칼륨혈증, 높은 혈장레닌활성도, 낮은 알도스테론 농도를 보이고 소변내 Na 농도가 증가되어 있다.
  - **단순 남성화형(simple virilizing)** : 여아에서는 출생시 바깥생식기관이 남성화 되어 모호 생식기(ambiguous genitalia) 〈그림 18-12〉를 보이고, 남아에서는 바깥생식기관의 형태 이상은 없다. 염색체 및 내부생식기관은 정상이다.
  - 염소모형과 단순 남성화형 모두에서 조기 성증발생(premature adrenarche), 여드름, 성장 촉진, 뼈나이 증가를 보인다.
  - 검사소견으로 17-hydroxyprogesterone(17-OHP), progesterone, testosterone 농도가 증가된다. 또한 골연령과 성장이 촉진되고 최종 성인신장은 감소한다.
- 11$\beta$-hydroxlase 결핍 : 11-deoxycortisol과 11-deoxycorticosterone이 많이 합성된다.
  - 증상 : **고혈압**(∵DOC는 혈중 Na 농도를 증가), **남성화**(∵testosterone의 과잉 분비)
- 17$\alpha$-hydroxylase 결핍
  - glucocorticoid와 성호르몬의 합성은 안 되나 광물 부신겉질 호르몬이 많이 합성된다.
  - **고혈압**과 저칼륨혈증을 나타낸다.

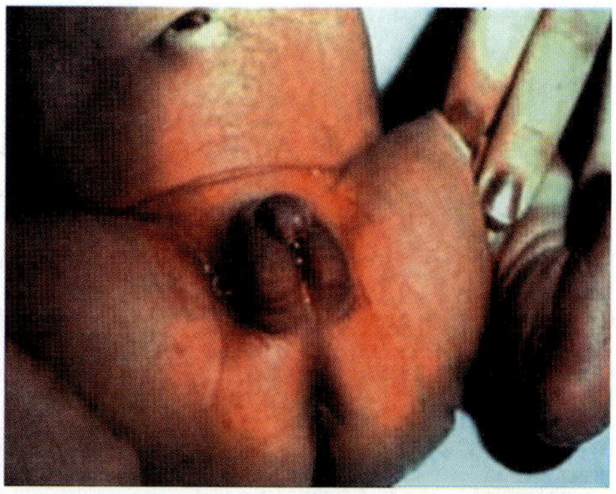

그림 18-12 선천 부신 과다형성. 애매모호한 바깥생식기관을 보이며, 심한 피부 색소침착을 볼 수 있다.

- 생식샘에서도 효소가 결핍되어 여아에서 성 유치증(sexual infantilism), 남아에서 반음양이 나타난다.

- 3β-hydroxysteroid dehydrogenase(3β-HSD)
  - pregnenolone에서 progesterone으로 이행되지 못하여 코티솔, aldosterone, testosterone 합성이 안 되고 17-hydroxypregnenolone과 DHEA가 증가되어 있다.
  - 남아에서는 음낭 융합이 일어나지 않으며, 여아에서는 반음양이 나타난다.
  - 남녀 모두 aldosterone이 합성되지 않아 **염 소모(salt-wasting)**이 나타난다.
- 치료
  - 효소결핍으로 합성되지 못하는 **코티솔을 투여**하여 ACTH 분비를 감소시킴으로써 부신 안드로겐 합성 증가를 억제한다. 17-OHP와 androstenedione을 아침에 측정하여 조절상태를 평가한다.
  - 염 소모형에서는 **광물 부신겉질호르몬을 투여**한다. 혈장레닌활성도는 치료 용량 조절에 필요하다.
  - 외부생식기 이상에 의한 성의 최종 결정은 염색체의 성보다 해부학적, 기능적 능력을 고려해야 한다.
- 신생아 선별 검사
  - 신생아를 대상으로 발뒤꿈치에서 찔러서 나온 몇 방울의 혈액을 여과지에 채취하여 17-hydroxyprogesterone 동위원소 검사를 한다.

### ② 쿠싱 증후군(Cushing syndrome)

**원 인**

- 글루코코르티코이드 호르몬의 오랜기간 투여(m/c)
- 쿠싱병(Cushing disease) : 뇌하수체에서 ACTH 과다분비로 양쪽 부신 과다형성된 경우로 대개 뇌하수체 미세샘종이 원인이다(쿠싱 증후군을 일으키는 질환 중 하나이므로 헷갈리지 않도록

주의한다).
- 부신겉질 종양(양성 또는 악성)
- 딴곳 부신겉질자극호르몬 분비 종양에(ectopic ACTH secreting tumor) 의한 양쪽 부신 과다형성
  - primary pigmented nodular adrenocortical disease 등에서 발생할 수 있다.

### 증 상

- **비만(몸통비만증), 달덩이 얼굴**〈그림 18-13A〉, 안면 홍조, **들소형 육봉(buffalo hump)** 〈그림 18-13B〉, 복부 및 넓적다리 피부에 전형적인 자주색 줄(purple striae), 팔다리 근육의 소모 현상 등을 보인다.
- 성장지연, 뼈나이 지연, 성 발달의 지연 등을 보인다.
- 뼈엉성증(특히, 척추에), 고혈압, 당뇨병(당불내성) 등을 볼 수 있다.
- 딴곳 부신겉질자극호르몬 분비 종양의 경우 ACTH 분비로 인한 피부 과다색소침착이 발생할 수 있다.

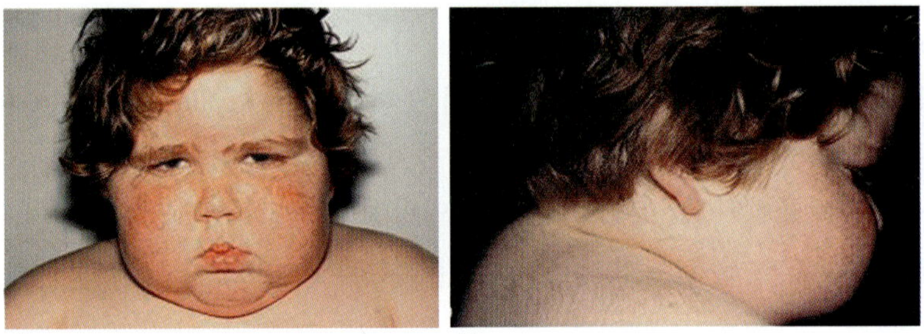

A B

그림 18-13 **쿠싱 증후군**. A, 달덩이 얼굴. B, 들소형 육봉.

### 검사소견

- 혈색소, 적혈구 용적률 및 적혈구 수 증가, 림프구 감소증, 호산구 증가증, 혈청 K 감소 등을 보인다.
- 인슐린 농도가 증가되어 있는데도 당 불내성이 잘 동반된다.

### 진단 검사

- **혈중 코티솔 측정시 하루변이가 없어지고**, 소변 유리 코티솔이 3배 이상 증가된다.
- Overnight dexamethasone suppression test를 initial screening test로 시행한다. plasma cortisol > 5μg/dL이면 확진검사가 필요하다.
- Low dose dexamethasone suppresson test를 확진검사로 시행한다. plasma cortisol >5μg/dL이면 쿠싱증후군으로 확진한다.

### 감별진단

- 쿠싱증후군으로 진단 후에는 원인 감별을 위한 검사를 시행한다.
  - 혈장 ACTH : 코티솔 분비 종양에서는 ACTH 농도가 감소하지만, 딴곳 ACTH 분비 종양인 경우 현저히 상승한다. ACTH 분비 뇌하수체 샘종에서는 정상일 수 있다.

- **High dose dexamethasone suppression test** : 2일에 걸쳐서 덱사메타손을 투여후에 혈장 코티솔 농도를 측정한다. 쿠싱병에서는 고용량 투여에 혈장 코티솔이 감소하나 부신겉질 종양에서는 감소되지 않는다.
- CRH 검사 : CRH 투여시 ACTH 의존 쿠싱증후군에서는 과장된 ACTH, 코티솔 반응을 보이지만 부신 종양 환아에서는 ACTH 및 코티솔 증가를 보이지 않는다.
- 방사선 검사 : 뇌하수체 샘종 등의 확인을 위한 머리 X선, CT, MRI와 부신종양 의심시 복부 CT검사를 한다.

**치 료**

- 종양은 외과적 절제한다(뇌하수체의 cryosurgery, heavy particle irradiation).
- 수술이 불가능한 경우 약물 치료 : o,p'-DDD(코티졸 합성 억제제), cyproheptadine(serotonin antagonist) 등으로 치료할 수 있다.

**Nelson 증후군**

양쪽 부신절제술 후 뇌하수체 샘종이 발생할 수 있는데, CRF의 과다분비로 인한 뇌하수체의 만성 자극으로 발생된다고 생각되고 있다.



## 6 생식샘 질환

### 1) 정상 성성숙

#### (1) 태아 생식샘의 발달

미분화 태아 생식샘은 비뇨생식기능선(urogenital ridge)로부터 발달된다. Y염색체 짧은팔에 존재하는 *SRY* 유전자에서 생성된 **고환결정인자**(testis-determining factor, TDF)에 의해서 미분화 생식샘은 고환으로 발달되는데 TDF가 없는 경우 난소로 발달되게 된다.

#### (2) 고환의 기능

태반 융모 생식샘 자극 호르몬에 의해 태아 고환의 라이디히 세포(Leydig cell)에서 **testosterone이 분비되고 XY 태아의 정상적인 남성화에 중요**하다.

일부(6~8%)의 testosterone은 5$\alpha$-reductase에 의해 dihydrotestosterone으로 전환되고, 약 0.3%는 aromatase에 의해 estradiol로 전환된다. Testosterone은 성호르몬 결합 글로불린과 알부민이 결합하여 존재하고 2% 정도가 유리형으로 존재한다.

**항뮐러관 호르몬(anti-mullerian hormone)**은 태아 고환의 세르톨리 세포(Sertoli cell)에서 분비된다. 항뮐러관 호르몬에 의해서 자궁목, 자궁, 자궁관의 태아 전구체는 퇴화되게 된다. 그 밖에 activin, inhibin, follistatin 등도 분비되어 시상하부－뇌하수체－생식샘 축에 영향을 준다.

남아에서 사춘기 시작은 9.5~13.5세에 일어나며 **사춘기의 첫 변화는 고환이 커지는 것**이다. 일반적으로 고환의 길이가 2.5cm 이상이거나 **고환 용적이 4mL 이상**이면 사춘기가 시작되었다고 본다.

곧이어 음낭의 색소침착이 많아지고 음경이 발달되면서 음모도 생긴다. 겨드랑이털은 보통 사춘기 중기 때 나타난다. 보통 14세가 되면 야간의 FSH 분비 형태가 성인처럼 되며 정자 형성(spermarche)을 한다. 남아에서 **사춘기 성장급증은 성성숙도 Ⅳ～Ⅴ단계**에서 일어나며 여아보다 **약 2년**(18～24개월) 늦다.

### (3) 난소의 기능

*SRY* 유전자가 없으면 임신 10～11주에 미분화 생식샘은 난소로 발달된다.

난소에서 생성되는 주요 estrogen은 estradiol-17($E_2$)과 estrone($E_1$)이다. 이 두 호르몬의 대사산물은 estriol이다. 혈중 estradiol은 사춘기가 진행되면서 뼈나이, 성성숙도, FSH 농도에 비례하여 증가한다.

안드로겐과 에스트로겐은 LH와 FSH에 음성 되먹임 기전으로 작용한다.

여아에서 사춘기 시작의 첫 변화는 **유방 조직이 발달**되는 것이다. 6～12개월 이내에 음모가 발달되고 사춘기 급성장(유방 발달 단계 Ⅱ～Ⅲ에 일어남)이 있은 후 초경(성숙숙도 3～4)이 있게 된다. 초경의 시기는 뼈나이와 상관있다.

## 2) 성조숙(Sexual precocity)

- 정의 : **이차 성징의 출현이 여아에서 8세, 남아에서 9세 미만**에 나타나는 경우를 말하며 여자에 더 흔하다. 성조숙은 시상하부-뇌하수체-성선 축이 조기성숙되어 발생하는 **중추 성조숙(진성 성조숙)**과 비의존성인 **말초 성조숙(거짓 성조숙)**으로 나누는데, 원인과 감별점은 〈표 18-7〉, 〈표 18-8〉과 같다.

**표 18-7 성조숙증의 원인적 분류**

| 분류 | 원인 | |
|---|---|---|
| 진성 성조숙<br>(생식샘자극호르몬 · 의존) | • 특발<br>• 기질성 뇌 병터 : 시상하부 과오종, 뇌종양, 물뇌증, 심한 두부 외상, 척수수막탈출증 등<br>• 기타 : 장기간 치료하지 않은 갑상샘 저하증 등 | |
| 거짓 성조숙<br>(생식샘자극호르몬 · 비의존) | • 여아<br>– 여성화(동성) 거짓 성조숙<br>McCune-Albright 증후군<br>자율 난소 낭종<br>난소 종양, 융모막상피종 등<br>여성화 부신겉질 종양<br>외인 에스트로겐(exogenous estrogen)<br>– 남성화(이성) 거짓 성조숙<br>**선천 부신 과다형성**<br>부신 종양, 난소 종양<br>외인 안드로겐 | • 남아<br>– 남성화(동성) 거짓 성조숙<br>**선천 부신 과다형성**<br>부신겉질 종양, 라이디히 세포종양<br>hCG 분비 종양; 뇌종양, 간모세포종,<br>종격 종양(클라인펠터 증후군에서)<br>외인 안드로겐<br>– 여성화(이성) 거짓 성조숙<br>여성화 부신겉질 종양<br>외인 에스트로겐 |
| 혼합형 성조숙(가성에서 진성으로 이행한 성소숙증) | • 선천 부신 과다형성 치료 후(사춘기 진행 후)<br>• McCune-Albright 증후군 후기(사춘기 진행 후) | |
| 사춘기 발달의 변이 형태<br>(불완전형 성조숙증) | • 유방 조기 발육증(premature thelarche)<br>• 조기 성증 발생(premature adrenarche)<br>• 조기 초경(premature menarche) | |

**표 18-8 진성 성조숙과 거짓 성조숙의 차이점**

| 구분 | 진성 성조숙 | 거짓 성조숙 |
|---|---|---|
| 시상하부-뇌하수체-생식샘 축 기능의 의존도 | 의존 | 비의존 |
| Iso-또는 Heterosexual(동성 또는 이성) | **항상 동성** 조숙 | 동성 조숙 또는 이성 조숙 |
| 성장 형태(뼈나이, 성장속도 등) | 사춘기 형태 | 비전형적 |
| 이차 성징 발달 | 완전 | 불완전 |
| **혈중 생식샘자극호르몬 농도** | **높다(사춘기 형태)** | 낮다(사춘기 전 형태) |
| **LHRH(GnRH) 검사** | **사춘기 형태** | 사춘기 전 형태 |
| 배란, 정자 형성 | + | - |
| 생식샘 발육 | 완전 | 불완전 |

### (1) 진성(또는 생식샘 자극 호르몬 의존) 성조숙

#### ① 특발 성조숙

기질성 병터 없이 이차성징이 나타나는 경우로 대부분 산발성으로 발생하고 여아에서 더 흔하다. 사춘기 진행 양상은 빠르게 진행되거나 천천히 진행될 수 있고, 극소수에서 저절로 퇴화되기도 한다.

**임상 증상**

- 여아는 유방 비대, 음모 출현〈그림 18-14〉, 질출혈, 배란 및 임신 가능하고, 남아는 고환 크기 증가, 음경 비대, 음모 출현, 정자 형성 가능하게 된다.

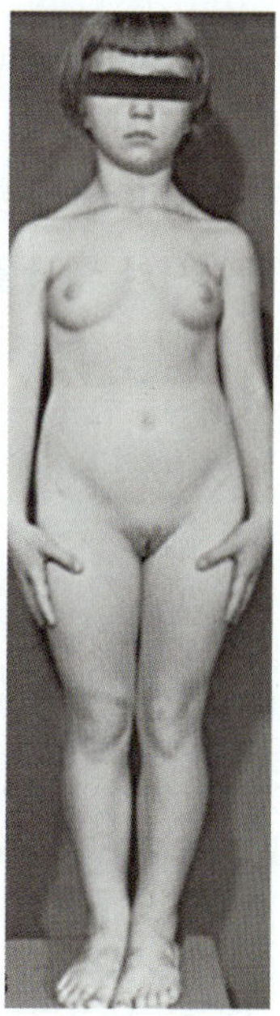

그림 18-14 진성 성조숙(5+8/12세 여아).

• 키, 체중의 증가와 뼈성숙이 촉진된다. 조기 뼈끝폐쇄로 최종 성인 키가 작음을 보인다. 정신 발육은 실제나이에 맞게 발달하고, 가끔 정서적 장애를 보일 수 있으나 심각한 정신적 문제는 드물다.

❙ 검사소견

• 혈중 생식샘자극호르몬 농도↑, 성호르몬↑, GnRH에 대한 반응은 사춘기 때의 반응과 같다.
• 뼈나이는 실제나이보다 앞서 있다.
• 여아의 경우, 골반 초음파 검사에서 난소와 자궁이 사춘기 때와 같다.

❙ 감별진단

• 중추신경계통의 기질성 병터 : 6세 미만의 여아와 모든 남아에서는 뇌영상을 시행한다.
• 거짓 성조숙

❙ 치 료

**생식샘자극호르몬 방출 호르몬 작용제**(e.g., leuprolide) : 뇌하수체 GnRH 수용체를 지속적으로 감작시키면 수용체 감수성의 감소로 LH, FSH 분비가 억제되어서 이차적으로 성호르몬 분비가 억제된다.

② **기질성 뇌 병터**(Organic brain lesion)

남아에서 더 흔하고, **시상하부 과오종**이 가장 흔한 원인이다.

# 7 당뇨병★

## 1) 서 론

### (1) 인슐린의 기능

① 인슐린은 이자의 랑게르한스섬 $\beta$세포에서 분비되는 폴리펩티드 호르몬으로 혈당 조절에 중요한 작용을 한다.

② 간에서 **글리코겐의 분해를 억제**하고 간과 콩팥에서 **포도당신합성(gluconeogenesis)을 억제**한다.

③ 근육과 지방 조직에서 **당의 흡수를 증가시켜 혈당을 감소**시키는 작용을 나타낸다.

④ 말초 조직에서는 지방분해와 단백질 분해를 감소시킴으로써 **단백질 합성과 지방 축적을 증가**시킨다.

⑤ 간에서는 **케톤체 형성을 억제**한다.

### (2) 당뇨병의 진단기준

당뇨병은 인슐린 분비나 작용의 장애로 인해서 당, 단백질, 지질 대사의 장애가 발생하는 질환을 말하는데 당뇨병 진단 기준은 아래와 같다.

① 다식증, 다음증, 다뇨, 체중감소 등의 **전형적인 증상이 있으면서 임의 혈장 당 ≥200mg/dL**이면 당뇨병으로 진단한다.

② 전형적인 증상이 없는 경우 아래의 기준을 만족하는 경우 다른 날에 다시 확인 후 진단 한다.

• **공복 혈장 당**(8시간 이상 공복 후) **≥126mg/dL**

- 경구 포도당 내성 검사(1.75g/kg, 최대 75g)후 2시간 혈장 당 **≥200mg/dL**
- 당화혈색소 **≥6.5%**

## 2) 1형 당뇨병(Type 1 diabetes mellitus)

- Type 1A diabetes mellitus : 이자 섬세포가 **자가면역반응**에 의해 80~90% 파괴되어 인슐린 분비가 거의 되지 않아 발생한 당뇨병으로 **섬세포(ICA, IA-2), 인슐린(IAA) 그리고 glutamic acid decarboxylase(GADA)에 대한 자가항체** 양성을 보인다.
- Type 1B diabetes mellitus : 특발 1형 당뇨병으로 섬세포 파괴 기전은 모른다.



### (1) 역 학

발생빈도는 인종에 따라 다른데, 우리나라(19995~2000년) 발생률은 10만명 당 1.37명으로 서양에 비하여 매우 낮다. 남녀 발생빈도는 비슷하고, 사회경제적 수준과는 관계가 없다.

사춘기 연령에서 가장 많이, 다음으로 5~7세에 많이 발병되고 계절적으로는 가을과 겨울에 많이 발병된다. 이는 바이러스 감염이 당뇨병 발생에 직접 또는 간접적 원인이 되고 있음을 암시한다.

### (2) 발병기전

#### ① 유전성 요인

- 이란성 쌍둥이에 비하여 일란성 쌍둥이에서 발생률이 높으며, 미국 일반인에서는 0.2~0.4% 발병되나 당뇨인 형제에서는 5~10%, 아버지가 당뇨인 경우는 6%, 어머니가 당뇨인 경우는 3%, 일란성 쌍둥이에서 30~50% 발병된다.
- 주 조직적합 복합체**(HLA class II)와 1형 당뇨병 발병과는 밀접한 연관**이 있다.
  - **HLA-DR3, HLA-DR4**에서 당뇨병이 많이 발병되고, HLA-DR2에서는 발병이 적어 보호 역할을 한다고 알려져 있다. 또한 DQ $\alpha$chains, DQ $\beta$chains도 당뇨병이 발병과 연관을 보인다.

#### ② 환경적 요인

- **선천 풍진 감염**을 앓은 환자의 일부분에서 1형 당뇨병이 발생한다.
- 화학 독소 : nitrosourea 화합물 등에 의해서 이자 $\beta$ 세포가 직접 파괴된다.

#### ③ 면역 기전

- 세포 면역 기전
  - 활성화된 T림프구 세포 독성/억제 세포, T도움 세포와 일부 B림프구, 큰포식세포와 자연살해 세포들에 의해 생성된 시토카인이 섬세포를 파괴시키는 것으로 알려져 있다.
  - T림프구의 Th1은 면역 파괴에 관여하며 Th2는 보호 역할을 한다.
- 항체 면역 기전 : 발병 시기에 cytoplasmic com ponents of islet(**ICA**)와 cell surface components of islet(**ICSA**) 항체가 75% 정도에서 발견되며, **인슐린 자가 항체(IAA)**가 30~40%에서 발견된다. 또한, glutamic acid decarboxlase(**GAD**)와 islet tyrosine phosphatase(**IA2 또는 ICA152**)에 대한 자가 항체가 검출된다.

### (3) 임상증상

이자에서 인슐린 분비가 정상의 10~20% 이하로 감소될 때 증상을 보이게 된다. **야간뇨를 동반한 다뇨, 칼로리 손실, 다음증, 다식증, 피부밑 지방 감소 및 체중감소** 등이 발생한다.

콩팥역치를 넘는 고혈당(>180mg/dL)은 소변으로 과다한 양의 포도당이 배출되면서(glycosuria) 삼투압이뇨를 보이고, 칼로리 및 전해질 소실과 함께 탈수를 초래하게 된다.

### (4) 감별 진단

#### ① 2형 당뇨병

비만, 10세 이후, 2형 당뇨병의 가족력, 흑색가시세포증, 이자 자가항체 음성, C-peptide 정상 또는 증가 등은 2형 당뇨병의 가능성을 좀 더 암시하는 소견이다.〈표 18-9〉

**표 18-9 1형 당뇨병과 2형 당뇨병의 감별**

| 구분 | 1형 | 2형 |
|---|---|---|
| 발병 연령 | 6개월~젊은 성인기 | 대개 사춘기(또는 이후) |
| HLA B8/D3 또는 B15/D4 | 일반인에 비해 2.5배 많다. | 일반인과 비슷하다. |
| 이자 인슐린 분비량 | 0~소량 | >50% |
| **섬세포 항체 검출률** | 85% | <5% |
| **인슐린 내성(흑색가시세포증)** | 거의 없다. | 많다. |
| **케톤증** | 흔하다 | 흔하지 않다. |
| 일란성 쌍둥이의 일치율 | 25~50% | ~100% |
| **부모의 당뇨병** | 2~4% | 80% |

### (5) 치 료

#### ① 목 적

- 적절한 영양 상태 유지, 정상 혈당 범위 유지와 신체적이나 정서적으로 정상화하는데 있다. 장기적 목표는 혈당 조절을 통해 미세 혈관이나 대혈관의 합병증이 초래되지 않도록 하는 것이다.

#### ② 인슐린 치료

- 생체 리듬과 가능하면 맞추기 위해 하루 1~2회 인슐린을 주사하기보다는 하루 3~4회 이상 또는 펌프를 통해 지속적으로 주사하는 것이 바람직하다.
- 종류 : 작용시간에 따라서 초속효성, 속효성, 중간형, 지속형, 초지속형으로 구분되고, 각각의 시작 작용 시간, 최고 작용 시간, 작용 지속시간은 〈표 18-10〉과 같다.
- 부위 : 엉덩이나 다리에 비하여 **팔과 복부** 주사시, 주사 부위 온도가 높을 시, **운동을 많이 하는 부위**에 주사시 인슐린 흡수가 빨라 작용이 빨리 나타난다.

**표 18-10 여러 종류의 인슐린이 혈당에 미친 시간적 효과**

| 종 류 | 작용시간 | 최대효과 | 지속시간 |
|---|---|---|---|
| 초고속성 인슐린 | 0.1~0.25시간 | 1~2시간 | 4~5시간 |
| 속효성 인슐린 | 0.5시간 | 2~4시간 | 2~4시간 |
| 중간형 인슐린 | 1.5~2시간 | 6~10시간 | 6~10시간 |
| 지속형 인슐린 | 4~6시간 | 10~30시간 | 10~30시간 |

- 방법 : 일반적으로 1~2회 주사하는 방법을 고식적 방법이라 하며, 혈당 범위를 정해 놓고 혈당 변화에 따라 3회 이상(e.g., 매식전 3회+자기전 1회), 또는 펌프를 사용하는 경우를 적극적 치료라고 하는데 적극적 치료는 비교적 혈당 조절이 잘 되며 합병증도 적게 발병되지만 저혈당증의 위험이 많다.

③ **식이요법**

- 원칙적으로 식이제한보다는 **적절한 성장과 발달에 필요한 식이요법**이 필요하다.
- 칼로리 구성은 탄수화물 55%, 지방 30%, 단백질 15%로 한다.
- 하루 총칼로리 섭취량 중 20%는 아침 식사, 20%는 점심 식사 30%는 저녁 식사에 섭취하게 하며, 나머지 30%는 10%씩 아침과 점심 사이, 점심과 저녁 사이, 저녁과 잠자기 사이에 간식으로 섭취한다.

④ **운동요법**

- 운동은 인슐린 수용체를 증가시킴으로써 혈당 조절이 잘 되게 하며, 고밀도지질단백질 콜레스테롤 농도를 증가시킴으로써 동맥경화증 발병을 억제시킨다. 어떠한 운동이라도 금지할 필요가 없으며, 40분 정도의 운동을 일주일에 4회 이상 하도록 권유한다.
- 운동 전후에 저혈당증의 위험으로 혈당이 높은 경우(>300mg/dL)나 케톤혈증이 있는 경우는 운동을 피하는 것이 좋다.

### (6) 추적 검사

6세 미만에서는 저혈당으로 인한 뇌손상이 잘 생기므로, 치료목표 혈당 범위를 조금 높게 설정한다. 혈당 검사는 매 식사 전과 잠자기 전 하루 4번 하는 것이 이상적이나 보통 하루 2~3번 시행한다. **Hemoglobin A1c는 최근 2~3개월 동안의 혈당 조절 상태를 반영**하며, 당뇨병 합병증 발생의 좋은 예측지표가 된다. 7% 이내로 유지하는 것이 좋다.

### (7) 당뇨병의 경과

당뇨병은 4단계의 자연경과를 보이는데, 증상발현전 $\beta$세포 자가면역기(preclinical $\beta$cell autoimmunity), 임상 당뇨병 발병기(onset of clinical diabetes), 일과성 완화기인 밀월기(honeymoon period), 합병증과 기대여명의 감소와 연관된 확립 당뇨병기(established diabetes)로 나눌 수 있다.

① **밀월기** : 인슐린 주사를 시작한 후 75% 환아에서는 하루 인슐린 요구량이 0.5U/kg 이하로 줄어든다. 기간은 수주에서 수개월(~1~2년까지) 정도로 $\beta$세포 기능의 향상으로 인슐린 필요량이 일과성 감소를 보이는 시기이다. 하지만 곧 $\beta$세포가 파괴되어 인슐인 의존상태가 된다.

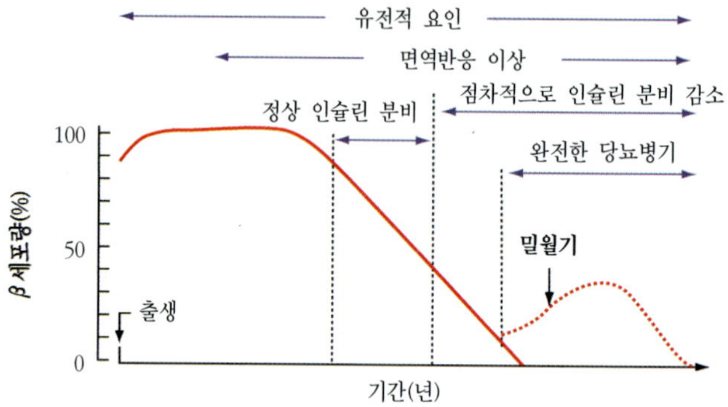


그림 18-15 이자 섬세포의 파괴 정도에 따른 당뇨 증상의 발현도

## (8) 당뇨병의 합병증

### ① 케톤산증

▌임상증상 및 발생기전

소아 1형 당뇨병 환자의 20~40%는 초기 증상으로 당뇨병 케톤산증을 보인다. **당뇨병 케톤산증의 임상 증상**은 아래와 같고 발생기전은 〈그림 18-16〉과 같다.

- **탈수**
- **쿠스마울 호흡**(Kussmaul respiration) : 빠르고 깊은 호흡, **날숨시 과일 냄새**(acetone 냄새)
- **욕지기, 구토, 복통**
- 진행하는 둔감(obtundation)과 의식소실
- 백혈구수 증가(+left shift), 혈청 아밀라아제의 비특이 상승
- 감염이 있는 경우에는 열이 동반될 수 있다.

▌진단 : 당뇨병의 임상증상과 함께

- **혈당 ≥300mg/dL**
- **산증(정맥 PH<7.3, $HCO_3^-$ <15mEq/L)**
- **케톤혈증**(ketonemia ; 케톤이 1 : 2 희석에서 양성인 경우)
- **케톤뇨**

▌치료 : 수액요법과 인슐린 치료를 한다.

- 수액요법 : **소실량+유지량을 48시간에 걸쳐서 제공**한다. 소실량은 중등도 케톤산증은 5~7% 탈수, 중증 케톤산증은 7~10% 탈수를 기준으로 계산하고, 내원 당시의 체중을 기준으로 계산한다.

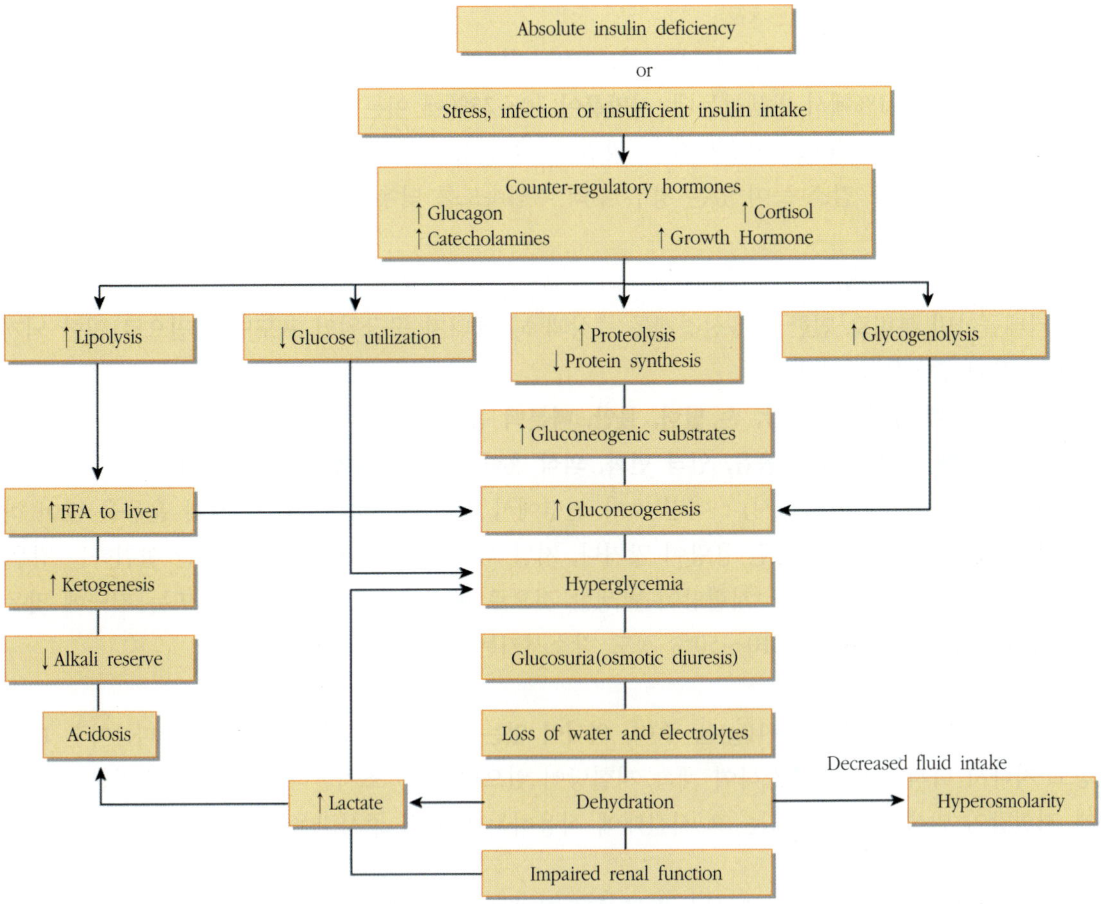


그림 18-16 당뇨병 케톤산증의 기전

- **과도한 수액 투여 및 빠른 교정은 뇌부종**을 초래할 수 있기에 1일 수액 유지량의 1.5~2배 이상 주지 않도록 한다. 처음에는 **생리식염수** 또는 **링거젖산용액**을 투여한다(~4~6시간). **혈당이 250~300mg/dL으로 감소하면 1/2 생리식염수 용액에다가 5% 포도당을 추가**한다.
- 체내 칼륨과 인산염은 케톤산증 초기부터 저하되어 있고 혈청 농도만으로 소실량을 평가하기 어렵다(∵ 세포외 이동 등). **칼륨은 치료 초기부터** KCl 또는 potassium phosphate(쇠약 등의 증상을 보이는 심한 저인산혈증시)으로 20~40mEq/L 농도로 수액에 첨가하여 보충해준다.

• 인슐린치료 : 고혈당과 케톤산증을 교정하기 위해서 필요하고 **수액요법 시작 1~2시간 후부터** 혈당이 정상화 되더라도 **DKA 소실될 때까지**는(pH > 7.3, 중탄산염 > 15mmol/L) 속효 인슐린(RI)을 0.1U/kg/hr으로 정맥 주입한다. 인슐린 치료 시작시 정맥내 대량주입(bolus)은 하지 않는다(∵뇌부종↑)

• 산증 교정 : 주로 수액요법과 인슐린치료로 교정되고 심한 산증(pH 6.9미만)에서 중탄산염을 투여할 수도 있다.

- 오히려 케톤산증이 심해지거나 심한 후유증을 남길 수 있으므로 심한 산증(~pH 6.9)에서만 투여

**▮ 케톤산증의 합병증 예방 및 치료**

- 케톤산증 치료시 저혈당증, 저칼륨혈증, 고염소혈 산증, **뇌부종** 등이 발생할 수 있다.
- **뇌부종**은 0.5~1%에서 발생하는데, **사망률이 20~25%**에 이른다. 치료 중 두통과 심박수 감소, 신경학적 상태 변화(e.g., 안절부절증, 과민성, 졸음 증가), 뇌신경 마비(특히 III, IV, VI), 혈압 상승, 산소포화도 감소 등이 있는 경우 수액 주입속도를 낮추고 mannitol를 정맥으로 투여한다.

**② 저혈당증**

**▮ 증 상**

- 카테콜아민 분비로 인한 자율신경계통 증상과 뇌 에너지 공급원인 포도당 결핍으로 인한 뇌기능 장애 증상을 보인다.
- **자율 신경계 증상** : **식은땀, 손 떨림, 불안, 빠른맥** 등이 있다.
- **뇌기능장애 증상** : **허기, 졸음, 인격 변화, 의식 혼탁, 발작, 혼수상태** 등이 있다.
- 야간 저혈당증(새벽 2~4시) : 어린 소아 연령에서 많이 발생하며, 평상시보다 운동을 많이 하거나, 저녁에 중간형 인슐린 용량이 많거나, 저녁 식사를 적게 또는 탄수화물만 섭취하는 경우, 음주시 잘 나타난다. 야간 저혈당이 발생할 것으로 예상되는 경우, 취침 전 또는 저녁에 맞는 중간형 인슐린 주사량을 10~50% 정도 감소시키는 것이 좋다.

**▮ 치 료**

**의식이 있으면 탄수화물**(5~10g)을 주며, **의식이 없는 경우에는 글루카곤**을 주사한다. 이후 15분 정도 지나서 다시 혈당을 측정하여 계속 저혈당이 있으면 반복 조치한다. 지속적으로 같은 시간대에 저혈당이 발생하는 경우에는 그 시간대에 작용하는 인슐린 주사량을 10~20% 감량한다.

**▮ 예 방**

운동 중 적게 사용되는 부위에 인슐린 주사를 하며, 운동 전에 탄수화물 10~15g을 섭취하고, 필요시 운동 중이나 후에도 섭취하도록 한다. 필요시 운동 후 인슐린 주사량을 감량하기도 한다.

**▮ Somogyi 현상과 새벽(dawn) 현상** : 새벽 2~3시경 혈당 검사가 저혈당이면 소모기현상

- 소모기 현상 : 인슐린 용량 과다 → 새벽 2~3시경 저혈당 발생 → 길항호르몬 증가(→ 아침에 'rebound' 고혈당을 보이는 것으로, 늦은 밤이나 새벽에 식은땀, 악몽, 두통 등의 증상이 있다가 3~6시간 이내에 고혈당, 당뇨(glycosuria), 케톤뇨를 보이게 된다.
  - 치료 : **인슐린 감량,** 저녁 또는 취침전 중간형 인슐린양을 감량한다.
- 새벽(dawn) 현상 : 야간 성장호르몬 분비로 인하여 **저혈당 없이 아침에 고혈당이 발생**하는 것이다.
  - 치료 : **인슐린 증량,** 중간형 인슐린 주사를 밤 9시 이후에 주사하거나, 잠자기 전 간식을 줄인다.

**③ 만성 합병증**

**미세혈관 합병증(망막, 콩팥 병터), 대혈관 합병증(죽경화증), 신경병증, 백내장, 관절 병터** 등이 있다.

- 콩팥 합병증 : 말기 콩팥병의 가장 흔한 원인으로 발병 20년 후에는 1형 당뇨병에서는 20~30%, 2형 당뇨병에서는 15~20%에서 합병 된다.
  - 위험인자 : 유전, 고혈압, 혈당 조절 불량, 인종, 흡연 등이 있다.
  - 치료 : 혈당조절을 철저히 하고, 앤지오텐신 전환효소 억제제나 앤지오텐신 수용체 차단제

등을 사용하여 고혈압 조절을 철저히 한다.

- 눈 합병증 : 실명의 가장 흔한 원인으로 1형 당뇨병 15년 후의 당뇨망막병증에 대한 위험은 98%이다.
- 신경병증 : 자율신경계통과 말초신경계통의 신경병증을 초래한다.
  - 말초신경 병증은 운동–감각 신경병증으로 주로 발목에서 주로 밤에 심한 통증을 보인다. 감각 이상, 감각 소실, 발의 소근육이 퇴화되어 발가락이 갈고리형(clawing)이 된다. 감각이 둔해진 발에서 궤양과 감염이 나타난다.
  - 일시적으로 뇌신경장애, 자율신경계통 장애가 나타나기도 한다.
- 관절 병터(limited joint mobility, diabetic hand syndrome)
  - Prayer's hand : 손 소관절 동작 장애로 양 손의 손가락이 서로 맞대었을 때 완전히 접하지 못하는 경우 말한다. 고혈당에 의해 콜라겐이 당화된 상태를 의미한다. 1형 당뇨병의 15~30%에서 나타나며, 후에 망막, 콩팥 및 신경 합병증의 위험도가 4~6배가 높을 것이라는 것을 의미한다.
- 기타 합병증 : 혈당 조절이 안되는 경우 최종키가 작거나 사춘기 지연, 골감소증 등을 보일 수 있다.



## 8 저혈당

### 1) 정상적인 당 대사

근육에서 유래된 아미노산, 피루브산, 젖산, 알라닌과 지방 분해에서 유래된 글리세롤이 포도당 신합성(gluconeogenesis)의 기질로 이용되며, 포도당 소모는 인슐린에 의한 근육과 지방 세포로의 흡수와 인슐린에 비의존적인 뇌에 의하여 이루어진다.〈그림 18-17〉

**인슐린**의 혈당 강하 작용은 **길항호르몬**인 **글루카곤, 에피네프린, 코티솔, 성장호르몬**과 균형을 이루어 정상 혈당이 유지된다.

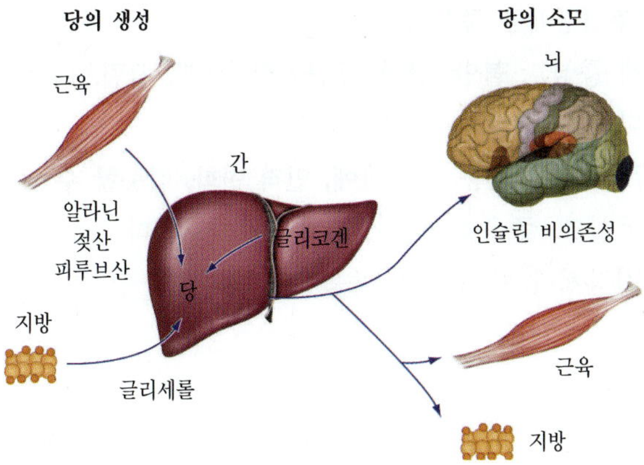


| 호르몬 조절<br>포도당신합성 | 글리코겐 분해 | 당의 소모 |
|---|---|---|
| 에피네프린<br>코티솔<br>성장 호르몬<br>글루카곤 | 글루카곤<br>에피네프린 | 인슐린 |

그림 18-17 정상적인 당 대사 및 조절

## 2) 저혈당증

- 정의 : 영아와 소아에서는 **혈당(전혈) <50mg/dL**인 경우를 저혈당이라고 한다(혈청 또는 혈장 혈당이 전혈에 비해서 10~15% 높다).
  신생아는 생후 2~3시간경 최저치(nadir) 였다가 이후 12~24시간 이후에 정상 혈당으로 회복되는 경우가 많지만 신경학적, 지능적, 정신적 후유증을 고려하여 혈당 <50mg/dL인 경우 저혈당을 의심하고 적극적으로 조치를 취하여야 한다.

### (1) 원 인

#### ① 신생아 시기의 일과성 저혈당

- 부적절한 전구물질 및 효소 : 미숙아, 임신나이보다 작은 영아, 정상 신생아
- 고인슐린혈증 : 당뇨병모체에서 태어난 신생아, 임신나이보다 작은 영아, 불일치 쌍둥이(discordant twin), 출산 질식, 임신중독증 모체에서 태어난 신생아

#### ② 영유아 및 소아의 지속 저혈당

영아에서는 뇌의 상대적 용량이 커 **당의 요구량이 크고 glycogen저장량이 적을뿐만 아니라 당신생능력이 저하**되어 저혈당에 노출되기 쉽다.

- **고인슐린혈증** : 저혈당시 혈장 인슐린>5~10uU/mL, **인슐린(uU/mL) : 포도당(mg/dL) 비 >0.4** 인 경우를 말한다. 어린 영아의 지속 저혈당의 가장 흔한 원인이다.
- 내분비 저혈당(길항 호르몬 결핍) : 부신겉질 호르몬(코티솔), 성장호르몬, 글루카곤, 에피네프린 결핍, 범뇌하수체저하증시 저혈당이 올 수 있다.
- 글리코겐 분해 이상 : 글리코겐 축적병, 갈락토오스혈증
- 포도당신합성 이상 : 유전성 프룩토오스 불내증, 지방산 대사장애(e.g., 카르니틴 결핍) 등이 있다.
- **케톤 저혈당증(ketotic hypoglycemia)** : 신생아기 이후의 **소아에서 가장 흔한 저혈당의 원인**이다.

### (2) 증 상

① 갑작스런 혈당 강하시 **에피네프린 분비에 의한 자율신경계통 증상**과 혈당이 서서히 감소할 때 주로 보이는 **대뇌 혈당 결핍에 의한 중추신경계통 증상**을 보인다.

- 에피네프린 매개에 의한 증상(자율 신경계 증상) : **불안, 땀남, 두근거림,** 창백, 떨림, 쇠약, 허기, 욕지기, 구토, 협심증 등의 증상을 보인다.
- 뇌 저당증(glycopenia)과 연관된 증상 : **두통, 정신 혼동, 시각장애, 인격 변화, 집중할 수 없슴,** 조음장애, 감각이상, 어지럼, 기억상실, 운동실조, 졸음증, 발작, 혼수 등을 보인다.

② 영아는 청색증, 무호흡, 체온저하, 근육긴장저하, 수유불량, 졸음증, 발작 등의 덜 특징적인 증상을 보이거나 없을 수도 있다.

③ 예후 및 후유증

- 생후 첫 1년간의 반복되고 지속되는 심한 증상을 보이는 저혈당은 영구적 신경학적 장애(정신지체, 발작, 성격 변화, 발달 장애)를 초래할 수 있다. 짧은 경과의 저혈당을 보이는 무증상 신

생아는 예후가 좋다. 저혈당을 보이는 영아의 10~15%는 적절한 치료 후에도 재발을 보인다.

### (3) 진 단

#### ① 급성 저혈당 증상 시

- 저혈당이 확인되며 글루카곤(1mg 정주) 투여 전과 투여 30분 후 혈액으로 아래 항목을 검사한다.
  - 전구물질 : 혈당, 케톤, 유리지방산, 젖산, 암모니아, 요산
  - 호르몬 : 인슐린, 성장호르몬, 코티솔, $T_4$, TSH
- **고인슐린혈증의 진단기준(혈당 50mg/dL 미만**시)
  - **혈장 인슐린 >2uU/mL**
  - **혈장 유리지방산 농도** <1.5mmol/L
  - **혈장 β-hydroxybutyrate** <2mmol/L
  - **글루카곤 투여 후 혈당 >40mg/dL 상승**할 때
- 소변 검사 : 케톤뇨(ketonuria)와 환원물질(reducing substances) 확인
  - **케톤(+) : 케톤성,** 글리코겐 축적병, 포도당 신합성 장애, 길항 호르몬 결핍에 의한 저혈당증
  - **케톤(−) : 고인슐린혈증,** 지방산 대사 장애, 카르니틴 결핍, 약물에 의한 저혈당증
  - 환원물질(+) : 갈락토오스혈증, 과당 불내성(fructose intolerance)
- 혈중 인슐린 농도 >5uU/mL이면 내인 고인슐린혈증을, >100uU/mL이면 외인 인슐린 투여를 의심한다.
- 혈중 코티솔 <10mg/dL 또는 성장 호르몬 <5mg/dL이면 부신기능 부족이나 뇌하수체 저하증을 의심하여 호르몬 자극검사와 뇌영상 검사를 시행한다.

#### ② 병력상 저혈당증이 의심될 때(급성 증상이 없음)

- 자세한 병력 청취 : 식이섭취 방식, 알코올과 약물 섭취 유무, 인슐린 투여, 성장속도, 염 갈망(salt craving), 두개 내 병터
- 진찰 소견
  - **간비대 : 글리코겐 축적병,** 갈락토오스혈증. 포도당신합성 장애, 라이 증후군, Beckwith-Wiedemann 증후군
  - 키가작음 : 뇌하수체 저하증, 성장호르몬 결핍증
  - 피부 색소침착 : 일차 부신기능부전
- 입원 후 유발검사(provocation test) : 24~36시간 공복시 저혈당 유발 시킨 후 급성 저혈당 증상시 시행하는 검사를 하고, 필요시 뇌하수체-부신 기능 검사를 위해서 아르지닌-인슐린 자극검사를 한다.
- 간 생검 및 효소 측정
- 경구 포도당 내성 검사(1.75g/kg ; max 75g) : 빠른비움 증후군 등과 같은 반응저혈당증이 의심될 때

#### (4) 치 료

##### ① 원인 치료

##### ② 포도당 정맥 투여

- 증상을 보이는 신생아 및 영아의 급성 저혈당에서 **10% 포도당 용액 2mL/kg**를 투여(발작 등을 보이는 경우 4mL/kg)한 후 6~8mg/kg/분의 속도로 포도당을 주입 한다. 저혈당이 계속되는 경우 주입 속도와 농도를 증가시킨다.
- 포도당 용액에 반응이 없으면 hydrocortisone 주사 또는 prednisone 경구 투여 등을 할 수도 있다.
- 응급 조치로 **글루카곤** 0.03~0.1mg/kg(최대량 1mg)을 주사할 수 있다.

##### ③ 고인슐린혈증에 의한 저혈당

- 경구 **diazoxide**를 투여하고, **octreotide**를 투여할 수 있다. 포도당 용액과 diazoxide/octreotide 치료에 반응이 없는 경우 **이자절제술**을 시행한다.

### 3) 케톤저혈당증

신생아기 이후의 **소아에서 가장 흔한 저혈당의 원인**이다. 로 호발 연령은 **18개월에서 5세**이고 **8~9세가 되면 자연 완화(spontaneous remission)**를 보인다.

#### (1) 원 인

포도당신합성에 필요한 전구물질 결핍(포도당신합성의 주요 전구물질인 **혈장 알라닌 감소** 특징)으로 추정하고 있으며, **특정효소의 결핍이나 길항 호르몬의 결핍은 없다.**

#### (2) 증 상

**비교적 마르고 작은 아이**에서 **병발 질환(intercurrent illness)으로 음식섭취가 제한적**(또는 12~18시간 **공복)일 때 저혈당** 삽화를 보이는데, **케톤혈증과 케톤뇨**를 동반하고 **혈장 인슐린은 저하**(<5~10uU/mL) 등의 소견을 보인다. **일과성 신생아 저혈당의 병력**을 가지는 경우가 종종 있다.

#### (3) 치 료

**장기간 공복 피하고, 자주 고단백, 고탄수화물 식이를 권장한다.** 병발 질환시에는 요 케톤을 자주 측정하여 케톤 양성이면 고탄수화물 음식을 먹이고, 조절이 안되는 경우 입원 후 정맥 포도당 용액 투여를 한다.

# 19 중추신경계통 질환
Diseases of Nervous System

## 1 신경학적 평가와 진단

### 1) 병력 청취

신경계 질환의 진단을 위한 병력 청취는 주소로 하는 증상의 발현 시기부터 시간 순으로 기술해야 하며, 그 증상의 지속 시간, 빈도, 경과 및 관련 증상 등을 빠짐없이 포함해야 한다. 병력 청취를 통한 신경계 질환의 진단적 접근은 논리적 추론에 의하여 유도되어야 한다.

(1) **환아는 신경계 질환을 가지고 있는가?** 신경계통 장애에 의한 증상이 다른 계통의 증상처럼 보일 수도 있고(e.g., 구토) 다른 계통의 증상이 신경계통 이상에 의한 증상으로 보일 수도 있다(e.g., 실신).

(2) 병터의 부위는 어디인가? 신경 해부학적으로 **한정된 부위의 병터인가?** (e.g., 두개내 출혈, 종괴 병터) 아니면 **중추신경계통에 전반적으로 영향을 끼치는 병터인가?** (e.g., 감염, 대사질환, 퇴행질환)

(3) **어떤 병리학적 병터가 이 질환을 초래할 것인가?** (선천 중추신경계통 발달장애 및 기형, 감염 또는 염증 질환, 외상 및 그와 관련된 질환, 출혈/경색 등의 혈관 질환, 신생물 질환, 대사 질환, 퇴행 질환, 간헐 발작성 질환 등) 이러한 질환의 범주를 감별하는데 병의 발생이 급성, 아급성 또는 만성인지? 또는 진행 경과가 정적(static)인지 진행(progressive)하는지를 밝히는 것은 중요하다.

분만 전 모체의 질환, 흡연, 음주, 약물 사용 등의 병력, 임신나이, 임신 중 또는 분만시 합병증, 출생시 체중, 키, 머리둘레, 아프가점수, 출생후 황달의 병력, 수유, 수면, 발달 이정표(developmental milestones) 등을 확인한다. 또한 가족력상 선천 대사이상, 퇴행 질환, 신경근육장애, 간질, 편두통, 발달지연, 유전병 등을 확인하고 혈족 결혼(consanguineous marriage)에서 대사 질환 및 퇴행 질환이 증가한다.

### 2) 진 찰

환아의 신장, 체중 외에도 **머리둘레**는 항상 측정해야 한다. 머리둘레의 백분위가 점차 떨어지는 경우 중추신경계통 장애로 인한 뇌의 발달이 정체된 것을 의미하고, 점차 증가한다면 물뇌증의 진행이나 축적병(storage disease)을 의심하게 한다. 머리모양 및 얼굴 형태이상증을 확인하고 청진으로 쉿소리(bruit) 등의 이상소견 유무를 확인한다. 피부에서 나타나는 담갈색 반점(café-au-lait spot),

혈관 섬유종이나 탈색소반 등은 신경 피부 증후군의 단서가 된다. 또, 목뒤 등의 중앙에서 척추갈림증을 의심하게 하는 털이나 함몰 부위, 작은 구멍이 있는지 찾아보아야 한다.

## 3) 신경학적 검사

신경학적 검사를 통하여 신경 질환이 전반적 장애인지 국소 장애인지를 밝히고, 국소 장애인 경우 기능적 신경해부 지식을 이용하여 장애 부위를 추정하도록 한다.

신경학적 검사는 다음 범주에 따라 계통적으로 기술한다.

- 정신 상태(mental status) 및 정신운동 발달(psychomotor development)
- 뇌신경(cranial nerve)
- 운동계(motor system)
- 감각계(sensory system)
- 반사(reflex) : 원시반사, 얕은반사(배표면 반사, anal wink, 고환올림근 반사), 깊은힘줄반사, 클로누스
- 소뇌 기능, 걷기 및 운동 협동(coordination)

### (1) 소아의 신경학적 검사

① 정신 상태 검사는 의식 상태의 장애 유무, 지남력(시간, 공간, 사람), 병식, 언어 발달 상태, 학습 능력, 기억력, 사고 능력 등이 포함된다.

② 뇌신경 검사는 제1 뇌신경에서 제12 뇌신경까지 검사를 시행하며 검사방법은 **〈표 19-1〉**과 같다.

**표 19-1 소아의 뇌신경 검사**

| 뇌신경 | 기능 | 검사 |
|---|---|---|
| Ⅰ. 후각 신경(olfactory nerve and tract) | 후각 | **냄새**에 대한 행동 반응 |
| Ⅱ. 시각신경 및 망막(optic nerve and retina) | 시각 및 시야 | 색 있는 종이나 블록을 **좇아 본다.** |
| Ⅲ. 눈돌림 신경(oculomotor nerve)<br>Ⅳ. 도르래 신경(trochlear nerve)<br>Ⅴ. 갓돌림 신경(abducens nerve) | 눈 운동<br>동공 반응 및 눈꺼풀 상승 | **눈 운동** 관찰, **동공 반사**(pupillary reflex)<br>안뜰 반사(vestibular reflex) (**인형안 시험**) |
| Ⅵ. 삼차 신경(trigeminal nerve) | 씹기, 얼굴 감각 | 씹기 운동, **각막 반사** |
| Ⅶ. 얼굴 신경(facial nerve) | 얼굴 표정, 맛(앞쪽 2/3) | **얼굴 대칭**, 각막 반사 |
| Ⅷ. 속귀 신경(vestibulocochlear nerve) | 청력<br>공간 지각 | 소리 굽쇠(tuning fork), 소리나는 장난감<br>**온도 눈떨림 검사(caloric test)** |
| Ⅸ. 혀인두 신경(glossopharyngeal nerve)<br>Ⅹ. 미주신경(vagus nerve) | 삼키기, 음성 | 수유, 울음소리, **구역 반사**<br>**기침반사**(vagus nerve) |
| Ⅺ. 척수 더부 신경(spinal accessory nerve) | 머리 운동 | 곧게선 자세와 엎드린 자세에서의 머리 |
| Ⅻ. 혀밑 신경(hypoglossal nerve) | 혀 운동 | 대칭, 위축, 세동 |

③ 운동계 검사는 근육힘, 근육덩어리(muscle bulk), 근긴장도, 불수의운동 등을 검사한다.

- 근육힘 : 신생아나 영아는 양쪽 겨드랑으로 들어올렸을 때 체중을 퍼티는지 확인함으로써 팔이음뼈 근육힘을 평가할 수 있다. 다리이음뼈나 몸쪽 다리 근육힘은 계단을 오르거나 엎드린 자세에서 일어나는 것을 관찰하면서 확인 할 수 있다. 신생아에서 손바닥 쥐기반사를 확인함으로써 먼쪽 근육힘을 확인할 수도 있다. 근육힘은 각 근육마다 0에서 5단계로 구분하여 기술하도록 한다.
  - 0 : 근육 수축도 없다.
  - 1 : 근육 수축만 있다.
  - 2 : 중력에 거슬리지 않으면서 운동이 가능하다.
  - 3 : 중력에 거슬러서도 운동이 가능하다.
  - 4 : 어느 정도의 저항을 주어도 운동이 가능하다.
  - 5 : 정상 운동이 가능하다.
- 근육 덩어리 : Gowers 징후 양성인 남아(e.g., duchenne muscular dystrophy)에서 장딴지 근육의 거짓비대를 볼 수 있고, 근육쇠약이 있는 경우 근육 위축과 근육섬유 다발수축을 볼 수 있다.
- 근긴장도 : 각 관절을 검사자가 잡고 수동 운동을 시켰을 때 나타나는 저항의 정도로 진찰한다.
  - **강직(spasticity)**은 처음에는 저항이 있다가 갑자기 저항이 없어지는 접는칼 현상을 보이는 것을 말하고 **위운동 신경세포 병터**에서 **반대쪽** 팔다리에 보이고 대개 깊은힘줄반사 항진, 병적반사, 클로누스, 능동 운동의 감소 및 불사용 위축 등이 동반된다.
  - **경축(rigidity)**은 **바닥핵**의 병터의 **반대쪽** 팔다리에서 주로 보이고, 굽힘 근육과 폄 근육 모두에서 지속적인 저항을 느끼는 상태이다. 바닥핵의 새줄무늬체 손상시는 무도병(chorea), 느린비틀림 운동(athetosis) 등을 볼 수 있다.
- 불수의운동 : 근육섬유 다발수축, 떨림, 무도병, 느린비틀림 운동, 근육긴장이상증 등을 확인한다.

④ 감각계의 검사는 소아의 경우 부정확한 경우가 많으나 촉각, 위치 감각, 진동 감각 검사를 시행하고 마지막으로 통각 검사를 시행한다.

⑤ 소뇌 기능은 tandem gait, Romberg 검사, finger to nose 검사 및 반복 운동 검사를 시행한다. **소뇌 징후는 손상이 있는 병터와 같은쪽**에 나타나는데 병변의 위치에 따라서 평형 장애(몸통실조), 대뇌제거 경축(decerebrate rigidity), 협동운동 불능증, 겨냥이상증, 상반운동 반복장애, 반동현상, 눈떨림, 깊은힘줄반사 감소 등을 볼 수 있다.

⑥ **연성 신경학 징후**(soft neurologic sign)은 소아의 연령 발달에 따라 소실되어야 할 증상이 남아 있는 것이다.

### (2) 영아의 신경학적 검사

영아는 협조를 하지 않으므로 **순서대로 진찰하기 힘들며 인내심을 가지고 검사**를 시행해야 한다. 자유롭게 놀고 있는 상태를 상세히 관찰하고 조금씩 자극을 주어 검사를 시행하여 신경학적 검사를 모두 기술할 수 있도록 한다.

영아에서의 정신 운동발달은 DDST(Denver developmental screening test)나 KIDS(Kansas infant developmental screening)를 이용하면 편리하다. 뇌신경 검사는 〈표 19-1〉와 같이 시행할 수 있다. 각각의 근육힘 검사는 불가능하나 낙하산 반사가 대칭적인지, 다리로 체중을 버티는 정도로 판단할 수 있다. 감각계의 검사는 촉각이나 통각에 대한 반응으로 대강 알 수 있다. 소뇌 기능 검사도 힘들지만 앉은 자세나 손을 뻗어 장난감을 잡는 행동으로 판단할 수 있다.

영아의 신경학적 검사에서 환아가 울면 검사가 안 되므로 **큰 자극을 주는 검사는 나중에 시행**하도록 하며 이상 국소 증상, 정상적으로 있어야 할 반응의 결여, 정상 반응의 좌우 비대칭, 성장하면서 소실해야 할 생리적인 반응이 오랫동안 지속하는 경우, 발달 지연에 대해 관찰해야 한다.

### (3) 신생아의 신경학적 검사

신생아의 신경학적 검사는 몇 번이고 되풀이해야 한다. **굽힘근육 우위의 자세**를 보이지만 출생 직후에는 근육긴장도가 낮아져서 scarf 징후 양성을 보일 수 있다. 신생아에서 볼 수 있는 반사와 소실시기는 〈표 19-2〉와 같다. **머리둘레**는 신생아기나 영아기에 반드시 측정해야 하며 시각 검사와 청각 검사를 시행할 수 있다. 특수 검사로 두 개 투과조명법(skull transillumination)을 시행하여 물뇌증, 뇌구멍증, 물무뇌증 등을 감별할 수 있다.

표 19-2 신생아 반사의 소실 시기

| 반사 | 소실 시기 | 반사 | 소실 시기 |
|---|---|---|---|
| Rooting reflex | 3개월 | Tonic neck reflex | 6~7개월 |
| Moro reflex | 5~6개월 | Landau reflex | 1~2년 |
| Palmar grasp reflex | 2~3개월 | parachute reflex | **평생지속**(8개월경 시작) |

## 4) 진단적 특수 검사

### (1) 허리 천자와 뇌척수액 검사

① 뇌척수액 검사는 수막염, 뇌염, 거미막밑 출혈의 진단에 필수적이며, 말이집탈락 병이나 대사병의 진단 또는 종양 세포의 유무를 확인하는데 도움을 준다. 요추천자는 보통 **4~5번째 또는 3~4번째 허리뼈 사이**에 시행하며 보통 누운 자세에서 시행하나 신생아나 영아에서는 호흡마비의 위험이 있으므로 앉은 자세에서 시행할 수도 있다.

② 금기사항은 아래와 같다.

- 두개내 종괴 병터에 의한 **머리속압력이 상승**한 경우
- **뇌탈출(천막뇌탈출, 소뇌편도탈출)의 임박 증상, 징후**를 보이는 경우 : 수막염이 의심되더라도 **대뇌제거자세 또는 겉질제거자세, 동공 크기와 반응의 이상, 인형눈 검사의 이상**소견, 혼수와 관련된 비정상적 호흡(**체인-스토크스 호흡, 과호흡, 지속성 흡식호흡, 실조성 호흡, 무호흡, 호흡정지**)을 보이는 경우 우선 항생제, 뇌압 하강제 등의 치료를 시행하고 CT를 시행 후 허리천자 시행여부를 결정한다.

- 허리천자를 시행할 부위의 피부감염
- 심한 저혈소판증(＜2만/μl) ; 필요시 혈소판 수혈후 시행한다.

③ 뇌척수액 **정상 열림 압력은 60~180mm $H_2O$**이다. 환아가 울거나 바둥거리면 실제보다 높게 나온다. 정상 뇌척수액은 맑은 물과 같고, 백혈구, 적혈구의 증가로 인해서 혼탁할 수 있다. 뇌척수액 **정상 세포수는 림프구 5/μl 이하(신생아는 ~15/μl)**이고, **다형핵 백혈구가 보이면 비정상(신생아는 1~2/μl** 정상)이다. **단백질의 정상치는 10~40mg/dL**(신생아 ~120mg/dL), **뇌척수액당은 혈당의 약 60%**이다. 그 밖에 뇌척수액 그람염색, 항산염색, india ink 등의 검사, 미생물 특이항원 검사, 대사 물질의 검사 등을 한다.

- 뇌척수액 다형핵 백혈구의 증가는 무균 수막염의 초기나 세균 수막염에서 보이며 림프구의 증가는 무균 수막염, 결핵 수막염, 곰팡이 수막염, 말이집탈락 질환, 종양, 면역 질환 등에서 볼 수 있다. 적혈구의 존재는 천자 중의 외상, 거미막밑 출혈을 의미하는데 원심분리하여 윗물(clear vs. xanthochromia)을 확인하거나 뇌척수액을 받을 때 뇌척수액 색깔의 변화 등으로 감별한다.
- 뇌척수액 당감소는 특히 세균 수막염과 결핵 수막염에서 볼 수 있고, 악성 종양의 수막 침범, 거미막밑 출혈, 곰팡이 수막염, 일부 무균 수막염(볼거리, 엔테로바이러스)에서 볼 수 있다.

### (2) 경질막밑 천자

경질막밑 천자는 경질막밑 삼출액이나 경막밑 혈종의 진단을 위하여 시행한다. 한 번에 많은 양을 뽑으면 재출혈의 위험이 있으므로 15~20mL를 넘게 뽑지 않는다.

### (3) 뇌실 천자

뇌실 천자는 물뇌증에 의한 머리속압력 상승에 의해 환자가 위급한 경우 등에서 원칙적으로 신경외과 의사가 시행한다.

### (4) 신경 방사선학적 검사

머리 X선은 골절, 두개내 석회화, 머리뼈 붙음증, 선천 기형, 머리속압력 항진의 진단에 유용하다. 급성 두개내압 상승에서는 봉합선의 벌어짐을 볼 수 있고, 만성 두개내압 상승에서는 뒤침대돌기의 침식, 안장의 확장, 이랑 흔적의 증가를 볼 수 있다.

CT 검사는 물뇌증, 뇌구멍증 등의 선천 기형, 경질막밑 삼출액, 뇌위축, **두개내 석회화,** 뇌내혈종, 뇌종양, 뇌부종, 뇌경색이나 말이집탈락 부위의 진단에 매우 유용하다.

MRI 검사는 종양, 급성 뇌졸중(확산 강조 영상), 말이집탈락, 퇴행 병, **선천 기형(특히 뒤우묵과 척수)** 등 진단에 유용하고 **다발경화증의 plaque, 겉질 형성 이상,** 신경아교증 등을 찾아낼 수 있다.

단일 광자 방출 컴퓨터 단층촬영(single photon emission computed tomography, SPECT)은 국소 뇌혈류를 측정할 수 있는 검사로 특히 국소 간질 발작의 시작 부위를 찾거나 뇌혈관 질환과 뇌종양의 재발 진단에 이용된다. 양전자 방출 단층 촬영(positron emission tomography, PET)을 통하여 뇌의 대사 상태에 대한 정보를 얻을 수 있고 간질, 대사병, 신경 행동 질환 등의 연구에 이용된다. 뇌혈관 촬영은 주로 혈관 질환의 진단에 이용되며 뇌의 동정맥 기형, 동맥류, 정맥내 혈전 등의 진단에 유용하다

뇌초음파 검사는 숫구멍이 열려 있는 신생아, 영아에서 뇌실주위 백색연화증, 두개내 출혈, 물뇌증, 경질막밑 삼출액, 두개내 종양을 진단하는데 유용하다.

#### (5) 뇌파 검사(EEG)

뇌파 검사(electroencephalogram, EEG)는 뇌신경세포의 전기적 활동을 머리덮개에 부착한 전극을 통하여 포착, 증폭하여 기록하는 것이다. 뇌파는 주파수에 따라 delta(1∼3/초), theta(4∼7/초), alpha(8∼12/초), beta(13∼20/초)로 구분한다.

대표적인 비정상파는 **극파(spike)와 서파(slow wave)**이다. 극파는 간헐적으로 갑자기 나타나는 고전압의 날카로운 모양이 특징이며 뒤에 대개 서파가 따라온다. 극서파의 복합은 간질과 주로 관련되며 일부 정상아에서 보일 수 있다. 극파는 낭종, 서서히 자라는 종양이나 아교세포 흉터조직 등의 자극성 병터에서 나타날 수 있다. 서파가 국소적으로 나타날 경우에는 혈종, 종양, 경색, 국소 감염 등의 국소적 병변을 시사하며 전반적 서파는 대사 질환, 감염 질환 등을 시사한다. **간질활동**(epileptiform activity)**은 과다환기, 광자극, 수면방해에 의해서 촉진**될 수 있다.

## 2 혼 수

**의식**(consciousness)은 각성 상태가 유지되면서 외부 자극에 대해 자신과 주변 환경을 적절히 인지할 수 있는 능력이 지속되는 상태를 지칭한다. **각성 상태**는 숨뇌에서 중간뇌까지 뇌줄기의 중앙부에 위치한 **상행 망상 활성계**(ascending reticular activating system, ARAS)에 의해서 관장되고 외부 자극에 대한 **인지 기능**은 **대뇌 겉질**에 의해서 관장된다. 대뇌 반구 또는 뇌줄기 망상 활성계의 손상을 초래하는 질환은 의식저하를 초래할 수 있다.

Plum과 Posner는 의식저하를 정도에 따라 다음과 같이 분류하였다.

- **혼동, 착란(confusion)** : 각성상태는 유지할 수 있지만 **지남력 장애로 인하여 사고나 이해에 결함**을 보이는 상태
- **섬망(delirium)** : **불안, 초조, 공포, 환시** 같은 과민성 반응을 보이는 혼동 상태
- **졸음, 기면(drowsy)** : 외부 자극이 없는 한 각성 상태를 유지할 수 없고, **외부 자극에 대하여 간단한 인지 반응**
- **둔감(obtundation)** : **유해 자극**에 대해서만 잠깐 반응을 보이고 이내 무의식 상태로 빠지는 상태
- **혼미(stupor)** : **심한 유해 자극을 반복**적으로 주어야만 잠시 깨어나는 상태
- **혼수(coma)** : 지속적인 강한 유해 자극을 주어도 각성 반응을 보이지 않고 때로 겉질제거 상태나 대뇌제거 상태를 보이는 상태

## 1) 혼수 환자의 신경학적 검사

혈압, 심장박동수, 산소포화도, 혈액가스($PCO_2$) 등의 평가와 더불어 철저한 신경학적 검사를 시행해야 한다. 환자의 의식 상태, 호흡 양상, 동공의 크기 및 반응, 안구 운동, 안저 검사 및 운동기능 검사를 시행한다. 등의 신경학적 검사를 시행하는 것은 혼수를 초래하는 질환의 원인과 해부학적 위치, 기능장애의 정도 및 원인에 대한 평가와 진단을 위해 필수적인 후속 검사 및 치료에 대한 지침에 관한 중요한 정보를 제공한다. 또한 연속적인 검사를 통해 병의 진행과 치료에 대한 반응을 평가할 수 있다.

### (1) 의식 상태

의식상태를 평가하기 위해서 **eye opening, verbal response, motor response(E4V5M6)**로 평가하는 **글래스고 혼수 척도**(Glasgow coma scale)를 임상적으로 가장 많이 이용한다.**〈표 19-3〉**

**표 19-3 글래스고 혼수 척도(Glasgow coma scale)**

| Eye opening(점수 4, E4) | spontaneous : 4, to voice : 3, to pain : 2, none : 1 | |
|---|---|---|
| Verbal response(점수 5, V5) | 소아<br>oriented : 5<br>confused : 4<br>inappropriate : 3<br>incomprehensible : 2<br>none : 1 | 영·유아<br>age appropriate verbalization : 5<br>consolable crying : 4<br>persistently irritable : 3<br>restless, agitated : 2<br>none : 1 |
| Motor response(점수 6, M6) | Obeys : 6, Localizes pain : 5, Withdraws : 4, Flexion : 3, Extension : 2, None : 1 | |

총점 15점(E4V5M6). **7점 이하일 때 혼수**라고 정의한다. 8점일 때는 50% 정도가 혼수이다.

### (2) 호흡 양상〈그림 19-1〉

**① 체인-스토크스(Cheyne-Stokes) 호흡**

과다호흡과 무호흡이 교대로 나타나는 것으로 **양측 대뇌 반구나 중간뇌**의 기능장애를 시사한다.

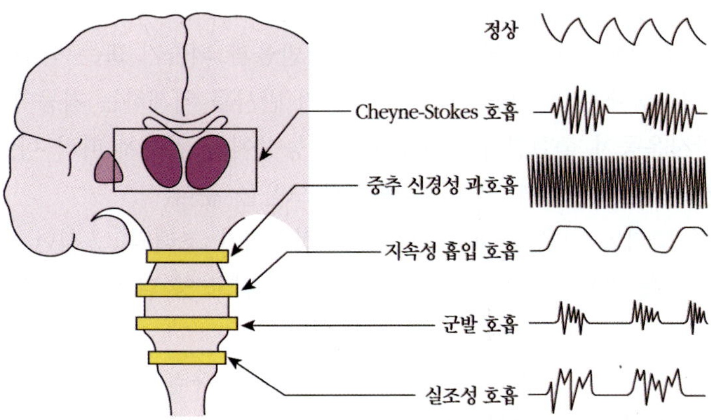


그림 19-1 혼수 환자의 호흡 양상

② **중추 신경성 과호흡**(Central neurogenic hyperventilation)

깊고 빠른호흡이 지속적으로 나타나는 호흡 형태로 **중간뇌**나 **상부 다리뇌**의 기능장애를 시사하는 소견이며, 대사 뇌병증 환자에서 흔히 나타난다.

③ **지속성 흡입 호흡**(Apneustic breathing)

긴 들숨이 있은 후 날숨 정지가 있는 상태로 **다리뇌**의 기능장애를 시사한다.

④ **군발 호흡**(Cluster breathing)

과다호흡과 무호흡이 불규칙적으로 교대로 나타나는 호흡으로 **상부 숨뇌**의 기능장애를 시사한다.

⑤ **실조성 호흡**(Ataxic breathing)

호흡의 속도와 진폭이 매우 불규칙한 것으로 **하부 숨뇌**의 기능장애를 의미하며 **무호흡이 임박**하였음을 시사한다.

### (3) 동공의 크기 및 빛 반사

동공의 크기와 빛 반사는 **중간뇌**의 기능을 시사하는 소견으로 혼수 환자의 신경학적 검사에서 가장 중요한 부분을 차지한다. 대사 혼수와 기질적 원인에 의한 혼수의 감별과 병터의 국소화에 도움이 된다.

① 사이뇌의 기능장애가 있는 경우에는 양쪽 동공 축동과 동공 반사를 보인다.
② **중간뇌**의 기능장애가 있는 경우 **양쪽 동공의 크기가 커지면서 중앙에 고정되고 빛 반사는 소실**된다.
③ Barbiturate 혼수나 **다리뇌**의 기능장애시 동공의 크기가 작아져서 **극소 동공**(pinpoint pupil)을 보인다.
④ 혼수 말기에는 양쪽 동공 확대 및 고정과 빛 반사의 소실을 보인다.
⑤ **대사 혼수**에서는 일반적으로 동공은 축동이 되나 **빛 반사는 정상**적으로 나타난다.
⑥ 한쪽 대뇌 병터에서는 제3 뇌신경 압박으로 같은쪽 동공이 커지면서 고정되고 빛 반사는 소실된다. 이는 갈고리이랑 탈출(uncal herniation)을 의미하는 중요한 소견이다.

### (4) 운동기능

운동 반응은 대뇌 겉질에서 관장하는 목적적 운동 반응과 뇌줄기 또는 척수에서 관장하는 반사운동이 있다. 대뇌 기능장애가 초래되면 대뇌가 뇌줄기 반사를 억제하는 기능이 소실되어 뇌줄기에 의해서 관장되는 반사운동이 출현한다. 이와 같이 기능장애의 위치에 따라 나타나는 운동 반응이 달라 혼수 환자에서 병터의 국소화 및 예후 예측에 도움을 준다.

대뇌 반구의 한쪽 병터의 경우 반대쪽 반신 불완전마비가 초래되고, 심한 미만성 손상(뇌피질, 백색질과 바닥핵)이 있는 경우 주먹을 쥔 채 두 팔을 구부리고 양 다리는 쭉 뻗는 겉질제거 자세를 보인다.

상부 다리뇌, 중간뇌의 기능장애가 초래되는 경우 양쪽 팔다리를 쭉 뻗는 대뇌제거자세를 보인다. 병터가 진행되어 숨뇌까지 기능장애를 초래하면 양쪽 팔다리의 이완 마비를 초래하게 된다.

### 2) 혼수 환자의 진단적 접근

혼수의 원인은 매우 다양하여 몇 가지 검사를 통해 혼수의 원인을 즉시 파악하기는 힘들다. 철저한 병력 청취와 신경학적 검사가 필요하지만 비가역 뇌손상을 초래할 수 있으므로 즉각적인 치료도 필요하다. 우선 의식 장애의 원인이 기능 장애에 의한 것인지, 기질 원인에 의한 것인지를 파악한다. 기질 원인이라면 국소 병터인지 미만 병터인지를 구분한다.

**천막위 국소 뇌병터**의 **국소 뇌기능 장애** 증상으로 시작 후에 머리속압력의 상승으로 인해 뇌줄기가 압박되어서 혼수가 초래된다. 이에 비해 **천막아래 공간 점유 병터**는 눈 운동 장애와 같은 **뇌신경 마비** 증상으로 시작되고 이후 혼수가 초래된다. 이런 증상들이 있는 경우 뇌 컴퓨터 단층촬영이나 자기공명영상이 필요하다.

국소 기능 장애를 시사하는 신경학 징후가 없으면 대사 뇌병증에 의한 혼수를 의심한다. **대사 혼수**의 경우에는 **혼미 및 혼수 등의 의식 장애가 먼저 생기고** 양쪽 운동 장애 징후가 뒤따른다. **동공 반사가 말기까지 정상**을 보이고 간질 발작, 호흡 이상, 근육 간대경련, 숨쉴 때 이상한 냄새 등의 증상이 흔히 동반된다. 대사 혼수가 의심되면 혈당, 전해질, 암모니아, 혈액가스분석, 간기능 검사, 혈액이나 소변을 이용한 약물 중독 검사가 필요하다.

### 3) 혼수 환자의 치료

**기도확보, 산소공급, 혈액 순환 및 심박동 기능을 유지**시켜서 뇌혈류 공급을 원활히 하고 두개내압을 감소시킴으로써 이차 손상에 의한 이차 뇌병터의 발생을 방지하는 치료가 우선 시행되어야 한다. 초기 처치와 동시에 혼수의 원인 파악을 위한 노력을 한다.

원인 불명의 혼수의 경우 혈당검사(BST)를 시행하여 **저혈당인 경우 50% 포도당(1~2mL/kg)을 즉시 정맥 주사**하고 경련 발작은 항경련제로 적극적으로 조절한다. 수막염 등이 의심되는 경우 **항생제 또는 항바이러스제**를 투여하고, 뇌부종이나 머리속압력 항진된 경우 머리를 30° 들어올림, **과다환기, 스테로이드, 만니톨**, 고장 식염수 등의 치료를 시행한다. 이러한 노력에도 두개내압이 조절되지 않으면 barbiturate 혼수를 유도할 수 있다. 또한 전해질 불균형 등에 대한 교정도 한다.

### 4) 혼수 환자의 예후

환자의 예후를 예측하는데 가장 중요한 인자는 혼수의 원인이다. 간질 발작, 약물 중독 및 대사 질환의 경우 대부분 후유 장애 없이 회복되나 사고, 선천 이상의 합병증이나 감염의 경우에는 사망률이 60~80%에 이르며 후유 장애 없이 회복될 가능성은 10~20%로 낮다.

일반적으로 입원 첫날과 3일째에 시행한 환자의 글래스고 혼수 척도가 5점 이하, 동공 반사의 소실, 자극을 가해도 눈을 뜨지 않거나, 자극에 대한 운동 반응이 없거나, 자발 호흡이 없는 경우 예후가 나빠서 거의 대부분 사망하거나 심한 신경학적 후유증을 갖게 된다. 예후 판정에 유발전위 검사와 뇌파검사도 도움이 된다.

# 3 발작 장애★

## 1) 소아기의 발작

**발작**(seizure)은 대뇌의 비정상적인 전기 활동에 의하여 발생되는 돌발적이고 일시적인 운동, 감각 또는 행동 변화 증상을 말한다. **경련**(convulsion)은 발작 중에 운동 증상이 동반될 때를 말한다. **간질**(epilepsy)은 두 번 이상의 비유발 발작이 최소한 24시간 이상의 간격을 두고 발생하는 경우를 말한다.

발작은 소아의 10% 정도에서 발생하며 대부분 고열, 감염, 실신, 두부 외상, 저산소증 등의 신체 장애에 의해서 유발되고 간질에 의해 발생한 발작은 소아 발작의 1/3 미만이다. 소아 간질의 경우 예후는 비교적 좋으나 10~20%는 약물에 반응하지 않는 난치성 간질의 경과를 가진다.

## 2) 첫 발작의 평가

영아나 소아에서 발작이 발생시 **우선 기도 유지**를 해주고, 호흡 및 심장기능 평가, 그리고 체온, 혈압, 혈당에 대한 평가가 이루어져야 한다.

발작과 관계된 요인과 발작 시작 전의 전구조짐(명치 불쾌감, 통증, 공포감)에 대해서 확인하고, 발작의 형태, 지속시간과 발작 중의 의식상태, 청색증, 소리지름, 배뇨와 같은 조임근 조절 장애 등의 동반 여부도 확인한다. 발작 후 마비가 동반되었는지 두통, 수면과 같은 증상이 있었는지 확인한다.

운동 증상을 동반하는 발작은 부분 발작, 전신 발작으로 구분하고, 형태에 따라서 긴장간대(tonic-clonic), 긴장(tonic), 간대(clonic), 간대성 근육경련(myoclonic) 또는 무긴장(atonic) 발작으로 구분한다. 간대(clonic) 발작은 규칙적으로 근육의 수축과 이완이 반복되는 형태를 말하며, 간대 근육경련(myoclonic) 발작은 근육이 갑작스럽게 수축하는 형태를 말한다. 긴장(tonic) 발작은 근육 긴장도 또는 단단함의 정도가 증가하는 것을 말하며 무긴장 발작은 발작 기간 중에 근육의 힘이나 긴장도가 떨어지는 상태를 말한다.

머리둘레, 키, 체중을 체크하고 신체 진찰 및 신경학적 검사 등을 시행한다.

## 3) 열성 경련

열성 경련은 3개월에서 5세 사이의 소아에서 중추신경계통 감염이나 대사 질환(e.g., 전해질 불균형) 없이 열과 동반되어 발생하는 경련 질환을 말한다. 열성 경련의 빈도는 소아의 3~4%에 달하며 소아에서 가장 흔한 경련성 질환이다. 부모와 형제의 열성경련 가족력이 있는 경우가 많다.

### (1) 임상증상

① **단순 열성 경련**

- 중심 **체온이 갑자기 39℃ 이상으로 오를 때**에 잘 발생한다.
- 처음에 **긴장-간대성의 전신 발작(generalized tonic clonic convulsion)**을 수초에서 드물게 15분까지 지속될 수 있다.
- **발작후 단기간의 졸음**을 보이고 **24시간 동안 1차례의 발작**만 보인다.

• 양성질환으로 신경학적 후유증, 학습지연, 지능장애는 나타나지 않는다.

② **복합 열성경련**

경련 시간이 15분 이상, 24시간 이내에 2번 이상 발작, 부분 발작 또는 발작후 국소 징후(e.g., Todd paralysis)를 보이는 경우를 말한다. 발작 후 Todd 마비나 경련 부위의 마비가 나타날 수 있다.

③ 열발작 환자를 볼 때 열의 원인을 밝히고 수막염이나 뇌염 등 중증 질환을 배제하는 것이 가장 중요하다. 수막염이 의심될 때 특히 영아에서 허리 천자를 시행하고, 혈당 및 전해질 검사 등을 시행한다. 뇌파검사는 단순 열성 발작환자에서는 대개 시행하지 않고, 간질 위험요인이 있는 경우 시행할 수도 있다. 국소 신경학적 징후가 있거나 신경계 장애를 가지고 있는 경우 뇌영상을 시행한다.

#### (2) 치료 및 예방

① 대부분의 열성 경련은 단기간에 멈추므로 항경련제 투여가 필요하지 않다. 그러나 적어도 5분 이상 지속되거나 연이어 발생하는 경우에는 diazepam이나 lorazepam과 같은 약제를 사용하며, 열이 심할 때는 해열제를 사용한다.

② 열성 경련 **예방 목적으로 지속적인 항경련제 사용(phenobarbital, valproate)은 더 이상 추천되지 않는다.**

③ 열발작이 심하거나 자주 재발하는 환아에서는 열병 시작할 때 경구 diazepam(0.3mg/kg q 8hr)를 준다.

#### (3) 예 후

① 재발과 관련된 위험인자(30～50%에서 재발)

• 첫 열발작을 12개월 미만에 한 경우
• 열성 경련의 가족력
• 더 낮은 온도에서 열성 경련을 한 경우

② 간질로 이행할 가능성이 높은 경우(항경련제 투여 적응증)

• 첫 열성경련 이전에 신경학적 이상이 있는 경우
• 복합열성경련인 경우
• 간질의 가족력

### 4) 비유발 발작

#### (1) 첫 발작

유발 요인이 없는 발작은 흔히 간질로 이행되며, 특히 간질의 가족력, 신경계 장애가 있던 경우, 열성 경련의 과거력이 있는 경우 발작 재발의 위험성이 높다. 일반적으로 항경련제는 첫 발작시에는 사용하지 않는다.

### (2) 재발성 발작

**24시간 이상의 간격을 두고 두 번 이상의 비유발 발작이 있는 경우는 뇌병터가 동반되었음을 암시**하며 발작의 원인, 치료의 필요성, 항경련제의 선택 및 예후를 알기 위해 면밀한 검사가 필요하다.

## 5) 발작의 분류

발작의 분류는 발작의 원인, 예후를 추정하거나 항경련제를 선택하는데 있어 매우 중요하다.**〈표 19-4〉〈그림 19-2〉** 간질의 발작 형태, 발작 시작 연령, 인지발달, 신경학적 소견, 뇌파의 여러 특징적 소견 등을 기준으로 분류한다.

**표 19-4 간질 발작의 국제 분류**

| |
|---|
| Ⅰ. Partial(focal, local) seizures<br>A. Simple partial seizures(consciousness not impaired)<br>B. Complex partial seizures(consciousness impaired)<br>C. Partial seizures evolving to secondarily generalized seizures |
| Ⅱ. Generalized seizures<br>A. Absence seizures　B. Myoclonic seizures<br>C. Clonic seizures　D. Tonic seizures<br>E. Tonic-clonic seizures　F. Atonic seizures(astatic seizures) |
| Ⅲ. Unclassified epileptic seizures |

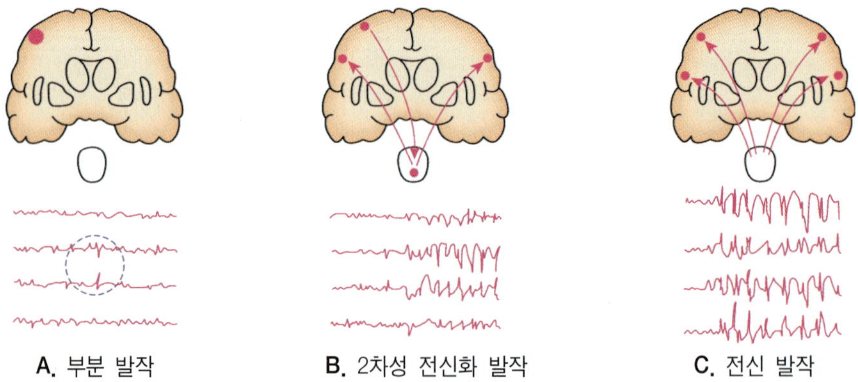


그림 19-2 발작의 발생과 뇌파 이상(부분 발작)

### (1) 부분 발작

부분 발작은 전체 간질 환아의 40%에 이르며 발작 중에 의식이 유지되는 단순 부분 발작과 의식이 소실되는 복합 부분 발작으로 구분된다. 약 1/3의 환아에서 모호하고 불쾌한 느낌, 명치 불쾌감, 두려움 등의 **조짐**(aura)을 보인다.

#### ① 단순 부분 발작

평균 10~20초 지속되는 발작(운동 증상을 동반한 발작이 가장 흔함)이 있는 동안 **의식이 있고 대개 발작 후 증상이 없고 자동증은 나타나지 않는다.** 뇌파상 극파(spikes or sharp waves)가 양쪽 또는 한쪽에서 보이거나 다초점의 극파 소견을 보인다.

② **복합 부분 발작**

항상 **의식소실**을 동반하는 평균 1~2분 지속되는 부분 발작으로 조짐을 보이기도 한다. **자동증**은 흔한 증상(50~75%)으로 의식소실 후에 발생하며, 환자는 기억하지 못한다. 영아에서는 입맛을 다시거나 씹는 증상, 다량의 침 분비 등의 자동증이 흔하고, 연장아에서는 옷을 만지작거리거나 물체를 만지거나 문지르는 증상, 방향 없이 걷는 등의 목적 없는 행동 양상으로 나타난다.

복합 부분 발작을 하는 동안 간질파가 퍼지며 **이차적으로 대발작을 할 수** 있다(secondary generalization). 뇌파 검사상 **관자엽**에 극파가 보이거나 다초점 극파 소견을 보이나 유·소아의 20%에서 정상 소견을 보일 수 있어 특수 전극을 이용하거나, 비디오/뇌파 검사와 같은 방법이 필요한 경우가 있다. 치료로 **carbamazepine**이 효과적으로 사용된다.

③ **중심 측두부에 극파를 보이는 양성 부분 간질**(양성 롤란도 간질, Benign partial epilepsy with centrotemporal spikes, benign rolandic epilepsy)

예후가 매우 좋은 소아에 흔한 부분 발작으로 **2~14세**(peak 9~10세)에 발생하며 **신경학적 검사에서 정상**을 보이고 흔히 **간질의 가족력**을 보인다.

대개 부분 발작으로 **얼굴에 국한된 운동 증상과 감각 증상**을 보인다. 75%의 환아에서 잠자는 동안 발작이 발생하고 특징적인 뇌파를 통해 진단되는데 정상 배경파와 더불어 **중심 관자엽 부위에 반복적인 극파** 소견을 보인다.〈그림 19-3〉 발작을 자주하는 경우 **carbamazepine**이 효과적으로 사용되고, 보통 2년 이상 또는 자연 소실되는 14~16세까지 복용한다.

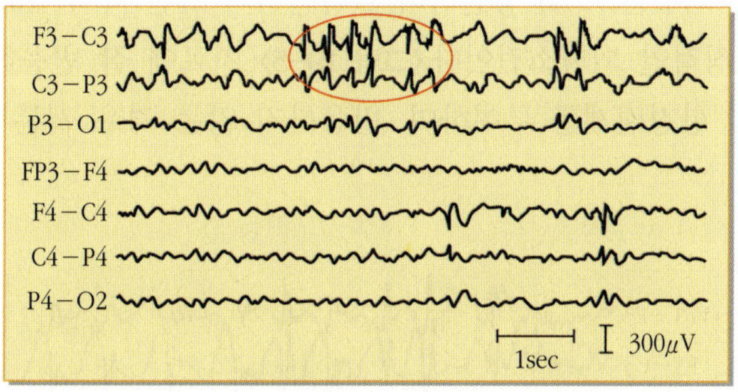


그림 19-3 양성 롤란도 간질의 중심 측두부 극파

## (2) 전신 발작

① **소발작**(실신 발작, Absence seizure)

**조짐이 없이 갑자기 하던 행동(운동, 말)을 멈추는 것**이 특징으로 **발작 후에 전에 하던 행동을 계속**한다. 즉 발작 후 증상이 없고 발작은 대개 30초 이내로 5세 미만에서는 흔하지 않다(여아>남아).

뇌파 검사상 전형적인 **3Hz 전신 극서파(3Hz spike-wave)** 소견을 보인다.〈그림 19-4〉 비정형 소발작은 간대성 근육경련 발작을 동반하거나 근긴장도의 소실을 보이고 2~2.5Hz의 전신 극서파 소견을 보인다. **항경련제로 ethosuximide 를 사용**한다.

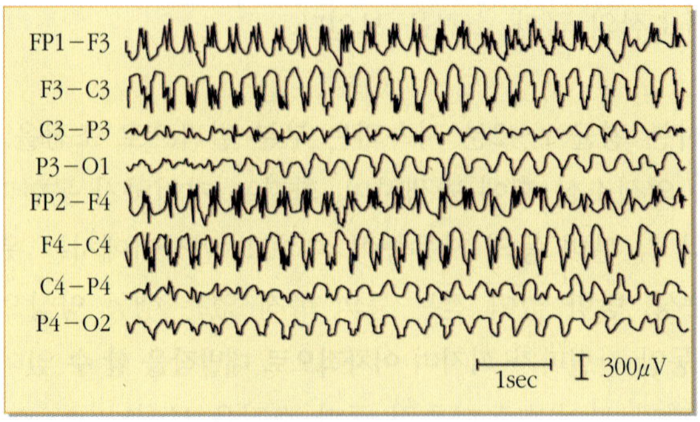


그림 19-4 소발작 전형적 뇌파소견, 3Hz 전신 극서파

**② 전신 긴장간대 발작**(Generalized tonic–clonic seizure)

긴장기에는 의식 소실과 근육 수축이 나타나며 무호흡이 일어나 청색증을 보인다. 간대기에는 혀를 깨물거나 조임근 조절의 소실로 대소변 실금을 보일 수 있다. 발작 후에는 의식이 없고 대개 30분에서 2시간 정도 깊은 잠에 빠진다. 발작 후 종종 구토와 양쪽 이마엽 두통을 보이기도 한다.

꽉 낀 옷을 풀어주며 환아를 옆으로 눕히고 목이나 턱을 부드럽게 젖힘으로써 호흡을 원활하게 한다. 입을 억지로 열면 구강에 상처나 흡인이 일어날 수 있으므로 입을 억지로 열지 않는다.

**③ 레녹스－가스토 증후군**(Lennox–Gastaut 증후군)

다양한 전신 발작을 특징으로 하는 중증의 간질 뇌병증으로 간대성 근육경련 발작, 긴장 발작, 무긴장 발작, 비정형 소발작 등이 혼합되어 나타난다.

정신지체나 행동장애가 대부분(75%) 동반하며 발작간기의 느린 극서파(irregular high-voltage slow spike-wave pattern)가 특징적인 뇌파소견이다.**〈그림 19–5〉** 치료에 잘 반응하지 않지만 주된 임상형에 따라서 valproate 등의 항경련제를 투여하며, 반응하지 않는 경우 케톤체 유발식(ketogenic diet)을 고려한다.

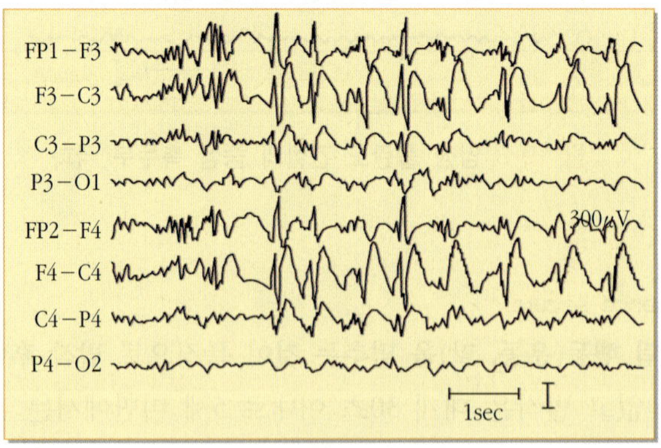


그림 19-5 Lennox-Gastaut 증후군에서 느린(1.5～2.5Hz) 전신 극서파 복합(generalized spike-wave complex) 뇌파

④ 영아 연축(Infantile spasm, West syndrome)

- 4~8개월 사이에 대개 발작이 시작되며, 주로 잠들 무렵이나 잠에서 깰 때 **목, 몸통, 팔다리의 수축이 짧게 대칭적으로 군집해서 발생**하는 것이 특징이다. 목, 몸통, 팔다리의 굽힘근육의 수축, 폄근육의 수축, 또는 혼합성의 세가지 양상을 보인다. 뇌파 소견이 특징적인데, 양측성으로 고주파의 불규칙한 서파와 다초점 극파가 혼재되어 나오는 **점두경련의 뇌파(hypsarrhythmias)** 〈그림 19-6〉 소견을 보인다.
- 영아 연축은 잠재성(cryptogenic)과 증상성(symptomatic)으로 나뉘는데 잠재성은 발작 시작 전의 정상 발달이정표를 보이고 신경학적 검사나 CT, MRI가 정상인 경우로 예후가 좋다. 증상성은 저산소-허혈 뇌병증, 선천 대사 질환, 선천 감염 등의 질환과 관련이 있는 경우로 기저 중추 신경 질환에 의해서 예후가 결정된다.
- 치료로는 **ACTH** 또는 **코르티코스테로이드**가 많이 이용되고, 결절경화증이 원인인 경우 **Vigabatrin**이 효과적이다.
- 영아연축과 레녹스-가스토 증후군의 공통점으로 어린영아, 정신지체, 나쁜예후, EEG상 특징적인 패턴, 항경련제에 잘 듣지 않음을 들 수 있다.

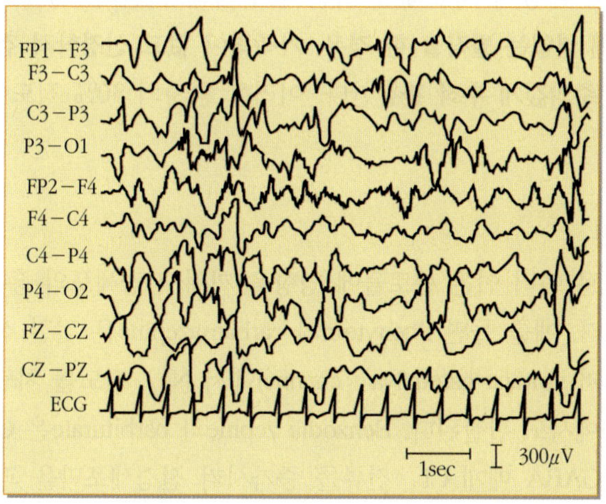


그림 19-6 영아 연축의 점두경련의 뇌파, hypsarrhythmia

## 6) 발작의 기전

발작은 글루탐산염(glutamate)과 아스파라진산염(aspartate)과 같은 흥분 신경 전달 물질의 시냅스에 의해서 발생한다. 이러한 폭발적인 전기 생산을 막는 억제신경 전달물질인 GABA-ergic 시스템의 기능 저하도 발작의 발생에 중요한 원인이 된다. 반복적인 뇌자극에 의해 유발된다는 kindling 모델로도 설명된다.

### 7) 뇌파를 통한 간질의 진단

발작을 하는 동안 뇌파에서 발작 방전(paroxysmal discharge)이 나타나는 것을 증명하는 것이 가장 확실한 간질의 진단법이나 뇌파를 찍는 동안 발작을 하는 것은 매우 드물다. 따라서 발작사이 기간에 나타나는 뇌파 소견을 기초로 진단을 하게 되는데, 간질 환자의 ~40%에서 정상 뇌파 소견을 보이기 때문에 뇌파검사에서 정상이라고 간질을 배제해서는 안된다. 진단율을 높이기 위해서 과호흡, 눈가리기, 광자극, 수면방해, 특수 전극 삽입 등을 시행하기도 한다. 항경련제를 복용하는 환자는 간질 지속상태가 유발될 수 있기 때문에 검사 전에 약물을 줄이거나 중단해서는 안된다.

지속적 비디오/뇌파 감시 검사는 발작의 형태 및 발생 부위를 정확히 알 수 있어 발작의 분류에 도움이 되며 **거짓 간질**(pseudoseizure)을 감별할 수 있다. 또한 간질 수술을 위해 간질 병터를 확인하기 위한 필수적인 검사이다.

### 8) 간질의 치료

#### (1) 간질 치료의 일반적 지침

간질 환자의 치료 목적은 간질 발작을 조절하여 환자의 신체적 및 사회적 안녕이 저해되지 않게 하는 것으로 어떤 환자를, 어떻게 치료해야 하는지 고려해야 한다.

건강하던 소아가 **첫번째 열없는 발작을 한 경우, 가족력이 없고 신경학적 검사와 뇌파 검사가 정상**이라면 **항경련제 치료 없이 주의깊게 추적 관찰**한다. 이러한 환자의 30% 정도에서 재발작을 하게 된다.

#### (2) 간질의 약물치료

##### ① 항경련제의 작용기전

항경련제는 직간접적으로 여러 이온 통로들에 영향을 끼쳐 신경세포의 흥분성(neuronal excitability)을 감소시키는 작용을 한다. 예를 들면 Phenytoin과 carbamazepine은 겉질 신경세포의 지속적인 고빈도 반복적 발화를 감소시켜 voltage gated $Na^+$ channel에서 $Na^+$ 전도를 차단하며 이는 valproic acid, lamotrigine, topiramate 등에서도 관찰된다. Benzodia zepine과 barbiturate은 GABA 수용체에 결합하여 GABA 활성을 강화하며 GABA 매개 $Cl^-$ 전류를 증가시켜 신경세포막을 과다분극(hyperpolarization)시킨다.

##### ② 약물치료의 원칙

항경련제는 발작의 형태에 근거하여 가장 효과적이고 부작용이 적은 약제를 선택하여 사용한다.

- 치료는 **한 가지 약으로 시작**하며 발작이 조절되거나 독성 증상이 나타날 때까지 용량을 증량한다. 단일 요법이 약물의 독성을 줄이고, 약물 상호작용이 없으며, 부작용의 원인을 명확하게 알 수 있으므로 가능한 단일 요법을 사용한다.
- 약 **용량의 변경은 서서히** 해야 한다(5~7일 이상 관찰 후 용량 변경)
- 1차 약이 실패한 경우 두 번째 약으로 발작이 조절될 확률은 감소하고 부작용의 가능성은 증가한다.
- 항경련제의 혈중 농도를 모든 환자에서 일상적으로 검사할 필요는 없고, 온혈구계산 및 간기능

검사 등도 모든 환자에서 정기적으로 시행할 필요는 없다.

- Phenytoin, valproic acid, carbamazepine 등의 항경련제는 얼굴과 팔다리 이상, 팔다리, 척추 솔기형성이상(spinal dysraphism) 등의 출생 결함이 발생할 수 있다.
- 일반적으로 **최소한 발작이 2년 이상 없고 뇌파가 정상이 될 때까지 투약**을 지속한다. **감량시에는 서서히** 진행해야 한다(간질 중첩증의 발생 위험).
- 재발 위험요인이 낮은 환자에서 최소한 2년 이상 발작이 없어서 약물을 끊은 경우 20~25%에서 재발하는데, **재발 위험인자**로는 12세 이후에 첫 발작을 한 경우, 신경학적 기능장애(e.g., 정신지체)가 있는 경우, 신생아 발작의 과거력, 수 없이 많은 발작 후에 겨우 조절된 경우 등을 들 수 있다.

**③ 항경련제의 선택**

- Benzodiazepine : **간질 중첩증**의 치료시 초기 **정맥 치료**로 많이 이용되고 대표적으로 diazepam, lorazepam을 들 수 있다. 그 외 midazolam, clonazepam, clobazam 등이 있다.
- **Carbamazepine** : **전신 긴장간대 발작**과 **부분 발작**에 효과적이지만, 소발작이나 간대성 근육경련 발작은 오히려 악화시킬 수 있다. 대사산물인 carbamazepine-10,11-epoxide에 의한 부작용을 보일 수 있는데, 이러한 대사산물로 전환되지 못하게 한 합성체가 oxcarbazepine이다. **백혈구 감소,** 간기능 이상, **저나트륨혈증(SIADH), 피부발진,** 졸음, 복시, 어지럼 등이 발생할 수 있다.
- **Ethosuximide** : **소발작**에 효과가 있다. 피부발진, 소화기 장애, 두통, 백혈구 감소 등의 부작용이 있다.
- Phenobarbital : 전신 긴장간대 발작과 단순 부분 발작에 효과적이고 간질 중첩증의 급성기 치료에 비경구적으로 쓰인다. 주된 부작용은 **졸림**과 행동과다, **인지 기능의 저하** 등을 들 수 있다.
- Phenytoin : 전신 긴장간대 발작, 부분 발작 및 간질 중첩증 급성기 치료에 쓰인다. **기형 유발 작용**을 하여 태아 hydantoin 증후군을 초래할 수 있다. 복용 초기에 피부 발진(심한 경우 Stevens-Johnson 증후군)이 있을 수 있고, 장기간 사용시 잇몸증식, 다모증, 빈혈, 눈떨림 등이 발생할 수 있다.
- **Valproic acid** : **광범위 항경련제**로 전신 긴장간대 발작, 소발작, 간대성 근경련 발작 및 부분 발작에도 효과가 있다. 흔한 부작용으로 위창자 장애, **체중 증가,** 탈모 등이 있고 드물지만 약물 특이 반응으로 **전격 간기능상실**을 초래할 수 있으므로 주의해야 한다. 저혈소판증, 드물게 이자염을 초래할 수 있다.
- **Lamotrigine** : 레녹스-가스토 증후군, 전신 소발작에 효과적이고 전신 긴장간대 발작과 복합 부분 발작의 추가 요법에 사용된다. 부작용으로 초기에 피부발진, 심한 경우 Stevens-Johnson 증후군이나 독성 표피 괴사용해 등을 초래할 수 있어서 **발진이 발생하면 약을 즉시 중단**해야 한다. 그 외 두통, 욕지기, 어지럼 등을 초래할 수 있다.
- **Vigabatrin** : 부분 발작에 효과적이며 **영아연축**(특히 **결절 경화증**을 동반) 치료에 효과가 있다. 부작용으로 **비가역적 시야 감소**가 발생할 수 있어서 주의해야 한다.

**표 19-5 발작형과 항경련제 선택**

| 발작형 | | 항경련제 | |
|---|---|---|---|
| | | 1차 약물 | 2차 약물 |
| 부분발작(2차성 전신화 발작) | | **CBZ**, PHT, PB/PRM | VPA, CZP, VAT, LMT, ZSM, TPM |
| 전신발작 | **결신 발작** | **ESM, VPA** | CZP, MSM, ATZ |
| | **강직-간대 발작** | CBZ, **PHT**, **VPA**, PB/PRM | CZP, MSM, VAT, ZSM, ATZ |
| | 근간대성 발작 | VPA, CZP, ESM | MSM, NZP, PHT, ATZ, VAT, LMT |
| | 탈력 발작 | VPA, CZP | CBZ, MSM, NZP, PHT, ATZ, PB/PRM, VAT, LMT |
| | **영아 연축** | **ACTH**/steroid | VPA, NZP, CZP, **VAT** |

CBZ : carbamazepine, PHT : phenytoin, PB : phenobarbital, PRM : primidone, VPA : valproate, CZP : clonazepam
ESM : ethosuximide, ATZ : acetazolamide, MSM : methosuximide, NZP : nitrazepam, VAT : vigabatrin
LMT : lamotrigine, ZSM : zonisamide, TPM : topiramate

## 9) 간질 중첩증(Status epilepticus)

**발작이 30분 이상 지속**되거나 또는 **반복되는 발작 사이에 의식의 회복이 완전하지 않은 경우**를 말한다. 간질 중첩증은 신경학적 응급 상황으로 사망과 후유증 등을 최소화하기 위하여 적절한 처치가 필요하다.

### (1) 원 인

소아의 간질 중첩증의 원인을 **지속 열발작, 특발 간질 중첩증(idiopathic), 급성 증상 간질 중첩증(symptomatic)**의 3 가지로 나눌 수 있다.

① **지속 열발작**은 가장 흔한 원인(특히 3세 미만)이다.

② 특발성은 대부분 **항경련제를 불규칙하게 복용**하거나 갑자기 중단하는 경우에 발생을 하며 **수면방해**와 **병발 감염**이 있는 경우 더 발생하게 쉽다.

③ 급성 증상 간질 중첩증은 많은 경우 이전에 간질 병력이 없던 영유아 및 소아에서 발생하며 지속 열발작이나 특발성과는 다르게 중추신경계통의 이상이나 대사이상이 선행한다. 특발 간질 중첩증에 비해 일반적으로 예후가 나쁘다.

### (2) 병 리

지속되는 발작은 흥분신경 전달물질을 과다하게 방출시키고 흥분 시냅스를 자극하여 흥분독성(excitotoxicity)을 증가시켜 신경세포의 손상을 초래한다. 해마(hippocampus), 편도(amygdala), 시상(thalamus), 소뇌, 대뇌 겉질이 손상 받기 쉬운 부위이다.

### (3) 치 료

① 간질중첩증 환아는 먼저 호흡계통 및 심장혈관계통에 대한 평가부터 시작하고 기도, 호흡 및 순환의 유지를 위한 치료가 필요하다.

② 저혈당 여부를 확인하고 필요시 10% DW 5mL/kg를 정맥 주사한다.

③ 간질 중첩증의 원인을 찾기 위한 신체 진찰, 신경학적 검사, 혈액 검사 등을 시행한다.

④ 간질 중첩증의 치료시에 사용되는 약물들은 모두 **정맥 주사**로 투여하고, **충분한 용량을 적절히 투여**한다. 반응이 없는 경우 신속히 다른 약물을 투여한다.

⑤ 제일 먼저 **benzodiazepine(diazepam, lorazepam)**을 사용한다.

⑥ 발작이 조절되지 않는 경우 **phenytoin**을 투여한다. phenytoin 부하용량을 투여 후에 유지용량을 주게 되는데, 부하용량 투여시 부정맥 발생에 대한 심전도 모니터링을 시행해야 한다. 포도당 용액은 침전물이 생길 수 있으므로 반드시 생리식염수(또는 half saline)에 희석해서 사용한다.

⑦ 발작이 조절되지 않는 경우 **phenobarbatal**을 투여한다.

⑧ 발작이 조절이 되지 않는 경우 **midazolam과 propofol 지속 정맥 주입**을 한다.

⑨ 발작이 멈추지 않는 경우 **barbiturate 혼수 요법**이나 **paraldehyde 투여**를 고려하고, **전신 마취**를 시행할 수 있다.

### (4) 예 후

간질 중첩증의 사망률은 5%에 이르지만 대부분 기존에 신경학적 이상이 있던 환자들에게서 일어나며 간질 중첩증 자체로 인한 사망은 그리 많지 않다.

**표 19-6 정신지체의 원인 또는 동반 질환**

| 출생 전 | 출생 전후기 | 출생 후 |
|---|---|---|
| 1. 유전 질환<br>1) 염색체 이상 : **다운 증후군**, Trisomy 13, 21, Cri-du chat 증후군, Prader-Willi, Klinefelter, Turner, XYY, **Fragile X**, **Williams 증후군**, Rubinstein-Taybi 증후군<br>2) **결절 경화증**, 대사 질환, **Rett 증후군**<br>2. **기형** : 통앞뇌증, 뇌이랑없음증(agyria)<br>3. **약물** : 태아 알코올 증후군, 태아 hydantoin 증후군<br>4. **선천 감염** : 풍진, HIV, CMV, 톡소포자충 감염 | 1. 감염 : 수막염<br>2. **저산소 뇌병증**<br>3. 분만 손상, **미숙아**, **고빌리루빈혈증**, **저혈당증** | 1. 감염 : **수막염**, **뇌염**<br>2. 납중독, **뇌혈관 질환**, **뇌종양**, **외상**<br>3. 불우한 환경 : 빈곤, 가정 파탄, 아동학대 |

## 4 뇌성마비

**뇌성마비**(cerebral palsy)란 **조기 뇌 발달(early brain development ; 태아, 영아, 초기 소아기)의 장애로 인하여 발생하는 여러 운동 증후군**을 말하며 발달, 유전, 대사, 허혈, 감염, 그 외 다른 후천적 원인에 의해서 발생하게 된다. 정적 뇌병증으로 생각해 왔으나, 신경학적 소견은 종종 시간이 지남에 따라 바뀌고 진행하는 경우도 있다.

## 1) 역학과 원인

뇌성마비는 소아기에 시작되는 가장 흔한 만성 운동 장애로 유병율은 1000명 2명이다. 출생전 모체의 자궁내 감염이 있던 경우, 저체중출생아(특히 ELBW 영아) (∵ 뇌내 출혈, 뇌실주위 백색연화증)에서 뇌성마비의 위험이 증가하지만, 대부분의 뇌성마비 소아는 합병증 없는 만기 출생력을 보인다.

## 2) 임상증상

뇌성마비는 신경병리, 원인, 신경학적 침범 양상에 따라 〈표 19-7〉과 같이 분류한다.

**표 19-7 뇌성마비의 분류와 주요 원인**

| 운동 증후군(motor syndrome) | 신경병리 MRI | 중요 원인 |
|---|---|---|
| 강직 양측마비(spastic diplegia) (35%) | 뇌실주위 백색연화증<br>뇌실주위 낭종 또는 백질의 흉터 | 미숙아, 허혈, 감염, 내분비/대사(예, 갑상샘) |
| 강직 사지마비(spastic quadriplegia) (20%) | 뇌실주위 백색연화증, 다낭 뇌연화증<br>겉질 기형 | 허혈, 감염, 내분비/대사, 유전/발달 |
| 반신마비(hemiplegia) (25%) | 뇌졸중 : 자궁내 또는 신생아<br>국소 경색 또는 겉질, 겉질 및 손상 | 혈전 장애, 감염, 유전/발달<br>뇌실주위 출혈 경색증 |
| 피라미드바깥길(Extrapyramidal)<br>(느린 비틀림 운동, 운동이상증) (15%) | 병리 : 조가비핵, 창백핵, 시상, 바닥핵 | 질식, 핵황달, 사립체, 유전/대사 |

### (1) 강직 반신마비(Spastic hemiplegia)

영아는 마비된 쪽의 자발운동이 감소하고 매우 일찍부터 한쪽 손만을 사용한다. 팔이 다리보다 더 자주 병발한다. 걷기는 대개 지연되고 휘돌림 걸음을 보인다. 마비된 팔다리(특히 손과 엄지손톱)의 성장정지를 보인다. 마비된 쪽 강직을 보이고, 내반첨족이 발생할 수 있으며 발가락 끝으로 걷는다. 깊은힘줄반사 증가, 발목 클로누스, 바빈스키 징후를 보인다. 약 1/3 환자에서 발작 장애를 보이고 ~25%에서 인지기능 장애를 동반한다.

### (2) 강직 하지마비(Spastic diplegia)

팔보다는 양쪽 다리의 강직 마비로 영아가 배밀이를 할 때 또는 기기 시작하면서 양쪽 다리를 질질 끌어 알게 되는 경우가 많다.

진찰시 양쪽 다리의 강직, 깊은힘줄반사 항진, 발목클로누스, 바빈스키 양성 등을 보인다. 발은 내반첨족 형태를 보이고 발가락 끝으로 걷는다. 정상 지능 발달에 대한 예후는 매우 좋고, 경련의 가능성은 낮다.

### (3) 강직 사지마비(Spastic quadriplegia)

뇌성마비의 가장 심한 형태로 심한 운동 장애와 함께 정신지체 및 간질이 동반되는 경우가 많다.

팔다리의 근긴장도 증가와 활발한 반사, 자발운동 감소가 나타나며 무릎과 팔꿈치의 굽힘 구축이

후기 아동기까지 나타나는 경우가 자주 있다. 삼킴곤란이 흔해 흡인 폐렴이 자주 발생한다. 언어와 시력 이상 등의 발달 장애가 흔하고 종종 느린 비틀림 운동(athetosis)을 보이기도 한다.

#### (4) 느린비틀림운동 뇌성마비(Athetoid cerebral palsy)

피라미드바깥길 또는 무도무정위 운동(choreoa thetoid) 뇌성마비로 불리우기도 하며, 비교적 드물다(신생아 핵황달 후 발생빈도가 높아지는데 최근 교환수혈이 활용되어 발생빈도가 낮아졌다). 초기에 근육긴장저하로 머리를 가누지 못하고 당김 반응에서 머리가 뒤로 떨어진다(head lag). 이후 수년에 걸쳐서 근긴장도가 증가되어 경축과 근육긴장이상증을 보이게 된다. 일반적으로 위 운동신경세포 징후는 없고 발작은 드물며 대부분 지능은 유지된다.

### 3) 진 단

철저한 병력과 진찰로 퇴행병, 대사병, 척수 종양, 근육디스트로피 등의 진행하는 중추신경계통 질환을 감별해야 한다. 일반적으로 뇌 자기공명영상으로 구조적 병터의 위치와 범위 또는 동반된 선천 기형을 확인할 수 있다.

운동 능력 외에 언어, 청각, 시력과 지능의 발달 및 정서 장애가 빈번히 동반되므로 다양한 검사를 주기적으로 시행하여 조기에 장애의 유무와 정도를 확인한다.

## 5 중추신경계통의 발달 이상

### 1) 중추신경계통의 발달

#### (1) 신경관(Neural tube)의 형성

임신나이 3주경 **외배엽**의 신경판(neural plate)이 안으로 함입되어 신경고랑(neural groove)이 되고, 신경고랑의 양쪽이 중앙에서 연결되어 신경관이 형성된다.

신경관의 위쪽 부분의 폐쇄는 임신나이 23일경, 아래쪽은 27일경 완성된다.

#### (2) 신경관의 분절(Segmentation)

임신나이 5~6주를 정점으로 신경관의 위쪽은 급격이 확장되고 세 부분으로 나뉘어져 앞뇌, 중간뇌, 마름뇌가 되는데, 이들은 각각 대뇌반구, 중간뇌 및 소뇌와 숨뇌로 발달 한다

#### (3) 신경세포의 증식, 이주, 조직화

임신나이 2~4개월에 뇌실 또는 뇌실밑 구역에서 신경세포와 신경아교세포의 증식이 시작된다. 증식된 신경세포는 임신나이 2~5개월에 radial glial cell에 부착되어 최종적으로 위치할 대뇌 또는 소뇌의 부위로 이주한다. 임신나이 5개월부터 출생 후 수년간 겉질 신경세포의 배열, 가지돌기와 축삭의 분지, 시냅스의 형성, 아교세포의 증식과 분화, 말이집 형성 등의 조직화 과정이 진행된다.

#### (4) 뇌들보(Corpus callosum)의 생성

임신나이 8~20주에 뇌들보가 형성된다. 신경관의 가장 앞쪽에 위치한 종말판(lamina terminalis)의 등쪽(dorsal portion)이 두꺼워져 lamina reuniens가 되고 얕게 움푹 들어간 고랑(groove)을 형성한다. 이곳에 거미막밑 공간에서 유래한 세포와 발달 중인 양쪽 대뇌반구에서 유래한 아교세포가 합쳐져 양쪽 대뇌를 가로지르는 다리를 만들게 된다. 이런 다리를 형성하는 세포에서 물질이 분비되어 축삭이 뇌의 정중간을 가로질러 갈 수 있도록 하고 축삭의 묶음들이 앞맞교차(anterior commissure), 해마맞교차(hippo campal commissure)와 뇌들보를 형성하게 된다.

### 2) 각 발달 단계에서 발생하는 중추신경계통 기형

발생학적으로 대뇌 겉질, 뇌들보, 소뇌, 심부 대뇌 핵들의 발생은 거의 같은 시기에 이루어지고 상호 영향을 주면서 진행한다. 따라서 기형을 초래하는 손상이 있는 경우 단일 부위의 기형 보다는 연관된 여러 부위의 기형이 나타나는 경우가 많다.

#### (1) 신경관(Neural tube)의 이상

**무뇌증(anencephaly), 뇌탈출(encephalocele), 척수탈출증(myelocele), 척수수막탈출증(myelomeningocele), 척추갈림증(spina bifida), 계류척수(tethered cord), 피부굴(dermal sinus), 척수물구멍증(syringomyelia), 척수정중갈림증(diastematomyelia)** 등이 대표적인 신경관 결손이다. 허리엉치 부위의 모발, 피부 오목, 색소침착 등이 관찰되면 하부 신경관 폐쇄질환을 의심해야 한다. **키아리 기형(chiari malformation)**은 뇌줄기 하부와 소뇌가 큰구멍(foramen magnum) 속으로 들어가 뇌탈출(herniation)의 소견이 나타나는 신경관 결손으로 3가지 형이 있다.

#### (2) 신경관 분절의 이상

통앞뇌증(holoprosencephaly) 〈그림 19-7〉은 앞뇌의 좌우 대뇌반구로 분할되는 과정에서의 결합으로 발생한다. 통앞뇌증에서 대다수의 경우에는 원인을 찾을 수 없으나 13, 18 세염색체증 등에서 관찰되기도 한다.

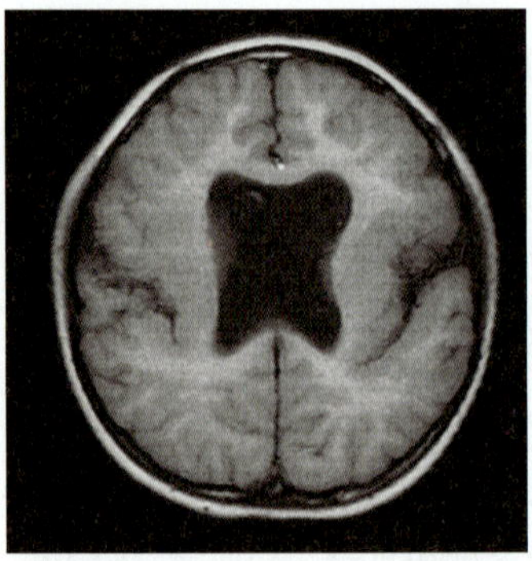

그림 19-7 Lobar형 통앞뇌증의 뇌 MRI소견(6세 여아). 대뇌반구는 분리되어 있으나 뇌실이 하나의 공간으로 융합되어 있다(T1 강조 영상).

### (3) 대뇌겉질 발달 기형(Malformation of cortical development)

증식, 분화, 이주, 조직화 과정에서 발생하는 많은 종류의 대뇌 겉질 이상을 말한다.

#### ① 증식의 이상

**작은머리증**(microcephaly), **거대뇌증**(megalencephaly), balloon cell을 가진 국소 겉질 형성이상과 신경피부 증후군(결절 경화증, 신경섬유종증)에서 관찰되는 뇌병터 등을 예로 들 수 있다.

- **작은머리증**(microcephaly) : 머리둘레가 **3 표준편차**를 벗어나는 정도로 작은 경우를 말하고, **유전적 원인(21, 18 세염색체증, 고양이 울음 증후군, Cornelia de Lange 증후군** 등)에 의한 일차 작은머리증과 **선천 감염(CMV, 풍진, 톡소포자충증), 저산소 허혈 뇌병증, 약물(태아 알코올 증후군, 태아 히단토인 증후군)** 등에 의한 이차 작은머리증이 있다.

#### ② 이주의 이상

**뇌이랑 없음증**(lissencephaly, agyria) 〈그림 19-8〉, **큰뇌이랑증**(pachygyria), **신경세포 딴곳증**(heterotopia), **뇌갈림증**(schizencephaly) 등을 예로 들 수 있다.

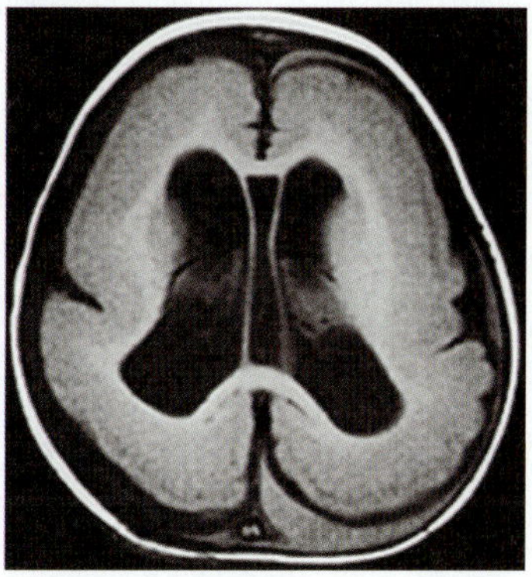

그림 19-8 뇌이랑없음증의 뇌 MRI

#### ③ 조직화의 이상

뭇미세이랑증(polymicrogyria), 국소 겉질 형성이상(focal cortical dysplasia without ballon cell) 등을 들 수 있다.

## 3) 물뇌증(Hydrocephalus)

물뇌증은 뇌척수액이 과량으로 저류되어 뇌실계의 확대와 두개내압 상승이 있는 상태를 말한다.

### (1) 뇌척수액

① 뇌척수액은 주로 맥락얼기에서 생성되는데, 콜린신경세포의 흥분으로 생성이 증가되고 아드레날린 자극에 의해서 생성이 감소된다. 정상 소아에서 ~20mL/hr 정도로 생산되고, 뇌척수액의 총용적은 영아에서 약 50mL, 성인에서 150mL 가량된다.

② 뇌척수액 순환은 뇌실계통과 정맥 통로의 압력차에 의해서 이루어지게 되는데, 대부분의 뇌척수

액은 가쪽뇌실에서 생성되어 몬로공(foramen of Monro)을 통해서 셋째뇌실로 이동하고 중간뇌 수도관을 지나서 넷째뇌실로 온다. 이후 양쪽 가쪽 루시카공(foramen of Luschka)과 마장디공(foramen of Magendie)을 통과하여 거미막밑공간으로 뇌척수액이 유입되고 이어서 뇌바닥의 수조들(소뇌숨뇌 수조, 다리뇌 수조)을 통해서 나온 후 대뇌 또는 척수의 거미막밑 공간을 순환하고 압력차에 의해서 대부분 거미막 융모를 통하여 정맥굴(특히 경질막 정맥굴)로 흡수되게 된다.

### (2) 분류 및 원인

**뇌실계 내의 폐쇄**로 인한 물뇌증을 **무교통 물뇌증 또는 폐쇄 물뇌증**이라고 하며 **거미막밑 공간 속에서의 뇌척수액 흡수 장애**로 인하여 발생한 물뇌증을 **교통 물뇌증**이라고 분류한다. 물뇌증의 원인은 〈표 19-8〉과 같다.

**표 19-8 물뇌증의 원인**

| COMMUNICATING | NONCOMMUNICATING |
|---|---|
| Achondroplasia<br>Basilar impression<br>Benign enlargement of subarachnoid space<br>Choroid plexus papilloma<br>Meningeal malignancy<br>Meningitis<br>Posthemorrhagic | Aqueductal stenosis<br>Infectious<br>X-linked<br>Chiari malformation<br>Dandy-Walker malformation<br>Klippel-Feil syndrome<br>Mass lesions<br>Abscess<br>Hematoma<br>Tumors and neurocutaneous disorders<br>Vein of Galen malformation<br>Walker-Warburg syndrome |

### (3) 증 상

① **2세 이후에서는 과민성, 졸음증, 식욕 불량, 두통, 구토**와 같은 두개내압 상승 증상을 흔히 보인다.

② **2세 미만에서는 머리둘레의 빠른 증가, 앞숫구멍의 확대 및 융기,** 머리덮개 정맥의 확장, 머리뼈 **타진시 깨진 항아리 소리(Macewen 징후), 이마 돌출**과 **일몰징후**(setting-sun eye sign ; 눈 하향 편위로 인해 마치 해가 질 때를 연상하게 함)를 보이게 된다.〈그림 19-9〉

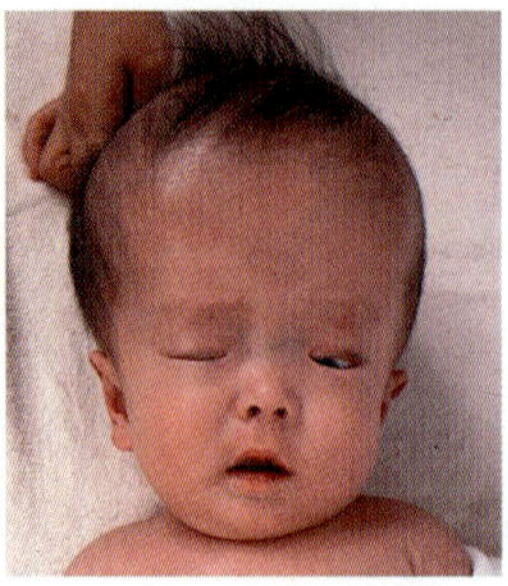

그림 19-9 물뇌증.

### (4) 검사소견 및 감별질환

① 신생아 또는 영아에서는 암실에서의 투과조명법(transillumination)이 진단에 도움이 된다.

② 머리 엑스선 : **봉합선 분리**(separation of the sutures)와 **뒤침대돌기 침식**(erosion of the posterior cli noids)을 볼 수 있고, 오래된 물뇌증에서는 **이랑 흔적(convolutional markings)의 증가**를 보일 수 있다.

③ 뇌초음파(숫구멍이 열린 경우), 뇌 CT, MRI 검사〈그림 19-10〉는 물뇌증, 원인질환 및 동반질환의 진단에 도움이 된다.

④ 큰머리증(macrocephaly), 물무뇌증(hydranencephaly), 뇌위축과 동반된 뇌실확장 등을 감별한다.

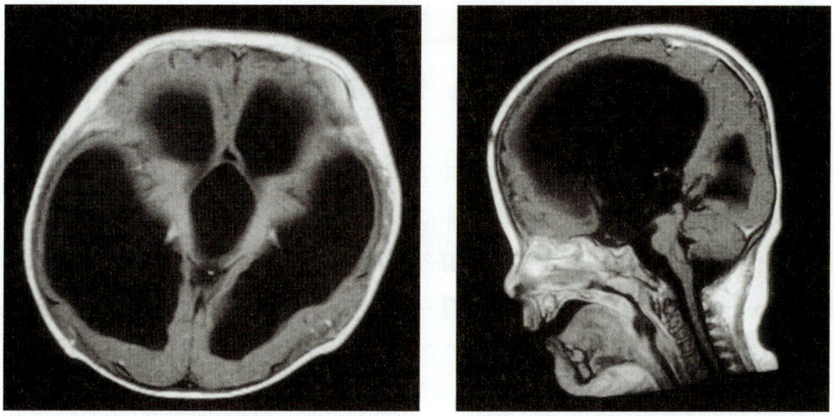

A. Axial view　　B. Sagittal view

그림 19-10 **수도관 폐쇄에 의한 물뇌증의 뇌 MRI 소견(18개월 남아)**. 가쪽뇌실과 셋째뇌실에서 현저한 뇌실 확장이 관찰되며 넷째뇌실은 정상 소견을 보인다(T1 강조 영상).

### (5) 치 료

① 종양이나 낭종에 의한 물뇌증에서는 가능하면 **수술로 뇌척수액 순환 경로의 폐쇄부위를 제거**하는 것이 좋다.

② 많은 경우 **뇌척수액의 순환을 우회시키는 션트 수술**을 시행하는데 수술 방법으로 가쪽뇌실과 복막안을 연결하는 뇌실복강 션트(ventriculoperitoneal shunt, 〈그림 19-11〉)가 가장 많이 이용된다.

③ 일시적인 치료로 반복 척수 천자, acetazolamide나 furosemide 투여 등이 있다.

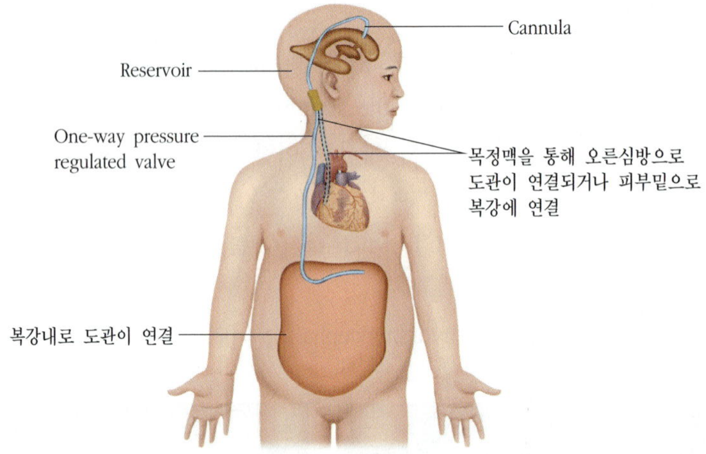


그림 19-11 뇌실복강 션트에 의한 물뇌증의 치료

## 4) 신경 피부 증후군(Neurocutaneous syndrome)

외배엽(신경계와 피부의 기원)의 분화 과정에 결함으로 특이한 피부 증상과 신경계통 이상이 동반되는 경우를 신경 피부 증후군이라고 한다. 대표적으로 **신경섬유종증, 결절경화증, 스터지-웨버 증후군, 색소실조증(incontinentia pigmenti), 폰 히펠-린다우 병, linear nevus 증후군, hypomelanosis of Ito, 모세관 확장실조** 등이 있다.

### (1) 결절 경화증(Tuberous sclerosis)

**발작, 지능장애, 피지선종(adenoma sebaceum)**을 세 징후로 하는 **보통염색체 우성** 유전질환으로 ~75%는 새로운 돌연변이에 의해 발생한다고 알려져 있다. 피부(**멜라닌저하 반점, 피지선종, 섀그린반** 등 〈그림 19-12〉), 뇌(**대뇌겉질 또는 뇌실막 결절** 〈그림 19-13〉)와 눈(오디 종양, 과오종)의 병터와 심장(횡문근종), 콩팥(혈관근지방종) 또는 허파의 종양 등을 주로 보인다.

중추 신경계통 증상으로 여러 형태의 간질 발작(e.g., **영아 연축**), 인지 장애, 행동 장애(e.g., 자폐증)이 흔하다. 과오종과 같은 안저의 이상이 흔히 관찰되며 왼심실내 **횡문근종(rhabdomyoma),** 콩팥이나 허파에 혈관근지방종(angiomyolipoma)이 동반될 수 있다.

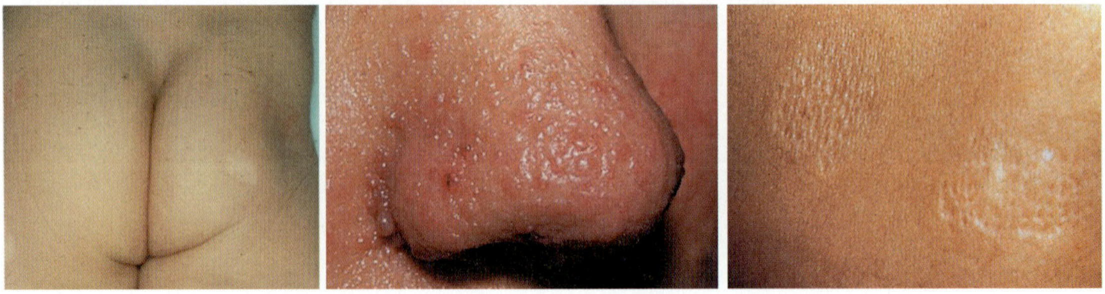

A B C

그림 19-12 결절 경화증의 피부소견. A, Hypomelanotic macules. B, Adenomal sebaceum. C, Shagreen patch.

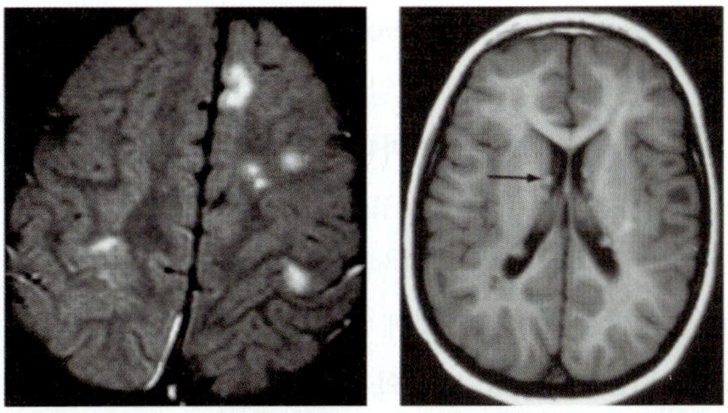

그림 19-13 **결절경화증 뇌 MRI 소견**. 대뇌겉질과 뇌실막밑의 결절(tubercle)을 볼 수 있다.

**진단**은 임상증상을 토대로 내릴 수 있으며 결절 경화증이 진단되면 뇌영상, 콩팥초음파촬영술, 안저 검사 등으로 종양의 발생 여부를 추적해야 한다.

주된 **치료**는 대증 요법이다. 결절 경화증 환자의 영아 연축에 vigabatrin이 효과적이다.

### (2) 신경섬유종증(Neurofibromatosis)

신경섬유종증은 신경능선(neural crest)이 분화, 이주하는 과정의 이상으로 발생하며 1형과 2형이 대부분을 차지한다.

① 1형은 신경 피부 질환 중 가장 빈도가 높은 **보통염색체 우성** 질환(~50%는 새로운 돌연변이)으로 신경섬유종증 환자의 85%를 차지한다.

② NF-1의 진단기준(아래 증상 중 2개 이상)

- **담갈색반점**(직경이 사춘기전 5mm 이상, 사춘기 후 15mm 이상인 반점이 6개 이상)
- **겨드랑과 샅굴부위의 주근깨**
- **시각신경교종**
- **둘 이상의 신경섬유종이나 하나의 얼기모양신경종**
- 특징적인 **뼈 병터(나비뼈 형성이상, 긴뼈의 겉질이 얇아짐)**
- **두 개 이상의 리쉬(Lisch) 결절-홍채의 멜라닌세포 과오종(치료 : 절제)**
- **부모, 형제, 자녀가 제 1형이 있는 경우**

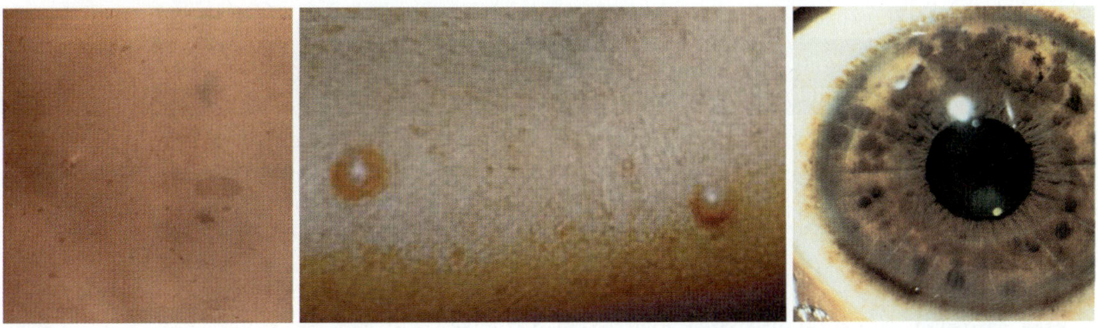

A B C

그림 19-14 신경섬유종증. A, 담갈색 반점(cafe-au-lait spots). B, 신경섬유종(neurofibroma). C, 리쉬결절(Lisch nodule).

### (3) 스터지-웨버 증후군(Sturge-Weber syndrome)

초기 대뇌 혈관계의 발생 이상 질환으로 한쪽 얼굴의 삼차신경 분포 영역에 **포도주색 반점(portwine nevus)**〈그림 19-15〉을 보이고 **발작, 반신불완전마비, 두개내 석회화, 정신지체** 등을 보이는 **산발성 질환**(sporadic disorder)이다. 얼굴 불꽃모반(nevus flammeus)있는 쪽 눈의 소눈증(buphthalmos)과 녹내장이 흔하게 발생하고, 뇌연막의 혈관종이 동반될 수 있다.

혈관종이 관찰되는 반대쪽 얼굴이나 팔다리에 약물치료에 잘 반응하지 않는 국소 강직간대 발작을 보인다. 뇌 CT 검사상 **rail-road track 모양의 뇌실질 내의 석회화**, 뇌피질 위축, 뇌실 확대 소견 등의 소견을 뇌 MRI 검사에서 **비정상적인 혈관종의 조영 증강이나 뇌위축**을 볼 수 있다.

치료는 간질에 대한 약물치료와 약물로 조절되지 않는 간질의 경우 외과적 절제, 대뇌반구 절제술을 시행할 수 있다.

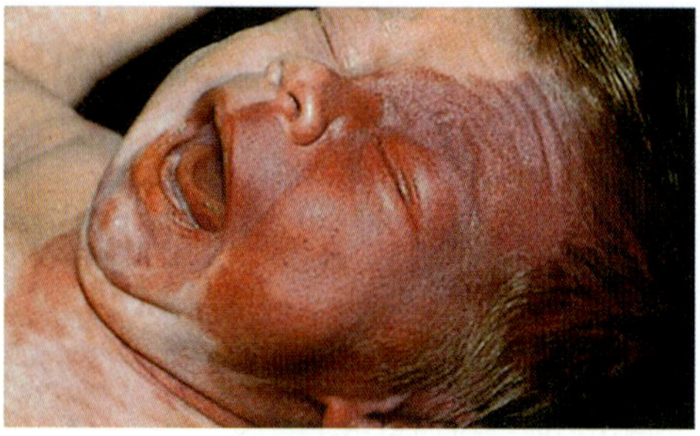

그림 19-15 스터지-웨버 증후군. 포도주색반점을 볼 수 있다.

## 6 퇴행 뇌질환

퇴행 뇌질환은 유전 생화학적 결함, 만성 바이러스 감염 등의 원인으로 인해서 진행하는 신경학적 장애를 포함하는 다양한 질환군〈표 19-9〉으로 **이미 습득한 언어, 시력, 청력, 보행의 상실**을 보일 수 있고 종종 발작, 영양 섭취 장애, 지능 장애를 보인다.

**표 19-9 퇴행 뇌질환**

| 뇌회질의 변성(degenerations of cerebral gray matter) | 뇌백질의 변성(degenerations of cerebral white matter) | System degenerations |
|---|---|---|
| neuronal ceroid lipofuscinosis | adrenoleukodystrophy | Friedreich ataxia |
| $GM_2$ gangliosidosis | metachromatic leukodystrophy | ataxia-telangiectasia |
| 영아형 Gaucher병 | Krabbe병 | Wilson병 |
| mucopolysaccharidosis | Multiple sclerosis | Dystonia musculorum deformans |

퇴행 뇌질환의 진단은 자세한 병력 청취 및 검진이 가장 중요하며, 증상이 시작된 나이, 진행 속도, 주된 증상의 양상을 통해 뇌 백질질 질환인지 회색질 질환인지 구별할 수 있다. 그러나 말기에

는 전 중추 신경계통이 모두 침범되어 비슷한 임상증상을 보이게 된다.

- **백색질** 질환 : 초기에 **위운동 신경세포 징후**(강직, 깊은힘줄반사 항진 등)를 보인다.
- **회색질** 질환 : **발작, 시력 장애 및 지능장애**가 초기에 나타난다.

### 1) 부신백색질형성장애(Adrenoleukodystrophy, ALD)

중추신경의 변성과 부신 겉질의 기능 부전증을 자주 초래하는 **X연관 열성** 질환이다. 전형적 ALD는 가장 흔한 백색질 형성장애로 **5~15세에 학업수행 저하, 행동장애, 보행장애 등**을 보게 된다. ABCD1 유전자 돌연변이로 인하여 매우 긴 사슬 지방산이 신경조직과 부신에 축적는데, 임상 증상과 혈장, **VLCFA의 비정상적 증가**로 진단한다. 뇌 MRI에서 후두부에서 시작하여 전방으로 진행하는 뇌실주위 백색질 말이집탈락 현상이 특징적으로 관찰되고, 임상경과는 점차 진행하여 발병 10년 안에 사망하게 된다. 치료로는 식이요법**(Lorenzo's oil)**과 조혈모세포이식이 알려져 있다.

### 2) 이염색 백색질장애(Metachromatic leukodystrophy)

이염색백색질장애는 소아의 백질질형성장애 중에 비교적 흔한 **보통염색체 열성** 질환으로 **arylsulfatase A 활성도의 결핍**으로 cerebroside sulfate이 중추신경계와 말초신경계의 말이집과 백색질에 축적 되는데, 백색질에 광범위하게 비정상적인 말이집탈락이 일어나고, 말기에는 심한 위축이 발생한다.

초기 증상은 **보행장애로 시작**하며 **강직마비**가 오지만, **말초신경의 침범으로 깊은힘줄반사의 감소나 소실**을 보인다. 강직마비가 심해져 침대에 누워 지내게 되며, 지능저하도 심해지고 말도 못하게 되고 시신경 위축이 온다. 발병 후 3~4년 내에 사망하게 된다. 진단은 백혈구나 피부섬유모세포에서 **arylsulfatase A가 감소 또는 소실**되어 있는 경우 내릴 수 있다.

### 3) 프리이드라이히 운동실조증(Friedreich ataxia)

보통염색체 열성 유전질환으로 대부분 환자에서 GAA 삼뉴클레오티드 반복 확장을 보인다. 병리학적 소견으로 척수 내의 posterior columns, spinocerebellar tracts, corticospinal tracts, posterior rootlets에 퇴행 변화가 현저히 나타나며 뇌줄기, 소뇌, 말초 신경에서도 나타난다.

대부분은 10세 전후에 조화운동못함증, 말더듬증, 눈떨림을 보인다. posterior column 손상으로 vibration, deep pain, position sense, two point discrimination이 소실된다. 롬버그 검사(Romberg test)와 바빈스키 반사는 양성이다. 비대심장근육병증이 진행하여 난치성 심장기능상실로 사망하는 경우가 많고, 시신경 위축, 안뜰 기능장애, 뼈대계통의 이상(e.g., 척주뒤옆굽음증)이 나타날 수 있다.

### 4) 모세혈관확장 실조(Ataxia telangiextasia)

모세혈관확장 실조는 진행하는 소뇌 실조, 피부와 안구결막의 모세혈관 확장, 무도 느린비틀림 운동(choreoathetosis), 허파와 코곁굴의 감염, 악성 종양(백혈병, 림프종, 뇌종양)의 호발 등을 특징으로 하는 보통염색체 열성 유전질환이다. 11번 염색제 긴팔의 염색체 이상(*ATM* 돌연변이)으로 인해 이온화 방사선에 대한 감수성 증가, 세포 및 체액면역**(IgA, IgE, IgG2, IgG4 감소)**의 이상을 일으킨다.

운동실조는 영유아기에 나타나며 3~10세 사이에 모세혈관 확장이 나타난다. 일반인에 비해 림프종, 백혈병 등에 걸릴 확률이 50~100배로 증가되어 있다. 진단은 임상소견을 통해 진단할 수 있으며 $\alpha$-fetoprotein 증가를 보인다. 신경학적 증상에 대한 특별한 치료방법은 없으며 잦은 감염을 치료하기 위해 감마글로불린이나 항생제를 사용한다.

### 5) 레트 증후군(Rett syndrome)

*MECP2* 유전자 돌연변이로 **거의 대부분 여아**에서 발생하는 퇴행 신경질환으로 **X연관** 유전을 보인다.

**특징적으로 6~12개월까지는 정상 발달**을 하다가 **그 후 발달이 퇴행**하고 두뇌가 자라지 않아 후천적 작은머리증을 보이게 된다. 피라미드로 징후, 자폐증, 발작 등이 동반되며 6~30개월 사이에 목적이 있는 손 운동이 사라지고 양손을 비틀고 손을 씻는 모양, 입에 손을 갖다 대는 양상을 보인다.

간헐적인 과호흡과 불규칙한 호흡양상이 2세 전후에 보인다. 진단은 임상양상과 유전자 검사를 통해 가능하다.

## 7 중추신경계통의 감염병

중추신경계통의 감염은 대부분 유사한 임상 증후군을 나타낸다. 대개 두통, 욕지기, 구토, 식욕부진, 안절부절증, 의식변화, 과민성 등의 비특이적인 증상을 나타내며 열 이외에 흔한 중추신경계의 징후는 눈부심, 목 통증 및 경직, 둔감, 혼미, 혼수, 발작, 국소 신경 결손 증상이 있다.

### 1) 세균 수막염

#### (1) 신생아 수막염

p.203 참고

#### (2) 신생아기 이후의 급성 세균 수막염

**① 원 인**

2개월 이후부터 12세까지 소아에서는 *S. pneumoniae*, *N. meningitidis*, *H. influenzae* type b(Hib)이 주된 원인균으로 최근 *H. influenzae* type b와 *S. pneumoniae*에 대한 백신이 보급되면서 이들 균에 의한 수막염의 빈도가 점점 감소하고 있다. 해부학적 결손이나 면역학적 결핍으로 인해 숙주 방어기전에 결함이 있는 경우에는 *Pseudomonas aeruginosa*, *S. aureus*, coagulase-negative staphylococci, *Salmonella*, *L. monocytogenes*에 의한 수막염의 위험이 증가한다.

**② 역 학**

수막염은 어린 소아에서 특정 병원균에 대한 면역력 부족으로 주로 발생한다. 또한 군대나 기숙사, 어린이집과 같은 *N. meningitidis*에 의한 감염자와 긴밀한 접촉을 할 수 있는 환경에 있는 경우 수막염의 발생 위험이 증가한다. 지라없음증이 있는 경우에 *S. pneumoniae*, Hib, *N. meningitidis* 감염의 위험이 증가한다. T세포 결손이 있는 경우 중추신경계에 *L. monocytogenes* 감염의 위험이 크다.

**③ 증 상**

급성 수막염은 쇼크, 자색반, 파종혈관내 응고, 의식저하 및 24시간 내 혼수나 사망으로 이어지는 급격한 경과를 보일 수 있고, 수일 간의 열, 상기도 증상, 위장관 증상 및 비특이 중추신경계통 감염 증상을 보이는 아급성 경과를 보인다.

- 비특이적인 증상으로 열, 식욕부진, 상기도 감염 증상, 근육통, 저혈압, 발진 등이 있다.
- 수막자극 증상으로 **목경축, 등통증, Kernig 징후(다리를 들면 아픔), Brudzinski 징후(목을 들면 다리가 들림)**〈그림 19-16〉가 있는데, 12～18개월 미만의 영아에서는 Kernig 징후와 Brudzinski 징후를 보이지 않을 수 있다.

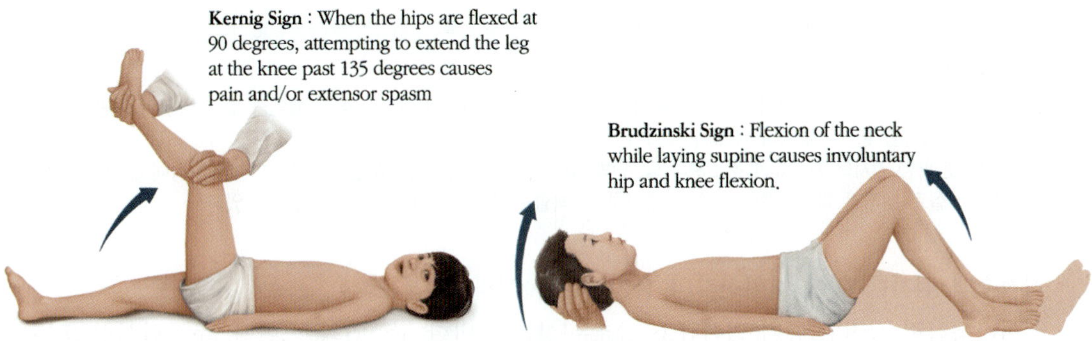


그림 19-16 Kernig 징후와 Brudzinski 징후

- 뇌압상승증상으로 두통, 구토, 숫구멍 팽창, 봉합선 분리, 눈돌림신경이나 갓돌린신경 마비, 느린맥을 동반한 고혈압, 무호흡이나 과호흡, 겉질제거자세, 대뇌제거나세, 혼미, 혼수, 뇌탈출(herniation) 징후를 보인다.
- 시신경 유두부종은 흔하지 않지만 두개내 고름집, 경질막밑 고름집 등의 합병증이 있는 경우 볼 수 있다.
- 국소 신경 증상은 세균 수막염 환자의 10～20%에서 나타난다. 20～30%의 환아에서 뇌염, 전해질장애, 경색으로 인해서 발작을 할 수 있다.

**④ 진 단**

- 급성 세균 수막염의 진단은 뇌척수액의 그람 염색 및 배양, 뇌척수액의 생화학검사를 통해 내릴 수 있다. 뇌척수액 백혈구 상승(대개 $>1000/mm^3$)을 보이고 중성구 우위를 보인다. 뇌척수액 단백 증가와 당 감소를 보인다.〈표 19-10〉

**표 19-10 중추신경계 감염 질환에서의 뇌척수액 소견**

| 구 분 | 압력($mmH_2O$) | 백혈구수(/㎕) | 백혈구 분포 | 단백(mg/dL) | 당(mg/dL) |
|---|---|---|---|---|---|
| 정상 | 60~180 | <5[①] | 림프구(≥75%) | 10~40 | >50(혈당치의 75%) |
| **급성 세균 수막염** | 100~300 | 300~2,000[②] (100~10,000) | **다형핵 중성구** (75~95%) | 100~500 | <**40**(혈당치의 50%) |
| 부분적으로 치료된 세균 수막염[③] | 정상 또는 증가 | 5~10,000 | 다핵구 또는 단핵구 | 100~500 | 정상 또는 감소 |
| **바이러스 수막염 및 수막뇌염** | 80~150 | ≤1,000 | **단핵구** | 50~200 | **대개 정상** <40(mumps 일부) |
| **결핵 수막염** | 대개 상승 | 10~500 | **림프구** | 100~3,000 | **<50** |
| 곰팡이 수막염 | 대개 상승 | 5~500 | 단핵구 | 25~500 | <50 |
| 매독 | 대개 상승 | 50~500 | 림프구 | 50~200 | >50 |
| 뇌고름집④ | 100~300 | 5~200 | 림프구 | 75~500 | >50 |

① 건강한 신생아에서 30/㎕ 까지는 정상이다.
② 급성 세균 수막염 환자의 20%에서는 뇌척수액 내 백혈구 수가 250/㎕ 미만이며, 심한 패혈증 및 수막염이 동반된 환자에서는 백혈구 증가를 볼 수 없으며 예후가 나쁘다.
③ 그람 염색 및 배양 검사의 양성률이 감소하나 당, 단백 및 백혈구 분포는 치료를 받지 않는 수막염에 비해 큰 차이가 없다.
④ 고름집이 뇌실로 터지면 다형핵백핵구 수가 증가하고, 백혈구 수는 >10,000/㎕을 넘을 수 있다.

- 뇌척수액 검사를 위한 허리천자의 금기증은 아래와 같다.
  - 머리속압력 항진의 증거(의식감소, 호흡이상을 동반한 고혈압과 느린맥, 눈돌림신경 또는 갓돌림신경 마비를 보이는 경우)
  - 쇼크 등으로 즉각적인 소생술이 필요하거나 심폐기능의 악화로 검사 자세를 취할 수 없는 경우
  - 허리천자를 시행할 부위의 피부감염
- 머리속압력 항진이나 뇌종양의 확인을 위한 뇌 CT 검사 등을 시행하기 위해서 치료가 지연되어서는 안되고 뇌척수액 검사가 지연되는 경우 경험적 항생제를 투여한다. 혈액배양 검사는 모두 시행해야 하며 80~90%의 환자에서 원인균을 확인할 수 있다. 치료하지 않은 세균 수막염 환자의 70~90%에서 그람염색 양성을 보인다.

### ⑤ 치 료

- 원칙
  - 두개내압 상승 소견이 없는 급성 세균 수막염은 뇌척수액을 채취한 후 즉시 경험적 항생제를 투여한다.
  - 두개내압 상승이 있거나 국소 신경 징후를 보이는 경우 허리천자와 CT검사를 시행하기 전에 항생제 투여와 함께 두개내압을 낮추기 위한 치료를 시행한다.
  - Full dose로 치료 전기간에 걸쳐 bactericidal drug를 IV로 사용한다.
- 방법
  - 급성 세균 수막염의 경험적 항생제로 vancomycin과 3세대 chephalosporin(cefotaxime 또는

ceftriaxone)을 투여하고 원인균이 밝혀지면 적절한 항생제로 변경한다. 적절한 항생제 치료가 시행된 경우 24～48시간 이내에 뇌척수액에서 균이 검출되지 않는다.

- 대부분 뇌척수액 검사를 다시 시행할 필요는 없으나 $\beta$-lactamase 내성 *S. pneumoniae*에 의한 경우나 신생아의 그람음성균 수막염의 경우 재검사를 시행하는 것이 좋다.
- 계열 항생제에 알레르기가 있는 환아는 chloramphenicol을 투여한다.
- Corticosteroid의 사용 : **6주 이상된 소아에서 Hib 수막염**이 발생한 경우 중추신경계 증상을 악화시키며 **영구적인 청신경 손상을 막기 위해 dexamethasone 정맥주사**를 할 수 있다. 항생제 투여 1～2시간 전에 사용하여야 최대 효과를 볼 수 있으며 사용할 경우 감각신경 난청을 감소시키는 효과가 있다.

**⑥ 합병증**

- **경질막밑 삼출(특히 영아)**
  - Hib수막염에서 호발한다.
  - 반복되는 구토, 고열, 대천문의 팽창, 두위의 증가, 경련의 증상이 있으면서 호전되지 않을 때 의심한다.
  - 진단은 CT를 주로 이용하며, 삼출액을 천자하여 진단과 치료를 동시에 시행할 수 있다.
- **수두증으로 인한 두개내압 상승**
- **뇌농양(brain abscess) :** 국소 신경학적 증상이 있고 뇌압상승시에 호발한다.
- **SIADH**는 대부분의 환자에서 발생하며 뇌부종을 악화시키고 저나트륨혈증에 의한 발작을 유발시킨다.

**⑦ 예 후**

신생아기 이후의 세균 수막염의 사망률은 적절한 치료를 하는 경우에 10% 미만이다. 생존자의 10～20%에서 신경 발달에 심각한 후유증을 경험하며, 50%에서 미약하지만 신경 행동장애가 나타난다. 감각신경 난청이 가장 흔한 신경계 후유증으로 모든 세균 수막염 환자에서 면밀한 청력 검사를 시행해야 한다.

**⑧ 예 방**

- *N. meningitidis* : 환자와 밀접한 접촉이 있는 모든 사람은 연령, 예방접종력에 관계없이 항생제 예방요법을 받아야 한다. 항생제 예방 요법은 **rifampicin**을 사용한다. *N. meningitidis*는 **백신**이 개발되어 있으므로 고위험군이나 대학 기숙사 신입생에 접종을 권유한다.
- b형 *H. influenzae* : 환자의 가족 내에 **Hib 예방접종을 완료하지 못한 48개월 미만의 소아가 있는 경우 rifampicin**을 성인을 포함한 모든 접촉자에게 투여한다.
- *S. pneumoniae* : 7가 단백결합 백신과 최근의 10가, 13가 단백결합 백신접종으로 침습 폐렴사슬알균 감염의 위험성이 감소하고 있다.

## 2) 바이러스 수막뇌염

p.216 참고

### 3) 뇌고름집(Brain abscess)

#### (1) 원 인

오른왼쪽 션트를 동반하는 선천심장병(e.g., 팔로사징)에 의한 색전형성, 수막염, 만성중이염 및 꼭지돌기염, 얼굴이나 두피의 연조직감염, 눈확 연조직염, 치아 감염, 두부 관통상, 면역결핍상태, 뇌실복강 션트 등이 원인이 된다. 원인균은 주로 *S. aureus*, *S. viridans*, *S. pneumoniae*, 무산소성균, 그람음성 막대균을 포함한다.

#### (2) 증 상

초기 단계에서는 미열, 두통, 졸음증 등의 비특이 증상을 보이고 염증이 진행되면서 구토, 심한 두통, 발작, 시신경 유두부종, 국소 신경 징후, 혼수 등을 보인다.

#### (3) 진 단

**허리천자는 소뇌편도탈출을 일으킬 수 있어서 시도해서는 안된다.** 혈액배양은 단지 ~10%만 양성이다. 뇌영상(특히 MRI)이 뇌고름집 확인하는 가장 확실한 방법이다.

#### (4) 치 료

① 원인을 정확히 모르는 경우 vancomycin과 3세대 cephalosporin 또는 metronidazole의 병용 요법을 시행한다.

② 청색증 심장병으로 뇌고름집이 생긴 경우 ampicillin-sulbactam 단독 또는 3세대 세팔로스포린과 metronidazole을 투여한다.

③ 두부외상, 신경수술 병력이 있는 경우 vancomycin과 3세대 세팔로스포린을 투여한다.

④ 병터가 종괴 효과 또는 두개내압상승이 있는 경우, 피막이 형성된 고름집은 항생제치료와 흡인을 병용한다. 항생제 요법은 보통 **4~6주**간 시행한다.

⑤ **고름집 크기가 크거나(지름 >2.5cm), 고름집 내 가스가 나타나거나, 다발성이거나, 뒤우묵(posterior fossa)에 위치하거나, 곰팡이 감염이 확인되면 수술**의 적응증이 된다.

#### (5) 예 후

뇌농양 환자의 사망률은 5~10%이다. 50% 이상의 환자에서 장기 후유증이 나타나며 반신불완전 마비, 발작, 물뇌증, 뇌신경 이상, 행동 및 학습 장애가 발생할 수 있다.

## 8 뇌종양

### 1) 종류 및 빈도

소아 뇌종양(brain tumor)은 소아암에서 백혈병 다음으로 흔한 암이며 가장 흔한 고형 종양이다. 호발하는 소아 뇌종양의 조직학적 빈도는 **별아교세포종(astrocytoma)** 35%, 속질모세포종(medulloblastoma) 15%, 종자세포종양(germinoma)이 14%, 머리인두종(craniopharyngioma) 10%, 뇌실막종(ependymoma) 6%를 차지한다.

소아 뇌종양의 병인은 명확하지 않지만 머리 이온화방사선, 몇몇 유전 증후군에서 발생이 증가한다. 대표적인 유전 증후군으로 **신경섬유종증, 결절경화증,** 리-프라우메니 증후군, 터코트 증후군 등이 있다.

뇌종양의 위치에 따른 빈도는 **천막위 종양과 천막아래 종양이 약 반씩**을 차지한다.〈그림 19-17〉

나이에 따라서 종양 위치에 차이를 보이는데, 생후 첫 1년은 천막위 종양의 우세(맥락얼기종양, 기형종)하고 1~10세에는 천막아래 종양(소아 털모양 별아교세포종, 속질모세포종)이 우세하다가 10세 이후에는 다시 천막위 종양(광범위 별아교세포종)이 우세해진다.

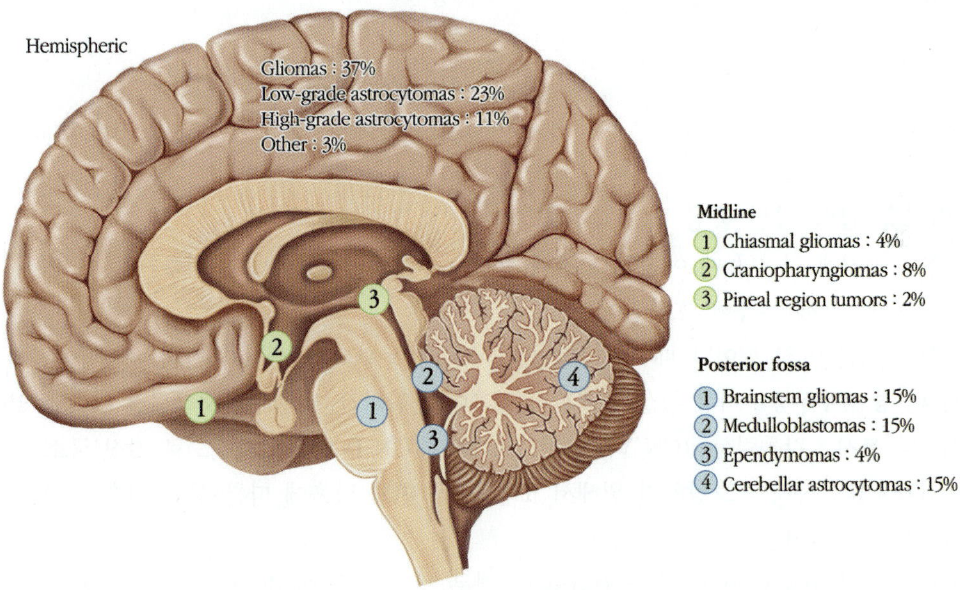


그림 19-17 소아 뇌종양의 위치에 따른 빈도

신경상피 종양은 신경계통 발생 초기 원시 신경외배엽 세포와 그 분화 과정에서 생긴 모든 세포에서 생긴 종양을 말하는데, 신경아교세포 종양(glial cell tumor)과 비아교세포 종양(non-glial tumor)으로 구분한다.

신경아교세포 종양은 별아교세포종(astrocytoma), 희소돌기아교세포(oligodendroglioma), 뇌실막종(epe ndymoma)가 대표적이고, 비아교세포 종양에는 배아성 종양(속질모세포종, 원시 신경외배엽 종양), 솔방울샘 종양 등이 있다.

뇌종양의 예후는 조직학적 악성도와 발생 위치, 연령, 뇌척수 전이, 방사선－항암 화학요법의 반응도, 종양의 수술적 적출 정도에 따라 영향을 받는다.

## 2) 뇌종양의 증상

뇌종양의 증상은 **종양의 위치, 종양 유형, 환자의 연령**에 따라 달라진다. 연령에 따른 소아 뇌종양의 증상의 차이점은 **〈표 19-11〉**와 같다.

뇌종양의 징후는 **머리속 압력 항진, 국소 징후, 경련발작**으로 구분한다. 두통, 구토나 욕지기, 시각신경 유두부종을 머리속압력 항진의 전형적인 세징후는 대부분 중간선 또는 천막아래 종양과 연관된다.

**표 19-11 소아 뇌종양의 연령에 따른 증상의 차이점**

| 영아 | 소아 |
|---|---|
| 행동변화 | 발작 |
| 숫구멍 팽창 | 두통 |
| 거대머리증 | 구토 |
| 구토 | 반신불완전마비 |
| 발육지체 | 시각 상실 |

### (1) 머리속 압력 항진 증상

① **두통** : 아침에 일어날 때 아침식사 전에 흔히 보이고, 기침, 재채기, 힘주기 등에 의해서 유발되고 구토 후에 두통이 호전된다.

② **구토** : 이른 아침 깨어날 때 잘 나타나고 두통과 동반되는 경우가 많다.

③ **시각신경 유두부종** : 가장 확실한 객관적 징후이며 장기간 지속되면 시각신경 위축이 일어난다.

④ 사시와 **복시** : 갓돌림신경(CN VI)이나 도드래신경(CN IV) 마비 소견으로 거짓 국소 징후이다.

⑤ **머리기울임** : 복시를 보상하기 위해서 또는 소뇌 편도 탈출에 따른 상부 경수 신경근의 자극 증상으로 나타난다.

⑥ 흐려보임(blurred vision), 현기증(vertigo), 경부 경직(neck rigidity), 급성 의식장애 등의 증상을 보인다.

⑦ **영아**에서의 IICP 징후 : 머리봉합선이 열려 있어서 **숫구멍 팽창, 박동 소실, 진행성 큰머리증(머리둘레 증가), 일몰 징후(상방 주시 장애, 눈알의 하방전위)** 등이 특징적이고 구토, 졸음증, 과민성, 머리기울임 등을 보일 수 있다.

### (2) 국소 징후

**국소 증상은 종양의 위치를 지시**하는 특이 소견이지만 소아에서는 늦게 발견되는 경우가 흔하다.

① 이마엽 증상 : 성격, 행동 및 인지 기능의 변화나 장애를 보인다. 반신마비, 조화운동불능, 운동 언어상실증 등을 보일 수 있다.

② 관자엽 증상 : 청각, 언어, 시야, 기억력 및 행동의 변화나 장애를 보인다.

③ 마루엽 증상 : 겉질 감각 장애, 행위상실증 인식불능증 증후군, 언어장애 등을 보인다.

④ 뒤통수엽 증상 : 시각 장애가 주된 증상으로 착시, 물체 따라보기 장애, 주시반사 장애 등을 보인다.

⑤ 바닥핵 증상 : 주로 운동 장애를 보이고 눈꺼풀 뒤당김, 핵상위 안근마비 등을 보이기도 한다.

⑥ 사이뇌 증상 : 셋째 뇌실 폐쇄에 의한 머리속압력 항진 증상이 주로 나타난다. **시상하부** 증상으로 내분비 기능장애(요붕증, 성조숙, 사춘기 지연, 발육부전, 과식증, 비만), **간뇌 증후군**(영유아에서 **성장장애, 수척, 이상행복감,** 식욕증가), 시야 결손, 체온조절 장애, 수면-각성 주기 역전 등이 있고 시상 증상으로는 머리속압력 항진 증상, 정신 활동 장애 및 운동장애가 주증상이다.

⑦ 뇌줄기 증상 : 다발 뇌신경마비, 긴 신경로 징후(반신마비, 반사 항진, 클로누스), 소뇌 징후(흔들걸음, 눈떨림), 주시마비 등을 보일 수 있다. 중간뇌 증상으로 동공부등, 복시, 눈꺼풀처짐, Parinaud 증후군(솔방울샘 종양에서), 강직, 경축, 근쇠약, 졸림증, 무언증 등을 보이고, 다리뇌 증상은 제6, 7 뇌신경 마비, 흔들걸음(ataxic gait), 피라미드로 징후, 힘줄반사 항진, 얼굴표정 소실, 눈떨림을 특징적으로 보인다. 숨뇌 증상으로 불균형, 눈떨림, 흔들검음, 숨뇌신경핵 마비증(발성장애, 삼킴곤란, 구토)가 있다.

⑧ 소뇌 증상 : 소뇌 벌레와 넷째 뇌실 징후로 머리 비틀거림, 불안정 보행, 몸통 실조, 눈떨림을 보이고 소뇌반구 징후로는 같은쪽 근육긴장저하, 실조, 운동 협동 장애(조음장애, 상반운동반복 장애), 비대칭 안구편위, 주시마비 눈떨림을 나타낸다.

### (3) 경련 발작

**천막위 종양**의 30~60%에서 발생하며 **안쪽관자엽**, 대뇌반구 운동 감각 영역 등에서 특히 잘 나타나지만 대개 국소 징후로써의 의미는 없고 비교적 양성 종양에서 흔히 발생한다.

## 3) 뇌종양 각론

- 천막위 종양(supratentorial tumors) : 대부분 대뇌반구(35%), 안장위(33%), 솔방울샘 부위(20%)에서 발생하고 조직학적 형태는 저등급 신경아교종(33%), 고등급 신경아교종(20%), 종자세포 종양(20%), 머리인두종(10%)이 대부분을 차지한다. **발작, 신경내분비 결핍증상, 성격, 행동, 기억, 지능 등의 변화**를 보인다.
- 천막아래 종양(infratentorial tumors) : 별아교세포 종양(30%), 속질모세포종(30%), 뇌줄기 신경아교종(25%), 뇌실막종(10%)이 대부분을 차지한다. 뒤우묵(posterior fossa) 종양의 일반적 징

후는 뇌줄기 신경아교종을 제외하고는 머리속압력 항진 징후와 국소 징후로 이루어진다. **머리속압력항진 징후** 및 **눈떨림, 실조, 수막증, 뇌신경마비(숨뇌마비) 징후**가 더 흔하다.

### (1) 별아교세포종(Astrocytoma)

**소아 중추신경계통 종양의 약 40%**를 차지하는데, 고등급 별아세포종(WHO grade III, IV)에 비해서 저등급 별아교세포종(WHO grade I, II)이 흔하다. 종양은 백색질부에서 발생하고 뇌실질의 정상 조직 사이로 신경섬유를 따라 방사성 또는 손가락 모양으로 자라기 때문에 국소 기능 소실이 경미하거나 거의 없고 주로 증상은 뇌척수액 순환 경로의 폐색에 의한 머리속압력 항진 증상만 나타내는 경우가 많다. 예후는 종양 위치, 조직의 악성 등급, 치료의 반응도에 달려있다.

#### ① 소아 털모양 별아교세포종(Juvenile pilocytic astrocytoma, JPA)

소아에서 **가장 흔한 별아교세포종**으로 뇌종양의 20%를 차지한다. WHO grade I인 양성 종양으로 60%는 소뇌(소뇌 반구 또는 충부)에서 발생하고, 시신경로와 시상하부/셋째뇌실에서 흔히 발생한다.

증상은 서서히 출현하며 **소뇌에서 발생한 JPA**는 **머리속압력 항진 징후**(넷째뇌실 폐쇄 물뇌증), 정중선 **소뇌징후**(몸통 실조, 일자걸음 장애), 편측 소뇌징후(운동 협동 장애)를 보인다.

MRI에서 **낭종의 벽에** 있는 저밀도 또는 등밀도의 **벽결절(mural nodule)이 강하게 조영증강**되는 것이 특징이다.〈그림 19-18A〉

조영 증강되는 낭종벽과 벽결절을 완전 제거하면 치유 되는데, 수술후 잔류 종양은 다시 자랄 경우 재수술로 완전 적출을 시도한다. 뇌종양 중에서 가장 예후가 좋다(10년 생존률 거의 100%).

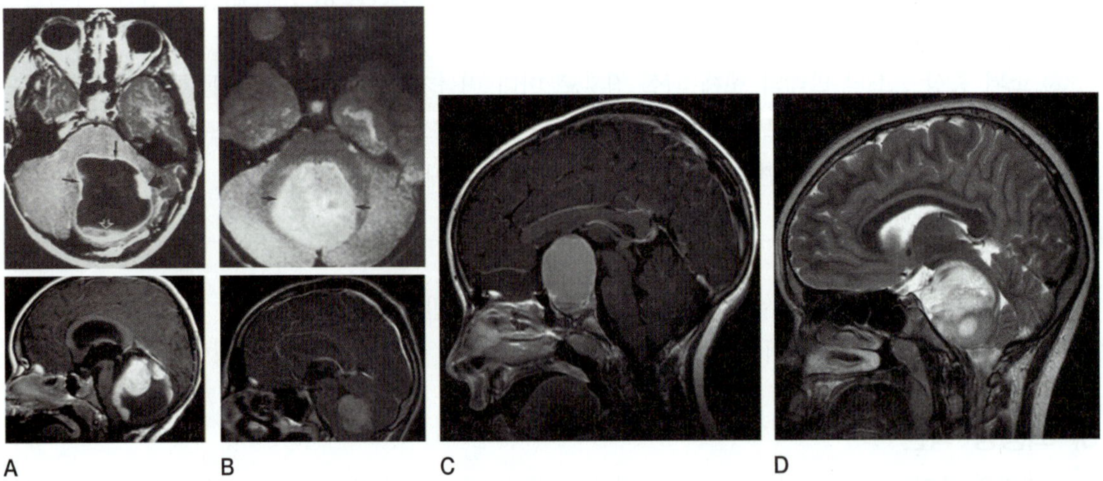

그림 19-18 뒤우묵 종양(posterior fossa tumors). **A,** 털모양 별아교세포종. **B,** 속질모세포종. **C,** 머리인두종. **D,** 다리뇌 신경아교종.

### (2) 원시 신경외배엽 종양(Primitive neuroectodermal tumors, PNET)

PNET는 **가장 흔한 소아기 악성 뇌종양**으로 WHO grade IV으로 소아 중추신경계통 종양의 20~25%를 차지한다. 소뇌 벌레에 위치하고 CNS PNET의 약 90%를 차지하는 속질모세포종, 천막위

PNET, 뇌실막모세포종, medulloepithelioblastoma, 비정형 기형/횡문근양 종양(atypical teratoid/rhabdoid tumor, ATRT) 등을 포함한다.

**① 속질모세포종(Medulloblastoma)**

대부분 중간선 소뇌벌레에서 발생하는 배아성 종양으로 남자에서 흔하고 중간 연령은 5~7세이다.

CT/MRI에서 **고형이면서 균질의 조영증강되는 뒤우묵 종괴**와 넷째뇌실 폐쇄로 인한 물뇌증을 보인다.〈그림 19-18B〉 뇌척수액로를 통한 전이를 가끔 있는데 ~30%환자는 영상에서 연수막 파종(leptomeningeal seeding)을 보인다.

**머리속압력 항진 증상**과 징후(구토, 욕지기/구토, 정신상태 변화, 고혈압 등), **소뇌 기능이상**(실조, 균형 불량, 겨냥이상증(dysmetria))을 보인다. **뇌신경마비 징후**를 보이면 뇌줄기 침범이나 소뇌다리 뇌각으로의 종양 성장을 의미한다. 경부 경직, 기운목, 의식 장애, 소뇌 발작(cerebellar fits) 등은 머리속압력 항진에 따른 소뇌 편도 탈출 소견이다.

수술적 제거 후 방사선치료는 필수적이나, 3세 이하의 소아에서는 항암화학요법을 먼저 실시하여 방사선치료를 지연시키거나 생략한다. **예후 결정인자로는 전이여부, 종양제거 정도, 나이**가 중요한데, **연수막 파종이 있는 경우,** 잔류 종양의 크기가 1.5cm$^2$ 이상, 또는 3세 미만인 경우 고위험군으로 분류한다. 5년 생존율은 저위험군에서는 80%이고 고위험군은 60% 정도를 보인다.

### (3) 머리인두종(Craniopharyngioma)

천막위 비아교세포 종양 중 가장 흔한 종양으로 **안장(sellar turcica) 위**에 주로 발생한다. 이 부위에 발생하는 시신경로 교종(optic pathway glioma)과 종자세포 종양(germ cell tumor)를 감별해야 한다.

머리속압력 항진, 시력-시야 장애, 내분비 장애(범뇌하수체 저하증, 발육부전)를 보이고, **안장 위의 다양한 크기의 낭종을 가진 고형종양〈그림 19-18C〉으로 석회화(95%) 소견**을 보이면 머리인두종 가능성이 가장 높다.

치료는 외과적 절제로, 완전한 수술적 제거가 불가능한 경우 방사선 치료를 추가한다. **뇌하수체 기능부전**에 대한 내분비학적 평가와 치료가 필요하다.

### (4) 뇌줄기 신경아교종(Brainstem glioma)

중간뇌, 다리뇌, 숨뇌에서 발생하는 신경아교종을 발하며 소아 뇌종양의 10~15%를 차지한다.

70% 이상이 **광범위 내재 뇌줄기 신경아교종(diffuse intrinsic brainstem glioma)**로 **주로 다리뇌**에서 발생하고, 일부는 다리뇌 이외의 뇌줄기에서 발생하며 바깥(exophytic)으로 자라거나 국소적인 경우가 많다.

5~10세에 가장 호발하며, **다발 뇌신경 장애(특히 제6, 7 뇌신경), 긴 신경로 징후(반신부전마비, Babinski sign), 소뇌 징후**를 보이고 **말기에 이를때까지 머리속압력 항진 징후가 없는 것**이 특징이다.

MRI에서 종양에 의한 다리뇌의 광범위한 침윤 확장을 볼 수 있다.〈그림 19-18D〉

광범위 내재 뇌줄기 신경아교종은 수술이 불가능 하므로 방사선치료를 하지만 **예후가 뇌종양 중 가장 불량**해서 5년 생존율은 5~10%이다(median survival 12개월).

# 9 뇌혈관 질환

## 1) 동맥 혈전(Arterial thrombosis)

소아에서 동맥 혈전의 원인과 발생 부위는 다양하다.

### (1) 모야모야병

**모야모야병**은 정확한 원인은 알 수 없지만 **속목동맥(ICA)의 침대돌기위 부위(supraclinoid process)나 중간 대뇌동맥(MCA) 또는 앞 대뇌동맥(ACA)의 기시부가 좁아지거나 막히는 질환**으로 보상적으로 Lenticulostriate a.가 collateral circulation을 형성하게 되는 특징이 있다.

① 역학 : **동양인에서 발생빈도가 높고** 그 중 특히 일본인이 많다.

② 증상 : 두통, 위 운동신경세포 징후(UMN sign), 경련, 무도병, 일시적 허혈 발작과 편측 반신마비 등이 생길 수 있다. 체온상승, 과호흡, 숨참기와 관련되어 흔히 증상을 보인다.

③ 진단 : 뇌 자기공명조영술이나 뇌동맥 조영술을 통해 **뇌혈관 협착 부위 주위로 안개같은 작은 혈관(puff of smoke)**을 관찰〈그림 19-19〉함으로써 내릴 수 있다.

④ 치료 : 혈관재생술을 시도한다. 직접적 방법으로 표재 관자동맥(temporal a.)과 중간 대뇌동맥(MCA) 분지를 연결하는 방법이 있으며 간접적 방법으로 표재 관자동맥을 포함하는 줄기를 뇌경질막을 열어 대뇌겉질과 접촉하도록 하는 방법(e.g., encephalo-duro-arterio-synangiosis, EDAS)이 있다. 이러한 혈관 재생술로 허혈 대뇌겉질의 혈류가 개선되고 일과성 허혈 발작이 90% 정도 사라진다.

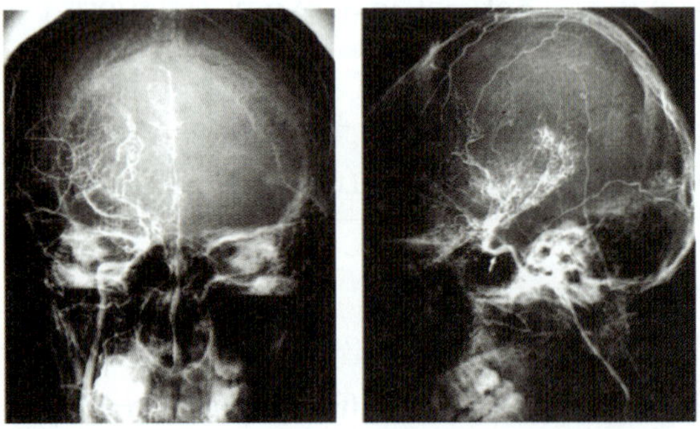

A B

그림 19-19 모야모야병(Moyamoya disease). **A,** 오른쪽 온목동맥 조영 전후상 : 앞대뇌 동맥과 중간 대뇌 동맥의 근위부가 완전히 막혀 있고, 곁순환으로 렌즈핵 줄무늬 동맥(lenticulostriate artery)들과 시상 줄무늬 동맥(thalamostriate artery)들이 아지랑이 또는 연기 모양으로 늘어나 있다(일본어로 'モヤモヤ'라는 말은 분명하지 않고 자욱한 모양을 말한다). **B,** 왼쪽 온목동맥 조영 측면상 : 손목동맥의 사이편(화살표 부분)이 전체적으로 좁고, 앞대뇌 동맥과 중간대뇌 동맥이 거의 보이지 않는다. A에서 보는 것과 같은 모야모야병의 특징적인 결순환이 보인다. 경질막을 공급하는 동맥 분지들도 늘어나 있다.

PACIFIC PEDIATRICS

# 20 신경근육병
Neuromuscular Disease

## 1 신경근육병

운동단위(motor unit)란 뇌줄기나 척수 앞뿔세포의 운동신경세포, 말초신경을 이루는 축삭, 신경근육 이음부, 그리고 하나의 운동신경세포에 의해서 신경지배를 받는 근육섬유들을 말하는데 이들 운동단위의 장애를 신경근육병이라고 한다.

### 1) 늘어지는 영아 증후군(Floppy infant syndrome)

#### (1) 정 의

**심한 근긴장 저하로 인하여 헝겊인형처럼 늘어지는 증상을 갖는 영아**를 통틀어 말한다.

#### (2) 분류와 원인

해부학적 병소 부위에 따라 분류하여 중추성과 말초성으로 대별한다.〈표 20-1〉

#### (3) 평 가

전신 근육긴장저하(generalized hypotonia)와 운동 발달지연(motor developmental delay)이 가장 흔한 주소이다. 출생전 태아운동 감소나 자궁내 성장지연을 보이기도 하고, 남자 환아에서는 안내려간 고환을 볼 수 있다. 가족력, 유전력, 발병시기 및 과거력 등을 확인한다.

① 근쇠약(muscle weakness)평가 : 임상적으로 간단하게 양팔을 올리게 하거나 손을 사용하지 않고 앉았다 일어날 수 있는지를 확인하여 팔과 다리의 몸쪽 근육힘을 판정할 수 있다.

② 근육긴장도 수동 근육긴장도와 능동 근육긴장도를 평가한다.

- 수동 근육긴장도 평가 : 근육 경도(consisten cy), 관절의 신전성(extensibility) 및 수동성으로 평가한다.
- 능동 근육긴장도 평가 : 자세, 반사, 근육의 반동 등으로 평가한다.
  - **개구리 다리 자세**(pitched frog-leg posture) 〈그림 20-1A〉
  - **당김 반응**(traction response) 〈그림 20-1B〉
  - **수평 걸기**(horizontal suspension) 〈그림 20-2A〉
  - 수직 걸기(vertical suspension)
  - 2중절 징후(double folding sign) 〈그림 20-2B〉

**표 20-1 Floppy 영아의 병변 부위에 따른 감별 진단**

| 평소 부위 | | | 중추성 질환 | 말초 신경-근육 질환 | | | |
|---|---|---|---|---|---|---|---|
| | | | | 전각 세포 | 말초 신경 | 신경 접합부 | 근육 |
| 임상 증상 | 근력 저하 | 안면 | 0 | 질병 후기 | 0 | +++ | +-++++ |
| | | 상지 | + | ++++ | ++++ | +++ | ++ |
| | | 하지 | + | ++++ | +++ | +++ | + |
| | 의식 | | 둔감 | 명료 | 명료 | 명료 | 명료 |
| | 감각 장애 | | + | + | + | - | - |
| | 근섬유다발 수축 | | - | ++ | + | - | - |
| | 근력 저하 부위 | | 근위≧원위 | 근위≧원위 | 근위≦원위 | 근위=원위 | 근위부>원위 |
| | 심부 건반사 | | 증가-정상 | 감소-소실 | 감소 | 정상 | 정상-저하 |
| 검사 소견 | 혈청 CK | | 정상 | 정상-상승 | 정상 | 정상 | 상승 |
| | 근전도 | | 정상 | 세동, 근육섬유, 다발수축 | 세동 | 증강-감쇄반응, BAP[①] | 근육병성 변화[②] |
| | 신경 전달 속도 | | 정상 | 정상 | 정상 | 감소 | 정상 |
| | 근 생검 | | 정상 | 신경병성[③] | 신경병성 | 정상 | 근육병성[④] |
| 대표 질환 | | | 염색체, 선천 대사 이상, 기형, 뇌성마비 | SMA Ⅱ | 말초 신경병증 | 중증 근무력증 | 선천 근병증 및 근디스트로피 |

+ : mild, ++~+++ : moderate, ++++ : severe

① BAP : brief duration, short amplitude, overly abundant motor unit potentials

② short duration, small-amplitude motor unit potential and myopathic potentials

③ small angulated fiber, group atrophy, etc.

④ necrosis and regeneration of muscle fibers. SMA : spinal muscular atropjy

- scarf 징후, 발뒤꿈치-귀 징후, 손목관절 굽힘이나 발목관절 굽힘, 다리오금각, 팔이나 다리 반동

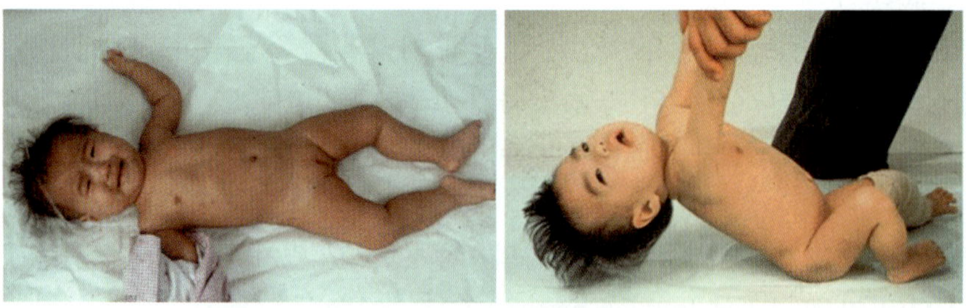

A B

그림 20-1 개구리 다리 자세(A)와 당김 반응(B).

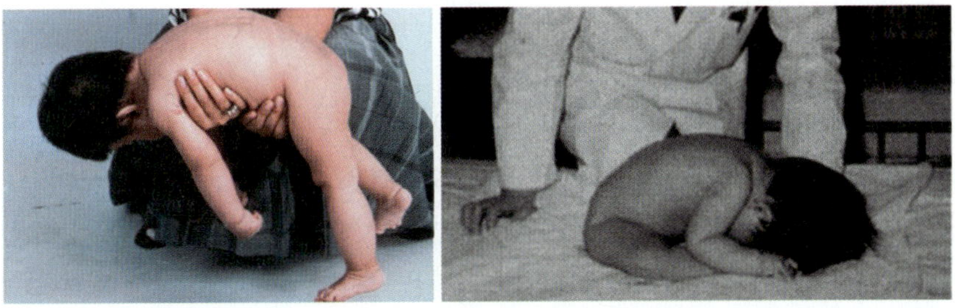

A　　B

그림 20-2 **A, 수평 걷기**. inverted U 징후를 봄. **B, 2중절 징후**.

③ 근육섬유다발 수축(fasciculation) : 근육병증에서는 볼 수 없고 주로 운동신경세포 기원 질환이나 말초신경에서 기원하는 근위축에서 볼 수 있다. 탈신경 징후(sign of denervation)이다.

④ 심부건반사(tendon reflex) : 근육병증에서는 대부분 깊은힘줄반사는 유지되지만, 신경병증에서는 감소되거나 소실된다.

⑤ 감각장애 : 신경병증을 의미한다.

⑥ 보행 : 흔들걸음(ataxic gait), 오리걸음(waddling gait), 발처짐걸음(steppage gait), 절름발이(limping) 등을 확인한다.

#### (4) 검 사

혈청 효소(creatine kinase), 전기 생리학적 검사(신경전도속도, 근전도검사), 근육생검 등 뿐만 아니라 최근에는 초음파검사, MRI 등을 이용한다.

## 2 근육 디스트로피

### 1) 진행 근육 디스트로피(Progressive muscular dystrophy)

Duchenne 근육 디스트로피, 베커 근육디스트로피, 팔다리 이음근육 디스트로피 등 여러 병형이 있으나 공통적인 특징은 일차 근육병증, 진행성, 유전적 소인, 근육효소 활성치의 상승, 근본적인 치료가 현재까지 없다는 점이다.

#### (1) Duchenne 근육 디스트로피(Duchenne muscular dystrophy, DMD)

진행 근육 디스트로피 중에서 가장 흔한 거의 대부분 남아에서 발생하는 **X연관 열성** 유전 질환으로 30% 정도는 새로운 돌연변이에 의해서 발생한다. 근육속막의 dystrophin 결손으로 세포내로 유입된 칼슘에 의하여 각종 단백 효소가 근육 구조 단백을 분해시키는 것으로 생각하고 있다.

① **증 상**

- 대개 보행 개시 후에 발견되는 경우가 많으며, 서서히 진행하기에 발병 시기는 명확하지 않지

만 대개 2~4세경(<5세)에 증상을 보인다. 특징적으로 **장딴지근(gastrocnemius muscle)의 거짓비대〈그림 20-3A〉**를 볼 수 있다.

- 초기에 발끝 걷기(toe walking)를 하다가 점차 다리이음 근육과 넙다리네갈래근의 근육힘 저하로 다리를 넓게 벌리고 허리를 흔들면서 걷는 **오리걸음(waddling gait)**을 보이고, 점차 계단을 오르내리는 것이 불가능해지며, 누운 상태에서 일어날 때 손을 사용하여 무릎을 짚고 넓적다리 쪽으로 옮기면서 일어서는 일어나는 등반성 기립을 볼 수 있는데 **Gower 징후〈그림 20-3B〉**라고 한다.

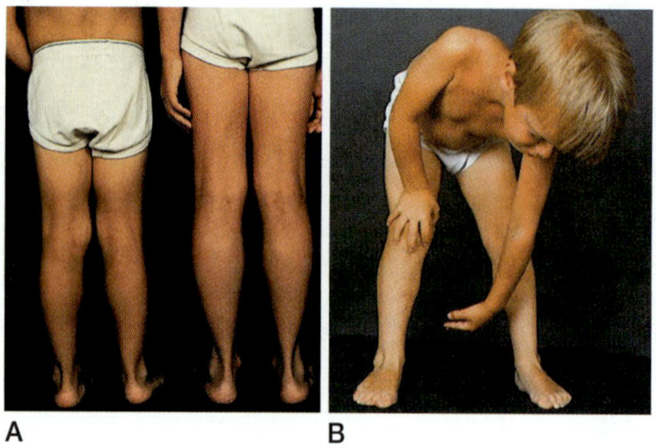


그림 20-3 장딴지근의 거짓비대(A)와 Gower 징후(B).

- 팔이음 근육의 근육힘저하로 환아를 양 손으로 잡아 올리면 어깨가 빠져 나가는 sliding-through 현상을 볼 수 있다.
- **심장근육병증**, 호흡기능 장애, 뼈관절의 변화(관절구축, 척주옆굽음증) 등을 보일 수 있고, 모든 환자에서 지능 장애를 볼 수 있지만 IQ 70 미만인 환자는 20% 정도이다.
- 근육병증은 계속 진행하여 12~13세경에는 기립 곤란, 그 후에는 휠체어 생활을 하다가 대개 18~20세경 심장기능상실이나 호흡 부전 등으로 사망한다. 말기에는 거의 전신의 근위축을 보이고 얼굴 근육도 침범하여 무표정한 얼굴이 되기도 한다.

**② 검사소견**

가장 유용한 검사는 혈청 creatine kinase(CK), 근전도검사, 근육생검, 유전자 진단(PCR) 등이다.

- 혈청 효소 : **CK(가장 특이하게 고도로 상승)**, 여자 보인자에서 CK 상승을 보이는 경우도 있다.
- 근전도검사 : 저전압, 지속시간 단축의 방전 등의 근육병증 소견을 보인다.
- 근육생검 : 근육병증 변화를 볼 수 있고, 면역세포화학 검사로 근세포막에 존재하는 dystrophin 단백의 유무를 알 수 있다.
- 유전자 진단 : PCR 검사를 통해 dystrophin 유전자 돌연변이를 확인한다.

**③ 치료**

특이한 치료법이 없고, 환아의 상태에 따라서 물리요법, bracing, 외과 수술 등 지지요법을 시행한다.

### (2) 베커 근육 디스트로피(Becker muscular dystrophy, BMD)

유전 양식(X연관 열성 유전)과 임상 증상이 Du chenne 근육 디스트로피와 유사하지만 발병 연령이 늦고 병의 경과도 서서히 진행되는 보다 양성의 질환이다. Duchenne 근육 디스트로피와 차이점은 아래와 같다.

① 초발 연령이 5～25세로 늦다.

② 병이 서서히 진행되어 보행 불능은 발현 25년 이상 경과 후 보인다.

③ 심근장애의 합병을 매우 드물고, 관절 구축이나 변형도 드물다.

④ 흔히 20대 중후반(23～63세)에서 종종 사망한다.

## 2) 선천 근육 디스트로피(Congenital muscular dystrophy, CMD)

영아 초기부터 근육힘 저하를 보이지만 **대개 양성의 임상양상**을 보이는 **보통염색체 열성 유전** 질환들로써, 지적 장애의 유무로 Fukuyama형과 비 Fukuyama형으로 분류한다.

선천 근육 디스트로피의 진단의 기본 조건은 아래와 같다.

(1) **만 1세 이전**의 발병

(2) **운동 발달지연**

(3) **전신 좌우 대칭의 근육힘 저하**

(4) **깊은힘줄반사 저하** 또는 소실

(5) **혈청 CK치의 상승**

(6) **근육생검상 근육디스트로피 소견**

# 3 중증 근육무력증

대부분 **자가 면역** 반응으로 인한 뼈대근육의 **신경근육 이음부의 자극 전달 장애**로 인하여 근육 약화와 피로가 초래되는 질환으로, 반복 운동으로 증상이 초래되어 대개 아침에는 증상이 경미하고 저녁에 심해지며 **항콜린에스테라아제 투여에 의해 증상이 호전**되는 특징을 보인다.

## 1) 병태생리

신경근육 이음부 **시냅스이후막의 형태 변화와 아세틸콜린 수용체 수의 감소**를 보인다(∵ **자가 항체**). **아세틸콜린 수용체 단백질에 대한 항체**는 소아 중증 근육무력증에서는 보이지만, 선천 중증 근무력증에서는 측정되지 않는다. 이 항체의 생성에는 T세포가 중요한 역할을 하며, 많은 환아에서 가슴샘 이상으로 가슴샘 비대 등을 보인다.

## 2) 임상양상

신생아 중증 근육무력증, 선천 근육무력증, 소아 중증 근육무력증의 세 가지 임상양상을 보게 된다.

#### (1) 일과성 신생아 중증 근육무력증(Transient neonatal myasthenia gravis)

중증 근육무력증 산모에게서 태아에게 **항아세틸콜린 수용체에 대한 항체가 태반을 통해 전달**되어 호흡기능부전, 젖빨기나 삼키기 장애, 전신 근육긴장저하 및 쇠약, 자발운동 감소 등을 보이는데 항체가 소실되면(대개 4주 이내, ~수개월) 증상이 소실된다.

#### (2) 선천 중증 근육무력증(Congenital myasthenia gravis)

아세틸콜린 수용체에 대한 항체는 없고, 산모는 중증 근육무력증에 이환되어 있지 않으며 증상이 평생 지속된다. 임신 중 태동 감소, 젖빨기 약화, 눈꺼풀처짐, 약한 운동, 무호흡 삽화 등을 볼 수 있다. 일부는 보통염색체 열성 유전을 보인다.

#### (3) 소아 중증 근육무력증

**바깥눈근육, 숨뇌, 팔다리 근육 약화와 피로**를 보이는데 **근육의 빠른 피로**(rapid fatigue)가 특징적이다. 눈꺼풀처짐과 바깥눈근육 약화가 가장 흔한 증상으로 복시(diplopia)가 발생한다. 전신형(generalized type)은 전신 뼈대근육이 침범되어 주로 팔다리 근육힘 약화를 보이며 심한 경우 호흡곤란이 초래된다. **다른 자가 면역 질환인 하시모토 갑상선염,** 류마티스 관절염, 소아 당뇨병 등이 관련되어 나타나기도 한다. 수두대상포진 바이러스 감염 2~5주 후에 면역 반응으로 일시적 중증 근육무력증을 보이기도 한다.

### 3) 진 단

수의근의 비정상적 피로의 증거와 콜린에스테라제 억제제 투여에 의한 즉각적인 증상의 호전이 있으면서 다른 신경근육병의 병력이 없이 악화와 호전을 반복하는 근육 피로를 보이는 경우 진단할 수 있다.

#### (1) 근전도검사

**반복 자극에 의하여 근육 활동전위의 진폭이 급격히 감소를 보이고(Jolly test 양성),** 단일 근육섬유 근전도검사에서 지터(jitter)가 증가된다.

#### (2) 항아세틸콜린수용체 항체 검출

청소년 환아의 약 1/3에서 양성을 보이고, anti-ACh 항체 음성을 보이는 소아 중증 근육무력증 환아에서 타이로신 키나아제 수용체에 대한 항체(anti-MuSK) 양성을 보이기도 한다.

#### (3) 콜린에스테라제 억제제에 대한 반응

**단기작용 콜린에스테라제 억제제를 투여시 눈꺼풀처짐과 눈근육마비 등이 수초 이내 호전**되고, 다른 근육의 피로도 감소된다. **edrophonium(Tensilon®)**, neostigmine(Prostigmine®)을 많이 이용한다.

### 4) 치 료

증상 요법, 면역 치료 및 수술 치료 등을 한다.

(1) 약물 요법 : 대부분 소아 중증 근육무력증은 **항콜린에스테라제 치료**로 유지할 수 있다.

① neostigmine, pyridostigmine을 투여한다.

② **스테로이드** 치료 : 자가 면역 기전에 의해 질병이 초래되는 경우 prednisone 투여를 한다. 이에 반응 없는 경우 다른 면역억제제(e.g., azathioprine)를 사용해 볼 수 있다. 혈장분리교환술이나 면역글로불린 정맥주사를 하기도 한다.

(2) 가슴샘절제술 : 높은 anti-ACh 항체가를 보이고 증상 발현 2년 미만인 경우 고려해 볼 수 있지만 선천 또는 가족성인 경우 효과가 없다.

(3) 근육무력증을 악화시키는 약제 사용에 주의해야 한다.〈표 20-2〉

**표 20-2 근무력증을 악화시킬 수 있는 약제들**

| |
|---|
| 류마티즘 약제 : D-penicillamine |
| 항상제 : Aminoglycosides : Gentamicin, Tobramycin, Amikacin, Streptomycin<br>Polypeptides : Polymyxin B<br>Tetracyclines<br>기타 : Clindamycin, Erythromycin |
| 갑상샘 호르몬 |
| 항부정맥제 : Lidocaine, Quinolone, Procainamide |
| 항 경련제 : Phenytoin |
| 마취제, 근신경 차단제 |
| 기타 : 조영제, Lithium, Chlorpromazine |

## 4 말초신경 질환 및 자율 신경병증

### 1) 말초신경 질환(Peripheral nerve disorders)

감각이상, 이완마비, 깊은힘줄반사 소실 및 근위축 등을 초래하는 말초신경장애를 말초 신경병증이라고 한다.

#### (1) 분류 및 원인

① 뇌신경병증(e.g., 벨마비) *vs.* 척수 신경병증

② 급성(e.g., 신경독에 의한 질환, **길랭-바레 증후군** 등) *vs.* 만성(e.g., Charcot-Marie-Tooth 병)

③ 운동기능 감소(길랭-바레 증후군, 디프테리아, 포르피린증, 납중독 등) *vs.* 감각 기능 감소(당뇨 신경병증, 한센병, 유전 감각신경병증, 대사 질환, 비타민 결핍 등)

### (2) 말초신경병증의 진단 및 증상

가장 중요한 것은 상세한 병력과 신경학적 검사로서 운동 근육힘 약화를 보이는 다른 근육병증을 배제하는 것이다.**〈표 20-3〉**

**표 20-3 신경근육병의 감별진단**

| 구분 | 말초 신경병증 | 앞뿔세포병 | 신경근육 이음부 질환 |
|---|---|---|---|
| 근육힘 저하의 호발 부위 | 주로 **먼쪽(distal)** | 광범위 분포 | 몸쪽/바깥눈근육 |
| 깊은힘줄반사 | 저하/소실 | 저하/소실 | **정상** |
| 감각 장애 | **대개 있다** | 없다 | 없다 |
| 혈청 효소(CK) | **정상** | 정상 | 정상 |
| 신경전도 속도 | **느리다** | 정상 | 정상 |
| 근전도검사 | **신경병증** | **신경병증** | 정상 |
| 근육생검 | 탈신경 지배 과정 | 탈신경 지배 과정 | 비특이 |
| 신경생검 | **축삭 또는 말이집탈락 변성** | 정상 | 정상 |

### (3) 벨마비(Bell's palsy)

중추 신경병증이나 뇌줄기 기능이상을 동반하지 않는 급성 한쪽 말초 얼굴신경 마비를 말하며, 대개 바이러스 감염 2주경 발생하고, HSV, VZV, EBV, mumps virus 등의 바이러스 감염 후 알레르기 또는 면역 반응에 의한 말이집탈락 뇌신경병증으로 생각된다.

중추 얼굴신경 마비는 이마 부위 마비를 보이지 않는데, 이마 근육은 양쪽 대뇌겉질의 교차 지배를 받기 때문이다. 이에 반해 벨마비는 얼굴 위아래(이마 포함) 모두 마비 증상을 보인다.

전구 증상으로 같은쪽 귀통증이 올 수 있고, 마비된 쪽 입 끝이 처지고 눈물이 감소되며 눈을 감을 수 없어서 노출 각막염이 발생할 수 있다. 50% 정도의 환아에서 혀 앞부위 2/3의 감각 마비를 보인다.

경구 prednisone를 증상 3~5일 이내 투여 하는 것은 예후에 도움이 된다. 노출 각막염 예방을 목적으로 methylcellulose 점안액이나 눈 윤활제를 사용한다.

소아는 예후가 양호하여 85% 이상에서 후유증 없이 자연회복을 보인다. 약 10%에서는 경미한 얼굴 근쇠약, 5%에서는 영구적인 중증 얼굴 근쇠약을 보인다.

### (4) 길랭-바레 증후군(Guillain-Barre syndrome, GBS)

#### ① 원 인

**주로 운동신경**을 침범하는(감각, 자율신경을 침범하기도) 신경병증으로, 신경조직 소견은 대개 분절 **말이집탈락**을 보인다. 대개 **비특이 바이러스 감염 약 10일 후**(상기도, 위장관) 마비 증상을 보이는데, 특징적 Landry **오름마비**(ascending paralysis)를 보인다.

② 증 상

- **깊은힘줄반사는 대개 초기에 소실**되고, 마비는 **다리, 몸통, 팔, 숨뇌로 대칭 상행마비**를 보인다.
- 숨뇌마비는 약 50%의 환아에서 동반되는데 **삼킴곤란, 얼굴 근육 마비 등이 있는 경우 호흡기능 상실의 임박** 징후이다.
- 감각 신경 침범에서 위치 감각의 장애가 가장 흔하며, 뇌신경 마비는 얼굴신경 마비가 가장 흔하다.
- 자율 신경이 침범되면 여러 종류의 순환 이상(부정맥, 고혈압, 체위저혈압, 배뇨장애 등)을 보인다.
- **발병 2~3주내 증상의 회복이 시작되어 증상 발현 순서의 역방향으로 회복**되기 시작하여 숨뇌 기능, 호흡기능상실 등이 먼저 회복되고 다리 기능은 나중에 정상화, 마지막으로 깊은힘줄반사가 회복된다.

③ 예 후

**대부분 2~18개월 이내 완전히 회복**하지만, 18~24개월이 경과하면 거의 회복을 기대할 수 없다. 뇌신경 침범, 기관내삽관, 발현시 심한 전신 마비 증상 등은 불량한 예후 및 후유증의 가능성을 암시하는 징후이다.

④ 검사소견

- **알부민세포 해리(albuminocytologic dissociation)** : 가장 중요한 소견으로 뇌척수액의 백혈구는 많이 증가하지 않고(<10/mm$^3$) 단백만이 정상치의 2배 이상으로 증가하는 것을 말한다.
- 운동신경 전도 속도(NCV)는 대부분 현저히 저하되고 감각신경 전도속도는 정상 또는 약간 저하를 보인다. 신경 및 근육생검은 꼭 필요한 검사는 아니다.

⑤ 치 료

길랭-바레 증후군 의심시에는 **급속히 진행하여 급성호흡기능상실이 올 수 있으므로 입원 관찰**하면서 지지요법이 필수적이고, 진행속도가 빠른 경우 **정맥내 면역글로불린, 혈장분리교환술** 등을 한다.

## 5 운동신경세포병

### 1) 척수 근육 위축증(Spinal muscular atrophy, SMA)

배아기의 정상적인 운동 신경모세포 등의 세포자멸사 과정이 병적으로 지속되어 척수 앞뿔 운동신경세포의 변성을 보이는 질환으로, Duchenne 근육 디스트로피 다음으로 많은 신경근육병이다. **보통염색체 열성 유전**을 보이고, 원인 유전자(survivor motor neuron gene ; *SMN* **gene**)은 5번 염색체에 존재한다.

발병 연령, 병의 진행 경과, 쇠약의 중증도에 따라서 세가지 형으로 분류한다.〈표 20-4〉 **환자의 50%는 2형**이고, 1형과 3형이 25% 정도씩 차지한다. 모든 형에서 **인지기능과 바깥눈근육은 정상**을 보이고, 혀의 근육섬유 **다발수축(fasciculation)**을 볼 수 있으며 **깊은힘줄반사 소실**과 **감각기능 정상**을 보인다.

**표 20-4 척수 근육 위축증**

| Type | Age of Onset | Course |
|---|---|---|
| Ⅰ | Birth to 6mo | Never sits independently, even when placed; progressive; demise younger than 2 years |
| Ⅱ | 6~18mo | Sits independently when placed; life expectancy into the twenties or later |
| Ⅲ | >18mo | Weakness after having learned to walk; normal life expectancy |

### (1) 1형 척수 근육 위축증(Werdnig–Hoffmann병)

**태아기나 영아기 초기**부터 심한 전신쇠약(generali zed weakness)과 근육긴장저하, 근위축, 깊은힘줄반사 소실, **혀 및 턱얼굴 근육 침범** 등을 보이지만 바깥눈근육과 조임근의 장애는 보이지 않는다. 중력을 이기 못하여 전형적인 **개구리 다리 자세**〈그림 20–1A〉를 취하고 **머리도 가누지 못한다**. 심장근육은 침범하지 않고 **감각 기능**이나 **지능은 정상**이다.

**혈청 효소(CK)는 대개 정상**이며, 혈액 검사에서 *SMN* **유전자 결손**을 확인한다.

### (2) 2형 척수 근육 위축증(중간형)

생후 수개월~24개월 사이에 발생하고 취학연령 또는 그 이상까지 생존하는 경우가 많다.

1형에 비해 경하여 영아기 초기에 호흡 장애는 없고 수유도 정상적이다. 쇠약이 진행하여 걸을 수 없게 되나 앉을 수는 있고 척주옆굽음증 등을 보이게 된다.

### (3) 3형 척수 근육 위축증(Kugelberg–Welander병)

생후 24개월 이후 발생하여 비교적 서서히 진행되는 양성 경과를 보이고, 몸쪽 근쇠약을 보여서 Gower 징후를 볼 수 있으나 발병 후 20~40년 동안 걸을 수 있다.

병의 경과를 늦출 수 있는 치료방법은 없으며, 보조요법 등을 시행한다.

PACIFIC PEDIATRICS

# 21 뼈대계통 질환
Disorders of Skeletal System

## 1 뼈대계통 유전병

### 1) 뼈연골 형성장애(Osteochondrodystrophy)

#### (1) 연골무형성증(Achondroplasia)

4번 염색체 짧은팔 내 *FGFR3*(fibroblast growth factor receptor) **유전자의 점 돌연변이**에 의한 연골속 뼈되기(endochondral ossification)의 장애가 원인이며, **난쟁이증의 가장 흔한 원인**이다. 주로 산발성으로 발생되지만 **보통염색체 유전** 양상을 보인다.

① 임상양상

- **짧은 팔다리(특히 몸쪽부위), 큰머리,** 튀어나온 이마, 납작코, 비교적 길고 좁은 몸통, **삼지창 손**(trident hand), 허리척주앞굽음증(lumbar lordosis), 등허리 육봉(thoracolumbar gibbus) 등의 특징을 보인다.〈그림 21-1〉 **오리걸음**을 보이고 키는 140cm을 넘지 못한다. **지능은 정상**이고 물뇌증과 선천 척추관 협착증을 동반하기도 한다.
- 성기능, 생식능력은 대개 정상이며 수명도 정상이다. 긴뼈가 짧고 두꺼우며 몸쪽 뼈가 주로 짧아져 있다(rhizomelic short limb). 골반뼈는 입구가 넓어 샴페인 잔 모양을 보이며 뼈몸통끝은 밖으로 벌어져 있고 중앙에 V자 모양으로 우묵하게 들어간 확(socket)을 형성하고 거기에 뼈끝(epiphysis)이 불쑥 나와 있다(이른바 ball-and-socket 기형). 요추부에 짧고 굵은 척추뿌리, 짧은 척추뿌리간 거리, 두꺼운 척추뼈고리와 관절돌기 등을 보인다.

② 치 료

효과적인 치료는 없고 당김뼈형성을 이용한 팔다리 늘임술이나 성장호르몬 치료를 하기도 한다.

### 2) 뼈바탕질 장애(Disorder of bone matrix)

#### (1) 불완전 뼈형성(Osteogenesis imperfecta)

아교질(collagen)의 성숙 장애나 비정상적인 아교질 합성에서 기인한 뼈바탕질의 선천 형성 장애로 뼈 결핍과 뼈가 쉽게 부러지는 특징을 갖는다. 대부분 1형 아교질 유전자의 결함에 의한 보통염색체 우성 질환이다. 네 가지 형으로 나누는 Sillence 분류가 널리 사용된다.

X선에서 뼈엉성증(osteoporosis), 다발 골절로 인한 긴뼈의 변형, 머리뼈에 불규칙한 뼈파괴 현상인 보름뼈(wormian bone) 등을 보인다.

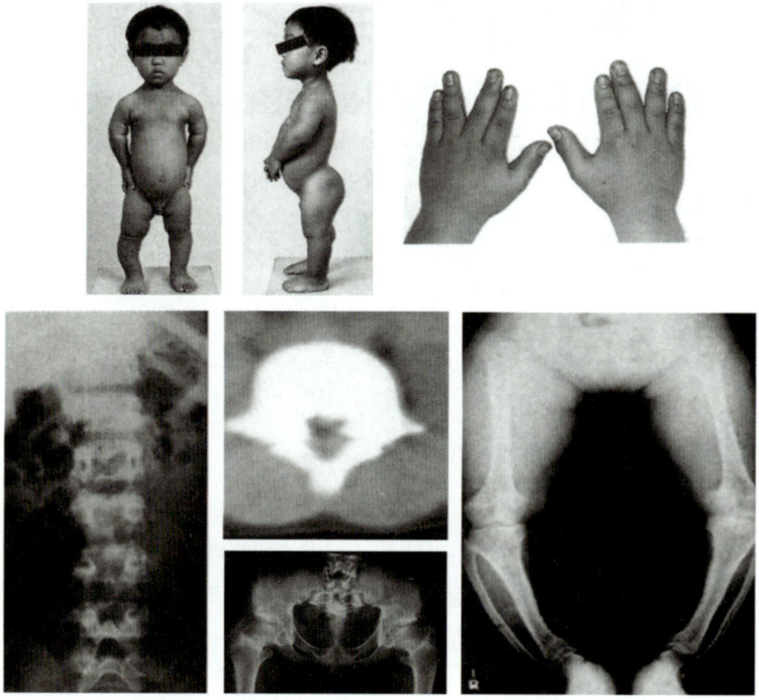

그림 21-1 **연골무형성증(achondroplasia)**. 3, 4번째 손가락 사이가 벌어진 trident hand 소견과 특징적 방사선 소견을 관찰할 수 있다.

치유법은 없고, 골절 예방을 위해서 bisphosphonate을 사용하고, 골절, 긴뼈의 각 변형, 척주옆굽음증 등은 정형외과 관리를 해준다.

## 3) 기타 유전병

### (1) 마르팡 증후군(Marfan syndrome)

15번 염색체 긴팔에 있는 fibrillin-1 유전자 결함에 의해서 발생하는데, 30% 정도에서 산발성을 보이고 **보통염색체 우성** 유전을 보인다. 중간엽 조직의 형성 장애로 **심장혈관, 뼈대, 눈의 기형**을 보인다.

#### ① 임상소견

- 팔다리가 가늘고 길어서 **거미팔다리증(dolichostenomelia)**을 보인다. **상절(upper segment) / 하절(lower segment)비가 작고, 상지폭(arm span)이 키보다 크고,** 팔목을 다른 손으로 잡았을 때 엄지손가락과 새끼 손가락이 겹쳐진다(wrist sign).
- 가장 흔한 눈의 장애는 **수정체 이탈**이며, 고도의 근시가 발생한다.
- **대동맥근부 확장(aortic root dilation),** 대동맥판막과 승모판막 부전증, 승모판탈출증 등을 보이고 대동맥속막의 탄력섬유의 균열로 **박리동맥자루(dissecting aneurysm)**의 발생으로 사망할 수 있다.
- 새가슴, 오목가슴 등의 가슴(thorax)의 이상, 척추옆굽음증 등을 나타내는 수가 많다.**〈그림 21–2〉**

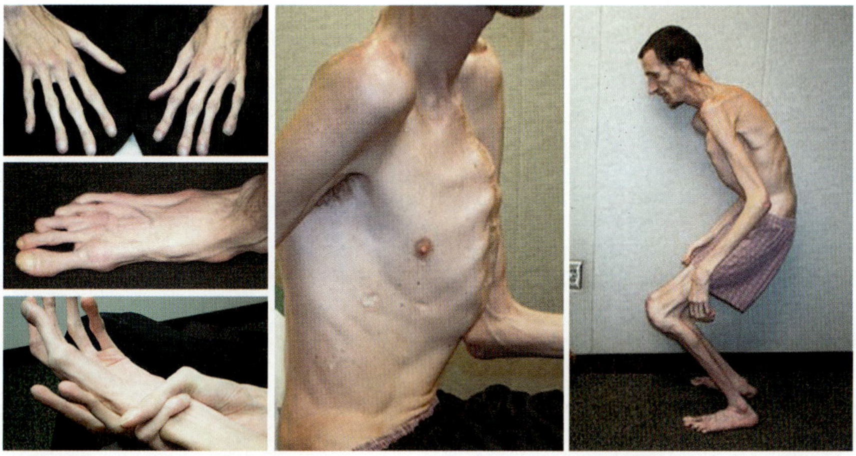

그림 21-2 **마르팡 증후군**. 손가락과 발가락의 거미가락증, 새가슴, 척주뒤굽음과 관절구축, 긴 팔, Wrist 징후를 볼 수 있다.

## 2 뼈대계통 선천이상

### 1) 엉덩뼈 형성이상(Developmental dysplasia of the hip, DDH)

절구(acetabulum), 몸쪽 넙다리뼈, 관절 연조직의 이상 발달을 말하며 넙다리뼈 머리가 정상 위치에 있지만 절구 형성이상(acetabular dysplasia)이 있는 경우, 넙다리뼈 머리가 정상 위치에서 전위되어 있지만 아직 절구내 위치한 불완전탈구(subluxation), 완전히 탈구(dislocation)된 경우가 있다.

#### (1) 역 학

엉덩뼈 형성이상은 여아에서 흔하고(80%), **첫째 아기이거나 볼기 태위**시 빈도가 증가한다. 엉덩관절 발달 시기에 기형발생 요소(**양수과소증, 쌍둥이** 등)의 결과로 발생할 수 있는데, 선천 기울임(torticollis), 중족골 내전증(metatarsus adductus) 등도 잘 동반되기에 "밀집 현상"의 하나로 볼 수 있다. 또한 동양인에서 서양인 보다 발생 빈도가 낮은데, 유전적 원인도 있지만 **신생아 엉덩관절이 폄(extension), 모음(adduction) 되는 위치로 포대기로 싸는 습관(빈도 ↑)** 등의 환경적 요인도 관계가 있다.

#### (2) 임상소견

① 신생아

**Ortolani 징후**〈그림 21-3〉, **Barlow 유발시험**〈그림 21-4〉를 확인한다.

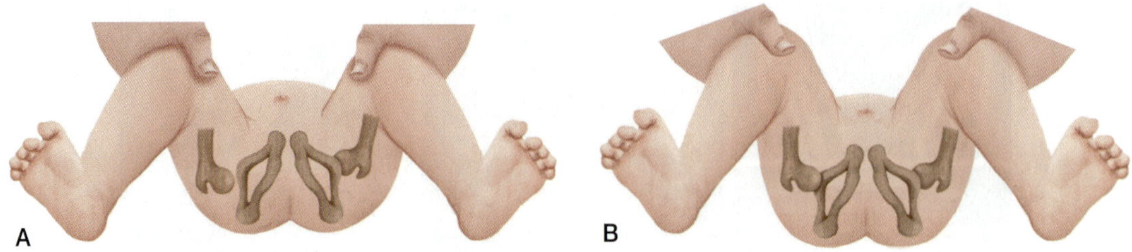

그림 21-3 Ortolani 징후. **A,** 환아의 엉덩관절을 90° 로 굴곡위를 만든다. **B,** 엉덩관절을 벌림시키면서 큰돌기를 내측으로 밀어올리면 엉덩관절이 정복된다.

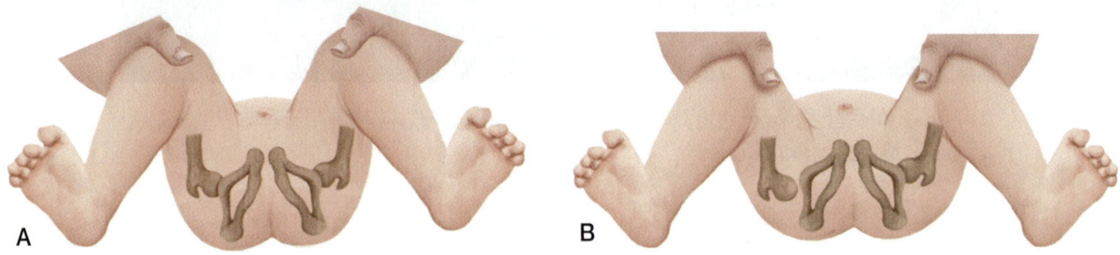

그림 21-4 Barlow 유발 시험. **A,** 넓적다리를 약간 모음시켜 90° 굴곡 위로 만든다. **B,** A에서 엄지로 작은돌기를 침대에 평행한 방향으로 외측으로 밀어내면 엉덩관절이 탈구된다.

### ② 영 아

**엉덩관절 벌림(hip abduction) 제한, 넓적다리 단축(Galeazzi 징후, 〈그림 21-5A〉), 볼기 또는 넓적다리 피부 주름 비대칭〈그림 21-5B〉** 등을 볼 수 있다. 넙다리 안쪽의 피부 주름이 비대칭적이거나 더 깊게 나타날 수 있다.

### ③ 소 아

절름발이, 오리걸음 또는 다리 길이 불일치를 보이고, 탈구가 있는 쪽의 다리로 섰을 때 반대쪽 골반이 아래로 쳐지는 트렌델렌버그 징후(trendelenburg sign, 〈그림 21-5C〉)를 볼 수 있다.

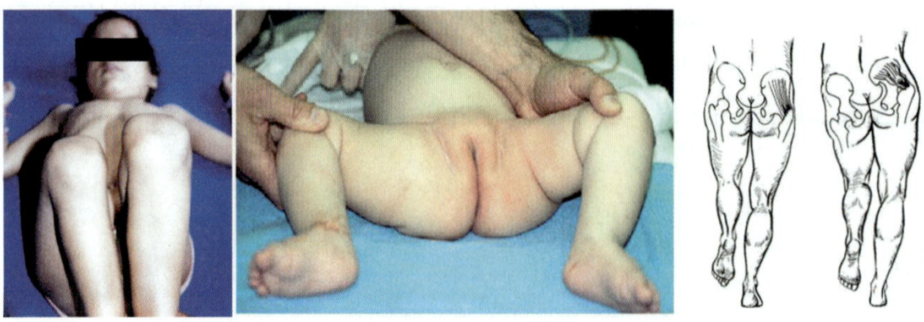

그림 21-5 **A,** Galeazzi 징후. **B,** 비대칭 넓적다리 피부주름. **C,** trendelenburg 징후.

### (2) 진 단

임상소견과 함께 **초음파촬영술**(신생아와 6개월 미만)과 **X선 검사**(생후 4~6개월 이후)로 진단할 수 있다. 골반 X-ray 소견은 ① **넓적다리 머리뼈의 골화핵의 출현 지연이나 형성저하,** ② **넓적다리 머리뼈가 Hilgenreiner 선의 상방으로, Perkins 선의 외측으로 전위,** ③ **절구 지수(acetabular index)의 증가**, Shenton 선의 단절, Calve 선의 단절을 볼 수 있다.〈그림 21-6〉

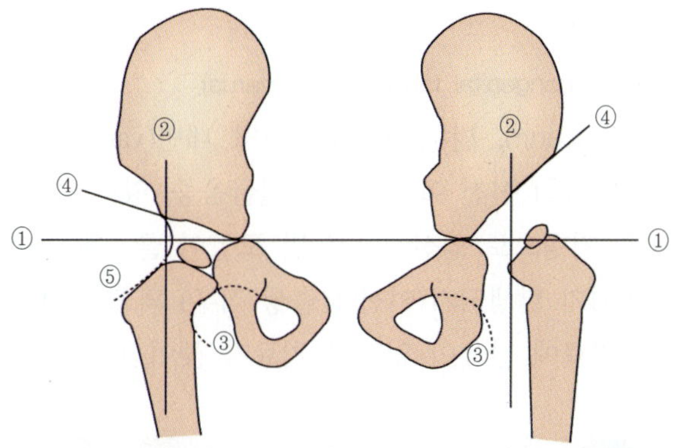


그림 21-6 V **고관절 탈구의 X선 사진 소견.** ① Hilgenreiner 선 : 양측 triradiate cartilage를 연결하는 선, ② Perkins 선 : 비구개의 외측단에서 Hilgenreiner선에 수직으로 그은 선, ③ Shenton 선 : Obturator foramen의 상연을 따라 지나는 곡선과 대퇴 경부 내연을 따라 지나는 곡선, ④ Acetabular index : 비구개의 외측단과 triradiate cartilage 측단을 연결하는 선이 Hilgenreiner선과 이루는 각을 말하며, 신생아에 있어서 40° 이상이면 비구 형성 이상을 생각한다., ⑤ Calve 선 : 대퇴골 경부 외연을 지나는 곡선과 장골 외연을 지나는 곡선

### (3) 치 료

**조기 진단과 조기 치료의 시작이 중요**하다. 탈구된 엉덩관절을 안정시키고 동심성(concentric)으로 정복하고 유지하여 절구의 재성형(acetabular remodeling)을 유도하는 것이 목적이다.

① **6개월 이전**에는 벌림 덧대(abduction splint)나 **파블릭 장구(Parvlik harness**, 〈그림 21-7〉) 등의 비수술적 치료를 한다.

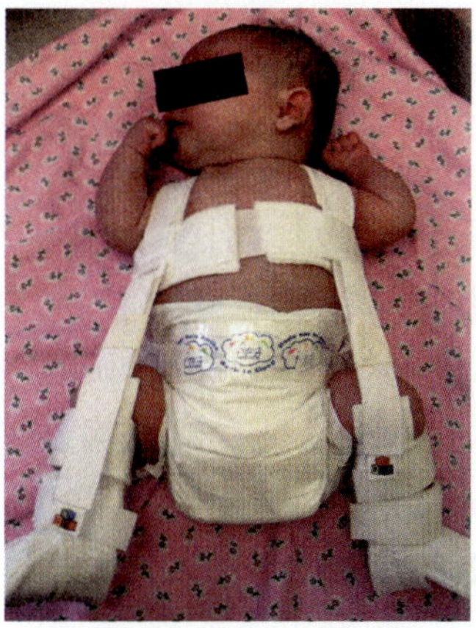

그림 21-7 Pavlik harness.

② 보장구 등이 실패하거나 **6개월 이후**에 발견된 경우는 엉덩관절 주위 연조직의 견인 등을 시행한 후 마취하에 **비개방 정복술**을 시행하고 3~4개월 정도 엉덩관절 스파이카 석고붕대(hip spica cast)를 이용하여 고정시킨다.

③ **18개월 이상이나 비개방 정복술로 정복이 되지 않는 경우 개방 정복술**(open reduction)을 시행한다.

## 2) 선천 변형발(Congenital deformities of the foot)

### (1) 휜발, 내반첨족(Clubfoot, congenital talipes equinovarus)

전족부(forefoot)의 모음(adduction), 발뒤부(hindfoot)의 내반(varus), 족근 관절의 꿈치들린휜발(equinus)을 보이는 가장 흔한 발의 선천 이상으로 관절굽음증, 양막띠 등과 동반되기도 한다. 변형의 주 원인은 목말뼈(talus)의 기형으로 임상적으로 발 모양이 골프채 같이 생겼다.〈그림 21-8〉 치료는 뼈, 연조직에 이차적인 변화가 발생되기 이전에(출생 직후) 되도록 빨리 시작(manipulation, serial cast)하도록 한다. 비수술적 치료에 반응이 없거나 치료가 늦어진 경우는 외과치료를 한다.

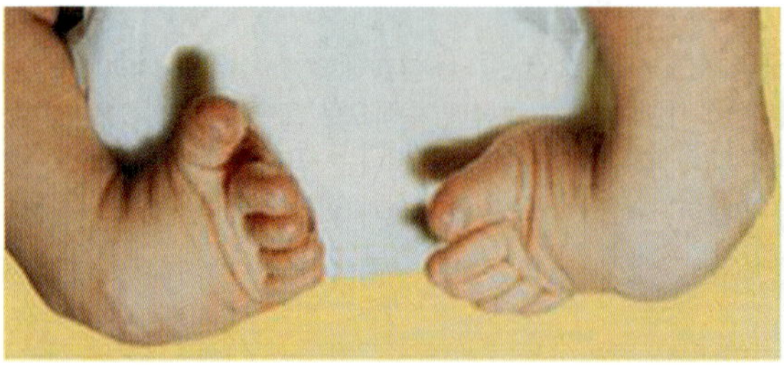

그림 21-8 선천 휜발(congenital clubfoot).

# 3 국소적 정형외과 질환

## 1) 척추 질환(Spine)

### (1) 척추 옆굽음증(Scoliosis)

척추가 정상 범위를 벗어나 휘는 질환으로, 해부학적인 정중앙의 축(axis)으로부터 척추가 측방으로 만곡 또는 편위되어 있는 관상면 상의 기형뿐 아니라, 대개 척추뼈몸통의 회전 변형도 동반하며, 시상면 상에서도 정상적인 만곡 상태가 소실되는 3차원적인 기형이다.

약 85%가 원인을 알 수 없는 특발 척추 옆굽음증(idiopathic scoliosis)으로 **대부분 청소년기**에 호발한다. 서 있는 위치에서 어깨 높이 차이, 유방 크기 차이 등을 보아야 하고, 등 뒤에서는 척추의 만곡과 어깨의 돌출, **늑골팽융(rib hump)** 등을 보아 알 수 있다. 특히, **환자를 전방으로 90도 구부리게 했을 때 더욱 뚜렷하게 알 수 있다(Adams test).**〈그림 21-9〉

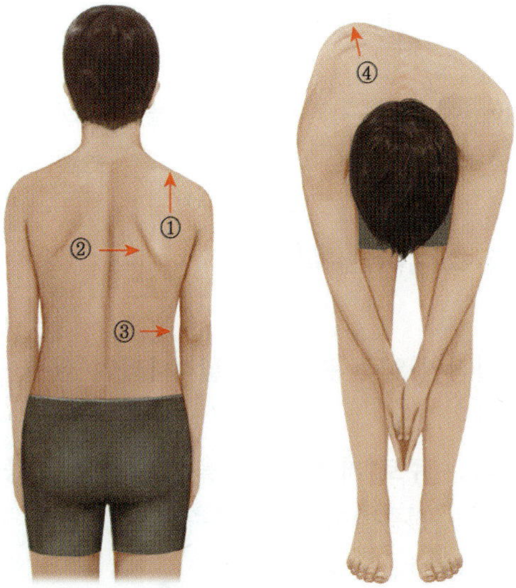


그림 21-9 **척주 옆굽음증의 진단 요점.** ① 양측 어깨의 높이의 차이, ② 양쪽 어깨뼈 높이의 차이, ③ 양측 겨드랑 선의 차이, ④ 앞으로 몸을 숙였을 때 양쪽 등의 높이의 차이

**① 치 료**

성장이 거의 끝나는 시기의 경도의 만곡은 치료가 필요하지 않은 경우가 많다. 잔여 성장이 어느 정도 남은 중등도 만곡의 경우에 보조기(e.g., Milwaukee 보조기) 등의 보존적 치료의 적응이 되기도 한다. 만곡의 정도가 심하여 보존적 요법으로 교정이 되지 않거나 계속되는 진행으로 유지가 어려운 경우에는 수술을 시행하게 된다.

## 2) 고관절 질환(Hip)

### (1) 일과성 엉덩관절 윤활막염(Transient synovitis of the hip)

**갑작스런 통증(샅굴부위, 넓적다리 앞안쪽면 또는 무릎), 절름발이, 엉덩관절의 경한 움직임 제한(벌림, 안쪽돌림)**을 보이는 질환으로 **정상 소아에서 절름발이(limping)을 보이는 경우의 흔한 원인**이다.

**환자의 70% 정도에서 1~2주 전 상기도 감염**력을 보이고, **호발연령은 3~8세**(mean age : 6세)이다. 절뚝절뚝 거리지만 대개는 보행을 한다. 만약 **고열, 걷기를 거부, ESR, CRP, WBC 상승이 있는 경우 고름 엉덩 관절(septic hip)을 감별**해야 하며, 그 외 **Legg-Calve Perthes 병, 뼈속질염, 넙다리뼈 머리끝 분리증, 종양, 골절 등을 감별**해야 한다.

통증이 소실되고 관절운동이 완전히 회복될 때까지 체중 부하를 금하고 침상 안정 가료하는 방법이 있다. 통증이 심할 때에는 비스테로이드 소염제를 사용하면 증상 호전에 도움이 된다.

### (2) Legg-Calve-Perthes병

유년기에 호발하는 특발성 대퇴골두 무혈성 괴사증이다.

**① 증 상**

- 서서히 시작하는 고관절 동통으로 인한 절뚝거림의 과거력, 운동시에 심해지고 쉬면 호전된다.

• 외전과 내회전의 고관절 운동이 제한된다.

② **치 료**

• 대퇴골두를 비구(acetabulum)에 잘 유치되게 하는 것을 목표로 보조기를 착용하거나, 대퇴골 주변의 절골술 등으로 치료한다.

## 3) 무릎관절통(Knee pain)을 초래하는 질환

### (1) 성장통

**3~12세** 사이에 흔하고, 간헐적인 **양쪽 종아리나 넓적다리**의 심부 근육층 또는 무릎관절이나 엉덩관절에 심부 통증을 호소한다.

**심하게 신체 활동한 날,** 낮보다는 **주로 저녁**에 동통을 호소하고, **통증으로 잠에서 깨어나기도** 한다. 다음 날 **아침에는 증상이 소실**된다. 절름발이, 관절 구축, 부종, 홍반, 국소 압통 등은 동반하지 않는다. **〈표 21-1〉**과 같은 질환을 감별한다.

**표 21-1 성장통과 감별해야 할 질환**

| 외상 | 정형외과적 질환 | 콜라겐병 | 내분비 질환 |
|---|---|---|---|
| 골절<br>**긴장 골절**<br>병적 골절<br>탈구/불완전탈구<br>삠<br>무릎뼈 연골연화증<br>구획 증후군<br>힘줄염/윤활낭염<br>유아 학대 증후군 | 박리 뼈연골염<br>원판형 반월연골<br>넙다리뼈머리끝 분리증<br>**레그-칼베-페르테스 병**<br>Freiberg병<br>Köhler병<br>Sever병<br>Osgood-Schlatter병<br>**과사용 증후군**<br>엉덩뼈 형성이상<br>발목뼈 유합<br>주상골 부골 | 소아 류마티스 관절염<br>전신홍반루푸스<br>피부근육염<br>Henoch-Schönlein 자색반<br>가족성 지중해 열<br>류마티스 열<br>염증창자질환<br>경화 경피증 | 갑상샘 저하증<br>부갑상샘 항진증<br>Hypercortisolism<br>뼈엉성증<br>내분비 근육염 |
| **감염** | **영양성** | **종양** | **기타** |
| **세균감염**<br>뼈속질염<br>화농 관절염<br>연조직염<br>추간판염<br>화농 근육염<br>바이러스 감염<br>일과성 윤활막염<br>세균 근육염<br>풍진 백신 | 괴혈병(비타민 C 결핍)<br>**구루병**(비타민 D 결핍)<br>비타민 과다증<br>고콜레스테롤혈증 | 양성 종양<br>뼈연골종<br>단일뼈낭종<br>풋뼈뼈종<br>거대 세포종<br>동맥류 뼈낭종<br>**악성 종양**<br>연골육종<br>유잉육종<br>뼈육종<br>신경모세포종<br>림프종<br>백혈병 | Caffey 병<br>신경근 자극<br>말초신경증<br>축적병<br>점액다당류증<br>Lipidosis<br>Fibromyalgia<br>반사성 교감 영양 장애<br>정신-육체 질환(히스테리, conversion reaction, 학교 공포증)<br>혈우병<br>낫적혈구 빈혈 |

특별한 치료를 하지 않아도 대개는 자연 소실된다. **국소 부위 찜질, 마사지 등과 진통제** 사용은 도움이 된다. 근육 신장 운동도 도움이 된다고 하고, 환아에 대한 감정 지지가 필요할 수 있다.

### (2) Osgood-Schlatter병

슬개인대의 갑작스러운 또는 지속적인 견인으로 경골 골절의 골단이 분리되어 보이는 병이다.

**① 증 상**

- 보통 운동을 많이 하는 사춘기연령에서 잘 발생하고 25~50%에서 양측성이다.
- 경골 결절부위에 압통과 종창이 있으나 피부염증은 없다.
- 계단을 오르내릴 때 동통이 심하다.

**② 치 료**

- **슬관절을 쉬게하면** 수개월에 걸쳐 저절로 낫는다. **보행제한은 하지 않는다.**

## 4) 다리 변형과 회전 변형

### (1) 활모양 다리, 내반슬(Bow leg, genu varum)

정상적으로 **영아는 생리적 내반슬**을(varus phase) 보인다. 생후 **1~2년** 사이는 **무릎이 곧바르게**(neutral phase) 되고, **2~3년** 사이에는**(~4세 까지는) 다리가 바깥으로** 휘어진다(valgus phase). 바깥으로 휘어진 다리는 점차 교정되어 6~7세가 되면 성인과 같이 된다.**〈그림 21-10〉**

발목을 붙이고 다리를 폈을 때 무릎 사이의 거리가 증가되어 외측으로 활 모양으로 휘어진 상태를 활모양 다리(bow leg)라고 말한다.

**생후 2세가 되어도 내반슬이 있으면 다른 원인**(예, 구루병, 영아 내반 경골, 성장판의 손상(∵ 감염, 외상))**을 생각**해야 하고, 이 상태가 지속되거나 더욱 악화되면 야간 부목이 필요하다.

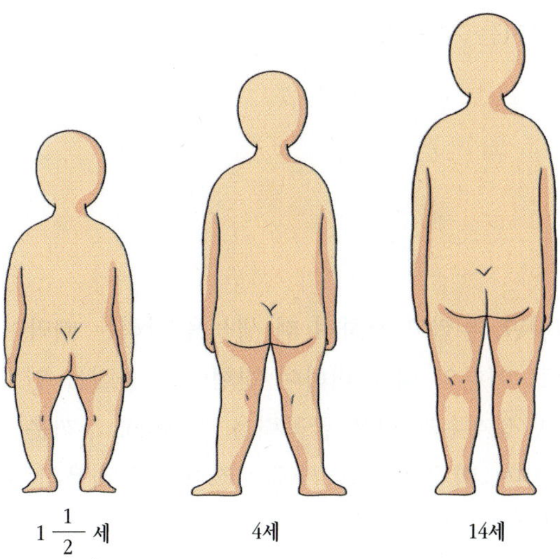


그림 21-10 연령에 따른 다리의 정상 변이

생리적 내반슬이 있는 영유아의 경우 보호자를 잘 안심시켜 주어야 하며, 주기적인 관찰을 필요로 한다. 소아가 앉을 때나 잠잘 때 변형이 더 심해지는 자세를 취하지 않도록 하는데, 앉을 때 다리 안쪽이 바닥에 닿도록 소위 텔레비전 위치(television position)를 권한다. 중증의 경우 5세 이후에 교정 뼈자름술(corrective osteotomy)을 시행한다.

#### (2) 충돌무릎, 외반슬(Knock knee, genu valgum)

무릎을 서로 붙이고 다리를 폈을 때 발목 사이의 거리가 벌어지는 경우를 말한다.

3~4세의 소아에서 무릎을 맞대었을 때 양 발목 사이가 5cm 가량 떨어지는 것은 생리적인 현상으로 볼 수 있다.

기립시 15~20도 이상(무릎을 붙인 채 섰을 때 발목 사이 간격이 10cm 이상 벌어질 때)의 외반일 경우에는 보조기의 착용을 고려할 수 있다. 아주 심한 경우에는 외과적 교정을 고려할 수 있다.

### 5) 엄지발가락가쪽휨증(In-toeing)

보행시 발끝이 안쪽으로 향하는 것을 말하는 엄지발가락가쪽휨증은 발, 정강뼈, 넙다리뼈 부위의 원인으로 올 수 있는데, 내전 중족골(metatarsus adductus), 정강뼈 안쪽 뒤틀림, 넙다리뼈 안쪽 뒤틀림이 예이다.

정상적인 발육과정에서 정강뼈는 출생시 바깥돌림이 출생시 5도, 성년에 이르면 15도가 되고, 대퇴 경부의 앞방향경사각(anteversion)은 출생시 40도이며, 그 후 계속 감소하여 성년에 이르면 15도가 된다. 비정상적인 다리 비틀림(torsion)은 해당 나이 군에서 표준편차 두 배의 범위를 벗어나는 것을 말한다.

비틀림(torsion) 또는 각도 이상은 어린이가 자라면서 저절로 좋아지는 수가 많고, 정형외과적인 문제가 되는 경우는 드물다. 하지만 심하면 걸을 때에 오리걸음 또는 안짱걸음을 나타내며, 달릴 때 양쪽 발이 서로 부딪쳐 넘어지는 수도 있다.

## 4 소아 골절

### 1) 소아 골절의 특징

뼈되기가 안 된 연골, 성장판, 두껍고 강하며 뼈 생성을 잘하는 뼈막이 존재한다. 낮은 미네랄 함량과 높은 다공(porosity)으로 어른의 뼈에 비하여 변형이나 골절을 일으키기 전에 더 많은 에너지를 흡수할 수 있다(=낮은 탄성계수와 낮은 굴곡력을 가진다). 두꺼운 뼈막은 골절의 전위 여부를 결정짓는 가장 중요한 인자이며, 비개방 정복 시에는 장애물로 작용할 수도 있고, 정복 후에는 골절을 안정시키는데 도움이 될 수도 있다.

### (1) 성장판

뼈성장을 일으키는 세포를 포함한 연골판으로 뼈끝(epiphysis)과 뼈몸통끝(metaphysis) 사이에 위치하며 장축에 가로 방향으로 배열되어 있다. 뼈 성장은 연골속 뼈되기(endochondral ossification)로 일어난다. 성장판의 손상은 대부분 회전력과 굴곡력에 의하여 발생한다.

### (2) 골절 재형성

뼈막에서의 골흡수와 신생 뼈형성의 조합에 의하여 발생한다. 연령이 어릴수록, 뼈끝판에 골절이 가까울수록 자연적인 교정의 잠재력은 커진다. 회전변형의 경우 자연교정이 잘 되지 않는다.

### (3) 과성장

넙다리뼈와 같은 긴뼈에서는 골절 치유와 연관된 충혈(hyperemia)로부터 성장판이 자극되어 과성장이 일어난다. 10세 이전 소아에서 넙다리뼈 골절 후 과성장은 1~3cm 정도이다.

### (4) 진행하는 변형

성장판 손상은 성장판의 완전 또는 부분 폐쇄를 초래할 수 있다. 변형 정도는 성장판 손상의 범위와 앞으로 남은 성장량에 따른다.

### (5) 빠른 치유

소아의 성장 잠재력과 두껍고 대사가 활발한 뼈막 때문이다.

## 2) 소아 골절의 양상

대부분의 소아 골절은 비수술적 방법으로 치료될 수 있다. **완전 골절(가장 흔한 유형)**, Buckle 또는 torus 골절, 생나무 골절(greenstick fracture), 소성 변형(plastic deformation) 등이 있다.〈그림 21-11〉

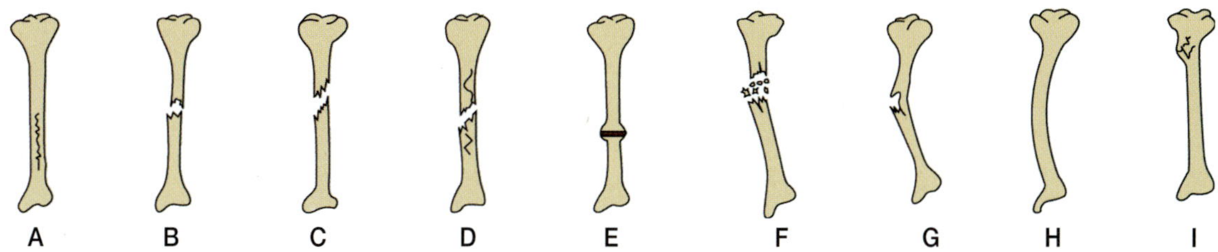


그림 21-11 **골절 유형**. **A,** Longitudinal fracture line. **B,** Transverse fracture line. **C,** Oblique fracture line. **D,** Spiral fracture line. **E,** Impacted fractured bone ends compressed together. **F,** Comminuted fragmentation of bone into three or more parts. **G,** Greenstick bending of bone with incomplete fracture of convex side. **H,** Bowing bone plastic deformation. **I,** Torus buckling fracture.

### (1) 분만 골절(Birth fracture)

난산, 특히 신생아가 너무 크거나 볼기 분만일 때 자주 발생하고 **빗장뼈 골절**이 가장 흔하다.

다발 골절이 있으면 대개 병적 골절이고, 그것의 가장 주된 원인은 불완전뼈형성(osteogenesis imper fecta)이다.

### (2) 어린이 학대, 피학대아 증후군(Child abuse, battered child syndrome)

반복적 외상으로 인한 다발 타박상, 화상 및 흉터가 가장 흔한 소견이다. 골절은 11～55%에서 동반되고 특히 영·유아에 많이 발생한다.

**치유과정이 다른 상태의 팔다리뼈, 갈비뼈, 머리뼈 골절**이 흔히 발견된다.

방치된 경우 외경막하 출혈, 복강내 출혈, 지방 색전증 등으로 사망할 수도 있다.

# 22 알레르기 질환
## Allergic Disorders

## 1 서 론

- 알레르기 : IgE와 관련성 유무에 상관없이 표적 장기에 염증이 형성되고 이로 인해 발생하는 과민반응(hyperresponsiveness)의 증상을 나타내는 질환이다.
- **아토피 질환** : 표적 장기의 **과민성**을 동반하는 **IgE 매개** 질환에 국한하여 말하고, 대개 **가족력**을 보인다.
- 일반적으로 면역반응은 외부 자극에 대하여 신체를 보호하지만, 조직을 파괴하여 위해한 방향으로 작용하는 경우가 있는데 이를 과민 반응(hypersensitivity reaction)이라고 한다. 과민반응을 크게 4가지로 분류한다.〈표 22-1〉

표 22-1 과민성 면역반응의 형태와 대표 질환

| 과민 반응의 형태 | 대표 질환 |
|---|---|
| Ⅰ형 : **즉시형**(immediate type)<br>아나필락시스형(anaphylactic type)<br>즉시과민항체형(reagenic type) | **아토피 질환** : 천식, 알레르기 코염, 아토피 피부염, 두드러기, 아나필락시스 |
| Ⅱ형 : 세포용해형(cytolytic type)<br>**세포독성형**(cytotoxic type)<br>세포/세포막 반응형(cell/membrane reactive type) | **자가면역** 질환 : **용혈 빈혈**, 혈소판 감소증, **수혈 반응**, 굿파스처 증후군, **중증 근육무력증**, 천포창, 갑상샘항진증(thyrotoxicosis) |
| Ⅲ형 : 독성 결합체형(toxic complex type)<br>**면역 결합체형**(immune complex type) | **혈청병**, 토리콩팥염, **혈관염**, 과민성 폐렴, **전신홍반루푸스**, 류마티스 관절염 |
| Ⅳ형 : **지연형**(delayed type)<br>세포 매개형(cell-mediated type) | **결핵**, 나병, **접촉 피부염**, 이식 거부, 갑상샘염, 악성 빈혈, **1형 당뇨병** |

### 1) 알레르기의 발생

알레르기 반응은 IgE(allergen carrier), 비만세포 등 알레르기 활동 세포(화학매개체 releaser)와 표적 장기 또는 조직(symptomatic organ)으로 이어지는 면역반응을 중심으로 설명한다.〈표 22-2〉 여기에 유전 인자와 환경 인자가 깊게 관여한다.

- 유전 : 가족, 쌍둥이 연구에서 강한 가족 질병소질(strong familial predisposition)을 보여주고 있다. 여러 유전자의 복잡한 상호 작용으로 증상이 발현되는 것으로 생각된다.

**표 22-2 알레르기 증상의 발생 과정**

1. 알레르기 항원과의 접촉(과민감화, hypersensitization)
   ① 특이 항체의 형성
   ② 비만세포의 감작, 세포 표면에 특이 항체의 부착
2. 표적 장기의 반응(과반응, hyperresponsiveness)
   ① 비만세포 또는 호산구의 화학 매체의 분비 생산
   ② 표적 장기의 과민 반응
3. 알레르기 염증(allergic inflammation)

- 환경 : **균이 적은 위생환경에 대기 오염**과 **알레르기 항원**(e.g., **집먼지좀진드기**)에의 노출로 면역반응이 Th1형에서 **Th2형**으로 전환시킴으로써 발생하는 것으로 생각된다.

## (1) 기 전

### ① 민감화(감작) 단계(Sensitization phase)

- 알레르겐에 처음 노출 시, 항원 제시 세포(antigen presenting cell, APC)가 이를 처리하여T 림프구에게 정보를 전달해 주면 B림프구에서 **알레르기항원 특이 IgE 항체**를 생산한다.
- **특이 IgE 항체는 비만세포 표면의 수용체에 부착**하여 알레르기 항원에 재노출 되었을 때 알레르기항원과 비만세포가 서로 반응하도록 하는데 이를 **민감화(sensitization)**되었다고 한다.
- 정상인은 알레르기항원과 접촉하면 Th1 세포의 증식이 일어나지만, 아토피 소인을 가지고 있는 사람은 IgE를 생산하는데 도움을 주는 시토카인(e.g., **IL-4, IL-13**)을 분비하는 **Th2 세포**가 활발히 증식된다.
  - **IL-4, IL-13**은 면역글로불린의 **IgE 동형 전환**(isotype switching)에 중요한 역할을 한다.
  - IL-5, IL-9은 IgE의 생산을 증진시키고, **호산구**의 발달과 분화에 중요한 역할을 한다.
  - Th1 세포는 포식세포를 활성화하고 opsonizing 항체와 보체 결합 항체 생산을 증진시켜 세포내 균을 제거하는 역할을 한다.
  - IFN-γ는 IgE 항체 생산을 억제하고 알레르기항원 특이 IgG 항체를 생산하는데 기여한다.

### ② 작동 단계(Effector phase)

- 초기 민감화 단계를 거치고 다시 알레르기항원에 노출되면 감작은 더 진행하여 특정 알레르기항원에 반응하는 항체 또는 시토카인을 생산하는 특이 세포군의 클론확장(clonal expansion)이 일어나서 비만세포 표면에 충분한 수의 항체가 부착하게 되는데 이를 **과민감화(과감작 ; hypersensitization)**라고 한다.
- **비만세포 표면 특이 IgE항체와 알레르기항원이 결합**하면 다양한 화학 매개체를 분비한다.
  - 이미 만들어져 있는 화학 매개체(**preformed ch emical mediator**) : **히스타민, 화학 쏠림 인자**(chemotactic factor ; ECF, NCF 등), 헤파린, 키모트립신, 트립신 등이 있다.
  - 신생 화학 매개체(**newly formed** chemical mediator) : 세포막 유래 지질(membrane derived lipid), **시토카인, 케모카인** 등이 있다.
  - 강력한 염증 매개체는 대개 신생 화학 매개체로 아라키돈산의 cyclooxygenase 대사물인

**PGD2**와 lipoxygenase 대사물인 **LTC4, LTD4, LTE4** 등이 있다.

- 화학 쏠림 인자에 의해 조직으로 유입된 **호산구**는 강력한 염증 물질인 **과립 단백질**(e.g., **MBP, EDN, EPO, ECP**)을 분비하고 **상피세포 손상, 기도 과반응**(hyperresponsiveness) 유도, 비만세포와 호염기구의 탈과립을 야기하고, 또한 류코트리엔(e.g., **LTC4**)의 풍부한 원천이 되기도 하는 등 알레르기 반응 및 조직 염증의 중요한 역할을 한다.
- 호염기구(basophil)의 기능은 비만세포와 많이 유사하여 화학 매개체를 세포 내에 가지고 있다.
- 이러한 과정으로 조직은 알레르기 염증으로 손상을 받고 손상된 조직을 통해 알레르기항원이 더욱 쉽게 신체 내로 유입되고 염증은 더욱 진행되는 악순환을 되풀이 하게 돼서 결국 조직 재형성(remodeling)이 초래되고 증상은 심하게 더욱 오래 지속하게 된다.**〈그림 22-1〉**

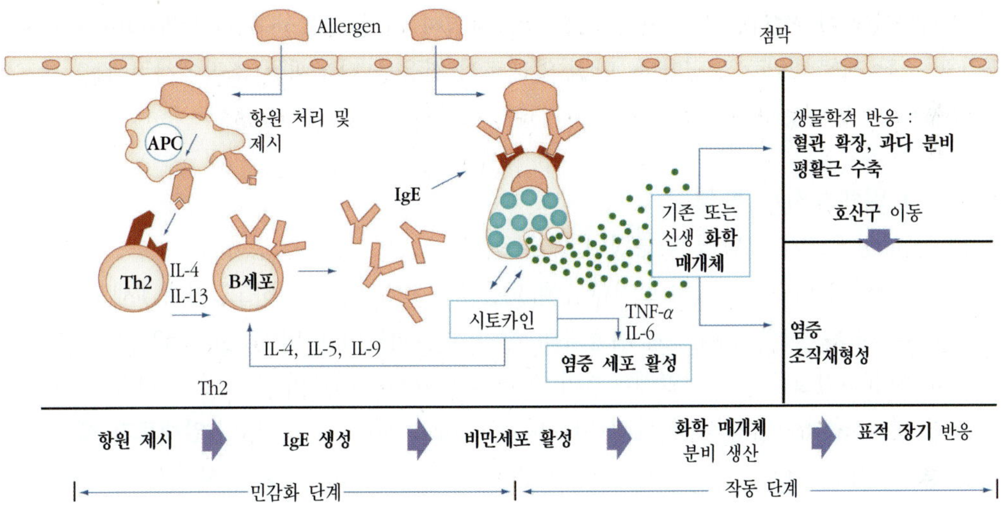


그림 22-1 비만세포와 T 도움세포 작용에 의한 1형 과민 반응의 실행 기전

## 2) 알레르기 질환의 임상적 특성

### (1) 증상 발현 형태

알레르기 증상은 **특정 상황**에서 **특정인**에서만 나타나며 비슷한 **증상이 반복**하고 **만성화** 경향을 보인다.**〈표 22-3〉**

**표 22-3 알레르기의 임상적 특성**

| 특성 | 근거 |
|---|---|
| 특정 환경에서의 증상 유발 | 알레르기항원 또는 유발인자의 관여 |
| 특정인에서의 발생 | 유전의 관여 |
| 비슷한 증상의 반복 | 표적 장기의 지정 및 과민성 |
| 만성화 경향 | 염증 또는 조직 재형성 |

### (2) 알레르기 반응의 종류

#### ① 조기 반응(Early phase response)

**비만세포**의 탈과립으로 **기존 화학 매개체**(preformed chemical mediator)가 분비되어 나타나는 반응으로 노출 뒤 10분 이내에 증상이 나타나서 1~3시간 뒤에 사라진다. 혈관 투과성 증가, 평활근 수축과 분비샘 항진에 의한 증상들이 나타난다.

#### ② 지연 반응(Late phase response)

알레르기항원에 노출 뒤 6~12시간에 심한 증상이 나타나고 24시간 내에 사라진다. 염증세포(주로 **호산구**)가 조직 내로 유입되면서 생기는 현상이다.

#### ③ 만성 알레르기 반응

알레르기 질환에서는 조직 염증이 수일부터 수년간 지속된다. 이러한 현상은 알레르기항원 또는 감염에 반복 노출, Th2형의 시토카인에 의한 세포자멸사 지연과 호산구 자생력(self-generation) 증가, 그리고 조직 재형성으로 설명한다. 만성 알레르기 반응을 나타내는 조직에서는 Th2 세포뿐 아니라 Th1 세포도 발견된다.

### (3) 어린이 알레르기의 특성

① 영유아는 알레르기의 발생 위험성이 매우 높다.

- 어릴수록 점막이 미숙하여 알레르기항원에 노출되는 정도가 더 심하고, 억제 T세포의 면역조절 기능 미숙, 위생관리의 향상으로 세균과의 접촉이 줄어들어 면역반응이 Th2형으로 방향을 잡기 때문이다(집먼지좀진드기 알레르기의 80~90%가 5세 미만의 소아에서 시작된다).

② 성장하면서 알레르기 증상이 달리 나타나기도 하고 사라지기도 한다(**알레르기 행진**).

- 식품, 주거 환경에 따라 일찍 또는 늦게 나타나기도 하며, 선행증상이 사라지면서 후발 증상이 나타나기도 하고, 혹은 동반되어 지속되기도 한다.
- 알레르기의 첫 증상은 생후 1개월을 전후하여 우유와 같은 식품에 의해 나타나고 대부분 설사와 구토, 복통을 호소한다. 생후 2개월에 접어들면서 아토피 피부염의 증상이 나타나기 시작한다. 3~4개월에 접어들면서 세기관지염이 나타난다. 돌 이후에는 천식과 구분되지 않는 천명기관지염(wheezy bronchitis)이 나타난다. 4세경에 이르면 전형적인 천식의 임상증상을 보이고, 뒤이어 알레르기 코염의 증상을 나타낸다.

③ 진단을 내리기 어렵다.

- 비슷한 증상을 나타내는 감염에 자주 걸려 감별이 어렵다.
- 피부 시험은 4세 이후에야 거부감이 없게 되고 천식 유발 시험은 6세 이후, 최고날숨유속(peak expiratory flow rate)은 4세 이후에나 믿을 수 있는 결과를 얻을 수 있다.

④ 구조적 미숙함(e.g., 좁은 기도, 연약한 흉곽)으로 증상이 보다 심하게 나타난다.

⑤ 치료 약제의 사용에 많은 제한(e.g., 간기능 미숙, 흡입제 사용의 어려움)이 따른다.

### 3) 역학과 환경 요인

알레르기 질환이 1970년대를 기점으로 급격히 증가하고 있는 것은 전 세계적인 현상이고, **환경 위생의 개선, 공해와 서구화된 주거 형태** 등 환경의 변화로 설명하고 있다.

#### (1) 역학 조사

우리나라 알레르기 질환에 관한 유병률 자료는 1990년 초까지는 대학병원이나 한정된 지역을 대상으로 한 연구만 있다가 19995년, 2000년 국제 천식 및 알레르기 역학조사(ISAAC)에 참여하게 되어서 전국적인 역학조사를 실시하였다. 한국 소아에서의 천식의 유병률(wheeze ever)의 변화는 〈그림 22-2〉와 같다. 우리나라의 천식 유병률의 증가 추세는 일단 멈춘 것으로 해석된다.

1995년 ISAAC에서 지난 1년간 천식 진단을 받은 어린이를 대상으로 한 천식 유병률은 영국, 호주, 뉴질랜드는 30%, 미국은 25%, 일본은 20% 정도의 유병률을 나타내고 있었고, 우리나라는 6.5% 정도의 유병률을 보이고 있었다.

ISAAC 설문지를 이용한 유병률 조사에서 알레르기 코염이 초등학생은 15.6%(1995년)에서 20.4%(2000년)로, 중학생은 7.6%에서 13.6%로, 아토피피부염은 초등학생 16.6%에서 24.8%로 중학생 7.3%에서 12.8%로 전반적으로 증가하고 있는 것으로 나타났다.

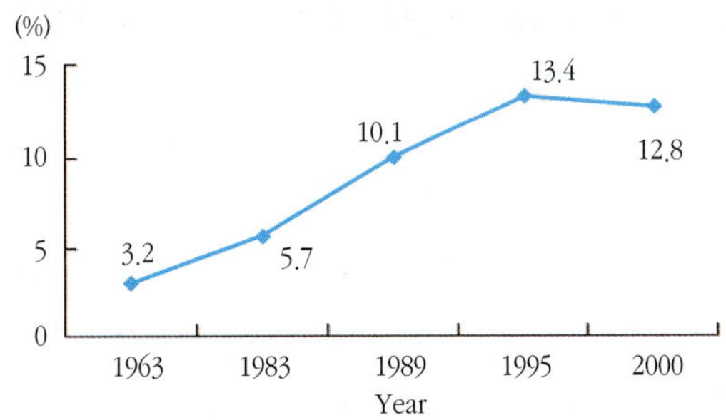


그림 22-2 **한국 소아 천신 유병률 변화**

#### (2) 환경과 알레르기

알레르기 면역 반응이 결정되는 태아기, 출생전후기 그리고 영아기의 환경과 알레르기와의 연관성은 알레르기의 예방적인 측면에서 중요한 정보를 제공한다.

**① 태내 민감화**

모체 혈액에 존재하는 알레르기항원이 직접 또는 항이디오타입 항체(anti-idiotype antibody)가 태반을 통과하여 민감화를 일으킬 수 있는 것으로 밝혀지고 있다.

탯줄 혈청의 IgE의 상승이 출생 후 아토피 질환의 발생 빈도와 관련이 있으며, 식품에 대한 특이 IgE가 출생 시 검출되고 특이 알레르기항원에 대한 탯줄혈액 단핵구 증식 반응이 관찰된다.

이러한 민감화는 대부분 임신나이 22주에 시작되기 때문에 아토피 발생 가능성이 큰 임신의 경우에서 특히 이 시기 이후의 **알레르기 환경에 노출되지 않도록** 하는 것이 중요하다.

**② 출생 후의 환경**

출생 후 알레르기 항원 민감화율을 낮추는 가장 중요한 요인은 **모유수유**이다. 일반적으로 모유수유만으로 키운 어린이는 7세까지 천식 발생의 예방 효과가 있는 것으로 알려져 있다.

**간접 흡연, 집먼지좀진드기**가 많은 집안 환경이나 **꽃가루**가 많이 날아다니는 지역도 알레르기 발생에 깊은 연관을 가지고 있고, 미숙아는 정상아보다 알레르기 발생의 위험성이 더 높다.

**③ 대기 오염**

**이산화황**($SO_2$), **이산화질소, 미세 먼지**(주로 자동차 배기가스에서 발생), **일산화탄소**와 **오존** 등의 여러 가지 오염 물질에 의해 다양한 정도의 천식 증상 악화 등이 관찰된다.

**④ 실내 공기 오염**

실내 공기 오염의 가장 주된 원인은 **흡연**이며 이 밖에도 가스레인지나 난로에서 발생하는 이산화황과 산화질소 가스도 기도에 염증을 일으켜 천식 발생과 증상 악화의 원인이 된다.

**⑤ 감 염**

호흡기 바이러스 감염은 천식 발작뿐 아니라 알레르기 민감화에도 영향을 끼치는 것으로 알려져 있다. 대표적인 바이러스로 **리노바이러스**(rhinovirus)와 **호흡기 세포융합 바이러스**(RSV)를 들 수 있다.

## 4) 알레르기 항원(Allergen)

### (1) 공중 알레르기항원(Aero-allergen) : 공중에 떠다니는 알레르기 항원

#### ① 실외 알레르기 항원(Outdoor allergen)

주로 꽃가루와 곰팡이

**▌꽃가루(Pollen)**

- 호흡기 알레르기 질환과의 연관성이 많은 꽃가루는 입자가 20~60μm로 작아 공기 중 잘 날아다닐 수 있는 풍매화의 꽃가루로 편의상 나무(tree), 풀(grass), 잡초(weed)로 구분하고 있다.
  - **나무(tree)** 꽃가루 : 오리나무, 자작나무, 참나무, 소나무 등이 있고 지역별 차이는 있지만 2월 중순부터 7월 중순까지 관찰되며, 5월에 절정을 이룬다.
  - **풀(grass)** 꽃가루 : 큰조아재비(timothy grass)는 주요 알레르기성 잔디이고, 우산잔디(bermuda grass)도 알레르기 원인으로 4월 하순부터 11월 초순까지 분포하며, 5월, 9월 두 차례 절정을 이룬다.
  - **잡초(weed)** 꽃가루 : 쑥에 해당하는 mugwort, 돼지풀(ragweed) 등이 있고, 7월 말부터 12월 초까지 관찰되며 9월 중순부터 10월 초순에 절정을 이룬다.
- 공중 꽃가루의 출현은 식물 종류와 기후의 영향을 많이 받으므로 꽃가루의 지역적 분포와 계절적 분포를 작성하는 것은 매우 중요하다.

**▌곰팡이**

- 곰팡이는 꽃가루와 달리 바람에 의해 멀리 날아가지 않지만 전국적으로 골고루 자생하고 있어 알레르기의 원인이 된다. 습하고 더운 환경에서 서식하기에 겨울철을 제외하고 연중 발견되지만 강수량과 기온이 높은 6월부터 8월까지 대기에서 가장 많이 발견된다.

• *Alternaria*와 *Cladosporium*이 가장 많다.

**② 실내 알레르기 항원**

집먼지좀진드기가 가장 중요한 실내 알레르기 항원이고, 바퀴벌레, 애완동물, 곰팡이 일부도 포함된다.

**▮ 집먼지좀진드기(House dust mite)**

• 가장 중요한 알레르기 항원을 생산하는 곤충으로 *Dermatophagoides*(**세로무늬 먼지진드기** *D. pteronyssinus*, **큰다리 먼지진드기** *D. farinae*)과 *Euroglyphus maynei*가 주된 알레르기 항원이다.
• 0.3mm 정도의 작은 곤충으로 동물의 피부 부스러기나 음식 찌꺼기를 먹고 살고 암컷은 3주마다 25~50개의 알을 낳고 2년간 생존이 가능하다. 주요 알레르기 항원은 막에 싸여 과립 형태로 대변(fecal pellet)으로 분비된다. 크기는 10~35μm이고 0.2ng 정도의 알레르기항원을 포함한다.
• 침대 매트리스와 담요 등의 **침구류**가 가장 좋은 서식처이며, **소파, 카펫, 의복** 등에도 **서식**한다. 서식하기 적절한 온도는 25℃ 이상이고 상대습도는 60% 이상으로 계절적으로 **7~8월에 최대치**를 보이고 겨울철에 가장 적은 수가 관찰된다.
• 어린 나이에 진드기 알레르기항원에 노출되면 천식과 아토피피부염 발생이 증가한다고 알려졌다.
• 국내 집먼지좀진드기의 민감화율은 소아 천식 환자의 90%, 성인 천식 환자의 50~70%, 알레르기 코염 환자의 70%, 아토피 피부염 환자의 60% 정도로 광범위하다.
• 세로무늬 먼지진드기의 Der p1, Der p2, Der p3, Der p6 등이, 큰다리 먼지진드기의 Der f1, Der f2, Der f3 등이 알레르기 항원으로 알려져 있다.

**▮ 동물 상피와 바퀴벌레**

• **고양이**와 **개**가 가장 문제가 되지만 고양이가 개보다 더 쉽게 민감화를 일으킨다(털, 비듬, 침).
• 크기가 7μm 이하로 일반 진공 청소기 필터로 걸러지지 않고, 공기 중에 오래 떠다닐 수 있으며, 단순히 앉거나 걷는 행위와 공기 청정기의 사용으로도 알레르기 항원이 공기 중에 많이 떠다닐 수 있다.
• 고양이 알레르기 항원은 부착력이 강하여 양탄자, 벽, 침대, 의복, 가구에 쉽게 붙어 있을 수 있고, 고양이를 없애더라도 침대 또는 가구에 수개월(6개월 이상) 상당량이 검출된다.
• **바퀴벌레**도 중요한 실내 알레르기 항원의 근원지이다.
• 고양이 항원 Felis domesticus(Fel d1), 강아지 항원 Canis familiaris(Can f1), 바퀴벌레 항원 Blatella germanica(Bla g1, Blag2)와 Perplaneta americana(Per a1) 등이 알레르기 항원으로 발견된다.

**▮ 곰팡이**

• 주요 실내 곰팡이 알레르기 항원의 근원지는 *Aspergillus*, *Penicillium*, *Alternaria*, *Cladosporium*, *Trichophyton* 등으로 단백 분해 효소, heat shock protein 또는 ribonuclease이다.

### (2) 음식 알레르기 항원

대부분 음식 알레르기 항원은 5~70kd의 크기로 수용성 당단백질이고 열처리와 위산과 소화 효소에 안정성을 가진다.

일반적으로 **달걀, 우유, 땅콩, 대두,** 견과류, 생선, 갑각류, 밀에 의한 알레르기가 흔한 것으로 알려져 있지만 국가마다 고유의 식문화가 있어서 음식 알레르기 항원의 차이에 영향을 준다.

연령에 따라서도 주요 음식 알레르기 항원의 종류에 차이가 있다.

① 영아기 : **우유, 달걀, 땅콩**

② 취학연령기 : 견과류, 생선, 갑각류가 추가된다.

③ 성인기 : 영아기에 흔한 우유, 달걀, 콩에 의한 빈도는 낮아진다.

#### (3) 약물/라텍스/곤충

**① 약 물**

진정한 의미의 약물 알레르기는 드물지만, 심한 위급 반응을 일으키며 증상의 발현을 예측하기 어렵기 때문에 증상과 약물과의 상관성을 증명해 주어야 한다. 조영제와 항생제가 대표적인 원인 물질이다.

**② 라텍스**

병원내 감염 예방을 위한 라텍스 고무장갑과 라텍스 매트리스 등이 있다. Hev b1, Hev b3, Hev b7이 대표적인 항원이다.

**③ 곤 충**

대표적인 곤충은 벌이고, 그밖에 불개미, 모기, 쇠파리, 빈대와 흑파리 등도 문제를 일으킨다.

### 5) 알레르기 질환의 진단

알레르기 항원이 비만세포에 부착하는 과정과 여기서 분비 생산된 화학 매개체가 표적 장기에서 증상을 일으키는 과정을 증명하여 알레르기를 진단하는 것이 일반적인 진단방법이다. 이에 호산구의 관여가 증명되면 진단에 더욱 접근한다.

**표 22-4 대표적인 알레르기 진단방법과 한계점**

| 진단방법 | 알레르기 항원의 관여 | 표적 장기의 반응 | 비고 |
|---|---|---|---|
| 병력 | ± | ± | 비슷한 증상이 자주 재발하는 임상 경과 |
| 진찰 | − | + | 전형적인 증상 확인 |
| 총 IgE | ± | − | **Th2형 면역반응** |
| 호산구 | ± | ± | **알레르기 염증 반응** |
| 특이 IgE(RAST, PRIST, CAP, MAST) | + | − | 알레르기 항원 확인 |
| 알레르기 피부반응 검사 (allergy skin test) | + | ± | 검사의 표적 장기가 실제 증상을 일으키는 곳과 항상 일치하지 않음. |
| 알레르기 항원 유발 검사 (allergen challenge test) | + | + | 알레르기 항원을 먹이거나 흡입 또는 피부 접촉으로 증상 발현을 확인하므로 가장 확실한 방법이지만 위험하다. |
| 비특이 유발 검사 (non-specific challenge test) | − | + | 메타콜린, 히스타민, 운동, 식염수 등의 비특이 자극 물질을 이용한 검사 |

- 무증상 민감화 상태(asymptomatic sensitization) : 알레르기 항원의 관여가 증명되지만 표적 장기의 반응성이 증명되지 않는 경우
- 비아토피 알레르기 증상(non-atopic allergic sy mptom) : 알레르기 항원의 관여가 증명되지 않았지만 표적 장기의 반응성이 증명되는 경우

### (1) 알레르기 병력 : 중요한 진단방법

계절, 환경 및 특수 상황과의 연관성으로 알레르기 항원의 관여를, 특징적인 알레르기 증상과 이의 반복성과 치료에 대한 반응으로 표적 장기의 과민성을, 가족력으로 유전적인 경향을 알 수 있다.

#### ① 특징적인 증상

- 알레르기는 증상을 나타내는 표적 장기가 정해지고, 증상이 원인 물질 또는 조건에 노출될 때마다 반복하는 특성이 있다. 비슷한 증상이 반복하여 만성화되면 표적 장기의 과민성을 생각해야 한다.
- 알레르기 증상은 화학 매개체에 의해서 모세혈관 확장, 분비샘 자극, 평활근 수축 등으로 발생한다.

**표 22-5 대표적인 알레르기 증상**

| 표적 기관 | 병리 | 증상 |
|---|---|---|
| 말초 혈관 확장 | 부종, 가려움 | 피부 : 두드러기, 가려움<br>코 : 코막힘, 재채기<br>결막 : 충혈, 가려움<br>기관지 : 기도 내경 감소, 기침<br>위창자길 : 장운동 장애, 장운동 항진 |
| 분비샘 자극 | 과다<br>분비 | 코 : 콧물<br>눈 : 눈물<br>기관지 : 가래<br>위창자길 : 설사 |
| 평활근 수축 | 폐쇄 | 기관지 : 쌕쌕거림, 호흡곤란<br>위창자길 : 창자막힘, 구토와 복통 |

#### ② 계절, 환경과 특수 상황과의 연관성

알레르기는 원인 물질뿐 아니라 유발 인자에 의해서도 증상이 나타난다.

계절 증상(seasonal symptoms)에서 계절에 따라 부유하는 꽃가루와의 연관성을 생각해야 하고, 사계절 증상(perennial symptoms)인 경우에는 실내에서 나타나는 증상인지 또는 실외에서 나타나는 증상인지를 확인해야 한다. 집먼지좀진드기나 애완 동물에 의한 알레르기는 대체로 사계절 증상이 유발되며 주로 실내에서 증상을 보인다.

증상의 발현 시기에도 중요하다. 만성 두드러기는 오후에 증상이 더 잘 나타나고, 천식 증상은 야간에, 코염 증상은 아침에 심해지는 것도 감별에 도움이 된다.

기온의 일교차가 심한 봄과 가을에, 운동을 할 때, 미세먼지가 많은 시기에, 담배 연기에의 노출

시, 심리적인 긴장과 감염 질환을 앓고 있을 때 증상이 악화 또는 유발되는 것도 알레르기의 특징이다.

**③ 치료에 대한 반응**

환경을 바꾸면 증상이 빠른 속도로 호전된다거나 항히스타민과 기관지 확장제의 치료에 빨리 호전되면 알레르기에 의한 가능성이 높다.

**④ 가족력**

알레르기는 유전적인 경향이 많은 질환이고, 가족력이 있는 경우 알레르기의 발생률이 높기 때문에 전형적인 알레르기 증상이 나타나지 않을 경우에 알레르기 발생의 가능성을 생각하여 관리해 주어야 한다.

### (2) 검사실 검사

생체외 검사와 생체내 검사가 있으며, 검사의 종류에 따라 알레르기 항원과의 연관성 검사와 표적 장기의 반응성 검사로 구분된다.

**① 생체외 검사**(In vitro test)

다른 질환을 감별하기 위해 기본적인 CBC 검사가 반드시 포함되고 알레르기 면역반응을 진단하기 위한 총 IgE와 호산구 검사, 알레르기 항원과의 연관성을 확인하기 위한 특이 IgE 항체 검사가 포함된다. 콧물 또는 코 흡인물, 가래 또는 기관지 폐포 세척물을 대상으로 호산구의 수를 측정하기도 한다.

▌면역글로불린 E 측정(총 IgE 및 특이 IgE 측정)

- 총 IgE 측정과 알레르기 항원 특이 IgE를 측정하는 방법이 가장 기본적이다.
- **총 IgE 농도** : 혈청 총 IgE 농도의 증가는 **Th2형의 면역반응**을 의미하기 때문에 알레르기 가족력이 있는 신생아의 탯줄혈액 IgE값을 측정하여 알레르기 가능성을 판단하는데 이용하고 있다.
  - 출생 후 서서히 증가하면서 10세경에 최고치에 도달하고 이후 서서히 감소하면서 성인 수준에 도달한다. 나이 외에도 유전, 인종, 성별, 질병, 알레르겐과 흡연에 노출되는 정도에 영향을 많이 받는다.
  - 알레르기 항원이 많이 발생하는 계절에는 총 IgE 농도는 2~4배로 증가하고, 아토피 피부염에서 가장 높고 천식과 알레르기 코염의 순서로 높게 측정된다. 그러나 **총 IgE 값이 정상인 알레르기 환자의 수도 적지 않아(~50%) 판독에 유의**해야 한다.
  - 호산구가 증가하는 대부분의 질환에서 IgE 값도 증가한다.
- 알레르기 항원 특이 IgE 측정 : 동위원소를 이용한 RAST(radioallergsorbent test), CAPS(capsule allergen product system), MAST법, ELISA법 등이 있다.
  - 환자의 병력, 유발 검사, 히스타민 유리 능력, 피부 반응 검사 결과와 밀접한 상관관계를 보인다.
  - 피부 검사에 비해 **안전하고 피부 질환이나 약물 복용에 영향을 덜 받는** 장점이 있으나, **민감도가 낮고 비싸서 많은 종류의 알레르기 항원을 검사할 수 없는** 것이 단점이다.〈표 22-6〉

표 22-6 생체외 검사와 피부 검사의 비교

| 구분 | 피부 검사 | RAST |
|---|---|---|
| **알레르기 반응의 위험성** | **있다** | 없다 |
| **민감도** | **매우 민감** | 덜 민감 |
| **항히스타민제의 영향** | **있다** | 없다 |
| 스테로이드제의 영향 | 보통 없다 | 없다 |
| 피부 그림증에 의한 영향 | **있다** | 없다 |
| 편리성 | 불편 | **편리** |
| **많은 종류 항원 검사** | **그렇다** | 그렇지 않다. |
| 검사 결과 | 즉시 판독 | 장시간 |
| **비용** | 경제적 | **비싸다** |
| 정량화 | 아니다 | 반정량적 |

❚ 호산구 검사

- 호산구의 증가는 알레르기 환자의 말초혈액과 표적 장기 분비물에서 대부분 증가하여 진단적 가치가 많은 검사이다.
- 보통 호산구수 >450/μl이면 호산구 증가증이라고 정의한다.
- 기도 분비물(코점액, 가래)에서 측정한 호산구수가 어린이에서는 >4%, 사춘기와 성인은 >10% 존재하는 경우 알레르기 질환을 생각해야 한다.
- 하루주기리듬에 의해 이른 아침에 가장 높은 수치를 보이고, 전신 코르티코스테로이드에 의해서 감소되는 것 등은 평가할 때 참조해야 한다.
- 하지만 호산구수는 다양한 질환에서 증가하기 때문에 감별이 필요하다.

② **생체내 시험**(In vivo test)

인체에 알레르겐 또는 조건을 직접적으로 주어 증상을 유발시키는 검사방법으로 피부 검사(피부 반응 검사)과 증상 유발 검사(challenge test)가 있다.

❚ 알레르기 피부 검사(Allergy skin test)

- IgE 매개 알레르기 질환을 진단하는데 가장 예민한 검사로 주로 히스타민에 의한 반응이다.
- 단자 검사(prick test), 긁은자국 검사(scratch test) 및 진피내 검사(intradermal test)이 임상에 사용된다.
  - **단자 검사** : 간편하고 고통이 적고 비교적 안전하며 일정한 결과를 얻을 수 있어서 가장 널리 사용된다.
  - 진피내시험 : 민감도는 높으나 거짓양성 반응이 나타나는 경우가 많다.
  - 긁은자국 검사 : 검사 방법이 까다롭고 소요 시간이 길다.
- 반응의 크기는 신체 부위, 검사 시기(일일 시간대와 계절), 연령에 따라 차이를 보이고 있어 검사마다 양성 대조(히스타민)와 음성 대조(생리식염수)에 대한 검사를 동시에 실시해서 판독한다.
  - 검사 부위 : **등, 아래팔,** 손목 순으로 예민하고, 등에서는 아래부분, 아래팔은 안쪽이 더 예민하다.

- 일중 변동 : 오전에 반응이 약하고 오후에는 강하다.

• 피부반응의 판독은 일반적으로 검사 **15~20분 뒤에 나타나는 두드러기(wheal)와 발적(flare)의 크기**를 측정하여 판독한다. 피부반응의 크기는 장축과 단축의 길이의 평균값으로 측정한다. 그러나 발적은 검사마다 다양한 반응을 나타내고 있어 임상적 의미는 적다.

• 대표적인 판독 방법은 양성 대조로 포함시킨 히스타민에 의한 두드러기(wheal) 크기를 기준으로 평가하는 방법이다.〈표 22-7〉

**표 22-7 피부 단자 검사 등급 판정 기준**

| 등급 | 경화(induration) | 홍반(erythema) |
|---|---|---|
| - | 0 | 0 |
| 1+ | R* < 1/2 | < 21mm |
| 2+ | 1/2 ≤ R < 1 | ≥ 21mm |
| **3+** | **1 ≤ R < 2** | ≥ 21mm |
| 4+ | 2 ≤ R < 3 | ≥ 21mm |
| 5+ | 3 ≤ R < 4 | ≥ 21mm |
| 6+ | R ≥ 4 | ≥ 21mm |

* R : ratio of wheal of allergen & histamine

- 이러한 등급은 질환의 중증도를 의미하지는 않고 다만 **질병과의 연관 가능성을 의미**할 뿐이다.
- 피부반응의 크기가 크면 클수록 연관성이 높으나, 히스타민에 대한 반응의 크기보다 2배 이상(4+)이거나 8mm 이상에서는 크기와 상관없이 증상과 알레르겐과의 연관성이 높은 것으로 알려져 있다.
- 피부 검사에서 양성 반응을 나타낸 알레르기 항원이 알레르기 질환을 일으킨 원인 항원이 아닐 수도 있고, 특히 피부 반응의 크기가 작은 경우(1+, 2+)는 거짓 양성의 가능성이 높기 때문에 다른 검사 결과와 환아의 병력 등을 고려하여 신중히 판단해야 한다.
- 비만세포에서 히스타민 유리 또는 피부반응을 저해하는 약물들은 검사 전에 사용을 피해야 한다. 대표적으로 항히스타민제, 에피네프린, 에페드린 등이 있다.

### ▎증상 유발 검사(Provocation/challenge test)

• 알레르기 항원 또는 특정 조건으로 증상의 유발을 확인하는 검사이고, 표적 장기의 과민 반응성을 확인하는데 가장 중요한 검사이다.

• 식품 경구 유발 검사는 아나필락시스를 일으킬 가능성이 높기 때문에 심폐소생술 장비가 갖추어져 있는 곳에서 실시해야 한다.

• 알레르기 항원을 직접 사용하는 특이적 검사와 비특이 자극(메타콜린, 히스타민, 운동 등)으로 증상을 유발하는 비특이적 검사가 있다.

• 대표적으로 항원 유발 검사, 메타콜린 또는 히스타민 유발 검사, 운동 유발 검사, 식품 유발 검사, 약물 유발 검사 등이 있다.

- **메타콜린**(또는 히스타민) **유발 검사** : 메타콜린 등의 약물을 낮은 농도에서 단계적으로 농도를 높여 가면서 흡입시키면서 **FEV1 20% 이상 감소** 등으로 기관지 수축 정도를 평가하여 **기관지 과다반응(bronchial hyperreactivity)**을 검사하는 방법이다.

## 6) 알레르기 질환의 치료원칙

알레르기 질환의 치료는 급성 증상의 치료와 장기적인 관리로 구성된다.

### (1) 급성 증상의 치료

#### ① 회피 요법

꽃가루, 집먼지좀진드기 등 알레르기 **원인 물질로부터 회피**하는 방법이다. 원인 물질이 있는 환경에서 벗어나면 증상이 대부분 수분에서 몇 시간에 걸쳐 사라지고 지연 반응의 경우라도 1~3일 안에 증상이 사라진다.

#### ② 약물 요법

표적 장기와 증상의 심한 정도에 따라 약물을 선택하며 단독 혹은 병용 약물 요법을 한다.

대표적인 약물로는 아나필락시스의 치료를 위한 에피네프린, 기관지 확장제인 $\beta_2$-작용제와 항콜린제와 테오필린, 항히스타민, 코르티코스테로이드 등이 있다.

**▌아드레날린 약물(Adrenergic agents)**

$\alpha$-아드레날린 수용체가 자극되면 혈관 수축이, $\beta$-아드레날린 수용체가 자극되면 기관지 확장이 일어난다.

- **에피네프린** : $\alpha$와 $\beta$-아드레날린 효과를 함께 가지고 있어 **아나필락시스**의 일차 선택약이다.
- $\alpha$-아드레날린 작용제 : 충혈 제거 효과가 있어 알레르기 코염의 치료에 자주 사용되고, pseudoephedrine, phenylephrine 등이 있다. 혈관 수축 효과가 있기 때문에 고혈압, 관상동맥병, 녹내장, 당뇨와 갑상샘항진증 등에서는 투여하지 말아야 한다.
  국소 치료 약제는 일시적인 효과를 보이지만 리바운드 효과로 비충혈이 심하게 나타날 가능성이 높아 2~3일 이상 사용은 피하는 것이 좋다.
- **$\beta_2$-작용제** : 강한 **기관지 확장** 효과를 가지고 있어 천식에 널리 사용되고 있다. 이 밖에도 **점액섬모 청소율 향상 ; 미세혈관 투과성 감소, 비만세포, 호염기구 와 호산구의 화학 매개체 분비 감소** 등의 알레르기 억제 기능을 가지고 있다. albuterol(Ventolin®), terbutaline, formoterol 등이 있다.

**▌항콜린제(Anticholinergic agents)**

무스카린 수용체(muscarinic receptor)의 아세틸콜린 대항제로서 미주신경 반사를 억제하여 기관지 확장의 기능을 가진다. Ipratropium bromide가 대표적인 약물이다.

**▌테오필린**

phosphodiesterase의 억제 기능을 가진 약제로 **기관지 확장**의 효과가 있어 천식에 널리 사용되어 왔다. 아데노신 수용체의 대항 작용도 있어서 **가로막 피로를 줄이고, 비만세포의 화학매개체 분비 생산을 감소**시킨다.

- 천식의 조기 반응과 후기 반응에 모두 효과가 있어 $\beta_2$-작용제와 병용 치료제로도 사용되고 있으며, **항염증 효과**도 있어 천식 조절제로도 사용되고 있다.
- 약물의 **치료 범위(therapeutic range)가 좁아** 욕지기, 구토, 떨림 등의 부작용이 자주 나타나고 심한 경우 부정맥, 발작 또는 사망 등의 부작용이 나타날 수 있다.
- 바이러스 감염, macrolide 계열의 항생제, cimetidine, 경구용 항진균제, 피임약은 테오필린의 배설을 저해하므로 반드시 모니터가 필요하다.

**항히스타민제**

- 히스타민이 수용체에 결합하는 것을 억제하여 아래의 알레르기 증상을 억제한다.
- H1 수용체에 히스타민이 결합하면 **혈관 확장, 혈관 투과성 증가, 평활근 수축, 점액 분비의 증가와 부교감신경의 자극** 등의 증상이 일어난다.
- H1 형 히스타민은 구조상 6가지로 분류하고 혈액뇌 장벽을 통과하는 정도에 따라서 1세대, 2세대 항히스타민으로 분류한다. **1세대 항히스타민제**는 지방 친화성을 가져 혈액뇌 장벽을 통과하여 **졸음** 등의 증상을 보이고, 수용체에 히스타민과 경쟁적으로 결합(competitive inhibition)을 하므로 혈중 농도가 낮아지면 약효가 소실되어 자주 투여해 주어야 한다. **2세대 항히스타민제**는 지방 친화성이 없고 혈액뇌 장벽을 통과하기가 적당하지 못하여 졸음 등의 증상이 적고 히스타민 수용체에 비경쟁적으로 결합하여 혈중 농도와 무관하게 비교적 오랜 기간 약효가 지속된다.

**코르티코스테로이드**

- 알레르기 질환에서 필수적으로 사용되고 있는 항염증 치료제이다.
- 단기간 사용으로도 지연 반응에 의한 급성 증상의 치료에 효과를 보이면서 염증의 진행을 막아 장기적 알레르기 관리에 널리 사용된다.
- 성장지연, 감염 위험성 증가와 시상하부－뇌하수체－부신 축의 변화로 인한 반동 현상, 뼈엉성증 등의 부작용이 있어 사용에 주의가 필요하다.

### (2) 알레르기의 장기적 관리

알레르기 질환의 진단을 이미 받은 환자를 대상으로 증상의 재발과 알레르기 염증의 진행을 예방하기 위해 취하는 방법으로 〈표 22-8〉과 같다.

**표 22-8 알레르기 질환의 장기적 관리**

| |
|---|
| 1. 환경 관리 : 알레르기 항원 또는 증상 유발인자로부터 회피(avoidance) |
| 2. 약물치료 |
| 1) 급성 증상 발작의 치료(reliever) |
| 2) 재발 예방을 위한 치료(controller) |
| 3. 평가 : 치료의 효과 판정 및 증상의 조기 발견 |
| 4. 교육 : 상기 항목 관리의 효율적인 실행 |

① **환경 관리**

알레르기 항원으로부터 회피함으로써 급성 증상의 완화, 증상의 재발을 줄이는 증상 조절 및 알레르기 발생을 줄여 줄 수 있는 방법이므로 알레르기 관리의 기본이 된다.

▌실내 흡입 알레르기 항원에 대한 환경 관리

• **집먼지좀진드기**
- **실내 습도 50% 이하,** 온도 25 ℃ 이하로 유지한다.
- 서식하기 좋은 침대 매트리스, 양탄자, 소파, 담요 등을 없애거나 정전기 발생이 적은 식물성 재질로 바꾼다.
- 고온에서는 생존율이 낮아 **침구나 의류는 주 1회 55℃ 이상**으로 세탁하고 햇빛에 말린다.
- 정기적으로 필터백이 장착되어 있는 진공 청소기로 청소해 주고 가구나 집안은 물걸레로 자주 닦아 준다. 청소하는 동안에는 실내 공기 중에 알레르기 항원이 많이 부유하기에 창문을 열어 환기를 해준다.
- 침구류(e.g., 베개, 침대 매트리스)는 **알레르기 항원 방지용 덮개**를 사용한다.
- **애완동물은 없애도록** 한다.
- 진드기 살충제, 알레르겐 중화제 등을 보조적으로 사용할 수 있다.

• **애완동물**
- **고양이와 개는 치우고** 말과 소가 있는 곳은 피해 다닌다. 실외에서 키우는 애완견도 없애야 한다.
- 방바닥, 벽 및 가구를 **물걸레로 닦는다.**
- **HEPA**(high efficiency particle arrestor) **필터 공기 청정기**를 사용하고, **이중 필터 진공청소기**로 자주 청소한다.
- 이 같은 조치를 취하더라도 알레르기 항원 농도를 안전 수준까지 낮추려면 6개월 이상이 소요된다는 것을 알리고 지속적으로 관리하도록 한다.

• **바퀴벌레** : 바퀴벌레가 드나드는 틈을 없애고 음식을 잘 싸서 보관하며 자주 청소를 해준다. 또한 바퀴벌레 살충제를 설치한다.

▌실외 흡입 알레르기 항원에 관한 환경 관리

• 실외 알레르겐은 제거할 수 없고 다만 **회피하도록 노력**을 기울인다.

• **꽃가루**
- 실외 활동을 줄인다.
- 마스크를 사용하고 운전 중 창문은 닫는다.
- 귀가 시 손을 씻고 저녁에는 샤워를 하여 침대 오염을 방지한다.
- 낮에는 침대를 천으로 덮도록 한다.

• **곰팡이**
- 꽃가루에 비해 비거리가 짧아 실외보다 실내 환경 관리가 더욱 중요하다.
- **실내 습도를 50% 이하**로 유지한다.
- 식물과 어항과 같이 습기가 있는 것을 실내에 두지 않는다.

**식품 환경의 개선**

- **원인 식품을 회피**하는 것이 음식 알레르기 치료의 가장 중요한 수단이다.
- 식품을 제한하는데 여러 가지 문제점이 있다.
  - 정확한 원인식품을 찾기 어렵다.
  - 음식물은 다양한 형태로 조리된 상태이다.
  - 식품 제한이 영양결핍으로 이어질 수 있다.
- 병력 청취, 검사실 검사를 동원하고 **음식일지**를 작성하여 확실한 원인 식품을 찾도록 한다.

**유발 요인의 회피**

- 담배연기를 회피(금연)해야 하고, 연탄가스, 가스레인지, 석유난로의 사용을 줄이거나 적절한 통풍을 이용해야 한다. 급작스런 찬 공기 노출 또는 강한 냄새를 가진 향수 또는 스프레이 사용 등을 줄여야 한다. 또한 감염에 대한 관리(입 세척, 손씻기, 예방접종 등)도 해야 한다.

**② 약물 요법(Pharmacologic therapy)**

급성 증상의 치료제(**증상 완화제**)와 증상의 재발을 억제하는 치료제(**증상 조절제**)로 구분할 수 있다.

**급성 증상 발작(Symptom attack)의 치료**

- 이미 진단을 받고 장기적 관리를 해주는 과정에서 증상 발작이 일어났을 때 치료하는 방법으로, 이때 사용하는 약물들은 증상 완화제(symptom reliever)로 분류한다.

**장기적 약물치료**

- 증상의 재발 방지와 알레르기 염증의 진행을 억제하는 치료로서 이때 사용하는 약물들은 조절제로 분류한다. 대표적인 약물로서는 **글루코코르티코이드, 비만세포 안정제**와 **화학 매개체 대항제**가 있으며, 지속성 증상 완화제(long acting symptom reliever)와 테오필린도 상황에 따라 조절제에 포함 시킨다. 그 외 면역 요법 및 생물학적 제제(e.g. 단클론 항 IgE 항체)를 이용한 치료를 하기도 한다.
- **글루코코르티코이드** : 알레르기 염증에 관여하는 시토카인과 화학 매개체의 분비 생성을 억제함으로써 항염증 효과가 탁월하여 증상 조절제로 필수적인 약물이다. 염증 부위로 호산구 이동을 억제하여 지연 반응에도 효과를 보이고, $\beta_2$-아드레날린 수용체를 증가시켜 약물에 대한 효과를 증진시키고 c-AMP를 증가시키는 물질에 대한 반응을 증가시켜 급성 증상의 치료에 병용 치료 약제로도 사용되고 있다.
- 화학 매개체 대항제 : 대표적인 약물은 **항류코트리엔제**(leukotriene receptor antagonist)로 류코트리엔 생성과 수용체에 부착을 차단하여 **항염증** 효과를 가진 경구용 약물로써 **기관지 확장** 효과도 가지고 있으며 흡입 알레르기 항원에 대한 조기 반응 및 후기 반응을 줄인다. 또한 찬공기, 운동 등의 **비특이 자극에 의한 기관지수축을 감소**시킨다.
- Chromones(e.g., cromolyn sodium, nedocromil sodium)
  - 주로 비만세포의 탈과립을 억제하여 화학 매체의 분비를 감소시키는 약리작용을 가져 비만세포 안정제로 알려져 있는 약물이다.
  - 기관지 확장 효과는 없지만 알레르기 항원, 찬공기 등 여러 자극에 의한 기관지 수축 효과를

억제하고 장기간 사용시 기관지 과반응성(hyperresponsiveness)를 감소시키기에 경증 지속성 천식의 조절제로 사용되기도 하며 코염과 결막염에도 좋은 효과를 보인다.

- 면역요법(allergen immunotherapy)
  - 알레르기 항원을 점진적으로 소량씩 증가하여 주입함으로써 알레르기 반응을 경감 또는 소실하도록 하는 방법이다.
  - 면역요법을 시작하면 **특이 IgE 항체는 줄어들고 특이 IgG 항체가 증가**한다. 특이 IgG 항체는 알레르기 항원이 특이 IgE와 결합하는 것을 억제하여 차단 항체(blocking antibody)라고 한다.
  - 다른 장기적 관리와 반드시 병행해야 한다.
  - 면역 요법의 적응증은 〈표 22-9〉과 같고, **집먼지좀진드기, 꽃가루에 의한 알레르기 코결막염과 중등증 천식**과 **벌독 알레르기**에서 면역 요법의 안정성과 효과가 증명되어 있으나, 아토피 피부염, 두드러기, 식품 알레르기와 라텍스 알레르기에서는 효과가 입증되지 못하여 면역 요법을 권하지 않는다.



**표 22-9 면역요법의 적응증**

1. 적절한 알레르기 관리에도 호전이 없는 경우
2. 피부 검사 또는 RAST/CAP과 병력으로 알레르기 항원과 증상의 발현과의 연관성이 확인된 경우
3. 피할 수 없는 알레르기 항원에 의한 증상으로 표준화 작업이 잘 된 알레르기 항원 : 화분(Ragweed), 집먼지좀진드기(*Df, Dp*), 벌독

  - 금기증은 〈표 22-10〉와 같다.

**표 22-10 면역요법의 금기증**

1. 절대적 금기증
   1) 심한 면역 질환이나 악성 종양을 앓는 환자
   2) 심한 고혈압, 관상동맥병 또는 $\beta$-차단제를 장기간 사용하여 에피네프린 사용이 불가능한 환자
   3) 순응도가 나쁜 환자
2. 상대적 금기증
   1) 5세 미만의 소아
   2) **임신(유지 요법은 가능함)**
   3) 중증 천식(unstable asthma)

  - 가장 흔히 사용하고 있는 면역 주사 방법은 낮은 양에서부터 시작하여 알레르기 항원의 양을 서서히 증가해가면서 피부밑 주사를 하는 방법이다. 치료 효과가 유지되는 적정한 알레르기 항원의 양에 도달하면 이 유지량으로 3~5년간 치료 받도록 권장하고 있다.
  - 기존 질환의 악화뿐만 아니라 아나필락시스, 주사 부위의 부종과 통증 등의 부작용이 나타날 수 있으므로 반드시 응급 처치가 준비된 장소에서 경험이 있는 의료진에 의해 실시되어야 하고 주사를 준 뒤 적어도 30분은 관찰해야 한다.

## 2 기관지 천식★

천식은 표적 장기가 기관지인 알레르기 질환으로 기도 염증에 의해 발생한 기관지 폐쇄를 특징으로 한다. 전형적 알레르기 현상인 부종, 과다분비와 평활근 수축이 모두 나타나며, 이로 인해 기침, 가래와 기도 폐쇄에 의한 호흡곤란을 보이게 된다.

이런 증상은 만성 염증에 의해 지속 또는 반복되면서 기도 재형성(airway remodeling)을 일으키게 된다.

### 1) 역 학

우리나라에서는 천식 증상을 경험한 어린이 수가 1980년대 5%대에서 2000년에는 약 13%로 증가하였고, 이는 서구화된 주거 환경의 변화, 모유수유의 감소 등의 식습관의 변화, 대기오염 및 환경 위생의 변화 등과 밀접한 관계가 있다.

천식은 어느 연령에서든지 발병할 수 있지만 약 80% 이상이 6세 이전에 처음 나타나며 약 30%는 1세 이전에 발병한다.

### 2) 병태생리

#### (1) 기도 과민성(Hypersensitivity or hyperresponsiveness)

기도 과민성은 천식의 가장 특징적인 소견이다. **유전**적인 소인과 **기도 염증**에 기인하며, 이로 인해 기도 부종, 바닥막 비후, 상피밑 콜라겐 침착, 민무늬근 및 점액샘 비대 및 점액 과분비, 기도내 신경 계통의 이상 등으로 기도 폐쇄가 일어나게 된다.

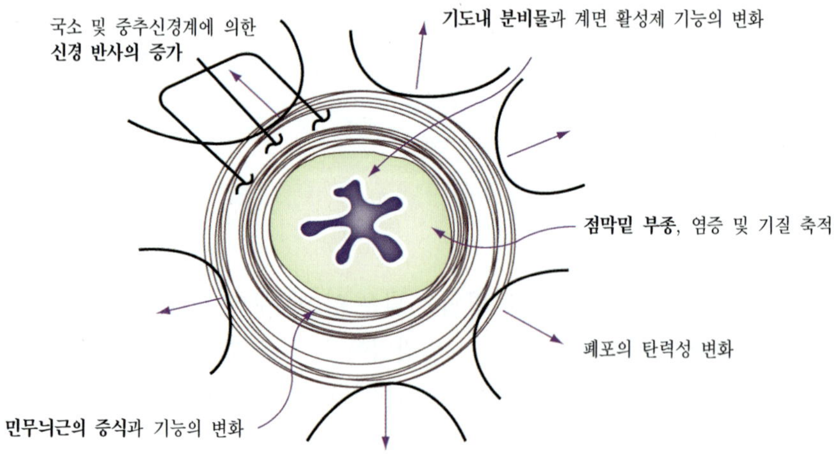


그림 22-3 기도 과민성의 기전

#### (2) 기도폐쇄

기도 과민성에 기인하며 부종, 과다분비(hyperse cretion)와 평활근의 수축이 모두 관여한다.

① **기도 벽의 부종**

기도 주변의 미세혈관 투과성이 증가하여 혈관내 액체가 기도 점막 조직으로 흘러들어와 부어오르게 되면서 기도의 내경이 줄어들고 기침이 일어난다.

② **급성 기도 수축**

비만 세포 등에서 분비하는 화학 매개체에 의해 기관지 민무늬근이 수축하여 나타나는데, 민무늬근 조직의 탄력성과 세포외기질의 변화로 설명하고 있다.

③ **점액마개(Mucous plug) 형성**

기도 내 술잔세포와 점막밑샘에서 진한 점액 분비물이 많이 분비되고 여기에 혈청 단백질, 기도 상피 세포, 호산구에서 나온 단백 성분, 죽은 염증 세포들이 합쳐져 분비물은 비정상적으로 진하고 끈적끈적한 점액마개(mucous plug)을 형성한다.

④ **기도 재형성(Remodeling)**

발작의 반복으로 기도의 탄력성과 주변 폐조직이 변하고 또 기도벽이 두꺼워지게 되고 이로 인해 이로 인해 **기도폐쇄의 회복이 어렵게** 된다.

#### (3) 혈액 가스교환의 이상

천식 발작으로 발생한 기도폐쇄는 대부분 **환기 관류 불균형**을 동반하고 폐쇄의 심한 정도에 따라 다양한 호흡기능상실을 동반한다. 이는 야간에 더욱 심하게 나타나며 무기폐, 폐공기증, 공기가슴증, 종격동기종 등으로 진행하여 호흡기능상실을 심화시킨다.

### 3) 원 인

#### (1) 유전적 소인

쌍둥이 연구를 통해서 유전적인 요인이 천식 발생과 연관이 있다는 것은 잘 알려져 있지만 아직 연구 집단마다 조금씩 차이를 보이고 있다.

#### (2) 환 경

알레르기항원, 감염, 미생물, 오염물질 등이 관여한다.

① **알레르기 항원**

집먼지좀진드기와 애완동물의 분비물처럼 입자가 작아 기도에 도달할 수 있고 자주 지속적으로 접촉할 수 있는 실내 항원이 주종을 이룬다.

② **대기 환경**

흡연, 이산화황과 오존 등의 대기 오염 물질은 기도 상피에 손상을 주어 알레르기 발생을 쉽게 하고 증상을 유발시킨다. 차고 건조한 공기나 저기압, 자극적인 냄새도 증상 유발인자이다.

③ **감 염**

RSV, rhinovirus 감염이 대표적이고 그 외 아데노바이러스, 인플루엔자 바이러스, 미코플라스마 감염 등도 천식 증상 유발 인지이다.

## 4) 임상소견

(1) 기도 점막의 부종에 의한 기침과 쌕쌕거림, 점액의 과다분비에 의한 가래와 기침, 평활근의 수축에 의한 호흡곤란이 천식의 전형적인 임상증상이다.

(2) 과민성의 형성으로 증상이 반복되며 염증과 기도 재형성으로 만성적인 경과를 밟는다.

(3) 어린 소아는 호흡에 관여하는 민무늬근, 흉곽과 가로막의 구조가 미숙하여 기도폐쇄가 더욱 심하게 나타나 무기폐 또는 폐공기증이 자주 동반되고 말초기도 평활근 발달이 늦어 약물치료에 대한 반응도 성인에 비해 미약하다.

(4) 알레르기 항원이 있는 환경에서 증상을 보이지만 기도 자극을 유발하는 조건에서도 증상이 나타난다.

(5) 운동에 의한 증상으로 친구들과 어울리지 못하며, 야간에 증상이 더욱 잘 나타나서 수면 장애로 피로감을 호소하기도 한다.

(6) 알레르기코염, 아토피피부염, 코결굴염과 위식도역류 등의 다른 질환이 잘 동반된다.

## 5) 진 단

자세한 병력 청취, 진찰 소견, 검사실 검사와 생체내 검사 등 여러 진단법을 종합하여 알레르기 항원과의 연관성 및 기관지 과민성을 증명한다.

소아에서(특히 3세 미만) 쌕쌕거림과 기침은 천식이 아닌 경우에서 매우 흔하기에 소아기 천명 질환은 3가지 카테고리로 나눌 수 있다.

- 일과성 조기 쌕쌕거림(transient early wheezing) : 3세경까지 반복되는 쌕쌕거림이 있다가 사라지는 경우로 종종 미숙아, 부모 흡연과 연관된다.
- 지속성 조기발병 쌕쌕거림(persistent early-onset wheezing) : 3세 이후까지 쌕쌕거림이 지속되는 경우로 전형적인 아토피 증거와 아토피 가족력이 없이 급성 바이러스 호흡기 감염과 연관된 쌕쌕거림이 반복되는 경우로 취학연령 동안에 증상이 지속된다.
- 후기발병 쌕쌕거림/천식(late-onset wheezing/ asthma) : 3세 이후에 쌕쌕거림이 발생하는 경우로 종종 소아기 내내 쌕쌕거림 또는 천식을 가지는 경우가 많고 성인기까지 지속되기도 한다. 전형적으로 아토피 성향(종종 아토피피부염)과 천식의 특징적인 기도 병리를 가지고 있다.

### (1) 소아 천식의 진단적 접근

① 5세 이하 소아의 천식 진단은 어려운 경우가 많다.

- 쌕쌕거림과 기침이 천식 이외의 다른 원인에 의해서 발생할 수 있다(특히 3세 미만). 어린 소아일수록 반복되는 쌕쌕거림이 있을 때에는 천식 외의 다른 질환을 고려해야 한다.
  - **반복 쌕쌕거림의 다른 원인** : **감염**(바이러스 하기도 감염, 만성 코굴염, 결핵), 선천 문제(낭성 섬유증, 기관지폐 형성이상, 가슴안 기도협착을 야기하는 **선천이상**[혈관고리, 후두격막, 기도 연화증], 원발 섬모 운동 이상증, 면역결핍증, **선천심장병**), 기계적 문제(**이물 흡인**) 등이 있다.
- 연장아나 성인에서의 천식 진단에 중요한 역할을 하는 폐기능 검사가 5세 이하의 소아에서는

불가능 하므로 주로 임상적 평가와 진찰 소견을 근거로 천식을 진단하게 되고, 단기작용 기관지확장제와 흡입 코르티코스테로이드 치료의 반응으로 천식을 진단하게 된다. 흡입 치료시 증상이 현저히 좋아지고, 치료 중단 후에 악화되면 진단할 수 있다.

- 아토피의 존재 또는 알레르기 민감화(allergic sen sitization)를 보이면 천식이 가능성이 높다.

② 만 2세까지는 피부 검사는 가능하지만 매우 제한적으로 혈액 검사에 대한 의존도가 높고 폐기능 검사 및 천식 유발 검사는 불가능하다.

③ 2세를 지나면 선천 이상, 위식도 역류, 기도 감염 등의 감별 질환이 줄어들지만 피부 검사와 최고날숨유속의 측정은 정확한 결과를 얻기 힘들다.

④ 4세 이후에는 피부 검사와 최고날숨유속의 측정이 가능하고 6세가 되면 천식 유발 검사를 포함한 거의 모든 진단 방법을 실시할 수 있다.

### (2) 병력과 진찰

자세한 병력 청취를 통해 재발성, 알레르기 항원과 유발인자와 증상 발현의 관계를 확인하고, 치료에 대한 반응, 다른 알레르기 질환의 동반 유무, 가족력 등을 확인한다.

쌕쌕거림은 작은 기관지 폐쇄로 들리는 고음의 소리로 날숨에 현저하지만 기도폐쇄가 진행되면 들숨시에도 들을 수 있다. 폐쇄가 아주 심한 경우에는 쌕쌕거림이 들리지 않고 오히려 빠른호흡, 코벌렁임(nasal flaring), 가슴벽 함몰, 호흡근의 사용과 청색증 등의 호흡곤란 증상을 보인다.

점액 분비 증가와 염증 삼출물 때문에 거품소리가 들리기도 하고 무기폐로 진행시 호흡음 감소를 보인다.

### (3) 검 사

#### ① 검사실 검사

온혈구 계산(CBC), 호산구 수, 혈청 총 IgE 및 특이 IgE 항체 측정이 있다.

#### ② 생체내 검사

피부반응 검사, 폐기능 검사 및 기관지 유발 검사가 있다.

- 피부반응 검사 : 증상과 알레르기 항원과의 연관성을 찾는 검사이므로 가능한 실시한다. 집먼지좀진드기, 애완동물 등의 실내 항원과 나무, 풀, 잡초, 곰팡이 등의 실외 알레르기 항원도 포함한다.
- **폐기능 검사** : 천식의 진단, 모니터 및 치료에 대한 반응을 평가하는데 유용하고, 폐활량 측정법(spirometry), 최고 날숨 유속 및 기관지 유발 검사(bronchial challenge test)가 있다.〈표 22-11〉
  - 기관지 유발 검사 : 특이적 검사와 비특이적 검사가 있다. 특이적 검사는 기관지 과민성을 측정하는 가장 좋은 방법이지만 심한 증상이 유발될 우려가 많아서 제한된 경우에 시도하고, 비특이적 검사는 **메타콜린, 운동, 고삼투액, 아데노신(adenosine monophosphate)** 등의 비특이적 자극을 이용하여 검사를 한다.

**표 22-11 천식 환자의 폐기능 검사 소견**

| | |
|---|---|
| 폐활량 측정법(spirometry) | 기류 제한(limitation of airflow), 낮은 $FEV_1$, $FEV_1/FVC < 0.8$<br>기관지확장제 투여후 $FEV_1$ 상승(**≥12% or 200ml**) |
| 최고날숨유속(PEFR) | 오전 오후 변화 : 20% 이상<br>기관지확장제 투여후 20% 이상 증가 |
| 메타콜린 유발 | $FEV_1$ 감소 : **20%** 이상(at $PC_{20}$ ≤ 25mg/mL) |
| 운동 유발 | $FEV_1$ 감소 : 15% 이상 |

◦ **메타콜린 유발 검사** : 비특이적 기관지 유발 검사로서 가장 널리 이용되는 것이다. 낮은 농도의 메타콜린을 흡입시킨 뒤 차츰 농도를 증가시키면서 증상 발현을 관찰하는 방법이다. **FEV1의 값이 기저치의 20% 감소**를 유발시킨 메타콜린 농도(PC20)를 기준으로 PC20이 25mg/mL 이하이면 기관지 과민 반응이 있다고 평가하지만, 소아에서는 나이에 따라 더 낮은 값으로 평가하기도 한다.

– 최고 날숨 유속(peak expiratory flow rate, PEFR) 측정법

◦ 천식 환자의 진단보다는 지속적인 측정으로 천식 발작을 일찍 발견하여 치료를 할 수 있기 때문에 조기 중재(early intervention)의 수단으로 사용되고 있다. 4세 이상이면 측정이 가능하나 검사마다 오차가 있어서 선자세로 3회 측정하여 가장 높은 값을 이용한다.

③ **영상 의학 검사**

천식 환자의 단순 흉부 방사선사진은 대부분 정상이거나 과다팽창 소견을 보인다. 폐분절 무기폐와 심한 경우 공기가슴증, 피부밑 공기증 소견을 보이기도 한다. 코염과 코곁굴염이 동반되는 경우 코곁굴 촬영을 같이 할 수 있다.

### (4) 치 료

천식치료의 목표는 천식으로 인한 불편함을 최소화하여 정상적인 폐기능과 일상생활을 유지시키는 한편 천식의 재발과 영구적인 폐기능장애를 예방하는 것이다.

① **천식의 중증도 분류**

• 유지치료를 시작하기 전에 증상과 폐기능 검사치를 기초로 중증도를 분류하고 이에 따른 치료 단계를 선택한다. 하지만 중증도는 치료의 단계를 결정하는데 참고가 될 뿐 절대적인 기준은 아니다.〈표 22-12〉, 〈표 22-13〉

**표 22-12 중증도에 따른 치료 단계 선택**

| 간헐성(intermittent) | 지속성(persistent) | | |
|---|---|---|---|
| | 경증(mild) | 중등증(moderate) | 중증(severe) |
| 1단계(step 1) | 2단계(step 2) | 3단계 또는 4단계<br>(step 3 or 4) | 5단계(step 5) |

**표 22-13 소아 천식의 중증도 분류 및 초기 치료**

| 중증도 요소 (componebt of severity) | | 간헐성(intermittent) | | 지속성(persistent) | | | | | |
|---|---|---|---|---|---|---|---|---|---|
| | | | | 경증(mild) | | 중등증(moderate) | | 중증(severe) | |
| | | 0~4세 | ≥5세 | 0~4세 | ≥5세 | 0~4세 | ≥5세 | 0~4세 | ≥5세 |
| 장애정도 (impairment) | 증상 | 주2회 이하 | | 주 2회 초과, 매일은 아님 | | 매일 | | 온종일(rhroughout the day) | |
| | 야간 증상/수면지장 | 없음 | <2회/월 | 1~2회/월 | 3~4회/월 | 3~4회/월 | >1회/월, 매일 밤은 아님 | >1회/주 | 자주(often) 7회/주 |
| | 증상완화제 사용 | | | | | 매일 | | 하루에 수차례 (several times per day) | |
| | 정상 활동의 제한 (interference with normal activity) | 없음 | | 심각하지 않은 제한 (minor limitation) | | 일부 제한 (some limitation) | | 심각한 제한 (extremely limited) | |
| | 폐기능 | 해당 없음 | 발작 사이에 정상 | 해당 없음 | | 해당 없음 | | 해당 없음 | |
| | • $FEV_1$(예측치) 또는 최대호기유속(개인 최고치) | | >80% | | >80% | | 60~80% | | <80% |
| | • $FEV_1/FVC$ | | >80% | | >80% | | 75~80% | | <75% |
| 악화 위험 (risk) | 경구용 전신 스테로이드를 필요로 하는 발작(중증도 및 마지막 발작과의 간격 고려) | 0~1회/년 | | 6개월 내에 경구용 스테로이드를 필요로 하는 발작이 2회 이상이거나, 1년에 하루 이상 지속되는 천명이 4일 이상 있거나, 그 밖에 지속성 천식의 위험 인자가 있는 경우 | >2회/년 | | | | |

• 천식치료가 잘 되고 있는지 점검하기 위해 천식의 조절 정도를 파악하는 것이 중요하다. 증상을 기준으로 조절 정도를 파악한다.〈표 22–14〉

**표 22-14 천식 조절 단계**

| 특징 | 조절됨(controlled) (아래 항목을 모두 만족해야) | 부분적으로 조절됨(partly controlled), 1주일 동안 아래 항목 중 하나 이상 해당 | 조절안됨(uncontrolled) |
|---|---|---|---|
| 주간 증상 | **2회 이하/주** | 3회 이상/주 | 부분적으로 조절되는 항목들이 1주일 동안 3개 이상 나타남 |
| 활동의 제한 | **없음** | 어느 정도 있음 | |
| 야간 증상/수면 지장 | **없음** | 어느 정도 있음 | |
| 증상완화제의 필요 | **2회 이하/주** | 3회 이상/주 | |
| **폐기능*(PEF, $FEV_1$)** | **정상** | 예측치 또는 개인최고치의 **80% 미만** | |
| **발작** | **없음** | 년 1회이상 | 어떤 주에 1회 |

*폐기능 검사는 5세 이하에서 시행하기 힘들다.

### ② 천식 조절에 도달하기 위한 치료

- 천식의 치료 단계는 1단계에서 5단계까지 치료 단계를 선택할 수 있다.〈그림 22-4〉
  - 지속적인 천식 증상으로 치료를 시작하는 **대부분 환자의 초기 치료는 2단계부터 시작한다.** 그러나 첫 진찰시 천식의 증상이 심하거나 조절되지 않고 있으면 3단계부터 치료를 시작한다.
  - 1단계 : 속효성 흡입용 $\beta_2$-항진제 뿐만 아니라 흡입성 항콜린제, 속효성 경구 $\beta_2$-항진제, 속효성 테오필린을 사용할 수 있다.
  - 2단계 : 하나의 조절제를 투여하는데, 저용량 흡입스테로이드, 류코트리엔조절제, 테오필린을 사용할 수 있다.
  - 3단계 : 하나 또는 두 개의 조절제를 병용 투여한다. 중간용량 흡입스테로이드를 쓰거나, 저용량 흡입스테로이드와 지속성 흡입 $\beta_2$-항진제의 조합, 저용량 흡입스테로이드와 류코트리엔 조절제 조합, 저용량 흡입스테로이드와 테오필린 조합을 사용할 수 있다.
  - 4단계 : 두 개 이상의 조절제를 병용투여한다.
  - 5단계 : 4단계의 치료에 다른 조절제를 추가한다.

| | Step 1 | Step 2 | Step 3 | Step 4 | Step 5 |
|---|---|---|---|---|---|
| | 간헐성 천식 (intermittent asthma) | 지속성 천식(persistent asthma) : 매일 치료(daily medication) | | | |
| 선호 약물 (preferred) | 필요시 속효성 $\beta_2$-항진제(SABA PRN) | 저용량 흡입용 스테로이드 또는 류코트리엔 조절제 | 중간 용량 흡입용 스테로이드 또는 저용량 흡입용 스테로이드 + 지속성 $\beta_2$-항진제 또는 류코트리엔 지속제 | 고용량 흡입용 스테로이드 또는 중간 용량 흡입용 스테로이드 + 지속성 $\beta_2$-항진제 또는 류코트리엔 지속제 | Step 4 + 경구용 스테로이드 또는 항 IgE(Anti-IgE) |
| 대체 약물(alternative) | | 또는 테오필린 | 또는 테오필린 | 또는 테오필린 | |
| | 각 단계 : 환자 교육 및 환경 조절 | | | | |
| 천식 완화제 (quickrelief medication) | 1) 증상이 있으면 속효성 $\beta_2$-항진제 치료가 요구된다.<br>2) 바이러스 호흡기 감염이 있을 때<br>• 속효성 $\beta_2$-항진제를 4~6시간마다 흡입시킨다. 그러나 1일 이상 속효성 $\beta_2$-항진제의 규칙적인 흡입 치료가 요구될 때에는 전문의에게 의뢰한다.<br>• 증상의 악화가 아주 심하거나 환자가 전에 심한 악화의 병력이 있는 경우에는 단기간의 경구용 스테로이드를 사용할 수 있다.<br>3) 주의 : 속효성 $\beta_2$-항진제의 빈번한 사용이 필요한 경우는 Step up을 고려해야 한다. | | | | |

그림 22-4 소아 천식의 유지 치료를 위한 단계별 치료(0~5세)

③ **조절을 유지하기 위한 치료**

- 천식 조절이 잘되고 있을 때 조절 상태를 유지하고 필요한 약제의 용량을 최소화하기 위해서 지속적인 추적 관찰이 필수적이다. 환자의 천식이 현재 잘 조절되는지, 어떤 약제를 사용하고 있는지에 따라 치료 단계를 결정하고 치료를 하면서 **일정 기간마다(3개월) 평가**하여 치료 단계를 조정해야 한다.〈표 22-15〉

**표 22-15 천식 조절 단계에 따른 치료 계획**

| 조절 강도 | | 치료 계획 |
|---|---|---|
| 조절됨(Controlled) | 하향 ↓ | 조절 상태를 유지하기 위한 최소의 치료 단계를 계획한다. |
| 부분적으로 조절됨(Partly controlled) | | 조절 단계로 도달하기 위하여 치료 단계 상승을 고려한다. |
| 조절 안됨(Uncontrolled) | ↑ 상향 | 조절 단계에 도달 할 때까지 치료 단계를 상승한다. |
| 악화(Exacerbation) | | 급성악화 의사치료를 한다. |

- 천식증상이 적어도 3개월 동안 잘 조절된 상태로 유지된다면 치료단계를 내릴 수 있다. 천식이 부분적으로 조절된다면 치료단계 상승을 고려한다.
- 치료단계를 올리기 전에 반드시 처방된 약제를 제대로 투약하고 있는지, 천식 증상을 악화시키는 동반질환이나 환경적인 요인은 없는지 살펴보아야 한다. 특히 4세 이하의 영유아는 유지치료 후 4~6주가 지나도 호전이 없는 경우 천식 외의 다른 질환을 의심한다.

④ **천식 악화의 치료**

- 천식 악화 시 치료목표는 기류제한과 저산소증을 빠르게 회복시키고 다시 재발하지 않게 하는 것이다.
- 천식악화의 중증도 평가는 〈표 22-16〉과 같다.

**표 22-16 급성 천식 발작의 중증도**

| 구분 | 경증 | 중등증 | 중증 | 천식 지속 상태 |
|---|---|---|---|---|
| 호흡곤란 | 걸을때<br>누울 수 있음 | 말할 때<br>영아 : 연약하고 짧게 울음, 먹기 힘듬<br>앉은 자세 편함 | 쉴 때<br>영아 : 안 먹음<br>앞으로 구부림 | |
| 대화 | 문장을 말함 | 구절로 끊어짐 | 단어만 말함 | |
| 의식상태 | 초조할 수 있음 | 계속 초조 | 계족 초조 | **졸리운, 혼동 상태** |
| 호흡수* | 증가 | 증가 | 분당 30회 이상 | |
| 복장위/갈비사이 흉몰 | 거의 없슴 | 항상 | 항상 | **모순 호흡**[1] |
| 쌕쌕거림 | 중등도, 날숨시 | 청진기 청취 | 귀 청취 | **들리지 않음** |
| 맥박수+ | <100/분 | 100~120/분 | >120/분<br>>200/분(0~3세)<br>>180/분(4~5세) | **느린맥** |
| 모순 맥박[2] | <10mmHg | 10~25mmHg | >25mmHg(성인)<br>20~40mmHg(소아) | 호흡근 피로로 소실 |
| 최고날숨유속 | >80% | 60~80% | <60% | |
| $PaO_2$<br>&/or<br>$PaCO_2$ | 정상<br><45mmHg | >6mmHg<br><45mmHg | **<60mmHg**<br>(가끔 청색증)<br>**>45mmHg** | |
| $SaO_2$ | >95% | 91~95% | **<90%** | |
| | 고탄산혈증(hypercapnia)이 청소년 및 성인보다 어린 소아에서 잘 나타난다. | | | |

*정상 호흡수; <2개월 <60/분, 2~12개월 <50/분, 1~5세 <40/분, 6~8세 <30/분

+분당 맥박수; 2~12개월 <160/분, 1~2세 <120/분, 2~8세 <110/분

[1] Paradoxical thoraco-abdominal movement

[2] Pulsus paradoxus

- 천식 악화의 치료
  - 〈그림 22-5〉를 기준으로 치료한다.

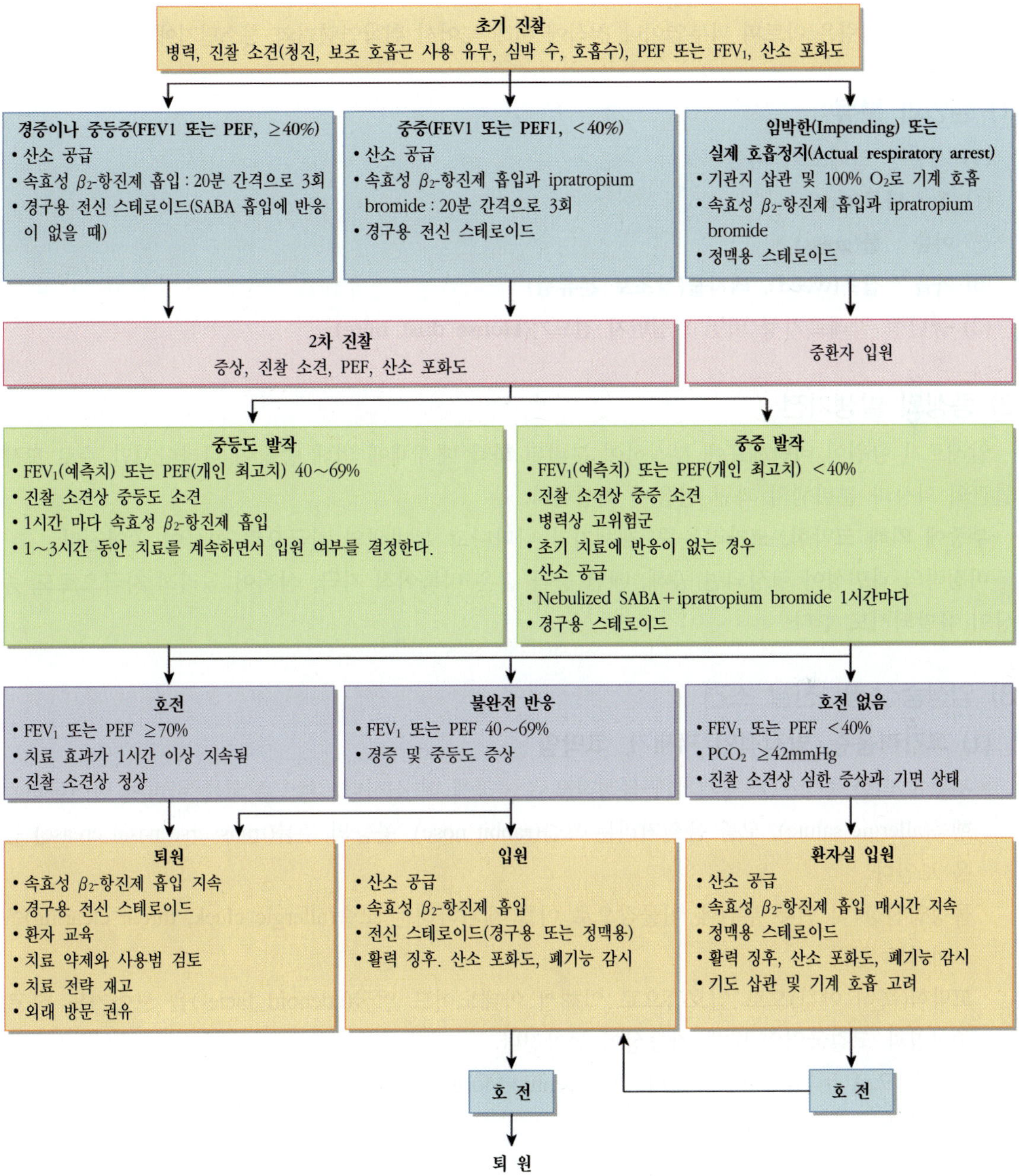


그림 22-5 급성 천식 발작의 초기 치료

# 3 알레르기 코염★

표적 장기가 코인 알레르기 질환을 말하며, 우리나라 6~15세 소아청소년의 유병률은 15~20%에 달한다. 호발 연령은 아토피 피부염이나 천식에 비해 늦어서 취학연령기와 청소년기에 흔히 발생한다.

## 1) 원인과 분류

(1) 계절성 알레르기 비염

① **봄 : 나무(tree)**

② **여름 : 풀(grass)**

③ **가을 : 잡초(weed), 돼지풀(잡초로 분류됨)**

(2) 통년성 알레르기성 비염 : **집먼지 진드기(House dust mite)**

## 2) 증상의 발생기전

알레르기 항원이 비만세포에 부착하여 분비된 화학 매개체에 의해 증상이 나타나지만 주로 모세혈관의 확장과 분비샘의 과민 반응에 기인한다.

부종에 의해 코막힘, 코가려움증, 재채기가 나타나고 분비샘의 자극으로 콧물이 쏟아진다.

비점막의 과민성이 형성되면 공해, 매연 등과 같은 비특이적 자극, 심지어 심리적 자극으로도 증상이 유발되기도 한다.

## 3) 임상증상 및 진찰 소견

### (1) 코가려움증, 발작적인 재채기, 코막힘

- 부종에 의한 증상으로 재채기가 특징적으로 아침에 더 심하다. 손으로 코를 비비며 밀어올리는 행동(allergic salute), 코를 움찔거리는 모습(rabbit nose), 콧등의 주름(transverse nasal crease) 등을 보인다.
- 물렁입천장 및 인두 부위에 이물감으로 이를 제거하려는 모습(allergic cluck, throat clearing)을 보이기도 한다.
- 코막힘(특히 야간)으로 입호흡으로 인해서 아데노이드 얼굴(adenoid facies)을 보이기도 하고, 중이염과 코곁굴염의 발생 가능성이 높아진다.
- 눈 비빔으로 눈 밑에 여러 겹의 주름(Dennie-Morgan folds)이 생기기도 하고, 눈 증상도 자주 동반된다.

### (2) 맑은 콧물

분비샘의 자극으로 인한 증상으로 맑은 콧물이 갑자기 쏟아지고 곧 사라지는 양상을 보인다. 오래 지속되면 색도 변하고 농도도 짙어진다. 콧물이 인후로 흘러내려 이로 인해 인후부에 자갈 모양(cobble stone)으로 증식된 림프샘이 보이기도 한다.

#### (3) 코충혈(Nasal congestion)

코 주위 특히 아래 눈꺼풀의 정맥 순환이 원활하지 못하여 눈 주위 피부색이 검푸르게 착색(allergic shiner)된다.

#### (4) 코점막 진찰소견

상대적으로 창백하고 뿌옇게 보이며 다량의 콧물이 관찰된다.

### 4) 검사소견

(1) 피부 검사와 혈청 특이 IgE 검사 : 꽃가루, 동물털, 집먼지좀진드기는 검사에 포함시켜야 한다.
(2) 말초혈액검사 : 온혈구검사, 총호산구수를 검사한다.
(3) 콧물펴바른표본(nasal smear) 검사 : 콧물내 호산구수 측정은 알레르기와 감염 비염의 감별에 유용하다. 호산구수가 전체 세포수의 5~10% 이상이면 알레르기 비염으로 진단 가능하다.
(4) 코곁굴 X선 검사 : 단순 X선 검사는 알레르기코염 또는 코곁굴염의 진단을 위해서 시행하지 않는다.
(5) 유발 검사 : 현재 연구 목적의 검사로 주로 쓰인다.

### 5) 감별진단

(1) **바이러스 코염(감기)** : 콧물펴바른표본 검사에서 감기의 경우 호중구가 증가되어 있다.
(2) **코곁굴염** : 콧물은 끈끈하고 누런 색깔을 띠며 코뒤흐름이 관찰된다.
(3) 호산구 코염(nonallergic inflammatory rhinitis with eosinophils, NARES) : 증상이 유사하고, 콧물펴바른표본검사에서 호산구가 증가되어 있지만, 알레르기 피부 검사는 모두 음성이고 혈청 IgE 증가가 없다.
(4) **약물성 코염** : 국소 코충혈제거제를 과다 사용한 경우 오면 심한 코막힘이 특징이다.
(5) **혈관운동 코염**(vasomotor rhinitis) : 자율신경계 조절 이상으로 발생하며 코막힘이 더욱 심하고, 온도 및 습도 변화나 담배 연기 등 비특이 자극에 의하여 악화된다. 코가려움증과 맑은 콧물은 드물고 동반되는 눈 증상은 없다.
(6) 코 이물, 아데노이드 비대, 코폴립, 코중격만곡, 코 종양, 면역결핍(e.g., 원발 섬모 운동이상증), 호르몬성 코염(e.g., 임신, 갑상샘저하증) 등도 감별해야 한다.

### 6) 치 료

환자 교육, 약물요법 및 알레르기 항원 특이 면역요법을 포함하고, 최근 들어 논란이 있지만 알레르기 항원(특히 애완동물)과 증상 유발 인자로부터 회피는 도움이 될 수 있다.

#### (1) 약물요법

급성 증상의 치료와 증상의 재발을 억제하는 증상 조절 치료로 구성된다.**〈표 22-17〉** 치료약물마

다 효과가 다르므로 유의해서 치료하도록 한다.〈표 22-18〉

**표 22-17 알레르기 코염의 약물치료**

| 증상 완화제(symptom reliever) | 항히스타민제, 단기간 스테로이드 코분무제, 충혈제거제 |
|---|---|
| 증상 조절제(controller) | 스테로이드 분무제, 비만세포 안정제(크로몰린), 류코트리엔 수용체 대항제 |

**표 22-18 알레르기 비염 치료 약물의 효과**

| | 재채기 | 비 소양증 | 비 충혈 | 비루 | 눈 증상 |
|---|---|---|---|---|---|
| 항히스타민제 : 경구 | ++ | +++ | ± | ++ | ++ |
| 항히스타민제 : 비강 내 | ++ | ++ | + | ++ | − |
| Nasal corticosteroids | +++ | +++ | +++ | +++ | ++ |
| Leukotriene modifiers | + | + | ++ | + | + |
| Mast-cell stabilizers | + | + | + | + | − |
| 충혈제거제 : 경구 | − | − | + | − | − |
| 충혈 제거제 : 비강 내 | − | − | ++++ | − | − |
| 항콜린제 | − | − | − | ++ | − |

**① 항히스타민제**

졸음이 적고 비교적 장기간 약효가 지속되는 **제2세대 항히스타민제**를 많이 사용한다.

**② 스테로이드**

급성 증상의 치료에도 도움이 되고, 조절제로서는 현재까지 **가장 효과적**인 1차 선택 약제이다. 대부분 **코 분무제**인 fluticasone, mometasone, triamcinolone 등을 사용한다.

부작용으로는 자극 증상, 작열감, 코건조, 코피, 코 또는 입 곰팡이 감염 등이 있다. 부작용을 방지하기 위하여 약물 분무 후에 입세척을 하고, 코피가 발생하면 즉시 사용을 중단하고 코사이막에 자극을 줄이기 위해 코사이막을 향하여 분무하지 않도록 교육해야 한다.

**③ 충혈 제거제**

코점막의 혈관을 수축시키고, 혈류를 감소시킴으로써 코막힘을 일시적으로 호전시켜 호흡을 원활히 해주고 점액 배출을 용이하게 해주는 작용이 있어 급성 증상에 사용한다.

사용 중지 후 반동 현상이 생겨 오히려 더 심한 약물성 코염이 발생할 수 있으므로 4일 이상 사용하지 않도록 한다.

**④ 류코트리엔 대항제**

효과에 논란이 있으나 어느 기간 사용하여 효과가 있는 환자에게는 장기간 사용 시 증상이 조절되는 것으로 알려져 있다.

**⑤ 비만세포 안정제**(Cromolyn sodium)

급성기의 치료보다는 증상 조절제로 많이 사용되고 있다. 염증 치료의 효과는 스테로이드보다는 약하지만 부작용이 적고, 스테로이드 사용을 줄일 수 있는 장점이 있어 장기간 사용 가능하다.

#### (2) 면역요법

원인 항원을 소량씩 증량하여 재차 노출 시에도 증상이 나타나지 않도록 하는 증상 조절 방법이다. 회피가 어려운 알레르기 항원이 증명되고 약물치료에 호전되지 않을 경우 기존 치료에 추가하여 사용한다. 다른 알레르기 질환보다 면역요법에 대한 치료 효과가 좋은 것으로 알려져 있다.

집먼지좀진드기, 돼지풀(ragweed), 자작나무와 오리나무와 같이 항원 추출 방법이 표준화된 알레르기 항원을 면역 요법에 사용하도록 권한다.

## 4 아토피 피부염★

아토피 피부염(atopic dermatitis, AD)은 영유아기부터 주로 발생하는 심한 가려움증을 동반한 만성 알레르기 피부 질환으로 천식이나 알레르기 코염으로 진행하는 알레르기 행진의 첫 신호이기도 하다. 대체로 생후 2~3개월에 얼굴이 붉게 거칠어지는 것으로 시작되고, 환자의 50% 이상은 생후 1세 이전, 30% 정도는 1~5세 사이에 증상이 시작한다.

### 1) 원인과 발병기전

(1) 유전 : 모계 유전 형태의 가족력이 현저하고, 성인 환자의 자녀 60%에서 AD를 가지고 있고, 양쪽 부모가 모두 증상이 있으면 자녀의 80%, 한쪽 부모만 증상을 가진 경우는 자녀의 55%에서 증상을 나타내는 것으로 보고되고 있다. 환아의 80% 정도에서 알러지성 비염이나 천식이 발생한다.

(2) 전신 면역 반응 : 대부분 말초혈액 호산구수와 혈청 IgE 값이 현저히 증가되어 있다.

(3) 선천적 **피부장벽의 결함과 환경적인 알레르겐과 미생물에 대한 T세포 반응**이 중요한 요인으로 알려져 있다.

### 2) 증상과 임상소견

**심한 가려움증, 홍반 구진**과 **인설**을 동반한 **건성 피부** 병터가 아토피 피부염의 특징적인 소견이다.

(1) 가려움증은 초저녁이나 한밤중에 심하며 긁어서 수포와 딱지(weeping & crusting)가 생기고 이차 세균 감염이 잦다.

(2) 피부병변의 경과 : 홍반 구진, 긁은 상처(excoriation), 수포 및 장액성의 삼출액과 부종, 딱지(crust)와 같은 급성기 병터를 보이다가, 인설과 표피박리를 동반한 홍반 구진의 아급성기 병터를 보이게 된다. 차츰 피부가 두꺼워지고 주름이 뚜렷해지는 태선화(lichenification) 현상과 섬유화를 동반한 구진의 만성기 병터를 보이게 된다.

### 3) 임상 경과

연령에 따라 증상의 심한 정도와 증상이 나타나는 신체 부위와 모양이 다를 수 있다.

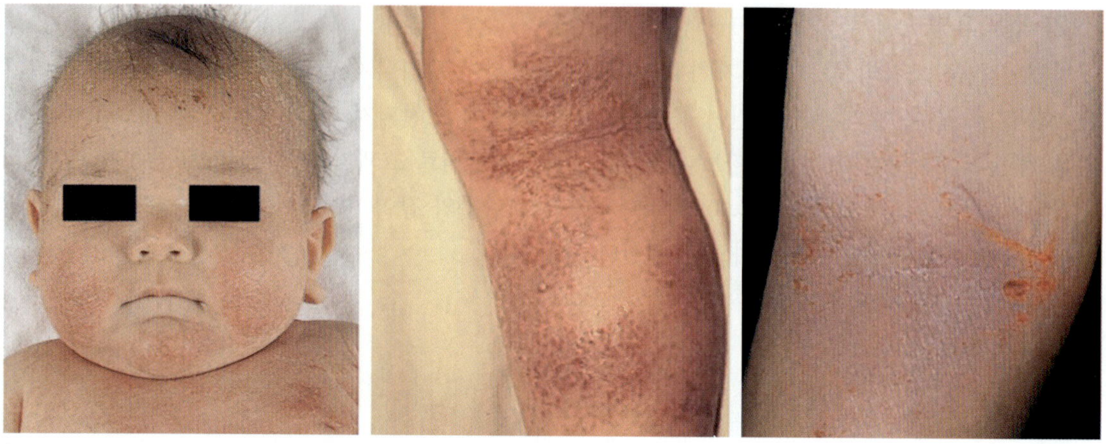

A B C

그림 22-6 연령별 아토피 피부염의 특징적인 분포. A, 영아. B, 소아. C, 성인

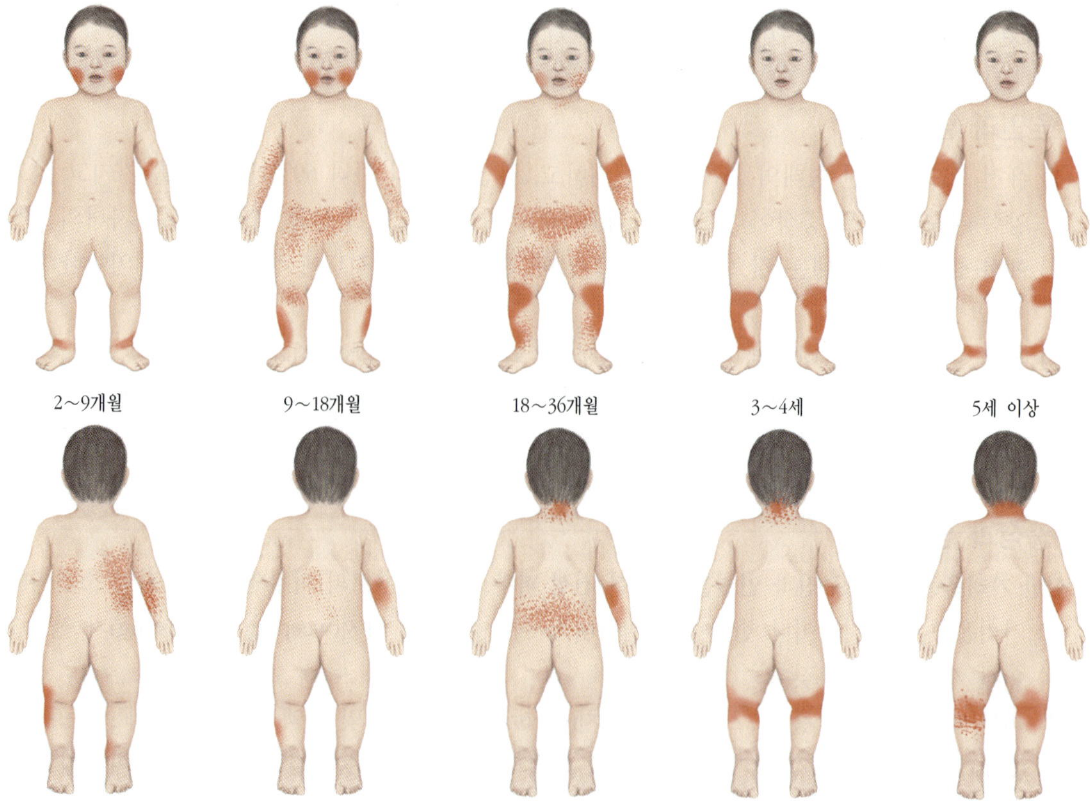


그림 22-7 연령별 아토피 피부염의 특징적인 분포

(1) **영아기**(2세 이전)에는 주로 **얼굴과 팔다리의 바깥쪽 부위의 삼출성 습성 병터**로 나타난다.
(2) **소아기**(2~12세)에는 **팔, 다리의 접히는 부위**인 팔꿈치 안쪽과 무릎뒤에
(3) **성인기**(12세 이후)에는 **이마, 목, 손목, 발목에 건조증과 태선화**가 주로 보인다.

**음식, 흡입 알레르기항원, 세균 감염, 감소된 습도, 과도한 땀남, 자극제(양털, 아크릴, 비누, 세척제)** 등은 가려움증과 긁기를 더욱 악화시킬 수 있다.

## 4) 진 단

### (1) 아토피 피부염의 임상적 진단 기준

현재까지 널리 사용되는 임상적 진단 기준은 1980년 Haniffin과 Rajka가 제시한 기준으로, 약간씩 다른 여러 기준이 사용되고 있다.〈표 22-19〉

표 22-19 아토피 피부염의 진단기준

| 주증상 | 부증상 |
|---|---|
| **가려움증**<br>**특징적 발진 모양 및 분포**<br>**만성, 재발**성 경과<br>**아토피 질환**의 동반 및 가족력 | 피부 마름증(xerosis)<br>잦은 피부 감염<br>비늘증(ichthyosis)<br>눈 주위 색소침착, Dennie lines<br>입술염(cheilitis), 얼굴창백, 얼굴 피부염, 목주름<br>손, 발의 습진과 두드러진 손금<br>유두 습진(nipple eczema)<br>백색잔비늘증(pityriasis alba)<br>털각화증(keratosis pilaris)<br>백색 피부그림증(white dermographism)<br>식품, 환경이나 감정 요인에 의한 악화<br>혈청 IgE의 증가 또는 피부 검사 양성 |

## 5) 치 료

### (1) 악화인자의 회피(Avoiding triggers)

치료를 위한 가장 중요한 첫 단계라고 할 수 있다.

① **자극물질**(Irritants)

- 비누나 세제, 화학약품, 담배연기, 거친 소재의 옷, 과도한 온도와 습도 노출을 피한다.
- 최소한의 지방제거능과 중성 pH를 가진 비누를 사용하고 새 옷은 세탁하여 입어야 한다. 세제도 액체 세제를 사용하며 세제가 완저히 제거되도록 헹굼횟수를 늘린다.

② **식 품**(Foods)

- 증상이 심하고 어린 나이일수록 식품알레르기와 직접적으로 연관성이 있다.
- 피부 시험과 알레르겐 특이 IgE 혈액 검사 음성 소견은 의심되는 알레르겐을 배제할 수 있는 높은 예측도를 준다.
- 하지만 피부 시험과 IgE 검사 양성 소견은 임상적인 증상과 일치하지 않을 수 있으므로 식이유발검사와 제거식이로 확인해야한다.

③ **흡입 알레르겐**(Aeroallergens)

- 연장아에서 집먼지 진드기, 진균, 동물의 비듬, 꽃가루 같은 흡입알레르겐이 피부염을 악화시킬

수 있으므로 줄여주는 관리가 필요하다.

④ **감 염**(Infections)

- 세균(황색포도알균), 곰팡이, 바이러스(단순 포진 바이러스) 감염 관리

#### (2) 피부 보습(Cutaneous hydration)

① 아토피 피부염 환자는 피부 장벽기능이 손상되어 건조한 피부를 보인다. 수분 유지를 위해 15~20분 동안 미지근한 물에 입욕 후 피부 연화제(occlusive emollient)를 바르는 것이 증상완화에 도움이 된다.

② 목욕 또는 젖은 드레싱에 의한 보습은 국소용 스테로이드 제제의 피부 침투 능력을 증가시킨다. 드레싱은 지속적으로 긁는 것에 대한 효과적인 보호막으로 작용할 수 있으며 벗겨진 부위의 치료를 촉진할 수 있다. 젖은 드레싱 후 국소 연화제의 사용은 치료 후 심한 건조함을 막아주는데 중요하다.

#### (3) 약물 치료

① **국소 약물치료**

- 국소스테로이드, 비스테로이드성 국소면역조절제(Tacrolimus, Pimecrolimus), 타르(tar), 광선치료

② **전신 약물치료**

- 국소약물치료에 호전이 없는 경우 사용한다.
- 항히스타민제 : 가려움 조절
- 전신 스테로이드 : 부작용이 있으므로 단기간 사용한다.
- cyclosporin : T세포의 사이토카인을 억제하는 효과가 있다.
- 감마 인터페론 : Th2형 면역반응을 억제하여 IgE매개 반응을 줄여준다.

### 6) 합병증

**황색포도알균 피부감염(항생제로 치료)**, 바이러스 피부감염, *Trichophyton rubrum*과 *M. furfur*진균감염, 눈꺼풀의 피부염, 만성 안검염(blepharitis), 아토피성 각결막염(atopic keratoconjunctivitis), 원추각막, 백내장 등이 발생할 수 있다.

### 7) 나쁜 예후

(1) 아토피 피부염의 정도가 심하거나 가족력이 있는 소아

(2) 기관지 천식이나 알레르기 코염을 동반한 경우

(3) 1세 이전에 증상이 있는 경우

(4) filaggrin 유전자(피부 장벽기능에 중요한 역할)의 돌연변이

(5) 혈청 IgE값이 높을 경우

# 5 두드러기와 혈관부종

- 두드러기(urticaria, hives) : 심한 **가려움**을 동반하면서 붉게 부어오르는 얼룩 반점을 특징으로 한다.
  - 혈관 투과성 증가에 의한 부종과 혈관 확장에 의한 발적을 시사하는 경계가 뚜렷한 두드러기와 누루면 사라지는 발적(wheal and flare)을 보인다. 주로 병터는 전신의 진피 상층부에 존재한다.
- 혈관부종(angioedema) : 진피 심층부와 피부밑 조직의 병터로 가려움증 보다는 **통증과 작열감**을 호소한다. 얼굴, 혀, 팔다리, 바깥생식기관에 주로 나타나고 기도와 위창자길 점막 침범을 잘한다.



## 1) 병 인

IgE 매개 반응과 IgE와 무관한 반응이 관여한다.

### (1) IgE 매개 반응

항원이 부착된 IgE가 비만세포, 호염기구로부터 혈관 작용 화학 매개체(히스타민)를 분비하여 혈관 확장에 의한 발적, 혈관 투과성 증가에 의한 부종, 신경 축삭 반사에 의한 증상을 보인다.

**음식, 약물, 곤충독** 같은 항원의 경우 IgE 매개 알레르기 반응이 주로 관여한다.

### (2) IgE와 무관한 반응

보체 연쇄 반응(complement cascade), 혈액 응고계의 혈장 kinin으로부터 만들어진 bradykinin과 단핵 세포에서 방출되는 HRF(histamine releasing factor)가 관여한다.

① C3a, C4a, C5a가 비만세포와 호염기구의 표면에 직접 작용하여 히스타민을 방출한다.

② HRF는 만성 두드러기에 중요한 역할을 하는 것으로 알려져 있다.

③ **혈액 성분 수혈, 혈청병** 등에서 볼 수 있는 두드러기는 보체계 또는 bradykinin이 주로 관여한다. **방사선 조영제, 딸기** 등은 비만세포를 직접 자극하여 탈과립시킨다.

## 2) 급성과 만성의 구분

일반적으로 6주, 주 2회 이상 증상이 나타나는 것을 경계로 한다.

### (1) 급성 두드러기와 혈관부종

**음식, 약물과 곤충독** 등이 원인이고 대부분 IgE 매개 반응으로, 대체로 일과성 경과를 밟지만 반복하여 나타날 가능성이 높다. 보통 급속히 증상이 나타났다가 20분에서 3시간 내에 사라진다. 가끔 1~2일, 드물게 3주까지 이유 없이 증상이 반복할 수 있다. **IgE와 무관**한 경우는 조영제, 바이러스(EBV, HBV), 아편제제, 비스테로이드 소염제(NSAID) 등이 있다.

#### (2) 만성 두드러기와 혈관부종

증상이 6주 이상 재발 또는 지속되면 만성으로 분류하지만 보통 12주 이상 지속된다.

증상이 나타나면 1~2시간 지속되기도 하고 6~36시간 지속되기도 한다. 전자는 세포 침윤이 없고 후자는 두드러진 세포침윤을 보이는데, 음식, 약물 또는 지연 압박 두드러기, 만성 특발 두드러기, 전신홍반루푸스 등의 혈관염 환자에서 이러한 현상을 보인다.

### 3) 원인과 임상 형태

#### (1) 음식과 약물 두드러기

전형적인 즉시 반응으로 일어나는 급성 두드러기의 가장 대표적인 형태이다.

#### (2) 흡입 또는 접촉 알레르기 항원

흡입 알레르기 항원에 의해서 두드러기가 발생하는 경우는 거의 없다. 드물게 꽃가루가 날리는 계절에 꽃가루 알레르기 환자가 운동을 하면 두드러기 또는 아나필락시스를 보일 수 있다.

드물지만 음식도 공기를 통해 또는 직접 피부에 접촉하여 증상을 일으키기도 한다.

#### (3) 물리적 두드러기(Physical urticaria)

대부분 급성 증상을 보이지만 압력 두드러기(delayed pressure urticaria)는 4~6시간(3~12시간) 뒤 증상을 보인다.

**① 한랭 두드러기(Cold urticaria)**

찬데 노출된 부위에 가려움, 발적, 두드러기 등의 증상을 보이고, **수영 또는 찬물 목욕시**에는 저혈압으로 **심한 경우 사망**할 수 있다.

**② 콜린성 두드러기(Cholinergic urticaria)**

근육과 땀샘에 분포하고 있는 콜린성 신경 섬유에 의한 증상이다. 운동, 더운 물 목욕, 땀을 냈을 때 생기는 두드러기로 진정되면 한 시간 내에 증상이 사라진다. 심리적 자극으로도 증상이 발현된다.

**③ 피부 그림증(Dermographism)**

피부 묘기증이라고도 하며 날카로운 물건으로 피부를 자극하면 나타나는 증상이다. 자극에 대한 이차적 반응으로 혈관 수축이 일어나고 가려움, 홍반, 선형 두드러기를 보인다.

**④ 압력 두드러기(Pressure induced urticaria)**

꽉끼는 옷, 오래 걷거나 앉아 있었을 때 압박 부위에 혈관부종 또는 두드러기의 증상이 나타난다. 대부분 만성 특발 두드러기에 동반된다.

**⑤ 일광 두드러기(Solar urticaria)**

드문 질환으로 태양에 노출되어 1~3분에 증상이 나타나고, 노출을 피한 뒤 1~3시간에 걸쳐 사라진다. 전신 노출 시에는 저혈압과 쌕쌕거림의 증상이 동반되기도 한다.

**⑥ 수인성 두드러기(Aquagenic urticaria)**

드문 질환으로 수온에 관계없이 물과 접촉하면 작은 두드러기가 발생한다.

### (4) 만성 특발 두드러기와 혈관부종(Idiopathic urticaria and angioedema)

일반적 검사에 정상 소견을 보이고 전신 질환의 증거가 없으면서 나타나는 증상으로 알레르기 반응과 연관이 없다. 다양한 모양으로 나타나지만 일반적으로 둥근 모양의 두드러기이다.

하시모토 갑상샘염에 동반되기도 하여 자가면역 질환으로 생각하기도 하며, 실제로 자가 혈청 피부반응(autologous serum skin test)에 35～40%에서 양성 반응을 나타낸다.

## 4) 진 단

(1) 병력과 진찰

(2) 알레르기 피부 검사와 혈청 검사

① 급성 두드러기에서는 음식과 약물이 가장 흔한 원인이기 때문에 이에 대한 알레르기 검사를 실시하는 것이 좋다.

② 만성 두드러기는 원인이 없는 경우가 많기 때문에 알레르기 검사를 반드시 시행할 필요는 없다.

(3) 흔한 두드러기의 원인을 규명하기 위해서 <표 22-20>과 같은 검사를 한다.



**표 22-20 두드러기와 혈관 부종의 원인적 분류와 진단에 이용되는 검사법**

| 원 인 | 검사 방법 |
|---|---|
| **아토피 질환** | |
| 식품과 약물 | 원인 물질 제거, 증상 일기, 피부 시험, RAST 또는 CAP 의심되는 물질로 유발 시험 |
| **감염** | |
| 전염 단핵구증, 장바이러스, 사슬알균, 간염, 기생충증 | 균 검사, 대변 검사, 간염 항원 검사 |
| **물리적 두드러기** | |
| 피부 묘기증(dermographism) | Dermographometer(3.6kg/cm$^3$) 등으로 피부 자극 |
| 한랭(cold urticaria) | Ice cube test, cryoglobulins, cryobibrinogens, VDRL |
| 콜린성(cholinergic) | 메타콜린 피부 반응 |
| 운동 유발성(exercise induced) | 운동 유발 시험 |
| 일광성(solar) | 광선(300nm 또는 450nm)에 30분 노출, protoporphyrin, coproporphyrin 측정 |
| 진동성(vibratory) | 4분간 진동 |
| 지연 압력성(delayed pressure) | 10분간 압력 시험 |
| 수인성(aquagenic) | 여러 가지 온도의 물에의한 유발 시험 |
| **전신 질환** | |
| 교원 혈관 질환 : 전신 홍반 루푸스, 피부 혈관염 등 | 면역글로불린, ANA, RF, C3, C4, $CH_{50}$, Factor B, 피부 생검－면역 형광 검사 |
| 갑상샘염 | 갑상샘 기능 검사, 항갑상샘 항체 |
| 비만 세포증(systemic mastocytosis) | 피부 생검, 피부 그림증 검사 |
| **유전 또는 후천 혈관 부종** | C4, C2, C1 inactivator, 검사, $CH_{50}$ |
| **특이적 반응** | 피부 혈관염 감별을 위한 피부 생검－면역 형광 검사, ANA |

### 5) 치 료

원인 회피 요법(e.g., 약물, 음식 등)과 약물 요법으로 구성된다.

#### (1) 약물요법

**① 급성 두드러기**

- 1세대 항히스타민제를 주로 사용한다. 졸음 등의 부작용을 줄이기 위해 2세대 항히스타민제를 주기도 한다.
- Epinephrine의 피하주사는 심한 급성 두드러기나 기도폐쇄를 동반한 혈관부종에서 효과가 있다.
- 스테로이드는 항히스타민제에 반응하지 않는 경우 단기간 사용한다.

**② 물리 두드러기**

- 원인이 되는 자극을 회피하고 항히스타민제를 복용한다.
- 압력 두드러기의 경우 경구용 스테로이드 사용이 필요할 수 있다.
- 한랭 두드러기에는 cyproheptadine을 복용하는 것이 좋다.

**③ 만성 두드러기스테로이드**

- 1세대와 2세대 항히스타민제를 병용한다.
- 스테로이드는 단기간 사용한다.
- cyclosporin은 난치성 두드러기에 사용한다.

## 6 아나필락시스★

- 항원이 비만세포나 호염기구에 붙어 있는 특이 IgE와 반응한 후 그들 세포에서 분비되는 화학 매개체에 의하여 피부, 호흡기, 소화기, 심장혈관계에 증상이 발생하는 급성 반응으로 치명적일 수 있다.
- **약물, 음식**(e.g., **땅콩, 새우, 우유, 밀, 생선), 곤충독** 등은 아나필락시스를 유발할 수 있고, 병원 내에서 **방사선 조영제, 라텍스** 알레르기 등에 의해서 발생할 수 있다.〈표 22-21〉
- 아나필락시스는 원인 물질을 비경구적 경로로 투여한 경우와 반복 사용한 경우 호발하고, 페니실린, 인슐린, 벌독에 의한 아나필락시스는 아토피 병력과는 유의한 연관성은 없다.

표 22-21 아나필락시스의 원인

| 병원 내의 원인 | 병원 밖에서의 원인 |
|---|---|
| • **조영제**<br>• **라텍스**<br>• 약물 : **페니실린** 등의 항생제, 화학요법제, 근육 이완제<br>• 생물학적 물질 : **L-asparaginase**, 알레르기 항원, 혈액 제제, 인슐린, 면역글로불린 | • **음식물** : 해산물, 견과류, 콩과식물, 달걀, 샐러리, 우유 제품<br>• 곤충 : **벌**, **불개미**, 쉬파리, 흡혈 곤충<br>• 경구용 약물<br>• 음식 첨가물 : metabisulfite, **monosodium glutamate**, aspartame(감미료)<br>• **운동** 유발<br>• 원발 |

### 1) 임상증상

(1) 표적 장기는 피부(80～90%), 기도(70%), 위창자길(30～45%), 심장혈관(10～45%), 중추신경계통(10～15%)으로 폭발적인 반응이 특징이다.

(2) 초기 증상은 입 주위나 얼굴에 따끔따끔한 느낌이다. 이어서 열감, 삼킴곤란, 목과 가슴이 죄어드는 느낌 등을 보이고 불안, 가려움증이 동반되는 땀남이 있을 수 있다. 홍조에 이어서 두드러기나 혈관 부종이 나타나고 쉰소리, 삼킴 장애, 코충혈, 눈 주위 가려움증, 쌕쌕거림 등이 뒤따른다.

(3) 경련복통, 욕지기, 구토와 자궁수축, 심한 경우 저혈압, 부정맥, 실신 및 의식소실을 보일 수 있다.

(4) 원인 물질과 노출 방법에 따라 증상 유발 시간과 진행 속도가 다르나 일반적으로 노출된 후 30분 이내에 주로 나타난다. 노출 후 반응이 일찍 나타날수록 심한 경과를 밟고 수시간에 걸쳐 사라지지만 증상이 다시 나타나기도(biphasic response)도 한다.

### 2) 치 료

내과적 응급으로 **에피네프린 근육주사, H1 대항제**와 H2 대항제 **주사, 산소 및 수액공급, 흡입용 $\beta_2$-작용제, 코르티코스테로이드** 등의 적극적인 치료가 필요하다.

(1) 기도유지를 하고 심폐기능을 평가한다.

(2) **에피네프린(1:1000, 0.01mg/kg, 성인 0.5mg)** 근육 주사하고 필요한 경우 5～15분 마다 반복 주사한다.

(3) **항히스타민제 : H1 대항제**인 diphenhydramine(1.25mg/kg, IM)은 두드러기 뿐 아니라 저혈압에도 효과가 있고, H2 대항제(e.g., ranitidine)를 같이 투여할 수도 있다.

(4) 100% 산소를 4～6L/분으로 투여하고, 기도 유지를 위해 기관내 삽관이나 기관 절개술도 고려한다. 하기도 폐쇄가 의심되면 aminophylline정주나 기관지 확장제 흡입이 효과적이다.

(5) 글루코코르티코이드 : 급성기엔 효과가 없어 아나필락시스 초기 치료 이후에 투여한다.

(6) 저혈압이나 기관지 폐쇄 증상이 있었던 환자는 적어도 12시간 이상 관찰해야 한다.

# 7 음식 알레르기

식품 이상 반응은 면역 기전의 연관 유무에 따라 **못견딤증(intolerance)**과 **과민증(hypersensitivity)**로 분류한다.〈표 22-22〉 면역기전이 관여하는 식품 이상 반응을 알레르기라고 하지만, 여기에는 IgE 매개 증상과 IgE 이외의 항체가 관여하는 증상(non-IgE mediated symptom)으로 구분하고 있다.

**표 22-22 식품 이상 반응**

| 못견딤증(intolerance) : 면역 기전과 무관한 반응 | 알레르기(food allergy) : 면역기전으로 일어나는 반응 |
|---|---|
| 1. 신체적 요인<br>1) 효소 결핍 : lactase(선천성 또는 후천성), fructase(발달 지연)<br>2) 위장 질환 : 과민 대장 증후군, 염증 창자 질환<br>3) 특이 체질 반응(idiosyncrasy) : 카페인<br>4) 심리적 반응 : 음식 공포증<br>2. 식품 자체 요인<br>1) 감염 : 대장균, 황색포도알균, 클로스트리듐(*Clostridium*)<br>2) 독성 물질 : 히스타민(복어독), saxitoxin(조패류)<br>3) 약물 반응 : 카페인, theobromine(초콜릿, 차), tryptamine(토마토), tyramine(치즈)<br>4) 오염물 : 중금속, 농약, 항생제 | 1. **면역글로불린 E-매개** 증상(IgE-mediated symptoms)<br>1) 국소 증상 : 두드러기, 혈관부종, 홍역모양 발진과 홍조, oral allergy 증후군, 위장관 아나필락시스, 급성 코결막염, 기관지수축(쌕쌕거림)<br>2) 전신 증상 : 아나필락시스 쇼크<br>2. **세포매개** 증상(non-IgE mediated, cell-mediated symptoms)<br>1) 위창자 : 음식단백 유발 작은창자큰창자염, 직장결장염, 창자병증 증후군, 복강병(celiac disease)<br>2) 장외 증상 : 접촉 피부염, 헤르페스모양 피부염(dermatitis herpetiformis), Heiner 증후군<br>3. 혼합형<br>아토피 피부염, 호산구 식도염과 위창자염, 천식 |

## 1) 식품 항원

**달걀, 우유, 땅콩, 대두,** 견과류, 생선, 갑각류, 밀(**메밀**)에 의한 알레르기가 흔한 것으로 알려져 있다. 연령에 따라서도 식품 알레르겐의 종류에 차이가 있다. 영아기에는 **우유**, 달걀, 땅콩 등이 흔하다. 취학연령기는 견과류, 생선과 갑각류가 추가된다. 성인기는 영아기에 흔한 우유, 달걀, 콩에 의한 빈도는 미비해지지만 **땅콩, 메밀, 생선**은 지속된다.

## 2) 음식 알레르기의 발생기전

알레르기 발생에 대한 방어벽(defensive barrier)은 면역학적 기전과 비면역학적 기전에 의해 작동된다. 위산, 소화효소, 창자 꿈틀운동, 장관 점액, 장관 상피세포 등에 의해서 단백 구조 등의 변화, 장점막과의 접촉 감소, 단백 통과를 막아주게 된다.

창자연관림프조직(gut associated lymphoid tissue, GALT)가 있어서 분비 IgA가 알레르기 항원 단백과 결합하여 흡수를 막아주고, CD8 T세포도 관용을 유도한다. 방어기전이 총체적으로 미숙한 영아에서나 위장관 질환이 있을 때 식품 알레르기의 빈도가 높다.

음식과 부분적으로 항원성을 공유하고 있는 꽃가루(e.g., 자작나무, 돼지풀)를 흡입하여 식품 알레르기를 일으킬 수 있다. 이러한 꽃가루를 2종 식품 알레르기 항원(class 2 food allergen)이라고 하고, 식품 항원을 1종 식품 알레르기 항원(class 1 food allergen)이라 하여 서로 구분한다.

## 3) 증 상

### (1) 위장관 증상

① 영아와 어린 소아에서 구토, 욕지기, 과민성, 설사, 체중 증가 불량을 보인다. 주로 세포 매개 과민이 작용하여 피부반응 검사와 IgE 항체 검사는 큰 도움이 되지 않는다.

② 음식단백 유발 작은창자큰창자염, 직장결장염, 창자병증 형태는 생후 수개월 내에 증상을 보이고, 대부분 우유 또는 대두단백 분유가 원인이다. 음식을 먹은뒤 1~3시간 내 설사를 보이고 심하면 혈변과 빈혈이 동반된다. 진행되면 융모 손상과 crypt의 증식으로 복강병(celiac disease)이 발생하여 만성설사와 성장장애를 보이게 된다.

③ 알레르기 호산구 식도염, 위창자염의 경우도 주로 세포 매개 면역 반응에 의해서 식도역류, 음식 거부, 간헐적인 구토, 복통, 삼킴곤란, 수면 장애 등의 증상을 보이고, 위창자염에서는 체중감소, 성장장애를 초래할 수 있다. 소수에서 IgE-매개 반응을 보인다.

④ 구강 알레르기 증후군(oral allergy syndrome)은 IgE 매개 과민 반응 증상으로 입인두(oro pharynx)에 국한하여 나타나며 가려움, 저림(tingling), 혈관부종의 증상과 이따금 귀가 가렵고 목이 조이는 느낌을 갖기도 한다.

⑤ 위장관 아나필락시스 : 급성 복통과 구토를 보이면서 다른 표적 장기에 IgE 매개 알레르기 증상을 보인다.

### (2) 피부 증상

아토피 피부염과 급성 두드러기 또는 혈관부종이 흔히 나타난다.

### (3) 호흡기 증상

음식 단독으로 호흡기 증상을 보이는 경우는 흔하지 않고, 코, 기관지를 표적으로 하는 알레르기에 동반하는 것이 보통이다.

### (4) 아나필락시스

응급실을 찾는 아나필락시스의 가장 흔한 원인이 식품에 의한 증상이다.

음식 연관 운동 유발 아나필락시스가 운동 시에 나타난다.

## 4) 진 단

병력과 식품일지를 통한 일차 검사로 검사 항목을 축소한 뒤 검사를 진행하는 단계적 진단이 필요하다.

### (1) 원인 식품을 추정하기 위한 일차 진단법

① 병력 청취 및 진찰

② 식품 일지 : 증상이 나타나기 직전 뿐 아니라 한두 끼 전의 식사 내용도 기록

③ 특이 IgE 항체의 검사

- 피부 증상이 있거나 약물 치료를 받고 있는 환자에게 유용하다. 피부 검사보다 예민도가 떨어지지만 특이 항체의 반정량 검사가 가능하여 확진에 좋은 자료가 된다.

④ 피부반응 검사

- 피부반응 검사에서 음성의 결과를 얻으면 IgE 매개 증상이 아니라고 할 수 있다.
- 양성인 경우에도 임상 증상이 나타나지 않는 경우가 있기 때문에 식품 일지로 확인한다.

#### (2) 확인을 위한 2차 진단법

**① 식품 제거 및 유발 검사**(Food elimination and provocation test)

**제거 식이 후에 음식 유발 검사**를 하는 것은 **진단할 수 있는 유일한 방법**이다. 음식 유발 검사를 하기 전에 IgE 매개 음식알레르기인 경우는 대체로 10~14일간 식단에서 제외시키고 세포 매개 반응(e.g., 알레르기 호산구 식도염)인 경우는 ~8주까지 제외시키고 관찰하도록 권장한다. 단일 식품을 돌아가면서 검사하는 방법과 여러 식품을 동시에 제거하고 관찰을 한 뒤 하나씩 추가해 가는 방법이 있다.

**② 특수 검사**

다른 질환과 감별을 위해 위장 X선 검사와 내시경, 위창자 점막의 조직 검사도 고려한다.

### 5) 치 료

#### (1) 원인 음식의 제거

원인으로 확인된 음식은 물론 이 음식과 교차 반응을 나타내는 음식도 피한다. 영양 불균형 및 성장장애에 관한 감시와 보완 대책을 마련해야 한다. 가능한 정확한 진단을 통해서 한두 종류의 음식을 제한하도록 하고, 반드시 영양 상담을 하여 영양학적으로 부족함이 없도록 식단을 작성해 주어야 한다. 우유 알레르기인 경우 우유 단백을 가수분해한 HA 분유(hydrolysate cow milk)를 사용한다. 달걀을 이용하여 생산된 백신을 접종할 경우 드물지만 알레르기 반응을 일으킬 수 있으며, 현재 계란 단백에 심한 알레르기 반응이 있던 환자에서 인플루엔자 백신은 권장하지 않는다.

#### (2) 약물요법

**① 급성 증상의 치료**

피부 증상은 1세대 항히스타민제로도 잘 치료가 되지만 지연 반응의 발현을 막기 위해 2세대 항히스타민제와 스테로이드를 사용한다.

### 6) 예 방

아토피 가족력이 있는 신생아와 영아는 생후 4~6개월간 완전모유수유를 권장한다. 이유식은 4~6개월에 시작하고 1주 이상 간격으로 한 가지 식품을 첨가하면서 증상의 발생을 관찰하면서 이유식을 진행한다.

# 23 결체조직병
# Connective Tissue Diseases

## 1 소아 류마티스 관절염

소아에서 가장 흔한 결체조직병으로 **15세 이하**의 소아에서 최소한 **6주 이상 지속**되는 관절염이 1개 이상의 관절에서 나타나고 다른 소아 관절염이 배제되는 경우 소아 류마티스 관절염이라고 진단한다. ACR(American College of Rheumatology)는 발병 후 6개월 동안 나타나는 증상에 따라서 **여러관절염(polyarthritis), 소수관절염(pauciarthritis), 전신병(systemic disease)**으로 분류한다.〈표 23-1〉

- 여러관절염 : **5개 이상**의 관절(주로 무릎, 발목, 손목, 팔꿈치, 기타 손-발의 작은 관절)에서 관찰
- 소수관절염 : **4개 이하**의 관절 침범
- 전신병 : **2주 이상 39℃ 이상**의 심한 고열(daily spiking fever)이 동반된다.

**표 23-1 소아기 류마티스모양 관절염의 형**

| 구분 | 다수 관절형(Polyarticular type) | | 소수 관절형(Pauciarticular type) | | 전신형 (Systemic type) |
|---|---|---|---|---|---|
| | Rheumatoid factor | | I 형 | II 형 | |
| | 음 성 | 양성 | | | |
| 빈도 | 20~30% | 5~10% | 30~40% | 0~15% | 10~20% |
| 성별 | 90%가 여아 | 80%가 여아 | 80%가 여아 | 90%가 남아 | 60%가 남아 |
| 발병 연령 | 전 소아기를 통해 | 소아 후기 | 소아 초기(대개 4세 전부터) | 소아 후기 | 전 소아기를 통해(5세 미만에 흔하다) |
| 관절 | 어느 관절이나 | 어느 관절이나 | 큰 관절 : 무릎, 발목, 팔꿈치 | 큰 관절 : 고관절, 하지의 큰 관절 | 어느 관절이나 |
| Sacroilitis | (-) | 드물다 | (-) | 흔히 온다 | (-) |
| Iridocyclitis | 드물다 | (-) | 30%, 만성 | 10~20%, 급성 | (-) |
| Rheumatoid factor(RF) | (-) | 100%(+) | (-) | (-) | (-) |
| Antinuclear antibody(ANA) | 25% | 75% | 90% | (-) | 10% |
| HLA | ? | DR4 | DR5, DR6, DR8 | B27 : 75% | ? |
| 최종 증상 | 심한 관절염 : 10~15% | 심한 관절염 : >50% | 눈의 손상 : 10%<br>다발성 관절염 : 20% | 후에 오는 spondyloarthropathy | 심한 관절염 : 25% |

## 1) 임상소견

### (1) 전신형(Systemic type)

① **열(fever)** : 매일 1~2회 고열이 올랐다 내렸다 하고〈그림 23-1〉 **고열시 오한을 동반하지만, 일단 열이 내리면 멀쩡**하게 보인다. 보통 **해열제에 잘 반응하지 않고 많은 환자에서 prednisone에만 반응**한다.

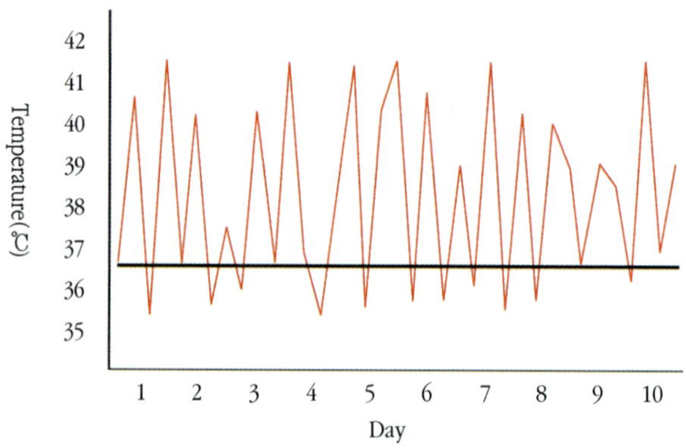


그림 23-1 전신형 JRA의 열 양상

② 일과성 **발진** : 열이 있을 때 잘 나타난다. 작은 홍반(2~5mm)으로 둘레는 창백하며, 발진이 큰 경우에는 중심부도 창백하다. 주로 몸통, 몸쪽 팔다리에 잘 나타나고 가려움 동반 없이 마찰에 의하여 유발되기 쉽다(Köbner phenomenon).

③ **림프절병증, 간지라비대, 장막염**(e.g., **심장막삼출**) 등의 현저한 내장 침범을 보인다.

④ 항핵항체(ANA)나 류마티스 인자(RF)는 대개 음성으로 나오고, ESR, CRP는 양성을 보인다.

⑤ 관절염 증상은 처음부터 있을 수 있지만, 열이 있은 후 수주, 수개월 또는 수년 후에 나타나는 경우도 있다. 약 반수의 환자는 소수 관절염의 경과를 밟다가 결국 거의 완전히 회복되지만 나머지 반수는 침범되는 관절의 수가 증가되어 중등도 또는 중증 장애를 초래한다.

### (2) 여러관절형(Polyarticular type)

**5개 이상**의 관절을 침범하고 양쪽 팔다리의 크고 작은 관절을 침범되고 여아에서 잘 발생한다. 관절 구축, 강직이 오기 쉽다. 여러 관절이 **뻣뻣해지고(stiffness), 아프고 붓는다(특히 아침)**. 목뼈가 침범되면 경부경직이 오고, 턱관절 침범시 입벌림장애, 귀통증을 일으킬 수 있다. 류마티스 인자 양성인 군과 음성인 군이 있다.

- RF 양성 : 소아 후기에 발병하고 **류마티스 결절(rheumatoid nodule)**이 흔히 동반되며 관절염 증상도 심하고 만성 경과를 밟는다.

### (3) 소수관절형(Pauciarticular type)

**4개 이하**의 관절이 침범되는 경우로 **무릎,** 발목 등과 같은 다리 관절을 주로 침범하고 대개 비대칭적이다. 소아 류마티스 관절염에서 **가장 흔한 형**(50% 이상)으로 일반적으로 예후가 좋다. I형과 II형으로 나눈다.

① **I형** : **가장 흔한 형**(30~40%)으로 특히 여아에서 대개 4세 이전에 발생한다. **RF가 음성**이고 **ANA는 90%에서 양성**을 보인다. 환자의 **15~30%가 홍채섬모체염(iridocyclitis)**을 동반하고 **실명을 초래할 수** 있다.

② II형 : 주로 **남아**에서 대개 8세 이후에 나타난다. **ANA 음성**이고 75%에서 **HLA-B27**을 가지고 있다. 만성 홍채 섬모체염은 발생하지 않고 10~20%에서 급성 홍채 섬모체염이 발생하나 저절로 낫는다.

## 2) 검사소견

(1) 특별한 진단 검사법은 없다.

(2) 백혈구증가증, 빈혈, 혈소판증가증(특히 전신형)을 보인다.

(3) **적혈구침강속도(ESR), C-반응 단백질(CRP)**은 병의 활동성과 치료 반응을 평가하는데 이용된다.

(4) **RF**는 환아의 ~8%에서만**(여러관절염의 RF양성군)** 보인다.

(5) **ANA**는 RF 음성형의 25%, RF 양성형의 75%, **소수 관절형 I 형의 90%**에서 양성으로 나타난다.

(6) 윤활액(synovial fluid)은 혼탁하며 단백이 증가되어 있고, 세포수는 5,000~80,000 정도로 중성구가 주로 되어 있다.

(7) X선 사진 : 연조직의 부종, 관절주위 광물 제거(demineralization), 관절면의 변형과 관절강이 좁아지는 등의 소견을 보인다.

## 3) 치 료

(1) 목표 : 염증 과정을 억제하고, 관절통을 없애 주고, 관절 기능을 최대한 보존하는데 있다.

(2) 대부분 소수관절염 환자는 비스테로이드 소염제(NSAID)에 반응을 보인다.

(3) 대부분 여러관절염 환자 또는 전신 발병형은 methotrexate 등의 다른 항염증제의 병합요법이 필요하다.

(4) naproxen, ibuprofen, indomethacin 등을 투여하고 NSAIDS에 충분히 반응하지 않는 경우 methotrexate 10~15mg/m$^2$를 경구 또는 근육 주사한다.

(5) 스테로이드 : NSAID에 반응하지 않는 심한 전신형 환자, 홍채섬모체염(iridocyclitis)이 있는 경우, 심장막염 등으로 심기능 대상부전 등이 있는 경우 투여한다.

(6) Biological therapy : etanercept, infliximab 등의 TNF-$\alpha$ 수용체 길항제는 현재 사용되는 치료제보다는 독성도 적고, 특히 관절염의 치료에 좋은 치료 성적을 나타내는 것으로 보고되고 있다. NSAID 및 methotrexate 투여에 반응이 없는 경우 추가한다.

(7) 장기간 움직이지 않고 쉬게 하는 것은 병의 경과에 도움이 되지 못하며, 일정한 운동량을 유

지하도록 권장해야 한다. 물리요법, 작업요법이 중요한 치료법이다.

### 4) 예 후

최소한 75%에서는 심한 후유증 없이 회복된다. 소수의 환아에서 관절 변형으로 장애를 남긴다. 심한 엉덩관절 질환과 **홍체섬모체염에 의한 실명**이 문제가 된다.

## 2 가와사키병★

원인 불명의 주로 중간크기(medium-sized)의 혈관을 침범하는 혈관염으로 **치료하지 않으면 약 20%에서 관상 동맥 이상**(e.g., **관상동맥류**)을 보인다. 점액피부 림프절 증후군(mucocutaneous lymph node syndrome)으로도 불리우며 후천심장병의 가장 흔한 원인 질환이다. 환자의 80%는 **주로 5세 미만**의 영유아이다.

### 1) 증 상

(1) 열 : 주로 38.5℃ 이상의 고열이며 오르내림열(remittent fever)이고, **항생제에 반응이 없다.**

① 치료하지 않으면 1~2주 동안 지속되고 어떤 경우에는 3~4주 동안 열이 있기도 한다.

② **오랜 발열은 심장동맥 합병증의 위험인자**이다.

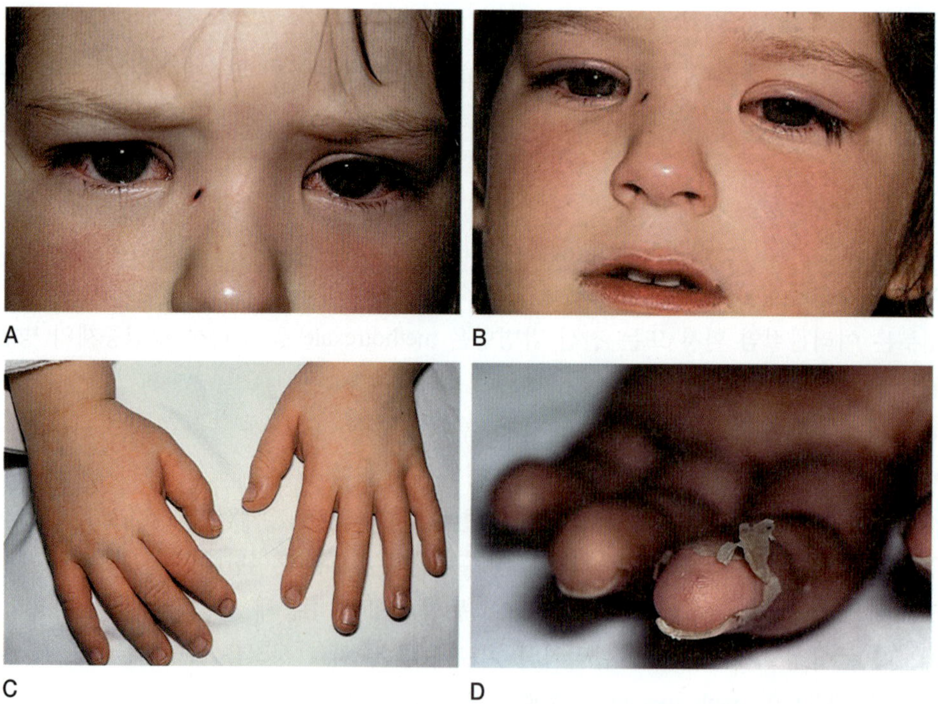

그림 23-2 가와사키병. A, 안구결막 충혈, B. 입술 홍반과 균열. C, 손의 부종과 발적. D, 손톱주위 표피탈락

(2) 5가지의 특징적 소견

① 양쪽 안구결막 충혈(대개 삼출물 동반 없음) 〈그림 23-2A〉

② 입점막과 인두점막의 홍반과 딸기혀, 마른 균열 입술〈그림 23-2B〉

③ 손발의 부종과 발적〈그림 23-2C〉

④ 다양한 형태의 발진(반구진, 다형홍반, 또는 성홍열모양) (샅굴 부위 accentuation)

⑤ 비화농 목 림프절병증, 대개 한쪽, >1.5cm

(3) BCG 접종부위의 발적이 나타날 수 있다.

(4) 급성기에 샅 표피탈락(perineal desquamation)이 흔하고, **아급성기**에 손발가락의 **손톱주위 표피탈락**을 보인다.

① 급성기 : 심하게 보채고, 설사, 경한 간염, 무균 수막염, 쓸개 수종(hydrops of the gallbladder), 관절염, 무균고름뇨를 동반한 요로염, 심장침범(e.g., 심근염) 등을 보인다.

② 아급성기 : 대개 1~2주 정도 지나면 열과 다른 급성 징후가 감소한 시기로 손가락, 발가락 끝의 표피탈락을 보이고 혈소판증가증을 보인다. 관상동맥류가 발병 1~2주부터 나타나기 시작하여 4~8주에 최대로 된다. 거대 관상동맥류(≥8mm)은 파열, 혈전증, 심근경색 등의 위험이 매우 높다(greatest).〈그림 23-3〉

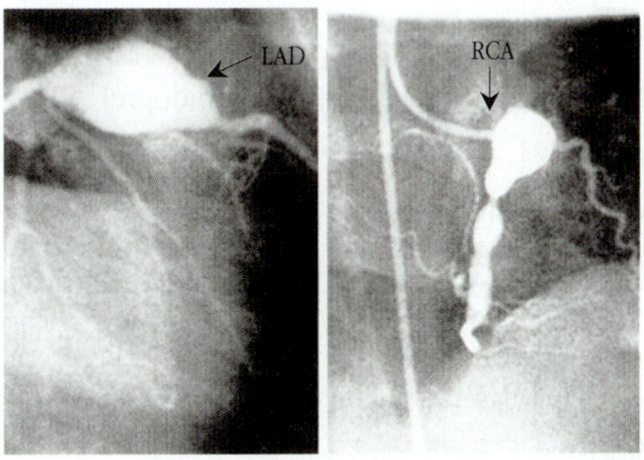


그림 23-3 Coronary angiogram demonstrating giant aneurysm of the LAD with obstruction and giant aneurysm of the RCA with area of severe narrowing in 6yr old boy.

## 2) 진단 기준

(1)을 포함하고, 나머지 5개 중 4개 이상 만족시 전형적 가와사키병

(1) **5일 이상 지속**되는 열

(2) 삼출물이 없는 **양쪽 안구결막 충혈**

(3) **입술, 입안**의 변화 : **입술의 홍조 및 균열, 딸기혀, 입점막 및 인두점막의 광범위 충혈**

(4) **다형 발진**(polymorphous exanthem)

(5) **비화농 목 림프절병(1.5cm 이상),** 대개 한쪽

(6) **손발의 변화**

① 급성기 : **손발의 경화 부종, 손발바닥 홍반**
② 아급성기 : **손발톱 주위 표피탈락**

### 3) 검사소견

백혈구 증가증, 혈소판 증가증(아급성기), 적혈구침강속도 증가, CRP 양성, 단백뇨, 무균고름뇨, 경도의 AST/ALT, GGT 상승 등을 볼 수 있다.

### 4) 치 료

(1) 진단되면 되도록 빨리(10일 이내) **IVIG와 고용량 아스피린**을 투여한다.

① **면역글로불린** : 2g/kg을 10~12시간에 걸쳐서 서서히 정맥내 투여한다. 열 시작 10일 이내에 투여시 **관상동맥 이환율을 20~25%에서 2~4%로 감소**시킨다. 면역글로불린 투여후 생백신(MMR, 수두) 접종은 11개월 후로 연기해야 한다(∵면역글로불린에 함유된 특이 항바이러스 항체가 면역반응을 방해)

② **아스피린** : 미국 순환기 학회에서는 80~100 mg/kg/일을 권하지만, 면역글로불린과 함께 쓸 경우 30~50mg/kg/일로 줄이기도 한다.

- 아급성기에는 저용량 아스피린(3~5mg/kg/일)으로 항혈소판 효과를 기대하여 6~8주간 적혈구 침강속도가 정상화 될 때까지 투여한다.
- 관상동맥류가 지속될 경우는 장기간 아스피린 ±clopidogrel 또는 와파린을 투여하는데, 라이 증후군 위험을 감소하기 위해서 수두와 독감 백신을 접종해야 한다.

③ 스테로이드 : 최근 면역글로불린의 재투여에 반응하지 않는 경우 대용량의 스테로이드 정맥내 투여로 좋은 효과를 보인 보고들이 있어 향후의 임상연구가 더 필요하다.

(2) 발병 후 1~2주에는 반드시 심장초음파검사로 심장동맥의 상태를 파악해야 한다.

(3) 예후 : 사망률은 0.1% 이내이고 약 1~3%에서 재발을 보인다. 관상동맥류의 약 50%는 1~2년 뒤 정상으로 회복된다.

## 3 혈관염 증후군

### 1) 분 류(주로 침범한 혈관 크기에 따라)

#### (1) Predominantly large-vessel vasculitides

① **Takayasu arteritis**
② Giant cell arteritis
③ Cogan syndrome
④ Behcet disease

### (2) Predominantly medium-vessel vasculitides

① Classic polyarteritis nodosa

② Cutaneous polyarteritis nodosa

③ Rheumatoid vasculitis

④ **Kawasaki disease**

⑤ Primary angiitis of the central nervous system

### (3) Predominantly small-vessel vasculitides

① Immune-complex mediated

- Cutaneous leukocytoclastic angiitis("hypersensitivity" vasculitis)
- Henoch-schönlein purpura
- Urticarial vasculitis
- Cryoglobulinemia
- Erythema elevatum diutinum

② "ANCA-associated" disorders

- Wegener granulomatosis
- Microscopic polyangiitis
- Churg-Strauss syndrome

③ Miscellaneous

- Connective tissue disorders
- Paraneoplastic diseases
- Infection
- Inflammatory bowel disease

## 2) Henoch-schönlein 자색반(Henoch-schönlein purpura, HSP)

세동맥, 세정맥, 모세혈관과 같은 **작은혈관의 IgA-매개 혈관염**으로 피부, 관절, 위창자길, 콩팥을 침범하고 소아에서 혈소판비감소성 자색반의 가장 흔한 원인이다.

정확한 원인은 확실하지 않지만 약 50% 환자에서 **상기도 감염이 선행**하고, **3~10세** 사이(90% 환자 <10세)에 가장 많이 발생하며 계절별로는 겨울과 봄에 잘 발생한다.

### (1) 증 상

**자색반,** 관절(e.g., **관절염**), 위창자길(e.g., **복통, 위장관 출혈**), 콩팥(e.g., **현미경적 혈뇨**) 증상을 보이고 이런 증상이 동시에 나타나거나 수주~수개월에 걸쳐서 나타나는 수도 있다.

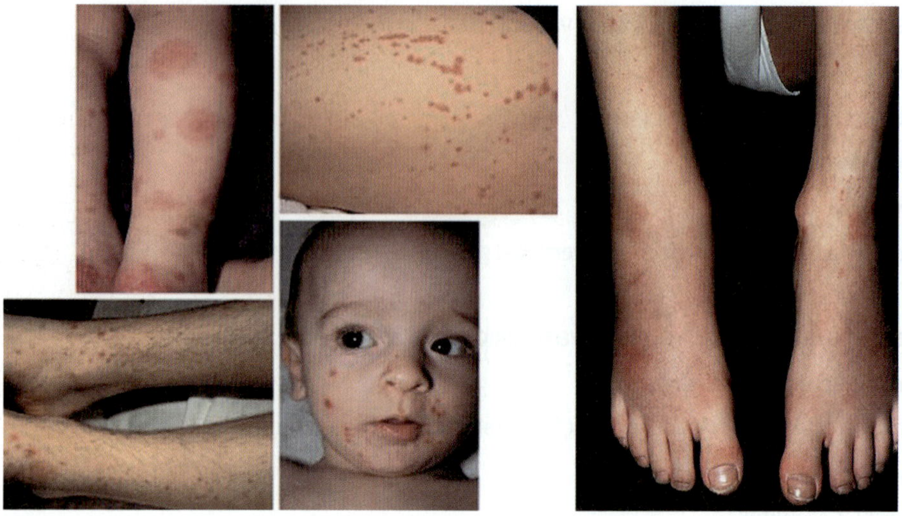


그림 23-4 Henoch-Schönlein purpura. **A,** 피부발진. **B,** 오른발목의 부기(swelling)과 자색반을 볼 수 있다.

① **피부 증상**

- 발진은 처음에는 연분홍색 반구진으로 시작하여 출혈점 또는 자색반으로 되고, 특징적인 촉지 자색반은 차츰 퇴색하여 적갈색으로 되어 몇 주 동안 반구진두드러기 모양으로 나타나 붉은 **촉지 자색반(palpable purpura)**이 되고, 차츰 퇴색하여 적갈색으로 된 후 소멸된다.
- 주로 **궁둥이, 다리**(extensor, dependent area)에 나타나고 팔, 얼굴에도 나타날 수 있지만 대개 몸통에는 나타나지 않는다.
- 부종이 뒷머리덮개(영아), 엉덩이 등의 의존 구역(dependent area)이나 눈꺼풀, 고환, 손등과 발등과 같은 확장성이 좋은 조직에 주로 발생할 수 있다.

② **관절 증상**

- 환자의 2/3 이상에서 관절염 또는 관절통을 보이는데, 주로 **무릎과 발목**에 통증, 부기, 운동범위 감소를 나타낸다. 관절손상이나 기형 등의 후유증은 남기지 않는다.

③ **복부 증상**

- 50~75%의 환자에서 위창자길 침범을 보여서 **급경련 복통(colicky abdominal pain),** 구토, 위장관 출혈이 나타날 수 있다.
- 간혹 창자겹침증(대개 ileoileal)이 합병되는 수도 있고, 창자천공이나 이자염이 오는 수도 있다.

④ **콩팥 증상**

- 25~50%에서 콩팥 침범을 보이고, 육안적 또는 **현미경적 혈뇨, 단백뇨** 등을 보인다. 심한 경우 핍뇨, 고혈압, 급성콩팥기능상실을 초래할 뿐만 아니라 만성 신염으로 되는 예도 있다.
- 대부분 다른 증상 발현후 4주이내, 97~100%에서 3개월 이내에 콩팥 증상을 보인다.

### (2) 검사소견

① HSP를 확진할 수 있는 검사 방법은 없고 혈관염에 대한 확진은 생검(피부, 콩팥)으로 할 수 있지만 대개 임상소견으로 진단한다.

② 출혈 시간, 응고 시간 등 **혈액 응고에 관한 검사는 모두 정상**이다.

③ 약 50%에서 혈청 IgA 농도가 증가하고, ANA, ANCA, anti-dsDNA는 대개 음성이다. 콩팥 침범 시 소변검사에서 적혈구, 백혈구, 원주 등이 발견되는데, 소변검사를 반복해서 시행해야 한다.

### (3) 치 료

① 대증요법 : 수분 공급, 통증 조절(acetaminophen) 등을 한다. 대부분 외래에서 치료 가능하지만 심한 복통, 콩팥 침범, 의식변화 등의 증상이 있는 경우 입원 치료한다.

② **Corticosteroids**(prednisone 1～2mg/kg/일) : **위장관 증상**(e.g., 복통) **및 중추신경계통 합병증을 완화**시키는데 도움이 되지만, **콩팥 침범 예방이나 자색반의 기간 단축 및 재발 예방 등에 효과 있다는 증거는 없다.**

### (4) 예후 및 자연경과

자기국한병(self-limited disease)으로 **평균 4주 정도 지속**되지만 **약 1/3의 환자는 재발**을 하여 수개월 또는 그 이상 지속되는 수도 있다(일반적으로 4～6개월 정도).

**콩팥 침범 여부가 예후에 가장 중요**하고 드물게는 만성 콩팥염으로 말기콩팥병이 될 수 있다.

# 24 피부 질환

# Skin Disorders

## 1 신생아 피부의 특징

1) 피부가 얇고 모발이 적으며, 세포 간 유착이 약하다.
2) 땀 및 피지의 분비가 적다.
3) 외부 자극에 민감하다.
4) 세균감염에 약하다.
5) 접촉 알레르기가 드물다.
6) 미숙아나 손상된 피부, 음낭 등은 피부경유 흡수가 증가되어 있다.
7) 미숙아의 경우 피부를 통한 수분의 손실이 성인에 비해 크게 증가되어 있다.
8) 소아는 체표면적의 비율이 크다.

## 2 신생아의 일과성 병변

### 1) 미립종(Milia)

신생아의 약 40%에서 관찰되며, 이마, 뺨, 코 등에 주로 나타난다. 피지샘에 각질과 피질의 정체가 일어나 발생한다. 백색 내지 황색의 작은(1~2mm) 표재성 구진의 소견을 보인다.〈그림 24-1〉 대개는 생후 수주 이내에 자연 소실되므로 질병의 경과에 대하여 부모들을 잘 이해시킬 필요가 있다.

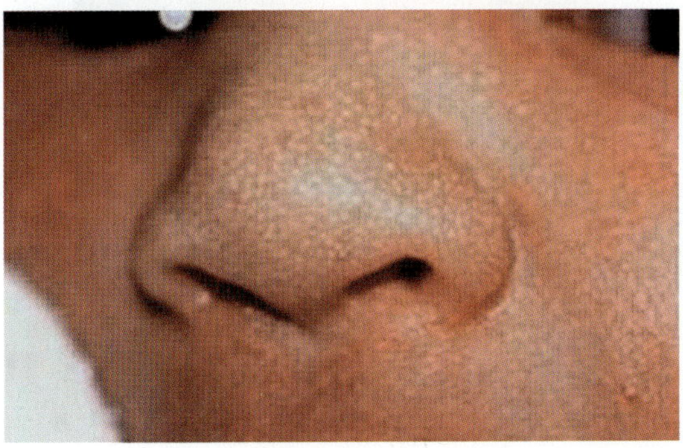

그림 24-1 미립종.

### 2) 연어반(Salmon patch)

불꽃 모반(nevus flammeus)의 일종으로 신생아의 약 30~50%에서 발견된다. 경계가 불확실한 연한 핑크빛의 반점으로 목 뒤나 눈꺼풀 등의 중앙 부위에 흔히 발생한다.〈그림 24-2〉

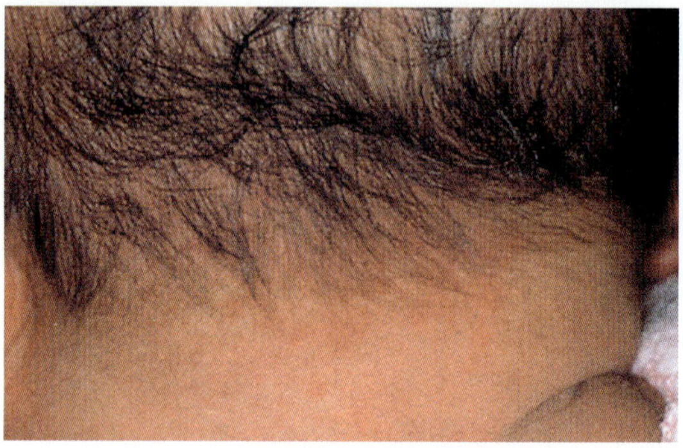

그림 23-2 연어반

### 3) 신생아 중독성 홍반(Erythema toxicum of the newborn)

신생아의 약 30~70%에서 발견되는 흔한 질환으로 대개 생후 수일 이내에 나타나 1주 정도 지속된다. 무증상의 홍반 구진 및 고름물집으로 손, 발바닥을 제외한 전신에 나타날 수 있다.〈그림 24-3〉 Giemsa 염색을 시행하면 많은 호산구가 관찰된다. 자연 소실되므로 필요하지 않다.

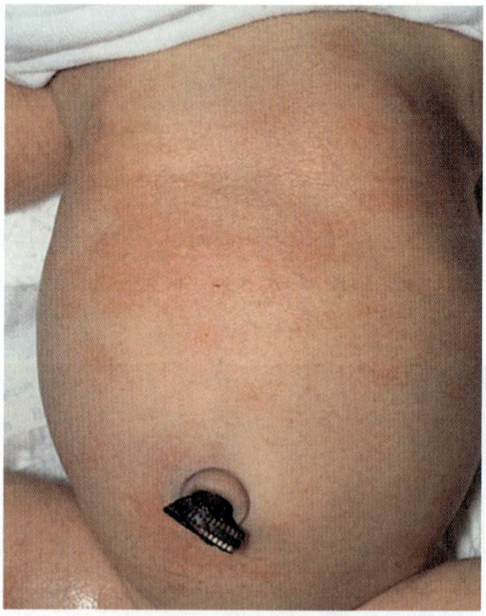

그림 24-3 중독성 홍반

### 4) 일과성 신생아 고름물집 흑색증(Transient neonatal pustular melanosis)

드문 질환이다(흑인 신생아의 4.4%, 백인 신생아의 0.2% 정도에서 발견된다). 표재 잔물집 고름물집이 출생시에 발견되며 수일에 걸쳐 새로운 병터가 발생한다. 호발부위는 이마, 목 등으로 잔물집 고름물집은 쉽게 파열되며 주위에 미세한 인설이 있는 갈색반을 형성한다. 자연 소실되므로 필요하지 않다.〈그림 24-4〉

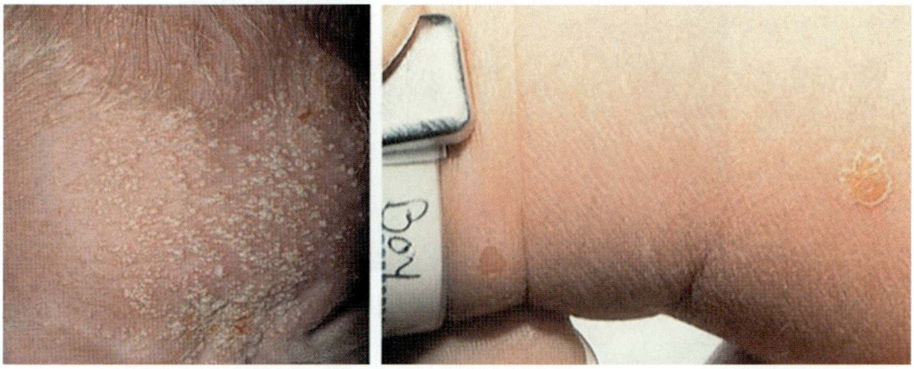

A B

그림 24-4 **일과성 신생아 고름물집 흑색증. A,** 이마와 머리덮개에 작은 고름물집을 볼 수 있다. **B,** 고름물집이 터진 후 미세한 인설이 있는 갈색반을 볼 수 있다.

### 5) 땀 띠(Miliaria)

고온 다습한 환경에서 에크린 한관(eccrine sweat duct)이 각질에 의하여 폐쇄됨으로써 땀이 분비되지 못하고 축적되어 일어난다.〈그림 24-5〉

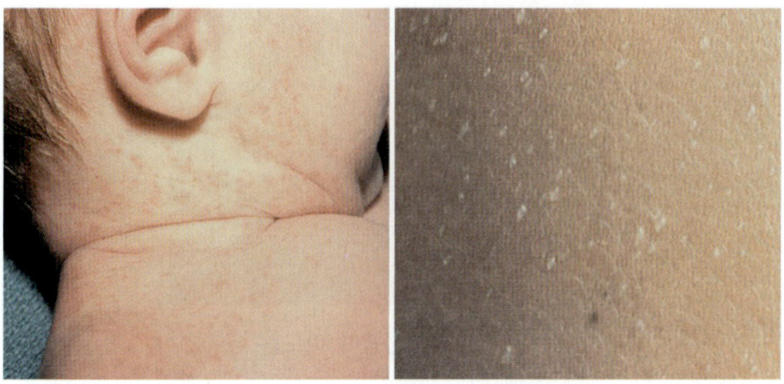

그림 24-5 **적색 땀띠**(miliaria rubra)와 **수정땀띠**(miliaria crystallina)

### 6) 대리석 피부증(Cutis marmorata)

피부가 추위에 노출되었을 때 모세혈관과 정맥의 확장에 의해 나타난다. 적청색의 그물 같은 모양을 보인다.〈그림 24-6〉 따뜻해지면 소실된다.

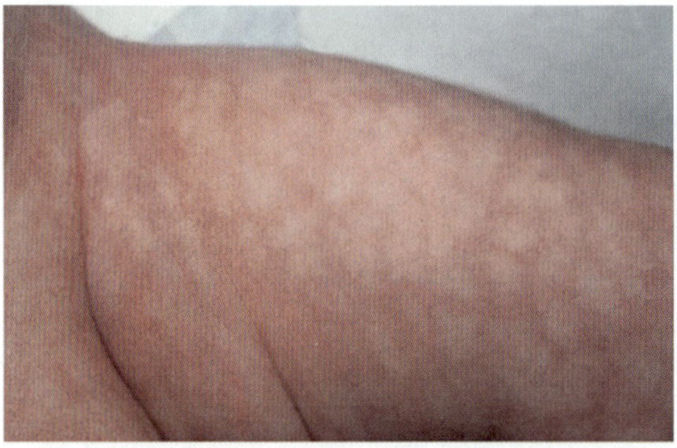

그림 24-6 대리석 피부증

### 7) 신생아 여드름(Neonatal acne)

사춘기 여드름과 비슷하나 고름물집이나 심한 낭포성 병터는 드물다. 아마도 피지샘에 대한 호르몬 자극의 결과로 생각된다. 대개 수주 이내에 소실되며, 국소 치료에 잘 반응한다.

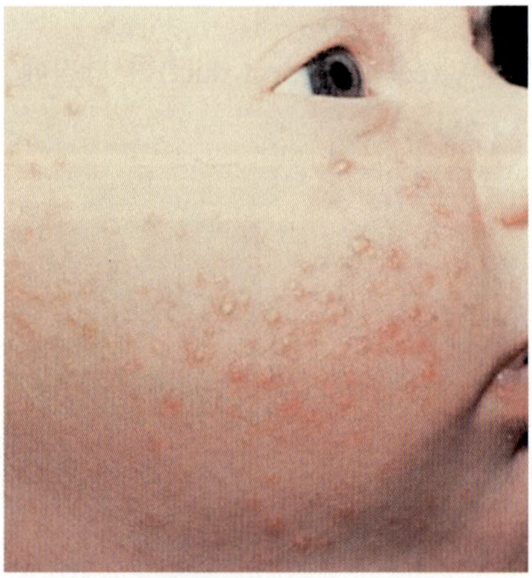

그림 24-7 신생아 여드름

### 8) 그 외

(1) 할리퀸 색조 변화(Harlequin color change) : 몸의 중앙선을 경계로 이마에서 치골에 이르기까지 눌린 쪽은 붉고 눌리지 않은 쪽은 창백해지는 것

(2) 몽골반 : 주로 동양인이나 흑인에게서 볼 수 있으며 대부분 생후 수년 내에 소실

## 3 혈관 장애

### 1) 불꽃 모반(Nevus flammeus)

(1) 모세혈관이 확장된 결과이며, 경계가 확실한 붉은색의 반점이다.〈그림 24-8〉

(2) 얼굴의 한쪽에만 발생하는 예가 가장 흔하다.

(3) 동반되는 증후군 : Sturge-Weber 증후군, Klippel Trenaunay 증후군 등

(4) 치료 : 붉은색을 치료할 수 있는 레이저 광선을 이용한다.

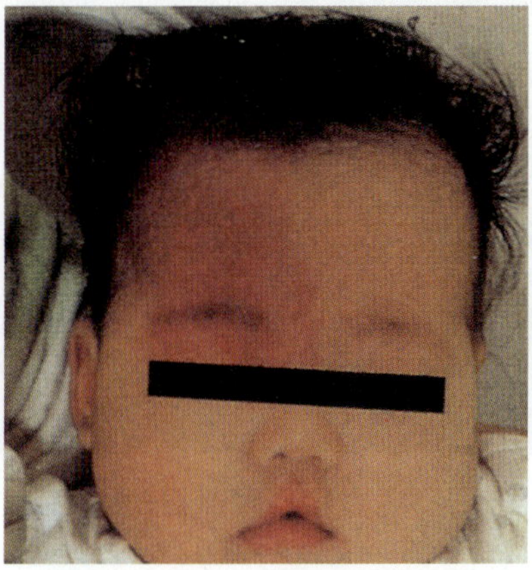

그림 24-8 Sturge-Weber 증후군

### 2) 딸기 혈관종(Strawberry hemangioma), 모세혈관종(Capillary hemangioma)

붉은색의 융기된 분엽성의 종괴로 머리와 목 등에 호발한다.〈그림 24-9〉 출생시 또는 출생 후 1주 이내에 발생하여 첫 1년 동안 빠르게, 이후 5년 동안 천천히 커지다가 10~15세까지는 소실된다. 많은 예에서 자연퇴축을 보이기 때문에 기다려 보는 것이 가장 좋은 치료방법이다.

그러나 표피밑 조직의 혈관 증식이 심한 경우에는 자연 퇴축 후라도 위축된 반흔의 형태로 흉이 남는 수가 많기 때문에 증식기에 부신겉질 호르몬제(국소 주사제) 등을 사용하여 혈관종 증식을 막을 수 있다. 호흡, 식이 등의 기능 장애를 유발하는 경우에는 외과적 절제, 경구 스테로이드, 스테로이드 국소 주사 등의 방법을 이용할 수 있다.

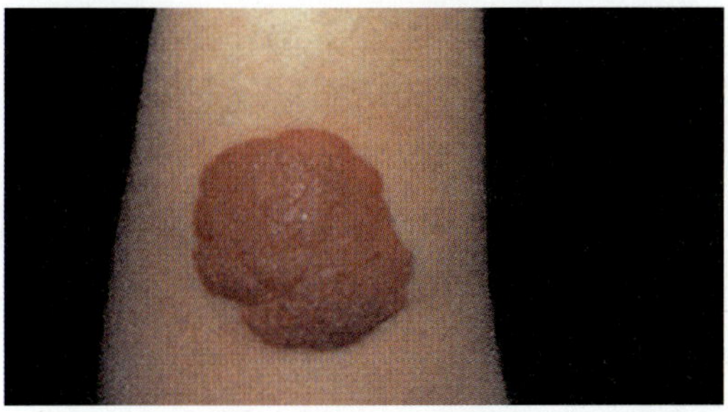

그림 24-9 딸기 혈관종

### 3) 해면 혈관종(Cavernous hemangioma)

진피 또는 지방층의 결절로 나타난다. 색조는, 깊이에 따라 표재성인 것은 적색을 띠나 깊은 것은 청색조가 가미된다.〈그림 24-10〉 단독으로 발생하기도 하고, 흔히 딸기혈관종과 공존하지만, 딸기혈관종과 달리 자연 위축되는 경향이 적다. 다른 기관의 기형과 동반되는 경우는 자연 위축되는 경향이 적고 불완전하므로 적극적인 치료가 필요하나 결과는 만족스럽지 못하다.

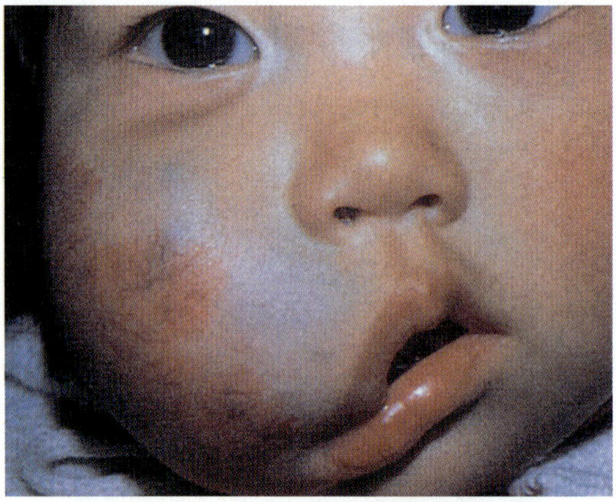

그림 24-10 해면 혈관종

## 4 감염 질환

### 1) 세균질환

#### (1) 접촉 전염 고름딱지증, 전염성 농가진(Impetigo contagiosa)

① 원인 : *S. aureus*와 β-**hemolytic streptococcus**에 의하여 발생된다.

② 취학연령 이전 소아에서 호발한다.

③ 피부 병터 : 붉은 반점(홍반)에서 시작하여 얇은 잔물집이 형성된 후 파열된다. 터진 잔물집으로부터 노란 진물이 나오고 이것이 말라붙어 노란색 딱지가 앉게 된다.〈그림 24-11〉

④ 합병증 : 사슬알균의 감염에 의한 경우, 드물기는 하나 토리콩팥염이 발생할 수 있다.

⑤ 치료

- 병터 부위를 깨끗이 씻고 습포로 딱지를 제거한다.
- 항생제 국소 도포(mupirocin) : 새로운 병터의 발생을 막는다.
- 항생제 복용 또는 정맥 주사 : 병터가 넓거나 고열 등 전신 증상이 있는 경우

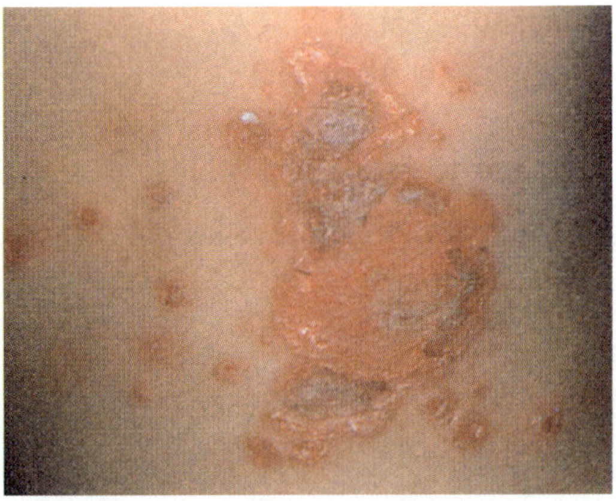

그림 24-11 고름딱지증

### (2) 물사마귀, 전염성물렁증(Molluscum contagiosum)

① 원인 : **Pox 바이러스**

② 중심부에 함몰이 있는 **구진**이 특징이다.〈그림 24-12〉

③ 신체의 어느 부위에나 발생할 수 있다.

④ 색소는 피부색과 동일한데, 긁어냄술하면 흰색의 비지 같은 물질이 나온다.

⑤ 아토피 피부염이 있는 소아에서 광범위하게 발생되는 예가 있다.

⑥ 치료 : 자가 접종(autoinoculation)되지 않게 한다. **긁어냄술(소파술)**로 제거하는 것이 가장 효과적이다.

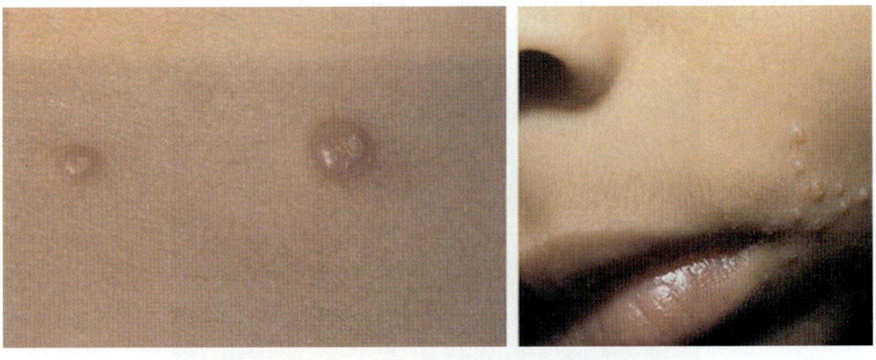

그림 24-12 물사마귀

### (3) 이감염증(Pediculosis)

① 머리, 음부, 겨드랑이의 털에 기생하는 이(lice)에 의한 것이다.

② 가려움증, 긁어서 생기는 2차 피부염이 특징적인 증상이다.

③ 치료

- Kwell 로션(gamma benzene hexachloride)이나 Eurax 로션(crotamiton)이 효과적이다. 아침에 머리

를 감고 국소적으로 바르면 대부분 낫는다.
- 접촉자는 모두 검사하여 재감염을 방지해야 한다.

#### (4) 포도 구균성 열상 피부 증후군

① 원인 : Staphylococcus 균에서 형성된 exfoliative toxin이 혈중에 순환하면서 유발된다.
② 임상소견
- 동통을 동반하는 발적된 피부
- Nikolsky 반응양성(피부 벗겨짐)

③ 치료 : 화상에 준한 치료, 항생제 투여, 수분과 전해질 조절

## 5 습진성 질환

### 1) 지루 피부염(Seborrheic dermatitis)

가려움증은 없고 인설과 홍반의 증상을 보인다.〈그림 24-13〉 주로 머리덮개, 얼굴, 귀 뒤의 주름, 샅굴부위 등에 발생한다. 전신에 나타나는 경우도 있으나, 환자의 건강 상태는 양호하다.

#### (1) 치 료

① 진물이 나는 경우에는 burow 용액으로 찜질을 하거나, 대개는 약한 스테로이드 제제를 바르면 효과가 있다.
② 머리덮개의 치료에는 항지루성 샴푸 제제가 효과적이다.

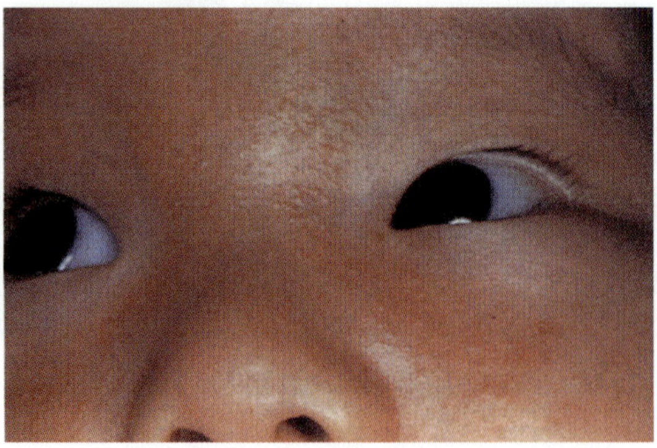

그림 24-13 지루 피부염

### 2) 기저귀 피부염(Diaper dermatitis)

기저귀를 차는 부위에 발생하는 피부염을 총칭한다. 일종의 자극 피부염이다.

### (1) 원 인

① 소변과 대변의 지속적 접촉과 자극
② 젖은 기저귀와 공기가 통하지 않는 기저귀보에 의한 침연
③ *Candida albicans* 감염 등이 원인이다.

### (2) 피부 증상〈그림 24-14〉

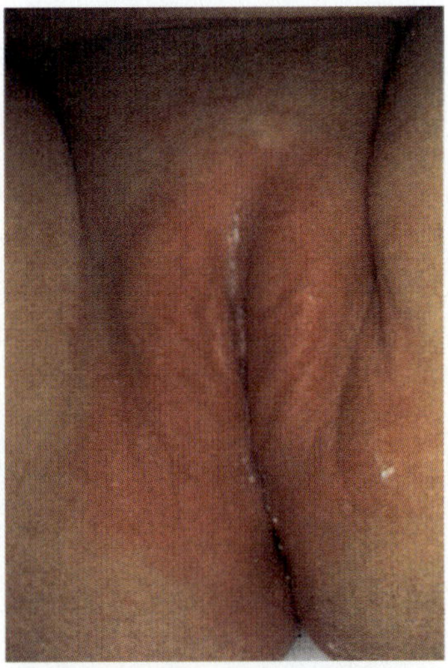

그림 24-14 기저귀 피부염

① 초기에 홍반이 발생하며 만성화됨에 따라 건조해지고 인설이 발생한다.
② 심한 경우에는 비후성 판과 잔물집 및 까짐이 생기기도 한다.

### (3) 치 료

① 깨끗하게 해주고 잘 건조시키는 것이 가장 중요하다. 자주 기저귀를 갈고 자주 씻어 준다.
② 약한 세제를 쓰고 잘 헹궈 주는 것이 중요하다.
③ 잘 건조시키고, 삼출이 있는 경우 습포를 한 후 약한 스테로이드 연고(1% hydrocortisone)를 발라준다.
④ Zinc oxide가 함유된 연고도 효과적이다.

# 25 소아 안과
# Pediatric Ophthalmology

## 1 시력 발달과 약시(Amblyopia)

### 1) 시력 발달

출생 직후 사물을 볼 수 있지만, 물체를 똑바로 주시하거나 눈앞에서 움직이는 물체를 따라보는 것은 2~3개월 지나야 관찰할 수 있다. 양안시는 생후 2~3개월경, 입체시는 생후 3~6개월경 시작된다. 시력 발달의 가장 중요한 시기는 생후 1주~4개월이고, 시력 발달은 8~9세까지 계속된다. 이 시기에 시력 발달이 장해를 받는 경우 약시 등의 장애가 남게 된다.

## 2 사 시(Strabismus)

### 1) 정 의

양안의 시선이 보려고 하는 물체를 향하지 않는 상태를 말한다.

(1) 내사시 : 한쪽 눈이 안쪽으로 돌아가 있는 것

(2) 외사시 : 한쪽 눈이 바깥쪽으로 돌아가 있는 것

(3) 상사시 : 한쪽 눈이 위쪽으로 가 있는 것

(4) 하사시 : 한쪽 눈이 아래쪽으로 가 있는 것

### 2) 위 치

**출생 후 3~4개월이 되면 양안은 정상 위치로** 되며, 어떤 물체를 볼 때 같이 움직이며 따라 본다. 그러나 그 후에도 눈의 위치가 정상이 아닐 때에는 영아 사시라고 생각해야 된다.

### 3) 검 사

(1) 사시 유무 검사 : 펜라이트 검사(Hirschberg 검사)〈그림 25-1〉

(2) 사시각 측정 : 프리즘을 대고 양안을 번갈아 가리면서 측정한다.

(3) 안저 검사 : 시력이 나빠질 원인이 있는지 찾는다.

(4) 굴절 검사 : 굴절 이상이 있으면 안경으로 교정한다.

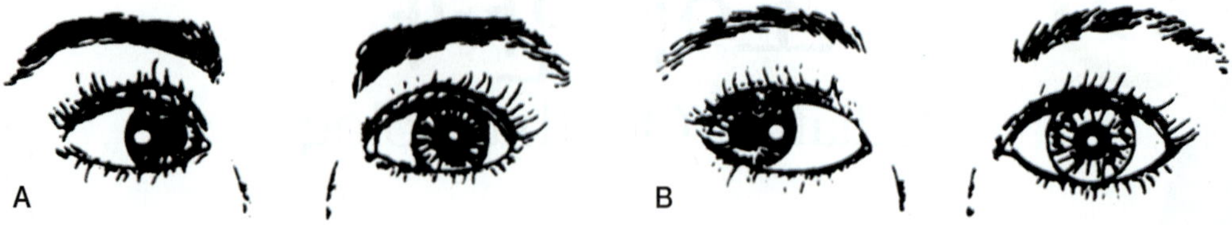


그림 25-1 Hirschberg 검사. A, 내사시 : 우안에서는 동공의 중심보다 외측에 반사가 되고 있다. B, 외사시 : 우안에서는 동공의 중심보다 내측에 반사가 되고 있다.

### 4) 치 료

원시로 인한 조절 내사시의 경우는 원시안경을 사용하게 한다. 양안의 굴절력이 다르거나 심한 난시가 있으면 안경 교정과 약시 치료가 필수적이다. 좋은 눈을 가려서 시력이 나쁜 눈을 사용하게 하여 시력을 증진시키는 가림법을 이용할 수도 있다.

## 3 눈꺼풀 질환

### 1) 다래끼(맥립종, Hordeolum, stye)

#### (1) 겉다래끼(외맥립종, External hordeolum)

눈꺼풀의 짜이스샘(gland of Zeis) 또는 몰샘(Moll's gland)의 급성화농 염증을 말한다.

**① 증 상**

다발성으로 발생하는 경향이 있고 자주 재발하기도 한다. 초기에는 발적, 비대 및 통증이 생기고 며칠 지나면 통증이 감소하면서 고름집이 되고 피부로 배농이 된다.

**② 치 료**

- 더운찜질, 항균제를 점안하거나 복용
- 고름집이 형성된 경우에는 눈꺼풀테와 나란히 피부를 절개한 후 배농시킨다.

#### (2) 속다래끼(내맥립종, Internal hordeolum)

눈꺼풀의 눈꺼풀판 샘(Meibomian gland)의 급성 화농 염증을 말한다.

**① 증 상**

- 결막면에 나란히 노란 농양점이 나타난다.

**② 치 료**

- 더운찜질, 항균제를 점안하거나 복용
- 눈꺼풀테와 직각 방향으로 결막면을 절개한 후 배농시킨다.

#### (3) 콩다래끼(산립종, chalazion)

눈꺼풀판 샘(meibomian gland)의 무균 만성 육아종을 말한다.

**① 증 상**

염증 증상이 없다.

**② 치 료**

작은 것은 자연 흡수가 되기도 하지만, 대부분은 내용물을 긁어내야만 치유된다. 눈꺼풀테와 직각 방향으로 결막면을 절개한 후 큐레트로 내용물을 제거한다.

### 2) 덧눈꺼풀(Epiblepharon)

눈안쪽눈구석 근처 아래눈꺼풀의 속눈썹 주변에 피부나 눈둘레근이 과도하여 비정상적으로 주름이 잡히고, 이로 인해 속눈썹이 각막에 닿아 눈을 자극하게 되는 경우다. 동양인 어린이에게 흔하며 아래쪽을 볼 때 속눈썹이 각막에 닿게 된다.

## 4 눈물기관 질환

### 1) 선천 코눈물관 막힘(Congenital nasolacrimal duct obstruction)

코눈물과 하부의 비강 쪽으로 개구부인 하스너판(Hasner's valve)은 임신 6개월 후반부에 개통된다. 정상 신생아의 약 6%는 하스너 판이 막힌 채로 출생한다.

#### (1) 증 상

눈물흘림과 눈꼽이 주증상이다. 만성 눈물주머니 염증이 동반되어 눈물주머니 부위를 누르면 점액과 농의 혼합물이 눈물점을 통하여 역류된다.

#### (2) 치 료

출생 후 수주 또는 수개월까지는 국소 항생제 점안과 눈물주머니 마사지를 병행하면서 상태를 살피는데, 대부분 수개월 내에 저절로 치유된다(96%에서 1세 이전에 자연 소실된다). 수개월 이후(생후 1년)에도 치유되지 않으면 코눈물관 더듬자검사(probing)를 시행한다. 이 방법으로도 치유되지 않으면 코눈물관의 실리콘관 삽입술과 또는 balloon dacryoplasty를 단계적으로 시행한다.

# 5 결막 질환

## 1) 신생아 결막염, 신생아 눈염증(Ophthalmia neonatorum, neonatal conjunctivitis)★

생후 1개월 이내에 발생하는 모든 결막염을 말한다.

### (1) 세균 결막염

① **임균 결막염**(Gonococcal conjunctivitis)

- 잠복기 : 2~5일 정도
- 증상 : 매우 심하다.
  - 눈꺼풀 부종, 결막 부종, 농성 분비물, 각막 궤양까지 일으켜 심하면 각막 천공이 일어나고 실명한다.
- 치료 : 항생제를 자주 점안하고 항생제 전신 투여(ceftriaxone)한다.

② **클라미디아 결막염**(Chlamydial conjunctivitis)

- 잠복기 : 5~14일 정도
- 치료 : 항생제(erythromycin)를 전신 투여하고 점안한다.

### (2) 바이러스 결막염

- 잠복기 : 5~7일 정도
- 치료 : 항바이러스 제제를 점안한다.

### (3) 화학 결막염(Chemical conjunctivitis)

출생 직후 1% silver nitrate를 점안하는 경우 **수시간 내**에 발생할 수 있다. 3~4일 정도 지나면 자연 치유된다.

## 2) 바이러스 결막염(Viral conjunctivitis)

유행성 눈병으로 잘 알려져 있다.

### (1) 유행 각막결막염(Epidemic keratoconjunctivitis)

① 원인 : adenovirus type 8, 19

② 증상

- 잠복기는 4~10일, 질병의 경과는 3~4주 지속된다.
- 계절에 관계없이 모든 연령층에서 유행한다.
- 보통 양안에 발생하며, 상피성 각막염이 생길 경우 환자는 눈부심을 호소한다.
- 결막에 여포를 형성하고 결막에 위막(pseudomembrane)이 생길 수 있다.

③ 치료
- 특별한 치료는 없고 전염 예방에 주력하도록 한다(눈에 손을 대지 않는다).
- 눈부심 증상이 있을 때 steroid 제재를 점안하는 것이 도움된다.

### (2) 급성 출혈 결막염(Acute hemorrhagic conjunctivitis) : 아폴로 눈병이라고도 불린다.

① 원인 : enterovirus type 70

② 증상 : **결막 충혈**, **결막하출혈**, **결막여포**, 동통, 눈물흘림, 이물감, 눈부심, 심한 눈곱, 귀앞 림프절 비대

③ 치료
- 대개 1～3주 정도 지나면 자연 치유된다.
- 2차 감염을 예방하기 위하여 항생제 점안약으로 치료한다.
- 감염된 개개인의 개인위생을 철저히 하여 주위 사람들에게 옮기지 않도록 주의해야 한다.

### (3) 봄철각결막염(Vernal Keratoconjuctivitis)

① 역학
- 봄과 여름에 주로 양쪽 눈에 발병한다.
- 사춘기 이전에 발병하여 5～10년간 지속된다.

② 증상
- 심한 가려움
- 끈끈하고 실 같은 점액성 분비물
- 위눈꺼풀 결막에 거대유두, 아래눈꺼풀결막에는 작은 유두
- 결막찰과표본과 점액성 분비물에서 다수의 호산구가 관찰된다.

③ 치료
- 대증요법
- 단기간 스테로이드 제제

PACIFIC PEDIATRICS

# 26 손상과 중독
# Injury and Poisoning

## 1 손 상

### 1) 손상의 역학(Injury epidemiology)

손상은 질병과 마찬가지로 과학적으로 예측할 수 있으며, 원인과 그에 따른 위험군이 존재하고, 유형별로 예방법을 개발할 수 있다. 손상은 1세 이상의 소아에서 가장 흔한 사망원인으로 모든 질병을 합친 것보다 많은 원인이다. 1～4세 어린 소아에서는 사망원인의 약 40%가 손상에 의한 것으로 두 번째로 흔한 원인인 출산 전후기 질환의 3배, 세 번째 흔한 원인인 선천기형보다 4배 정도가 많다.

#### (1) 손상의 조절(Injury control)

손상의 예방을 위해 운전자 교육 및 화재예방 교육 등이 필요하며, 생산품 디자인을 안전하게 변경하고 위험한 환경의 개선이 필요하다.

손상을 당한 소아의 치료 및 소생을 위해 응급의료 체계의 활성화, 다발 손상과 화상 및 두부 손상을 입은 소아의 지역별 외상센터의 활성화, 특수화된 소아 재활센터의 활성화가 필요하다.

#### (2) 손상의 종류별 빈도 및 특징

우리나라 소아 및 청소년의 손상에 의한 사망원인 빈도를 보면 교통사고가 압도적으로 많다.〈**표 26-1**〉 유아기에는 화상, 익수, 추락이 많은 원인을 차지하고, 취학연령전기에는 보행자 사고와 교통사고가 많으며, 청소년기는 익수와 교통사고 및 화상이 많다. 성별은 1～9세까지는 남자가 더 많은 것으로 나타났다. 경제적으로 빈곤한 계층에서 위험한 환경에 노출될 가능성이 많고, 소아의 사고도 더 많이 일어난다.

**① 교통사고**

5～9세 사이에는 보행자 사고가 많으므로 보호자의 관심과 교육이 필요하다.

**② 익 수**

학령전기와 10대 후반에 많이 일어나며, 척추 손상이 생기면 영구적인 장애로 남을 수 있다.

**③ 화 상**

약 85%는 가정에서 발생하며, 심한 화상부터 연기에 의한 질식으로 사망하는 경우도 있다.

**표 26-1 우리나라 소아 및 청소년의 사고에 의한 사망원인(2009년)**

| 사망원인 \ 연령 | <1 | 1~4 | 5~9 | 10~14 | 15~19 | 합계 |
|---|---|---|---|---|---|---|
| 자살 | 0 | 0 | 4 | 77 | 369 | 450 |
| 교통사고 | 6 | 53 | 85 | 57 | 242 | 443 |
| 타살 | 24 | 20 | 26 | 13 | 23 | 106 |
| 익사 | 0 | 15 | 27 | 20 | 28 | 90 |
| 추락 | 3 | 22 | 6 | 8 | 11 | 50 |
| 화상 | 0 | 2 | 3 | 5 | 5 | 15 |
| 중독 | 0 | 0 | 3 | 2 | 2 | 7 |
| 기타 외인사 | 46 | 23 | 19 | 35 | 53 | 176 |
| 합계 | 79 | 135 | 173 | 217 | 733 | 1,337 |

**④ 질식과 기도폐쇄**

1세 이하에 많고 사탕, 포도, 땅콩, 장난감 등이 원인이다.

**⑤ 자살 및 타살**

자살은 10세 이후에 증가하고, 살인의 경우 영아는 아동학대에 의한 경우가 많고, 청소년 시기는 동료에 의한 사고가 많다.

**⑥ 중 독**

약품이나 화학제품의 경우 소아가 열지 못하도록 포장 용기를 만들거나 단위 용기당 용량을 제한하여야 한다.

## 2) 손상의 종류

### (1) 교통사고(Traffic accident)

소아 사고사 중에서 1위를 차지하고 있다. 외부요인에 의한 사망 중 가장 흔한 원인이다.

15~19세 사이의 청소년이 가장 많았다. 4세 이하의 연령에서 **안전 의자나 안전벨트**를 사용하여 소아가 못 움직이게 하는 장치는 사망률을 71%나 감소시키는 효과가 있다고 보고되었다.

청소년기에는 심야에 사고가 많이 발생하며, 빠른 속도와 자동차의 크기가 작을수록 사망률이 높아지고 음주와도 관련이 있으므로 보호자의 지도가 필요하다.

교통사고 중에서 보행자 사고가 많은데 이를 막기 위해 유아기에서 취학연령전기까지 혼자서는 길을 못 건너게 하는 것을 교육해야 한다.

### (2) 낙 상(Falls)

치명적이지 않은 어린이 사고의 가장 흔한 원인이다. 낙상의 1/2이 가정에서 발생하며, 특히 4세 이하 영아의 낙상이 가장 많이 발생하는 곳이 가정이다.

### (3) 익 수(Near-drowning)

물에 빠진 후 24시간 이내에 사망하는 경우를 익사(drowning), 24시간 이상 생존한 경우를 익수(Near-drowning)이라고 한다.

① 익수로 인한 생리적변화 : 후두경련, 저산소증, 흡인, 저체온

② 특히 저산소증은 세포에 손상을 일으키므로 물에 빠져있는 시간이 길수록 예후가 나쁘다.

③ 치료

- 현장에서 지체없이 인공호흡을 실시한다.
- 저체온을 방지(젖은 옷을 벗기고 담요나 온열기를 활용함)



# 2 중 독

## 1) 역 학

50% 이상이 5세 미만에서 일어난다. 소아의 경우 90% 이상은 집에서 발생하며, 대부분 한 가지 물질에 중독된다. 구강으로 섭취하는 경우가 75%로 가장 많고, 피부, 눈, 기도에 노출될 수 있다. 약물, 화장품, 세척제, 식물, 이물 등에 의해 일어난다. 약물남용이나 자살의 가능성도 고려해야 한다.

## 2) 증 상

(1) 혼수상태 : 약물 중독의 가능성을 생각해 보고, 외상, 뇌혈관 사고, 가사, 수막염, 전해질 이상 등과 감별해야 한다.

(2) 동공 축소 : 다리뇌(pons)의 병터, 마약, organophosphate, phenothiazine, chloral hydrate 등의 약물 중독의 가능성이 있다.

(3) 동공 산대 : atropine, amphetamine, tricyclic antidepressant 중독의 가능성이 있다.

(4) 탄화수소(carbohydrate)는 비중이 낮고 흡인 폐렴을 일으킬 위험성이 많다.

(5) 부식성 물질을 마셨을 때는 작열감, 삼킴곤란, 상복부 통증, 입점막의 작열감, 미열 등이 일어난다.

(6) 양잿물을 먹었을 때에는 식도나 인두의 괴사를 일으키며, 상처가 아물면서 협착을 일으키게 된다.

(7) 약물 중독에 의한 부정맥

① phenothiazine이나 항히스타민제 → QT시간의 연장

② TCA나 antidepressant → QRS 시간의 연장

③ digoxin, cyanide, $\beta$-blocker → 느린맥

(8) 약물 중독 때 증상은 〈표 26-2, 표 26-3〉과 같다.

**표 26-2** 중독 때 나타나는 증상

| 구 분 | | 중독 물질 |
|---|---|---|
| 냄새 | 아세톤 냄새 | Isopropyl alcohol, methanol, **salicylate** |
| | 알코올 냄새 | Ethanol |
| | 마늘 냄새 | Arsenic, thallium, **organophosphate** |
| | 석유 냄새 | 가솔린, 석유 |
| 눈 증상 | 축소된 동공(miosis) | **마약, organophosphate**, 버섯, clonidine, phenothiazine, chloral hydrate, **barbiturate(초기)** |
| | 산대된 동공(mydriasis) | Atropine, alcohol, cocaine, amphetamine, antihistamine, tricyclic antidepressant, carbon monoxide |
| | 눈떨림 | Phenytoin, barbiturate, ethanol, carbon monoxide |
| | 눈물 | Organophosphate, 자극 가스 |
| | 망막 출혈 | Methanol |
| | 시력 장애 | Methanol, botulism, carbon monoxide |
| 피부 증상 | 수포 | heroin, phencyclidine(PCP), amphetamine, barbiturate |
| | 건조하고 더운 피부 | Anticholinergic agents, botulism |
| | 땀 | organophosphate, nitrates, 버섯, 아스피린, cocaine |
| | 탈모 | Thallium, arsenic, 납, 수은 |
| 구강 증상 | 침흘림 | Organophosphate, salicylate, 부식제, strychnine |
| | 구강건조 | Amphetamine, anticholinergic, antihistamine |
| | 화상 | 부식제 |
| | 잇몸의 선 | 납, 수은, 붕산 |
| | 잘 삼키지 못함 | 부식제, botulism |
| 위장 증상 | 산통 | Arsenic, 납, thallium, organophosphate |
| | 설사 | Arsenic, 철, 붕산 |
| | 변비 | 납, 마약, botulism |
| | 토혈 | Aminophylline, 부식제, 철, salicylate |
| 심증상 | 빠른맥 | Atropine, 아스피린, amphetamine, cocaine, tricyclic antidepressant, theophylline |
| | 느린맥 | Digitalis, 마약, 버섯, clonidine, organophosphate |
| | 고혈압 | Amphetamine, LSD, cocaine |
| | 저혈압 | Phenothiazine, barbiturate, tricyclic antidepressant, imipramine |
| | QRS 시간 연장 | Diphenhydramine(대량), encanide, flecainide, hyperkalemia, hypothermia, phenothiazine(대량), tricyclic antidepressant |
| | QT 간격 연장 | Phenothiazine |
| | 부정맥 | Amphetamine, arsenic, caffeine, carbon monoxide, chloral hydrate, cocaine, cyanide, digitalis, freon, phenothiazine, propranolol, quinidine, theophylline, tricyclic antidepressant |

**표 26-2** 중독 때 나타나는 증상 *(계속)*

| 구 분 | | 중독 물질 |
|---|---|---|
| 호흡증상 | 호흡 억제 | Alcohol, 마약 |
| | 호흡 증가 | Amphetamine, 아스피린 |
| | 폐부종 | Hydrocarbons, heroin, organophosphate, 아스피린 |
| 중추 신경 증상 | 조화운동불능(ataxia) | Alcohol, antidepressant, barbiturate, anticholinergic, phenytoin, 마약 |
| | 혼수(coma) | Sedative, 마약, barbiturate, PCP, organophosphate, salicylate, cyanide, carbon monoxide |
| | 고체온 | Anticholinergic, quinine, salicylate, LSD, phenothiazine, amphetamine, PCP |
| | 근육 연축(fasciculation) | Organophosphate, theophylline |
| | 근육 경직(rigidity) | Tricyclic antidepressant, PCP, phenothiazine |
| | 경련 | Amphetamine, antihistamine, caffeine, camphor, cocaine, carbon monoxide, lindane, organophosphate, isoniazid, phenol, phenothiazine, tricyclic antidepressant |

**표 26-3** 약물 중독의 증상

| 약품(물질) | 증 상 |
|---|---|
| **Acetaminophen** | 오심, 구토, 발한, 권태감<br>간 증상 : SGOT, SGPT 상승, 황달, 간부전증(혈장 농도와 간독성) |
| Amphetamine 및 sympathomimetic(Cocaine, caffeine 등) | 빠른맥, 고혈압, 고체온, 안면 홍조, 정신증, 경련, 동공 산대(mydriasis), 발한 |
| Anticholinergic(amitriptyline, atropine, belladonna, chlorpheniramine diphenhydramine, doxylamine, imipramine, scopolamine 등) | 열, 붉고 건조한 피부, 구강 점막 건조, 빠른맥, 동공 산대, 소변 정체, 혼돈, 조화운동불능, 혼수, 경련 |
| Barbiturate(pentobarbital, phenobarbital, secobarbital, amobarbital 등) | 혼돈, 동공 축소 후에는 확대, 눈떨림, 저혈압, 저체온, 혼수 |
| Carbon monoxide(연탄 중독) | 전 두통, 현기증, 운동시 호흡곤란, 오심, 구토, 빠른맥 혼미, 허탈, 혼수, 경련 |
| Cyanide | 혼수, 경련, 과호흡 |
| Digoxin | 식욕부진, 오심, 구토, 부정맥, 두통, 기면, 경련 |
| Ethylene glycol(antifreeze) | 대사 산증, hyperosmolality, 저칼슘 혈증, oxalate crystalluria |
| Iron | 오심, 구토, 복통, 설사, 토혈, 하혈 |
| Isoniazid | 저혈압, 간손상, 저혈당, 대사 산증, 혼수, 경련 |
| Narcotics(propoxyphen, heroin, talwin, demerol, codeine) | 혼수, 호흡 억제, 인두 분비물, 천명, 저혈압, 동공 축소, 반사 저하 |
| Nicotine(담배) | 오심, 구토, 침흘림, 떨림, 창백, 빠른맥, 호흡근 마비, 순환 부전, 경련 |
| **Organophosphate(농약)** | 동공 축소, 침흘림, 복통, 구토, 설사, 요심금, 변실금, 기관지 수축, 눈물흘림 |
| **Paraquat(제초제 : gramoxone 등)** | 혼수, 느린맥, 간·신장의 손상, 폐손상(간질 폐렴, 폐섬유증) |

**표 26-3 약물 중독의 증상** *(계속)*

| 약품(물질) | 증 상 |
|---|---|
| Phenothiazine(chlorphromazine, prochlorperazine 등) | 빠른맥, 기립성 저혈압, 저체온, 근육 경직, 혼수, 조화운동불능, 동공 축소, 떨림(tremor), QT 간격 연장 |
| Salicylate(아스피린) | 빠른맥, 열, 빠른호흡, 발한, 기면, 혼수, anion gap 증가, 처음에 알칼리증 → 후에 산증(혈청 농도와 중증도) |
| Theophylline | 소화기 장애, 경련, 저혈압, 빠른맥, 저칼륨 혈증 |
| Tricyclic antidepressant(amitriptyline, imipramine 등) | 빠른맥, 동공 산대, 구강 점막 건조, 소변 정체, 혼수, 경련, 부정맥, QRS 시간 연장, QT 간격 연장 |

## 3) 검사소견

(1) 혈액 : 독물 검사, 전해질 검사를 하고, anion gap, osmolar gap의 증가 유무를 검사한다.

(2) 피부색이 진단에 도움이 된다(methemoglo binemia 시에 청색증이 나타난다).

(3) 심전도 검사

(4) 소변에서 침전물이나 형광 검사 등을 할 수 있다.

(5) 단순 방사선 검사 : 중금속이나 필름에 나타나는 약물들을 발견할 수 있다.

## 4) 독물 검사

(1) 목적 : 독물을 동정하는 동시에 그 농도를 측정함으로써 치료방침을 세우는데 도움을 준다.

(2) 혈중 철 농도 : 300mg/dL 미만일 때에는 안전하나 600mg/dL 이상일 때에는 대개 중독을 나타낸다.

(3) Tricyclic antodepressant : 1,000mg/dL 이상일 때에는 심한 중독을 의미한다.

(4) Acetaminophen, salicylate(아스피린) : 약을 먹은 뒤 경과한 시간과 혈청 농도의 관계를 알 수 있는 노모그램이 있다.〈그림 26-1, 그림 26-2〉

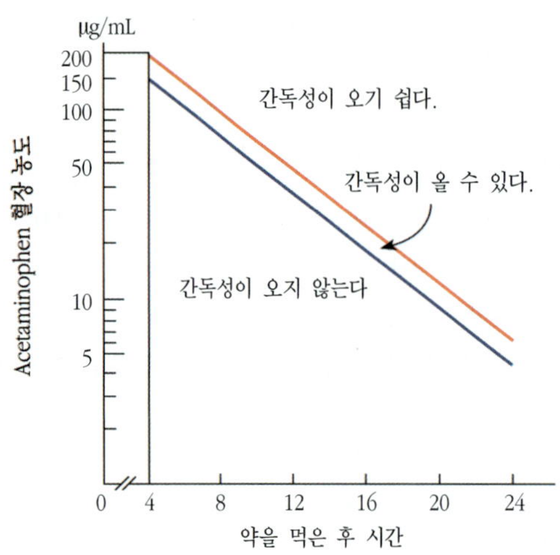


그림 26-1 Acetaminophen 혈장 농도와 간독성

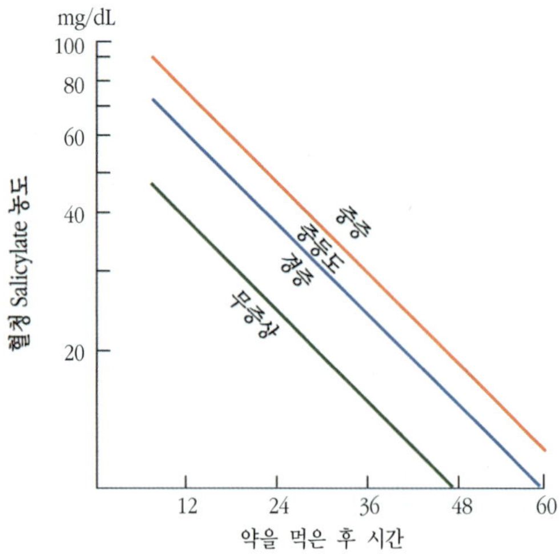


그림 26-2 Salicylate 혈청 농도와 중증도

## 5) 치 료

치료의 원칙은 **A(airway), B(breathing), C(circula tion)를 기본**으로 하고, 독물 제거와 해독제 준비를 한다. 중독으로 사망하는 흔한 원인은 호흡기능상실, 저산소증, 뇌부종, 부정맥이므로 이에 대한 응급치료가 중요하다.

### (1) 증상에 대한 응급치료

① 혼수 : 기도를 확보하고, 산소의 투여, 호흡 보조 요법을 시행한다. 혈압이 낮고 심혈관계 기능 저하가 의심될 때에는 dopamine(5～15mg/kg/분)을 정주한다.

② 발작 : diazepam, phenobarbital, phenytoin을 투여한다.

③ 뇌부종 : 수분 공급을 제한하고, dexamethasone, mannitol을 투여한다.

④ 부정맥 : lidocaine, propranolol, atropine을 투여한다.

⑤ 체온 : 저체온증이 나타나면 담요나 가열 등으로 따뜻하게 해 주고, 체온이 너무 높으면 시원한 공기로 환기시키고 찬물로 위, 방광을 세척한다.

⑥ 저혈당 : 포도당을 투여한다.

⑦ 해독제가 있으면 투여한다.〈표 26-4〉

### (2) 독물의 제거

대부분의 약물은 위창자길이나 폐에서 빨리 흡수된다.

**① 피부나 눈을 통하여 흡수된 독물의 제거**

- 수분 내에 제거해야 한다.
- 수용성 독물인 경우는 따뜻한 물로 씻는다.
- 물에 녹지 않는 물질은 ethyl-alcohol이나 비눗물로 헹군다.
- 눈에 들어간 경우는 적어도 10분 동안 가볍게 세척한다.

**② 흡수의 방지**

- 구토유발제(emesis)
  - 토큰 시럽(ipecac syrup)을 가정에서 독물을 먹은 후 1시간 이내에 토하게 하기 위해 사용한다.
  - 금기 : **6개월 미만의 영아, 혼수 환자, 경련하는 환자, 강산/강알칼리를 먹은 경우, 출혈 소인이 있는 환자**
- 위세척(gastric lavage)
  - 독물을 먹은 지 1시간 이내에 병원에 도착하거나 적응증이 되는 경우에는 위세척이 도움이 된다.
  - 금기 : 기도 유지가 안 되었거나 부식제, 탄화수소, 이물이 있으면 하지 않는다.
- 활성탄(activated charcoal)
  - 독물의 흡수를 적게 하는데는 가장 효과적이고 안전한 것으로 알려져 있다.
  - **독물을 먹은 지 1시간 내에 주어야 효과가 있으며 4시간이 지나면 효과가 없다.**

**표 26-4 응급 해독제 요법**

| 중독 물질 | 해독제 | 용량 | 경로 | 비고 |
|---|---|---|---|---|
| **Acetaminophen** | **N-Acetylcysteine** | 처음 : 140mg/kg<br>다음 : 70mg/kg, 4시간마다 17회 | 경구 | 오심, 구토 |
| Atropine | Physostigmine | 0.02mg/kg | 정주 | 느린맥, 무수축, 경련 |
| Benzodiazepine | Flumazenil | 0.01mg/kg, 0.25~1.0mg/시간 | 정주 | 경련의 병력이 있는 환자에서는 쓰지 말 것 |
| β-blockers | Atropine<br>Isoproterenol<br>Glucagon | 0.05mg/kg<br>0.05~5μg/kg/분<br>0.05mg/kg/시간 | 정주 | |
| Carbon monoxide | Oxygen | 100%, 고압 산소 요법 | | |
| Cyanide | Amyl nitrite<br>Sodium nitrite | 1ampule<br>0.33mL/kg(3% 용액) | 흡입<br>정주 | methemoblobinermia |
| Digoxin | Digoxin immune Fab | 섭취한 양과 혈중 농도에 따름.<br>1vial은, digoxin 0.6mg에 결합 | 정주 | 알레르기 반응 |
| Iron | Deferoxamine | 15mg/kg/시간<br>90mg/kg/dose, 8시간마다 | 정주<br>근주 | 최대 용량 : 6g/일<br>저혈압 |
| Isoniazid | Pyridoxine | 섭취한 INH와 같은 양 | 정주 | 30~60분에 걸쳐 정주 |
| Lead | EDTA<br>BAL<br>Penicillamine<br>DMSA | • 1~1.5g/m²일(두 번에 나누어 12시간마다 5일간 투여)<br>• 3~5mg/kg, 4시간마다, 5~10일<br>• 20mg/kg/일<br>• 10mg/kg, 8시간마다(5일)<br>10mg/kg, 12시간마다(14일) | 근주<br><br>깊게 근주<br>경구<br>경구 | 오심, 구토, 열, 알레르기<br><br>국소 통증, 무균농양<br>알레르기, 간독성, 골수 억제<br>오심, 구토 |
| Mercury, arsenic, gold | BAL | 3~5mg/kg, 4시간마다, 5~10일 | 깊게 근주 | 열, 침흘림, 콩팥독성 |
| Methyl alcohol<br><br>Ethylene glycol | Ethanol<br><br>Fomepizole | • 750mg/kg → 80~150mg/kg/시간(5~10%)<br>• 15mg/kg → 10mg/kg 12시간마다, 4회 → 15mg/kg 12시간마다 | 정주/경구<br><br>정주 | 오심, 구토, 졸음<br><br>30분 이상 정주 농도가 <20mg/dL될 때까지 치료 |
| Nitrite | Methylene blue | 1% 용액 0.1mL/kg | 정주 | 심하면 교환수혈 |
| Opiates | Naloxone | 0.01mg/kg | 정주 | 반복 투여 |
| Organophosphates | Atropine<br>Pralidoxime(2-PAM) | 0.02mg/kg<br>25~50mg/kg, 10~12시간마다 | 정주 | 어지러움, 두통, 빠른맥 |

- 금기 : 철, lithium, cyanide, 알코올, 강산, 강알칼리 같은 물질은 탄말에 흡착되지 않으므로 사용하지 않는다.

• 설사제(cathartic)
- sorbitol. magnesium sulfate, magnesium citrate를 투여할 수 있다.
- 6세 미만에서는 수분 및 전해질 장애를 일으킬 수 있으므로 추천되지 않는다.

③ **배설의 촉진**

- 강제 이뇨법(forced enuresis) : 소변의 알칼리화로 phenobarbital, salicylate, 같은 약산의 배설을 돕는다.
- 혈액투석(hemodialysis)
  - 수분 전해질 불균형, 간부전, 신부전이 온 경우에 도움이 된다.
  - salicylate, methanol, ethylene glycol, lithium, phenobarbital 중독에 도움이 된다.
- 혈액관류(hemoperfusion)
  - 심한 theophylline 중독, paraquat 중독, phenobarbital 중독에 도움이 된다.
  - 합병증 : 혈소판 감소, 백혈구 감소, 저칼슘혈증 등이 올 수 있다.



## 3 손상 예방

위험한 환경을 개선하는 1차적 예방 개념과 나아가 2차적 예방, 3차적 예방의 개념으로 응급 의료 체계의 구축, 다발 손상을 입은 소아를 위한 적절한 의료 기관의 구축, 재활 센터의 활성화 등이 궁극적으로 넓은 의미의 사고의 조절의 개념에 들어간다. 손상의 예방을 위해 교육, 추적 관찰, 생산품의 디자인 변경, 환경의 개선 등을 해야 한다. 각 연령에 따라 흔히 발생할 수 있는 사고들에 대하여 부모에게 미리 주의시켜 사고를 예방할 수 있다.**〈표 26-5〉**

## 4 심폐소생술(CPR)★

**소아의 심장정지는** 일차 심장성 원인이 아니라 패혈증, 혈량저하증, 감염, 이물 흡입, 외상, 익사, 호흡기 질환 등에 의해 2차적으로 호흡, 순환 기능이 악화되어 생긴 **질식 정지(asphyxial arrest)**이다. 1인 구조자인 경우는 **2분 동안 5주기의 기본 심폐소생술 시행 후에 응급의료체계를 활성화**(구할 수 있다면 AED 사용) 시키고, 2인 구조자인 경우는 다른 사람이 기본 심폐소생술을 시행하는 동안 나머지 한 명이 즉시 응급의료체계를 활성화 시키고 구할 수 있다면 AED를 구한다.

심장정지가 갑작스러우며 상황이 **목격된 경우**에는 심실잔떨림 등으로 인한 심장정지 가능성이 크므로 성인과 같이 심폐소생술을 시행하기 전에 **즉시 응급의료체계를 활성화** 시키고 AED를 구한다.

### 1) 소아 생존 사슬(Pediatric chain of survival)

(1) **예방**
(2) 조기 심폐소생술
(3) 응급 의료 체계에 빠른 접근
(4) 빠른 상급소아소생술
(5) 통합 심장정지 후 치료(integrated post-cardiac arrest care)

**표 26-5 각 연령에 따른 사고의 예방대책**

| 연령 | 운동기능의 발달 | 사고의 종류 | 예방 대책 |
|---|---|---|---|
| 1세 미만 | • 4개월 : 물건을 손으로 집으려 한다.<br>• 5개월 : 두 손으로 물건을 잘 쥐며 아무것이나 입에 넣는다.<br>• 6~7개월 : 뒤집는다.<br>• 10개월 : 잡고 선다.<br>• 12개월 : 혼자 선다. | 질식, 추락, 중독, 이물 흡입, 화상, 익수 | • 너무 푹신한 베개나 요를 사용하지 않는다.<br>• 침대 옆에 난간을 설치하며, 높은 곳에 혼자 두지 않는다.<br>• 비닐봉지, 끝이 뾰족하거나 조각나기 쉬운 장난감, 동전, 팝콘이나 콩 등을 치워 둔다.<br>• 물이 담긴 그릇, 뜨거운 음식, 전열기 등의 근처에 혼자 두지 않는다.<br>• 자동차에 태울 때 영아용 안전 의자를 사용한다. |
| 1세 | • 15개월 : 혼자 걷는다. 계단을 기어올라간다.<br>• 18개월 : 서랍을 연다. | 교통사고, 중독, 추락, 익수, 화상, 이물 흡입, 질식, 외상 | • 약품, 독성 물질, 동전, 핀, 구슬 등을 어린이의 손이 닿지 못하는 곳으로 치운다.<br>• 창문에는 창살을 설치하고 꼭 잠근다.<br>• 실내에서 놀도록 하며, 실외로 나갈 경우 주의 깊게 관찰한다.<br>• 난로 위에 있는 주전자나 프라이팬의 손잡이를 손에 닿지 않게 하고, 뜨거운 음식 그릇을 식탁의 가장자리에 놓지 않는다.<br>• 갑자기 떨어져 내릴 수 있는 장난감 상자를 치운다.<br>• 자동차에 태울 때는 영아용 의자를 사용한다. |
| 2~3세 | • 호기심이 많다. 계단을 오르내린다.<br>• 세발자전거를 탈 수 있다. | 교통사고, 추락, 익수, 화상, 중독, 외상 | • 약품이나 세척제 같은 것을 어린이의 손이 닿지 못하는 곳에 둔다.<br>• 길에서 자동차에 주의하도록 가르친다.<br>• 큰길에서 굴러가는 공을 잡으려고 쫓아가는 것은 위험하다고 가르친다.<br>• 모든 화기는 잠가 두고, 가스레인지는 밸브까지 잠근다.<br>• 과도, 전열 기구, 약품, 성냥, 동전, 핀, 구슬 등은 손이 닿지 않는 곳으로 치운다.<br>• 자동차에 태울 때는 어린이용 의자를 사용한다. |
| 5~9세 | • 대담하고 모험적이다. 또래들과 경쟁적 놀이를 한다. | 교통사고, 자전거 사고, 익수, 외상 | • 안전하게 자전거를 타는 법을 가르친다.<br>• 자전거를 탈 때에는 헬멧을 쓰도록 한다.<br>• 교통 법규를 가르친다.<br>• 자동차의 안전벨트 매는법을 가르친다.<br>• 수영을 가르친다.<br>• 성냥 사용 방법을 가르친다. |
| 10~15세 | • 부모와 떨어져 지내는 시간이 많아진다. | 교통사고, 익수, 화상, 중독, 추락 | • 교통 법규 및 보행자의 안전 규칙을 가르친다.<br>• 자전거를 탈 때에는 헬멧을 쓰도록 한다.<br>• 플라스틱 총알이 발사되는 장난감 총을 가지고 놀지 못하게 한다.<br>• 레크리에이션이나 사회 체육 활동에 필요한 안전한 장소를 제공한다.<br>• 밖에서는 짝을 지어 다니거나 놀게 한다. |

## 2) 기본소생술(Basic life support)

**C(chest compressions) → A(airway) → B(breathing/ventilation)!** (단, 신생아는 A, B, C)

### (1) 반응 보기 & 호흡 확인(의료기관 종사자)

① 부드럽게 두드리면서 "너 괜찮니?"하고 크게 부르며 반응을 살펴본다.

② **반응이 없으면 도움을 외치고 호흡을 확인**한다. 규칙적인 호흡 시에는 외상의 증거가 없는 경우 옆으로 눕혀준다(recovery position).

③ **반응이 없으면서 숨을 쉬지 않는다면**(또는 단지 헐떡임) **맥박을 체크한다.**

④ 일반 구조자는 맥박 체크 없이 심폐소생술을 시작한다.

- 맥박 촉진 : 영아는 위팔동맥, 소아는 목동맥이나 넙다리동맥에서 촉진하며 길어도 10초를 넘기지 않는다.

⑤ 10초 이내 **맥박이 만져지지 않는 경우** 또는 **맥박수가 분당 60회 미만**이고 관류 불량(청색증, 창백, 반점형성)인 경우에는 **가슴압박**을 시작한다.

⑥ 맥박수가 분당 60회 이상이지만 환아의 호흡이 부적절한 경우 가슴압박 없이 구조 호흡(rescue breathing)을 3~5초마다 1회씩(분당 12~20회) 해준다. 1분 간격으로 맥박을 재평가한다.

### (2) 가슴압박(Chest compression)

high-quality 심폐소생술이 중요한데, 가슴압박은 **최소한 분당 100회 이상의 속도**로 충분한 깊이를 압박해야 한다. **가슴 전후경의 약 1/3 이상**(영아는 4cm, 소아는 5cm)을 압박한다. 가슴 압박을 가한 후 **흉곽이 다시 원형으로 회복(complete chest recoil)**하도록 한다. 가슴압박의 위치, 방법**〈그림 26-3, 그림 26-4〉**과 압박/환기비는 **〈표 26-6〉**과 같다.

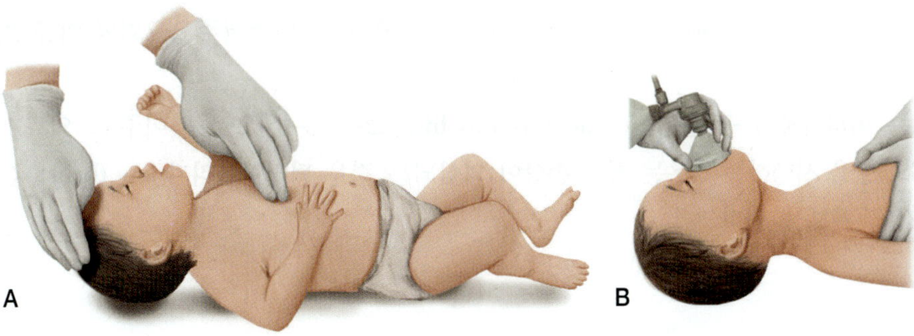


그림 26-3 영아의 가슴압박. **A,** 1인 구조자, **B,** 2인 구조자

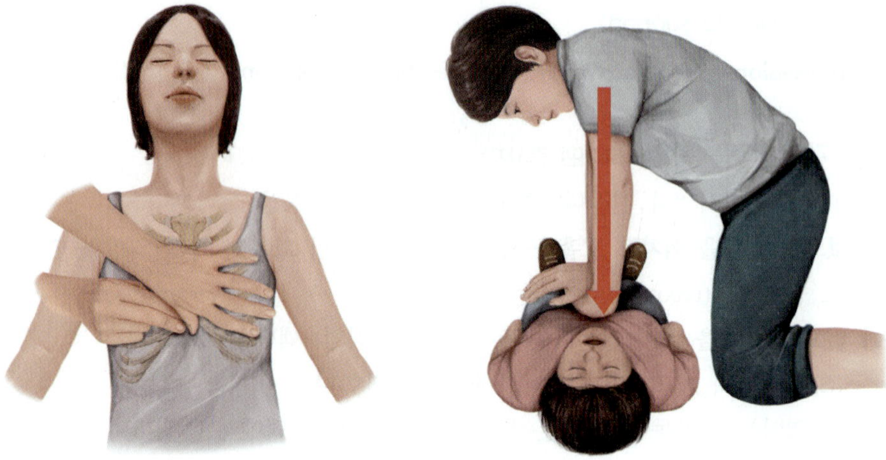

그림 26-4 소아의 가슴압박

표 26-6 가슴압박

| Step/action | 성인(사춘기 이후) | 소아(1세~사춘기) | 영아(<1세) |
|---|---|---|---|
| 위치 | **복장뼈 하부 1/2** | | **양쪽 젖꼭지 사이 바로 아래 복장뼈** |
| 방법 | 두 손바닥의 뒤꿈치 이용 | **한 손 또는 두 손바닥의 뒤꿈치** (그림 26-4) | 2-finger technique(1인 **구조자**) (그림 26-3A)<br>2-thumb-encircling hands technique(2인 **구조자**) (그림 26-3B) |
| 깊이 | 적어도 2인치(5cm) 이상 | 흉부 전후경 **최소 1/3 이상 압박**(소아 5cm, 영아 4cm) | |
| 속도 | **최소한 100회/분** | | |
| 압박/환기 비율 | 30 : 2 | **1인 구조자**이면 **30 : 2, 2인 구조자**이면 **15 : 2** | |

### (3) 기도유지(Airway) 및 호흡(Breathing)

① 가슴압박(1인 구조자 30회, 2인 구조자 15회) 후에 기도를 열어주고 **2회의 인공 호흡**을 실시한다.

② 기도는 **머리기울임-턱올림법(head tilt-chin lift, 〈그림 26-5〉)**으로 열어주고, 의료기관 종사자가 소생술을 시행하는 경우는 **척수 손상이 의심**되는 경우 **턱밀어올리기(jaw thrust, 〈그림 26-6〉)**로 기도 확보를 한다.

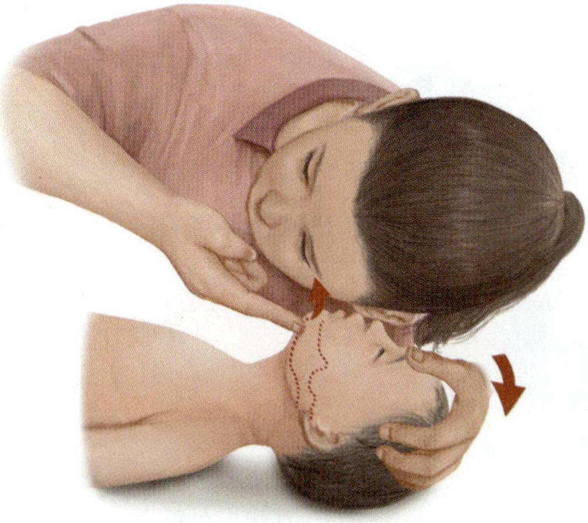

그림 26-5 머리기울임 – 턱올림법

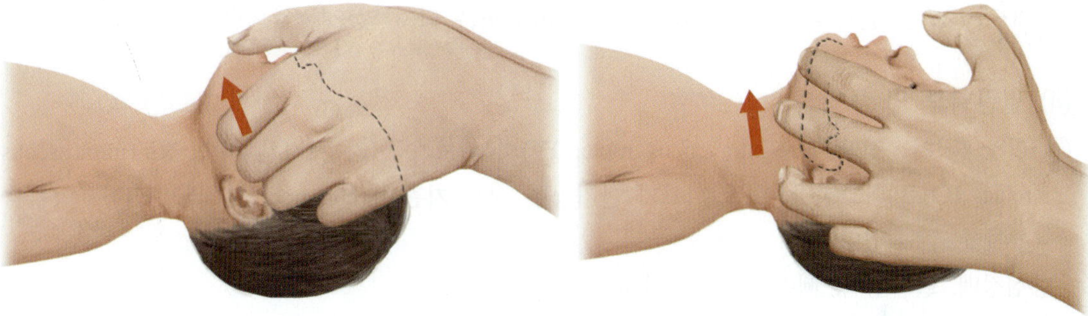

그림 26-6 턱밀어올리기

③ **인공 호흡 : 1초 이상, 천천히** 두 차례 가슴이 올라오도록 공기를 불어 넣는다.

④ 영아는 구조자의 입을 영아의 코와 입에 덮고(mouth-to-mouth-and-nose technique), 1세 이상의 소아는 입과 입 인공호흡을 시행한다. bag and mask 환기를 할 수도 있다.

⑤ 가슴 팽창이 없으면 이물에 의한 폐쇄를 의심해야 한다.

⑥ 1인 구조자이면 **30회 가슴압박과 2회 환기**(2인 구조자 15 : 2)를 1 주기로 **5 주기(약 2분)를 시행** 후 재평가한다.

⑦ **기관내 삽관**

- 적응증 : **자발 호흡이 약하고, 과도한 호흡근육의 사용으로 인한 피로, 호흡기능상실, 산소공급에도 호전되지 않는 청색증을 보이는 경우, 의식소실을 보이는 경우** 등
  - 방법 : 환아를 눕히고 1분간 100% 산소를 공급하고 오른손으로 환자의 아래턱을 잡고 입을 벌린 뒤 왼손으로 후두경을 잡고 혀를 왼쪽으로 밀면서 입 안으로 후두경 날(blade)을 넣고 후두덮개가 보이면 들어올린다. 성대가 보이면 튜브를 밀어 넣는다. 삽관 후 대칭적으로 호흡음을 확인하고 단순 흉부 방사선 사진을 찍어 확인한다.〈그림 26–7〉

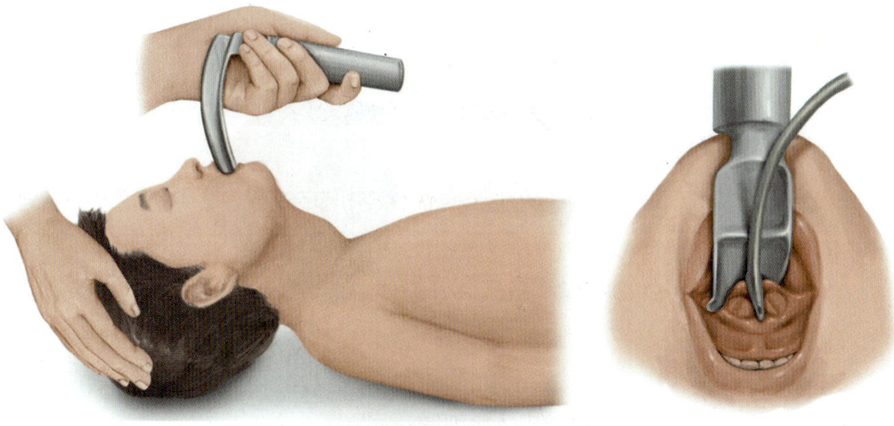

그림 26-7 기관내 삽관

⑧ 기관내 삽관을 시행한 후에는 가슴압박은 100회/분 이상을 하면서 동시에 6~8초마다 1회씩 (8~10회/분) 환기를 해준다. excessive ventilation은 되지 않도록 주의한다.

### (4) 혈관확보 및 투약

① 혈관 확보 : **정맥 경로**(intravenous route, **IV**)의 확보가 어려운 경우 **뼈속 경로**(intraosseous route, **IO**)로 확보한다. 혈관 확보가 불가능한 경우 **기관 내**(endotrachial tube, **ET**)로 약물을 투여할 수도 있다.

- 중심정맥, 말초정맥, 뼈속, 또는 기관내로 투여할 수 있다.
- 소아 심폐소생술에 주로 쓰이는 약물의 종류는 다음과 같다.〈표 26-7〉

표 26-7 소아 심폐소생술에 주로 쓰이는 약물

| 약물 | 용량 | 경로 | 비고 |
|---|---|---|---|
| Epinephrine | **0.01mg/kg(0.1mL/kg 1 : 10000)** 최대 1mg<br>0.1mg/kg(0.1mL/kg 1 : 1000) 최대 2.5mg | IV/IO<br>ET | **3~4분마다** 투여 |
| Atropine | 0.02mg/kg(최소 0.1mg, 최대 0.5mg), 1차례 더 투여할 수<br>0.04~0.06mg/kg | IV/IO<br>ET | 유기인산염중독시 고용량을 투여할 수도 |
| Glucose | 0.5~1g/kg | IV/IO | 신생아 : 5~10mL/kg $D_{10}W$<br>영아, 소아 : 2~4mL/kg $D_{25}W$<br>청소년 1~2mL/kg $D_{50}W$ |
| Adenosine | 0.1mg/kg(최대 6mg)<br>2번째 용량 0.2mg/kg(최대 12mg) | IV/IO | 심전도 모니터링 한다. 대량주입 후에 생리식염수(5mL 이상)를 flush한다. |
| Amiodarone | 5mg/kg, 2차례 더 투여할 수도 | IV/IO | 심전도와 혈압을 모니터링 한다.<br>심장정지시에는 iv push, 빠른맥(관류가 있는)에서는 20~60분에 걸쳐서 투여 |

**표 26-8 소아 심폐소생술에 주로 쓰이는 약물**

| 약물 | 용량 | 경로 | 비고 |
|---|---|---|---|
| Procainamide | 15mg/kg | IV/IO | 심전도와 혈압을 모니터링 하면서 천천히 20~60분에 걸쳐서 투여 |
| Lidocaine | 대량주입(bolus) : 1mg/kg<br>주입(infusion) : 20~50mcg/kg/분 | IV/IO | 기관내로 투여할 수도 있다(2~3배 용량) |
| Calcium gluconate 10% | 100mg/kg(1mL/kg) | IV/IO | 저칼슘혈증, 고칼륨혈증, 고마그네슘혈증, 칼슘통로차단제 과량투여시 투여<br>느린맥이 올 수 있으므로 천천히 투여 |
| Sodium bicarbonate | 1mEq/kg/dose | IV/IO slowly | 적절한 환기 이후에 투여<br>고칼륨혈증, 삼환계 항우울제(TCA) 중독, 심장정지가 오래되어 심한 산증이 온 경우에 투여 |

- 무맥박 심장정지(pulseless arrest)와 느린맥에 대한 소생술은 각각 **〈그림 26-8, 그림 26-9〉**과 같다.

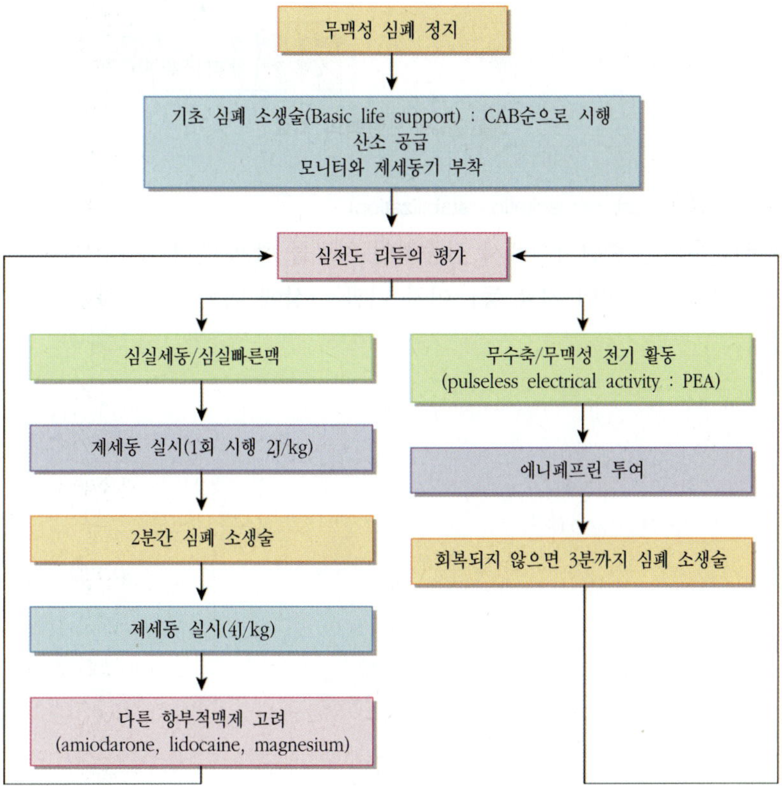


그림 26-8 심정지의 치료

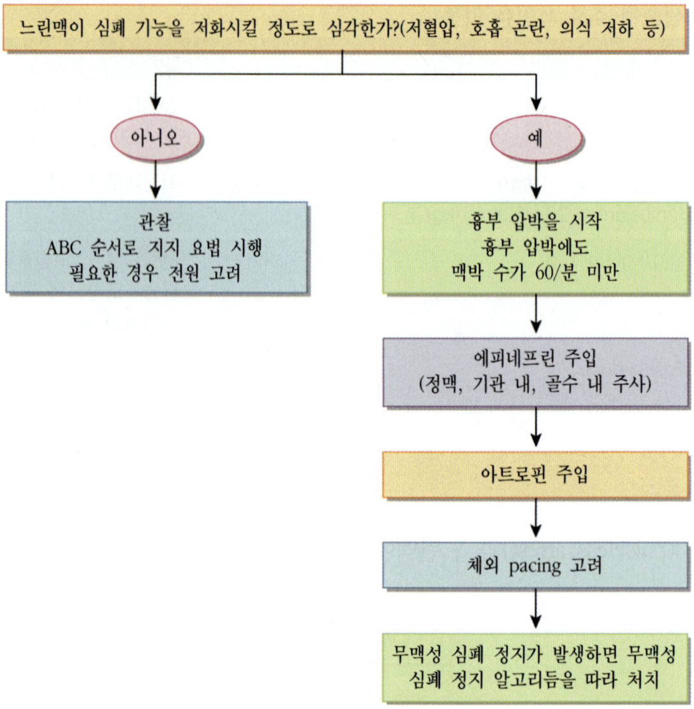


그림 26-9 느린맥의 치료

### (5) 소생술 후 안정화(Post-resuscitation stabilization)

심폐소생술에서 회복되면 중환자실에서 집중적인 치료를 하게 된다. 신경 기능의 보존(필요시 저체온 요법, 경련 발생시 적극적인 치료 등), 이차 기관 손상에 대한 예방, 질환의 원인에 대한 치료 등을 하게 된다.

# 참/고/문/헌


- 2008 소아청소년 천식 진료가이드라인. 대한 소아알레르기 호흡기학회. 광문출판사; 2008.
- 강형진, 신희영, 안효섭. 소아 급성 림프모구 백혈병: 과거, 현재, 미래. 소아과학회지 2007; 50: 601～605.
- 구홍회. 소아 고형종양－위험군에 따른 맞춤 치료. 소아과학회지 2007; 50: 606～612.
- 문경래. 소아청소년 비만의 예방대책. 소아과학회지 2009; 52: 1321～1326.
- 서정완. 소아청소년 비만. 소아과학회지 2009; 52: 1311～1320.
- 소아청소년 아토피피부염 진료가이드라인. 대한 소아알레르기 호흡기학회. 광문출판사; 2008.
- 안효섭 편. 홍창의 소아과학, 10판. 대한교과서; 2012.
- 양혜란, 서정완, 김용주 등. 소아청소년기의 비타민 D에 대한 최신 지견. 소아과학회지 2009; 52: 1082～1089.
- 엄지현. 영유아 조제유의 종류 및 적응증의 최신 지견. 소아소화기영양학회지 2008; 11(suppl01): 7～14.
- 예방접종지침서, 6판. 대한소아과학회; 2008.
- 이동환. 유전성 대사질환의 신생아 스크리닝. 소아과학회지 2006; 49: 1125～1139.
- 이승주. 소아 요로감염의 임상 지침. 소아과학회지 2009; 52: 976～983.
- 한재준. 정맥영양. 소아소화기영양학회지 2009; 12(suppl01): 12～26.
- Abeloff MD, Armitage JO, Niederhuber JE, Kastan MB. *Abeloff's Clinical Oncology*, 4th ed. Churchill Livingstone Elsevier; 2008.
- Bangstad H-J, Danne T, Deeb LC et al. Insulin treatment in children and adolescents with diabetes. Pediatric Diabetes 2009; 10(Supple.12): 82～99.
- Carol D. Berkowitz. *Berkowitz's Pediatrics : A Primary Care Approach*, 3rd ed. American Academy of Pediatrics; 2008.
- Couper JJ, Donaghue KC. Phases of Diabetes in children and adolescents. Pediatric Diabetes 2009; 10(Supple.12): 13～16.
- Craig ME, Hattersley A, Donaghue KC. Definition, epidemiology and classification of diabetes in children and adolescents. Pediatric Diabetes 2009; 10(Supple.12): 3～12.
- Daniel SR, Greer FR et al. Lipid screening and cardiovascular health in childhood. Pediatrics 2008; 122: 198～208.
- Fauci, Braunwald, Kasper, Hauser, Longo, Jameson, Loscalzo. *Harrison's Principles of Internal Medicine*, 17th ed. McGrawHill, 2008.
- Global Initiative For Asthma. Pocket Guide for Asthma Management and Prevention in Children 5 Years and Younger. Medical Communications Resources, Inc.; 2009.
- Global Initiative For Asthma. Pocket Guide for Asthma Management and Prevention(for Adults and Children Older than 5 Years). Medical Communications Resources, Inc.; 2010.
- Global Strategy for Asthma Management and Prevention 2009.
- Guidelines for the Diagnosis and Management of Food Allergy in the United States: Report of the NIAID-Sponsored Expert Panel. J Allergy Clin Immunol. 2010 Dec; 126(6 Suppl): S1～58

- Hagan JF, Shaw JS, Duncan PM, eds. *Bright Futures : Guidelines for Health Supervision of Infants, Children, and Adolescents*. 3rd ed. Elk Grove Village, IL: American Academy of Pediatrics; 2008.
- Joint Committee on Infant Hearing. Year 2007 position statement:: principles and guidelines for early hearing detection and intervention programs. Pediatrics. 2007; 120: 898～921.
- Keane JF, Lock JE, Fyler DC. *Nadas' Pediatric Cardiology*, 2nd ed. Saunders Elsevier; 2006.
- Kliegman, Behrman, Jenson, Stanton. *Nelson textbook of Pediatrics*, 18th ed. Saunders Elsevier; 2007.
- Lee Goldman, Dennis Ausiello. *Cecil Medicine*, 23rd ed. Saunders Elsevier; 2008.
- Long SS, Pickering LK, Prober CG. *Principles and Practice of Pediatric Infectious Diseases*, 3rd ed. Elsevier Inc.; 2008.
- McInerny TK, Adam HM, Campbell DE, Kamat DM, Kelleher KJ, eds. *Americal Academy of Pediatrics Textbook of Pediatric Care*, 1st ed. American Academy of Pediatrics; 2009.
- Misra M, Pacaud D, Petryk A et al. Vitamin D deficiency inchildren and its management : review of current knowledge and recommendations. Pediatrics 2008; 122: 398～417.
- Neonatal Resuscitation: 2010 American Heart Association Guidelines for Cardiopulmonary Resuscitation and Emergency Cardiovascular Care. Circulation. 2010; 122(suppl. 3): S909～S919
- Osborn, DeWitt, First, Zenel. *Pediatrics*, 1st ed. Mosby Elsevier; 2005.
- Pediatric Advanced Life Support: 2010 American Heart Association Guidelines for Cardiopulmonary Resuscitation and Emergency Cardiovascular Care. Circulation. 2010; 122(suppl. 3): S876～S908
- Pediatric Basic Life Support: 2010 American Heart Association Guidelines for Cardiopulmonary Resuscitation and Emergency Cardiovascular Care. Circulation. 2010; 122(suppl. 3): S862～S875
- Position paper. EAACI/GA2LEN/EDF/WAO guideline: definition, classification, and diagnosis of urticaria. Allergy 2009: 64: 1417～1426.
- Position paper. EAACI/GA2LEN/EDF/WAO guideline: management of urticaria. Allergy 2009; 64: 1427～1443.
- Red book : 2009 report of the committee on infectious diseases, 28th ed. American Academy of Pediatrics; 2008.
- Saulsbury FT. Clinical update: Henoch-Schonlein purpura. Lancet 2007 Mar 24; 369(9566): 976-8
- Simons FE. Anaphylaxis: Recent advances in assessment and treatment. J Allergy Clin Immunol. 2009 Oct; 124(4): 625～636
- Taketomo CK, Hodding JH, Kraus DM. *Lexi-Comp's Pediatric Dosage Handbook*, 16th ed. LEXI-COMP; 2009.
- Wolfsdorf J, Craig ME, Daneman D et al. Diabetic ketoacidosis in children and adolescents with diabetes. Pediatric Diabetes 2009; 10(Supple.12): 118～133.
- Wolfsdorf J, Craig ME, Daneman D et al. Diabetic ketoacidosis. Pediatric Diabetes 2007; 8: 28～42.
- Zitelli BJ, Davis HW. *Atlas of Pediatrics Physical Diagnosis*, 5th ed. Mosby Elsevier; 2007.

# INDEX

## ㄱ

## ㄴ



## ㄷ

## ㄹ



## ㅁ

## ㅂ

## ㅅ

## ㅇ

ㅈ

## ㅊ

### ㅋ



### ㅌ



### ㅍ

### ㅎ



### A

## D

## E



## F

## G



## H

## I



## J

## K



## L



## M

## N



## O



## P

## R

## S

T



U



V

## W



## 기타

# PACIFIC P·E·D·I·A·T·R·I·C·S

# 소아과

3판 발행 2013년 9월 2일

편저자 퍼시픽학술국
발행인 이 웅 현
발행처 **퍼시픽북스**
서울특별시 중구 초동 42번지 아시아미디어타워 501호
TEL. 02-2272-7766(代) / FAX. 02-2272-7166
E-mail: papu77@daum.net

ISBN 978-89-6130-681-2



정가 35,000원